Tratado de Doença Inflamatória Intestinal

EPIDEMIOLOGIA, ETIOPATOGENIA, DIAGNÓSTICO E TRATAMENTO

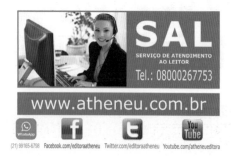

Importante:

O leitor encontrará neste texto a variação de grafia entre "o Grupo de Estudos da Doença Inflamatória Intestinal do Brasil (GEDIIB)" e "a Organização Brasileira de Doença de Crohn e Colite (GEDIIB)". Ambos os nomes estão corretos, sendo que a partir de **22 de agosto de 2021** foi registrado em cartório a mudança do nome para Organização Brasileira de Doença de Crohn e Colite, mantendo-se a sigla "GEDIIB".

Tratado de Doença Inflamatória Intestinal

EPIDEMIOLOGIA, ETIOPATOGENIA, DIAGNÓSTICO E TRATAMENTO

Rogério Saad-Hossne
Ligia Yukie Sassaki

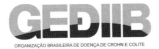
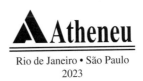

Rio de Janeiro • São Paulo
2023

EDITORA ATHENEU

São Paulo — Rua Maria Paula, 123 – 18º andar
Tel.: (11) 2858-8750
E-mail: atheneu@atheneu.com.br

Rio de Janeiro — Rua Bambina, 74
Tel.: (21) 3094-1295
E-mail: atheneu@atheneu.com.br

PRODUÇÃO EDITORIAL: Equipe Atheneu
CAPA: Equipe Atheneu
DIAGRAMAÇÃO: Know-How Editorial

CIP-BRASIL. CATALOGAÇÃO NA PUBLICAÇÃO
SINDICATO NACIONAL DOS EDITORES DE LIVROS, RJ

T698

Tratado de doença inflamatória intestinal : epidemiologia, etiopatogenia, diagnóstico e tratamento / coordenação Rogério Saad-Hossne , Ligia Yukie Sassaki. - 1. ed. - Rio de Janeiro : Atheneu, 2023.
: il. ; 28 cm.

Inclui bibliografia e índice
ISBN 978-65-5586-537-0

1. Doenças inflamatórias intestinais. 2. Intestinos - Doenças. I. Saad-Hossne, Rogério. II. Sassaki, Ligia Yukie.

22-80811

CDD: 616.34
CDU: 616.34-002

Gabriela Faray Ferreira Lopes - Bibliotecária - CRB-7/6643

27/10/2022   01/11/2022

SAAD-HOSSNE, R.; SASSAKI, L. Y.
Tratado de Doença Inflamatória Intestinal – Epidemiologia, Etiopatogenia, Diagnóstico e Tratamento

© Direitos reservados à EDITORA ATHENEU – Rio de Janeiro, São Paulo, 2023

Coordenadores

Rogério Saad-Hossne
Professor Titular do Departamento de Cirurgia e Ortopedia da Faculdade de Medicina de Botucatu da Universidade Estadual Paulista "Júlio de Mesquita Filho" (FMB-Unesp). Presidente da Organização Brasileira de Doença de Crohn e Colite (GEDIIB) (gestões 2019-2020 e 2021-2022). Membro do Grupo Multidisciplinar em Doença Inflamatória Intestinal do Hospital das Clínicas da Faculdade de Medicina de Botucatu (HC-FMB). Especialista em Coloproctologia e Cirurgia do Aparelho Digestivo. Membro Titular da Sociedade Brasileira de Coloproctologia (SBCP) e do Colégio Brasileiro de Cirurgia Digestiva (CBCD). Orientador nos Cursos de Mestrado e Doutorado no Programa de Pós-Graduação em Bases Gerais da Cirurgia da FMB-UNESP.

Ligia Yukie Sassaki
Professora Doutora do Departamento de Clínica Médica da Faculdade de Medicina de Botucatu (FMB) – Universidade Estadual Paulista "Júlio de Mesquita Filho" (UNESP). Professora do Programa de Pós-Graduação em Fisiopatologia em Clínica Médica da Faculdade de Medicina de Botucatu (FMB/UNESP). Membro do Grupo Multidisciplinar em Doença Inflamatória Intestinal do Hospital das Clínicas da Faculdade de Medicina de Botucatu (HC-FMB). Membro da Diretoria da Organização Brasileira de Doença de Crohn e Colite (GEDIIB) (gestões 2019-2020 e 2021-2022). Membro Titular do GEDIIB e da Federação Brasileira de Gastroenterologia (FBG).

Colaboradores

Abel Botelho Quaresma

Médico Coloproctologista e Endoscopista com Graduação em Medicina e Residência Médica em Cirurgia Geral pela Universidade Federal do Rio Grande do Sul (UFRGS). Mestrado em Ciências Médicas com área de concentração em Cirurgia pela Universidade Federal de Santa Catarina (UFSC). Professor de Coloproctologia da Universidade do Oeste de Santa Catarina (UNOESC). Membro Titular da Sociedade Brasileira de Coloproctologia (SBCP), da Sociedade Brasileira de Endoscopia Digestiva (SOBED), da Organização Brasileira de Doença de Crohn e Colite (GEDIIB) e da European Crohn's and Colitis Organisation (ECCO).

Adalberta Lima Martins

Graduação em Medicina pela Universidade Federal do Espírito Santo (UFES). Gastroenterologista. Membro Titular da Federação Brasileira de Gastroenterologia (FBG). Pós-Graduação em Gastroenterologia Pediátrica pela Universidade Federal de Minas Gerais (UFMG). Mestrado em Medicina com pesquisa em Doença Inflamatória Intestinal pela UFES. Membro da Comissão de Medicamentos e Acesso da Organização Brasileira de Doença de Crohn e Colite (GEDIIB) (2019-2022). Médica da Secretaria de Saúde do Espírito Santo, atuando na Assistência Farmacêutica de Medicamentos.

Adérson Omar Mourão Cintra Damião

Mestre e Doutor pela Faculdade de Medicina da Universidade de São Paulo (FMUSP). Pós-Doutorado na North Carolina State University, Chapel Hill, Estados Unidos. Professor Assistente-Doutor do Departamento de Gastroenterologia da FMUSP. Membro do Grupo de Doenças Intestinais da Divisão de Gastroenterologia e Hepatologia do Hospital das Clínicas da Faculdade de Medicina da Universidade de São Paulo (HCFMUSP). Membro Titular da Federação Brasileira de Gastroenterologia (FBG). Membro Fundador e Ex-Presidente da Organização Brasileira de Doença de Crohn e Colite (GEDIIB).

Adriana Nogueira da Silva Catapani

Gastropediatra do Núcleo de Doenças Inflamatórias Intestinais do Gastro D'Or do Hospital Brasil. Mestre em Gastroenterologia Pediátrica pela Faculdade de Medicina da Universidade de São Paulo (FMUSP). Membro da Comissão de Gastropediatria da Organização Brasileira de Doença de Crohn e Colite (GEDIIB).

Adriana Ribas Andrade

Gastroenterologista e Endoscopista pela Faculdade de Medicina da Universidade de São Paulo (FMUSP). Doutora em Ciências em Gastroenterologia pela FMUSP. Professora do Curso de Medicina da Universidade Estadual da Bahia (UNEB), Hospital Geral Roberto Santos. Coordenadora da Comissão de Pesquisa da Organização Brasileira de Doença de Crohn e Colite (GEDIIB).

Alexander de Sá Rolim

Coloproctologista Titular da Sociedade Brasileira de Coloproctologia (SBCP). Mestre em Cirurgia do Aparelho Digestivo pelo Hospital das Clínicas da Faculdade de Medicina da Universidade de São Paulo (HCFMUSP). Membro Titular da Organização Brasileira de Doença de Crohn e Colite (GEDIIB).

Alexandre de Sousa Carlos

Médico Assistente do Departamento de Gastroenterologia do Hospital das Clínicas da Faculdade de Medicina da Universidade de São Paulo (HCFMUSP). Coordenador do Centro Diagnóstico em Gastroenterologia (CDG) do HCFMUSP. Membro do Núcleo de Doença Inflamatória Intestinal dos Hospitais Sírio-Libanês, Israelita Albert Einstein, São Camilo e Pompeia. Membro Titular da Federação Brasileira de Gastroenterologia (FBG), da Sociedade Brasileira de Endoscopia Digestiva (SOBED) e da Organização Brasileira de Doença de Crohn e Colite (GEDIIB).

Alexandre Medeiros do Carmo

Mestre em Ciências em Gastroenterologia pelo Hospital das Clínicas da Faculdade de Medicina da Universidade de São Paulo (HCFMUSP). Coloproctologista. Membro Titular da Sociedade Brasileira de Coloproctologia (SBCP) e da Organização Brasileira de Doença de Crohn e Colite (GEDIIB).

Ana Paula Hamer Sousa Clara

Presidente da Sociedade de Gastroenterologia do Espírito Santo (SOGES). Professora de Gastroenterologia e Semiologia da Escola Superior de Ciências da Santa Casa de Misericórdia de Vitória (EMESCAM). Membro Titular da Organização Brasileira de Doença de Crohn e Colite (GEDIIB) e da Federação Brasileira de Gastroenterologia (FBG). Médica Preceptora do Ambulatório de Doença Inflamatória Intestinal do Hospital Santa Casa de Misericórdia de Vitória.

Ana Teresa Pugas Carvalho

Professora Titular da disciplina de Gastroenterologia e Endoscopia Digestiva do Hospital Universitário Pedro Ernesto da Universidade do Estado do Rio de Janeiro (HUPE-UERJ). Sócia Titular da Federação Brasileira de Gastroenterologia (FBG), da Sociedade Brasileira de Endoscopia Digestiva (SOBED) e da Organização Brasileira de Doença de Crohn e Colite (GEDIIB).

Anderson Antônio de Faria

Gastroenterologista pela Federação Brasileira de Gastroenterologia (FBG). Hepatologista pela Sociedade Brasileira de Hepatologia (SBH). Preceptor do Ambulatório de Doenças Intestinais do Hospital das Clínicas da Universidade Federal de Minas Gerais (HC-UFMG). Membro da Organização Brasileira de Doença de Crohn e Colite (GEDIIB) e do Grupo de Transplante Hepático do HC-UFMG.

Andréa Maia Pimentel

Mestre em Medicina e Saúde pela Universidade Federal da Bahia (UFBA). Especialista pela FEB e pela Sociedade Brasileira de Endoscopia Digestiva (SOBED). Membro da Organização Brasileira de Doença de Crohn e Colite (GEDIIB).

Andrea Vieira

Professora Assistente da Faculdade de Ciências Médicas da Santa Casa de São Paulo (FCMSCSP). Chefe da Clínica de Gastroenterologia da Santa Casa de São Paulo. Vice-Presidente da Associação Brasileira de Colite e Doença de Crohn (ABCD). Sócia Titular da Organização Brasileira de Doença de Crohn e Colite (GEDIIB). Coordenadora da Comissão "Novos Associados".

Antonia Mauryane Lopes

Enfermeira Intensivista. Mestre e Doutoranda em Enfermagem pela Universidade Federal do Piauí (UFPI). Docente Universitária e Coordenadora do Curso de Graduação de Enfermagem do Centro Universitário Maurício de Nassau (UNINASSAU). Membro da Comissão de Enfermagem da Organização Brasileira de Doença de Crohn e Colite (GEDIIB) e do Grupo de Estudo em Boas Práticas de Enfermagem da UFPI.

Antônio Carlos Moraes

Gastroenterologista. Mestre em Gastroenterologia pela Universidade Federal do Rio de Janeiro (UFRJ). Mestre em Medicina pela Universidade de Lisboa. Membro Titular da Federação Brasileira de Gastroenterologia (FBG). Membro Fundador da Organização Brasileira de Doença de Crohn e Colite (GEDIIB). Ex-Presidente da Associação de Gastroenterologia do Rio de Janeiro (AGRJ). Chefe do Serviço de Clínica Médica do Hospital Copa D'Or.

Antonio José de Vasconcellos Carneiro

Professor Associado da Faculdade de Medicina da Universidade Federal do Rio de Janeiro (FM-UFRJ). Doutor em Clínica Médica pela UFRJ. Membro Titular da Organização Brasileira de Doença de Crohn e Colite (GEDIIB) e da Federação Brasileira de Gastroenterologia (FBG).

Antonio Lacerda Filho

Professor Titular do Departamento de Cirurgia da Faculdade de Medicina da Universidade Federal de Minas Gerais (FM-UFMG). Membro Titular e Presidente eleito da Sociedade Brasileira de Coloproctologia (SBCP). Membro Titular e Fundador da Organização Brasileira de Doença de Crohn e Colite (GEDIIB). Membro Titular do Colégio Brasileiro de Cirurgiões (CBC). *Fellow* da American Society of Colorectal Surgeons (ASCRS).

Arceu Scanavini Neto

Coordenador do Grupo Médico Assistencial em Doenças Inflamatórias Intestinais e do Curso de Pós-Graduação em Coloproctologia do Hospital Israelita Albert Einstein (HIAE). Cirurgião Assistente do Ambulatório de Doenças Inflamatórias Intestinais da disciplina de Coloproctologia da Faculdade de Medicina da Universidade de São Paulo (FMUSP).

Aytan Miranda Sipahi

Médico pela Universidade Federal do Ceará (UFC). Mestre em Gastroenterologia pelo Instituto Brasileiro de Estudos e Pesquisas de Gastroenterologia (IGESP). Doutor em Gastroenterologia Clínica pela Faculdade de Medicina da Universidade de São Paulo (FMUSP). Pós-Doutorado na Università di Bologna, Itália. Médico Assistente (M3) da FMUSP. Chefe do Ambulatório do Grupo de Intestino da Divisão de Gastroenterologia e Hepatologia Clínica do HCFMUSP, sendo responsável pelo Laboratório de Gastroenterologia Clínica e Experimental. Presidiu a Organização Brasileira de Doença de Crohn e Colite (GEDIIB) (2002-2010).

Bianca Pocopetz Facas

Gastroenterologista pelo Hospital das Clínicas da Faculdade de Medicina da Universidade de São Paulo (HCFMUSP). Membro Titular de Gastroenterologia pela Federação Brasileira de Gastroenterologia (FBG). Doutorado em Hepatite Autoimune em andamento pelo HCFMUSP.

Bruno César da Silva

Residência Médica em Gastroenterologia no Hospital das Clínicas da Universidade Federal de Pernambuco (HC-UFPE). Coordenador de Gastroenterologia do Hospital da Bahia. Sócio Titular da Organização Brasileira de Doença de Crohn e Colite (GEDIIB) e da Federação Brasileira de Gastroenterologia (FBG).

Caio Cesar Furtado Freire

Professor e Coordenador da disciplina de Gastroenterologia no Centro Universitário Christus (Unichristus). Mestrado em Farmacologia pela Federação Brasileira de Gastroenterologia (FBG). Coordenador do Ambulatório de Doença Inflamatória Intestinal do Hospital Cesar Cals. Fundador e Coordenador do Grupo Intestino Center. Membro Titular da FBG e da Organização Brasileira de Doença de Crohn e Colite (GEDIIB).

Camila Adour Nunes
Gastroenterologista Ambulatorial. Graduada em Medicina pela Universidade Gama Filho (UGF). Especialização na Escola de Saúde da Marinha – Hospital Naval Marcílio Dias. Coordenadora do Ambulatório de Doenças Inflamatórias Intestinais do Hospital Federal do Andaraí. Membro Titular da Organização Brasileira de Doença de Crohn e Colite (GEDIIB).

Camilla de Almeida Martins
Gastroenterologista pela Faculdade de Medicina da Universidade de São Paulo (FMUSP). Pós-Graduação em Ciências Médicas em Gastroenterologia pela FMUSP. Membro da Organização Brasileira de Doença de Crohn e Colite (GEDIIB).

Carina Rossoni
Nutricionista do Centro Multidisciplinar da Doença Metabólica do Hospital Lusíadas Amadora, Portugal. Doutora em Ciências da Saúde na área de Clínica Cirúrgica pela Escola de Medicina da Pontifícia Universidade Católica do Rio Grande do Sul (PUC-RS). Professora Convidada da Faculdade de Medicina da Universidade de Lisboa (ISAMB). Vice-Coordenadora da Comissão de Nutrição da Organização Brasileira de Doença de Crohn e Colite (GEDIIB).

Carlos Brito
Professor Adjunto de Medicina Clínica da Faculdade de Medicina da Universidade Federal de Pernambuco (FM-UFPE). Professor permanente da Pós-Graduação de Medicina Tropical da FM-UFPE. Mestre em Medicina Interna pela FM-UFPE. Doutorado em Saúde Pública pelo Instituto Aggeu Magalhães (Fiocruz-PE). Membro Titular da Federação Brasileira de Gastroenterologia (FBG), da Sociedade Brasileira de Endoscopia Digestiva (SOBED) e da Organização Brasileira de Doença de Crohn e Colite (GEDIIB).

Carlos Henrique Marques dos Santos
Pós-Doutorado pela Université de Paris, França. Membro Titular da Organização Brasileira de Doença de Crohn e Colite (GEDIIB) e da Sociedade Brasileira de Coloproctologia (SBCP). Coordenador do Ambulatório de Doenças Inflamatórias Intestinais do Hospital Regional de Mato Grosso do Sul.

Carlos Walter Sobrado Junior
Professor Livre-Docente do Hospital das Clínicas da Faculdade de Medicina da Universidade de São Paulo (HCFMUSP), Departamento de Gastroenterologia. Coordenador do Ambulatório de Doença Inflamatória Intestinal (disciplinas de Coloproctologia e Cirurgia do Aparelho Digestivo).

Carolina da Silva Béda Sacramento
Médica Assistente e Preceptora da Residência Médica do Serviço de Gastroenterologia do Hospital Universitário Professor Edgard Santos. Membro Titular da Federação Brasileira de Gastroenterologia (FBG) e da Organização Brasileira de Doença de Crohn e Colite (GEDIIB).

Cintia Zumstein Camargo
Doutora em Reumatologia pela Universidade Federal de São Paulo (UNIFESP). Professora Associada de Reumatologia da Faculdade de Medicina de Botucatu da Universidade Estadual Paulista "Júlio de Mesquita Filho" (FMB-UNESP). Professora da Universidade Nove de Julho, Bauru.

Claudio Fiocchi
Professor of Molecular Medicine, Cleveland Clinic Lerner College of Medicine and Department of Inflammation & Immunity, Lerner Research Institute Department of Gastroenterology, Hepatology & Nutrition, Digestive Disease and Surgery Institute Cleveland Clinic, Cleveland, Ohio, EUA.

Cláudio Saddy Rodrigues Coy

Professor Titular de Coloproctologia na Faculdade de Ciências Médicas da Universidade Estadual de Campinas (FCM-UNICAMP).

Cristina Flores

Gastroenterologista. Diretora Clínica do Centro de Referência em Crohn e Colite do Rio Grande do Sul. Doutora em Gastroenterologia pela Universidade Federal do Rio Grande do Sul (UFRGS). Professora de Pós-Graduação do Programa de Ciências em Gastroenterologia e Hepatologia da UFRGS. Sócia Fundadora da Organização Brasileira de Doença de Crohn e Colite (GEDIIB). Sócia Titular da Sociedade Brasileira de Endoscopia Digestiva (SOBED).

Cyrla Zaltman

Professora Associada em Gastroenterologia do Hospital Universitário Clementino Fraga Filho da Universidade Federal do Rio de Janeiro (HUCFF-UFRJ). Coordenadora do Ambulatório de Doença Inflamatória Intestinal no HUCFF-UFRJ. Vice-Presidente da Pan American Crohn's and Colitis Organization (PANCCO). Membro Titular da Organização Brasileira de Doença de Crohn e Colite (GEDIIB), da PANCCO, da Federação Brasileira de Gastroenterologia (FBG) e da Sociedade Brasileira de Endoscopia Digestiva (SOBED).

Daniel de Castilho da Silva

Proctologista. Responsável pelo Ambulatório de Doenças Inflamatórias Intestinais da Universidade São Francisco (USF), Bragança Paulista, São Paulo.

Daniéla Oliveira Magro

Nutricionista. Mestrado e Doutorado em Saúde Coletiva pela Faculdade de Ciências Médicas da Universidade Estadual de Campinas (FCM-UNICAMP). Pós-Doutorado em Ciências da Cirurgia pela FCM-UNICAMP. Pesquisadora do Departamento de Cirurgia da FCM-UNICAMP. Coordenadora da área de Nutrição da Organização Brasileira de Doença de Crohn e Colite (GEDIIB).

Denise de Freitas

Professora Associada, Livre-Docente do Departamento de Oftalmologia e Ciências Visuais da Escola Paulista de Medicina do Hospital São Paulo da Universidade Federal de São Paulo (HSP-Unifesp).

Eduardo Garcia Vilela

Professor Associado-Doutor do Departamento de Clínica Médica da Faculdade de Medicina da Universidade Federal de Minas Gerais (UFMG). Vice-Coordenador do Instituto Alfa de Gastroenterologia do Hospital das Clínicas da UFMG. Membro Titular da Organização Brasileira de Doença de Crohn e Colite (GEDIIB), da Federação Brasileira de Gastroenterologia (FBG) e da Sociedade Brasileira de Hepatologia (SBH).

Eduardo Lopes Pontes

Doutor em Medicina pela University of Oxford, Inglaterra. Membro Titular da Academia Nacional de Medicina (ANM). Professor Titular de Medicina Interna da Escola Médica da Fundação Técnico-Educacional Souza Marques. Professor Adjunto da Faculdade de Medicina da Universidade Federal do Rio de Janeiro (FMUFRJ). Membro da British Society of Gastroenterology (BSG).

Elizete Aparecida Lomazi

Graduada em Medicina pela Faculdade de Ciências Médicas da Universidade Estadual de Campinas (FCM-UNICAMP). Mestre em Ciências Médicas pela FCM-UNICAMP. Doutora em Saúde da Criança e do Adolescente pela FCM-UNICAMP. Professora-Doutora Livre-Docente da FCM-UNICAMP. Pesquisadora em Motilidade Gastrintestinal em Clínica Pediátrica.

Eloá Marussi Morsoletto

Especialista em Gastroenterologia pela Federação Brasileira de Gastroenterologia (FBG). Especialista em Endoscopia Digestiva pela Sociedade Brasileira de Endoscopia Digestiva (SOBED). Sócia Fundadora da Organização Brasileira de Doença de Crohn e Colite (GEDIIB).

Ênio Chaves de Oliveira

Professor Associado do Departamento de Cirurgia da Faculdade de Medicina da Universidade Federal de Goiás (UFG). Membro Titular da Federação Brasileira de Gastroenterologia (FBG)e da Organização Brasileira de Doença de Crohn e Colite (GEDIIB).

Eron Miranda

Médico do Serviço de Coloproctologia do Hospital Universitário Cajuru da Pontifícia Universidade Católica do Paraná (HUC-PUCPR). Professor de Clínica Cirúrgica da Escola de Medicina (EM) da PUCPR. Mestrado em Cirurgia pela EM-PUCPR. Doutorando em Ciências da Saúde pela EM-PUCPR.

Everson Fernando Malluta

Doutor em Ciências pela Faculdade de Medicina da Universidade de São Paulo (FMUSP). Professor de Gastroenterologia da Universidade do Vale do Itajaí (Univali), Santa Catarina. Especialista em Gastroenterologia pela Federação Brasileira de Gastroenterologia (FBG). Especialista em Endoscopia Digestiva pela Sociedade Brasileira de Endoscopia Digestiva (SOBED). Membro Titular da Organização Brasileira de Doença de Crohn e Colite (GEDIIB).

Fábio Vieira Teixeira

Doutor em Bases Gerais da Cirurgia pela Faculdade de Medicina de Botucatu da Universidade Estadual Paulista "Júlio de Mesquita Filho" (FMB-UNESP). Membro Efetivo da Sociedade Brasileira de Motilidade Digestiva (SBMD).

Felipe Bertollo Ferreira

Graduado em Medicina pela Santa Casa de Vitória. Residência em Clínica Médica e Gastroenterologia e Mestrado pela Faculdade de Ciências Médicas da Santa Casa de São Paulo (FCMSCSP). Professor de Gastroenterologia da Santa Casa de Vitória. Membro Efetivo da Organização Brasileira de Doença de Crohn e Colite (GEDIIB).

Fernanda Oliveira Azor

Especialista em Gastroenterologia pela Federação Brasileira de Gastroenterologia (FBG). Preceptora do Centro de Ensino e Treinamento da Sociedade Brasileira de Endoscopia Digestiva (SOBED), do Hospital Beneficência Portuguesa, São José do Rio Preto e da Residência de Cirurgia Geral da Santa Casa de Misericórdia, São José do Rio Preto. Membro Titular da SOBED e da Organização Brasileira de Doença de Crohn e Colite (GEDIIB).

Flávio de Castro Feitosa

Mestre em Gastroenterologia pela Faculdade de Medicina da Universidade de São Paulo (FMUSP). Gastroenterologista do Centro Médico Aliança – Rede D'Or São Luiz.

Flavio Steinwurz

Presidente da Pan American Crohn's and Colitis Organization (PANCCO). Mestre pelo American College of Gastroenterelogy (ACG). Presidente eleito do Consórcio BRICS-IBD. Membro da International Organization for the Study of Inflammatory Bowel Diseases (IOIBD).

Flora Maria Lorenzo Fortes

Mestre em Ciências Farmacêuticas pela Universidade do Estado da Bahia (UNEB). Membro Titular da Organização Brasileira de Doença de Crohn e Colite (GEDIIB), da Federação Brasileira de Gastroenterologia (FBG) e da Sociedade Brasileira de Endoscopia Digestiva (SOBED). Doutorando em Medicina e Saúde pela Universidade Federal da Bahia (UFBA).

Francisco de Assis Aquino Gondim

Professor Associado, Livre-Docente em Neurologia do Departamento de Medicina Clínica da Universidade Federal do Ceará (UFC).

Francisco de Assis Gonçalves Filho

Médico Assistente da disciplina de Coloproctologia da Faculdade de Medicina de São José do Rio Preto (FAMERP). Médico responsável pelo Ambulatório de Doenças Inflamatórias Intestinais do Hospital de Base de São José do Rio Preto. Membro Titular da Sociedade Brasileira de Coloproctologia (SBCP). Membro Efetivo da Organização Brasileira de Doença de Crohn e Colite (GEDIIB).

Francisco Guilherme Cancela e Penna

Professor Convidado do Departamento de Clínica Médica da Faculdade de Medicina da Universidade Federal de Minas Gerais (UFMG). Doutor em Medicina pela UFMG. Coordenador Clínico do Grupo de Transplante Hepático do Hospital das Clínicas da UFMG. Membro Titular da Organização Brasileira de Doença de Crohn e Colite (GEDIIB).

Genoile Oliveira Santana

Professora Adjunta do Curso de Medicina e do Programa de Pós-Graduação em Ciências Farmacêuticas da Universidade do Estado da Bahia (UNEB). Mestre e Doutora em Medicina e Saúde pela Universidade Federal da Bahia (UFBA). Diretora Técnica da Clínica CliaGEN. Membro Titular da Organização Brasileira de Doença de Crohn e Colite (GEDIIB), da Federação Brasileira de Gastroenterologia (FBG) e da Sociedade Brasileira de Endoscopia Digestiva (SOBED).

Germana Viana Gomes Foinquinos

Médica Patologista. Chefe do Departamento de Imuno-Histoquímica do Laboratório Medicina Digital. Médica Patologista do Serviço de Verificação de Óbitos (SVO) de Porto Alegre e do Grupo Dasa. Membro da Comissão de Patologia da Organização Brasileira de Doença de Crohn e Colite (GEDIIB).

Gilmara Pandolfo Zabot

Médica Coloproctologista. Mestre-Doutora em Clínica Cirúrgica pela Pontifícia Universidade Católica do Rio Grande do Sul (PUC-RS). Professora de Coloproctologia na Universidade Feevale, Rio Grande do Sul. Membro Titular da Sociedade Brasileira de Coloproctologia (SBCP). Membro Efetivo da Organização Brasileira de Doença de Crohn e Colite (GEDIIB). Membro da European Crohn's and Colitis Organisation (ECCO).

Guilherme Bertoldi

Médico pela Universidade Federal do Paraná (UFPR). Residência Médica em Radiologia e Diagnóstico por Imagem no Hospital das Clínicas da Universidade Federal do Paraná (HC-UFPR). *Fellow* em Radiologia na Duke University Medical School, Estados Unidos. Membro do Colégio Brasileiro de Radiologia e Diagnóstico por Imagem. Membro da Organização Brasileira de Doença de Crohn e Colite (GEDIIB).

Gustavo André Silva Lima

Médico do Ambulatório de Doença Inflamatória Intestinal do Hospital das Clínicas da Universidade Federal de Pernambuco (HC-UFPE). Professor da disciplina de Gastroenterologia do Centro Universitário Maurício de Nassau (UNINASSAU). Membro Titular da Federação Brasileira de Gastroenterologia (FBG) e da Organização Brasileira de Doença de Crohn e Colite (GEDIIB).

Heda Maria Barska dos Santos Amarante

Médica Gastroenterologista do Corpo Clínico do Hospital Nossa Senhora das Graças. Mestre em Medicina Interna pela Universidade Federal do Paraná (UFPR). Professora Aposentada do Departamento de Clínica Médica da UFPR. Membro Titular da Federação Brasileira de Gastroenterologia (FBG) e da Sociedade Brasileira de Endoscopia Digestiva (SOBED). Membro Fundador da Organização Brasileira de Doença de Crohn e Colite (GEDIIB).

Heinrich Bender Kohnert Seidler

PhD em Patologia e Imunologia pela Tokyo Medical and Dental University, Japão. Diretor do Laboratório Brasiliense, Brasília/DF. Coordenador do Núcleo de Patologia da Organização Brasileira de Doença de Crohn e Colite (GEDIIB).

Heitor Siffert Pereira de Souza

Professor Titular da Faculdade de Medicina da Universidade Federal do Rio de Janeiro (UFRJ). Pesquisador Colaborador do Instituto D'Or de Pesquisa e Ensino, Rio de Janeiro, e do Serviço de Gastroenterologia e Laboratório Multidisciplinar de Pesquisa da UFRJ.

Helio Rzetelna

Mestre em Gastroenterologia pela Universidade Federal do Rio de Janeiro (UFRJ). Professor Assistente de Clínica Médica da Escola de Medicina Souza Marques e da Universidade Estácio de Sá. Professor Visitante do Departamento de Clínica Médica/Gastroenterologia da Universidade Federal do Rio de Janeiro (UNIRIO). Membro Titular da Academia de Medicina do Estado do Rio de Janeiro (AMRJ).

Henrique Carvalho Rocha

Mestre em Saúde do Adulto pela Faculdade de Medicina da Universidade Federal de Minas Gerais (UFMG) na área de Doença Inflamatória Intestinal e Doenças Hepáticas Autoimunes. Membro Titular da Federação Brasileira de Gastroenterologia (FBG), da Sociedade Brasileira de Hepatologia (SBH) e do Núcleo Especializado em Doenças Intestinais Complexas, Hospital Brasília.

Henrique Sarubbi Fillmann

Professor do Departamento de Cirurgia da Faculdade de Medicina da Pontifícia Universidade Católica do Rio Grande do Sul (PUC-RS). Membro Titular e Ex-Presidente da Sociedade Brasileira de Coloproctologia (SBCP). Sócio Efetivo da Organização Brasileira de Doença de Crohn e Colite (GEDIIB).

Idblan Carvalho de Albuquerque

Responsável pelo Ambulatório de Doença Inflamatória Intestinal do Serviço de Coloproctologia do Hospital Heliópolis, São Paulo. Vice-Presidente da Organização Brasileira de Doença de Crohn e Colite (GEDIIB) (biênio 2017-2018). Membro Titular da Sociedade Brasileira de Coloproctologia (SBCP), da Federação Brasileira de Gastroenterologia (FBG), do GEDIIB e do Núcleo de Doença Inflamatória Intestinal do Hospital Sírio-Libanês (HSL).

Jaciane Araújo Mota Fontes

Membro da Federação Brasileira de Gastroenterologia (FBG). Médica Preceptora do Ambulatório de Doença Inflamatória Intestinal do Hospital Geral Roberto Santos. Médica do Serviço de Gastroenterologia dos Hospitais São Rafael e Cardiopulmonar.

Jana G. Hashash

Centro de Doença Inflamatória Intestinal, Divisão de Gastroenterologia e Hepatologia da Mayo Clinic, Flórida, Estados Unidos.

Jane Oba

Mestre, Doutora e Pós-Doutorado em Pediatria e Gastroenterologia Pediátrica pela Faculdade de Medicina da Universidade de São Paulo (FMUSP). *Clinical and Research Fellow* em Gastroenterologia pela Universidade de Osaka, Japão. Médica Gastroenterologista Pediátrica do Hospital Israelita Albert Einstein (HIAE) e do Núcleo de Estudos em Doenças Inflamatórias Intestinais do Hospital Sírio-Libanês (HSL).

Jaqueline Ribeiro de Barros

Enfermeira. Doutora pela Universidade Estadual Paulista "Júlio de Mesquita Filho" (Unesp). Coordenadora de Enfermagem da Organização Brasileira de Doença de Crohn e Colite (GEDIIB). Membro da Nurses-European Crohn's and Colitis Organisation (N-ECCO). Enfermeira na Clínica CLIGED, Macaé, Rio de Janeiro.

Joana Torres

Consultora em Gastroenterologia do Hospital Beatriz Ângelo e Hospital da Luz, Portugal. Professora Auxiliar convidada da Faculdade de Medicina da Universidade de Lisboa.

José Eugênio Rios Ricci Júnior

Mestre e Doutor em Saúde pela Faculdade de Medicina da Universidade Federal de Juiz de Fora (UFJF). Membro Titular da Federação Brasileira de Gastroenterologia (FBG) e da Organização Brasileira de Doença de Crohn e Colite (GEDIIB).

José Miguel Luz Parente

Médico Gastroenterologista. Graduação em Medicina e Residência Médica em Gastroenterologia pela Universidade Federal Fluminense (UFF). Mestre e Doutor em Ciências Médicas pela Faculdade de Ciências Médicas da Universidade Estadual de Campinas (FCM-UNICAMP). Professor Adjunto de Gastroenterologia do Centro de Ciências da Saúde da Universidade Federal do Piauí (CCS-UFPI). Membro Titular da Federação Brasileira de Gastroenterologia (FBG), da Sociedade Brasileira de Endoscopia Digestiva (SOBED) e da Organização Brasileira de Doença de Crohn e Colite (GEDIIB).

Josenaide M. K. Chiarelli

Psicóloga Clínica e Hospitalar. Graduação em Psicologia pela Faculdade Metropolitana de Blumenau (FAMEBLU). Pós-Graduação em Neuropsicopedagogia Clínica e Cuidados Paliativos. Membro do Grupo Multidisciplinar de Doença Inflamatória Intestinal em Blumenau e Membro Associado da Organização Brasileira de Doença de Crohn e Colite (GEDIIB).

Juliana Araujo Castanho

Médica Patologista. Patologista no Laboratório Medicina Digital e no Laboratório de Patologia do Hospital Moinhos de Vento. Mestrado em Gastroenterologia e Hepatologia pela Universidade Federal do Rio Grande do Sul (UFRGS). Membro da Comissão de Patologia da Organização Brasileira de Doença de Crohn e Colite (GEDIIB).

Juliana Stradiotto Steckert

Médica pela Universidade Federal de Santa Catarina (UFSC). Pós-Graduada em Cirurgia Geral pelo Hospital Governador Celso Ramos e em Coloproctologia pelo Hospital Universitário Cajuru — Pontifícia Universidade Católica do Paraná (HUC-PUCPR). Membro Titular da Sociedade Brasileira de Coloproctologia (SBCP). Membro Titular da European Crohn's and Colitis Organisation (ECCO) e da Organização Brasileira de Doença de Crohn e Colite (GEDIIB).

Juliano Coelho Ludvig

Especialista em Gastroenterologia pela Federação Brasileira de Gastroenterologia (FBG). Especialista em Endoscopia Digestiva pela Sociedade Brasileira de Endoscopia Digestiva (SOBED). Membro da Organização Brasileira de Doença de Crohn e Colite (GEDIIB), do Grupo Multidisciplinar em Doença Inflamatória Intestinal de Blumenau e da European Crohn's and Colitis Organisation (ECCO).

Júlio Maria Fonseca Chebli

Professor Titular da disciplina de Gastroenterologia da Faculdade de Medicina da Universidade Federal de Juiz de Fora (UFJF). Coordenador do Centro de Doenças Inflamatórias Intestinais do Hospital Universitário da Universidade Federal de Juiz de Fora (HU-UFJF). Membro Titular da Academia Mineira de Medicina, da Federação Brasileira de Gastroenterologia (FBG) e da Organização Brasileira de Doença de Crohn e Colite (GEDIIB). Pesquisador pelo Conselho Nacional de Desenvolvimento Científico e Tecnológico (CNPq).

Júlio Pinheiro Baima

Doutor em Gastroenterologia pela Faculdade de Medicina de Botucatu da Universidade Estadual Paulista "Júlio de Mesquita Filho" (FMB-UNESP). Professor e Coordenador do Curso de Medicina da Universidade Nove de Julho, Bauru. Médico Gastroenterologista do Hospital das Clínicas da Faculdade de Medicina de Botucatu da Universidade Estadual Paulista "Júlio de Mesquita Filho" (HC-FMB-UNESP).

Licia Maria Fernandes Rodrigues

Médica Gastroenterologista pela Faculdade de Medicina da Universidade do Rio de Janeiro (FM-UNIRIO). Mestrado em Saúde e Ambiente pela Universidade Federal do Maranhão (UFMA). Docente do Curso de Medicina da Universidade Ceuma-MA. Responsável pelo Ambulatório de Doença Inflamatória Intestinal do HC-Ceuma.

Lilian Piron-Ruiz

Médica Assistente da Unidade de Transplante de Medula Óssea (TMO) e Terapia Celular da Associação Portuguesa de Beneficência, São José do Rio Preto, São Paulo.

Liliana Andrade Chebli

Mestre e Doutora em Saúde pela Universidade Federal de Juiz de Fora (UFJF). Professora Adjunta da disciplina de Gastroenterologia da UFJF. Coordenadora do Centro de Doenças Inflamatórias Intestinais do Hospital Universitário (HU) da UFJF. Membro Titular da Federação Brasileira de Gastroenterologia (FBG), da Organização Brasileira de Doença de Crohn e Colite (GEDIIB) – Comitê Covid e da Sociedade Brasileira de Endoscopia Digestiva (SOBED). Pesquisadora Associada ao Núcleo de Pesquisa em Gastroenterologia da Faculdade de Medicina da UFJF.

Lucia Libanez Campelo Braga

Professora Titular de Gastroenterologia do Departamento de Medicina Clínica da Universidade Federal do Ceará (UFC).

Luciana Rodrigues Silva

Presidente da Sociedade Brasileira de Pediatria (SBP). Vice-Presidente da Associação Médica Brasileira (AMB). Professora Titular e Chefe do Serviço de Gastroenterologia Pediátrica da Universidade Federal da Bahia (UFBA).

Luísa Leite Barros

Residência em Clínica Médica, Gastroenterologia e Hepatologia no Hospital das Clínicas da Faculdade de Medicina da Universidade de São Paulo (HCFMUSP). Doutorado em Ciências em Gastroenterologia pela FMUSP. Pós-Doutorado em andamento na Mayo Clinic, Estados Unidos.

Luiz Gustavo de Quadros

Mestre e Doutor em Cirurgia pela Universidade Federal de Pernambuco (UFPE). Chefe do Serviço de Endoscopia do Hospital Estadual Mario Covas, Santo André, São Paulo. Coordenador do Centro de Ensino e Treinamento da Sociedade Brasileira de Endoscopia Digestiva (SOBED) e do Hospital Beneficência Portuguesa de São José do Rio Preto. Coordenador da Endoscopia da Organização Brasileira de Doença de Crohn e Colite (GEDIIB). Membro Titular do Colégio Brasileiro de Cirurgiões (CBC), do Colégio Brasileiro de Cirurgia Digestiva (CBCD), da SOBED, do GEDIIB e da American Society of Gastrointestinal Endoscopy (ASGE). Professor da Pós-Graduação da Faculdade de Medicina de São José do Rio Preto (FAMERP). Diretor do Serviço de Endoscopia da Kaiser Hospital Dia.

Manoel Álvaro de Freitas Lins Neto
Professor Titular da Faculdade de Medicina da Universidade Federal de Alagoas (Famed-UFAL). Membro Titular da Organização Brasileira de Doença de Crohn e Colite (GEDIIB) e da Sociedade Brasileira de Coloproctologia (SBCP).

Maraci Rodrigues
Gastroenterologista Pediátrica. Médica Assistente do Departamento de Gastroenterologia do Hospital das Clínicas da Faculdade de Medicina da Universidade de São Paulo (HCFMUSP). Doutora em Ciências pela FMUSP. *Fellowship* da Divisão de Gastroenterologia, Hepatologia e Nutrição Pediátrica do Hospital Pediátrico da David Geffen School of Medicine da University of California (UCLA), Los Angeles, Estados Unidos. Membro Titular da Organização Brasileira de Doença de Crohn e Colite (GEDIIB).

Marcela Almeida Menezes de Vasconcellos
Graduada em Gastroenterologia e Endoscopia Digestiva pela Faculdade de Medicina da Universidade de São Paulo (FMUSP). Título de Especialista pela Federação Brasileira de Gastroenterologia (FBG). Membro da Organização Brasileira de Doença de Crohn e Colite (GEDIIB). Professora Colaboradora no Departamento de Medicina da Universidade Federal de Sergipe (UFS).

Marcello Imbrizi Rabello
Membro Titular da Organização Brasileira de Doença de Crohn e Colite (GEDIIB), discente do Programa de Pós-Graduação da Faculdade de Ciências Médicas da Universidade Estadual de Campinas (FCM-UNICAMP).

Marcellus Henrique Loiola Ponte de Souza
Professor Associado, Livre-Docente em Gastroenterologia do Departamento de Medicina Clínica da Universidade Federal do Ceará (UFC).

Marcia Henriques de Magalhães Costa
Professora de Gastroenterologia da Universidade Federal Fluminense (UFF). Membro da Federação Brasileira de Gastroenterologia (FBG), da Sociedade Brasileira de Endoscopia Digestiva (SOBED), da Organização Brasileira de Doença de Crohn e Colite (GEDIIB) e da European Crohn's and Colitis Organisation (ECCO).

Marco Zerôncio
Membro Titular da Federação Brasileira de Gastroenterologia (FBG), da Sociedade Brasileira de Endoscopia Digestiva (SOBED) e da Organização Brasileira de Doença de Crohn e Colite (GEDIIB).

Maria de Lourdes de Abreu Ferrari
Professora Associada do Departamento de Clínica Médica da Universidade Federal de Minas Gerais (UFMG). Coordenadora do Ambulatório de Intestino do Instituto Alfa de Gastroenterologia, Hospital das Clínicas da UFMG. Sócia Titular da Organização Brasileira de Doença de Crohn e Colite (GEDIIB).

Maria Luiza Queiroz de Miranda
Professora da Faculdade de Ciências Médicas da Santa Casa de São Paulo (FCMSCSP). Médica Assistente da Clínica de Gastroenterologia e Ambulatório de Doenças Inflamatórias Intestinais da Santa Casa de São Paulo. Sócia Titular da Organização Brasileira de Doença de Crohn e Colite (GEDIIB) e da Federação Brasileira de Gastroenterologia (FBG).

Marina Pamponet Motta
Doutora em Gastroenterologia pela Faculdade de Medicina da Universidade de São Paulo (FMUSP). Preceptora do Ambulatório de Doença Inflamatória Intestinal do Hospital Universitário da Universidade Federal da Bahia (UFBA). Membro da Organização Brasileira de Doença de Crohn e Colite (GEDIIB), da Federação Brasileira de Gastroenterologia (FBG) e da Sociedade Brasileira de Endoscopia Digestiva (SOBED).

Marjorie Costa Argollo

Médica Gastroenterologista e Endoscopista. Mestre e Professora pela Universidade Federal de São Paulo (Unifesp). Membro Titular da Organização Brasileira de Doença de Crohn e Colite (GEDIIB).

Marta Brenner Machado

Médica Gastroenterologista e Endoscopista. Professora de Gastroenterologia e Coordenadora do Ambulatório de Doenças Inflamatórias Intestinais da Pontifícia Universidade Católica do Rio Grande do Sul (PUC-RS). Presidente da Associação Brasileira de Colite e Doença de Crohn (ABCD).

Matheus Freitas Cardoso de Azevedo

Médico do Ambulatório de Doenças Inflamatórias Intestinais da Divisão de Gastroenterologia e Hepatologia Clínica do Hospital das Clínicas da Faculdade de Medicina da Universidade de São Paulo (HCFMUSP). Membro Titular da Organização Brasileira de Doença de Crohn e Colite (GEDIIB) e da Federação Brasileira de Gastroenterologia (FBG).

Mauro Bafutto

Professor Adjunto-Doutor do Departamento de Clínica Médica da Faculdade de Medicina da Universidade Federal de Goiás (UFG). Membro Titular da Federação Brasileira de Gastroenterologia (FBG) e da Organização Brasileira de Doença de Crohn e Colite (GEDIIB).

Michel Gardere Camargo

Médico Coloproctologista. Médico Assistente do Grupo de Coloproctologia da Faculdade de Ciências Médicas da Universidade Estadual de Campinas (FCM-UNICAMP). Mestre e Doutorando em Ciências da Cirurgia pela FCM-UNICAMP.

Michela Cynthia da Rocha Marmo

Gastroenterologista Pediátrica pela Sociedade Brasileira de Pediatria (SBP) e pela Associação Médica Brasileira (AMB). Mestre em Ciências Aplicadas à Pediatria pela Universidade Federal de São Paulo (Unifesp). Doutora em Saúde da Criança e do Adolescente pela Universidade Federal de Pernambuco (UFPE). Coordenadora do Serviço de Gastroenterologia Pediátrica do Instituto de Medicina Integral Professor Fernando Figueira (IMIP-PE). Supervisora da Residência em Gastroenterologia Pediátrica do IMIP-PE. Professora Adjunta de Pediatria da UFPE.

Miguel Regueiro

Chair, Digestive Disease and Surgery Institute. Chair, Department of Gastroenterology, Hepatology & Nutrition. The Pier C. and Renee A. Borra Family Endowed Chair in Gastroenterology and Hepatology. Professor in the Department of Medicine in the Cleveland Clinic Lerner College of Medicine of Case Western Reserve University, Estados Unidos.

Mikaell Alexandre Gouvea Faria

Doutorando em Ciências da Saúde pela Faculdade de Medicina de São José do Rio Preto (FAMERP). Especialista em Gastroenterologia, Cirurgia do Aparelho Digestivo e Coloproctologia. Membro Titular da Organização Brasileira de Doença de Crohn e Colite (GEDIIB). Coordenador do Programa de Treinamento em Coloproctologia da Kaiser Hospital Dia.

Milton Artur Ruiz

Ex-Professor de Hematologia/Hemoterapia da Faculdade de Medicina da Universidade de São Paulo (FMUSP). Coordenador da Unidade de Transplante de Medula Óssea (TMO) e Terapia Celular da Associação Portuguesa de Beneficência, São José do Rio Preto. Coordenador da Comissão de Transplantes da Organização Brasileira de Doença de Crohn e Colite (GEDIIB).

Mírian Perpétua Palha Dias Parente

Médica Epidemiologista. Graduação em Medicina pela Universidade Federal do Piauí (UFPI). Mestrado em Saúde Pública na área de Epidemiologia pela Universidade Federal do Ceará (UFC). Doutorado em Medicina Tropical e Saúde Pública, com área de concentração em Epidemiologia pela Universidade Federal de Goiás (UFG). Professora Adjunta de Epidemiologia da Faculdade de Ciências Médicas da Universidade Estadual do Piauí (FACIME-UESPI). Membro Titular da Organização Brasileira de Doença de Crohn e Colite (GEDIIB).

Munique Kurtz de Mello

Gastroenterologista pela Faculdade de Medicina da Universidade de São Paulo (FMUSP). Professora da Universidade do Vale do Itajaí (Univali), Santa Catarina. Membro da Comissão de Medicamentos e Acesso da Organização Brasileira de Doença de Crohn e Colite (GEDIIB).

Natália Sousa Freitas Queiroz

Doutora em Gastroenterologia pela Faculdade de Medicina da Universidade de São Paulo (FMUSP). Coordenadora do Programa de Doenças Inflamatórias Intestinais da Rede D'Or, Curitiba. Membro do Comitê Educacional da European Crohn's and Colitis Organisation (ECCO). Professora de Gastroenterologia da Pontifícia Universidade Católica do Paraná (PUCPR).

Neogélia Pereira de Almeida

Preceptora do Ambulatório de Doenças Inflamatórias Intestinais do Hospital Geral Roberto Santos (SESAB). Mestre em Medicina e Saúde pela Universidade Federal da Bahia (UFBA). Membro Titular da Federação Brasileira de Gastroenterologia (FBG) e da Organização Brasileira de Doença de Crohn e Colite (GEDIIB).

Orlando Ambrogini Junior

Professor da disciplina de Gastroenterologia da Universidade Federal de São Paulo (Unifesp).

Ornella Sari Cassol

Médica Coloproctologista. Membro Titular da Organização Brasileira de Doença de Crohn e Colite (GEDIIB) e da Sociedade Brasileira de Coloproctologia (SBCP). Integrante da Comissão de Cirurgia da Regional GEDIIB-RS. Doutora em Cirurgia pela Pontifícia Universidade Católica do Rio Grande do Sul (PUC-RS). Integrante do Serviço de Coloproctologia do Hospital de Clínicas de Passo Fundo. Preceptora do Programa de Cirurgia Geral da Universidade Federal da Fronteira Sul (UFFS). Professora de Coloproctologia e Coordenadora da disciplina de Cirurgia da ATITUS Educação. Responsável pelo Ambulatório de Coloproctologia do Hospital de Clínicas de Passo Fundo (HCPF/ATITUS).

Paulo Gustavo Kotze

Professor do Programa de Pós-Graduação em Ciências da Saúde da Pontifícia Universidade Católica do Paraná (PUCPR).

Pedro Duarte Gaburri

Professor Colaborador do Centro de Doenças Inflamatórias Intestinais do Hospital Universitário da Universidade Federal de Juiz de Fora (HU-UFJF). Membro Titular da Federação Brasileira de Gastroenterologia (FBG) e da Organização Brasileira de Doença de Crohn e Colite (GEDIIB).

Pedro Henrique Oliveira Brito de Alencar

Gastroenterologista e Preceptor do Ambulatório de Doenças Inflamatórias Intestinais da Santa Casa de Misericórdia de São Paulo. Membro da Organização Brasileira de Doença de Crohn e Colite (GEDIIB) e da Federação Brasileira de Gastroenterologia (FBG).

Raquel Rocha dos Santos

Mestre e Doutora em Medicina e Saúde pela Faculdade de Medicina da Universidade Federal da Bahia (UFBA). Especialista em Nutrição Clínica pela Escola de Nutrição da UFBA. Membro da Comissão de Nutrição da Organização Brasileira de Doença de Crohn e Colite (GEDIIB). Professora da Escola de Nutrição da UFBA.

Renata de Sá Brito Fróes

Graduação, Mestrado e Doutorado pela Faculdade de Medicina da Universidade do Estado do Rio de Janeiro (FM-UERJ). Membro Titular da Organização Brasileira de Doença de Crohn e Colite (GEDIIB), da Federação Brasileira de Gastroenterologia (FBG), da Sociedade Brasileira de Endoscopia Digestiva (SOBED) e da Associação de Gastroenterologia do Rio de Janeiro (AGRJ). Coordenadora do Cadastro Nacional de Pacientes com Doença Inflamatória Intestinal e Membro da Comissão de Medicamentos e Acesso do GEDIIB (2019-2022). *Master* em Gestão e Direção de Serviços de Saúde pela Universidad de Alcalá (UAH), Madri, Espanha.

Ricardo Romiti

Coordenador do Ambulatório de Psoríase do Hospital das Clínicas da Faculdade de Medicina da Universidade de São Paulo (HCFMUSP). Membro Diretor do International Psoriasis Council (IPC).

Roberto Luiz Kaiser Junior

Doutor e Professor da Pós-Graduação da Faculdade de Medicina de São José do Rio Preto (FAMERP). Ex-*Fellow* da Cleveland Clinic Florida – Weston, Estados Unidos. Ex-*Fellow* da Université Louis Pasteur, França. Membro Titular da Sociedade Brasileira de Coloproctologia (SBCP), Colégio Brasileiro de Cirurgiões (CBC), Colégio Brasileiro de Cirurgia Digestiva (CBCD), Organização Brasileira de Doença de Crohn e Colite (GEDIIB) e Sociedade Brasileira de Cirurgia Minimamente Invasiva e Robótica (SOBRACIL). Membro Estrangeiro da American Society of Colon & Rectal Surgeons (ASCRS).

Rodrigo Lovatti

Membro Titular da Federação Brasileira de Gastroenterologia (FBG), da Sociedade Brasileira de Endoscopia Digestiva (SOBED) e da Sociedade Brasileira de Hepatologia (SBH). Sócio Titular da Organização Brasileira de Doença de Crohn e Colite (GEDIIB). Coordenador do Serviço de Gastroenterologia do Hospital Márcio Cunha, Ipatinga, Minas Gerais.

Rogerio Serafim Parra

Médico responsável pelo Ambulatório de Doenças Inflamatórias Intestinais do Hospital das Clínicas (HC) da Faculdade de Medicina de Ribeirão Preto da Universidade de São Paulo (FMRP). Membro Titular da Organização Brasileira de Doença de Crohn e Colite (GEDIIB).

Sender Jankiel Miszputen

Doutorado em Medicina pela Universidade Federal de São Paulo (UNIFESP). Professor Associado de Gastroenterologia da UNIFESP. Ex-Presidente da Organização Brasileira de Doença de Crohn e Colite (GEDIIB). Honorário Nacional da Academia Nacional de Medicina (ANM).

Silvia Alves da Silva Carvalho

Graduanda em Medicina. Graduada em Enfermagem. Pós-Graduação em Enfermagem em Estomaterapia. Pós-Graduação em Enfermagem Médico-Cirúrgica. Sócia Colaboradora e Subcoordenadora da Comissão de Enfermagem da Organização Brasileira de Doença de Crohn e Colite (GEDIIB). Membro da Associação Brasileira de Estomaterapia (SOBEST). Docente do Curso de Pós-Graduação em Estomaterapia do Hospital Israelita Albert Einstein.

Silvio da Rocha Carvalho

Professor de Gastroenterologia Pediátrica da Universidade Federal do Rio de Janeiro (UFRJ). Chefe do Serviço de Gastroenterologia Pediátrica do Instituto de Puericultura e Pediatria Martagão Gesteira (IPPMG). Supervisor do Programa de Residência Médica em Gastroenterologia do IPPMG. Coordenador do Curso de Pós-Graduação em Gastroenterologia Pediátrica do IPPMG. Membro do Grupo de Trabalho de Doença Inflamatória Intestinal da Sociedade Brasileira de Pediatria (SBP). Membro da Comissão de Gastroenterologia Pediátrica da Organização Brasileira de Doença de Crohn e Colite (GEDIIB).

Sinara Monica de Oliveira Leite

Membro Titular da Organização Brasileira de Doença de Crohn e Colite (GEDIIB) e da Sociedade Brasileira de Coloproctologia (SBCP). Coordenadora da Clínica de Coloproctologia e da Residência em Coloproctologia do Instituto de Previdência do Servidor Público de Minas Gerais (IPSEMG). Coloproctologista em Belo Horizonte.

Stefania Burjack Gabriel Campbell

Graduação pela Faculdade de Medicina de Petrópolis do Rio de Janeiro (FMPRJ). Membro Titular da Federação Brasileira de Gastroenterologia (FBG) e da Organização Brasileira de Doença de Crohn e Colite (GEDIIB). Membro da Comissão de Medicamentos e Acesso do GEDIIB (2019-2022). Médica do Ambulatório de Doenças Inflamatórias Intestinais do Instituto de Gestão Estratégica de Saúde do Distrito Federal (IGESDF). Médica da Rede Dasa.

Sueli Terezinha Bobato

Psicóloga pela Universidade do Vale do Itajaí (Univali), Santa Catarina. Mestre em Psicologia pela Universidade Federal de Santa Catarina (UFSC). Doutoranda em Ciências na área de Oncologia na Fundação Antônio Prudente – A.C. Camargo Cancer Center. Professora do Curso de Psicologia e do Mestrado Profissional em Psicologia da Univali. Membro Associada da Organização Brasileira de Doença de Crohn e Colite (GEDIIB). Psicóloga Clínica e Membro do Ambulatório Interdisciplinar de Doenças Inflamatórias Intestinais da Univali.

Tania das Graças de Souza Lima

Enfermeira Estomaterapeuta. Mestre em Enfermagem pela Escola de Enfermagem Anna Nery da Universidade Federal do Rio de Janeiro (UFRJ). Doutora pela Faculdade de Medicina da UFRJ. Diretora da Clínica By Care.

Valeria Ferreira Martinelli

Residência Médica em Gastroenterologia pela Universidade Federal de Pernambuco (UFPE). Mestre pelo Centro de Ciências da Saúde da UFPE. Especialista em Gastroenterologia pela Federação Brasileira de Gastroenterologia (FBG) e em Endoscopia Digestiva Alta pela Sociedade Brasileira de Endoscopia Digestiva (SOBED). Membro da Organização Brasileira de Doença de Crohn e Colite (GEDIIB). Preceptora da Residência de Gastroenterologia da UFPE.

Vanessa Teixeira Martins Campos

Residência Médica em Gastroenterologia pelo Hospital São Rafael. Membro Titular da Federação Brasileira de Gastroenterologia (FBG). Sócia da Organização Brasileira de Doença de Crohn e Colite (GEDIIB). Gastroenterologista do Hospital São Rafael e Cliagen.

Vera Lucia Sdepanian

Professora Adjunta e Chefe da disciplina de Gastroenterologia Pediátrica da Escola Paulista de Medicina da Universidade Federal de São Paulo (EPM-Unifesp). Pós-Doutorado no Departamento de Gastroenterologia Pediátrica da University of Maryland, Baltimore, Estados Unidos. Doutora e Mestre pela EPM-UNIFESP. Mestre em Gastroenterologia Pediátrica e Nutrição pela Universidad Internacional de Andalucía, Espanha. Supervisora do Programa de Residência Médica em Gastroenterologia Pediátrica da EPM-UNIFESP. Presidente do Departamento de Gastroenterologia da Sociedade de Pediatria de São Paulo (SPSP).

Wilson Roberto Catapani

Mestre e Doutor em Gastroenterologia pela Universidade Federal de São Paulo (UNIFESP). Pós-Doutorado pela Edinburgh University, Reino Unido. Professor Titular de Gastroenterologia da Faculdade de Medicina do ABC (FMABC) (1995-2020). *Fellow* e Governador do American College of Gastroenterology (ACG) para o Brasil. Membro Titular da Organização Brasileira de Doença de Crohn e Colite (GEDIIB) e da Federação Brasileira de Gastroenterologia (FBG).

Prefácio

As doenças inflamatórias intestinais (DII) são exemplos típicos das assim chamadas doenças crônicas imunomediadas, um grande grupo de doenças que afeta uma ampla proporção da humanidade moderna. Ambas as formas principais das DII, que passamos a conhecer como retocolite ulcerativa (RCU) e doença de Crohn (DC), são fascinantes do ponto de vista biológico pela sua extrema complexidade e, ao mesmo tempo, desafiantes do ponto de vista do sofrimento do paciente e do tratamento pelo médico. Por meio de um breve histórico, este Prefácio levará o leitor do passado ao presente e do presente ao futuro.

Talvez as doenças inflamatórias intestinais tenham existido desde os primórdios da humanidade, mas, certamente, com rara frequência por causa de um meio ambiente natural e hábitos alimentares sadios e, consequentemente, o desenvolvimento de uma microbiota intestinal rica e variada que leva a uma resposta imunológica balanceada, com base em parte no perfil genético de cada indivíduo. Com o surgimento da Revolução Industrial no final do século XIX, todos esses fatores, com exceção do genético, mudaram drasticamente e, em paralelo, as doenças inflamatórias intestinais tornaram-se muito mais comuns até adquirir as proporções praticamente universais de hoje em dia. Para o leitor interessado em fatos históricos sobre esse tema, sugerimos consultar o capítulo do livro *Doença Inflamatória Intestinal*, assinalado ao final. Dessa publicação, extraímos, com permissão do seu autor, algumas referências citadas neste Prefácio.

Diarreias crônicas contendo sangue nas fezes já eram conhecidas na Antiguidade, sem, no entanto, a comprovação da sua origem. Somente bem depois, com a primeira necrópsia em 1859, o relato do inglês Samuel Wilks sugere um caso de RCU, que ele posteriormente diferenciou de outros quadros disentéricos. Várias outras publicações se seguiram, inclusive no Brasil como a de Passarelli e Faustino Porto. Contudo, a grande contribuição ao conhecimento das doenças inflamatórias intestinais veio das descrições minuciosas dos aspectos clínicos e patológicos da RCU e DC por Lockhart-Mummery e Morson do Hospital São Marcos, de Londres, em 1961. O primeiro livro nacional sobre doença inflamatória intestinal foi publicado em 1990 (Porto, Lopes Pontes e Mello Vargas).

Há relatos antigos que lembram a DC, mas somente no final do século XIX são publicados os achados macro e microscópicos de um paciente com intensa inflamação e estenose do íleo. Contribuições importantes ocorreram depois, por meio dos trabalhos do cirurgião Dalziel (1913), que descreveu o envolvimento inflamatório de jejuno, íleo e cólon; de Moschcowitz e Wilensky (1923), que detalharam a inflamação como granulomatosa, mas não caseosa; e, finalmente, de Crohn, Ginzburg e Hoppenheimer (1932), esta, considerada fundamental no reconhecimento desse tipo de DII. Coube também a Lockhart-Mummery e Morson o detalhamento da colite de Crohn e sua diferenciação da RCU (1961). É interessante comentar que o Dr. Crohn, poucos anos depois, referiu o aparecimento dessa doença em um irmão de um doente, levantando pela primeira vez a suspeita de um componente genético.

Com o surgimento cada vez mais frequente das doenças inflamatórias intestinais, as prévias gerações de gastroenterologistas e coloproctologistas certamente relembram as limitações da investigação para o diagnóstico das DII. Além da vivência clínica, poucos exames complementares estavam disponíveis. No laboratório, o reconhecimento de anemia e o aumento numérico das plaquetas; das provas inflamatórias, como a velocidade da hemossedimentação e a quantificação da proteína C-reativa ou da α-1 glicoproteína ácida. As maiores expectativas eram, então, depositadas nos procedimentos de imagem. Sob o aspecto radiológico, o enema opaco revelava o comprometimento ulcerado do cólon, a sua extensão e as áreas estenóticas. O intestino delgado seria estudado com o acompanhamento do trânsito de contraste oral e a identificação dos segmentos comprometidos e suas complicações – estenoses e fístulas. A endoscopia da época se restringia à retossigmoidoscopia com tubo rígido, inicialmente sem canal de biópsia, acessório surgido posteriormente. As décadas de 1970 e 1980 trouxeram importantes inovações, relacionadas aos equipamentos de imagem, à colonoscopia flexível, ao tomógrafo computadorizado e à ressonância nuclear magnética, resultando em uma marcante melhora do diagnóstico das DII.

Do ponto de vista de tratamento, as doenças inflamatórias intestinais viram várias fases, todas elas buscando remitir o processo inflamatório e evitar a sua recorrência, alvos terapêuticos que persistem até hoje. O primeiro grande impacto terapêutico ocorreu na década de 1950 com o uso dos corticosteroides, que vieram se associar à sulfassalazina, até então o único medicamento disponível para as DII. Seu potente efeito anti-inflamatório reduziu significativamente o índice de óbitos e passaram a ser utilizados de rotina durante os períodos sintomáticos da atividade da inflamação, algo feito muito mais seletivamente hoje em dia. Seguiram-se os antimetabólitos azatioprina e metotrexato. Nesse ínterim, desmembra-se a molécula da sulfassalazina, identificando-se o seu componente ativo, o ácido 5-aminosalicílico, eficaz e sem os efeitos adversos da sulfapiridina, recomendado para as formas leves e moderadas da RCU.

A era dos transplantes de órgãos contribuiu farmacologicamente para as doenças inflamatórias intestinais com o desenvolvimento dos imunossupressores inibidores da calcineurina – ciclosporina e tacrolimus, ocasionalmente empregados até hoje. Por outro lado, a década de 1990 ressuscitou a azatioprina e o metotrexato graças aos trabalhos de Present e Korelitz, que utilizaram, com algum sucesso, a 6-mercaptopurina em doentes de Crohn fistulizante.

Dos anos 1980 em diante os grandes avanços no conhecimento da imunologia e dos complexos caminhos imunoinflamatórios serviram de base para o desenvolvimento de drogas inteiramente novas. Sem dúvida, o segundo grande impacto na terapêutica das doenças inflamatórias intestinais foi causado pela introdução dos imunobiológicos. Com múltiplos mecanismos de ação em vários segmentos da resposta inflamatória, essas drogas – primeiramente anticorpos monoclonais de máxima especificidade – trouxeram resultados de eficácia indiscutíveis, inclusive nas apresentações graves das DII. Recentemente, ganharam a companhia dos seus biossimilares e das chamadas pequenas moléculas, que também bloqueiam pontos específicos da cascata inflamatória.

O incrível processo tecnológico que testemunhamos diariamente se estendeu rapidamente à medicina, criando uma enorme capacidade de incorporar grandes dados (*big data*) biológicos, novos sistemas e novas formas de análise por meio de vários tipos de bioinformática. Essas novas metodologias abriram a porta para a *network medicine* (medicina de rede) e a *precision medicine* (medicina de precisão ou medicina personalizada), formas completamente novas de conceber, estudar e tratar doentes com doença inflamatória intestinal em um nível molecular e identificar alvos terapêuticos privativos para cada paciente ou grupo de pacientes com os vários subtipos de RCU e DC. Alguns laboratórios já estão desenvolvendo novas drogas que inibem o processo inflamatório das doenças inflamatórias intestinais de uma forma global, bloqueando todo o complexo molecular que sustenta a inflamação intestinal e não só um componente de cada vez, como é feito de rotina hoje em dia. A promessa dessa abordagem é enorme, pois tem o potencial de bloquear as doenças inflamatórias intestinais de uma maneira muito mais eficaz, se não permanente.

O exaustivo conteúdo deste Tratado sobre praticamente todos os aspectos relativos às doenças inflamatórias intestinais, com grande profundidade, fornece uma valiosa ajuda aos médicos dispostos a enfrentar os inúmeros desafios clínicos das DII. Complementado esse valioso conteúdo, este breve Prefácio oferece um pouco de história, realidade e esperança, mas, como sempre, só o tempo nos dirá se a cura das doenças inflamatórias intestinais está realmente ao nosso alcance.

Claudio Fiocchi
Sender Jankiel Miszputen

---

* Quilici FA. História da doença inflamatória intestinal. *In*: Cardozo WS, Sobrado CW (ed.). Doença Inflamatória Intestinal. Barueri (SP): Manole, 2012. p. 1-10.

Sumário

Seção 1
Introdução – O GEDIIB

1. História do Grupo de Estudos da Doença Inflamatória Intestinal do Brasil (GEDIIB) e Momento Atual, 3

    I. Diretoria 2002 a 2010, 3
    Aytan Miranda Sipahi

    II. Diretoria 2010 a 2014, 5
    Sender Jankiel Miszputen

    III. Diretoria 2014 a 2016, 9
    Adérson Omar Mourão Cintra Damião

    IV. Diretoria 2016 a 2018, 11
    Cyrla Zaltman

    V. Diretoria 2019 a 2022, 14
    Rogério Saad-Hossne

Seção 2
Aspectos Históricos, Epidemiologia e Etiopatogenia

2. Aspectos Históricos da Doença Inflamatória Intestinal, 21
    Heda Maria Barska dos Santos Amarante | Adérson Omar Mourão Cintra Damião

3. Epidemiologia, 35
    José Miguel Luz Parente | Abel Botelho Quaresma | Mírian Perpétua Palha Dias Parente

4. Etiopatogenia, 45
    Heitor Siffert Pereira de Souza | Claudio Fiocchi

Seção 3
Aspectos Clínicos e Diagnóstico

5. Quadro Clínico e Classificações, 59
    Marcia Henriques de Magalhães Costa | Helio Rzetelna

6. Diagnóstico Laboratorial, 69
    Ana Teresa Pugas Carvalho | Maria de Lourdes de Abreu Ferrari

7. Diagnóstico por Imagem, 75
    Guilherme Bertoldi | Marjorie Costa Argollo

8. Diagnóstico Endoscópico, 85
   Luiz Gustavo de Quadros | Fernanda Oliveira Azor

9. Histopatologia, 97
   Juliana Araujo Castanho | Heinrich Bender Kohnert Seidler | Germana Viana Gomes Foinquinos

Seção 4
Tratamento Clínico

10. Estratégias de Tratamento, 109
    Camilla de Almeida Martins | Adérson Omar Mourão Cintra Damião | Natália Sousa Freitas Queiroz

11. Preparo do Paciente para Imunossupressão, 117
    Júlio Maria Fonseca Chebli | José Eugênio Rios Ricci Júnior

12. Tratamento Clínico da Retocolite Ulcerativa, 127

    I. Esteroides, 127
    Munique Kurtz de Mello | Juliana Stradiotto Steckert

    II. Derivados Salicílicos, 128
    Caio Cesar Furtado Freire | Licia Maria Fernandes Rodrigues

    III. Imunossupressores, 132
    Juliano Coelho Ludvig | Everson Fernando Malluta

    IV. Anti-TNF, 135
    Neogélia Pereira de Almeida | Andréa Maia Pimentel

    V. Anti-Integrina, 144
    Marco Zerôncio

    VI. Anti-Interleucina, 149
    Carlos Henrique Marques dos Santos

    VII. Pequenas Moléculas, 156
    Marcello Imbrizi Rabello | Michel Gardere Camargo

13. Tratamento Clínico da Doença de Crohn, 169

    I. Esteroides, 169
    Maria Luiza Queiroz de Miranda | Pedro Henrique Oliveira Brito de Alencar

    II. Derivados Salicílicos, 171
    Bruno César da Silva | Carolina da Silva Béda Sacramento

    III. Imunossupressores, 173
    Ana Paula Hamer Sousa Clara | Felipe Bertollo Ferreira

    IV. Anti-TNF, 180
    Alexandre de Sousa Carlos | Matheus Freitas Cardoso de Azevedo

    V. Anti-Integrina, 187
    Francisco Guilherme Cancela e Penna | Anderson Antônio de Faria

    VI. Anti-Interleucina, 193
    Rogerio Serafim Parra | Francisco de Assis Gonçalves Filho

14. Biossimilares em Doença Inflamatória Intestinal – Aspectos Gerais e Implicações Clínicas, 207
    Bianca Pocopetz Facas | Natália Sousa Freitas Queiroz | Fábio Vieira Teixeira

15. Endoscopia Terapêutica, 217
    Cristina Flores | Eloá Marussi Morsoletto

Seção 5
Tratamento Cirúrgico

16. Tratamento Cirúrgico da Retocolite Ulcerativa, 231
    Gilmara Pandolfo Zabot | Abel Botelho Quaresma | Ornella Sari Cassol

17. Tratamento Cirúrgico da Doença de Crohn, 243
    I. Luminal, 243
    Antonio Lacerda Filho | Henrique Sarubbi Fillmann

    II. Perianal, 253
    Cláudio Saddy Rodrigues Coy | Idblan Carvalho de Albuquerque

18. Abordagem da Doença de Crohn no Pós-Operatório, 261
    Jana G. Hashash | Paulo Gustavo Kotze | Miguel Regueiro

Seção 6
Urgências

19. Urgências Clínicas e Cirúrgicas na Retocolite Ulcerativa, 271
    Roberto Luiz Kaiser Junior | Mikaell Alexandre Gouvêa Faria | Carlos Walter Sobrado Junior | Arceu Scanavini Neto

20. Urgências Clínicas e Cirúrgicas na Doença de Crohn, 277
    Alexander de Sá Rolim | Alexandre Medeiros do Carmo | Daniel de Castilho da Silva | Eron Miranda

Seção 7
Manifestações Extraintestinais

21. Manifestações Extraintestinais das Doenças Inflamatórias Intestinais, 297
    Luísa Leite Barros

22. Manifestações Reumatológicas, 303
    Júlio Pinheiro Baima | Cintia Zumstein Camargo

23. Manifestações Dermatológicas, 309
    Andrea Vieira | Ricardo Romiti

24. Manifestações Oculares, 317
    Wilson Roberto Catapani | Denise de Freitas

25. Manifestações Hepatobiliares e Pancreáticas, 321
    Eduardo Garcia Vilela | Henrique Carvalho Rocha

26. Manifestações Pulmonares, 327
    Genoile Oliveira Santana | Flora Maria Lorenzo Fortes

27. Manifestações Hematológicas, 333
    Antônio Carlos Moraes

28. Manifestações Neurológicas, 341
    Francisco de Assis Aquino Gondim | Marcellus Henrique Loiola Ponte de Souza | Lucia Libanez Campelo Braga

29. Manifestações Ósseas, 349
    Mauro Bafutto | Ênio Chaves de Oliveira

Seção 8
Pediatria

30. Epidemiologia da Doença de Crohn, Retocolite Ulcerativa e Colite Não Classificada Pediátricas, 363
    Silvio da Rocha Carvalho

31. Classificação da Doença de Crohn e Retocolite Ulcerativa Pediátricas, 367
    Silvio da Rocha Carvalho

32. Diagnósticos Clínicos e Diferenciais da Doença de Crohn, Retocolite Ulcerativa e Colite Não Classificada, 373
    Vera Lucia Sdepanian

33. Investigação Armada – Laboratorial, Endoscópica, Histológica e por Imagens Radiológicas da Doença de Crohn e Retocolite Ulcerativa Pediátricas, 377
    Adriana Nogueira da Silva Catapani

34. Avaliação de Risco Prognóstico na Doença de Crohn e Retocolite Ulcerativa Pediátricas, 383
    Elizete Aparecida Lomazi

35. Tratamento Clínico da Doença de Crohn e Retocolite Ulcerativa Pediátricas, 387
    Maraci Rodrigues

36. Tratamento Cirúrgico da Doença de Crohn e Retocolite Ulcerativa Pediátricas, 393
    Idblan Carvalho de Albuquerque

37. Monitorização do Tratamento da Doença de Crohn e Retocolite Ulcerativa Pediátricas, 397
    Jane Oba | Luciana Rodrigues Silva

38. Transição do Cuidado Médico Pediátrico para o Adulto na Doença Inflamatória Intestinal Pediátrica, 401
    Michela Cynthia da Rocha Marmo

Seção 9
Situações Especiais

39. Displasias e Câncer Colorretal, 409
    Flávio de Castro Feitosa | Gustavo André Silva Lima

40. Bolsites, 415
    Cláudio Saddy Rodrigues Coy | Marcello Imbrizi Rabello

41. Gestação e Lactação, 421
    Cyrla Zaltman | Camila Adour Nunes

42. Idoso, 427
    Genoile Oliveira Santana | Vanessa Teixeira Martins Campos

43. Imunização, 433
    Liliana Andrade Chebli | Pedro Duarte Gaburri

44. Tuberculose, 439
    Carlos Brito | Valeria Ferreira Martinelli

45. Covid-19 – O Que Aprendemos até o Momento?, 451
    Marina Pamponet Motta | Marcela Almeida Menezes de Vasconcellos | Jaciane Araújo Mota Fontes

46. Infecções Oportunistas e Emergentes em Pacientes com Doenças Inflamatórias Intestinais, 459
    Orlando Ambrogini Junior | Marjorie Costa Argollo

47. Neoplasias, 463
    Rodrigo Lovatti | Sinara Monica de Oliveira Leite

Seção 10
Equipe Multidisciplinar

48. Atuação da Equipe Multidisciplinar nas Doenças Inflamatórias Intestinais, 471
    Raquel Rocha dos Santos | Jaqueline Ribeiro de Barros | Ligia Yukie Sassaki | Rogério Saad-Hossne

49. Nutrição, 475
    Daniéla Oliveira Magro | Carina Rossoni

50. Enfermagem, 485
    Antonia Mauryane Lopes | Jaqueline Ribeiro de Barros | Silvia Alves da Silva Carvalho | Tania das Graças de Souza Lima

51. Atenção Psicológica nas Linhas de Cuidado dos Pacientes com Doenças Inflamatórias Intestinais, 495
    Josenaide M. K. Chiarelli | Sueli Terezinha Bobato

Seção 11
Tópicos Especiais

52. A Jornada do Paciente, 509
    Marta Brenner Machado | Flavio Steinwurz

53. Políticas de Acesso e Protocolos Clínicos e Diretrizes Terapêuticas, 513
    Renata de Sá Brito Fróes | Adalberta Lima Martins

54. Impacto do Afastamento do Trabalho por Doença Inflamatória Intestinal, 521
    Renata de Sá Brito Fróes | Stefania Burjack Gabriel Campbell

55. Pesquisa Clínica e Novas Drogas, 529
    Ligia Yukie Sassaki | Rogério Saad-Hossne

56. Transplante de Microbiota Fecal, 539
    Eduardo Garcia Vilela | Manoel Álvaro de Freitas Lins Neto

57. Transplante de Células-Tronco Hematopoiéticas – Uma Opção no Tratamento de Pacientes com Doença de Crohn Grave e Refratária, 549
    Milton Artur Ruiz | Roberto Luiz Kaiser Junior | Lilian Piron-Ruiz | Luiz Gustavo de Quadros

58. Cinco Aspectos Éticos e Legais Relacionados às Doenças Inflamatórias Intestinais, 561
    Sender Jankiel Miszputen | Antonio José de Vasconcellos Carneiro | Eduardo Lopes Pontes

59. Prevenção, 565
    Adriana Ribas Andrade | Joana Torres

Índice Remissivo, 577

Seção 1

Introdução — O GEDIIB

Importante:
O leitor encontrará neste texto a variação de grafia entre "o Grupo de Estudos da Doença Inflamatória Intestinal do Brasil (GEDIIB)" e "a Organização Brasileira de Doença de Crohn e Colite (GEDIIB)". Ambos os nomes estão corretos, sendo que a partir de **22 de agosto de 2021** foi registrado em cartório a mudança do nome para Organização Brasileira de Doença de Crohn e Colite, mantendo-se a sigla "GEDIIB".

1 História do Grupo de Estudos da Doença Inflamatória Intestinal do Brasil (GEDIIB) e Momento Atual

I. Diretoria 2002 a 2010

Aytan Miranda Sipahi

Quando pensamos em criar um grupo dedicado ao estudo das doenças inflamatórias intestinais em 2002, a ideia era padronizar a conduta médica relacionada a essas doenças no Brasil, além de realizar estudos epidemiológicos, escassos na época. Desta forma, convidamos um grupo de médicos de diferentes regiões do país para participar de uma reunião e discutir o tema. O célebre "1º *Workshop* de Doenças Inflamatórias Intestinais", realizado no Guarujá, foi histórico em sua essência pela necessidade de um evento dessa importância e pela originalidade. Esse encontro deu origem ao GEDIIB e, em sua primeira ata, fui o escolhido como o primeiro presidente da entidade, cargo que exerci de 2002 a 2010. Naquela época, as doenças inflamatórias intestinais (DII) ainda eram pouco conhecidas pela comunidade médica e a criação do GEDIIB veio para incentivar e estruturar o conhecimento sobre elas. Era necessário também tentar facilitar o acesso aos medicamentos biológicos que, então, eram difíceis de conseguir. Ressalto que uma das marcas registradas do GEDIIB ao longo desses 20 anos é sua abertura para o novo e para o avanço da ciência. Todas as gestões posteriores foram eficientes e mantiveram o projeto que minha geração, boa parte da qual ainda está em atividade, criou quando da fundação do GEDIIB, organizando a conduta frente às DII no nosso meio.

Quero recordar o momento da virada das DII em nosso país, com a realização do "1º *Workshop* de Doenças Inflamatórias Intestinais (DII)", realizado em 15 e 16 de março de 2002, no Centro de Convenções do Hotel Casa Grande, Guarujá, no litoral do estado de São Paulo. Estavam presentes representantes de 26 serviços de referência, de instituições universitárias e privadas, abrangendo os estados de São Paulo, Rio de Janeiro, Paraná, Rio Grande do Sul, Minas Gerais, Brasília e Goiás. Neste encontro, fui o coordenador da Comissão Organizadora, cuja proposta-base elaborada pelo Grupo de Doenças Inflamatórias Intestinais do Serviço de Gastroenterologia do Hospital das Clínicas da Faculdade de Medicina da Universidade de São Paulo (HC-FMUSP) foi a criação de uma sociedade médica com os seguintes objetivos:

1. Criação de um cadastro nacional dos pacientes portadores de DII de modo a permitir a realização de estudos epidemiológicos sobre as doenças em âmbito nacional.

2. Criação de um grupo brasileiro para o estudo das DII, responsável pela elaboração e organização do cadastro dos pacientes; pela coordenação de estudos multicêntricos e pela elaboração de uma política de incentivo ao estudo e à pesquisa das DII; pela consecução, junto às autoridades da saúde, de recursos e ações para o tratamento e exames diagnósticos de alto custo; além de promover a divulgação científica da doença na comunidade médica e na população.

Foi ressaltada a ausência de representantes de outras regiões do país decorrente de problemas de custo e de dificuldades de levantamento adequado dos centros de referência nessas regiões. Foi também decidido que esses centros seriam identificados, contatados e incorporados ao grupo para a reunião seguinte. O encontro prosseguiu com a apresentação e o relato, por todos os presentes, da experiência e da casuística de cada centro representado. Após um intervalo, a Dra. Isabela M. Benseñor fez uma apresentação sobre a epidemiologia das DII. Em seguida, foi aberta a discussão sobre o protocolo de Colombel J. F. et al. publicado no *Advanced Therapy of Inflammatory Bowel Disease*, 2001, capítulo 8, e na *Classificação de Viena*, de 1998. Foram apresentadas sugestões para a modificação do protocolo e para a sua adequação ao nosso meio, resultando no acréscimo de vários dados ao protocolo-base. Foi decidido, consensualmente, que os dados do cadastro devem ser processados por uma instituição de informática independente, permitindo o acesso a todos os integrantes do grupo e que as publicações decorrentes do referido cadastro seriam feitas nos moldes de estudo multicêntrico, em nome do Grupo e com participação igualitária de todos. Após a discussão e a aprovação do protocolo, foi aprovada formalmente, por unanimidade dos presentes, a criação do Grupo de Estudos da Doença Inflamatória Intestinal do Brasil (GEDIIB) vinculado à Federação Brasileira de Gastroenterologia e à Sociedade Brasileira de Coloproctologia. Foi decidido, ainda, incorporar ao Grupo, além de representantes das regiões ausentes naquele encontro, outras especialidades afins, como Endoscopia e Patologia. Em seguida, fez-se a escolha dos membros da Comissão Executiva e do Conselho Consultivo do recém-criado GEDIIB, que foram assim constituídos: Comissão Executiva – Aytan Miranda Sipahi (coordenador), Carlos Walter Sobrado, Cyrla Zaltman, Eduardo Lopes Pontes, Flávio Steinwurz, Luiz João Abrahão, Rosane Louzada Machado e Sender Jankiel Miszputen; Conselho Consultivo – Alfredo E. M. Burke, Angelita Habr-Gama, Carlos F. Francisconi, Carlos Roberto Victória, Cláudio Saddy Rodrigues Coy, Columbano Junqueira Neto, Heda M. B. S. Amarante, José Geraldo Paraíso Ferraz, Lorete Maria da Silva Kotze, Luís Carlos Troncom, Maraci Rodrigues, Maria de Lourdes de Abreu Ferrari e Marta Brenner Machado. A Comissão Executiva ficou encarregada do registro legal do Grupo e do cadastro nacional, pela gestão junto às autoridades, pelo seu reconhecimento e pela organização do encontro seguinte durante o Congresso Brasileiro de Gastroenterologia, a ser realizado no Rio de Janeiro em agosto de 2002. Para finalizar os trabalhos, foi apresentado pelo Dr. Sender Mizputen o protocolo de DII utilizado no Serviço de Gastroenterologia da Universidade Federal de São Paulo (Unifesp). Por último, atribuiu-se um voto de louvor e de agradecimento aos membros fundadores do GEDIIB: Adauto C. Abreu da Ponte (Hospital das Clínicas da Faculdade de Medicina da Universidade de São Paulo – HC-FMUSP), Adérson Omar Mourão Cintra Damião (Hospital das Clínicas da Faculdade de Medicina da Universidade de São Paulo – HC-FMUSP), Alfredo E. M. Burke (clínica privada e Santa Casa – Rio de Janeiro- RJ), Angelita Habr-Gama (HC-FMUSP), Antonio Lacerda Filho (Universidade Federal de Minas Gerais – UFMG), Aytan Miranda Sipahi (Hospital das Clínicas da Faculdade de Medicina da Universidade de São Paulo – HC-FMUSP), Carlos F. Francisconi (Hospital de Clínicas de Porto Alegre – HCPA), Carlos Felipe Bernardes Silva (HC-FMUSP), Carlos Roberto Victória (Hospital das Clínicas da Faculdade de Medicina de Botucatu – HC-Unesp), Carlos Walter Sobrado (HC-FMUSP), Cesar Guerreiro (clínica privada – Rio de Janeiro-RJ), Claudio Saddy Rodrigues Coy (Hospital de Clínicas da Universidade de Campinas – HC-Unicamp), Columbano Junqueira Neto (Hospital de Base do Distrito Federal), Cristine Lengler (Hospital São Luís – São Paulo-SP), Cyrla Zaltman (Disciplina de Gastroenterologia da Universidade Federal do Rio de Janeiro – Rio de Janeiro-RJ), Didia Cury (FMUSP), Djalma Elídio do Amaral Neto (Hospital Geral de Bonsucesso – Rio de Janeiro-RJ), Eduardo Lopes Pontes (Universidade Federal do Rio de Janeiro – UFRJ), Eloá M. Morsoletto (Universidade Federal do Paraná – UFPR, Curitiba-PR), Flávio Steinwurz (Associação Brasileira de Colite Ulcerativa e Doença de Crohn – São Paulo-SP), Heda M. B. S. Amarante (UFPR – Curitiba-PR), Helenita Matos Sipahi (Hospital do Servidor Público Estadual – São Paulo-SP), Joffre Rezende Filho (Instituto de Gastroenterologia de Goiânia – Goiânia-GO), José Carlos de A. Bonadia (Hospital do Servidor Público Estadual – São Paulo-SP), José Carlos Lino da Silva (Hospital Geral de Bonsucesso – Rio de Janeiro-RJ), José Geraldo Paraiso Ferraz (HC-Unicamp), Lorete Maria da Silva Kotze (UFPR e Pontifícia Universidade Católica do Paraná), Luciana Costa Faria (Hospital de Clínicas da Universidade Federal de Minas Gerais – HC-UFMG), Luíz Ernesto de Almeida Trocon (Faculdade de Medicina de Ribeirão Preto da Universidade de São Paulo – FMRP-USP), Luiz Carlos Leal Prestes Jr. (Hospital Naval Marcílio Dias – Rio de Janeiro-RJ), Luiz João Abrahão (Universidade Federal Fluminense – Niterói-RJ), Maraci Rodrigues (Hospital Albert Einstein – São Paulo-SP), Marcellus Henrique Loiola P. de Souza (FMRP-USP), Marcelo Cury (Escola Paulista de Medicina da Universidade Federal de São Paulo – EPM-Unifesp), Márcia Ferreira Pinto (UFRJ), Maria de Lourdes de Abreu Ferrari (UFMG), Mariza

Helena Prado Kobata (EPM-Unifesp), Marta Brenner Machado (Pontifícia Universidade Católica do Rio Grande do Sul – PUC-RS), Mathew Kazmirik (Hospital Brasil – Santo André-SP), Mauro A. Marchori Jr. (Hospital Centro Médico Campinas – Campinas-SP), Roberto Luiz Kaiser (Hospital Beneficência Portuguesa – São Paulo-SP), Rosane Louzada Machado (UFRJ), Saulo Araújo Passos (Universidade Federal de Uberlândia – Uberlândia-MG), Sender Jankiel Miszputen (EPM-Unifesp) e Sérgio Eduardo Alonso Araújo (HC-FMUSP).

Após sua inauguração, fizemos várias reuniões para a organização do GEDIIB – que recebeu esse nome por sugestão da Dra. Angelita H. Gama –, e organizamos o 2º *Workshop* de DII na cidade de Mogi das Cruzes, São Paulo, de 28 a 30 de julho de 2006, evento em que começamos as discussões para a realização do "1º Consenso Brasileiro de DII". Em 18 de março de 2004, o primeiro *site* do GEDIIB entra em funcionamento, além disso, todo o processo de registro da ata de fundação e de condução de todo o trâmite jurídico foram concluídos, com êxito, pela Sra. Fátima Lombardi, secretária da Associação. Neste período, realizamos o questionário brasileiro; concluímos a formatação da pesquisa etimológica da doença; fizemos a organização dos 1º, 2º e 3º *Workshops* GEDIIB nos quais, entre outros assuntos, destacaram-se a votação e o término do Consenso Brasileiro de DII; e começamos a "1ª Campanha de Comunicação Nacional para Conscientização da Retocolite Ulcerativa e Doença de Crohn".

De 2002 a 2010, a diretoria era composta por: Aytan Miranda Sipahi (presidente); Sender Jankiel Miszputen (vice-presidente); Luiz João Abrahão (diretor científico); Cyrla Zaitman (diretora científica adjunta); André Zonetti de Arruda Leite (diretor científico adjunto); Rosane Louzada Machado (secretária); Eduardo Lopes Pontes (tesoureiro); e Carlos Walter Sobrado Júnior (tesoureiro adjunto). A Comissão Fiscal ficou assim constituída: Antônio Lacerda Filho; Joffre Rezende Filho; Luís Ernesto de Almeida Trancon; e Carlos Fernando M. Francisconi. A representante do GEDIINE (grupo do norte e nordeste incorporado ao GEDIIB) foi Genoile Oliveira Santana. A todos agradeço o apoio e dedicação ao GEDIIB nesses primeiros anos.

Nos anos de 2007 e 2010, avançamos em diversas frentes:

- Aumento da adesão de sócios ligados a serviços médicos reconhecidos pelo Ministério da Educação e Cultura (MEC) e pela Associação Médica Brasileira (AMB).
- Contratação de uma empresa de contabilidade para regulamentação de balanços, balancetes, impostos e órgãos oficiais.
- A elevação da quantidade de associados foi de 65, em 2004, para 126 em 2007. Tivemos várias expansões neste mesmo período, com destaque para:
  - conclusão do desenvolvimento do *site*;
  - cadastro dos membros do grupo;
  - cadastro dos pacientes;
  - cadastro dos profissionais de saúde;
  - artigos científicos atualizados;
  - textos explicativos sobre as DII;
  - vídeos/aulas;
  - "Homem Virtual", uma série que mostrava os órgãos do corpo humano afetado pelas doenças inflamatórias intestinais.

A novas bases do GEDIIB estavam lançadas e estruturadas. Seu crescimento foi exponencial e orgulho-me do que fizemos e de onde estamos nos dias atuais.

II. Diretoria 2010 a 2014

Sender Jankiel Miszputen

Ao iniciar a nossa gestão, apresentei, na primeira reunião da diretoria e comissões, a situação financeira do GEDIIB. Fiz ver aos colegas que o nosso saldo bancário era insuficiente para as despesas, embora pequenas àquela época, e demonstrei as dificuldades de sobrevivência por longo tempo do Grupo. Após várias sugestões, ficou estabelecido que convidaríamos os dirigentes das casas farmacêuticas que lidavam com medicamentos relacionados às DII para que nos apoiassem, por menor que fosse sua eventual ajuda financeira, a cobrir as despesas fixas do momento. Sabíamos de antemão que não tínhamos para com elas (indústrias farmacêuticas) uma moeda de troca, a não ser a nossa grande disposição de inovar e ampliar nosso portfólio científico.

À medida que o GEDIIB demonstrou a seriedade dos seus objetivos e a qualidade dos seus programas, a dificuldade foi superada, com o Grupo ganhando a confiança dos primeiros patrocinadores. O inestimável suporte destes tornou-se indispensável para a execução de várias tarefas, numa parceria norteada pela mais absoluta ética.

Uma das primeiras inciativas foi a criação de um banco de dados, ainda que incipiente, para a estruturação de um cadastro interno de associados, totalmente gerado na *internet*, por meio de um *site*, construído para esta finalidade e para a divulgação da entidade e aspectos relacionados às DII.

Para a divulgação desse cadastro, em que constavam a identificação dos médicos e suas especialidades, no *site* tivemos a autorização do Conselho Federal de Medicina (CFM), divulgação esta que possibilitou, aos doentes de todo o país, a escolha dos especialistas em suas respectivas cidades. Esse fluxo de acesso ao *site* do GEDIIB permitiu que a "busca de especialistas" tivesse grande procura por parte dos internautas, o que ocorre até os dias atuais.

Ao mesmo tempo, outra ação significativa foi a contratação de assessoria jurídica para a atualização e a modernização do estatuto cuja reformulação criou novas categorias de associados, oferecendo a oportunidade para a inclusão de jovens especialistas, o que abriu perspectivas muito animadoras. Nessa mesma linha, tive a felicidade de "redescobrir" e convidar para participarem das diretorias e das comissões alguns colegas, jovens, até então menos conhecidos, que rapidamente se tornaram, por seus próprios méritos, expoentes na área de DII. O tempo para elaboração do estatuto com todo o respaldo jurídico foi longo, culminando com a sua aprovação no dia 20 de novembro de 2011, durante a 10ª Semana Brasileira do Aparelho Digestivo (SBAD).

No final de 2009, a diretoria, entre outras deliberações, decidiu pelo lançamento de DVD com aulas dos nossos associados, numa programação de atualização em doença infamatória intestinal, apresentados durante o 59º Congresso Brasileiro de Coloproctologia, de 3 a 6 de setembro de 2010, sendo o GEDIIB convidado a participar, pela primeira vez, da grade do Congresso. O interesse dos participantes do congresso foi tão grande que se esgotou a edição dessas aulas.

Em 2010, também, foram incluídas aulas de atualização *online*, por meio do Portal DII, braço científico do *site* oficial do GEDIIB. O acesso era realizado pelo *site* do GEDIIB, possibilitando que a secretaria recebesse e cadastrasse os novos associados. Esta iniciativa ampliou o número de médicos recém-admitidos que queriam iniciar seus estudos em DII.

Em 2010, mantivemos o tradicional *workshop* do GEDIIB, em sua 5ª edição, realizado em 26 a 28 de março, na cidade de Santos, São Paulo, já com a ideia de organizarmos neste mesmo ano o nosso pré-congresso antecedendo a 9ª SBAD, o que de fato se concretizou no dia 21 de novembro de 2010, na cidade de Florianópolis, Santa Catarina (Figura 1.1). Por meio de uma programação diversificada nas áreas de clínica, cirurgia, endoscopia, patologia, radiologia e experimental, contou com a presença de ilustres conferencistas brasileiros e estrangeiros e atingiu um público de 212 participantes. Esse evento passou a ser uma das nossas marcas. A afluência de público, ano a ano, cada vez maior, refletiu a excelência dessa atividade.

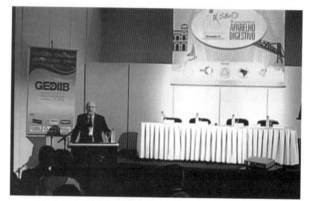

Figura 1.1 I Curso Pré-Congresso GEDIIB na IX SBAD – Florianópolis-SC, 2010.
Fonte: Acervo da autoria do capítulo.

Em 2011, iniciamos as discussões de planejamento para assuntos considerados importantes por toda a diretoria:

- 2º Consenso de Retocolite e Doença de Crohn.
- Elaboração de uma revista científica somente de DII: decidiu-se que ela seria editada em língua inglesa e com frequência quadrimestral.

A revisão do consenso teve a importante participação de especialistas nesta área, sob a coordenação do Dr. Adérson Omar Cintra Damião, assim como a complexa elaboração do cadastro, igualmente apoiada por uma empresa de *software* sob minha coordenação e com a participação de membros da diretoria e das comissões. Também em 2011, o GEDIIB realizou o 2º Pré-Congresso na 10ª SBAD de Porto Alegre (Figura 1.2). Incentivamos a realização de eventos regionais coordenados pelos Grupos GEDIINE (regiões Norte e Nordeste), GEDIIERJ (Rio de Janeiro) e GEDIISUL (região Sul) por intermédio de jornadas científicas locais. Foram criados grupos regionais no centro-oeste e no sudeste.

Nesta época, o GEDIIB inclui em seus benefícios aos associados o acesso à rede RIMA de biblioteca médica com 2.600 revistas para pesquisa e *download* de artigos.

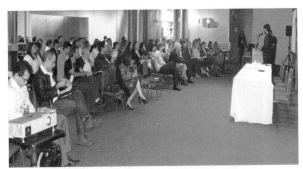

Figura 1.2 2º Pré-Congresso GEDIIB na X SBAD de Porto Alegre/RS, 2011.
Fonte: Acervo da autoria do capítulo.

Apoiamos institucionalmente os seguintes eventos, com palestras dos nossos associados:

- 11º Congresso Norte e Nordeste de Gastroenterologia – Maceió/AL
- Jornada de DII de Guarulhos/SP
- Encontro Sul-Brasileiro, Curitiba/PR
- 22º GASTREN – Rio de Janeiro/RJ
- 3º Simpósio Norte e Nordeste em Atualização em DII – Natal
- 60º Congresso Brasileiro de Coloproctologia – São Paulo/SP

Em janeiro de 2012, iniciamos o ano com reunião da diretoria para organização das várias atividades do Grupo.

Em fevereiro do mesmo ano, um grande número de brasileiros compareceu ao 7º Congresso do European Crohn's and Colitis Organization (ECCO), em Barcelona, Espanha, formalmente representando o GEDIIB as Dras. Cristina Flores e Genoile Santana, tendo a oportunidade de assistir à brilhante palestra do Dr. Paulo Gustavo Kotze. Se não estiver enganado terá sido a primeira presença de um membro do GEDIIB na programação em evento internacional da especialidade. Estava se iniciando a trajetória do nosso grupo em países estrangeiros.

A convite da Federação Brasileira de Gastroenterologia, apresentei, na reunião do seu conselho diretor, em março de 2012, na cidade de Mendoza, Argentina, os compromissos do GEDIIB que seriam desenvolvidos durante o ano e os resultados das atividades científicas do ano de 2011, naquela que foi a primeira vez que o GEDIIB participava desta reunião, na qual estão presentes todos os membros da diretoria da Federação Brasileiro de Gastroenterologia (FBG) e os presidentes de todas as federadas. Nossa apresentação impressionou boa parte dos presidentes estaduais pela qualidade dos programas e propostas, e acreditamos que, a partir desse encontro, a entidade GEDIIB tenha sido definitivamente reconhecida no cenário gastroenterológico do país.

Cientificamente, o GEDIIB participou com apoio institucional da programação do 10º Congresso de Gastroenterologia do Norte e Nordeste, de 26 a 28 de abril em Salvador, Bahia, com 740 participantes (Figura 1.3); do 5º Encontro Sul-Brasileiro de DII em Joinville, Santa Catarina, com 144 participantes em 23 a 24 de junho; do 1º Congresso Brasil Central de Gastroenterologia realizado em Goiânia, Goiás, com 202 participantes, nos dias 14 e 15 de setembro (Figura 1.4).

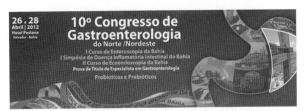

Figura 1.3 10º Congresso de Gastroenterologia do Norte e Nordeste, 2012.
Fonte: Acervo da autoria do capítulo.

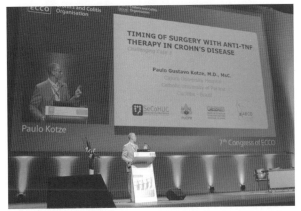

Figura 1.4 7º Congresso do ECCO em Barcelona, Espanha. Palestra do Dr. Paulo Gustavo Kotze.
Fonte: Acervo da autoria do capítulo.

Em 2012, também editamos os dois primeiros números da revista científica *Brazilian Journal of Inflammatory Bowel Disease* (Figura 1.5).

No período de 22 a 24 de 2012, foi realizado, no Blue Tree Hotel, São Paulo-SP, o "IV *Workshop* do GEDIIB", com um total de 111 palestras, 102 palestrantes e convidados internacionais, com 134 participantes. Neste mesmo evento, foi lançado o selo comemorativo dos dez anos do GEDIIB, um marco em nossa história.

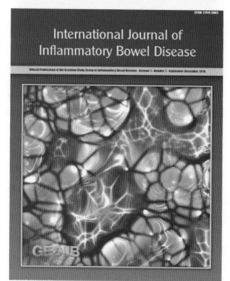

Figura 1.5 Primeiros números da revista científica *Brazilian Journal of Inflammatory Bowel Disease,* 2012.
Fonte: Acervo da autoria do capítulo.

Em outubro do mesmo ano, publicamos o livro *Urgências nas Doenças Inflamatórias Intestinais, Diagnóstico e Tratamento*. Essa obra foi a primeira e única publicação no mundo sobre o tema, sendo referência para especialistas (Figura 1.6).

O Pré-Congresso do GEDIIB, na SBAD 2012, foi realizado em Fortaleza, em 25 de novembro, e teve participação de 421 pessoas, durante o qual tive a honra de homenagear o professor Cláudio Fiocchi com o título de sócio honorário do GEDIIB, o primeiro agraciado com essa honraria (Figura 1.7).

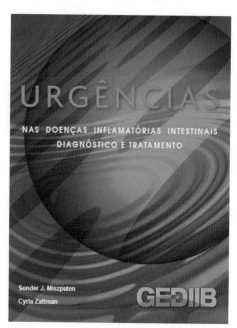

Figura 1.6 Capa do livro *Urgências nas Doenças Inflamatórias Intestinais, Diagnóstico e Tratamento*, 2012.
Fonte: Acervo da autoria do capítulo.

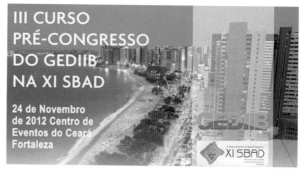

Figura 1.7 III Curso Pré-Congresso do GEDIIB na XI SBAD, 2012.
Fonte: Acervo da autoria do capítulo.

Durante 2013, tivemos nosso "7º *Workshop* GEDIIB", em Campinas, de 23 a 24 de março, dando início a um longo ciclo de realizações do GEDIIB na cidade de Campinas, que se mostrou favoravelmente estratégica no equilíbrio de logística e de fluxo de participantes e custo-benefício. Neste evento, foi lançada a campanha de comunicação "Seu Intestino Mudou?", realizada em âmbito nacional, para divulgação das DII ao público leigo, com a participação de colegas de diversos estados, por intermédio da mídia, com inserções em rádios, televisão, estações de metrô e presença dos nossos médicos em áreas públicas de maior circulação de pessoas, e foi esta a primeira vez que o GEDIIB promoveu uma campanha de esclarecimento para o público leigo. A receptividade estimada foi extraordinariamente grande. Com a mesma intenção, o Grupo buscou expandir suas experiências e conhecimentos para clínicos gerais – Congresso Brasileiro de Clínica Médica (em Porto Alegre, em 2013) e para gastroenterologistas – Programa de Interiorização, com a realização de vários cursos em estados diferentes em conjunto com a Federação Brasileira de Gastroenterologia, que se estendeu durante todo o ano de 2013.

Fato inédito desde sua fundação, o ECCO (organizou jornada científica fora da Europa em parceria com o GEDIIB, o que deu origem ao 1º S-ECCO, realizado no Rio de Janeiro em 25 e 26 de outubro de 2013. Conferencistas europeus e brasileiros foram responsáveis pelo elevado nível técnico e científico desse encontro, que teve toda a sua organização brilhantemente conduzida pelo Dr. Paulo Kotze, por quem nossa Entidade tem profunda gratidão. O sucesso desse empreendimento foi a sinalização para sua 2ª edição, em 2015, na cidade de Foz do Iguaçu, no Paraná.

Durante o ano, o Grupo apoiou e teve participação ativa em eventos sobre DII no Rio Grande do Sul, Santa Catarina, Paraná, São Paulo, Rio de Janeiro, Minas Gerais, Distrito Federal, Goiás, Bahia, Alagoas, Sergipe, Pernambuco, Rio Grande do Norte, Ceará e Pará.

Fez parte também de um programa nacional e internacional sobre o atendimento multidisciplinar dos doentes com DII, IBD Leading Change, sob a coordenação da Dra. Cyrla Zaltman, envolvendo clínicos, cirurgiões, radiologistas, endoscopistas, patologistas, enfermagem, nutrição e assistentes sociais, que, sem dúvida, estimulou maior qualidade em todas as diferentes abordagens que os doentes com DII requerem.

Em 2013, criamos o programa GEDIIB Jovem, estimulando residentes, pós-graduandos e jovens especialistas a divulgarem casos clínicos por eles escolhidos e a discutirem os temas relacionados em apresentação oral, ao vivo, após criteriosa seleção dos melhores, sob a coordenação do Dr. Eduardo Vilela e Dra. Genoile Santana, que comandavam a discussão, ao lado dos colegas que assistiam às apresentações *online*. Esse programa tem tido um grande crescimento a cada edição, com maior participação dos jovens, muitos deles, hoje, parte do nosso Grupo.

Participamos, como o IV Pré-Congresso, na SBAD de Goiânia, e lançamos um livro com os temas do evento, ofertado a todos os presentes.

Nossa segunda gestão prorrogou-se por alguns meses, com aprovação em assembleia, para que seu término coincidisse com o fim do mandato da presidência da FBG, o que passou a ser adotado pelas diretorias que se seguiram.

III. Diretoria 2014 a 2016

Adérson Omar Mourão Cintra Damião

A história sempre exerceu um certo fascínio sobre mim. Theodor Litt, filósofo alemão, apropriada e sabiamente, disse que a "história *é* a consciência do presente". Mergulhar na história nos faz entender quem somos e rever nossos conceitos e prioridades.

Assumi a presidência do GEDIIB em 2015, ao lado de ilustres e competentes colegas, de cuja amizade usufruo até os dias de hoje: Cyrla Zaltman (vice-presidente); Andrea Vieira (secretária-geral); Heda Amarante (secretária adjunta); Idblan Carvalho de Albuquerque (tesoureiro); e Antonio Carlos Moraes (tesoureiro adjunto). Com esse time, galgamos posições, concretizamos sonhos e enfrentamos desafios.

De início, verificamos taxas elevadas de inadimplência dos nossos associados, que oscilavam entre 40% e 70% nos últimos anos. Campanhas para atrair novos sócios foram implementadas, os coloproctologistas aproximaram-se ainda mais do GEDIIB, o *site* tornou-se mais atraente e produtivo. Aumentamos em 30% o número de sócios e atingimos uma redução na taxa de inadimplência para 15%.

Investimos enormemente na educação e na atualização científica. Os *workshops* do GEDIIB em Campinas ganharam mais força e, em 2016, instituímos os cursos de Enfermagem e Nutrição aplicados às DII, o embrião da multidisciplinaridade hoje vivenciada no seu zênite nos eventos do GEDIIB. Nossos cursos pré-congresso na SBAD refletiam o interesse crescente da comunidade gastroenterológica nas DII. De fato, cerca de 600 colegas participaram do nosso curso pré-congresso da SBAD, em 2016, em Belo Horizonte. Não me esqueço do evento S-ECCO-GEDIIB, em Foz do Iguaçu, com nomes internacionais como Severine Vermeire e Geert D'Haens. Foi um evento primoroso e que sedimentou nossa excelente relação com a ECCO, fomentada e enriquecida por Paulo Kotze.

E o que falar dos nossos mutirões de ileocolonoscopia? As cidades de Salvador (Genoile Oliveira como líder) e Belo Horizonte ("Lourdinha" Ferrari como líder) aceitaram o desafio e cem exames em cada cidade foram realizados. O saldo foi positivo: 27 pacientes, em Salvador, e 25, em Belo Horizonte, foram encaminhados para ambulatórios de DII, sem falar das dezenas de polipectomias e detecção de câncer. Na época, conseguimos o teste rápido de calprotectina fecal, hoje instalado em vários centros e consultórios.

Na nossa gestão, os biossimilares chegaram. Participamos de reuniões em Brasília e publicamos (Fábio Teixeira, Paulo Kotze, Sender e eu) aquele que talvez tenha sido o primeiro manuscrito do GEDIIB sobre o tema: *Biosimilars in inflammatory bowel diseases: an important moment for brazilian gastroenterologists*. Em conjunto com a Reumatologia e a Dermatologia, traçamos as primeiras diretrizes sobre o tema. Foram sementes plantadas e hoje fico orgulhoso de ver o engajamento do GEDIIB nesse e em muitos outros temas de interesse no âmbito da saúde pública.

O consenso GEDIIB sobre retocolite ulcerativa ensejou maior profissionalismo na organização e feitura de um *guideline*. Como esquecer o querido Wanderley Bernardo e seu time nos explicando cada etapa do consenso? Esse consenso serviu de guia e orientação para muitos colegas por nosso Brasil afora.

Na nossa gestão, sentimos a necessidade de atualizar nosso estatuto. Nunca imaginei que isso desse tanto trabalho. Porém, finalmente conseguimos modernizá-lo, servindo de base e estrutura para novas conquistas e realizações.

Certa vez, perguntaram ao presidente da Boeing se ele entendia de aviões. Ele respondeu: "não entendo muito de aviões, mas, entendo de gente". Foi assim comigo no que diz respeito à tecnologia. Nossa incansável Fátima, a quem sou eternamente grato, me falou que precisávamos atualizar o nosso *site* e investir no LinkedIn, Facebook e Twitter. Para mim, isso era grego, e não o moderno, mas o grego arcaico, ainda mais incompreensível. Chegamos à conclusão de que precisávamos de um time moderno e, assim, convidamos a Liliana Chebli (Juiz de Fora), a Márcia Magalhães (Niterói) e a Marjorie Argollo (São Paulo). Juntas formaram um time esplendoroso e realizaram um trabalho gigantesco. Atualizaram o *site*, inseriram o GEDIIB em várias plataformas e redes de relacionamentos foram construídas, organizaram pesquisas de consumidores e isso certamente contribuiu para atrair mais profissionais para o GEDIIB. Sou imensamente grato a elas por toda a dedicação e empenho naqueles dois fecundos anos. Atingimos, na época, mais de 30 mil acessos/mês e um dos vídeos sobre a doença de Crohn ("Entenda o Crohn") alcançou cerca de 40 mil visualizações. O engajamento nas redes sociais do GEDIIB atingiu a marca de 110.332 *likes*; sem dúvida, uma revolução em nossa comunicação.

A campanha "Seu Intestino Mudou?", que atingiu boa parte da população brasileira, com divulgação até mesmo nos metrôs e *outdoors*, e que vigorou em paralelo com a pesquisa nacional sobre as DII na população brasileira, continuou a todo vapor, inclusive com entrevistas na televisão. Estive no programa do Ronnie Von numa entrevista descontraída e muito proveitosa. Após o programa, conversamos bastante e descobrimos que somos primos, o grau a perder de vista. Conversamos sobre a história das nossas famílias e percebi que ele, tanto como eu, é ávido por histórias. Naquele mesmo dia, participou do programa também a eterna Wanderleia, dos meus tempos de adolescência e juventude. E lá se vai mais história...

Eu não poderia findar esse sucinto recordativo sem mencionar os presidentes que me antecederam: Aytan e Sender. Não há como esquecer as conversas com o Aytan sobre a necessidade de termos um grupo nacional multidisciplinar, coeso e pujante, dedicado às DII. Isso se concretizou na célebre e na histórica reunião no Guarujá, em 2002. Na época, nossos objetivos eram mais modestos, mas, ainda assim, bastante desafiadores. Sender, dotado de exemplar serenidade e inefável sabedoria, foi meu companheiro de todas as horas e mentor durante toda a minha gestão e ainda hoje o é. Quando olho para trás, inevitavelmente me vêm à mente as palavras do eminente professor Paul C. Hodges, da Universidade de Chicago: "Se aqueles que se seguem enxergarem além do que os seus predecessores, é porque estão de pé sobre os ombros de gigantes".

IV. Diretoria 2016 a 2018

Cyrla Zaltman

Foi com muita honra que recebi o convite dos editores para apresentar uma visão do que foi a gestão de 2017/2018, um momento incrível que vivi com aquela diretoria e amigos do GEDIIB. Começo pela escolha do meu nome para presidente do GEDIIB, na assembleia realizada em 2015, oficializado por aclamação na eleição de 2016. Surpreendente uma entidade tão jovem, escolher, ainda nos poucos anos de sua existência, sua primeira presidente mulher!

Portanto, a gestão da primeira presidente mulher do GEDIIB e representante do estado do Rio de Janeiro se inicia em 2017. A diretoria foi constituída por amigos de longa data, membros fundadores da Entidade, como Idblan Carvalho de Albuquerque, Marco Antonio Zerôncio, Cristina Flores, Andrea Vieira e Harry Kleinubing Júnior, todos com imensa disposição de trabalhar de forma despojada, focada e assertiva pelo crescimento da Entidade, o que resultou numa gestão muito bem-sucedida.

Apesar da experiência de muitos anos na execução de várias atividades dentro do GEDIIB, desde a sua criação, e da experiência em gestão na área de saúde privada, esse novo cenário seria um grande desafio.

Na gestão 2017-2018, optou-se por um planejamento estratégico com características empresariais, experiência ainda não vivida na entidade. É claro que a introdução de qualquer nova metodologia de trabalho ou processo gera certo desconforto, pois se sai da zona de conforto para se adequar às mudanças propostas. Portanto, muitos foram os desafios, mas a criação de métricas e de sistemas era necessária para a sustentação do desenvolvimento e para a implementação de estratégias empresariais que norteariam o futuro da Entidade. Portanto, o primeiro passo para esse planejamento era um diagnóstico de como e onde estávamos naquele momento, associado ao melhor entendimento dos problemas estratégicos que poderiam impedir ou dificultar o reconhecimento e crescimento do Grupo. Entre estes, incluíam-se:

- O GEDIIB não ser uma sociedade de especialidade médica.
- Falta de programa estratégico político ou/e educacional da atuação conjunto do GEDIIB com outras sociedades afins (Reumatologia e Dermatologia).
- Dificuldade de ações conjuntas com associações de pacientes com DII, respeitando os limites de atuação de cada entidade.
- Desconhecimento da multidisciplinaridade do GEDIIB e/ou de seu potencial educacional junto a sociedades de Nutrição, Enfermagem, Radiologia, Patologia, entre outras.
- Falta de produção científica em nome do GEDIIB.

Em função do momento da "empresa", optou-se pelo desdobramento da gestão em vários níveis, ou seja, estratégico, gerencial e operacional, algumas vezes por áreas, e foram estabelecidos como objetivos organizacionais:

- **Reorganização financeira-contábil:** aquisição de *software* financeiro com utilização de indicadores sobre fluxo de caixa, entradas, custos, despesas, permitindo a conciliação de pagamentos com notas fiscais emitidas e transparência de toda a atividade financeira na homepage da entidade.
- **Reorganização administrativa:** criação de cargos gerenciais com assistentes administrativos visando a melhora dos processos administrativos.
- **Reorganização de *marketing*:** criação de espaços para divulgação do trabalho da entidade em diferentes sociedades e em eventos da indústria.

Nos 2 anos de gestão, consideramos que esses objetivos foram alcançados. A contratação de um sistema de gerenciamento financeiro permitiu a reorganização financeira do Grupo, a transparência fiscal (Portal da Transparência/Gestão Administrativa Participativa), assim como o reconhecimento de nossa organização financeira consolidada, gerando maior credibilidade por parte de apoiadores e membros do grupo. Complementando essa ação, foram criados processos de compliance seguindo as boas práticas, até então inexistentes em sociedades médicas, visando a redução de desconformidades potencialmente geradoras de desvios de recursos, de perdas financeiras e de reputação, medida que protegeu a Entidade, melhorando a qualidade das decisões e reduzindo custos operacionais.

A reorganização administrativa com a promoção de nossa funcionária, Fátima Lombardi, para gerente da entidade, demonstrou o reconhecimento de que sua atuação proativa em todos aqueles anos na Entidade permitiu a criação de uma equipe que possibilitasse melhoria nos processos internos, além de gerar maior segurança na continuidade destes, assim como dos propósitos da Entidade nas novas gestões. A reformulação do site do GEDIIB, tornando-o mais dinâmico e acessível ao associado sob o ponto de vista administrativo, além do científico, foi um instrumento facilitador.

Na divulgação do trabalho desenvolvido pelo GEDIIB, foram criados espaços em cursos/encontros presenciais realizados por nossos apoiadores, assim como em congressos/simpósios/encontros regionais de diferentes especialidades, como:

- **Congresso Brasileiro de Coloproctologia:** realização do "momento GEDIIB", com êxito total, com discussões de aspectos clínicos, endoscópicos, radiológicos e cirúrgicos de DII sob forma integrada.
- **22º Congresso Brasileiro de Nutrição Parenteral e Enteral (SBNPE 2017):** realização do "curso GEDIIB", envolvendo colegas de Salvador (nutricionistas e médicos do GEDIIB) e nutricionistas convidados de outros estados.
- **Pré-Congresso do GEDIIB na Semana Brasileira de Gastroenterologia (2017/2018):** com discussão de temas da prática clínica do gastroenterologista, por intermédio de casos clínicos sob a ótica multidisciplinar. Diferentemente dos anos anteriores, incorporamos à grade colegas de outras especialidades oriundos da cidade do evento. Esta nova formatação foi desafiadora na elaboração e execução do evento, na integração dos especialistas de diferentes áreas diante da impossibilidade de incluirmos colegas não médicos na grade, o que nos alertou para necessidade de criação de um espaço próprio do GEDIIB em razão de sua multidisciplinaridade.

Sob o ponto de vista estratégico, os objetivos traçados foram:

1. Manutenção e ampliação de atividades de educação continuada nas diferentes áreas, perpetuação do conhecimento já existente com estímulo para formação de novos integrantes e de novas equipes multidisciplinares.
2. Manutenção e ampliação de acordos e parcerias interinstitucionais nacionais e internacionais (ECCO, CCFA, PANCCO).
3. Ampliação da produção científica com o nome GEDIIB.

Com relação à educação continuada, verificamos ser necessário o auxílio a profissionais não médicos, como enfermeiros e nutricionistas, quanto à aquisição de conhecimentos específicos. Apesar de termos cursos voltados para esses colegas nos workshops do GEDIIB e mantidos no nosso congresso, a participação desses era limitada por questões financeiras e/ou logísticas; por isso, foram criados cursos online em módulos, o que permitiu maior flexibilização na aquisição do conhecimento e a certificação para quem os concluísse.

Simultaneamente, a Comissão de Centros de Referência iniciou a identificação dos principais centros de referência existentes em cada estado, sua constituição, suas deficiências e casos de sucesso, com o intuito de reconhecer, divulgar e aprimorar os trabalhos ali executados.

Para facilitar o trabalho dos profissionais de saúde envolvidos na orientação de pacientes com DII, foram produzidos materiais didáticos variados de fácil entendimento, sob forma de cartilhas (cartilhas da nutrição, medicamentos, tratamento, recém-diagnóstico, prevenção em doença inflamatória intestinal e manual de orientação para pacientes colostomizados e ileostomizados) e um material de suporte para atendimento do paciente pela equipe multidisciplinar, cujo conteúdo para dirimir dúvidas referentes aos inúmeros aspectos relativos à doença, incluindo a realização do diagnóstico, tipos de tratamento médico e cirúrgicos (incluindo gravuras dos tipos de cirurgias), vacinações, gestação, conceitos de gravidade e atividade das Doenças Inflamatórias Intestinais.

Importante destacar o avanço do grupo de Gastropediatria do GEDIIB, nesta gestão, na geração de conhecimento com a criação de cartilhas, elaboração do curso pré-congresso de alto nível culminando com a feitura do livro *Doença inflamatória intestinal em Pediatria*, finalizado na gestão seguinte.

Importante passo do GEDIIB na era da informatização foi o desenvolvimento de um aplicativo, interativo, totalmente gratuito, para uso médico, que possibilitou a utilização em tempo real de classificações clínicas e endoscópicas na retocolite ulcerativa (RCU) e doença de Crohn (DC) (adultos e pediátricas), orientações de imunizações, terapêutica na gestação e lactação, assim como a visualização dos consensos elaborados pelo GEDIIB. Esse aplicativo tinha versão para três idiomas (português, inglês e espanhol) e foi considerado, pelo Google, um dos melhores aplicativos médicos no ano de 2018. A divulgação desse aplicativo no Brasil e para outros países pelos associados do GEDIIB foi ampla e a facilidade de manuseio por celulares, a interatividade, sem necessidade de se estar *online*, demonstraram ser este um instrumento necessário e indispensável para a prática clínica. Um produto com a marca GEDIIB!

Desde o início desta gestão, tínhamos como compromisso a finalização de projetos iniciados em gestões anteriores, como os consensos de DC e RCU e a formatação do Cadastro Nacional de Pacientes como projeto de pesquisa, mantendo a tradição de dar fluidez e continuidade aos projetos incorporados pelo GEDIIB. Cumprimos o prometido, só possível com a unidade do grupo e a responsabilidade de levar adiante um legado, não importando o individual, e sim o coletivo. Portanto, unidos, conseguimos dentro do prazo prometido, apesar das dificuldades existentes, a publicação dos consensos, tão almejados por nós e pelos pacientes.

Com relação ao Cadastro Nacional de DII, foi elaborado um projeto de pesquisa com posterior inclusão na Plataforma Brasil nos Comitê de Ética e Pesquisa (CEPs) de cada instituição onde o projeto seria desenvolvido. Esse foi um passo fundamental para a realização dos Estudos Epidemiológicos de DII no Brasil pelo GEDIIB.

Outro aspecto muito importante dessa intensa gestão foi o diagnóstico de que o GEDIIB, com sua estrutura organizacional bem estabelecida, com um projeto arrojado de metodologia e sua sinergia, um número grande e crescente de participantes de múltiplas áreas (multidisciplinaridade) em seus *workshops*, poderia evoluir com a realização do Congresso Brasileiro de Doenças Inflamatórias Intestinais, o que se concretizou em 2018. Esse congresso foi um marco para o GEDIIB, pois representou o reconhecimento da trajetória de crescimento em bases sólidas e maturidade do nosso Grupo obtidas pelo conjunto de ações de todas as gestões anteriores. Esse evento se realizou na cidade de Campinas, no interior do estado de São Paulo, com cursos pré-congresso (Endoscopia, Pediatria, Enfermagem, Nutrição e para a Indústria), além de sessões científicas, envolvendo profissionais nacionais e internacionais (pela primeira vez, inclusive via *online*). Foi emocionante! Um sucesso pelo qual somos muito gratos, com a participação de muitos que abrilhantaram o grande momento. É preciso ressaltar o trabalho da comissão científica em todos os níveis, com participantes extremamente atuantes, colaborativos e solícitos. Um trabalho fantástico de equipe, na qual concentro minha gratidão, além do Prof. Dr. Julio Chebli por construir pontes possibilitando darmos um grande salto na expansão do conhecimento científico sobre as DII no Brasil e na América Latina.

Nesse evento, surgiu uma parceria entre o GEDIIB e a Sociedade Brasileira de Patologia Clínica, com o objetivo de incorporar o exame de calprotectina fecal ao rol da Agência Nacional de Saúde (ANS), sendo, então, elaboradas etapas de médio e longo prazo necessárias para alcançarmos um objetivo em comum. A atividade das duas sociedades com a participação da Prof. Andrea Vieira, responsável pelo embasamento científico para a defesa do requerimento à ANS, foi fundamental para a obtenção de um desfecho de sucesso.

Considerando a importância na execução e na publicação de trabalhos científicos em DII por pesquisadores brasileiros, lançamos um edital de bolsas (auxílio financeiro) para projetos de pesquisa em DII (projetos pessoais). Entre os inscritos, após avaliação por professores externos ao GEDIIB, foram contemplados dois projetos, que já vinham em andamento, de autoria dos Profs. Heitor Siffert Pereira de Souza e Raquel Franco Leal.

Com relação à parceria com ECCO, mantivemos a realização do S-ECCO, nesta gestão, que foi muito bem executada, tendo se efetivado em Florianópolis com grande empenho do Dr. Paulo Kotze e de toda a parte administrativa do GEDIIB. Com relação ao PANCCO, como participante de sua diretoria, iniciamos uma construção de parceria progressiva, visando, inclusive, o desenvolvimento de uma base para trabalhos multicêntricos.

No âmbito de publicação, demos sequência à revista científica do GEDIIB, *International Journal of Inflammatrory Bowel Disease*, legado da gestão do Prof. Sender Miszputen, na qual foram publicadas as Diretrizes da retocolite ulcerativa e da doença de Crohn (2018), cuja proposta era sua reformulação e integração aos processos internacionais de excelência científica.

Sinto-me plenamente realizada por estar entre amigos e pertencer a um grupo que respeita todos os pontos de vista, pensamentos e divergências para se fundirem em uma razão, que é a busca pela qualidade de vida dos nossos pacientes. O GEDIIB é isto: pessoas que visam melhorar seus potenciais e distribuir conhecimento de qualidade a todos que buscam romper horizontes pela ciência e pelo trabalho.

Nosso símbolo ficará eternizado no GEDIIB, o "dente de leão", cuja semente foi distribuída na entrada da sala magna de palestras no 1º Congresso Brasileiro de DII (2018) e que, no sentido lúdico e poético, representaria a simplicidade envolvida no processo de criação. Para que as sementes dessa delicada flor – que se desmancha para renascer em terra fértil em um mundo imenso que temos de descobrir – germinem, é necessário que sejam espalhadas pelo vento que sopra nos prados. Assim é o GEDIIB para mim, espalhando conhecimento e integrando pessoas para construírem novos horizontes em solos férteis.

O que posso dizer é que, apesar de todos os desafios, grandes e pequenos, que permearam toda esta gestão, quem saiu ganhando foi a Entidade!

V. Diretoria 2019 a 2022

Rogério Saad-Hossne

Manter o crescimento e ampliar a gestão do GEDIIB, conquistados ao longo das gestões anteriores, sempre foi um desafio, mesmo antes do início da nossa gestão. Desta forma, no curso do segundo semestre de 2018, a diretoria se organizou com esse propósito. Alguns dos pilares da gestão seriam a descentralização, a ampliação do número de comissões, o aumento da representatividade dos associados e a organização da entidade.

Mirando esse objetivo, iniciamos a gestão com a criação e a organização das comissões provisórias que passaram a ser 21 no total e, da mesma forma, tão importante quanto sua criação, seria a escolha dos nomes para sua coordenação e composição. Neste sentido, creio que fomos muitos felizes com as escolhas das pessoas, diria até que nosso índice de acerto se aproximou de 100% da grande quantidade de membros participantes.

O resultado ao longo dos 2 anos de gestão não poderia ser diferente. Observamos engajamento, novas lideranças, competência e dedicação de todos os envolvidos. Todos esses fatores contribuíram para o sucesso da gestão descentralizada e para que o GEDIIB pudesse crescer em todas as suas frentes. Observamos saltos quantitativos e qualitativos nos resultados, e todas as comissões brilharam nas suas ações.

Foram tantas as ações, participações e projetos desenvolvidos, que a ideia da criação de um memorial descritivo desse conjunto representou mais um projeto a ser entregue para valorizar cada vez mais todos os membros da diretoria e das comissões e sua dedicação à gestão do GEDIIB.

Creio que, se pudesse resumir, ainda correndo riscos de não contemplar tudo aquilo que foi feito nos anos de 2019 e 2020, os principais pontos seriam: ampliação no número de eventos científicos; criação da revista *Diálogo* para divulgar as ações junto aos associados; ampliação da discussão e maior participação na tomada de decisão sobre acesso e medicamentos; além de submissões, dossiês e defesas tanto na ANS como na Comissão Nacional de Incorporação de Tecnologias no Sistema Único de Saúde (CONITEC); organização de dois *advisory boards* para área de acesso; ampliação da participação do GEDIIB em todos os estados com a criação da comissões estaduais; fortalecimento do papel multidisciplinar com o fortalecimento também das comissões de Enfermagem e Nutrição e com a criação da comissões de Cirurgia, Radiologia, Transplantes, Endoscopia, Pediatria e Patologia, em que cada uma delas teve um papel de destaque nos seus projetos e consolidação nas suas respectivas áreas. O Cadastro

Nacional de Pacientes, projeto da gestão do Prof. Sender, com continuidade nas demais gestões, consolidou-se com a organização da plataforma de captação de dados e inclusão dos seus primeiros pacientes; a Comissão de Admissão organizou-se de forma a facilitar o fluxo de novos associados, em paralelo com ações que buscaram valorizar nosso associado. Sob o ponto de vista científico, a produção de artigos e a organização de projetos do próprio GEDIIB consolidaram-se com o trabalho das comissões de Estudos Multicêntricos e de Pesquisa, elevando e divulgando o nome do GEDIIB. Todas as comissões, sem exceção, foram brilhantes e dedicadas nos seus projetos.

O foco na gestão também foi um elemento-chave nestes anos, com a organização das reuniões semestrais dos coordenadores das comissões, nas quais os membros das comissões apresentavam seus projetos para as demais, respectivo cronograma e as possibilidades de interação entre as diferentes comissões e, sobretudo, pelo engajamento de todos os membros das comissões e da diretoria. Não tenho dúvidas de que o engajamento e a dedicação de todos os envolvidos foi e tem sido um pilar fundamental e marca histórica da nossa gestão.

Da mesma forma, todo o comprometimento e, sobretudo, as relações pessoais e os laços de amizades criados entre os membros da diretoria – Dr. Eduardo Garcia Vilella (vice-presidente), Dra. Ligia Y. Sassaki (primeira secretária), Dra. Genoile Santana (segunda secretária), Dr. José Miguel Parente (primeiro tesoureiro) e Dr. Antônio Carlos Moraes (segundo tesoureiro) – foram essenciais para todos os resultados alcançados nestes dois anos. Além das respectivas funções, o convite prontamente aceito por cada um deles para assumir uma ou outra comissão foi a combinação perfeita para nosso trabalho conjunto. Claro, fica aqui nossa eterna gratidão à Fátima Lombardi sem a qual nada disso teria sido alcançado e cuja história de vida confunde-se com a própria história do GEDIIB.

Por fim, não posso deixar de comentar o impacto da pandemia no ano de 2020, seja por sua consequência no contexto da saúde pública, seja pela forma e pelo formato da relação entre as pessoas, destas com a Entidade, e também da relação do GEDIIB com os seus associados. Por tudo isso, uma palavra destaca-se: superação. Superação em suspendermos a 1ª Semana Brasileira da DII a 20 dias da sua abertura, superação em mantermos os eventos com altíssima audiência no formato virtual, superação de todas as comissões em executarem seus projetos dentro das limitações implicadas pela pandemia, superação em fortalecer ainda mais o nome do GEDIIB e, principalmente, pelas conquistas e pelo reconhecimento interno e externo alcançado junto aos associados, parceiros, apoiadores, governo, agências e demais sociedades.

A criação da SEBRADII foi um marco e integra o grande legado do GEDIIB, o que nos enaltece e muito nos orgulha.

Por fim, gostaria de ressaltar as palavras que definem a gestão 2019-2020 (Figura 1.8):

1. engajamento;
2. descentralização;
3. autonomia;
4. representatividade;
5. organização;
6. dedicação;
7. superação;
8. transparência.

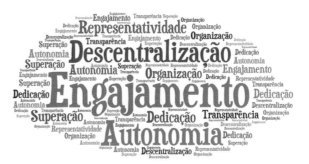

Figura 1.8 Representação das palavras que definem a gestão do GEDIIB 2019-2020.
Fonte: Desenvolvida pela autoria do capítulo.

Comissões permanentes do GEDIIB

- Defesa e Ética;
- Admissão do Associado;
- Científica.

Comissões provisórias do GEDIIB

- Assuntos Internacionais e Interinstitucionais;
- Cadastro Nacional de Pacientes;
- Revista;
- GEDIIB Jovem;
- Pesquisa;
- Centros de Referência;
- Estudos Multicêntricos;
- Enfermagem;
- Gastropediatria;
- Endoscopia;

- Radiologia e Ultrassonografia;
- Nutrição;
- Medicamentos e Acesso;
- Cirurgia;
- Transplante;
- Patologia;
- Regionais.

O momento atual passa obrigatoriamente por uma etapa anterior, que foi um marco para todos nós, envolvidos na gestão 2019-2020: a reeleição. Reeleição que não esteve em momento nenhum pautada nos projetos da diretoria; reeleição que, a nosso ver, foi consequência do trabalho e dedicação dos anos anteriores; reeleição que adveio como anseio e manifestação dos associados; reeleição que daria mais 2 anos de organização e dedicação; reeleição que demostra o quão importante pode ser o trabalho de um grupo engajado. Condição para que pudéssemos continuar seria que todos os membros da diretoria continuassem juntos na nova gestão, com o esforço da maioria da diretoria, que felizmente foi unânime na decisão de prosseguir com o trabalho feito até ali, sendo este mais um dos momentos marcantes destes anos juntos.

O desafio de mais 2 anos de gestão também se apresentou em meio ao 2º ano da pandemia, porém com o cenário ainda instável, mas que permitiu algumas janelas para atividades e reuniões presenciais e híbridas. Novamente, destacam-se o brilhantismo e o protagonismo das comissões. Como marcos deste novo ano, vieram nosso *compliance*, o regimento interno, o novo estatuto e nossa nova razão social que refletiram os quase 3 anos de organização, passamos a ser a "Organização Brasileira de Doença de Crohn e Colite", mantendo a sigla GEDIIB porque indissociável de sua origem e de seus valores.

A 2ª SEBRADII foi um dos pontos altos do ano de 2021 pelo desafio do formato híbrido, pelo recorde de participantes em todos os cursos pré-congresso e pela marca histórica de 2.443 inscritos no Congresso, dados que reforçam a amplitude e a importância da sua criação.

Outro destaque foi a decisão da diretoria em investir na organização da gestão e no planejamento estratégico do GEDIIB para os próximos anos e gestões, frente a todos os projetos, ações e principalmente a todo o crescimento e representatividade alcançados pelo GEDIIB nestes 2 anos. Assim, iniciamos o curso da Fundação Dom Cabral (FDC), investindo na participação da quase totalidade e na representatividade dos membros das comissões. Após reuniões e *workshops* com a diretoria e, na sequência, com as comissões, foram elaborados o plano e o mapa estratégico do GEDIIB, que, creio eu, representam mais um marco no legado deixado pela nossa gestão.

Marcam o momento atual: a conceituação e a efetivação do livro *Tratado de Doenças Inflamatórias Intestinais*; a atualização e a ampliação dos consensos do GEDIIB (Doença de Crohn, Retocolite Ulcerativa, Cirurgia e Pediatria); a realização do maior "maio roxo" da história do GEDIIB, em comemoração aos seus 20 anos; a concretização do "3º Fórum de Acesso a Medicamentos"; a fase de organização das metas, das métricas e da gestão junto à FDC; o retorno dos cursos de capacitação da rede básica; a finalização e a entrega dos projetos de todas as comissões; e a expectativa da 3ª SEBRADII, o maior evento científico em DII da América Latina.

Acho que, por fim, cabem algumas considerações pessoais sobre ser presidente do GEDIIB, primeiro porque considero um privilégio representar nossos associados e fazer parte desta diretoria unida com valores muito importantes e em comum, ética, transparente e com uma sintonia ímpar. Segundo porque as minhas dedicação e disponibilidade não advêm do meu regime de trabalho em dedicação exclusiva à Faculdade de Medicina de Botucatu (Unesp), e sim do comprometimento, da organização e da paixão pelo GEDIIB e pelas DII, pois, sem isso, não seria possível conciliar minha atuação no GEDIIB com minhas atividades da graduação na Medicina; nos programas de residência médica (pós-graduação *lato sensu*); na pós-graduação *stricto sensu* (com orientações e disciplinas ministradas); na chefia do Departamento de Cirurgia e Ortopedia; com minhas atividades assistenciais, ambulatoriais, clínicas e cirúrgicas no Hospital das Clínicas da Faculdade de Medicina de Botucatu da Universidade Estadual Paulista "Júlio de Mesquita Filho" (HC-FMB-UNESP); nos cargos administrativos e na gestão na FMB; e, por fim, mais importante ainda, nas "minhas atividades" como pai do Eduardo e da Marina.

Palavras que definem a gestão 2021-2022 (Figura 1.9):
1. gestão;
2. foco;
3. plano estratégico;
4. consolidação;
5. entrega;
6. compromisso;
7. representatividade;
8. transparência;
9. gratidão.

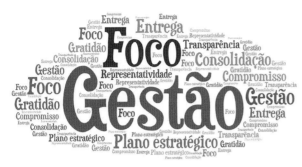

Figura 1.9 Representação das palavras que definem a gestão do GEDIIB 2021-2022.
Fonte: Desenvolvida pela autoria do capítulo.

Frase que define a gestão 2021-2022: "Orgulho de ser GEDIIB" (Figura 1.10).

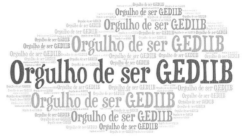

Figura 1.10 Frase que define a gestão 2021-2022.
Fonte: Desenvolvida pela autoria do capítulo.

Seção 2

Aspectos Históricos, Epidemiologia e Etiopatogenia

2 Aspectos Históricos da Doença Inflamatória Intestinal

Heda Maria Barska dos Santos Amarante
Adérson Omar Mourão Cintra Damião

Introdução

"Then the temptation to take the bare bones of the past and to clothe them with the writer's imagination is difficult to resist..." (Clifford Hawkins, 1990)

Essa frase do Prof. Hawkins, médico de Birminham (Reino Unido), reflete com exatidão o que ocorre quando mergulhamos no passado da doença inflamatória intestinal (DII).[1] Sem a devida evidência científica, cunhamos casos descritos no passado como retocolite ulcerativa (RCU) e doença de Crohn (DC) sem levarmos em consideração relevantes diagnósticos diferenciais, como infecções (p. ex., disenteria bacteriana, tuberculose, amebíase etc.), muito mais comuns naquela época e que vicejavam no mundo antigo. O notável historiador médico franco-suíço Henry Ernest Sigerist (1891-1957) disse, sabiamente:[1]

"The very popular hunting for 'Fathers' of every branch of medicine... is rather foolish; it is unfair not only to the mothers and ancestors but also to the obstetricians and midwives".

Em outras palavras, mesmo quando alguém finalmente descreve e "faz o parto" de uma doença ("obstetra", "parteiras"), a descoberta é o resultado do trabalho exaustivo e investigativo de muitos que o precederam ("mães", "ancestrais"). Isso se aplica, por exemplo, à doença que recebe o epônimo de Crohn, em homenagem ao Dr. Burrill Bernard Crohn (1884-1983), que, com o cirurgião Leon Ginzburg (1899-1988) e o patologista na época, Gordon D. Oppenheimer (1900-1974), publicou o clássico trabalho sobre "enterite regional", no *Journal of the American Medical Association* (JAMA), em 1932.[2] Certamente casos compatíveis com o que conhecemos hoje como "doença de Crohn" foram descritos anteriormente, tornando complexa essa questão do epônimo, envolta em inconformismos e até ressentimentos. Que o digam os poloneses que atribuem a primeira descrição da "doença de Crohn" ao cirurgião Antoni Lesniowski (1867-1940) em 1903; de fato, poloneses mais ardorosos preferem chamar a "doença de Crohn" de "doença de Lesniowski-Crohn".[3] Semelhantemente, os escoceses referenciam – e reverenciam – o cirurgião Thomas Kennedy Dalziel (1861-1924) como o primeiro a descrever a doença em 1913 e, há, obviamente, quem sugira "doença de Crohn-Dalziel" ou simplesmente "doença de Dalziel".[4-7] Quem lê com atenção a carta de Leon Ginzburg ao *Gastroenterology*, de 1986, explicando, na qualidade de último sobrevivente do trio que publicou o artigo de 1932 (ele viria a falecer 2 anos depois), o que realmente aconteceu na época da publicação (12 dos 14 casos apresentados no trabalho original haviam sido estudados por Ginzburg e Oppenheimer previamente; todos os casos foram operados pelo Dr. Albert Ashton Berg, cirurgião-chefe do Mount Sinai Hospital), há de ver ali um verdadeiro libelo contra Burrill Crohn, certo ressentimento pela história que não o reverenciou devidamente – assim como a seu colega Oppenheimer.[8] O Dr. Joseph Kirsner, de Chicago, chegou a sugerir, revendo a pesquisa prévia de Ginzburg e Oppenheimer sobre a "doença granulomatosa ileal", que a doença deveria ser chamada de "CGO disease", em honra aos três pesquisadores.[9] E o que falar da não participação do Dr. Berg no trabalho? Segundo Ginzburg, em sua memorável carta supramencionada,[8] o Dr. Berg não quis participar da publicação, pois não era do seu feitio participar como autor de trabalhos em que não estivesse "ativamente envolvido na sua redação". Outrossim, a ordem dos autores no trabalho de 1932 esbarra em curiosidades e mistérios. Embora se argumente que o JAMA, na época, tivesse por norma listar os autores em ordem alfabética – o que me parece muito injusto –, há quem defenda que o próprio Berg sugeriu a ordem alfabética e, para não ser parcial e beneficiar-se da própria proposta (afinal seu nome seria o primeiro pela letra "B"), preferiu não participar do trabalho. Tivesse Berg sido um dos autores, hoje, talvez, a doença fosse conhecida como "doença de Berg", o que não seria de todo injusto.[3,8,10] Esse e muitos outros exemplos ratificam a célebre frase do médico irlandês J. F. Fielding:[11]

> "The further back in history a description is sought, the less certain one can be about the true nature of the process being described" (1988).

No presente capítulo, apresentaremos um panorama histórico sobre a DII. Para aqueles sequiosos por adentrar os detalhes dos meandros da história da DII, recomendamos revisões amplas e abrangentes de ilustres e renomados colegas.[12-16]

Um olhar histórico sobre a retocolite ulcerativa

Em 1968, Goligher et al., ao discutirem os primórdios da retocolite ulcerativa, salientaram:[12]

> "In all probability, we shall never know for certain who first described ulcerative colitis (UC)... for although the disease was initially referred to by name in the latter half of the 19th century, it seems likely that its existence was recognized for over two millenia before that time".

Assim, o passado da RCU deve ser interpretado nesse contexto crítico e um tanto quanto imaginativo e repleto de indagações e dúvidas.

Hipócrates (460-377 a.C.) descreveu pacientes com sangramento intestinal e perda de peso e estava ciente de que a diarreia não era uma entidade única, conquanto não fosse capaz de diferenciar diarreia de origem infecciosa da não infecciosa. Escritos do *Yellow Emperor's Canon of Internal Medicine* (400-300 a.C.), a base da medicina chinesa, fazem referência a casos de dor abdominal, diarreia com muco, pus e sangue. Areteu da Capadócia, outro notável esculápio da Grécia antiga (80-138 d.C.), descreveu vários tipos de diarreia, sanguinolenta inclusive, porém, na ausência de estudos *post mortem*, ficamos no terreno da especulação. Possíveis casos de RCU foram descritos por médicos que atuaram em Roma, entre eles, Sorano de Éfeso (117 d.C.). Séculos se passaram e muito pouco houve de evolução no conhecimento sobre as diarreias. "Diarreia não contagiosa" eclodiu sob diversas denominações, como "fluxo sanguíneo" (*bloody flux*), de Sydenham, em 1666 (Thomas Sydenham, médico inglês; 1624-1689). O atlas do anatomista e patologista francês Jean Cruveilhier (1791-1874) continha figuras compatíveis com RCU. O mesmo se aplica ao famoso compêndio do médico britânico Matthew Baillie (1761-1823), *Morbid Anatomy of Some of the Most Important Parts of the Human Body*, publicado em 1793. Embora casos de RCU como a conhecemos hoje certamente remontem a um passado longínquo, é difícil sua comprovação cabal, uma vez que eram desconhecidos a bacteriologia e o universo das várias causas de diarreia.[12,16-18]

As descrições mais confiáveis, se é que podemos falar assim, iniciaram-se no século XIX, quando a era da Patologia efetivamente se instalou, momento este em que os achados clínicos passaram a ser relacionados aos de necrópsia.[1] Os avanços na Bacteriologia com Louis Pasteur (1822-1895) e Robert Koch (1843-1910) certamente contribuíram para o diagnóstico diferencial das DII.[1]

Sir Samuel Wilks (1824-1911), ilustre médico londrino, é celebrado como o primeiro a descrever a retocolite ulcerativa. O episódio, entretanto, está envolto em mistérios e encerra uma situação inundada de erros, tragédia e confusão. Toda a epopeia dos eventos e dos julgamentos descritos a seguir foi pesquisada e devidamente compilada pelo Dr. J. F. Fielding, médico e historiador irlandês contemporâneo, de Dublin, que garimpou exaustivamente os jornais e documentos da época, obtendo informações e detalhes impressionantes. O resultado de sua pesquisa narro a seguir.[19]

Em 1828, o médico Thomas Smethurst, então com 27 anos, casou-se com Mary Durham de 52 anos. Trinta anos depois, o casal passou a morar em uma hospedaria em uma boa região de Londres. Na mesma época, mudou-se para lá uma mulher na faixa dos 40 anos, Miss Isabella Bankes, "muito atraente" e "mulher de posses", amante de Smethhurst. A dona da hospedaria, considerando "excessiva a intimidade entre o Dr. Smethurst e Miss Bankes" e para manter a "respeitabilidade do seu estabelecimento", solicitou que Bankes se mudasse, o que de fato aconteceu, para o mesmo bairro por sinal. Em dezembro de 1858, o Dr. Smethurst e Miss Bankes se casaram. Não temos notícias sobre o destino de Mary Durham. Pouco tempo após o casamento (3 meses), no final de março de 1859, Isabella, que era até então sadia, passou a apresentar diarreia, vômitos e dor abdominal. O quadro evoluiu com aftas orais que a impediam de se alimentar adequadamente. A situação foi se deteriorando e, em meados de abril de 1859, Smethurst chamou um advogado para realizar o "desejo de sua esposa", que era deixar para ele (Smethurst) sua propriedade em caso de morte. Três colegas foram chamados para atendê-la no período de doença e todos sugeriram que "algum irritante estava sendo dado a ela". O último a vê-la, Dr. Todd, do King's College Hospital, colheu uma amostra de fezes e encaminhou-a para o professor de química do Guy's Hospital, Dr. Alfred Swane Taylor, que "sugeriu positividade para arsênico". No dia 30 de abril de 1859, foi expedido um mandado de custódia para o Dr. Smethurst sob acusação de envenenamento da esposa Isabella Bankes; ele foi solto no mesmo dia. No dia seguinte, Isabella Bankes faleceu, às 11 horas da manhã. O Dr. Smethurst foi preso, agora sob acusação de assassinato da esposa. Seu caso foi, então, a julgamento em agosto de 1859.

O julgamento o, digno de um filme, torna-se palco de uma série de incongruências, dúvidas, sem falar na parcialidade do juiz (Lord Chief Baron), que parecia querer a condenação do Dr. Smethurst a qualquer custo. Para surpresa de todos, o famoso químico (Dr. Alfred Swane Taylor) admitiu que seu teste fecal de arsênico foi um "falso-positivo", e que seus testes já haviam sido questionados outras vezes! Cá com meu botões, imagino que muitas pessoas, na época, foram condenadas por conta dos resultados do químico, no mínimo, "questionáveis". Médicos londrinos foram chamados pela defesa e dois deles, em especial Dr. F. G. Webb e W. Tyler Smith, foram unânimes em dizer que a paciente faleceu de uma "disenteria" agravada pela gravidez. Sim, descobriu-se no exame *post mortem* que Isabella estava grávida. Dr. Tyler Smith, inclusive, menciona um caso semelhante anterior, de grande repercussão na época, o de Charlotte Bronte. O Dr. B. W. Richardson, famoso professor de anatomia, insistiu que, nos casos de envenenamento por arsênico, as áreas mais acometidas não eram as descritas no caso (íleo e cólons). Finalmente, a defesa reforçou que não foi encontrado arsênico nos tecidos corporais de Isabella. Os jurados se dividiram: dez foram a favor da condenação por envenenamento e sete foram contra, atribuindo a morte de Isabella a causas naturais, por "disenteria". O juiz, apesar da falta de unanimidade, sentenciou o Dr. Smethurst à morte.

O caso teve ampla repercussão na mídia e entre o público em geral. Cartas em defesa do médico condenado foram publicadas no jornal de maior circulação, *The Times*. Essa repercussão, acrescida do veredito polêmico do juiz Baron, culminou com o perdão da rainha e anulação da pena de morte, após análise criteriosa e imparcial do caso pelo grande e admirado cirurgião britânico Sir Benjamin Brodie (1783-1862). Contudo, a história não para por aí... O Dr. Smethurst foi condenado por bigamia em 30 de novembro de 1859. Acontece que a primeira esposa, Mary Durham, era supostamente casada com um tal Mr. Johnson (também conhecido como Mr. Laporte) na época do casamento com o Dr. Smethurst. O mais curioso é que ela teve um filho com Mr. Johnson, Charles Laporte. Charles foi testemunha de acusação e, acreditem, foi quem apresentou a mãe ao Dr. Smethurst... E assim, o Dr. Smethurst foi condenado por bigamia: "um ano de prisão e trabalhos forçados". Melhor do que morrer enforcado.

A descrição dos achados *post mortem* mostram claramente que o caso de Isabella era plenamente compatível com o que hoje conhecemos como doença de Crohn e não "envenenamento por algum agente" ou "disenteria idiopática", este último correspondendo à denominação inicial da "colite ulcerativa idiopática". Wilks assim descreve o íleo, cólons e reto:[19]

> *"... nothing remarkable was observed until the lower end of the ileum was reached, the ileum was inflamed for three feet (1 pé = 30,48 cm; 3 pés = 91,44 cm) from the ileo-caecal valve though otherwise, the small intestine looked normal.*

The large intestine was ulcerated from end to end with ulcers of various sizes, mostly isolated though some had run together....

Inflammation was most marked at the proximal colon and the caecum appeared to be sloughing causing the peritonitis... in the caecum inflammation of the most acute and violent character was observed... the bare muscular coat was seen beneath. The muscular coat itself in the caecum was likewise infiltrated with this exsudation... tuberculosis was excluded."

Essa descrição é compatível com doença de Crohn, com inflamação transmural, comprometimento ileocolônico (cerca de 1 metro de íleo afetado!) e com inflamação mais pronunciada à direita. As situações de envenenamento costumam causar dano mais proximal no trato gastrointestinal, o que foi salientado no julgamento em defesa do Dr. Smethurst, porém, esse esforço da defesa foi debalde.

Entre 1839 e 1866, médicos da Áustria, como Karl von Rokitansky (1804-1878), e da Alemanha, como C. E. Bock, descreveram uma entidade denominada "inflamação catarral" colônica ou "úlceras catarrais intestinais", provavelmente relacionadas ao que conhecemos hoje como RCU.[12,17,18]

Durante a Guerra Civil Americana, em 1865, oficiais médicos descreveram casos com quadro clínico e patológico compatíveis com RCU. No entanto, a falta de estudos microbiológicos não permite uma conclusão definitiva sobre essdes casos. Curiosamente, nesses relatos minuciosos, há também casos consistentes com o diagnóstico de doença de Crohn.[12]

Um marco na história da retocolite ulcerativa foi o trabalho de Samuel Wilks e Walter Moxon, em 1875. Eles têm o mérito de separar a retocolite ulcerativa ("colite idiopática") de formas específicas de disenteria. Em suas palavras:[1]

"The term colitis is sometimes used as though synonymous with dysentery. Our usual language has indeed been too indefinite... incorrect, in speaking of all affections of the large intestine as dysenteric... there is quite as much reason to regard febrile epidemic dysentery as a disease distinct from simple ulcerative colitis."

Sir William Henry Allchin, em 1885, descreveu um caso de retocolite grave, inclusive com exposição da camada muscular.[1] Mas o maior destaque no final do século XIX cabe ao Sir William Hale-White, contemporâneo de Wilks no Guy's Hospital, em Londres. Em 1888, Hale-White descreveu 29 casos sob o título *On Simple Ulcerative Colitis and Other Rare Intestinal Ulcers*. Ele detalhou aspectos clínicos e patológicos e salientou:[1]

"From time to time one meets with patients in whom the colon is found to be severely ulcerated, although it is clear that this is not due to tuberculosis, typhoid fever, or malignant disease... the origin of this ulceration is extremely obscure... it is not dysentery. Dysentery is a definite disease."

Hawkins, em 1990, em uma análise minuciosa desses 29 casos, concluiu que provavelmente seis deles eram de RCU, alguns com complicações como dilatação aguda do cólon e malignidade; oito eram de doença de Crohn, um, inclusive, com envolvimento duodenal.[1]

Os últimos anos do século XIX foram de intenso interesse e de inúmeras publicações, principalmente na Europa.[12,17,18]

O século XX consolidou conceitos sobre a DII e foi palco da descrição de importantes casuísticas. Em 1909, Sir William Henry Allchin reuniu os dados de 317 pacientes com retocolite ulcerativa, diagnosticados entre 1888 e 1907, provenientes de cinco hospitais londrinos: Guy's; London; St. Mary; St. Thomas; e Westimenster. Foi a primeira "grande casuística" descrita e serviu para chamar a atenção para a enfermidade e para sua distinção das diarreias infecciosas.[12,16] Seguiram-se relatos das experiências francesa e alemã.[12,17,18] Em 1913, o Congresso de Medicina, em Paris, foi palco de várias apresentações e relatos de casos de RCU; no mesmo ano, J. Y. Brown, dos Estados Unidos, sugeriu ileostomia no tratamento da RCU.[12,18]

As contribuições americanas na primeira metade do século XX ficaram principalmente a cargo de J. A. Bargen, A. C. Murray e A. J. Sullivan. Os dois últimos chamaram a atenção para os aspectos psicogênicos da RCU e ensejaram um longo período de enorme interesse da Psiquiatria pela RCU (1930-1960). O curso da RCU foi amplamente divulgado com os trabalhos dos grupos americanos da Clínica Mayo, Universidade de Chicago, Cleveland e Lahey. No Congresso Internacional de Gastroenterologia, em Bruxelas, em 1935, o tema "colite ulcerativa grave não amebiana" foi amplamente discutido. Nos anos 1940, a descoberta da sulfassalazina significou um avanço no tratamento clínico da RCU e, nos anos 1950, a introdução da corticosteroideterapia no tratamento das formas graves de RCU reduziu significativamente a mortalidade nessa condição. Nos anos 1950, a doença do Crohn do então presidente dos Estados Unidos, Dwight D. Eisenhower, por sinal operado em virtude de uma obstrução intestinal em 1956, chamou a atenção do mundo para a DII.[20,21]

No Brasil, a primeira publicação sobre RCU data de 1959; o primeiro relato de doença de Crohn foi em 1943.[22] Desde então, assim como em outros países em desenvolvimento, o Brasil tem tido um aumento no número de casos, em especial nas regiões Sul e Sudeste. Os dados mais recentes, com base no Sistema Único de Saúde (SUS), contemplando 212.026 pacientes (RCU – 119.700; DC – 71.321; forma indeterminada – 21.005), revelou prevalências de 56,53/100.000 e 33,68/100.000 para a RCU e DC, respectivamente. Os valores de incidência foram 6,89 e 2,68 novos casos anuais por 100 mil, para a RCU e DC, respectivamente.[23]

Olhar histórico sobre a doença de Crohn
História moderna da doença de Crohn

Ter uma perspectiva histórica nos auxilia a compreender a prática clínica de cada época, o direcionamento da pesquisa e a busca de novos tratamentos. A Medicina, por sua característica de ciência em mutação contínua, tem, na visão histórica em evolução, um porto seguro para a compreensão das doenças e de seu manejo.

Descritas em conjunto inicialmente, as doenças inflamatórias intestinais (DII), condições crônicas de etiologia desconhecida, foram individualizadas no correr do século XX conforme evoluíram os conhecimentos da clínica, Patologia, Epidemiologia, Patogenia, Imunologia e Genética. Na atualidade, a doença de Crohn (DC) e a retocolite ulcerativa são consideradas duas doenças independentes e possivelmente, no futuro, vários subtipos serão reconhecidos.

A história moderna da doença de Crohn tem seu marco inicial com a publicação do artigo clássico de Burril Bernard Crohn, Leon Ginzburg e Gordon D. Oppenheimer, no JAMA, em outubro de 1932, intitulado *Regional Ileitis*.[24]

Apesar da existência de alguma discussão a respeito da atribuição do epônimo de doença de Crohn, não há dúvida de que o estudo clinicopatológico cuidadoso, realizado no Hospital Mount Sinai, estabeleceu a base para o entendimento da doença. O artigo descreveu uma doença que "afeta principalmente adultos jovens, caracterizada por inflamação crônica transmural, necrotizante e cicatrizante. A ulceração da mucosa é acompanhada por uma reação do tecido conjuntivo desproporcional no restante da parede do intestino envolvido, um processo que frequentemente leva à estenose da luz do intestino, associada com a formação de múltiplas fístulas". Os achados clínicos foram relatados com segurança assim como as complicações de estenose, fístulas e perfuração. Alguns achados radiológicos e o diagnóstico diferencial foram discutidos. O tratamento médico foi relatado como paliativo e suportivo. Os pacientes foram tratados com cirurgia e receberam prognóstico benigno. Eram 14 pacientes entre 17 e 52 anos de idade, todos operados pelo cirurgião sênior A. A. Berg, o qual, no entanto, não quis participar do relato clínico. Destes, 12 faziam parte de material cirúrgico mais amplo com 52 casos em estudo por Ginzburg e Oppenheimer, que veio a ser apresentado na American Gastroenterological Association (AGA), 2 semanas após a apresentação do Dr. Crohn na American Medical Association, e a ser publicado somente em 1933 no *Annals of Surgery*. Apenas dois casos estavam sob o cuidado de Crohn. Daí provém a discussão sobre a propriedade do epônimo da doença. Para publicação, a norma seguida pelo JAMA foi a designação dos autores por ordem alfabética do sobrenome. Assim, talvez fortuitamente coube a Crohn ser o nome ligado à doença.[25,26]

Burril Bernard Crohn, nascido em 13 de junho de 1884, em Nova York, formou-se em Medicina na Columbia University's College of Physicians and Surgeons, em 1907, aos 23 anos. Entrou para o corpo clínico do Hospital Mount Sinai, de Nova York, em 1926, já membro da AGA desde 1917. Mais tarde, veio a ser o primeiro chefe da Clínica de Gastroenterologia desse mesmo hospital. Em 1932, tornou-se presidente da AGA. Por ocasião da publicação do clássico artigo de descrição da DC, o Dr. Crohn era um especialista experiente e renomado não só em Nova York, como no país inteiro. Ali, no Hospital Mount Sinai, exerceu seu trabalho clínico e de pesquisa por mais de 50 anos, vindo a falecer aos 99 anos, em 29 de julho de 1983.[27]

Leon Ginzburg (1898-1988), formado em 1917 na Columbia University's College of Physicians and Surgeons, trabalhou como membro do *staff* do Hospital Mount Sinai e também por 20 anos foi chefe do Serviço de Cirurgia do Centro Médico Beth Israel, na cidade de Nova York. Faleceu próximo aos 90 anos, tendo recebido inúmeras homenagens por sua produção intelectual como professor e cirurgião renomado.[25]

Gordon D. Oppenheimer (1900-1974), formado, em 1922, na Columbia University's College of Physicians and Surgeons, trabalhou também como membro do staff do Hospital Mount Sinai e veio a se tornar cirurgião urologista e, mais tarde, chefe do Serviço de Urologia, posição em que permaneceu até sua aposentadoria.[25]

Ao longo da década de 1930, outros autores apresentaram uma série de casos e revisões sobre a doença denominada sob vários nomes como "ileíte regional" ou "ileíte terminal", "enterite crônica cicatrizante", "granuloma inespecífico", "colite hiperplástica", associando-as ao nome de "doença de Crohn" por facilitar a reunião das várias manifestações clínicas.[28]

Assim, tanto na América como na Europa, o nome passou a ser reconhecido com o apoio de colegas em conferências e editoriais, um deles escrito por um amigo britânico, Dr. Bryan Brooke, na revista *Lancet*.[29] É citado com frequência que Crohn nunca se sentiu confortável com esse epônimo, principalmente no que se refere à forma colônica da doença.

A radiologia, incluindo sinais clássicos como o *string sign*, foi descrita por Kantor, em 1934, e a histologia detalhada, por Hadfield, em 1939.[26]

A individualização da colite granulomatosa ou DC colônica passou pelo relato de muitos casos de retocolite ulcerativa com características atípicas até sua separação definitiva e associação à ileíte regional. Wilks e Moxon foram responsáveis pela descrição da colite ulcerativa em 1875,[26] enquanto a primeira descrição da colite granulomatosa provavelmente data de 1930, por Bargen e Weber, sob o nome de "colite segmentar", com 23 casos, dos quais a maioria tinha o reto livre de doença e alguns apresentavam fístulas perianais.[25] Colp, em 1934, fez o primeiro relato de ileocolite com um caso em que a inflamação se estendia através da válvula ileocecal até o cólon ascendente. Em 1936, Crohn e Rosenak relataram uma forma combinada de ileíte e colite com característica de distribuição segmentar.[25,28] No início dos anos 1950, o inglês Wells já defendia que a colite segmentar era a forma colônica da DC, mas foi somente em 1960 que ficou estabelecida definitivamente a separação entre a colite granulomatosa e a retocolite ulcerativa com a publicação do artigo considerado clássico de Lockhart-Mummery e Morson, no qual os critérios patológicos para a diferenciação foram enunciados.[30]

E, assim, sucessivamente, entre 1930 e 1960, os relatos foram revelando o caráter panentérico e sistêmico da afecção, com múltiplas publicações de casos nas faixas etárias da infância até a velhice, das manifestações extraintestinais, das localizações no esôfago, estômago, jejuno, das manifestações perianais e das complicações.[28]

A atenção dada às doenças inflamatórias intestinais no século XX relaciona-se ao aumento progressivo do número de casos que passou a ser observado principalmente no norte da Europa e nos Estados Unidos.

Doença de Crohn, da Antiguidade ao século XX

Relatos esparsos de processos inflamatórios crônicos com ulcerações e perfuração no íleo e nos cólons, proctites e sangramentos intestinais aparecem na história desde a Antiguidade, conforme relatam vários autores citando as descrições de Sorano de Éfeso, Hipócrates, Areteu da Capadócia, Whilhelm Fabry e até a discussão do diagnóstico dos males que afligiam o rei Alfred da Inglaterra (século X) e o rei Luís XIII da França (século XVII).[25,26]

A primeira descrição consistente de achados compatíveis com a DC coube a Giovanni Battista Morgagni, conhecido como o "pai da anatomia patológica", que relatou, em 1769, o caso de um jovem de 20 anos com quadro de dor, diarreia e febre. A necrópsia mostrou inflamação transmural com perfurações e ulcerações do íleo terminal até cerca de "2 palmos" no cólon adjacente, linfadenopatia mesentérica e esplenomegalia.[25,26,28]

Durante o século XIX, vários relatos de casos, predominantemente em jovens e crianças, provenientes da Europa (Inglaterra, Escócia e Irlanda), revelaram doenças intestinais no íleo, no ceco e na região perianal, com apresentação por diarreia, estenoses, massas e fístulas, destacando-se as publicações de Comb e Saunders, Abercrombie, Colles e Fenwick.[31]

Em 1907, o cirurgião Moynihan de Leeds, Inglaterra, descreveu uma ileíte inespecífica a propósito de casos de massas inflamatórias intestinais de comportamento benigno. Há quem clame que o nome da doença deveria ser doença de Moynihan.[26]

Outro relato sempre destacado nas revisões históricas antecedeu em quase 20 anos o relato de Crohn. Em 1913, o cirurgião escocês T. Kennedy Dalziel publicou, no *British Medical Journal*, uma série de casos com nove pacientes com o que denominou "enterite intersticial crônica" e à qual ele associou a micobacteriose do gado e cabras (*Johne's disease*). Entre os casos, havia acometimento desde o jejuno até os cólons transverso e sigmoide. Sua descrição da anatomia patológica foi curiosa comparando a consistência dos tecidos à de uma "enguia morta". Seu trabalho foi interrompido pelo início da Primeira Guerra Mundial.[25,26,28,31]

Iniciando uma era de contribuições para o estudo das DII, no Hospital Mount Sinai, em 1923, Moschovitz e Vilenski descreveram quatro casos de granulomas intestinais inespecíficos, porém sem maior repercussão. Esse hospital atendia grande número de pacientes de origem judaica, fator étnico que, por muito tempo, foi associado a maior incidência de inflamação intestinal nos Estados Unidos, Inglaterra e Suécia. A casuística crescente e a atividade cirúrgica intensa propiciaram a reunião das séries de casos que resultaram na configuração das características clínicas e patológicas da DC.

O mundo leigo tomou conhecimento da existência da DC em junho de 1956, quando o presidente dos Estados Unidos Dwight Eisenhower, como já mencionado, foi submetido a uma cirurgia de urgência por obstrução intestinal secundária à DC de longa duração, mas diagnosticada pouco tempo antes. Esse fato, além de levar a doença para a imprensa leiga, chamou a atenção para a necessidade do aporte de recursos para a pesquisa de tratamentos.

Desenvolvimento de entidades de apoio à DII

A primeira associação de apoio a pacientes com DII foi fruto da reunião, em 1967, de empresários como Bill Modell, o advogado Irwing Rosenthal, cuja esposa tinha DC, e médicos como Henry Janowitz, à época chefe do Serviço de Gastroenterologia do Hospital Mount Sinai; assim, surgiu a primeira associação de apoio aos pacientes denominada "Fundação da Ileíte"; depois, modificada para "Fundação Nacional para Ileíte e Colite"; e, atualmente, "Fundação Americana de Crohn e Colite" (CCFA). A Fundação foi diligentemente administrada ao longo de décadas, sendo uma instituição mundialmente reconhecida de apoio aos doentes, à pesquisa das DII e à educação continuada dos especialistas.[32]

Em 1975, foi lançada a 1ª edição do *Tratado de Doenças Inflamatórias Intestinais*, editado por Joseph Kirsner (1909-2012), da Universidade de Chicago, tal era já o volume de informações existentes na área.

Esse livro, que já passou da 5ª edição, tornou-se um clássico para os gastroenterologistas.[33]

A International Organization for the Study of Inflammatory Bowel Disease (IOIBD) foi criada em 1981 em Lyon, na França, com o objetivo de produzir estudos epidemiológicos, pesquisa clínica e ensaios de novos medicamentos. Tornou-se uma instância muito respeitada na produção de recomendações e *guidelines* no campo das DII.[34]

A European Crohn's and Colitis Organization (ECCO) foi fundada em 2001, em Viena, com o objetivo de melhorar o cuidado do doente com DII e, para isso, estabelecer cooperação em educação e pesquisa, gerar consensos, ser um ponto de referência para a indústria farmacêutica e ter uma voz política na área dentro da Europa. Em 2008, foi publicado o primeiro número do *Journal of Crohn's and Colitis* (JCC), revista própria da ECCO. Logo foram publicados os primeiros consensos em retocolite ulcerativa e doença de Crohn, atualizados periodicamente e que se tornaram a principal orientação internacional do manejo na prática clínica.[35]

A doença de Crohn no Brasil

No Brasil, a doença de Crohn podia ser considerada extremamente rara na primeira metade do século XX. Quilicci[36] cita a publicação do primeiro caso de ileíte regional no Brasil por Berardinelli, em 1943. Já Haddad destaca a revisão de Faustino Porto, em 1976, encontrando 47 casos publicados até então na literatura brasileira, assim como a contribuição de vários clínicos, cirurgiões e radiologistas brasileiros a partir de 1970.[37]

A partir da década de 1990, com o aumento significativo do número de casos impulsionando a organização de ambulatórios especializados por todo o país, teve início a produção científica com pesquisas nacionais, tanto na área clínica como na cirúrgica.

Em 2002, realizou-se o 1º *Workshop* de DII, no Brasil, coordenado pelo Dr. Aytan Sipahi, em que foi apresentada uma proposta de registro nacional de casos. Nessa ocasião, foi criado o GEDIIB (Organização Brasileira de Doença de Crohn e Colite), cuja história também está sendo contada neste Tratado. Seus objetivos eram melhorar o atendimento do paciente com DII, estudar a epidemiologia da doença, estimular a pesquisa básica e aplicada e divulgar conhecimentos sobre as DII à população e à comunidade médica.

Paralelamente, surgiram, no Brasil, serviços especializados e grupos de estudo que promoveram inúmeros eventos de atualização e discussão de casos de norte a sul. Havia uma ebulição entre gastroenterologistas e coloproctologistas em geral relativamente ao interesse pelas DII, com repercussão na prática clínica e na produção acadêmica, vários centros de pesquisa clínica passaram a participar de estudos multicêntricos internacionais para o desenvolvimento de novos tratamentos biológicos.

Com a pressão da demanda por acesso a tratamentos modernos mais efetivos e da nova realidade epidemiológica perante o aumento da incidência e da prevalência das DII no Brasil, foi publicado, em 2002, o primeiro Protocolo Clínico de Diretrizes Terapêuticas (PCDT) para DC pelo Conitec/Ministério da Saúde e iniciado o fornecimento gratuito pelo SUS de derivados 5-ASA, imunossupressores como a azatioprina e o biológico infliximabe. Na sequência, foi regulamentada a obrigatoriedade da concessão da medicação injetável também pelos planos de saúde privados no país. Em 2014 e 2017, o PCDT foi atualizado com o acréscimo de outros biológicos.[38]

Em vários estados brasileiros, foram constituídas câmaras técnicas na Secretaria de Saúde Estadual para acompanhar e orientar a liberação desses medicamentos de alto custo dentro desses programas especiais. O registro de todos esses processos resultou em bancos de dados públicos que, nos últimos anos, têm sido a base para publicações sobre a epidemiologia das DII no Brasil.

A Associação Brasileira de Colite e Doença de Crohn (ABCD) foi criada em 1999 pelo Dr. Flávio Steinwurz, de São Paulo, por uma parceria firmada com a CCFA. O objetivo foi a melhoria da qualidade de vida e do atendimento aos portadores de DII por meio da disseminação de conhecimentos para os pacientes e profissionais de saúde, utilizando meios como grupos de autoajuda, palestras, produção de materiais e programas educativos, intercâmbio com órgãos e entidades internacionais e representação dos pacientes junto ao governo com vistas ao acesso às medicações.[39]

Aumento da doença de Crohn

De um punhado de casos esporádicos descritos a partir do século XIX para a existência de quase 10 milhões de pessoas com DII distribuídas por todo o mundo, há um intervalo de pelo menos 200 anos e a história dessa jornada coincide com a Revolução Industrial. O primeiro estágio da evolução das DII ocorreu na Europa Ocidental e na América do Norte, seguindo mudanças fundamentais na sociedade que envolveram a manufatura, a urbanização, a agricultura e o transporte. Os fatores étnicos e geográficos, que, a princípio, eram considerados intimamente relacionados com o aparecimento das DII, foram perdendo seu lugar para as questões da ocidentalização do estilo de vida e da dieta, industrialização e urbanização. O período de emergência das DII desenrolou-se na primeira metade do século XX no mundo ocidental desenvolvido com a aceleração da incidência seguida por aumento da prevalência e posterior estabilização.[40,41] E houve sempre uma precedência desse comportamento na retocolite ulcerativa em relação à doença de Crohn. Após 1950, o mesmo fenômeno passou a correr nos países em desenvolvimento e industrialização como aqueles na Ásia, África e na América do Sul. No Brasil, a incidência da DC subiu de 0,08/100 mil, em 1988, para 5,48/100 mil, em 2015.[42]

Busca pela causa da doença de Crohn

A busca da determinação da etiologia da DC acompanha suas primeiras descrições patológicas. Dalziel, em seu relato de 1913, já sugeria um possível papel para o agente infeccioso *Mycobacterium paratuberculosis*, causador da doença de Johne, ileíte granulomatosa presente no gado e cabras, com alterações semelhantes à DC. Essa teoria, submetida a inúmeros estudos, não se comprovou, porém ainda recebe atenção. Outros microrganismos têm sido investigados, como o vírus do sarampo, que causariam uma vasculite crônica na mucosa intestinal e, ainda, *Lysteria monocytogenes*, *Chlamydia tracomatis*, citomegalovírus, *Saccharomyces cerevisiae* e certas cepas invasivas de *Escherichia coli*.[43] Inúmeros fatores ambientais de risco foram apontados por estudos epidemiológicos como dieta, drogas, fatores geográficos, condição socioeconômica, estresse, tabagismo, alguns comprovados e outros abandonados como a origem psicossomática, a ingestão de carboidratos, de margarina e de micropartículas como aquelas presentes em pastas dentais.[44]

Várias hipóteses e teorias surgiram nos últimos 30 anos seguindo as descobertas da epidemiologia e da imunologia, entre elas a "teoria da higiene", a hipótese da cadeia de refrigeração e a hipótese do *Leaky Gut*.[44] A "teoria da higiene", enunciada no final dos anos 1980, por Strachan, foi desenvolvida para explicar fenômenos alérgicos e autoimunes, particularmente no campo da asma, e foi estendida para o estudo da etiopatogenia da doença de Crohn. Segundo ela, o contato com microrganismos desde a infância estimularia e "treinaria" o sistema imunológico, gerando proteção contra a DII. Isso explicaria, pelo menos em parte, o fato de a DII ser mais prevalente em países desenvolvidos com saneamento básico e condições de higiene adequados.

Padrões familiares na DC estavam presentes desde as descrições originais no início do século XX e passaram a ser relatados mais especificamente a partir dos anos 1960.[45] Em 2001, foi descoberta a associação da DC com polimorfismos do gene NOD2/CARD15 (*nucleotide-binding oligomerization domain-containing protein* 2; *caspase recruitment domain-containing protein* 15), no cromossomo 16.[46,47] Os estudos, inicialmente originados em centro único e dirigidos a genes candidatos, progressivamente deram lugar a estudos multicêntricos com metodologia de estudos genômicos de associação (GWAS – *Genoma-Wide Association Studies*), a partir de 2005. Desde então, cerca de 200 associações genéticas foram descritas.[48]

Com grande contribuição do estudo da imunologia, por volta de 2010 estava organizado o conceito de que as DII tinham origem multifatorial com participação de fatores externos ambientais, da resposta imunológica individual, da interação da microbiota intestinal e da suscetibilidade genética. Daqui se parte para a ideia do "interactoma", proposta por Fiocchi et al., e para o futuro.[49]

Evolução do tratamento

Nos primeiros tempos, sem elucidação dos mecanismos de doença ou da etiologia da DC, as opções terapêuticas eram empíricas e, em sua maioria, sem resultados, reforçando a ideia de que o tratamento deveria ser cirúrgico. Esforços eram feitos para melhorar a condição nutricional por meio da dieta oral e do suporte emocional. Transfusões sanguíneas; dietas de exclusão de leite, gordura e glúten; insuflação colônica de oxigênio; enemas de permanganato de potássio, de ácido bórico, nitrato de prata, água quente, detergentes; injeções de "peptídeo pituitário"; ingestão de extrato de estômago ou intestino suíno; irradiação do reto; e vagotomia subdiafragmática são citados por Kirsner com relação às décadas de 1930 e 1940.[50] Muitas dessas medidas, nunca testadas, e todas desaparecidas.

Considerado o único tratamento efetivo na ocasião dos primeiros relatos da DC, a cirurgia, suas indicações e técnicas mudaram muito ao longo do século. Inicialmente, as cirurgias realizadas por A. A. Berg eram procedimentos com dois estágios, uma derivação seguida de uma ressecção do íleo e do ceco excluídos. Observando que, na segunda cirurgia, havia, muitas vezes, cicatrização do segmento doente, passou-se a praticar somente a ileocolostomia com exclusão, que foi denominada "operação de Mount Sinai". Com a melhoria dos antibióticos e do conhecimento do equilíbrio hidroeletrolítico, a cirurgia de *bypass* tornou-se obsoleta. As ressecções segmentares e ileocolectomias, muitas vezes, seguiam-se de recidivas e novas cirurgias culminavam, frequentemente, na condição de intestino curto e na desnutrição. As ileostomias podiam ter importância nas emergências, mas, muitas vezes resultavam em recorrência no estoma. Margens foram progressivamente ampliadas e acrescentou-se linfadenectomia, depois abandonada. Conceitos foram modernizados também na metabologia, nutrição, intervenção precoce nas complicações, drenagem guiada por imagem e procedimentos endoscópicos, resultando na restrição das indicações cirúrgicas às complicações com ressecções econômicas. O conceito de doença sistêmica foi implantado e a incapacidade de curar por cirurgia a doença de Crohn foi finalmente aceita.[25,51] Foi em 1981 que Lee e Papiannou[52] aplicaram a técnica de estenoplastia, já conhecida no tratamento das estenoses tuberculosas, nos pacientes com segmentos curtos estenosados e fibróticos. O procedimento foi impulsionado por Alexander-Williams et al.[53] A cirurgia laparoscópica ou minimamente invasiva veio acrescentar benefícios aos procedimentos cirúrgicos e os resultados comparativos com a cirurgia tradicional vêm sendo avaliados.[54]

O aparecimento das medicações biológicas, a partir da década de 1990, ensejou novas discussões relacionadas com a alteração das indicações cirúrgicas, como o *timing* da cirurgia, a incidência de complicações infecciosas pós-operatórias e, especialmente, a prevenção da recorrência. Muitas dessas questões ainda não estão resolvidas.

Em 1938, surgiu a sulfassalazina, composta de sulfapiridina e ácido 5-aminossalicílico (5-ASA), no tratamento das doenças reumáticas e que veio a se tornar a droga-padrão para o tratamento das DII por muitos anos. A linha dos derivados 5-ASA foi modificada no início dos anos 1990 para produtos sem a molécula de sulfa, as mesalazinas, com menos efeitos colaterais e para uso oral ou tópico. Conquanto na doença de Crohn, o uso de derivados salicílicos seja questionável, eles são muito utilizados na retocolite ulcerativa.[55]

A descoberta da cortisona e do hormônio adrenocorticotrófico (ACTH), no início dos anos 1950, teve grande impacto no tratamento das DII. Sua capacidade de induzir a remissão ficou clara desde o início, sendo clássicos os trabalhos do Grupo de Oxford, liderado por Truelove, o principal publicado no *British Medical Journal*, em 1955, no tratamento da retocolite ulcerativa. A publicação do NCCDS, o primeiro ensaio clínico randomizado sobre corticosteroide na DC, em 1979, demonstrou os resultados favoráveis da corticosteroideterapia na DC. Efeitos adversos no longo prazo e os fenômenos da dependência e da resistência foram verificados com o tempo. Corticosteroides sintéticos, como a prednisona e a prednisolona, foram padronizados para uso oral nas últimas décadas.[56] Corticosteroides de 2ª geração, com ação predominantemente tópica, como a budesonida, foram introduzidos no tratamento da DC ileal e ileocecal nos anos 1990.[57]

Os imunomoduladores, alguns conhecidos desde a década de 1960 como tratamento antineoplástico, foram extensamente estudados em ensaios clínicos desde 1970, embora, a princípio, com metodologia pouco confiável. As tiopurinas, o metotrexato, a ciclosporina e o tacrolimus tiveram seu papel na terapêutica desafiado muitas vezes e, aos poucos, vêm obtendo definição de eficácia em situações específicas.[55] A azatioprina é o imunossupressor mais frequentemente utilizado e seu papel adjuvante para reduzir a imunogenicidade dos biológicos anti-TNF está bem estabelecido na chamada "comboterapia".

Evolução dos ensaios clínicos, classificações e escores de atividade

Antes do evento dos biológicos, as recomendações para a condução de ensaios clínicos nem existiam, resultando em desenhos de estudo e *endpoints* confusos e de difícil interpretação. Os ensaios de drogas, nos anos 1960 e 1970, basicamente não tinham protocolo nem plano estatístico. As amostras eram pequenas e heterogêneas, sem grupo-controle. Apesar disso, têm sua importância histórica com certeza.[58] O primeiro estudo randomizado, controlado por placebo e de grande escala, multicêntrico, foi o NCCDS iniciado em 1971 e publicado em 1979. Também na Europa, houve estudos cooperativos procurando seguir as novas recomendações. No intuito de preencher as lacunas relacionadas aos critérios de inclusão nos grupos e à avaliação de resposta ao tratamento, surgiram as classificações, os escores clínicos e os endoscópicos.

As primeiras propostas de classificação fenotípica vieram de Farmer, em 1975, e de Greenstein, em 1988. Em 1992, Sachar et al. apresentaram a Classificação de Roma e, em 1998, foi apresentada a Classificação de Viena, no Congresso Mundial de Gastroenterologia, resultado de um grupo de trabalho europeu e norte-americano. As variáveis escolhidas foram a idade de início da doença, a localização das lesões e o comportamento da doença.[59] A Classificação de Montreal, utilizada nos dias de hoje, é a versão atualizada da Classificação de Viena, considerando os mesmos domínios, porém com alguns acréscimos; sendo o principal, a separação da doença perianal da forma penetrante.[60]

Os escores ou índices de atividade da DC foram criados para quantificar o grau de atividade inflamatória presente em um determinado momento antes, durante e após o tratamento. O NCCDS, criado pela AGA, publicou, em 1976, o artigo descritivo do *Crohn's Disease Activity Index* (CDAI). Foram avaliadas 18 variáveis em 187 visitas de 112 pacientes.[61] Até os dias de hoje, é aplicado na mensuração da resposta clínica nos ensaios de drogas mediante exigência das agências reguladoras, a despeito das suas limitações. O segundo índice mais utilizado é o de Harvey-Bradshaw, apresentado em 1980 por autores ingleses, cuja aplicação é bem mais simples do que a do CDAI com o qual tem uma boa correlação. Foi publicado, no *Lancet*, como um artigo de meia página e um pequeno gráfico.[62]

Em 1989, o Groupe d'Edutes Therapeutiques des Affeccions Inflammatoires du Tube Digestif (GETAID) lançou o *Crohn's Disease Endoscopy Index of Severity* (CDEIS) com base na característica das úlceras, na superfície acometida e na presença de estenose nos vários segmentos intestinais. Complexo e demorado, requer experiência do endoscopista; contudo, ainda é o padrão-ouro nas pesquisas clínicas.[63] Em 1990, Rutgeerts et al. criaram outro escore relevante que avalia a recidiva pós-operatória das lesões ulceradas e da inflamação, denominado *Escore de Rutgeerts*, utilizado para revisão endoscópica após as ressecções ileocólicas.[64] Em 2004, Daperno et al. publicaram o *Simple Endoscopy Score for Crohn's Disease* (SES-CD), simplificando bastante o CDEIS e com uma boa correlação, permitindo sua adoção no cotidiano clínico.[65]

Recentemente, uma nova ferramenta de tecnologia de informação veio se juntar à prática dos endoscopistas com o desenvolvimento de calculadoras dos índices instaladas em aparelhos móveis (telefones celulares), traduzidas em várias línguas.

Evolução dos medicamentos biológicos e das estratégias de tratamento

Em 1997, Targan et al. publicaram, no *New England Journal Medicine*, o primeiro resultado do anti-TNF alfa infliximabe para o tratamento da doença de Crohn, inaugurando a era dos tratamentos biológicos. A este, seguiram-se outros anti-TNF como o natalizumabe, em 2003 (não utilizado na DII pelo risco de leucoencefalopatia multifocal progressiva); o certolizumabe, em 2005; e o adalimumabe, em 2006.[55] Essas drogas foram estudadas com vários desenhos, associadas a outras drogas, por intervalos de tempo diferentes, com *endpoints* variados. Pela sua importância e significado, ficaram famosas as siglas de vários desses programas como ACCENT, CLASSIC, CHARM e SONIC, entre outros. Os ensaios multicêntricos internacionais tornaram-se indispensáveis para a aprovação de novas drogas. Novas classes de biológicos surgiram como os anti-IL12/23 (p. ex., ustequinumabe), em 2012, e anti-integrinas (p. ex., vedolizumabe), em 2013, ampliando o leque de opções medicamentosas, ainda e sempre para o controle da atividade inflamatória.

Embora tenha havido imenso progresso, ainda a resposta obtida não alcançou as necessidades existentes e há espaço para novas intervenções. Novas questões vão surgindo na evolução dos estudos como definição de critérios de remissão profunda, cicatrização da mucosa, remissão transmural, utilização de *Patient Reported Outcomes* (PRO), medida de níveis séricos das drogas e seus anticorpos (TDM – *Therapeutic Drug Monitoring*), novos índices de avaliação do dano estrutural do intestino, a ética envolvida na aplicação de grupo-placebo e estratégias de tratamento.[58]

Com relação aos PRO, as ferramentas têm sido desenvolvidas há muitos anos. As mais utilizadas são questionários de qualidade de vida como o IBDQ, desenvolvido, em 1989, por Mitchell et al., nos Estados Unidos, e reestruturado por Guyatt. No Brasil, foi traduzido para o português e validado, em 2004, por Pontes e Miszputen.[66]

A mais antiga discussão a respeito das estratégias de tratamento na DC envolve o momento para a introdução do medicamento biológico e a seleção do paciente que teria benefício com essa terapia de alto custo e riscos associados. À medida que eram observados os benefícios dos biológicos, também era posta a questão *topdown versus step up*.[67,68] Após 20 anos, a discussão continua viva e recebe o acréscimo da argumentação a respeito do posicionamento dos diversos medicamentos. Outras estratégias em voga são o *treat to target*[69] e o *tight control*,[70] cujos valores o tempo estabelecerá.

O fenômeno mais recente a ser lembrado na história do tratamento clínico das DII é o surgimento dos medicamentos biossimilares, em 2012, trazendo consigo um possível impacto positivo na redução dos custos do tratamento.[55]

Nesses primeiros 20 anos do século XXI, algumas modalidades de tratamento não medicamentoso e não cirúrgico já têm sido testadas, todavia ainda não aprovadas integralmente e, de uma forma ou outra, farão parte da história do tratamento da doença de Crohn. São elas, a terapia por aferese, a intervenção na microbiota com probióticos, prebióticos, simbióticos, posbióticos e transplante fecal, transplante de células hematopoiéticas, mesenquimais e células-tronco intestinais.

Este século de história, desde as primeiras descrições científicas da doença de Crohn, tem sido uma jornada e tanto, acelerada pelo inacreditável desenvolvimento de ferramentas diagnósticas, modalidades terapêuticas, estruturas de pesquisa, modelos estatísticos, computadores, redes de comunicação, a internet e, finalmente, a inteligência artificial. Imensos bancos de dados guardam as informações que serão transformadas em oportunidades de prevenção e cura dessa doença tão complexa. A nós, resta acompanhar essa história, que ainda está sendo escrita, e continuar trabalhando nesse caminho fascinante.

Considerações finais

A história da DII é emocionante. O que hoje conhecemos tem sido construído sobre alicerces robustos estabelecidos por centenas de "heróis" que trabalharam com afinco e extrema dedicação, colocando em ação toda a sua criatividade, seu escrutínio e raciocínio clínico, extraindo o máximo do conhecimento científico de sua época. O enorme edifício da DII que vemos hoje carrega em seu bojo os tijolos das evidências e contribuições ao longo dos séculos. O grande radiologista de Chicago, Paul C. Hodges (1893-1997), falando dos que o precederam, enunciou:

> "... se hoje enxergam além do que os seus predecessores, é porque se erguem sobre os ombros de gigantes".

A história não para aqui. Hoje fazemos parte dela e oxalá nossos ombros sirvam para a contemplação dos que virão. Há muito por fazer. Como disse René Descartes (1596-1650):

> "Tudo no momento conhecido na medicina é quase nada em comparação com o que ainda permanece por ser descoberto".

Referências bibliográficas

1. Hawkins C. Historical review. In: Allan RN, Keighley MRB, Alexander-Williams J et al. (ed.). Inflammatory bowel diseases. 2. ed. Edinburgh: Churchill Livingstone, 1990. p. 3-9.
2. Crohn BB, Ginzburg L, Oppenheimer GD. Regional ileitis: a pathological and clinical entity. JAMA. 1932;99:1323-9.
3. Van Hootegem P, Travis S. Is Crohn's disease a rightly used eponym? J Crohn's Colitis. 2020;14:867-71.
4. Dalziel TK. Chronic interstitial enteritis. Br Med J. 1913;2:1068-70.
5. Kyle J. Dalziel's disease: 66 years on. Br Med J. 1979;1:876-7.
6. Hampson SJ. Crohn's disease? Scot Med J. 1988;33:216-8.
7. Harmer M. Crohn's disease: a misnomer? Bristol Med Chir J. 1988;103:9-10.
8. Ginzburg L. Regional enteritis: historical perspective. Gastroenterology. 1986;90:1310-1.
9. Kirsner JB. Review of Dr. Crohn's memoir: notes on the evolution of a medical specialist. JAMA. 1985;254:1518.
10. Aufses Jr AH. The history of Crohn's disease. Surg Clin North Am. 2001;81:1-11.
11. Fielding JF. Crohn's disease and Dalziel's syndrome: a history. J Clin Gastroenterol. 1988;10:279-85.
12. Kirsner JB. Historical aspects of inflammatory bowel disease. J Clin Gastroenterol. 1988;10:286-97.
13. Banerjee AK, Peters TJ. The history of Crohn's disease. J R Coll Physicians Lond. 1989;23:121-4.
14. Kirsner JB. Historical antecedents of inflammatory bowel disease therapy. Inflamm Bowel Dis. 1996;2:73-81.
15. Kirsner JB. Historical origins of medical and surgical therapy of inflammatory bowel disease. Lancet. 1998;352:1303-5.
16. Mulder DJ, Noble AJ, Justinich CJ et al. A tale of two diseases: the history of inflammatory bowel disease. J Crohn's Colitis. 2014;8:341-8.
17. Kirsner JB. Historical antecedents of inflammatory bowel disease concepts. In: Kirsner JB, Shorter RG (ed.). Inflammatory bowel disease. 4. ed. Baltimore (USA): Williams & Wilkins, 1995. p. 3-27.
18. Kirsner JB. Historical considerations. In: Gitnick G (ed.). Inflammatory bowel disease: diagnosis and treatment. New York/Tokyo: Igaku-Shoin Medical Publishers, 1991. p. 5-22.
19. Fielding JF. "Inflammatory" bowel disease. Br Med J 1985; 290: 47-8.
20. Heaton LD, Ravdin IS, Blades B, et al. President Eisenhower's operation for regional enteritis: a footnote to history. Ann Surg. 1964;159:661-6.
21. Hughes CW, Baugh JH, Mologne LA et al. A review of the late general Eisenhower's operations: epilog to a footnote to history. Ann Surg. 1971;173:793-9.
22. Porto JAF, Pontes EL, Vargas SSM. Doenças inflamatórias intestinais idiopáticas. Rio de Janeiro: Guanabara Koogan, 1990.
23. Quaresma AB, Damião AOMC, Coy CSR et al. Temporal trends in the epidemiology of inflammatory bowel disease in the public healthcare system in Brazil: a large population-based study. J Crohn's Colitis. 2021;15(Supl 1):S79-80.
24. Crohn BB, Ginzburg L, Oppenheimer GD. Regional ileitis: a pathologic and clinical entity. JAMA. 1932;99:1323-9.
25. Aufses Jr AH. The history of Crohn's disease. Surg Clin North Am. 2001;81:1-11.
26. Banerjee AK, Peters TJ. The history of Crohn's disease. J R Coll Physicians Lond. 1989;23(2):121-4.
27. Campos FGMC, Kotze PG. Burril Bernard Crohn (1884-1983): the man behind the disease. Arq Bras Cir Dig. 2013;26:253-5.
28. Mulder DJ, Noble AJ, Justinich CJ et al. A tale of two diseases: the history of inflammatory bowel disease. J Crohn's Colitis. 2014;8:341-8.
29. Janowitz HD. Burril B. Crohn (1884-1983): life and work. Freiburg (DE): Falk Foundation, 2000. p. 5-22.
30. Lockhart-Mummery HE, Morson BC. Crohn's disease (regional enteritis) of the large intestine and its distinction from ulcerative colitis. Gut. 1960;1:87-105.
31. Kirsner JB. Historical origins of current IBD concepts. World J Gastroenterol. 2001;7(2):175-84.
32. Korelitz B. [Entrevista]. ABCD em FOCO. 2013(ano XIII-56). Disponível em: www.abcd.org.br.
33. Hanauer SB, Rubin DT. Joseph Barnett Kirsner, MD, PhD. Clin Gastroenterol Hepatol. 2012;10:1181-2.
34. International Organization for the Study of Inflammatory Bowel Disease (IOIBD) [homepage na internet]. Disponível em: www.ioibd.org.
35. European Crohn's and Colitis Organisation (ECCO) [homepage na internet]. Disponível em: www.ecco-ibd.eu.
36. Quilici FA, Quilici LCM. História da doença inflamatória intestinal. In: Cardozo WS, Sobrado CW (ed.). Doença inflamatória intestinal. 2. ed. Barueri (SP): Manole, 2015.
37. Haddad MT. Doença de Crohn. In: Federação Brasileira de Gastroenterologia (ed.). A gastroenterologia no Brasil – II: Subsídios para sua história até o ano 2001. Lemos Editorial, 2002.
38. Brasil. Ministério da Saúde, Secretaria de Atenção à Saúde. Portaria Conjunta n. 14, de 28 de novembro de 2017. Aprova o protocolo clínico e diretrizes terapêuticas da doença de

Crohn. Disponível em: https://www.gov.br/saude/pt-br/assuntos/protocolos-clinicos-e-diretrizes-terapeuticas-pcdt/arquivos/2017/doenca-de-crohn-pcdt.pdf.

39. Brasil. Associação Brasileira de Colite Ulcerativa e Doença de Crohn (ABCD) [homepage na internet]. Disponível em: https://www.abcd.org.br.

40. Kaplan GG, Windsor JW. The four epidemiological stages in the global evolution of inflammatory bowel disease. Nat Rev Gastroenterol Hepatol. 2021;18:56-66.

41. Molodecky NA, Soon IS, Rabi DM et al. Increasing incidence and prevalence of the inflammatory bowel diseases with time, based on systematic review. Gastroenterology. 2012;142:46-54.e42; quiz e30.

42. Kotze PG, Underwood FE, Damião AOMC et al. Progression of inflammatory bowel diseases throughout Latin America and the Caribbean: a systematic review. Clin Gastroenterol Hepatol. 2020;18:304-12.

43. Danese S, Fiocchi C. Etiopathogenesis of inflammatory bowel diseases. World J Gastroenterol. 2006;12:4807-12.

44. Korzenik JR. Past and current theories of etiology of IBD: toothpaste, worms and refrigerators. J Clin Gastroenterol. 2005;39(4 Suppl 2):S59-65.

45. Souza HSP. Etiologia e patogênese das doenças inflamatórias intestinais: conceitos atuais. In: Cury DB, Moss AC (ed.). Doenças inflamatórias intestinais. 2. ed. Rio de Janeiro: Rubio, 2015. p. 12-23.

46. Hugot JP, Chamaillard M, Zouali H et al. Association of NOD2 leucine-rich repeat variants with susceptibility to Crohn's disease. Nature. 2001;411(6837):599-603.

47. Ogura Y, Bonen DK, Inohara N et al. A frameshift mutation in NOD2 associated with susceptibility to Crohn's disease. Nature. 2001;411(6837):603-6.

48. Souza HS, Fiocchi C. Immunopathogenesis of IBD: current state of the art. Nat Rev Gastroenterol Hepatol. 2016;13:13-27.

49. Fiocchi C. Integrating omics: the future of IBD? Dig Dis. 2014;32(Suppl 1):96-102.

50. Kirsner JB. Inflammatory bowel diseases at the University of Chicago – early experiences: a personal historical account. Inflamm Bowel Dis. 2005;11:407-16.

51. Teixeira MG, Habr-Gama A. Tratamento cirúrgico da doença de Crohn intestinal. In: Habr-Gama A (ed.). Doença inflamatória intestinal. São Paulo: Atheneu, 1997.

52. Lee ECG, Papaioannou M. Minimal surgery for chronic obstruction in patients with extensive or universal Crohn's disease. Ann R Coll of Surg Eng. 1982;64:229-33.

53. Sharif H, Alexander-Williams J. Strictureplasty for ileo-colic anastomotic strictures in Crohn's disease. Int J Colorectal Dis. 1991;6:214-6.

54. Bemelman WA et al. On behalf of the European Crohn's and Colitis Organisation (ECCO) and the European Society of Colo-Proctology (ESCP): ECCO-ESCP consensus on surgery for Crohn's disease. J Crohn's Colitis. 2018;12:1-16.

55. Cai Z, Wang S, Li J. Treatment of inflammatory bowel disease: a comprehensive review. Front Med (Lausanne). 2021;8:765474.

56. Lennard-Jones JE. Toward optimal use of corticosteroids in ulcerative colitis and Crohn's disease. Gut. 1983;24:177-81.

57. Greenberg GR, Feagan BG, Martin F et al.; Canadian Inflammatory Bowel Disease Study Group. Oral budesonide for active Crohn's disease. N Engl J Med. 1994;331:836-41.

58. Hindryckx P, Baert F, Hart A et al.; Clinical Trial Committee Clincom of the European Crohn's and Colitis Organisation (ECCO). Clinical trials in luminal Crohn's disease: a historical perspective. J Crohn's Colitis. 2014;8:1339-50.

59. Gasche C, Scholmerich J, Brynskov J et al. A simple classification of Crohn's disease: report of the working party for the World Congresses of Gastroenterology, Vienna, 1998. Inflamm Bowel Dis. 2000;6:8-15.

60. Satsangi J, Silverberg MS, Vermeire S et al. The Montreal classification of inflammatory bowel disease: controversies, consensus and implications. Gut. 2006;55:749-53.

61. Best WR, Becktel JM, Singleton JW et al.; National Cooperative Crohn's Disease Study. Development of a Crohn's disease activity index. Gastroenterology. 1976;70:439-44.

62. Harvey RF, Bradshaw JM. A simple index of Crohn's disease activity. Lancet. 1980;1(8167):514.

63. Mary JY, Modigliani R; Groupe d'Etudes Thérapeutiques des Affections Inflammatoires du Tube Digestif (GETAID). Development and validation of an endoscopic index of the severity for Crohn's disease: a prospective multicentre study. Gut. 1989;30:983-9.

64. Rutgeerts P, Geboes K, Vantrappen G et al. Predictability of the postoperative course of Crohn's disease. Gastroenterology. 1990;99:956-63.

65. Daperno M, D'Haens G, Van Assche G et al. Development and validation of a new, simplified endoscopic activity score for Crohn's disease: the SES-CD. Gastrointest Endosc. 2004;60:505-12.

66. Pontes RM, Miszputen SJ, Ferreira-Filho OF et al. Qualidade de vida em pacientes portadores de doença inflamatória intestinal: tradução para o português e validação do questionário "inflammatory bowel disease questionnaire" (IBDQ). Arq Gastroenterol. 2004;41:137-43.

67. Berg DR, Colombel JF, Ungaro R. The role of early biologic therapy in inflammatory bowel disease. Inflamm Bowel Dis. 2019;25:1896-905.

68. Oldenburg B, Hommes D. Biological therapies in inflammatory bowel disease: top-down or bottom-up? Curr Opin Gastroenterol. 2007;23:395-9.

69. Colombel JF, D'Haens G, Lee WJ et al. Outcomes and strategies to support a treat to target approach in inflammatory bowel disease: a systematic review. J Crohn's Colitis. 2020;14:254-66.

70. Gonczi L, Bessissow T, Lakatos PL. Disease monitoring strategies in inflammatory bowel diseases: what do we mean by "tight control"? World J Gastroenterol. 2019;25:6172-89.

3 Epidemiologia

José Miguel Luz Parente
Abel Botelho Quaresma
Mírian Perpétua Palha Dias Parente

Introdução

O desenvolvimento humano apresentou uma inflexão positiva a partir do aprimoramento e expansão industrial, cujos primórdios remontam à segunda metade do século XIX em diversos países da Europa e nos Estados Unidos. Do ponto de vista de saúde pública, houve também uma marcante mudança no padrão das doenças predominantes entre as populações humanas, que eram acometidas, sobretudo, por enfermidades infectocontagiosas, doenças endêmicas e outras relacionadas à escassez de alimentos e à desnutrição. Com a melhoria das condições de vida nos países mais industrializados, progressivamente foram observadas mudanças no padrão das doenças, com aumento das enfermidades crônicas não transmissíveis, como as doenças degenerativas e outras enfermidades influenciadas pelas condições ambientais, por novos padrões do estilo de vida e pelo aumento do consumo de alimentos processados industrialmente e com maior teor de proteína e de gordura animal. Foi neste contexto histórico, com significativa transição do padrão epidemiológico das enfermidades humanas, que aumentaram substancialmente as doenças autoimunes e inflamatórias.[1,2]

As doenças inflamatórias intestinais (DII), identificadoras da doença de Crohn (DC) e da retocolite ulcerativa (RCU), atualmente podem ser encontradas em diversos países de todos os continentes do planeta. Todavia, as medidas de frequência dessas enfermidades ocorrem em maior ou menor escala, em geral relacionadas com a localização geográfica, situação socioeconômica e estilo de vida das populações.[3,4]

Recentemente, Kaplan e Windsor (2021) descreveram os três estágios epidemiológicos evolutivos das DII, definidos como estágio emergente, estágio de aceleração da incidência e estágio da composição da prevalência. Ademais, esses autores também postularam um quarto estágio epidemiológico futuro, denominado "estágio de equilíbrio da prevalência", com fundamentação em princípios epidemiológicos combinados com estudos de tendência temporal de prevalência.[5]

O estágio emergente é representado pelo aparecimento de casos esporádicos das DII. No período de estágio denominado "aceleração da incidência", ocorre um súbito aumento do número de novos casos por ano, mas ainda sem que ocorra modificação importante na prevalência dessas enfermidades. No estágio seguinte, composição da prevalência, há estabilização ou até mesmo declínio nas taxas de incidência, quando sobrevém acúmulo progressivo do número total de casos que suplanta uma taxa menor de mortalidade dos indivíduos acometidos pela doença.[5]

Estágio emergente

A partir da segunda metade do século XIX, com o advento da Revolução Industrial, inicialmente na Inglaterra e, depois, na Europa e nos Estados Unidos, concomitantemente foram surgindo os primeiros casos bem documentados na literatura sobre retocolite ulcerativa e doença de Crohn, os quais caracterizam, historicamente, o início do estágio emergente das DII nos países desenvolvidos.[6] Já em 1909, William H. Allchin publicou um artigo a respeito dos casos emergentes de retocolite ulcerativa de pacientes internados nos principais hospitais de Londres, entre 1888 e 1907, quando ocorreram, em média, dois a três casos por ano em cada instituição.[7] O outro evento relevante foi a descrição, em 1932, na cidade norte-americana de Nova York, de uma série de pacientes com ileíte regional, na histórica publicação de Burril B. Crohn, Leon Ginzburg e Gordon D. Oppenheimer, cujas características claramente se diferenciavam da retocolite ulcerativa, e que passou a ser conhecida, mais tarde, como "doença de Crohn".[8]

O período compreendido entre a segunda metade do século XIX e a primeira metade do século XX é considerado, portanto, o estágio emergente das DII nos países industrializados, que já se destacavam do restante do mundo por suas melhores condições socioeconômicas, elevado nível educacional, bem como melhores condições higiênicas e sanitárias.[9]

A partir dos anos 1950, os países que estavam entrando em processo de industrialização, também denominados "países recentemente industrializados", localizados na Ásia e na América Latina, começaram a apresentar os primeiros relatos de casos ou séries de casos dessas enfermidades e, desta forma, estavam adentrando o estágio emergente. Enquanto isso, nesse período, os países com maior índice de desenvolvimento humano já estavam ingressando na segunda etapa epidemiológica das DII, qual seja, a de aceleração da incidência.[9]

Estágio de aceleração da incidência

A partir da segunda metade do século XX, houve uma explosão sem precedentes do número de habitantes do nosso planeta. Múltiplos fatores contribuíram para esta aceleração da população humana, com destaque para o impressionante avanço tecnológico após a Segunda Guerra Mundial; a melhoria em escala global dos cuidados com a saúde, com os hábitos de higiene e com as condições sanitárias; os avanços na produção de alimentos; e a crescente urbanização que ocorreu em praticamente todos os continentes.[10]

Simultaneamente a essas explosão demográfica e crescente urbanização, ocorreu o segundo estágio epidemiológico evolutivo das DII nos países industrializados. Essa fase, que compreendeu o período de 1950 até o final do século XX, foi caracterizada pelo rápido aumento da incidência e a ainda baixa prevalência tanto da doença de Crohn como da retocolite ulcerativa, observado sobretudo nos países desenvolvidos ocidentais.[11]

No sentido de compreender melhor esse estágio de aceleração da incidência das DII, dois conceitos epidemiológicos foram estabelecidos. O primeiro é a "Variação da Incidência Coalescente", que representa a oscilação de todos os valores de incidência encontrados em uma região em determinada unidade de tempo. O outro é a "Variação Máxima de Incidência", ou seja, a oscilação do teto máximo de incidência em uma região em determinada unidade de tempo.[4] A Variação da Incidência Coalescente, representando a carga de novos casos de DII, tem importância para os administradores de saúde, tendo em vista que o ano subsequente ao diagnóstico dessas enfermidades é o período com maior utilização de recursos investidos no diagnóstico e no início de tratamento.[5]

No final do segundo estágio epidemiológico, alcançado nos países desenvolvidos por volta do ano 2000, as taxas de Variação da Incidência Coalescente foram: 6 a 11 por 100 mil para doença de Crohn, 6 a 15 por 100 mil para RCU e 12 a 26 por 100 mil para o conjunto das DII. Nesse período, as taxas da Variação Máxima de Incidência foram: 23,8 a 29,3 por 100 mil para doença de Crohn; e 23,1 a 57,9 por 100 mil para RCU.[4]

Foi somente no início do século XXI que os países em desenvolvimento começaram a observar um rápido aumento da incidência das DII, ou seja, iniciaram o segundo estágio epidemiológico, qual seja, o de aceleração da incidência, mas ainda mantendo uma baixa prevalência. Esse fenômeno atualmente está sendo observado em todos os continentes, como no leste europeu, norte da África, na América Latina e Ásia. Nesse período, os países bem desenvolvidos e industrializados já se encontram no terceiro estágio epidemiológico, denominado "composição da prevalência".[9,11]

A fase de aceleração da incidência em países que estão em franco desenvolvimento socioeconômico e os recentemente industrializados pode ser bem evidenciada e exemplificada em um estudo epidemiológico (ACCESS *Study*) envolvendo oito países da Ásia e na Austrália, realizado entre 2011 e 2012, com o intuito de verificar a incidência das DII. Os países contemplados no estudo foram Austrália, China Continental, Hong Kong, Indonésia, Macau, Malásia, Singapura, Sri Lanka e Tailândia, cujos resultados mostraram que a incidência anual foi de 1,37/100 mil habitantes nos países asiáticos e de 23,67 na Austrália. Nesse estudo, ficou demonstrado que havia maior número de novos casos de RCU nos países asiáticos, contrastando com o maior número de novos casos de DC na Austrália (razão RCU para DC de 2 na Ásia e 0,5 na Austrália). Entre os países asiáticos, a China, um país em franco desenvolvimento industrial, apresentou incidência anual de 3,44 casos de DII por 100 mil habitantes em uma província industrializada, a maior taxa de incidência entre os países asiáticos avaliados; seguida por Hong Kong, uma região de elevado desenvolvimento socioeconômico, onde a incidência foi de 3,06 casos por 100 habitantes.[12]

Dentro de um mesmo país ou região, essa fase de aceleração da incidência pode ter resultados de incidência anual com taxas diferentes, de acordo com o nível de desenvolvimento em que se encontram. Esse fato foi demonstrado no estudo apresentado por Qiao e Ran (2020), para avaliação da incidência e da prevalência das DII na China Continental, envolvendo diversas cidades de províncias distintas do país. A incidência bruta das DII foi 3,44 por 100 mil habitantes na cidade na cidade de Zhongshan, província de Guangzhou, uma área industrial; e apenas de 0,54 por 100 mil habitantes na cidade de Xi'an, localizada na província de Shaanxi, uma área central da China, de menor desenvolvimento.[13]

Esse fenômeno de aceleração da incidência das DII também já pode ser observado em estudos realizados no Brasil nestas duas primeiras décadas do século XXI. Uma revisão sistemática conduzida por Quaresma et al. (2019),[14] que incluiu quatro estudos realizados em estados das regiões Sudeste (São Paulo e Espírito Santo) e Nordeste (Piauí), identificou aumento da incidência dessas enfermidades ao longo das últimas décadas em todos os estudos, com maior ênfase nas regiões mais desenvolvidas. Os resultados dos diversos estudos brasileiros confirmam que, em nosso país, está ocorrendo aumento progressivo da incidência das DII, mesmo em regiões menos desenvolvidas, mas com marcante aceleração da incidência em áreas da região Sudeste, que já estão atingindo taxas tão elevadas quanto aquelas observadas em alguns países desenvolvidos.[15-18]

Estágio de composição da prevalência

As DII têm sua apresentação inicial em qualquer faixa etária, mas a maioria dos casos se instala em indivíduos jovens, geralmente entre a adolescência e a quarta década de vida. Embora ainda não haja perspectiva de terapia curativa para essas enfermidades, o avanço no conhecimento sobre os mecanismos fisiopatológicos, diagnóstico mais precoce e o advento de terapias farmacológicas com maior eficácia permitem que os pacientes já tenham expectativa de vida mais longa, com chance de atingirem a terceira idade.[19,20]

Considerando, portanto, a aceleração da incidência no estágio epidemiológico precedente, quando ocorreu aumento de novos casos (incidência) durante décadas consecutivas, associado à redução da mortalidade desses pacientes, houve progressivo acúmulo da taxa de prevalência das DII. Por conseguinte, esse estágio epidemiológico das DII, denominado "composição da prevalência", caracteriza-se por estabilidade dos novos casos anuais (incidência) e por um progressivo acúmulo das taxas de prevalência em determinada população. Esse estágio evolutivo da epidemiologia das DII já pode ser observado a partir do início do século XXI nos países desenvolvidos e altamente industrializados da Europa e da América do Norte.[5]

A caracterização desta etapa epidemiológica pode ser bem compreendida com a definição de "período de duplicação da prevalência", que incorpora o conceito da amplitude do aumento da prevalência em dada região. Alguns estudos têm indicado que esse período de duplicação da prevalência nos países ocidentais desenvolvidos tem ocorrido em cerca de 25 anos, com tendência para se reduzir para cerca de 20 anos na próxima década.[5]

Kaplan e Windsor (2021) analisaram estudos robustos realizados nos Estados Unidos e na Escócia para exemplificar o estágio de composição da prevalência das DII em países desenvolvidos, demonstrando uma evidente redução do período de duplicação da prevalência.[5] O primeiro estudo observado foi conduzido no Condado de Olmsted, do estado norte-americano de Minnesota: o período de duplicação da prevalência foi de 25 anos entre o ano de 1965 (145/100 mil habitantes) e 1991 (362/100 mil habitantes); e, de 20 anos entre os anos de 1991 e 2011, quando a prevalência foi de 533/100 mil habitantes.[21-23] Outros estudos epidemiológicos populacionais em Olmsted e na Escócia obtiveram resultados que bem caracterizam o estágio de composição da prevalência, indicando um acúmulo progressivo de prevalência das DII, nesses países desenvolvidos, nas duas primeiras décadas deste século XXI: em 2011, a prevalência das DII foi de 0,53% em Olmsted; e 0,57% na Escócia.[24,25]

Levando-se em consideração todos os fatores envolvidos no crescimento populacional de determinada região ou país, a duplicação da prevalência das DII de 0,5% para 1% representa um acréscimo de mais de 200% no número de pessoas com essas enfermidades. Esse fenômeno pode ser exemplificado com uma projeção feita para o Canadá, onde a prevalência das DII, em 2008, foi de 0,51% (169.564 indivíduos), com a perspectiva de aumentar 238% em 2030, quando essas enfermidades atingirão um número total de 402.853 indivíduos.[25]

Nesse estágio de composição da prevalência nos países industrializados e desenvolvidos da Europa e da América do Norte, admite-se que a projeção do aumento da prevalência para as próximas décadas, considerando-se uma prevalência equivalente a 0,5% em 2010 (com base nos resultados encontrados no Canadá e na Escócia), aumentará para 0,75% em 2020, 1% em 2030 e, a partir de então, atingirá o dobro da prevalência, qual seja, 2%, em 2050.[5,25,26] Com base nesses estudos, Kaplan e Windsor (2021)[5] fizeram uma projeção da composição da prevalência das DII nos países desenvolvidos, até o ano de 2030, cujos resultados estão apresentados na Tabela 3.1.[5] A projeção é de um aumento acima de 200% na maioria destes países ocidentais bem desenvolvidos, indicando a necessidade de medidas de saúde pública bem estabelecidas para o enfrentamento desse volumoso contingente de pacientes com DII, que demandam assistência especializada para o diagnóstico, condução clínica com equipe multiprofissional integrada e abordagem terapêutica qualificada, incluindo procedimentos cirúrgicos e novas ferramentas farmacológicas.

Estágio de estabilização da prevalência

O estágio de estabilização da prevalência é uma situação hipotética na qual a incidência das DII em uma determinada região ou país se equipara à taxa de mortalidade de pacientes com essas enfermidades, de maneira que ocorre uma estabilização ou, até mesmo, declínio da prevalência.

Tabela 3.1 Projeção da população de pacientes com DII em alguns países desenvolvidos ocidentais, período de 2010 a 2030.

País	Prevalência da população com DII			Aumento de 2010 a 2030 (%)
	2010 (0,5%)	2020 (0,75%)	2030 (1%)	
Alemanha	408.884	620.085	815.200	199
Austrália	110.158	192.060	283.930	258
Áustria	41.817	66.622	90.170	216
Bélgica	54.477	86.535	119.040	219
Canadá	170.024	282.630	402.853	237
Dinamarca	27.738	43.800	60.470	218
Espanha	232.884	350.332	462.740	199
Estados Unidos	1.546.630	2.489.362	3.544.480	229
Finlândia	26.816	41.610	56.560	230
França	325.137	505.822	695.090	214
Grécia	55.606	79.987	103.550	186
Holanda	83.077	129.975	177.390	214
Hungria	50.000	72.712	90.920	182
Irlanda	22.800	36.997	52.550	230
Itália	296.387	451.875	591.960	200
Noruega	24.446	40.665	58.540	239
Nova Zelândia	21.753	37.282	53.420	246
Portugal	52.865	76.462	98.320	186
Reino Unido	313.831	504.180	702.224	224
Suécia	46.890	77.392	109.330	233
Suíça	39.124	64.807	91.450	234

Os valores de prevalência de 0,5% em 2010, 0,75% em 2020 e 1% em 2030 foram presumidos com base nos resultados de dois estudos separados em 2019, no Canadá[19] e na Escócia,[18] os quais independentemente previram que ambas as regiões atingiriam uma prevalência de 1% da população em 2030 (no estudo canadense, a prevalência foi de 0,51% em 2008 e 0,75% em 2010); essas previsões de prevalências foram aplicadas para os demais países ocidentais para 2010, 2020 e 2030. Os valores de projeção populacional foram tomados a partir do World Bank Group.[27] Mudanças percentuais < 200% são decorrentes da previsão de declínio na população das regiões no período de 2010 a 2030.
DII: doenças inflamatórias intestinais.
Fonte: Adaptada de Kaplan GG, Windsor JW, 2021.

Nos dias atuais, ainda existe uma grande diferença entre a incidência e a mortalidade de pacientes com DII, mesmo nos países desenvolvidos. Desta forma, a conjuntura epidemiológica atual, nesses países industrializados, favorece a possibilidade de ainda restarem algumas décadas para que eles iniciem a quarta fase epidemiológica de estabilização da prevalência das doenças inflamatórias intestinais.[5]

Estudos epidemiológicos das DII no Brasil

O Brasil é considerado um país de baixas incidência e prevalência de DII, embora tenha sido observado um aumento progressivo de atendimentos ambulatoriais e internamentos de pacientes com essas enfermidades. Existem poucos estudos epidemiológicos nacionais que possam oferecer resultados amplos sobre as medidas de frequência das DII em nosso país, possivelmente em virtude da não existência, até o momento, de sistemas integrados de notificação diagnóstica. A despeito disso, um número cada vez maior de estudos regionais vem sendo realizado, o que pode, ainda que de maneira não linear, demonstrar dados pontuais sobre a incidência e a prevalência das DII no Brasil. Uma recente revisão sistemática sobre os estudos epidemiológicos que mensuram a incidência e a prevalência das DII em nosso país foi publicada em 2019 por Quaresma et al., cujos resultados estão apresentados nas Tabelas 3.2 e 3.3.[14] Nos próximos parágrafos serão apresentados, sumariamente, os resultados desses estudos brasileiros.

O estudo realizado por Victoria et al. (2009)[15] em uma região do estado de São Paulo demonstrou que a incidência anual já atingia 9,73 casos por 100 mil habitantes no período de 1986 a 2005, enquanto a prevalência era de 22,6 casos por 100 mil habitantes. Mais recentemente, outro estudo realizado por Gasparini et al. (2018), envolvendo todas as regiões do estado de São Paulo, encontrou incidência anual de 13,3 casos por 100 mil habitantes no período de 2012 a 2015 e prevalência de 52,6 por 100 mil no mesmo período.[16]

Outro estudo epidemiológico foi realizado por Parente et al. (2015) no Piauí, estado localizado na região Nordeste e que apresenta uma das menores taxas do Índice de Desenvolvimento Humano (IDH) no Brasil. Nesse estudo, foram incluídos 252 pacientes com DII que faziam acompanhamento em centro único; dos quais, 60,3% tinham RCU e 39,7%, DC. Os autores relataram um ligeiro aumento nos casos de DII, entre 1988 e 1998, a uma taxa de 1 a 5 novos casos por ano naquela década. Subsequentemente, na primeira década do século XXI, foi verificado aumento mais expressivo de novos casos anuais, de tal forma que a incidência passou de 0,08 novos casos (1988) para 1,53 novos casos (2012) por 100 mil habitantes por ano; enquanto a prevalência acumulada de DII no ano de 2012 foi de 12,8 casos por 100 mil habitantes.[18]

Tabela 3.2 Estudos de incidência das doenças inflamatórias intestinais nos estados de São Paulo, Piauí e Espírito Santo, em períodos diversos.

Referência	Período do estudo	Estado	Número de pacientes incluídos	Doença de Crohn	Colite ulcerativa	Colite não classificada	Incidência geral de doença inflamatória intestinal
Victoria et al.	1986 a 2005	São Paulo	115	3,5	4,48	1,75	9,73
Parente et al.	2011 a 2012	Piauí	252	–	–	–	1,53
Lima Martins et al.	2012 a 2014	Espírito Santo	1.048	5,3	2,4	–	7,7
Gasparini et al.	2012 a 2015	São Paulo	22.638	6,14	7,16	–	13,30

Fonte: Traduzida e adaptada de Quaresma AB, Kaplan GG, Kotze PG, 2019.

Tabela 3.3 Estudos de prevalência das doenças inflamatórias intestinais nos estados de São Paulo, Piauí e Espírito Santo, períodos diversos.

Autor	Ano	Estado	Número de pacientes incluídos	Prevalência da doença de Crohn	Prevalência de colite ulcerativa	Colite não classificada	Incidência geral de doença inflamatória intestinal
Victoria et al.	2009	São Paulo	115	5,65	14,81	2,14	22,6
Parente et al.	2015	Piauí	252	–	–	–	12,8
Lima Martins et al.	2018	Espírito Santo	1.048	14,1	24,1	–	38,2
Gasparini et al.	2018	São Paulo	22.638	24,3	28,3	–	52,6

Fonte: Traduzida e adaptada de Quaresma AB, Kaplan GG, Kotze PG, 2019.

Posteriormente, Lima Martins et al. (2018) conduziram um estudo epidemiológico sobre as DII no estado do Espírito Santo, que incluiu 1.048 pacientes cadastrados para recebimento de medicamentos do Ministério da Saúde naquele estado. Os resultados mostraram que a incidência foi de 7,7 casos por 100 mil habitantes e a prevalência foi de 38,2/100 mil habitantes no período de 2012 a 2014, com predomínio absoluto de pacientes com RCU: prevalência de 24,1/100 mil para RCU e 14,1/100 mil para DC.[17]

Na cidade de Salvador (Bahia), um estudo realizado por Silva et al. também demonstrou um crescente aumento do número de novos casos de RCU diagnosticados no período de 1977 a 2012: entre 1977 e 1994, eram menos de dez novos casos diagnosticados por triênio, mas, na sequência, os novos casos diagnosticados aumentaram progressivamente, ultrapassando 60 casos nos triênios de 2007 a 2009 e 2010 a 2012.[28]

Os resultados apresentados nesses estudos regionais, em São Paulo, Piauí, Espírito Santo e Bahia, demonstram que as DII, em nosso país, já se encontram na fase de aceleração da incidência e que, na região Sudeste, os novos casos já estão atingindo taxas tão elevadas quanto aquelas observadas em alguns países desenvolvidos.

No início de 2022, um novo estudo populacional, com dados de todas as cinco regiões geográficas brasileiras, foi publicado por Moreira et al.[29] Nesse estudo, foram incluídos 162.894 pacientes com DII, dos quais 59% tinham RCU e 41% eram portadores de DC. A prevalência geral de DII foi de 80 casos por 100 mil habitantes, sendo 46 casos por 100 mil para RCU e 36 casos por 100 mil para DC. De maneira geral, a distribuição nacional das DII, no mesmo estudo, demonstrou um gradiente sul-norte, observando as maiores taxas de prevalência em áreas geográficas com maior IDH e maior densidade populacional nas regiões Sudeste e Sul do país. Outras áreas dessas duas regiões geográficas, com menor industrialização, menor densidade populacional e ainda com características de zona rural, como no extremo norte e noroeste do estado de São Paulo e no estado de Santa Catarina, também apresentaram prevalência expressiva das DII, o que difere substancialmente das publicações internacionais sobre a epidemiologia dessas doenças. O estudo traz, ainda, uma importante diferença quanto aos dados de prevalência das DII no Brasil, quando comparado com os outros estudos anteriormente citados conduzidos em nosso país, uma vez que já demonstrou a existência de alta prevalência de DII com a perda de biodiversidade.[29]

Em um estudo de âmbito nacional recente, apresentado por Quaresma et al. no congresso da European Crohn's and Colitis Organisation (ECCO), em 2021, os autores analisaram os dados de todos os pacientes com DII incluídos no sistema DATASUS, entre janeiro de 2012 e dezembro de 2020 (período de 9 anos). Foi incluído no estudo um total de 212.026 pacientes com DII, dos quais 140.705 tinham RCU e 92.326

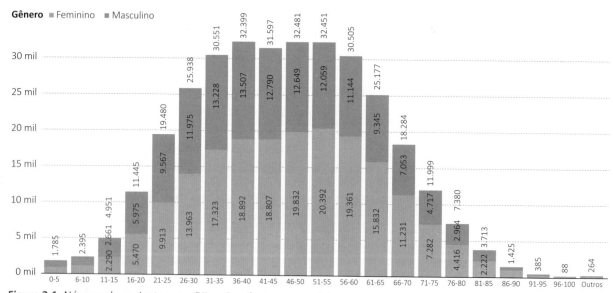

Figura 3.1 Número de pacientes com DII no Brasil por grupo etário e sexo.
Fonte: Adaptada de Quaresma AB, Damiao AOMC, Coy CSR et al., 2021.

eram portadores de DC. A razão RCU:DC foi de 1,5:1, havendo predomínio do sexo feminino (n = 125.124; 58,7%) em relação ao sexo masculino (n = 88.034; 41,3%). A idade na data de entrada no sistema foi mais comum entre 36 e 55 anos (Figura 3.1).[30]

Nesse estudo, as taxas de incidência estimadas para todas as DII foram 9,41 novos casos por 100 mil habitantes em 2012 e 9,57 novos casos por 100 mil habitantes em 2020. Com relação à RCU, a incidência aumentou de 5,69 novos casos por 100 mil habitantes para 6,89 novos casos por 100 mil habitantes entre 2012 e 2020. Para a DC, a incidência caiu de 3,71 novos casos por 100 mil habitantes para 2,68 novos casos por 100 mil habitantes no mesmo período (Figura 3.2).[30]

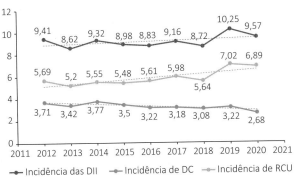

Figura 3.2 Incidência anual das DII no Brasil, de 2012 a 2020.
Fonte: Adaptada de Quaresma AB, Damiao AOMC, Coy CSR et al., 2021.

O estudo também demonstrou as taxas de prevalência estimadas das DII, que aumentaram de forma expressiva, passando de 30,01 casos por 100 mil habitantes, em 2012, para 100,13 casos por 100 mil habitantes em 2020. Para a RCU, partiu-se de um patamar de 17,4 casos por 100 mil habitantes para 66,45 casos por 100 mil habitantes e para a DC passou-se de 14,24 casos por 100 mil habitantes para 43,6 casos por 100 mil habitantes no mesmo período (Figura 3.3).[30]

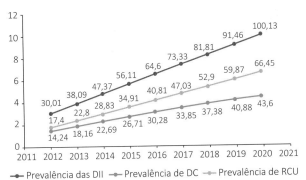

Figura 3.3 Prevalência das DII no Brasil, de 2012 a 2020.
Fonte: Adaptada de Quaresma AB, Damiao AOMC, Coy CSR et al., 2021.

Nesse estudo apresentado por Quaresma et al., os autores concluíram que as taxas de incidência estimadas de DII permaneceram estáveis de 2012 a 2020, embora tenha sido observado aumento mais acentuado dos novos casos de RCU. Todavia, já foi observado um expressivo aumento das taxas anuais da prevalência das DII no Brasil.[30] Aguarda-se a realização de novos estudos, com abrangência nacional, para confirmar se já se vislumbra a entrada do Brasil na fase epidemiológica de composição da prevalência (terceira fase).

Estudos epidemiológicos das DII nos demais países da América Latina

Os dados disponíveis indicam notável heterogeneidade dos indicadores das DII entre os países latino-americanos, que pode estar relacionada com fatores como histórico da colonização, traços culturais e genéticos autóctones e de pessoas provenientes de outros continentes, situação socioeconômica de cada país, estilo de vida e padrão dietético. De maneira semelhante ao observado entre os países ocidentais, as regiões a América Latina associadas a maiores desenvolvimento e industrialização e ao estilo de vida ocidentalizado também têm apresentado incidência crescente nas últimas décadas, com consequente aumento cumulativo das taxas de prevalência.[31]

Os diversos estudos da região latino-americana e Caribe, incluídos em recente revisão sistemática realizada por Kotze et al. (2020), mostraram taxas de incidência anual que variaram de 0,39 a 4,39 por 100 mil habitantes na Argentina, Uruguai, Guadalupe e Martinica. A prevalência (número de casos por 100 mil habitantes) das DII variou de 38,22, em Porto Rico; 57,62, na Colômbia; 61, em Barbados; e 97,2, na Argentina. Os autores dessa revisão sistemática concluíram que, de maneira geral, a incidência e a prevalência das DII têm aumentado constantemente na América Latina e no Caribe, com predomínio dos casos de RCU, cuja razão RCU:DC ultrapassa 1 em todas os países dessa vasta região latino-americana e caribenha.[32]

Na Argentina, Balderramo et al. publicaram, em 2021, um estudo descrevendo o perfil epidemiológico completo de pacientes com DII, inscritos prospectivamente em um registro da Província de Córdoba, no período de 2014 a 2019. Um total de 655 pacientes (561 com RCU e 88 com DC, razão

RCU:DC de 6,38) foi incluído, com leve predomínio do sexo feminino (53,4%). Nesse estudo de Córdoba, as taxas de incidência ajustadas por idade foram 3,67 para todas as DII; 2,99 para RCU e 0,68 para DC por 100 mil pessoas/ano. Adicionalmente, a prevalência bruta de DII no estudo argentino foi de 68,8 por 100 mil habitantes, enquanto para a RCU foi de 58,9/100 mil e para a DC foi de 9,23 por 100 mil.[33]

Na Colômbia, Juliao-Baños et al. (2021) analisaram 2.291 pacientes com DII, dos quais 1.813 (79,1%) apresentaram RCU, 456 (19,9%) com DC e 22 com DII não classificada (0,9%). A razão RCU:DC foi de 3,9:1, demonstrando que, assim como na maioria dos países da América Latina, na Colômbia também houve predominância de pacientes com RCU sobre DC.[34]

Os recentes resultados dos estudos epidemiológicos realizados na Argentina e no Brasil já se contrapõem aos dados de revisões globais realizados anteriormente, que consideram baixas as taxas de incidência e de prevalência de DII na América Latina.[35] As atuais taxas de incidência crescentes, somadas à baixa mortalidade, resultarão em um acúmulo significativo de casos de DII (prevalência) em todo o continente nas próximas décadas. Isso afetará os sistemas de saúde públicos e privados em diferentes países, pois o gerenciamento e os cuidados de pacientes com DII podem ser desafiadores e ter custos elevados.[31,35]

Considerações finais

Os dados atuais disponíveis sobre a frequência populacional das DII indicam que essas enfermidades ocorrem em todos os continentes e cada país ou região do planeta encontra-se em um dos três primeiros estágios epidemiológicos evolutivos (Figura 3.4).[5] Os países em desenvolvimento vivenciam o estágio inicial, emergente. Os países recentemente industrializados, a exemplo do Brasil, encontram-se no segundo estágio, de aceleração da incidência. Alguns estudos brasileiros já indicam que o terceiro estágio, de composição da prevalência, já está em curso em nosso país, a exemplo do que já é observado nos países desenvolvidos.[29] A expectativa para os países industrializados iniciarem a fase de equilíbrio da prevalência, que corresponde ao quarto estágio de evolução epidemiológica das DII, é que isso deve ocorrer nos próximos 30 anos.[5]

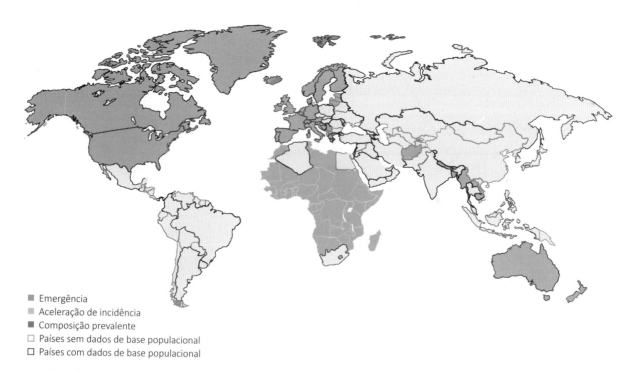

Figura 3.4 Mapa global dos estágios epidemiológicos da evolução da DII em 2020.
As regiões estão organizadas em estágio epidemiológico atual de evolução da DII de acordo com as classificações de desenvolvimento das Nações Unidas (2020). Regiões com bordas cinza carecem de dados sobre incidência ou prevalência, destacando-se as atuais lacunas no conhecimento da epidemiologia das DII.
Fonte: Adaptada de Kaplan GG, Windsor JW, 2021.

Referências bibliográficas

1. Zuckerman MK, Harper KN, Barrett R et al. The evolution of disease: anthropological perspectives on epidemiologic transitions. Glob Health Action. 2014;7:23303.
2. Barrett B, Charles JW, Temte JL. Climate change, human health and epidemiological transition. Prev Med. 2015;70:69-75. Doi: 10.1016/j.ypmed.2014.11.013.
3. Kaplan GG. The global burden of IBD: from 2015 to 2025. Nat Rev Gastroenterol Hepatol. 2015;12:720-7. Doi: 10.1038/nrgastro.2015.150.
4. Ng SC, Shi HY, Hamidi N et al. Worldwide incidence and prevalence of inflammatory bowel disease in the 21. century: a systematic review of population-based studies. Lancet. 2017;390(10114):2769-78. Doi: 10.1016/S0140-6736(17)32448-0.
5. Kaplan GG, Windsor JW. The four epidemiological stages in the global evolution of inflammatory bowel disease. Nat Rev Gastroenterol Hepatol. 2021;18:56-66. Doi: 10.1038/s41575-020-00360-x.
6. Mulder DJ, Noble AJ, Justinich CJ et al. A tale of two diseases: the history of inflammatory bowel disease. J Crohns Colitis. 2014;8:341-8. Doi: 10.1016/j.crohns.2013.09.009.
7. Allchin WH. Ulcerative colitis: an address introductory to a discussion on the subject. Proc R Soc Med. 1909;2:59-75.
8. Crohn BB, Ginzburg L, Oppenheimer GD. Regional ileitis: a pathologic and clinical entity. J Am Med Assoc. 1932;99:1323-9. Doi: 10.1016/0002-9343(52)90025-9.
9. Kaplan GG, Ng SC. Understanding and preventing the global increase of inflammatory bowel disease. Gastroenterology. 2017;152:313-21. Doi: 10.1053/j.gastro.2016.10.020.
10. Steffen W, Persson A, Deutsch L et al. The anthropocene: from global change to planetary stewardship. AMBIO. 2011;40:739-61. Doi: 10.1007/s13280-011-0185-x.
11. Molodecky NA, Soon IS, Rabi DM et al. Increasing incidence and prevalence of the inflammatory bowel diseases with time, based on systematic review. Gastroenterology. 2012;142:46-54. Doi: 10.1053/j.gastro.2011.10.001.
12. Ng SC, Tang W, Ching JY et al.; Asia-Pacific Crohn's and Colitis Epidemiological Study (ACCESS) Study Group. Incidence and phenotype of inflammatory bowel disease based on results from the Asia-Pacific Crohn's and colitis epidemiology study. Gastroenterology. 2013;145:158-65. Doi: 10.1053/j.gastro.2013.04.007.
13. Qiao Y, Ran Z. Potential influential factors on incidence and prevalence of inflammatory bowel disease in mainland China. J Gastroenterol Hepatol (JPH Open). 2020;4:11-5.
14. Quaresma AB, Kaplan GG, Kotze PG. The globalization of inflammatory bowel disease: the incidence and prevalence of inflammatory bowel disease in Brazil. Curr Opin Gastroenterol. 2019;35(4):259-64. Doi: 10.1097/MOG.0000000000000534.
15. Victoria CR, Sassaki LY, Nunes HRC. Incidence and prevalence rates of inflammatory bowel diseases, in Midwestern of São Paulo state, Brazil. Arq Gastroenterol. 2009;46:20-5. Doi: 10.1590/S0004-28032009000100009.
16. Gasparini RG, Sassaki LY, Saad-Hossne R. Inflammatory bowel disease epidemiology in São Paulo state, Brazil. Clin Exp Gastroenterol. 2018;11:423-9. Doi: 10.2147/CEG.S176583.
17. Martins AL, Volpato RA, Zago-Gomes MP. The prevalence and phenotype in Brazilian patients with inflammatory bowel disease. BMC Gastroenterol. 2018;18:87. Doi: 10.1186/s12876-018-0822-y.
18. Parente JML, Coy CSR, Campelo V et al. Inflammatory bowel disease in an underdeveloped region of Northeastern Brazil. World J Gastroenterol. 2015;21:1197-206. Doi: 10.3748/wjg.v21.i4.1197.
19. Torres J, Mehandru S, Colombel JF et al. Crohn's disease. Lancet. 2017;389:1741-55. Doi: 10.1016/S0140-6736(16)31711-1.
20. Ungaro R, Mehandru S, Allen PB et al. Ulcerative colitis. Lancet. 2017;389:1756-70. Doi: 10.1016/S0140-6736(16)32126-2.
21. Loftus Jr EV, Silverstein MD, Sandborn WJ et al. Ulcerative colitis in Olmsted County, Minnesota, 1940-1993: incidence, prevalence and survival. Gut. 2000;46:336-43. Doi: 10.1136/gut.46.3.336.
22. Sedlack RE, Nobrega FT, Kurland LT et al. Inflammatory colon disease in Rochester, Minnesota, 1935-1964. Gastroenterology. 1972;62:935-41. PMID: 5029078.
23. Loftus Jr EV, Silverstein MD, Sandborn WJ et al. Crohn's disease in Olmsted County, Minnesota, 1940-1993: incidence, prevalence and survival. Gastroenterology. 1998;114:1161-8. Doi: 10.1016/s0016-5085(98)70421-4.
24. Shivashankar R, Tremaine WJ, Harmsen WS et al. Incidence and prevalence of Crohn's disease and ulcerative colitis in Olmsted County, Minnesota from 1970 through 2010. Clin Gastroenterol Hepatol. 2017;15:857-63. Doi: 10.1016/j.cgh.2016.10.039.
25. Jones GR, Lyon M, Plevris N et al. IBD prevalence in Lothian, Scotland, derived by capture-recapture methodology. Gut. 2019;68:1953-60. Doi: 10.1136/gutjnl-2019-318936.
26. Coward S, Clemet F, Benchimol EI et al. Past and future burden of inflammatory bowel diseases based on modeling of population-based data. Gastroenterology. 2019;156:1345-53. Doi: 10.1053/j.gastro.2019.01.002.
27. World Bank Group. Health nutrition and population statistics. Disponível em: https://databank.worldbank.org/source/health-nutrition-and-population-statistics.
28. Silva BC, Lyra AC, Mendes CMC et al. The demographic and clinical characteristics of ulcerative colitis in a Northeast Brazilian population. BioMed Research International. 201;2015:359130. Doi: 10.1155/2015/359130.
29. Moreira LA, Lobato LFC, Moreira JPL et al. Geosocial features and loss of biodiversity underlie variable rates of inflammatory bowel disease in a large developing country: a population-based study. Inflamm Bowel Dis. 2022:izab346. Doi: 10.1093/ibd/izab346.
30. Quaresma AB, Damiao AOMC, Coy CSR et al. DOP41 Temporal trends in the epidemiology of inflammatory bowel diseases in the public healthcare system in Brazil: a large population-based study. *Journal of Crohn's and Colitis*. 2021 May;15(Suppl 1):S79-80.
31. Windsor JW, Kaplan GG. Evolving epidemiology of IBD. Current Gastroenterology Reports. 2019;21:40. Doi: 10.1007/s11894-019-0705-6.
32. Kotze PG, Underwood FE, Damião AOMC et al. Progression of inflammatory bowel diseases throughout Latin America and the Caribbean: a systematic review. Clin Gastroenterol Hepatol. 2020;18(2):304-312. Doi: 10.1016/j.cgh.2019.06.030.
33. Balderramo D, Trakal J, Vivas M et al.; Grupo Córdoba de Cooperación para el Manejo y Estudio de la Enfermedad Inflamatoria Intestinal (CEMEI Group). High ulcerative colitis and Crohn's disease ratio in a population-based registry from Córdoba, Argentina. Dig Liver Dis. 2021;53(7):852-857. Doi: 10.1016/j.dld.2021.01.006.
34. Juliao-Baños F, Puentes F, López R et al. Characterization of inflammatory bowel disease in Colombia: results of a national register. Rev Gastroenterol México (English Ed). 2021;86(2):153-62. Doi: 10.1016/j.rgmxen.2020.05.009.
35. Senger PC, Zacharias P, Quaresma AB et al. Inflammatory bowel disease epidemiology data from a prospective registry in Córdoba, Argentina: raising the bar for future studies in Latin America. Dig Liver Dis. 2021;53(9):1212-3. Doi: 10.1016/j.dld.2021.04.005.

4 Etiopatogenia

Heitor Siffert Pereira de Souza
Claudio Fiocchi

Introdução

As doenças inflamatórias intestinais (DII), incluindo a doença de Crohn (DC) e a retocolite ulcerativa (RCU), constituem condições de etiologia desconhecida, de natureza crônica e recidivante, resultando em um amplo espectro de manifestações clínicas para as quais ainda não há cura. Desde as primeiras descrições das DII, no fim do século XIX, mas especialmente nos últimos 30 anos, o acúmulo de conhecimentos sobre mecanismos patogênicos tem revelado uma rede complexa e multidirecional de vias inflamatórias. Nessa trajetória em busca de mecanismos patogênicos, tem se desenvolvido a terapia biológica, por exemplo, alcançando alvos terapêuticos mais específicos.

Atualmente, o conjunto de conhecimentos a respeito de mecanismos patogênicos das DII indica a existência de uma base multifatorial, resultante de uma combinação de componentes genéticos, ambientais, imunitários e microbianos. Não obstante a predisposição genética ter se consolidado como elemento essencial na patogênese das DII nas últimas duas décadas, não se justifica a expansão rápida e recente dessas doenças no mundo inteiro. Apesar de a maioria dos mecanismos patogênicos e dos alvos terapêuticos revelados até agora te base no sistema imunitário, este provavelmente representa fatores subsidiários nas DII. Mais recentemente, o desenvolvimento tecnológico tem permitido o avanço dos conhecimentos no campo da microbiota e de sua aparente participação na patogênese de várias doenças inflamatórias crônicas ou mediadas imunologicamente, incluindo as DII. Os dados atuais sugerem que anormalidades da microbiota intestinal, a disbiose, têm associação forte com as DII, seja em sua gênese, seja em recaídas ao longo do curso das doenças. Por um lado, ainda não é possível estabelecer com segurança se as alterações da microbiota nas DII seriam primárias ou secundárias. Por outro lado, as anormalidades da microbiota intestinal podem ser interpretadas também como um reflexo das modificações ambientais, cuja interação com o hospedeiro poderia ter repercussões sobre a homeostase e consequente comprometimento da saúde.

Predisposição genética e modificações epigenéticas

A grande variabilidade individual com relação às manifestações clínicas, ao curso da doença e à resposta terapêutica define as DII como condições complexas mediadas imunologicamente, para as quais o desenvolvimento da Medicina de Precisão poderia trazer grandes benefícios. Um dos parâmetros mais explorados na investigação de mecanismos básicos das DII tem sido a base genética. A heterogeneidade clínica entre os doentes de DII oferece uma base para a hipótese da existência de diferentes mecanismos subjacentes e, possivelmente, também de origem genética distinta. A predisposição genética tem sido há muito sugerida nas DII, e resultados de estudos com gêmeos indicam uma forte associação tanto na DC como na RCU.[1] Muitas semelhanças na apresentação clínica das doenças foram também identificadas entre parentes de 1º grau de pacientes com DII. Todavia, as associações mais consistentes têm sido com a DC.[2]

Avanços consistentes no campo da genética vêm sendo alcançados, e atualmente mais de 200 variantes de risco foram identificadas, sendo muitas delas relacionadas a vias do sistema imunitário e às interações hospedeiro-microbioma.[3] Por exemplo, alguns dos genes mais estudados estão relacionados com a sinalização via receptor da interleucina (IL)-23, da *Janus-activated kinase* (JAK); e de receptores envolvidos na resposta imunitária inata, na produção de mediadores inflamatórios, ativação de linfócitos, integridade da barreira epitelial; e de múltiplas proteínas envolvidas com autofagia.[4] Estudos genômicos em larga escala revelaram risco mais alto para DII em indivíduos com variantes comprometendo genes como os do receptor de *nucleotide binding oligomerization domain containing* 2 (NOD2), *autophagy-related protein* 16-*like* 1 (ATG16L1), *immunity-related GTPase family M* (IRGM), o receptor da IL-23, *protein tyrosine phosphatase non--receptor type* 2 (PTPN2), *X-box binding protein* 1 (XBP1) e *leucine-rich repeat kinase* 2 (LRRK2).[3,5]

Interessante notar que mutações em genes relacionados à autofagia resultam em anormalidades no combate a patógenos microbianos e impedem a eliminação adequada de vários agentes como *L. monocytogenes*, *E. coli*, *Mycobacterium tuberculosis* e estreptococs do grupo A.[6] Polimorfismos de nucleotídeo único (SNP) relacionados ao gene ATG16L1 também podem afetar a produção de peptídeos antimicrobianos pelas células de Paneth, além da produção de citocinas, e a resposta ao estresse do retículo endoplasmático.[7] Por sua vez, foi demonstrado que os genes ATG16L1 e NOD2 também podem interagir entre si e, em pacientes com DC com as duas variantes, observam-se morfologia e função anormal de células de Paneth.[8] Além de sua interação com proteínas relacionadas à autofagia, o receptor NOD2 é responsável pelo reconhecimento de componentes da parede de bactérias Gram-negativas e positivas, desencadeando uma série de reações que incluem a produção de peptídeos antimicrobianos, a ativação do fator nuclear NF-κB e a produção de citocinas pró-inflamatórias.[9]

Algumas outras variantes comuns nas DII também refletem a importância funcional desses genes em relação ao controle da microbiota e da resposta imunitária. Por exemplo, a sinalização por meio do receptor de IL-23 pode impactar tanto o sistema imunitário inato como o adaptativo, e polimorfismos do gene parecem conferir proteção contra o desenvolvimento de DII.[10] Variantes do IRGM podem interferir na função de células de Paneth, e mutações no PTPN2 podem resultar em defeitos na autofagia e na ativação via Th1 e Th17.[11] Por sua vez, pacientes com variantes do PTPN2 exibem níveis elevados de interferon-γ, IL-17 e IL-22 tanto no soro como na mucosa intestinal,[12] enquanto variantes do LRRK2 podem condicionar a ativação de células dendríticas e a produção de IL-2 e TNF-α.[13] Em animais deficientes de Muc-2 e em pacientes com RCU com defeitos na produção de muco intestinal, foi observada uma facilitação de invasões microbianas, que poderiam estar associadas ao desenvolvimento das DII.[14]

Embora os mecanismos exatos pelos quais os *loci* de risco individuais podem conduzir ao desenvolvimento de DII ainda não estejam esclarecidos, acredita-se que a maior contribuição da testagem genética se aplicaria à DII monogênica ou oligogênica, especialmente nos casos de início precoce na vida.[15] Entretanto, esses casos são incomuns, e o impacto de *loci* individuais geralmente é pequeno, reforçando a noção de que o desenvolvimento de doença depende da interação de múltiplos outros *loci*, bem como de fatores não genéticos.[16,17] Em conjunto, esses dados corroboram a base multifatorial das DII e apontam para a participação dos fatores externos que compõem o expossoma (Figura 4.1).

Um melhor entendimento da interação gene--expossoma passa pelo estudo da epigenética, que investiga mudanças fenotípicas não necessariamente envolvendo alterações na sequência do DNA. As modificações epigenéticas decorrem de estímulos exógenos ambientais e controlam a expressão gênica que influencia a função biológica, podendo ocorrer em qualquer fase da vida e, ainda, serem herdadas.[18] As modificações epigenéticas podem afetar qualquer célula, incluindo as do sistema imunitário, além de células epiteliais, mesenquimais, entre outras, podendo desencadear respostas anormais, eventualmente ocasionando processos inflamatórios crônicos.[19]

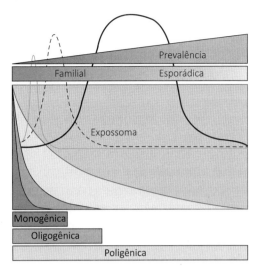

Figura 4.1 Base multifatorial das doenças inflamatórias intestinais.
A maioria dos casos de doença inflamatória intestinal resulta da interação expossoma-genes, com variações na forma e na faixa etária de início, progressivamente diminuindo o componente familial para dar lugar ao esporádico, predominantemente poligênico (as curvas de espessura fina/contínua, média/tracejada e grossa/preta indicam a prevalência relativa das formas mono, oligo e poligênica, respectivamente, decorrentes de bases genéticas e ambientes geosociais diferentes). Técnicas genéticas mais recentes têm identificado casos de mutações genéticas de elevada penetrância, formas monogênicas e oligogênicas, nas formas de início mais precoce da doença.
Fonte: Adaptada de Ellinghaus D, Bethune J, Petersen BS et al., 2015.

Dados relativamente recentes sugerem que modificações epigenéticas resultantes da interação entre o hospedeiro e o expossoma podem determinar a expressão fenotípica nas DII.[20] As alterações epigenéticas relacionadas ao microbioma intestinal incluiriam modificações no DNA ou em histonas, assim como a regulação de RNA não codificantes. Por exemplo, foi demonstrado que microrganismos podem se ligar à lisina em histonas e controlar a cromatina do hospedeiro por modificações em proteínas das histonas. Essas modificações pós-translacionais em histonas podem provocar alterações da atividade transcricional de genes.[21] entre os RNA não codificantes, os microRNA têm também sido apontados como relevantes na resposta imunitária a microrganismos, resultando na regulação da produção de mediadores inflamatórios. Por exemplo, o miR-10a foi associado à supressão da produção de IL-10 por linfócitos T CD4, promovendo inflamação mais acentuada em animais deficientes em Rag1, com predispostos à colite.[22] Por sua vez, miR-155 foi implicado na diferenciação de Th17 e na produção de citocinas relacionadas à via Th17.[23] Componentes dietéticos também podem promover modificações epigenéticas tanto direta como indiretamente, por intermédio da ação da microbiota intestinal, por conta do potencial modulatório sobre a expressão genética, a metilação do DNA e o remodelamento da cromatina. Por exemplo, o microbioma intestinal produz uma variedade de ácidos graxos de cadeia curta, como acetato, butirato e propionato, que são essenciais para a homeostase epitelial, mas também podem regular epigeneticamente a resposta imunitária.[24]

Resposta imunitária inadequada

Os componentes do sistema imunitário da mucosa intestinal, os mais numerosos de todo o sistema linfoide do organismo humano, têm primordialmente função de defesa contra microrganismos potencialmente invasores. Todavia, em condições normais, frente ao vasto microbioma intestinal, a resposta predominante é a de tolerância, mecanismo essencial à homeostase imunológica e à preservação da saúde. As DII, por sua vez, caracterizam-se por um comportamento inadequado do sistema imunitário, pois exibem uma resposta inflamatória excessiva e crônica, com suas consequências no curto e no longo prazo. Uma característica típica das DII é a acumulação de células inflamatórias na mucosa intestinal, composta principalmente por células mononucleares. Entre elas, os linfócitos T desempenham papel fundamental na orquestração de toda a reposta inflamatória. Esses linfócitos T são predominantemente células CD4-positivas, do tipo Th1 de resposta imunitária, expressando o fator de transcrição T-β e IFN-γ, mas também células Th17, expressando o fator de transcrição ROR γ-T e secretando IL-17,[25] além de linfócitos Th2 expressando GATA-3, que podem resultar em modificações dinâmicas de acordo com as fases da doença.[26] A partir de sua ativação, os linfócitos T passam a governar as funções de outras várias células imunitárias e não imunitárias, incluindo macrófagos, células dendríticas, células *natural killer* (NK), células epiteliais, células mesenquimais, entre outras.[27]

Na DC, os linfócitos da mucosa intestinal produzem excessos de interferon (IFN)-γ como IL-17, resultando na definição dessa forma de DII como uma condição que combina as respostas Th1 e Th17.[28] Embora mais pronunciada na DC, a expressão de IL-17 na mucosa intestinal e no sangue periférico também pode estar aumentada em pacientes com RCU. Para exercerem suas ações específicas, tanto de tolerância como de resposta a microrganismos, os numerosos macrófagos residentes no tecido passam a exibir expressão genética especializada. Por exemplo, foi demonstrado que macrófagos e células dendríticas de pacientes com DC produzem quantidades elevadas de citocinas pró-inflamatórias, incluindo TNF-α, IL-6, IL-23, além de contribuírem para a produção de IFN-γ.[29] As células da imunidade inata (ILC) representam um grupo de células imunitárias localizado primordialmente em áreas de mucosa, tendo importante participação em doenças imunomediadas como as DII. Sua densidade aumentada em áreas inflamadas da mucosa sugere a participação ativa no processo inflamatório. Por exemplo, uma densidade aumentada de células ILC-1 produtoras de IFN-γ foi identificada em pacientes com DC.[30] Por conta de sua localização próxima à luz intestinal, as ILC da mucosa parecem interferir na composição da microbiota, mas também teriam suas funções moldadas pelos microrganismos ali presentes.[31]

Outro componente importante na patogênese das DII refere-se à capacidade regulatória insuficiente das células T regulatórias CD4+CD25+FoxP3+ (Tregs), principais produtoras da citocina anti-inflamatória IL-10. Outras evidências sugerem haver uma produção insuficiente de citocinas pró-inflamatórias em resposta à *E. coli* e à ativação por receptores do tipo *toll* (TLR), além de baixas concentrações intracelulares de TNF-α em macrófagos de pacientes com DC.[32] Consideradas em conjunto, essas evidências sustentam a presença de uma resposta inflamatória aguda deficiente por conta dos macrófagos, que resultaria na depuração insuficiente de microrganismos e favorecendo a formação de granuloma, particularmente na DC.

As células imunitárias da mucosa intestinal constituem fonte abundante também de citocinas da imunidade inata, incluindo IL-1-β e IL-18, e de uma série de quimiocinas. As quimiocinas controlam a migração, a distribuição e o recrutamento de células imunitárias para o tecido, influenciando diretamente na composição do infiltrado inflamatório intestinal das DII. Basicamente todos os mediadores inflamatórios investigados têm sido encontrados em concentrações mais elevadas em áreas inflamadas da mucosa intestinal de pacientes com DII, incluindo RANTES, MIP-1-α, MIP-1-β, MCP-1, MCP-3, IP-10, ENA-78, CX3CL1, CCR9, entre outros.[33] Para o direcionamento das células inflamatórias aos locais comprometidos no trato gastrointestinal, além das quimiocinas e seus receptores, também se faz necessária a participação de outras moléculas-chave que coordenam a interação complexa entre os leucócitos circulantes e o endotélio vascular. A migração é orquestrada pela atuação de quimiocinas e de moléculas de adesão celular, que incluem selectinas e integrinas, com seus receptores endoteliais. Entre os pares de moléculas com participação mais específica no intestino, ressaltam-se a integrina α4β7, presente em células mononucleares, e a adressina de mucosa no endotélio vascular, o MAdCAM-1 em células endoteliais intestinais.[34] A expressão aumentada desses pares de moléculas exerce papel fundamental, com as quimiocinas, para o recrutamento e o acúmulo de células inflamatórias na mucosa intestinal.

Algumas outras vias de sinalização inflamatória também têm participação importante na patogênese das DII. Por exemplo, a via da IL-12/IL-23 interfere tanto na resposta do tipo Th1 como Th17, particularmente na DC.[35] A via de sinalização intracelular *Janus-activated kinase*/de transdução e ativação da transcrição (JAK/STAT) representa um ponto de convergência de múltiplas citocinas, fatores de crescimento e quinasetirosinas, capazes de regular a expressão de vários mediadores inflamatórios envolvidos na imunidade adaptativa e inata.[36] Por conta disso, essa via emerge como mais um importante alvo terapêutico nas DII. Níveis elevados da citocina imunossupressora TGF-β presentes no intestino de pacientes com DII não são suficientes para conter a inflamação local, possivelmente por conta de uma inibição em sua sinalização. Entretanto, com a evolução do processo durante o curso da doença ou em resposta ao tratamento anti-inflamatório, os mecanismos envolvidos na cicatrização e no remodelamento tecidual passam a prevalecer e a TGF-β se torna um dos principais fatores responsáveis pela fibrogênese nas DII.

As anormalidades na composição da microbiota intestinal nas DII, primária ou secundariamente, estariam associadas a um ambiente pró-inflamatório contendo células imunitárias ativadas. Nesse contexto, as células têm um aumento na expressão de receptores de reconhecimento de padrões (PRR) e produzem mais mediadores inflamatórios em resposta a patógenos.[37] Entretanto, os PRR reconhecem padrões associados a microrganismos comensais e/ou patógenos (MAMP), mas também moléculas sinalizadoras de dano tecidual (DAMP), comumente liberadas durante a inflamação. Exemplos de MAMP incluem o lipopolissacarídeo (LPS, ligante do

TLR4) e o *flagellin* (ligante do TLR5) de bactérias, e o β-glucano (ligante de dectina-1, um receptor de lectina tipo-C [CLR]) de fungos.[38] Ao passo que TLR e CLR estão presentes principalmente na superfície de células imunitárias e epiteliais, os receptores tipo NOD (NLR) e tipo RIG-I estão presentes no citoplasma das células.[39]

O inflamassoma tem crescido em importância no estudo da patogênese das DII em razão de sua posição estratégica participando da interação entre o sistema imunitário e o expossoma, especialmente a microbiota intestinal. Presente em células imunitárias e epiteliais, entre outras, o inflamassoma consiste de uma plataforma multimérica complexa ativada por receptores do tipo NOD, e que ativa a via da caspase-1, diretamente envolvida na produção de citocinas da imunidade inata como IL-1-β e IL-18. Várias famílias de PRR constituem importantes componentes do complexo do inflamassoma, incluindo os receptores do tipo NOD e os receptores AIM2 (*absent in melanoma 2* [AIM]-*like receptors*).[40] Nas DII, por exemplo, foi demonstrado que os inflamassomas NLRP3 e AIM2 têm atividade aumentada em pacientes com DC, e a susceptibilidade à doença foi associada com a presença de polimorfismo no NLRP3.[41] Além da ativação de receptores de padrões moleculares por MAMPs(de microrganismos), cabe destacar também a participação concomitante e sinérgica de DAMP para a ativação do inflamassoma.[42] Por intermédio desses mecanismos, as células da imunidade inata perceberiam MAMP e DAMP, induzindo uma resposta inflamatória e seriam capazes de moldar a imunidade adaptativa, de forma a promover a expansão do tecido linfoide e as respostas de linfócitos T (Th1, Th2, Th9, Th17 e Treg) e B.[43] Embora em condições normais o intestino constitua um microambiente controlado pelo equilíbrio das respostas de linfócitos T, estados prolongados de disbiose podem favorecer uma resposta pró-inflamatória inadequada persistente. Por exemplo, respostas Th1 e Th17 apropriadas são cruciais para a depuração do *Citrobacter rodentium* e de infecções pela *Salmonella enterica*. Entretanto, tanto *C. rodentium* como *S. enterica* foram implicadas na patogênese das DII na medida em que resistem a respostas inflamatórias ineficazes[44] (Figura 4.2).

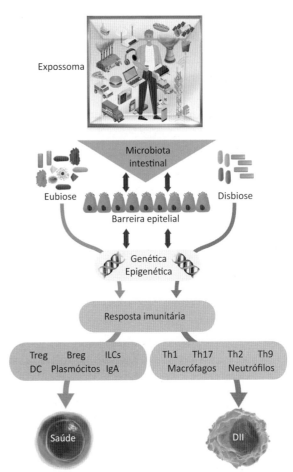

Figura 4.2 A disbiose intestinal e a resposta inflamatória nas DII.
O resultado das interações dinâmicas e multidirecionais entre o expossoma, os genes e a microbiota intestinal ocasionam modificações epigenéticas, potencialmente condicionando a suscetibilidade a doenças. A predominância de eubiose ou disbiose no intestino determina a resposta imunitária predominante.
Fonte: Desenvolvida pela autoria do capítulo.

Disbiose intestinal

Na última década, o interesse pelo estudo do microbioma tem crescido consideravelmente e novos conhecimentos vêm se acumulando, incluindo dados do microbioma intestinal e sua associação com as DII. De forma resumida, atualmente há um consenso sobre a diminuição da diversidade microbiana intestinal em pacientes com DII, juntamente com um padrão de redução relativa na abundância de microrganismos do filo Firmicutes e do gênero Bacteroides, em contraste com o aumento da classe de Gammaproteobacteria, pertencente ao filo Proteobacteria. Tem havido também relatos de aumento de bactérias aderentes-invasivas, como *E. coli* e shigela, com diminuição de bactérias com potencial anti-inflamatório, como o *Faecalibacterium prausnitzii* e a *Roseburia intestinalis*, em pacientes com DII.[45] Estudos revelando a modificação da composição da microbiota secundária ao uso de antibióticos e, em particular, a diminuição de *Faecalibacterium prausnitzii* estão de acordo com observações de diminuição da abundância observada também em pacientes com DII e reforçam a existência de associação do desenvolvimento dessas doenças com o uso prévio de antibióticos.[46]

Existem evidências que sustentam a participação ativa do microbioma no desenvolvimento das DII. Por exemplo, em modelos animais de DII, camundongos livres de germes são resistentes ao desenvolvimento de colite. Em outros modelos, demonstrou-se que a transferência de bactérias de pacientes com DII induzia colite em animais geneticamente suscetíveis, com aumento da frequência de células efetoras RORγt + Th17.[47] Pacientes com DII apresentam alterações na composição e na abundância relativa de microrganismos em seu microbioma intestinal quando comparados. Além disso, alguns dados sugerem a existência de associação de comunidades microbianas específicas com os diferentes fenótipos de doença.[48] O entendimento mais recente da fisiopatologia das DII defende o conceito de que a resposta imunitária anormal seja causada pela reação a antígenos luminais de uma microbiota disbiótica em indivíduos geneticamente suscetíveis.

Determinar os grupos de microrganismos relacionados ao desenvolvimento das DII tem sido o foco de extensos esforços em várias partes do mundo. Pacientes com DII tendem a apresentar diversas alterações na composição e na diversidade de suas populações microbianas. Por exemplo, o aumento da abundância relativa de Bacteroidetes e Proteobacteria, com diminuição concomitante de Firmicutes, tem sido apontado em estudos comparando a microbiota de pacientes com DII à microbiota de pacientes de controles saudáveis. Mais especificamente, a diminuição da diversidade microbiana seria acompanhada de um aumento de Proteobacteria, incluindo Enterobacteriaceae, Bilophila e alguns membros do filo Bacteroidetes.[49]

Um estudo analisando uma coorte pediátrica de DII revelou uma correlação significativa entre a composição da microbiota e a gravidade das doenças, e a resolução da disbiose associada à resposta à terapia anti-TNF.[50] Clooney et al. demonstraram que, entre as espécies encontradas na DC comparadas a controles, por um lado, havia uma presença aumentada de *Ruminococcus gnavus* e *Fusobacterium nucleatum*. Por outro lado, foi revelada uma diminuição na abundância relativa de *Ruminococcus albus*, *E. rectale* e *F. prausnitzii*, em pacientes com DC.[48] Além disso, a presença de alguns microrganismos específicos foi associada a determinados tipos de pacientes. Por exemplo, *Bacteroides vulgatus*, *Akkermansia muciniphila* e Escherichia/shigela estavam aumentados e pacientes com história prévia de ressecção cirúrgica.[51] Na maior coorte pediátrica de DC estudada até o momento, com mais de 400 pacientes e 200 controles, a análise do microbioma de casos novos demonstrou aumento na abundância de bactérias como Enterobacteriaceae, Pasteurellacaea e Fusobacteriaceae e diminuição de Erysipelotrichales, Bacteroidales e Clostridiales fortemente associado ao estado de doença. Observou-se também que o uso de antibióticos entre os pacientes causou amplificação da disbiose.[52]

Em uma das maiores análises longitudinais do microbioma intestinal de pacientes com DII já realizadas, Halfvarson et al. apresentaram importantes novos achados. Por exemplo, o estudo identificou potenciais indicadores microbianos de subtipos de DII, como os do gênero Lachnospira, Clostridium, Oscillospira, e muitos Ruminococcaceae. Além disso, o estudo mostrou que o padrão de microbioma dos pacientes com DII variava mais do que o dos indivíduos normais ao longo do tempo. Essas variações ficaram mais evidentes em pacientes com DC ileal, especialmente aqueles que haviam sido submetidos à ressecção cirúrgica.[53] Em um estudo contando com 132 pacientes com DII e controles, Lloyd-Price et al. investigaram o microbioma individual por 1 ano. As análises mostraram que as maiores variações ocorriam no balanço entre os filos Bacteroidetes e Firmicutes. As amostras de pacientes com DII, em particular com DC, tinham diversidade alfa mais baixa, alterações taxonômicas incluindo a redução de bactérias anaeróbicas estritas como *F. prausnitzii* e *Roseburia hominis* e um aumento relativo de anaeróbios facultativos como *Escherichia coli*. Além disso, na análise do metaboloma, os ácidos graxos de cadeia curta estavam reduzidos durante a disbiose, e o repertório de metabólitos também exibia menor diversidade, acompanhando as observações para a menor diversidade da microbiota.[54]

O papel de microrganismos potencialmente patogênicos também tem sido pesquisado nas DII. A *E. coli* aderente-invasiva (AIEC), por exemplo, tem maior prevalência na mucosa de pacientes com DII e está mais associada à forma ileal de DC ileal do que à colônica.[55] De maneira semelhante, a *Listeria monocytogenes*, que induz uma resposta imunitária tipo Th1, também tem abundância relativa aumentada em pacientes com DII.[56] Vírus e fungos também são constituintes importantes do microbioma intestinal e desempenham importante papel na homeostase. Por exemplo, uma abundância aumentada de bacteriófagos Caudovirales foi observada em pacientes com DC.[57] Outros estudos demonstraram um aumento de fagos infectando Clostridiales, Alteromonadales e *Clostridium acetobutylicum*, bem como vírus da família Retroviridae, em pacientes com DII.[58] Com relação aos fungos, Candida é o componente principal na microbiota intestinal humana, e seus constituintes de parede como o β-glucano, quitina e manoses podem ativar componentes do sistema imunitário inato, como os TLR 2 e 4 e a dectina-1, entre outros, induzindo uma resposta inflamatória. Além disso, alguns estudos indicam a existência de correlação entre comunidades fúngicas com bacterianas na microbiota intestinal. Por exemplo, foi demonstrado que a colonização de bactérias juntamente com fungos, aumenta a abundância relativa de *C. parapsilosis* e *Issatchenkia orientalis*, enquanto a ausência de cocolonização com bactérias ou a eliminação mediante antibioticoterapia favorecia o supercrescimento de *C. albicans*.[59]

Torna-se importante notar, por um lado, que a própria disbiose intestinal pode ser responsável pela diminuição de funções críticas para a manutenção da integridade da barreira epitelial e da homeostase local e sistêmica. Por outro lado, a mucosa inflamada também pode causar danos à barreira epitelial, permitindo a multiplicação e a passagem de microrganismos patogênicos.[60] Portanto, embora ainda não seja possível determinar uma causa, ou mecanismo primordial, fica claro que as alterações da resposta imunitária e a atividade pró-inflamatória estão fortemente associadas com a existência de um microambiente intestinal disbiótico.

Expossoma em transformação

Múltiplos fatores ambientais têm sido associados com o desenvolvimento das DII. Embora muitos dos fatores de risco até aqui reconhecidos tenham sido relacionados com ambas as formas de DII, alguns predispõem preferencialmente à DC, enquanto outros, à RCU (Quadro 4.1). O aumento rápido recente das doenças imunomediadas, incluindo as DII, tem sido atribuído a transformações sociais mais comumente ligadas com o desenvolvimento socioeconômico ou com a industrialização.[61] Essas mudanças, entretanto, são geralmente acompanhadas de aumento da urbanização, saneamento, melhoria na qualidade da água, e diminuição de doenças infecciosas, corroborando a hipótese da higiene.[62] Entretanto, as mudanças sociais vão muito além disso e incluem modificações nas moradias e na estrutura familiar, ambiente de trabalho, densidade

Quadro 4.1 Fatores de risco para o desenvolvimento de doenças inflamatórias intestinais.

Fatores/doença	Doença de Crohn	Retocolite ulcerativa
Promotores	<ul><li>Tabagismo</li><li>Apendicectomia</li><li>Uso de antibióticos</li><li>Contraceptivos orais</li><li>Consumo de açúcar</li><li>AINE</li><li>Colonização por Campylobacter e citomegalovírus</li><li>Vida urbana</li><li>Diminuição da biodiversidade</li></ul>	<ul><li>Contraceptivos orais</li><li>Consumo de açúcar</li><li>Consumo de carne e processados</li><li>AINE</li><li>Colonização por Campylobacter e citomegalovírus</li><li>Vida urbana</li><li>Diminuição da biodiversidade</li></ul>
Protetores	<ul><li>Atividade física</li><li>Aleitamento materno</li><li>Consumo de fibras e frutas</li><li>Contato com a natureza, animais domésticos na infância, número de irmãos > 2</li><li>Infecção pelo *H. pylori*</li></ul>	<ul><li>Apendicectomia</li><li>Tabagismo</li><li>Aleitamento materno</li><li>Consumo de vegetais</li><li>Contato com a natureza, animais domésticos na infância, número de irmãos > 2</li><li>Infecção pelo *H. pylori*</li></ul>

AINEs: anti-inflamatórios não esteroidais.
Fonte: Desenvolvido pela autoria do capítulo.

populacional, poluição, uso de medicamentos, exposição a produtos químicos e mudanças dietéticas, entre outros. A atividade econômica e o crescimento das cidades, por exemplo, atraem mão de obra, frequentemente colocando em contato grupos de origens geográficas e étnico-culturais diferentes e trazendo mudanças radicais no estilo de vida das pessoas. Efeito mais evidente tem sido relacionado aos estudos de imigração que demonstraram que indivíduos que migraram de locais de baixa prevalência para de alta prevalência de DII tornaram-se mais suscetíveis ao desenvolvimento de DII, afetando predominantemente a primeira e a segunda gerações desse imigrantes.[63] Além disso, foi observado também que a coabitação pode afetar a resposta imunitária, fato que pode estar ligado com a transmissão horizontal de componentes do microbioma.[64]

Atualmente, considera-se que o microbioma intestinal reflita a combinação complexa de elementos endógenos e exógenos, especialmente controlados pelo estilo de vida e fatores ambientais. Alguns estudos demonstraram importantes variações geográficas da microbiota intestinal, e a microbiota das populações ocidentais invariavelmente tem sido caracterizada por sua menor diversidade.[65,66] Como o intestino representa a maior superfície de contato com o meio externo, acredita-se que as DII poderiam ser induzidas por uma combinação de um ambiente externo mais limpo (hipótese da higiene), com um bioma empobrecido influenciando o meio interno a se tornar também menos diverso e, possivelmente, ocasionando uma resposta imunitária deficiente e inapropriada. A hipótese da perda da biodiversidade tem sido associada a doenças alérgicas e inflamatórias, incluindo a asma,[67] e emerge como um fator ambiental relevante para as DII, na medida em que a diminuição do contato das pessoas com o ambiente natural diminui e impacta negativamente a microbiota intestinal e suas propriedades imunorregulatórias.[68] Recentemente, a perda da biodiversidade foi sugerida como um fator que pode ajudar a explicar a heterogeneidade da distribuição das DII em países em desenvolvimento, mostrando dissimilaridades regionais pronunciadas e pontos críticos de doença associados a fatores geossociais e de ecossistemas.[69]

O uso de antibióticos tem sido apontado como fator de risco para o desenvolvimento de DII, especialmente a DC. Evidências de diferentes estudos sugerem maior risco para DII, nos indivíduos que tiveram exposição a antibióticos durante a infância, e que a associação se torna mais forte quanto mais cedo na vida e quanto maior a exposição.[70] Embora as evidências atuais não permitam estabelecer uma relação causal, aparentemente a exposição precoce a antibióticos afetaria o desenvolvimento da tolerância à microbiota intestinal, favorecendo, por consequência, uma reatividade imunitária inapropriada que constitui a inflamação crônica intestinal. Além disso, dados recentes relacionados ao uso de antibióticos indicam a existência de compartilhamento de cepas resistentes a antimicrobianos entre humanos e animais domésticos.[71] Em conjunto, esses dados sugerem que o risco de desenvolvimento de DII associado à disbiose intestinal possa ocorrer tanto no âmbito individual como no comunitário. O nível comunitário, por sua vez, abrangeria não somente outros humanos, mas também reservatórios não humanos, reforçando a existência de interações dinâmicas entre o ambiente e o hospedeiro no que tange à troca e ao compartilhamento de microrganismos.

Vários estudos têm se dedicado à investigação do papel da dieta, provavelmente o mais comum dos fatores ambientais, na gênese das DII. A ligação de fatores dietéticos com as DII tem se fortalecido, especialmente depois que se comprovou sua capacidade modulatória sobre a microbiota intestinal. Por exemplo, alguns dados mostram que dieta rica em calorias consistindo de alimentos predominantemente à base de gordura e carboidratos promove a expansão relativamente rápida dos gêneros Bacteroides e Prevotella e do filo Bacteroidetes em adultos.[72] Em outro estudo, a alimentação restrita a produtos de origem animal diminuiu microrganismos capazes de metabolizar polissacarídeos de origem vegetal, confirmando que a microbiota pode se adaptar a alterações dietéticas. Além disso, verificou-se também que as alterações na composição da microbiota eram acompanhadas por modificações na produção molecular do microbioma. Ácidos graxos de cadeia curta, produtos da digestão bacteriana de fibras, com funções homeostáticas importantes na mucosa e propriedades anti-inflamatórias, aumentam como resultado de alimentação baseada e vegetais. Isso explica, em parte, o maior risco de DII com as dietas chamadas de padrão ocidental (de base animal, com pouca fibra e hipercalórica).[73] De fato, ao contrário das dietas com base em frutas e verduras, a alimentação rica em gorduras e em carboidratos, além da presença de carne vermelha, tipicamente presentes no padrão ocidental de dieta, traz maior risco para DII.[74]

Os ácidos graxos poli-insaturados podem exercer efeitos diretamente sobre as células do sistema imunitário, mas também afetar a composição da microbiota intestinal, portanto impactando as interações microbioma-hospedeiro em diferentes níveis. O consumo de alimentos processados, com baixo teor de ômega-3, micronutrientes e vitaminas, também comuns na dieta ocidental, tem sido associado a doenças inflamatórias crônicas.[75] Modificações progressivas nos hábitos alimentares na direção de uma dieta do tipo ocidental parecem refletir um processo global de transição de modelos socioeconômicos e estilos de vida que, por sua vez, poderiam explicar o aumento e a distribuição de doenças imunomediadas e das DII, envolvendo as modificações da microbiota intestinal.

Considerações finais e perspectivas

Nas últimas décadas, os principais avanços na terapia das DII resultaram da descoberta de mecanismos moleculares relacionados ao sistema imunitário, braço efetor da resposta inflamatória intestinal. Todavia, sabe-se hoje que a patogênese das DII constitui um universo complexo, composto por vias inflamatórias extremamente redundantes. Essa complexidade poderia explicar o efeito parcial e quase sempre temporário das intervenções terapêuticas nas DII, em que o processo inflamatório crônico resulta da interação entre ambiente, predisposição genética, disbiose intestinal e um número crescente de modificações epigenéticas, transcriptômicas e metabolômicas. Para abarcar tamanha complexidade, crescem em importância as novas metodologias capazes de armazenar e interpretar dados em larga escala. Portanto, a biologia de sistemas emerge como uma nova abordagem, na qual pretende-se mapear com maior precisão as vias inflamatórias e a interação dos múltiplos fatores e seus pontos nodais que compõem a rede sobre a qual as DII se estabelecem.[76] Assim, esperam-se obter informações relevantes, com maior especificidade, possivelmente individualizadas, que contribuam para o desenvolvimento de tratamentos mais eficazes e com a possibilidade também de aplicação na prevenção e, eventualmente, na cura das DII.

Referências bibliográficas

1. Gordon H, Moller FT, Andersen V et al. Heritability in inflammatory bowel disease: from the first twin study to genome-wide association studies. Inflamm Bowel Dis. 2015;21(6):1428-34.
2. Cho JH, Brant SR. Recent insights into the genetics of inflammatory bowel disease. Gastroenterology. 2011;140(6):1704-12.
3. Ramos GP, Papadakis KA. Mechanisms of disease: inflammatory bowel diseases. Mayo Clin Proc. 2019;94(1):155-65.
4. De Lange KM, Barrett JC. Understanding inflammatory bowel disease via immunogenetics. J Autoimmun. 2015;64:91-100.
5. Huang X, Oshima T, Tomita T et al. Butyrate alleviates cytokine-induced barrier dysfunction by modifying claudin-2 levels. Biology (Basel). 2021;10(3).
6. Elliott TR, Hudspith BN, Rayment NB et al. Defective macrophage handling of Escherichia coli in Crohn's disease. J Gastroenterol Hepatol. 2015;30(8):1265-74.
7. Scharl M, Rogler G. Inflammatory bowel disease: dysfunction of autophagy? Dig Dis. 2012;30(Suppl 3):12-9.
8. Rocha JD, Schlossmacher MG, Philpott DJ. LRRK2 and Nod2 promote lysozyme sorting in Paneth cells. Nat Immunol. 2015;16(9):898-900.
9. Negroni A, Pierdomenico M, Cucchiara S et al. NOD2 and inflammation: current insights. J Inflamm Res. 2018;11:49-60.
10. Elson CO, Cong Y, Weaver CT et al. Monoclonal anti-interleukin 23 reverses active colitis in a T cell-mediated model in mice. Gastroenterology. 2007;132(7):2359-70.
11. Spalinger MR, Manzini R, Hering L et al. PTPN2 regulates inflammasome activation and controls onset of intestinal inflammation and colon cancer. Cell Rep. 2018;22(7):1835-48.
12. Spalinger MR, Kasper S, Chassard C et al. PTPN2 controls differentiation of CD4(+) T cells and limits intestinal inflammation and intestinal dysbiosis. Mucosal Immunol. 2015; 8(4):918-29.
13. Takagawa T, Kitani A, Fuss I et al. An increase in LRRK2 suppresses autophagy and enhances dectin-1-induced immunity in a mouse model of colitis. Sci Transl Med. 2018;10(444).
14. Johansson ME, Gustafsson JK, Holmen-Larsson J et al. Bacteria penetrate the normally impenetrable inner colon mucus layer in both murine colitis models and patients with ulcerative colitis. Gut. 2014;63(2):281-91.
15. Uhlig HH, Schwerd T, Koletzko S et al. The diagnostic approach to monogenic very early onset inflammatory bowel disease. Gastroenterology. 2014;147(5):990-1007e3.
16. McGovern DP, Kugathasan S, Cho JH. Genetics of inflammatory bowel diseases. Gastroenterology. 2015;149(5):1163-76e2.
17. Ellinghaus D, Bethune J, Petersen BS et al. The genetics of Crohn's disease and ulcerative colitis: status quo and beyond. Scand J Gastroenterol. 2015;50(1):13-23.
18. Kellermayer R. Challenges for epigenetic research in inflammatory bowel diseases. Epigenomics. 2017;9(4):527-38.
19. Portela A, Esteller M. Epigenetic modifications and human disease. Nat Biotechnol. 2010;28(10):1057-68.
20. Dabritz J, Menheniott TR. Linking immunity, epigenetics and cancer in inflammatory bowel disease. Inflamm Bowel Dis. 2014;20(9):1638-54.
21. Ray G, Longworth MS. Epigenetics, DNA organization and inflammatory bowel disease. Inflamm Bowel Dis. 2019;25(2):235-47.

22. Yang W, Chen L, Xu L et al. MicroRNA-10a negatively regulates CD4(+) T cell IL-10 production through suppression of Blimp1. J Immunol. 2021;207(3):985-95.
23. Chapman CG, Pekow J. The emerging role of miRNAs in inflammatory bowel disease: a review. Therap Adv Gastroenterol. 2015;8(1):4-22.
24. Aleksandrova K, Romero-Mosquera B, Hernandez V. Diet, gut microbiome and epigenetics: emerging links with inflammatory bowel diseases and prospects for management and prevention. Nutrients. 2017;9(9).
25. Liu H, Dasgupta S, Fu Y et al. Subsets of mononuclear phagocytes are enriched in the inflamed colons of patients with IBD. BMC Immunol. 2019;20(1):42.
26. Giuffrida P, Caprioli F, Facciotti F et al. The role of interleukin-13 in chronic inflammatory intestinal disorders. Autoimmun Rev. 2019;18(5):549-55.
27. Tindemans I, Joosse ME, Samsom JN. Dissecting the heterogeneity in T-cell mediated inflammation in IBD. Cells. 2020;9(1).
28. Annunziato F, Cosmi L, Santarlasci V et al. Phenotypic and functional features of human Th17 cells. J Exp Med. 2007;204(8):1849-61.
29. Kamada N, Hisamatsu T, Okamoto S et al. Unique CD14 intestinal macrophages contribute to the pathogenesis of Crohn disease via IL-23/IFN-gamma axis. J Clin Invest. 2008;118(6):2269-80.
30. Bernink JH, Peters CP, Munneke M et al. Human type 1 innate lymphoid cells accumulate in inflamed mucosal tissues. Nat Immunol. 2013;14(3):221-9.
31. Ebihara T. Dichotomous regulation of acquired immunity by innate lymphoid cells. Cells. 2020;9(5).
32. Smith AM, Rahman FZ, Hayee B et al. Disordered macrophage cytokine secretion underlies impaired acute inflammation and bacterial clearance in Crohn's disease. J Exp Med. 2009;206(9):1883-97.
33. Nishimura M, Kuboi Y, Muramoto K et al. Chemokines as novel therapeutic targets for inflammatory bowel disease. Ann N Y Acad Sci. 2009;1173:350-6.
34. Panes J, Salas A. Past, present and future of therapeutic interventions targeting leukocyte trafficking in inflammatory bowel disease. J Crohns Colitis. 2018;12(Suppl 2):S633-40.
35. Souza HS, Fiocchi C. Immunopathogenesis of IBD: current state of the art. Nat Rev Gastroenterol Hepatol. 2016;13(1):13-27.
36. Coskun M, Salem M, Pedersen J et al. Involvement of JAK/STAT signaling in the pathogenesis of inflammatory bowel disease. Pharmacol Res. 2013;76:1-8.
37. Sanders DJ, Inniss S, Sebepos-Rogers G et al. The role of the microbiome in gastrointestinal inflammation. Biosci Rep. 2021;41(6).
38. Kawai T, Akira S. Toll-like receptors and their crosstalk with other innate receptors in infection and immunity. Immunity. 2011;34(5):637-50.
39. Li TH, Liu L, Hou YY et al. C-type lectin receptor-mediated immune recognition and response of the microbiota in the gut. Gastroenterol Rep (Oxf). 2019;7(5):312-21.
40. Takeuchi O, Akira S. Pattern recognition receptors and inflammation. Cell. 2010;140(6):805-20.
41. Liu L, Dong Y, Ye M et al. The pathogenic role of NLRP3 inflammasome activation in inflammatory bowel diseases of both mice and humans. J Crohns Colitis. 2017;11(6):737-50.
42. Martinon F, Mayor A, Tschopp J. The inflammasomes: guardians of the body. Annu Rev Immunol. 2009;27:229-65.
43. Geremia A, Arancibia-Carcamo CV. Innate lymphoid cells in intestinal inflammation. Front Immunol. 2017;8:1296.
44. Waldschmitt N, Kitamoto S, Secher T et al. The regenerating family member 3 beta instigates IL-17A-mediated neutrophil recruitment downstream of NOD1/2 signalling for controlling colonization resistance independently of microbiota community structure. Gut. 2019;68(7):1190-9.
45. Imhann F, Vila AV, Bonder MJ et al. Interplay of host genetics and gut microbiota underlying the onset and clinical presentation of inflammatory bowel disease. Gut. 2018;67(1):108-19.
46. Hedin C, Rogers GB, Cuthbertson L et al. Siblings of patients with Crohn's disease exhibit a biologically relevant dysbiosis in mucosal microbial metacommunities. Gut. 2016;65(6):944-53.
47. Britton GJ, Contijoch EJ, Mogno I et al. Microbiotas from humans with inflammatory bowel disease alter the balance of gut Th17 and RORgammat(+) regulatory T cells and exacerbate colitis in mice. Immunity. 2019;50(1):212-24e4.
48. Clooney AG, Eckenberger J, Laserna-Mendieta E et al. Ranking microbiome variance in inflammatory bowel disease: a large longitudinal intercontinental study. Gut. 2021;70(3):499-510.
49. Oyri SF, Muzes G, Sipos F. Dysbiotic gut microbiome: a key element of Crohn's disease. Comp Immunol Microbiol Infect Dis. 2015;43:36-49.
50. Kolho KL, Korpela K, Jaakkola T et al. Fecal microbiota in pediatric inflammatory bowel disease and its relation to inflammation. Am J Gastroenterol. 2015;110(6):921-30.
51. Neut C, Bulois P, Desreumaux P et al. Changes in the bacterial flora of the neoterminal ileum after ileocolonic resection for Crohn's disease. Am J Gastroenterol. 2002;97(4):939-46.
52. Gevers D, Kugathasan S, Denson LA et al. The treatment-naive microbiome in new-onset Crohn's disease. Cell Host Microbe. 2014;15(3):382-92.
53. Halfvarson J, Brislawn CJ, Lamendella R et al. Dynamics of the human gut microbiome in inflammatory bowel disease. Nat Microbiol. 2017;2:17004.
54. Lloyd-Price J, Arze C, Ananthakrishnan AN et al. Multi-omics of the gut microbial ecosystem in inflammatory bowel diseases. Nature. 2019;569(7758):655-62.
55. Palmela C, Chevarin C, Xu Z et al. Adherent-invasive Escherichia coli in inflammatory bowel disease. Gut. 2018;67(3):574-87.
56. Miranda-Bautista J, Padilla-Suarez C, Bouza E et al. Listeria monocytogenes infection in inflammatory bowel disease patients: case series and review of the literature. Eur J Gastroenterol Hepatol. 2014;26(11):1247-52.
57. Norman JM, Handley SA, Baldridge MT et al. Disease-specific alterations in the enteric virome in inflammatory bowel disease. Cell. 2015;160(3):447-60.
58. Santiago-Rodriguez TM, Hollister EB. Human virome and disease: high-throughput sequencing for virus discovery, identification of phage-bacteria dysbiosis and development of therapeutic approaches with emphasis on the human gut. Viruses. 2019;11(7).
59. Bernardes ET, Pettersen VK, Gutierrez MW et al. Intestinal fungi are causally implicated in microbiome assembly and immune development in mice. Nat Commun. 2020;11(1):2577.
60. Ni J, Wu GD, Albenberg L et al. Gut microbiota and IBD: causation or correlation? Nat Rev Gastroenterol Hepatol. 2017;14(10):573-84.
61. Kaplan GG. The global burden of IBD: from 2015 to 2025. Nat Rev Gastroenterol Hepatol. 2015;12(12):720-7.

62. Rogler G, Vavricka S. Exposome in IBD: recent insights in environmental factors that influence the onset and course of IBD. Inflamm Bowel Dis. 2015;21(2):400-8.
63. Ko Y, Kariyawasam V, Karnib M et al. Inflammatory bowel disease environmental risk factors: a population-based case-control study of Middle Eastern migration to Australia. Clin Gastroenterol Hepatol. 2015;13(8):1453-63e1.
64. Carr EJ, Dooley J, Garcia-Perez JE et al. The cellular composition of the human immune system is shaped by age and cohabitation. Nat Immunol. 2016;17(4):461-8.
65. De Filippo C, Cavalieri D, Di Paola M et al. Impact of diet in shaping gut microbiota revealed by a comparative study in children from Europe and rural Africa. Proc Natl Acad Sci USA. 2010;107(33):14691-6.
66. Yatsunenko T, Rey FE, Manary MJ et al. Human gut microbiome viewed across age and geography. Nature. 2012;486(7402):222-7.
67. Genuneit J, Standl M. Epidemiology of allergy: natural course and risk factors of allergic diseases. Handb Exp Pharmacol. 2022;268:21-7.
68. Gascon M, Vrijheid M, Nieuwenhuijsen MJ. The built environment and child health: an overview of current evidence. Curr Environ Health Rep. 2016;3(3):250-7.
69. Moreira AL, Lobato LFC, Moreira JPL et al. Geosocial features and loss of biodiversity underlie variable rates of inflammatory bowel disease in a large developing country: a population-based study. Inflamm Bowel Dis. 2022.
70. Hviid A, Svanstrom H, Frisch M. Antibiotic use and inflammatory bowel diseases in childhood. Gut. 2011;60(1):49-54.
71. Ngoc BVT, Bich Ho, Galazzo G et al. Cross-sectional analysis of the microbiota of human gut and its direct environment in a household cohort with high background of antibiotic use. Microorganisms. 2021;9(10).
72. Wu GD, Chen J, Hoffmann C et al. Linking long-term dietary patterns with gut microbial enterotypes. Science. 2011;334(6052):105-8.
73. David LA, Maurice CF, Carmody RN et al. Diet rapidly and reproducibly alters the human gut microbiome. Nature. 2014;505(7484):559-63.
74. Ananthakrishnan AN. Epidemiology and risk factors for IBD. Nat Rev Gastroenterol Hepatol. 2015;12(4):205-17.
75. Virtanen SM. Dietary factors in the development of type 1 diabetes. Pediatr Diabetes. 2016;17(Suppl 22):49-55.
76. Souza HSP, Fiocchi C, Iliopoulos D. The IBD interactome: an integrated view of aetiology, pathogenesis and therapy. Nat Rev Gastroenterol Hepatol. 2017;14(12):739-49.

Seção 3

Aspectos Clínicos e Diagnóstico

5 Quadro Clínico e Classificações

Marcia Henriques de Magalhães Costa
Helio Rzetelna

Introdução

Conforme visto nos capítulos anteriores, as doenças inflamatórias intestinais (DII), representadas principalmente pela retocolite ulcerativa (RCU) e doença de Crohn (DC), são doenças inflamatórias crônicas imunomediadas, sistêmicas, com foco no trato gastrointestinal, de etiologia ainda pouco conhecida e multifatorial. Sua complexidade não está apenas na etiopatogenia, mas também na dificuldade de diagnóstico, que, para ser estabelecido, necessita da associação de dados clínicos, laboratoriais, endoscópicos, anatomopatológicos e radiológicos.[1] O correto diagnóstico das DII é fundamental não apenas pela gama de diagnósticos diferenciais possíveis, especialmente com doenças infecciosas, mas também pela importância do diagnóstico precoce na evolução da doença. O estabelecimento do diagnóstico ainda na fase predominantemente inflamatória da doença e antes da ocorrência de dano estrutural (período conhecido como "janela de oportunidade") aumenta a eficácia do tratamento farmacológico e permite uma mudança na história natural da doença, reduzindo suas complicações e melhorando a qualidade de vida dos pacientes.[2]

Alguns dados podem auxiliar no diagnóstico da DII. O envolvimento de pacientes predominantemente jovens, em fase produtiva, com pico entre as terceira e quarta décadas de vida é comum tanto na RCU como na DC. Aproximadamente 60% dos pacientes com DII têm idade entre 15 e 40 anos.[3]

A presença de uma história familiar de DII ou de outras doenças imunomediadas, descritas como fator de risco para o desenvolvimento da DII, pode aumentar a suspeita para a doença. Outro fator de risco, agora especificamente para DC é a apendicectomia prévia, considerada, contudo, fator protetor para RCU, assim como ocorre com o tabagismo.[4]

Os sintomas mais frequentemente associados ao diagnóstico das DII e presentes em 80% dos casos são: dor abdominal; diarreia; e emagrecimento.[5,6]

Apesar de ter como principal foco o trato gastrointestinal, a DII é uma doença sistêmica e, desta forma, pode acometer outros órgãos, são as denominadas "manifestações extraintestinais" (MEI). As principais MEI envolvem as articulações (artrites e artralgias periféricas e axiais), a pele (pioderma gangrenoso, eritema nodoso, entre outras), olhos (uveítes, episclerite e esclerites) e fígado (como colangite esclerosante primária – CEP).[2] As MEI podem surgir anos antes, concomitantemente ou após o surgimento dos sintomas gastrointestinais e podem estar ou não relacionadas à atividade inflamatória intestinal, aumentando a morbidade e a mortalidade da doença.[7]

Em até 10% dos pacientes com DII colônica, não é possível fazer a diferenciação entre RCU e DC, a chamada colite não classificada. Há ainda uma possibilidade de mudança de diagnóstico de RCU para DC e vice-versa que varia de 3% a 9%. A distinção entre as duas doenças hoje é importante não apenas no manejo clínico da doença, mas principalmente no tangente à abordagem cirúrgica e ao prognóstico, visto que, em 50% dos casos de bolsa ileoanal, na DC, há a necessidade de revisão ou de derivação; enquanto na RCU, a evolução pós-operatória da bolsa é geralmente boa.[8] Em estudo publicado por Melmed et al., os dois preditores independentes para mudança no diagnóstico de RCU para DC foram a ausência de sangramento retal e a perda ponderal.[9]

Aproximadamente 40% dos pacientes com DII, especialmente com DC, já apresentam dano estrutural no primeiro ano do diagnóstico. A presença de dano estrutural está associada com menor resposta ao tratamento clínico e com pior prognóstico, com maiores taxas de hospitalização e de cirurgias.[10] Desta forma, é de suma importância alertar sobre os sintomas e a suspeita do diagnóstico de DII, permitindo que este seja realizado em fases iniciais da doença, otimizando a resposta à terapêutica clínica e mudando a história natural da doença. Assim, neste capítulo, abordaremos o quadro clínico da DII, utilizando suas classificações para facilitar o raciocínio e alertando para quando se deve suspeitar do diagnóstico da doença para encaminhamento ao especialista. Didaticamente vamos abordar separadamente a DC e a RCU.

Doença de Crohn

A doença de Crohn (DC), classicamente, pode acometer qualquer segmento do trato gastrointestinal desde a boca até o ânus, de forma salteada ou descontínua e transmural.[10] É exatamente essa característica transmural do processo inflamatório que se relaciona com as principais complicações da doença: formação de fístulas; abscessos; e estenoses. O grau de atividade da doença e, principalmente, os diferentes segmentos e órgãos envolvidos justificam o grande espectro de sinais e sintomas possíveis. A DC pode ser silenciosa e cursar por anos de forma assintomática ou oligossintomática, mas, quando presentes, os sintomas mais clássicos são diarreia e dor abdominal.[2,7] Outros sintomas frequentes incluem fadiga (acomete até 80% dos pacientes em atividade de doença), perda ponderal, febre, anemia e achados perianais como fístulas, úlceras e fissuras. Manifestações gastrointestinais como úlceras, aftas orais e colelitíase também podem estar presentes.[11] A dor abdominal, muitas vezes, é o único sintoma da DC, é geralmente do tipo de cólica e pode persistir por anos, o que pode motivar diversas visitas ao serviço de emergência. Para facilitar a compreensão e o raciocínio clínico em relação aos possíveis sintomas associados à DC, podemos utilizar a classificação de Montreal, que divide a doença de acordo com a idade ao diagnóstico (A = *age*), localização da doença (L = *location*) e comportamento da doença (B = *behavior*), conforme mostrado nas Tabela 5.1[12] e Figura 5.1.[13] Essa classificação fenotípica auxilia como um retrato do paciente com DC. A localização tende a se manter estável ao longo da vida, mas o comportamento da doença pode ser alterado, uma vez que ciclos inflamatórios repetidos podem resultar em dano estrutural com estenoses e fístulas.[14]

Aproximadamente dois terços dos pacientes com DC têm envolvimento colônico, sendo metade deles com envolvimento exclusivo do cólon, o que explica a diarreia como um dos principais sintomas da doença. Nesses casos, ela tem características inflamatórias (com pus e/ou sangue) e é predominantemente líquida. A prevalência de envolvimento gastrointestinal alto é bastante variável na literatura, chegando a até 10% dos casos.[15] Nesses quadros, tanto o esôfago, como o estômago, duodeno e jejuno podem ser acometidos e sintomas como disfagia, epigastralgia, náuseas, vômitos e plenitude gástrica passam a ser observados.[2]

Apesar de a diarreia ser um sintoma cardinal no diagnóstico da DC, sua ausência ou, até mesmo, a presença de sintomas obstrutivos não exclui o diagnóstico da doença. Até um terço dos pacientes tem evidências de estenoses ou fístulas no momento do diagnóstico da DC e até metade do total evoluirá com alguma dessas complicações em 20 anos.[16] No fenótipo estenosante da doença, sintomas como redução na frequência das evacuações associada à dor e à distensão abdominal, náuseas e vômitos podem estar presentes. Nesses casos, a suspeita é ainda maior quando o quadro é aliviado por episódio diarreico sugestivo de diarreia por transbordamento ou paradoxal.[2] Já o fenótipo penetrante pode se manifestar com a formação de fístulas ou abscessos. Na presença de abscessos, é habitual que o paciente apresente sintomas sistêmicos como febre com calafrios além da dor abdominal.[2]

As queixas relacionadas às fístulas dependem de sua localização: quando enteroentéricas ou enterocólicas, a

Tabela 5.1 Classificação de Montreal para Doença de Crohn e RCU.

Doença de Crohn (DC)			
Idade de diagnóstico (A)			
A1		≤ 16 anos	
A2		17 a 40 anos	
A3		> 40 anos	
Localização (L)		Modificador do trato GI superior (L4)	
L1	Íleo terminal	L1 + L4	Íleo terminal + trato GI superior
L2	Cólon	L2 + L4	Cólon + trato GI superior
L3	Íleo-cólon	L3 + L4	Íleo-cólon + trato GI superior
L4	Trato GI superior	–	–
Comportamento (B)		Modificador da doença perianal (p)	
B1*	Não estenosante/não penetrante	B1p	Não estenosante/não penetrante + perianal
B2	Estenosante	B2p	Estenosante + perianal
B3	Penetrante	B3p	Penetrante + perianal
Retocolite ulcerativa (RCU)			
Extensão			
E1		Proctite ulcerativa	
E2		Colite esquerda	
E3		Colite extensa/pancolite	
Gravidade			
S0		Remissão clínica = paciente assintomático	
S1		Atividade leve = ≤ 4 evacuações/dia, com ou sem sangue, sem sintomas sistêmicos e marcadores inflamatórios normais (VHS)	
S2		Atividade moderada = > 4 evacuações/dia, com sinais mínimos de toxicidade sistêmica	
S3		Atividade acentuada = ≥ 6 evacuações/dia, pulso radial ≥ 90 bpm, TAX ≥ 37,5 °C, Hb ≤ 10,5 g/100 mL e VHS ≥ 30 mm/h	

*A categoria B1 deve ser considerada "provisória" até que um tempo preestabelecido tenha decorrido a partir do momento do diagnóstico. Esse período pode variar de acordo com o estudo (p. ex., de 5 a 10 anos é sugerido), mas deve ser estabelecido para que o comportamento de B1 seja considerado "definitivo". GI: gastrointestinal; VHS: velocidade de hemossedimentação; Hb: hemoglobina; TAX.
Fonte: Satsangi J, Silverberg MS, Vermeire S et al., 2006.

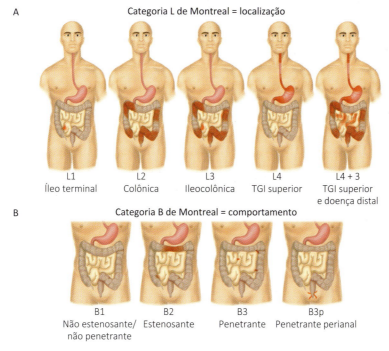

Figura 5.1 Fenótipos da doença de Crohn segundo a classificação de Montreal.
Fonte: Adaptada de Baumgart DC, Sandborn WJ, 2012.

diarreia é o principal sintoma; enquanto nas enterovesicais ou enteroureterais, a infecção urinária, a pneumatúria e a fecalúria são os achados mais comuns. A eliminação de gases ou de secreções pela vagina pode ser observada nos casos de fístulas enterovaginais; já nas fístulas enterocutâneas, a drenagem de conteúdo gástrico ou, mais comumente, fecal é o achado habitual.[14]

Proctalgia ou mesmo tenesmo podem também estar presentes no paciente com DC e envolvimento retal. Não apenas nesses casos, mas em toda suspeita de DC, o exame perianal é essencial e deve ser investigada a presença de úlceras, de fissuras, de abscessos ou de fístulas perianais. A incidência cumulativa de fístulas perianais e retovaginais chega a 24% após 30 a 40 anos do diagnóstico da DC. O sexo feminino e a presença de manifestações extraintestinais (MEI) estão associados a maior risco de lesões perianais que não fístulas, enquanto pacientes com idade mais avançada ao diagnóstico apresentam risco discretamente menor de apresentar essas lesões.[17]

Com relação ao tempo de sintomas e de doença, conforme mencionado anteriormente, a DC pode evoluir de forma subclínica durante anos. Os sintomas, tanto na fase inicial como na mais tardia, tendem a ser semelhantes; contudo, no caso de evolução da doença para forma estenosante, há tendência de a diarreia desaparecer e de se intensificar a dor abdominal com surgimento de sintomas obstrutivos conforme relatado anteriormente.[14]

Por ter a DC um caráter sistêmico, os pacientes acometidos podem apresentar as MEI. Elas são mais frequentes na RCU, mas são encontradas em até 43% dos pacientes de DC, podendo, inclusive, preceder o surgimento dos sintomas intestinais em até 25% dos casos. Conforme demonstrado na Figura 5.2,

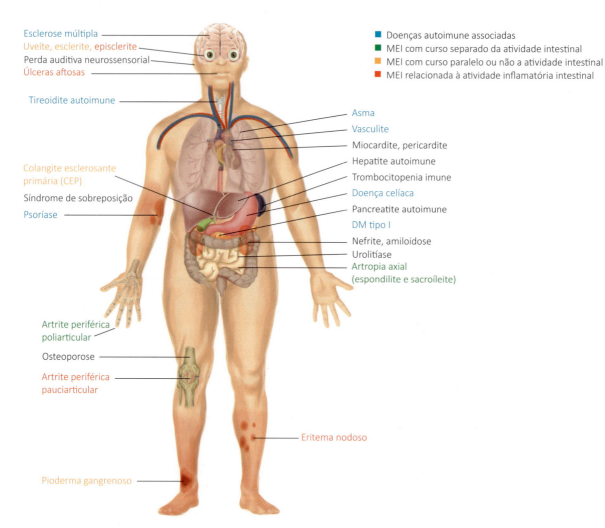

Figura 5.2 Manifestações extraintestinais da DII.
MEI: manifestações extraintestinais; DM: diabetes *mellitus*.
Fonte: Adaptada de Baumgart DC, Sandborn WJ, 2012.

múltiplos sistemas podem ser acometidos, sendo o mais frequente o musculoesquelético (axiais e periféricas), seguido do ocular (uveíte, esclerite e episclerite), dermatológico (pioderma gangrenoso, psoríase, eritema nodoso) e hepatobiliar (colangite esclerosante primária). As MEI podem acompanhar a atividade da doença intestinal ou surgir mesmo estando ela em remissão. As artrites periféricas (tipo 1) e o eritema nodoso, por exemplo, tendem a acompanhar a atividade da doença intestinal e desaparecem com a doença em remissão, enquanto o pioderma gangrenoso e as artropatias axiais surgem mesmo nos casos de mucosa intestinal cicatrizada. Outras MEI mais recentemente descritas são a doença metabólica óssea e as doenças tromboembólicas, com risco de trombose venosa profunda e tromboembolismo pulmonar até três vezes maior do que na população geral.[7,13]

Visando agilizar o diagnóstico da DC para que este seja realizado de forma precoce, ainda antes do estabelecimento de dano estrutural e dentro da janela de oportunidade terapêutica dos 2 primeiros anos da doença, foi proposto, em 2015, em uma publicação de Danese et al., um índice conferindo pontuação para sinais de alarme apresentados por pacientes com suspeita de DC, os chamados *red flags* (Tabela 5.2). A presença de uma pontuação maior ou igual a 8, nesse índice ou escore, apresenta sensibilidade e especificidade de 94% para o diagnóstico de DC, com OR 290 (p < 0,0001).[18]

Tabela 5.2 *Red flags* para o diagnóstico de doença de Crohn.

Item	Coeficiente
• Fístula perianal complexa ou que não cicatriza, ou abcesso ou lesão perianal (exceto hemorroidas)	5
• Parentes de 1º grau com diagnóstico de DII confirmado	4
• Perda de peso (5% do peso corporal usual) nos últimos 3 meses	3
• Dor abdominal crônica (> 3 meses)	3
• Diarreia noturna	3
• Febre baixa nos últimos 3 meses	2
• Ausência de dor abdominal dentro de 30 a 45 minutos após as refeições, predominantemente com vegetais	2
• Ausência de urgência retal	2

Fonte: Adaptada de Danese S et al., 2015.

Alguns dados são fundamentais na escolha terapêutica e um deles é a intensidade do processo inflamatório. Visando a padronização da avaliação clínica do paciente com DC para facilitar a conduta e o acompanhamento terapêutico, algumas classificações de atividade de doença foram propostas. As duas mais utilizadas são o IADC (Índice de Atividade da Doença de Crohn) e o índice de Harvey-Bradshaw (IHB). O primeiro é bastante utilizado em pesquisa clínica; contudo, a necessidade de anotação de dados como número das evacuações, intensidade da dor abdominal, sensação de bem-estar e uso de antidiarreicos, nos últimos 7 dias, além da necessidade de um hematócrito recente, tudo acrescido de fatores multiplicadores diversos para cada item, reduz sua aplicabilidade na prática clínica (Tabela 5.3).[19] O IHB, conforme demonstrado na Tabela 5.4, é um índice simples que avalia alguns pontos nas últimas 24 horas do paciente e apresentou excelente correlação com o IADC, tornando-se uma excelente ferramenta diária.[20]

Tabela 5.3 Índice de Atividade da Doença de Crohn (IADC).

Variável	Fator multiplicador	Subtotal
Média do número de evacuações líquidas ou pastosas/dia nos últimos 7 dias	× 2	
Dor abdominal, em média nos últimos 7 dias: (0 – Ausente, 1 – Leve, 2 – Moderada, 3 – Acentuada)	× 5	
Sensação de bem-estar, média últimos 7 dias: (0 – Bom, 1 – Pouco reduzido, 2 – Ruim, 3 – Muito ruim, 4 – Péssimo)	× 7	
Número de complicações: Artrite ou artralgia Irite ou uveíte Eritema nodoso, pioderma ou estomatite aftoide Fissura anal, nova fístula ou abscesso Febre > 37,8 °C	× 20	
Massa abdominal: (0 – Não, 1 – Duvidosa, 2 – Presente)	× 10	
Hematócrito (em %): Homens: 47 Mulheres: 42	× 6	
Percentual acima ou abaixo do peso corporal habitual: (1 – [peso/peso habitual]) × 100 (o resultado deve ser somado ou diminuído ao restante de acordo com o sinal)	× 1	
Total IACD		
Decodificação: < 150 = Remissão 150 a 250 = Atividade leve 250 a 350 = Atividade moderada > 350 = Atividade acentuada		

Fonte: Best WR, Becktel JM, Singleton JW et al., 1976.

Tabela 5.4 Índice de Atividade da Doença de Crohn de Harvey-Bradshaw (IHB).

Variável	Descrição	Pontuação
1	Sensação de bem-estar	0 – Muito bem 1 – Levemente comprometido 2 – Ruim 3 – Muito ruim 4 – Péssimo
2	Dor abdominal	0 – Ausente 1 – Leve 2 – Moderada 3 – Acentuada
3	Número de evacuações líquidas/dia	1 por cada evacuação
4	Massa abdominal	0 – Ausente 1 – Duvidosa 2 – Definida 3 – Definida e dolorosa
5	Complicações	1 ponto por item: • Artralgia • Uveíte • Eritema nodoso • Úlceras aftosas • Pioderma gangrenoso • Fissura anal • Nova fístula • Abscesso
Total		
Decodificação: < 5 = Remissão 5 a 7 = Atividade leve 8 a 15 = Atividade moderada > 16 = Atividade acentuada		

Fonte: Harvey RF, Bradshaw JM, 1980.

Retocolite ulcerativa

A retocolite ulcerativa (RCU) é uma doença inflamatória crônica que afeta a mucosa colônica de forma contínua, desde o reto até extensões proximais variáveis do cólon. Pode apresentar graus variados de atividade e de gravidade. Os pacientes apresentam curso clínico crônico e intermitente com períodos de remissão e recidiva de doença em virtude dessa inflamação.[3] A doença se manifesta em qualquer faixa etária, porém comumente se inicia na adolescência e em adultos jovens.[21] Um segundo pico entre 50 e 70 anos de idade também é descrito e não há predileção por sexo,[22] mas pode existir leve discreto predomínio em homens.[21]

A RCU pode ser classificada pela extensão do envolvimento colônico segundo a classificação de Montreal: 30% a 60% dos pacientes com proctite (E1), ou seja, envolvimento limitado ao reto; 16% a 45% com colite esquerda (E2) em que o envolvimento é limitado ao cólon esquerdo; e (E3) 15% a 35% com colite extensa ou pancolite quando o acometimento do cólon ultrapassa o ângulo esplênico (Tabela 5.1).[23] O reto pode estar poupado, mas este achado é raro e encontrado principalmente na população pediátrica, em pacientes com uso de medicação tópica (via retal) ou nos casos de concomitância com colangite esclerosante primária (CEP). Pacientes com CEP e DII tendem a apresentar atividade mais leve de doença intestinal e um fenótipo distinto de RCU com aumento de incidência tanto de reto poupado como de pancolite e *backwash ileitis* (ileíte de refluxo).[24]

Os sintomas são insidiosos durante semanas a meses, mas também podem começar abruptamente de modo grave mesmo em pacientes com envolvimento limitado do cólon (proctite e proctosigmoidite). A extensão da inflamação da mucosa se correlaciona com a gravidade do curso de doença, sendo que aqueles com pancolite apresentam sintomas mais graves.

Os sintomas incluem diarreia, hematoquezia (que ocorre em mais de 90% dos pacientes com doença ativa), urgência, tenesmo e exsudato mucopurulento. O sangramento retal, a urgência e o tenesmo são particularmente encontrados na doença distal. Diarreia com sangue e o despertar noturno para evacuar aumentam a suspeita diagnóstica de RCU[25] e pacientes com proctocolite e colite esquerda podem se apresentar com constipação paradoxal.[5] O exame físico em alguns pacientes revela sinais de anemia, dor abdominal e sangue no exame retal. Distensão abdominal e timpanismo à percussão pode indicar uma dilatação colônica.[6]

Uma metanálise avaliou a história natural da retocolite ulcerativa e demostrou que a maioria dos pacientes tem, em sua apresentação inicial, uma doença leve a moderada geralmente mais ativa no início e, depois, com períodos variáveis de remissão ou leve atividade e que de 10% a 15% dos pacientes podem se apresentar com sintomas graves inicialmente e um em cinco pacientes pode requerer hospitalização em decorrência de exacerbação aguda grave.[26]

O índice clínico mais simples e um dos mais utilizados na prática clínica é o escore da Clínica Mayo. Conforme demonstrado na Tabela 5.5, esse escore é composto pela avaliação do número de evacuações ao dia além do normal, sangramento retal, avaliação médica global e aspecto endoscópico. Cada um desses itens recebe pontuação de 0 a 3, totalizando o máximo de 12 pontos. Na ausência de restossigmoidoscopia recente e quando há avaliação apenas dos itens clínicos, temos então o escore de Mayo parcial que demonstrou correlação com o escore total em relação à atividade clínica da RCU.[27]

Tabela 5.5 Escore de Mayo para avaliação de atividade da RCU.

	Pontuação
A – Frequência das evacuações (número evacuações/dia)	
0 – Normal 1 – 1 a 2 evacuações acima do normal 2 – 3 a 4 evacuações acima do normal 3 – ≥ 5 evacuações acima do normal	
B – Sangramento retal	
0 – Sem sangramento 1 – Raias de sangue em menos de 50% das evacuações 2 – Sangue vivo evidente na maioria das evacuações 3 – Evacuações com sangue puro	
C – Avaliação médica global	
0 – Doença em remissão 1 – Doença leve 2 – Doença moderada 3 – Doença grave	
Escore de Mayo parcial (retossigmoidoscopia)	Soma (A + B + C)
D – Escore endoscópico	
0 – Mucosa normal 1 – Atividade leve (enantema, perda padrão vascular, friabilidade leve) 2 – Atividade moderada (enantema evidente, perda-padrão vascular, friabilidade e erosões) 3 – Atividade grave (sangramento espontâneo e ulcerações)	
Escore de Mayo total	Soma (A + B + C + D)
Decodificação – Mayo parcial < 2 = Remissão clínica 2 a 4 pontos = Atividade leve 5 a 7 pontos = Atividade moderada > 7 pontos = Atividade grave	Decodificação – Mayo total < 2 = Sem nenhum subescore > 1 = Remissão clínica 2 a 5 pontos = Atividade leve 6 a 10 pontos = Atividade moderada > 10 pontos = Atividade grave

Fonte: Lewis JD, Chuai S, Nessel L et al., 2008.

Pacientes com apresentação grave de doença apresentam sintomas sistêmicos como perda de peso, febre, taquicardia, náuseas e vômitos e aqueles que preenchem os critérios de Truelove-Witts (> 6 evacuações com sangue e pelo menos um dos seguintes: 1) temperatura maior que 37,8 °C; 2) frequência de pulso maior do que 90 bpm; 3) hemoglobina menor que 10,5 g/dL; 4) velocidade de hemossedimentação maior do que 30 mm/h devem ser admitidos no hospital devido ao risco de colectomia) (Tabela 5.6).[28]

Tabela 5.6 Atividade de doença na RCU.

	Leve	Moderada (entre leve e grave)	Grave
Fezes com sangue/dia	< 4	4 ou mais se	≥ 6 e
Pulso	< 90 bpm	≤ 90 bpm	> 90 bpm ou
Temperatura	< 37,5 °C	≤ 37,8 °C	> 37,8 °C ou
Hemoglobina	> 11,5 g/dL	≥ 10,5 g/dL	< 10,5 g/dL ou
Velocidade de hemossedimentação (VHS)	< 20 mm/h	≤ 30 mm/h	> 30 mm/h ou
Proteína c reativa	Normal	≤ 30 mg/L	> 30 mg/L

Fonte: Truelove SC, Witts LJ, 1955.

Pacientes com colite ulcerativa aguda grave podem apresentar complicações como o megacólon tóxico, perfuração, sangramento colônico grave e síndrome de disfunção multiorgânica grave. O megacólon tóxico é definido como uma dilatação hipotônica não obstrutiva segmentar ou total do cólon que excede 5,5 cm de diâmetro no cólon transverso em uma radiografia simples de abdome.[29] Perfuração livre pode ocorrer em 2% dos pacientes com colite ulcerativa aguda grave e 1% a 3% dos casos de DC.[30] Obstrução intestinal pode ocorrer na retocolite ulcerativa embora seja muito mais frequente na DC. Estenoses são mais frequentes na DC e, quando ocorre na colite ulcerativa, a possibilidade de neoplasia deve ser considerada.[10] Hemorragia intestinal grave é uma rara ocorrência na DII, com uma incidência reportada de 0 a 6% e, na colite ulcerativa, ocorre em pacientes com pancolite em áreas difusas de ulceração da mucosa.[30]

Manifestações extraintestinais da retocolite ulcerativa podem ocorrer em um terço dos pacientes e até um quarto pode ter essas manifestações antes do diagnóstico da doença inflamatória intestinal. A artrite periférica é a MEI mais comum, e o pioderma gangrenoso e a colangite esclerosante primária são mais frequentes na retocolite ulcerativa do que na DC.[7]

Considerações finais

Importância do diagnóstico correto e precoce da DII para aproveitar a janela terapêutica.

A história familiar de DII e dados epidemiológicos como idade jovem, entre 15 e 40 anos, aumentam a suspeita para o diagnóstico em pacientes sintomáticos.

O quadro clínico mais frequente na DII é a diarreia com dor abdominal e emagrecimento.

A ausência de diarreia não exclui o diagnóstico de DII.

A dor abdominal recorrente com necessidade de atendimento repetido na emergência, associada a sintomas obstrutivos mesmos que leves, deve servir de alerta para possibilidade de DC estenosante de delgado.

Os *red flags* auxiliam bastante na seleção de pacientes suspeitos de DC.

A hematoquezia e o tenesmo são sintomas frequentes na RCU e sua ausência deve levantar suspeita de diagnóstico diferencial com DC.

As MEI são podem estar presentes em até 50% dos pacientes com DII, podendo, inclusive, preceder os sintomas intestinais. As mais frequentes são as osteomusculares e dermatológicas e podem estar relacionadas à atividade de doença intestinal ou ocorrerem de forma independente desta.

A avaliação da região perianal é mandatória na investigação da DII e a presença de fístulas, úlceras e fissuras levantam a suspeita de DC.

Os índices clínicos devem ser utilizados na tentativa de objetivar a avaliação da atividade da doença, guiando a terapêutica do paciente.

Referências bibliográficas

1. Maaser C, Sturm A, Vavricka SR et al.; European Crohn's and Colitis Organisation [ECCO]; European Society of Gastrointestinal and Abdominal Radiology [ESGAR]. ECCO-ESGAR guideline for diagnostic assessment in IBD – Part I: Initial diagnosis, monitoring of known IBD, detection of complications. J Crohns Colitis. 2019 Feb 1;13(2):144-64. Doi: 10.1093/ecco-jcc/jjy113. PMID: 30137275.
2. Gomollón F, Dignass A, Annese V et al. 3. European evidence-based consensus on the diagnosis and management of Crohn's disease 2016 – Part I: Diagnosis and medical management. J Crohns Colitis. 2017;3-25.
3. Magro F, Gionchetti P, Eliakim R et al.; European Crohn's and Colitis Organisation [ECCO]. 3. European evidence-based consensus on diagnosis and management of ulcerative colitis – Part 1: Definitions, diagnosis, extra-intestinal manifestations, pregnancy, cancer surveillance, surgery and ileo-anal pouch disorders. J Crohns Colitis. 2017 Jun 1;11(6):649-70. Doi: 10.1093/ecco-jcc/jjx008. PMID: 28158501.
4. Ananthakrishnan AN. Epidemiology and risk factors for IBD. Nat Rev Gastroenterol Hepatol. 2015;12(4):205-17 [Epub 2015 Mar 3]. Doi: 10.1038/nrgastro.2015.34. PMID: 25732745.
5. Torres J, Mehandru S, Colombel JF et al. Crohn's disease. Lancet. 2017;389(10080):1741-55 [Epub 2016 Dec 1]. Doi: 10.1016/S0140-6736(16)31711-1. PMID: 27914655.
6. Ungaro R, Mehandru S, Allen PB et al. Ulcerative colitis. Lancet. 2017 Apr 29;389(10080):1756-70 [Epub 2016 Dec 1]. Doi: 10.1016/S0140-6736(16)32126-2. PMID: 27914657; PMCID: PMC6487890.
7. Vavricka SR, Schoepfer A, Scharl M et al. Extraintestinal manifestations of inflammatory bowel disease. Inflamm Bowel Dis. 2015 Aug;21(8):1982-92. Doi: 10.1097/MIB.0000000000000392. PMID: 26154136; PMCID: PMC4511685.
8. Brown CJ, Maclean AR, Cohen Z et al. Crohn's disease and indeterminate colitis and the ileal pouch-anal anastomosis: outcomes and patterns of failure. Dis Colon Rectum. 2005;48:1542-9.
9. Melmed GY, Elashoff R, Chen GC et al. Predicting a change in diagnosis from ulcerative colitis to Crohn's disease: a nested, case-control study. Clin Gastroenterol Hepatol. 2007;5(5):602-8. Doi: 10.1016/j.cgh.2007.02.015. ISSN: 1542-3565.
10. Mekhjian HS, Switz DM, Melnyk CS et al. Clinical features and natural history of Crohn's disease. Gastroenterology. 1979;77:898.
11. Sawczenk A, Sandhu BK. Presenting features of inflammatory bowel disease in Great Britain and Ireland. Arch Dis Child. 2003;88:995-1000.
12. Satsangi J, Silverberg MS, Vermeire S et al. The Montreal classification of inflammatory bowel disease: controversies, consensus and implications. Gut. 2006 Jun;55(6):749-53. Doi: 10.1136/gut.2005.082909. PMID: 16698746; PMCID: PMC1856208.
13. Baumgart DC, Sandborn WJ Crohn's disease. Lancet. 2012 Nov 3; 380(9853):1590-605 [Epub 2012 Aug 20]. Doi: 10.1016/S0140-6736(12)60026-9. Erratum in: Lancet. 2013 Jan 19;381(9862):204. PMID: 22914295.
14. Roda G, Chien Ng S, Kotze PG et al. Crohn's disease. Nat Rev Dis Primers. 2020 Apr 2;6(1):22. Doi: 10.1038/s41572-020-0156-2. PMID: 32242028. Erratum in: Nat Rev Dis Primers. 2020 Apr 6;6(1):26; 2020 May 20;6(1):42; 2020 Jun 19;6(1):51.
15. Greuter T, Piller A, Fournier N et al. Upper gastrointestinal tract involvement in Crohn's disease: frequency, risk factors and disease course. J Crohns Colitis. 2018;1399-1409.
16. Peyrin-Biroulet L, Loftus EV, Colombel JF et al. The natural history of adult Crohn's disease in population-based cohorts. Am J Gastroenterol. 2010;105:289-97.
17. Ott C, Schölmerich J. Extraintestinal manifestations and complications in IBD. Nat Rev Gastroenterol Hepatol. 2013;10:585-95.
18. Danese S et al. Development of red flags index for early referral of adults with symptoms and signs suggestive of Crohn's disease: an IOIBD initiative. J Crohns Colitis. 2015 Aug;9(8):601-6 [Epub 2015 Apr 23]. Doi: 10.1093/ecco-jcc/jjv067. PMID: 25908718.
19. Best WR, Becktel JM, Singleton JW et al.; National Cooperative Crohn's Disease Study. Development of a Crohn's disease activity index. Gastroenterol. 1976;70(3):439-44.
20. Harvey RF, Bradshaw JM. A simple index of Crohn's: disease activity. Lancet. 1980;1(8167):514.
21. Loftus Jr EV, Sandborn WJ. Epidemiology of inflammatory bowel disease. Gastroenterol Clin North Am. 2002;31:1-20.
22. Ordás I, Eckmann L, Talamini M et al. Ulcerative colitis. Lancet. 2012;380:1606-19.

23. Silverberg MS, Satsangi J, Ahmad T et al. Toward an integrated clinical, molecular and serological classification of inflammatory bowel disease: report of a Working Party of the 2005 Montreal World Congress of Gastroenterology. Can J Gastroenterol. 2005;19(Suppl A):A5-36.
24. Palmela C, Peerani F, Castaneda D et al. Inflammatory bowel disease and primary sclerosing cholangitis: a review of the phenotype and associated specific features. Gut Liver. 2018 Jan;12(1):17-29.
25. Kaenkumchorn T, Wahbeh G. Ulcerative colitis making the diagnosis. Gastroenterol Clin N Am. 2020;49:655-69.
26. Fumery M, Singh S, Dulai PS et al. Natural history of adult ulcerative colitis in population-based cohorts: a systematic review. Clin Gastroenterol Hepatol. 2018;16(3): 343-56.e3.
27. Lewis JD, Chuai S, Nessel L et al. Use of the non-invasive components of the Mayo score to assess clinical response in ulcerative colitis. Inflamm Bowel Dis. 2008;Dec [citado em 19 nov. 2015];14(12):1660-6.
28. Truelove SC, Witts LJ. Cortisone in ulcerative colitis: final report on a therapeutic trial. Br Med J. 1955;2:1041-8.
29. Jones JH, Chapman M. Definition of megacolon in colitis. Gut. 1969;10:562-4.
30. Goldstone RN, Steinhagen RM. Abdominal emergencies in inflammatory bowel disease. Surg Clin N Am. 2019;99: 1141-50.

6 Diagnóstico Laboratorial

Ana Teresa Pugas Carvalho
Maria de Lourdes de Abreu Ferrari

Introdução

A doença de Crohn (DC) e a retocolite ulcerativa (RCU) são as entidades mais frequentes entre as doenças inflamatórias intestinais (DII) e caracterizam-se pelo perfil heterogêneo, com variado e complexo espectro de fenótipos, a depender da idade de início, do comportamento e localização das lesões, bem como da presença de complicações e manifestações extraintestinais. Não existe um único exame que possa diagnosticá-las. Assim, o diagnóstico baseia-se no contexto clínico, associado aos exames laboratoriais, ao aspecto endoscópico, imaginológico e anatomopatológico.[1-3]

Os exames laboratoriais são inespecíficos, mas se mostram úteis para avaliar o indivíduo quanto ao grau de inflamação, a presença de complicações e manifestações extraintestinais e, portanto, apesar de terem papel coadjuvante, têm grande utilidade na avaliação diagnóstica e no acompanhamento dos pacientes.

Exames laboratoriais úteis ao diagnóstico e no acompanhamento dos pacientes com DII
Exames de sangue

Ao diagnóstico, todo paciente deve ser submetido a uma rotina laboratorial que permite avaliar a presença de resposta inflamatória aguda ou crônica, anemia, sinais de desnutrição ou má-absorção, bem como de depleção de líquidos e eletrólitos. Fazem parte da avaliação laboratorial inicial o hemograma, a dosagem sérica de proteínas e de eletrólitos, as enzimas hepáticas, a cinética de ferro, a dosagem sérica de ácido fólico e de vitamina B12. Para se determinar o grau de atividade inflamatória, os marcadores séricos como proteína C-reativa (PCR) e velocidade de hemossedimentação (VHS) são exames iniciais e que têm valor no acompanhamento dos pacientes. Papel semelhante é atribuído aos marcadores fecais, principalmente a calprotectina, que deve ser solicitada na investigação inicial. O diagnóstico diferencial com enteropatias infectoparasitárias deve ser realizado, sendo pertinente a solicitação do exame parasitológico de fezes e de pesquisa das toxinas do *Clostridioides difficile*.[1-4]

As alterações mais observadas ao hemograma são anemia, leucocitose e plaquetose. A anemia é a principal complicação sistêmica das DII e está presente em 25% dos casos, sendo em 16% dos pacientes ambulatoriais e em até 68% daqueles hospitalizados. A ferropenia secundária à perda sanguínea pelo trato gastrointestinal e a deficiência de absorção de ferro associada à anemia de doença crônica são as causas mais comuns. No entanto, deficiências de vitamina B12 ou de ácido fólico e mielossupressão causada pelos medicamentos usados no tratamento também contribuem para seu aparecimento. Estudos têm demonstrado a existência de correlação inversa entre o grau de atividade inflamatória e o nível de hemoglobina. A avaliação periódica do metabolismo do ferro está indicada desde que modificações dos níveis de ferro sérico, ferritina e transferrina permitam o diagnóstico de anemia, antes que ocorra queda dos níveis de hemoglobina, bem como se constituam em marcadores capazes de diferenciar os diferentes tipos de anemia. O diagnóstico e o tratamento precoce da anemia contribuem para a melhor evolução da doença e melhora da qualidade de vida dos pacientes.[5] A plaquetose apresenta boa correlação com a gravidade de inflamação. A razão para o aumento do número de plaquetas circulantes na DII parece ser uma resposta inflamatória inespecífica, à semelhança do observado em outras doenças que cursam com processo inflamatório crônico. Assim, a contagem de plaquetas é um método simples e útil para o diagnóstico diferencial entre diarreia secundária à atividade inflamatória e diarreia infecciosa.[6]

O comprometimento nutricional é frequente entre os pacientes com DII e associa-se à gravidade da doença. Em pacientes internados, estima-se que algum déficit nutricional é observado em 80% a 90% dos casos, enquanto nos ambulatoriais é observado em aproximadamente 50%. A albumina é a proteína mais abundante que circula no plasma e nos líquidos extracelulares. Tem meia-vida longa (21 dias); assim, níveis baixos dessa proteína indicam desnutrição crônica. Dosagem periódica da albumina pode fornecer informações indiretas sobre o estado nutricional e atividade inflamatória da doença, alertando o médico para a necessidade de eventuais ajustes no acompanhamento, pois a desnutrição exerce efeito negativo na evolução clínica e nas taxas de complicações no pós-operatório e na mortalidade da doença.[7,8]

Deficiências de vitaminas e de micronutrientes são comuns, especialmente na fase aguda da DII ou após cirurgias extensas. Resultam frequentemente da absorção inadequada, baixa ingestão oral e das perdas pela mucosa inflamada. O reconhecimento precoce das deficiências nutricionais e da sua correção adequada busca não só restabelecer o estado nutricional, mas também exerce ação adjuvante ao tratamento. A vitamina B12 é absorvida no íleo terminal após a sua ligação com o fator intrínseco. Pacientes que se submetem à ressecção de mais de 20 cm de íleo terminal têm grande risco de apresentar deficiência dessa vitamina. Condições como a inflamação de extenso segmento ileal e presença de supercrescimento do intestino delgado também estão associadas aos baixos níveis de vitamina B12. A deficiência de ácido fólico é observada principalmente na DC e parece não existir correlação com a extensão da doença. Sua reposição torna-se necessária, pois, sabidamente, o ácido fólico desempenha papel protetor contra a injúria celular e participa da gênese da anemia multifatorial no curso das DII. O recente conhecimento da função imunomoduladora da vitamina D tem levantado hipóteses sobre seu papel na ocorrência e na progressão das doenças autoimunes. Sua deficiência é comum em pacientes com DII, principalmente naqueles com maior tempo de doença, uso de corticosteroides e ressecção intestinal e pancolite.[7,8]

Manifestações extraintestinais como as hepatobiliares podem se apresentar de forma assintomática ou oligossintomática e preceder o aparecimento da manifestação intestinal nas DII. Desse modo, indica-se a realização das provas de função hepática nos pacientes recém-diagnosticados e antes de se iniciar o tratamento. Avaliação que deve ser repetida periodicamente.[1-4]

Exame de fezes

A investigação inicial e durante as reagudizações deve incluir a pesquisa de parasitos e de outros patógenos para descartar causas parasitárias e infecciosas da diarreia. A pesquisa das toxinas de *C. difficile*, igualmente, deve ser realizada, mesmo na ausência do uso prévio de antibióticos. Desde 2000, tem sido observada mudança no comportamento epidemiológico da infecção pelo *C. difficile* (ICD). Os relatos oriundos de diversos países da Europa e da Ásia, além de Estados Unidos e Canadá chamam atenção para o aumento da incidência, da gravidade e da mortalidade da doença. Estudos populacionais têm mostrado que a prevalência da ICD nas DII é oito vezes maior do que na população em geral e que a frequência da infecção em pacientes ambulatoriais mostra-se superior à observada na população sem DII. Entre os fatores de risco que mais se associam ao desenvolvimento da ICD na população com DII, além da antibioticoterapia prévia e história recente de hospitalização, estão o uso crônico de imunossupressores e o acometimento colônico.[1-4]

Marcadores séricos de atividade inflamatória

Os marcados séricos de atividade inflamatória como a velocidade de hemossedimentação (VHS) e a proteína C-reativa (PCR) estão frequentemente elevados nos pacientes com pancolite ou colites graves. No entanto, valores normais não excluem atividade inflamatória principalmente em pacientes com colite esquerda ou proctites. Osada et al.[9] demonstraram que a PCR representa um biomarcador importante exclusivamente em pacientes com pancolite, tanto na RCUI ou na DC. Pacientes com DC de intestino delgado podem ter elevação dos marcadores séricos, mas muitas vezes a atividade inflamatória no intestino delgado não demonstra alteração da PCR ou da VHS.

Marcadores fecais de atividade inflamatória

Marcadores fecais representam proteínas oriundas de grânulos de neutrófilos liberados nas fezes e, por isso, são mais sensíveis e específicos e correlacionam-se de forma mais fidedigna com a atividade inflamatória intestinal nas DII. No entanto, é importante ressaltar que esses marcadores fecais estão elevados também em outras causas de inflamação intestinal, não sendo, portanto, específicos para o diagnóstico das DII.

Marcadores fecais demonstram boa correlação com a atividade endoscópica em pacientes com RCU ou com DC de cólon. Estudos identificaram também que pacientes com DC de intestino delgado demonstraram boa correlação com os marcadores fecais, em especial com a calprotectina fecal (CF), ajudando no acompanhamento desses pacientes.

A lactoferrina fecal (LF) é uma glicoproteína ligada ao ferro, com atividades antibacterianas e antifúngicas, secretada pela maioria das membranas mucosas. A LF é o componente principal das células inflamatórias (principalmente neutrófilos), sendo liberada quando essas células são submetidas à apoptose. Durante a inflamação intestinal, leucócitos infiltram-se na lâmina própria intestinal, o que resulta no aumento da produção de lactoferrina nas fezes. A LF não é expressa apenas por neutrófilos, mas também por células epiteliais.[10] A LF é resistente à proteólise, mas é menos estável à temperatura ambiente do que a CF e, por isso, tem sido substituída na prática clínica, facilitando a coleta para os pacientes.

A CF foi descoberta em 1980 e é um heterodímero da proteína ligada ao cálcio, da família de proteínas ligadas ao zinco, sendo um S100A8/A9.[11] Ela é formada por duas cadeias pesadas e uma leve, tem massa molecular de 36 kDa e a ligação ao cálcio a torna resistente às enzimas proteolíticas e ao calor. A calprotectina representa 60% das proteínas do citoplasma dos neutrófilos.

Marcadores fecais como CF e a LF são proteínas que podem ser identificadas e quantificadas nas fezes de pacientes com DII e essa medida é não invasiva, de baixo custo, sem riscos e com boa correlação com atividade endoscópica, podendo ser utilizada para o diagnóstico e para o acompanhamento de pacientes com DII. Pacientes com RCU em atividade frequentemente apresentam elevados níveis de marcadores fecais com queda progressiva após o tratamento. Constituem-se em boa ferramenta para o acompanhamento dos pacientes em relação à recidiva precoce da atividade de doença, mesmo antes da recidiva clínica.

Molander et al.[12] demonstraram, num estudo prospectivo, que concentrações de CF continuamente elevada após a interrupção da terapia anti-TNF-α foi capaz de prever a recidiva clínica e endoscópica em pacientes com DII.

Muitos pacientes jovens portadores de diarreia crônica sem sinais de alarme se beneficiam da dosagem dos marcadores fecais na investigação diagnóstica para determinar a indicação ou não de exames mais invasivos, como a colonoscopia, o que representa boa ferramenta para o diagnóstico diferencial entre síndrome do intestino irritável e DII. A dosagem de calprotecina fecal menor do que 100 µg/g tem alto valor preditivo negativo (> 90%) para afastar o diagnóstico de DII nos pacientes com diarreia crônica.[13]

Em 1992, Roseth et al.[14] encontraram uma alta concentração de calprotectina nas fezes de pacientes com DII. Na presença de inflamação intestinal ativa, os neutrófilos polimorfonucleares migram da circulação para a mucosa intestinal. Qualquer distúrbio na arquitetura da mucosa decorrente de processo inflamatório resulta no extravasamento de neutrófilos e, dessa forma, a concentração da calprotectina nas fezes está diretamente relacionada à intensidade de infiltração neutrofílica na mucosa do cólon, refletindo o grau de inflamação intestinal nos pacientes com DII e em pacientes com outros tipos de inflamação intestinal como enteropatia induzida por anti-inflamatórios não esteroides, câncer colorretal e pólipos de cólon.[15]

Metanálises e revisões sistemáticas da literatura a respeito do valor da CF como marcador de diagnóstico para DII descreveram uma sensibilidade geral de 80% a 98% e uma especificidade de 68% a 96% para valores de corte variando de 30 a 100 µg/g. Um valor de corte de 50 µg/g é recomendado pela maioria dos fornecedores de testes; no entanto, valores acima de 250 μg/g é que são considerados suspeitos para inflamação intestinal na prática clínica.[13]

Ludimila et al.[16] demonstraram que o *cut-off* abaixo de 100 μg/g se correlacionou de forma significativa com a remissão histológica de pacientes com RCU em remissão clínica. Numerosos estudos demostram boa correlação de valores elevadas da CF com a atividade clínica e endoscópica de pacientes com RCU. Uma queda rápida e significativa nas concentrações de CF em pacientes com RCU que apresentaram remissão endoscópica em resposta ao tratamento com infliximabe foi observada no estudo de De Vos et al.[17]

Em estudos com pacientes com DC, Penna et al.[18] demonstraram 85% de sensibilidade e 81% de especificidade para *cut-offs* de 150 μg/g para o diagnóstico da doença.[18] Penna et al.[19] demonstraram também boa correlação dos níveis médios de calprotectina com atividade e remissão da DC (236,6 g/g e 1020,1 g/g, respectivamente, p < 0,001), assim como os níveis da PCR (níveis médios na remissão: 5 mg/L e atividade: 16,7 mg/L; p < 0,001). Em pacientes que realizaram colectomia direita por doença DC, os estudos são controversos em relação ao papel da CF nesse acompanhamento.[13]

Biomarcadores séricos

Muitos médicos solicitam, na prática clínica, biomarcadores sorológicos como ferramenta diagnóstica em pacientes com sintomas sugestivos de DII. Apesar de muitos estudos terem avaliado a possível utilidade de marcadores sorológicos, como *perinuclear anti-neutrophil cytoplasmic antibodies* (pANCA) e o anti-*Saccharomyces cerevisiae antibodies* (ASCA) no diagnóstico das DII, nenhum marcador ou painel de marcadores teve sensibilidade ou especificidade suficiente para, isoladamente, estabelecer o diagnóstico da doença. Talvez a maior aplicação desses marcadores seja a tentativa de um diagnóstico diferencial nos casos de colites não classificadas em que o paciente apresenta características para RCU e também para a DC.[20,21]

Mokhtarifar et al.[22] conduziram um estudo prospectivo em 97 pacientes com colite não classificada e testaram o pANCA e o ASCA. Após um período de seguimento, 31 pacientes foram diagnosticados como portadores de RCUI e de DC. Os resultados de ASCA+/ANCA foram compatíveis com DC em 80% dos casos (sensibilidade = 67%, especificidade = 78%). Em pacientes com resultado ASCA-/ANCA, foram diagnosticados com RCUI 64% deles (sensibilidade = 78%, especificidade = 67%). Quarenta por cento dos pacientes ficaram sem diagnóstico.

Portanto, essa ferramenta não deve ser utilizada isoladamente para o diagnóstico das DII e devemos levar em consideração outros exames diagnósticos como os de imagem.

Marcadores genéticos

Aproximadamente 200 variantes de genes estão associadas às DII. Esses *loci* incluem genes cujos produtos são envolvidos na expressão de citocinas, sinalização intracelular, respostas imunes inatas, quimiotaxia, detecção de produtos microbianos e autofagia, dados que sugerem a multiplicidade de mecanismos imunopatogênicos envolvidos nas DII. No entanto, muitos dos genes identificados que conferem risco para IBD também se associam ao desenvolvimento de outras doenças imunomediadas. Diante dos conhecimentos atuais, a análise genética não é recomendada como avaliação de rotina ao diagnóstico e nem para avaliação prognóstica dos pacientes com DII.[1,3,4]

Para o diagnóstico laboratorial das DII estão disponíveis ferramentas importantes, que devem ser interpretadas à luz do perfil do paciente, de sua anamnese, seus exames de imagem e do fenótipo da doença. Ferramentas estas que também se mostram úteis no acompanhamento dos pacientes. Ressaltam-se os marcadores séricos e fecais de atividade inflamatória pela importância na avaliação da resposta terapêutica e no diagnóstico precoce de recidivas futuras.

Referências bibliográficas

1. Gomollón F et al. 3rd European evidence-based consensus on the diagnosis and management of Crohn's disease 2016 – Part I: Diagnosis and medical management. J Crohns Colitis. 2017 Jul 1;11(7):769-84.
2. Harbord M et al. 3rd European evidence-based consensus on diagnosis and management of ulcerative colitis – Part II: Current management. J Crohns Colitis. 2017;1(11):769-84.
3. Maaser C et al. ECCO-ESGAR guideline for diagnostic assessment in IBD – Part I: Initial diagnosis, monitoring of known IBD, detection of complications. J Crohns Colitis. 2019 Feb 1;13(2):144-64.
4. Ince MN, Elliott DE. Effective use of the laboratory in the management of patients with inflammatory bowel diseases. Gastroenterol Clin North Am. 2019 Jun;48(2):237-58.

5. Dignass AU et al. European consensus on the diagnosis and management of iron deficiency and anaemia in inflammatory bowel diseases. 2015 Mar;9(3):211-22.
6. Harries AD, Beeching NJ, Rogerson SJ et al. The platelet count as a simple measure to distinguish inflammatory bowel disease from infective diarrhoea. J Infect. 1991;22:247-50.
7. Mowat C, Cole A, Al-Windsor et al. Guidelines for the management of inflammatory bowel disease in adults. Gut. 2011;60:571-607.
8. Armada PC, Garcia-Mayor RV, Larranaga A et al. Rate of undernutrition and response to specific nutritional therapy in Crohn's disease. Nutr Hosp. 2009;24:161-6.
9. Osada T, Ohkusa T, Okayasu I et al. Correlations among total colonoscopic findings, clinical symptoms and laboratory markers in ulcerative colitis. J Gastroenterol Hepatol. 2008;23(Suppl 2):S262-7.
10. Abraham BP, Kane S. Fecal markers: calprotectin and lactoferrin. Gastroenterol Clin North Am. 2012;41:483-95.
11. Fagerhol M, Dale I, Andersson T. A radioimmunoassay for a granulocyte protein as a marker in studies on the turnover of such cells. Bull Eur Physiopathol Respir. 1980;16(Suppl):S273-82.
12. Molander P, Farkkila M et al. Does fecal calprotectin predict short-term relapse after stopping TNFα-blocking agents in inflammatory bowel disease patients in deep remission? J Crohns Colitis. 2015;9:33-40.
13. Khaki-Khatibia F, Kashifardd M, Moeine S et al. Calprotectin in inflammatory bowel disease. Clinica Chimica Acta. 2020;510:556-65.
14. Roseth AG, Fagerhol MK, Aadland E et al. Assessment of neutrophil dominating protein calprotectin in feces. Scand J Gastroenterol. 1992;27:793-8.
15. Fagerberg UL, Loof L, Myrdal U et al. Colorectal Inflammation is well predicted by fecal calprotectin in children with gastrointestinal symptoms. Journal of Pediatric Gastroenterology and Nutrition. 2005;40:450-5.
16. Malvão LDR et al. Fecal calprotectin as a noninvasive test to predict deep remission in patients with ulcerative colitis. Medicine (Baltimore). 2021 Jan 22;100(3):e24058.
17. De Vos M, Dewit O, D'Haens G et al. Fast and sharp decline in calprotectin predicts remission by infliximab in anti-TNF naive patients with ulcerative colitis. J Crohns Colitis. 2012;6:557-62.
18. Penna FGC et al. Faecal calprotectin is the biomarker that best distinguishes remission from different degrees of endoscopic activity in Crohn's disease. BMC Gastroenterol. 2020 Feb 13;20(1):35. Doi: 10.1186/s12876-020-1183-x.
19. Penna FGC. Combined evaluation of fecal calprotectin and C-reactive protein as a therapeutic target in the management of patients with Crohn's disease. Gastroenterol Hepatol. 2021 Feb;44(2):87-95.
20. Peeters M, Joossens S, Vermeire S et al. Diagnostic value of anti-Saccharomyces cerevisiae and antineutrophil cytoplasmic autoantibodies in inflammatory bowel disease. Am J Gastroenterol. 2001;96(3):730-4.
21. Zholudev A et al. Serologic testing with ANCA, ASCA and anti-Ompc in children and young adults with Crohn's disease and ulcerative colitis: diagnostic value and correlation with disease phenotype. Am J Gastroenterol. 2004;99(11):2235-41.
22. Mokhtarifar A, Ganji A, Sadrneshin M et al. Diagnostic value of ASCA and atypical p-ANCA in differential diagnosis of inflammatory bowel disease. Middle East J Dig Dis. 2013;5:93-7.

7 Diagnóstico por Imagem

Guilherme Bertoldi
Marjorie Costa Argollo

Introdução

As doenças inflamatórias intestinais (DII), incluindo a doença de Crohn (DC) e a retocolite ulcerativa (RCU), são condições inflamatórias crônicas e progressivas do trato gastrointestinal (TGI), que podem levar a um dano tecidual cumulativo com impacto negativo na qualidade de vida dos indivíduos afetados. Atualmente, a ileocolonoscopia permanece como método padrão-ouro para o diagnóstico e a avaliação da atividade inflamatória nos pacientes com DII. A remissão endoscópica na doença de Crohn é definida como ausência de úlceras à colonoscopia e, na retocolite ulcerativa, como ausência de friabilidade e de ulcerações (definido pelo Subescore Endoscópico de Mayo ≤ 1). Atingir a remissão endoscópica é recomendada como um dos objetivos terapêuticos a serem alcançados nas DII e devem ser obtidos entre 3 e 6 meses na RCU e entre 6 e 9 meses na DC, após otimização terapêutica. Entretanto, a ileocolonoscopia é um procedimento invasivo, de custo elevado e pouco tolerado pelos pacientes, com necessidade de preparo intestinal e sedação, o que pode limitar o seu uso no monitoramento da DII, além de apresentar risco elevado de perfuração intestinal e sangramento, em casos de atividade inflamatória grave.

Além disso, a DC pode acometer qualquer segmento do TGI, com elevada prevalência de acometimento em segmentos do intestino delgado, além de ser uma doença com possibilidade de dano tecidual transmural e ocorrência de complicações extraluminais associadas, como fístulas com outras estruturas intra-abdominais e abscessos. Achados de hipertrofia mesenterial e linfonodomegalias, adjacentes às áreas de inflamação intestinal não são incomuns e podem auxiliar, também, na interpretação e no monitoramento da atividade inflamatória na DC. Nesses casos, a ileocolonoscopia isolada não é capaz de avaliar a extensão da doença ou ainda de identificar complicações extraluminais, sendo mandatória a complementação diagnóstica com exames seccionais de imagem. Atualmente, a enterografia por ressonância nuclear magnética (RNM) firmou-se como método de referência para avaliação de segmentos do intestino delgado, monitorização da atividade inflamatória e identificação de complicações, em contraste com a enterografia por tomografia computadorizada (ETC), na qual há necessidade de exposição à radiação ionizante. No entanto, a RNM é um método menos acessível, de custo elevado, com elevado consumo de tempo para a sua realização e interpretação. A ecografia intestinal (EI) surge como um método complementar de imagem ampliando o arsenal de tecnologia complementar na abordagem diagnóstica e no monitoramento de pacientes com DC e RCU.

Utilização dos métodos de imagem

Nesse contexto, surge a necessidade de novas técnicas menos invasivas e de amplo acesso para auxiliar no diagnóstico e seguimento de pacientes com DII.

A ecografia intestinal é um método não invasivo, de baixo custo, acessível e que pode ser realizada pelo médico assistente, permitindo avaliação em tempo real em relação ao diagnóstico e à atividade inflamatória nas DII.

Consideram-se como os principais objetivos dos exames de imagem na avaliação da DC: auxílio no diagnóstico, na definição do local e na extensão das lesões (cartografia das lesões); avaliação da atividade inflamatória da doença; detecção de complicações; e auxílio na avaliação da resposta terapêutica.

A doença de Crohn pode se apresentar com padrão fenotípico inflamatório, penetrante, estenosante ou, ainda, por meio da coexistência de padrões no mesmo paciente.

Do arsenal radiológico utilizado na avaliação/diagnóstico de DC, podem-se citar:

1. radiologia convencional/contrastada;
2. ecografia intestinal;
3. tomografia computadorizada;
4. ressonância nuclear magnética.

Radiologia convencional/contrastada

A radiografia simples de abdome era um exame rotineiro na abordagem de pacientes com DII em emergências, utilizado numa rotina de abdome agudo, com o objetivo principal de identificar complicações perfurativas ou obstrutivas. Entretanto, ele foi gradativamente substituído pela ultrassonografia abdominal e pela TC, principalmente com a introdução das TC com baixa dose de radiação. Contudo, em lugares nos quais esses métodos não estão disponíveis, a radiografia deve continuar sendo realizada. Não tem indicação em outras situações não emergenciais por causa da dificuldade em detectar a localização e a presença de atividade da doença.

Os métodos radiológicos contrastados mais empregados no estudo do trato digestório eram o trânsito delgado e o clister opaco, porém, em decorrência de limitações relativas à avaliação do comprometimento extramucoso da doença, essas técnicas são cada vez menos empregadas nos dias atuais.

Ultrassonografia intestinal nas doenças inflamatórias intestinais

As DII são condições crônicas, progressivas e incapacitantes do TGI, caracterizadas por períodos de surtos e de remissão da atividade inflamatória com dano tecidual cumulativo e surgimento de complicações associadas como fístulas, estenoses, abscessos, neoplasia colorretal e necessidade de cirurgias. A estratégia de *treat to target* no manejo das DII contempla o controle inflamatório com o objetivo de prevenir o dano tecidual. Na busca de métodos para avaliação objetiva da atividade inflamatória nas DII, surge a técnica de ultrassonografia intestinal (USI), inicialmente não considerada como modalidade de escolha para uma adequada avaliação das alças intestinais. Recomendações atuais reconhecem a USI como método válido na avaliação e monitoramento de pacientes com DII; entretanto, a padronização das características dos achados luminais e extraintestinais, faz-se necessária. As principais vantagens da USI incluem o baixo custo e o fato de ser não invasiva e de não requerer preparo intestinal. Foi descrito que quando realizada por um operador experiente, a USI desempenha sensibilidade e especificidade comparáveis às de outros métodos de imagem de 2ª linha na avaliação da atividade inflamatória e na detecção de complicações nas DII. Além disso, essa técnica pode ser realizada pelo médico especialista em DII durante cada consulta e sempre que necessário (*point of care*).

Conceitos gerais de técnicas e achados da USI

Tradicionalmente, para uma visualização detalhada das alças intestinais, localizadas mais superficialmente no abdome, recomenda-se a utilização de sondas com frequência intermediária (5 a 10 MHz), denominada "microconvexa" ou *microconvex*. Já as sondas convexa e linear apresentam frequências maior (10 a 18 MHz) e menor (1 a 6 MHz), respectivamente. As características que devem ser analisadas e descritas durante o exame de USI incluem e espessura da parede intestinal, limites e estratificação das camadas da parede intestinal, padrão ecográfico, vascularização e calibre do lúmen intestinal e motilidade, além de estruturas extraluminais como gordura mesenterial, linfonodos e líquido livre na cavidade.

O músculo psoas e os vasos ilíacos são utilizados como pontos de referência para identificação do cólon sigmoide (à esquerda) e íleo terminal (à direita). A parede intestinal normal é constituída por cinco camadas concêntricas que podem ser distinguidas de acordo com o seu padrão de ecogenicidade: a camada mais interior (mucosa) hipoecógena (mucosa) e, a mais externa, a hiperecógena (serosa) (Figura 7.1).

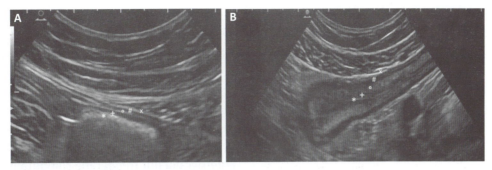

Figura 7.1 As cinco camadas avaliadas na ultrassonografia intestinal.
(A) Espessura parede normal. (B) Aumento da espessura da parede com redução do calibre luminal.
Fonte: Acervo da autoria do capítulo.

A medida da espessura da parede deve ser feita entre a interface lúmen/mucosa até a interface muscular própria/serosa. Atualmente, consideram-se espessura normal medidas entre 2 e 4 mm. Além da espessura da parede intestinal, avalia-se a presença de hipervascularização, de acordo com a graduação do escore de Limberg (Tabela 7.1).

Com relação à avaliação do calibre luminal, a sua medida pode variar, porém é considerada patológica se acima de 25 mm (delgado) e 5 cm (cólon), especialmente se acompanhada de alteração da motilidade e/ou de redução do calibre luminal distalmente (< 10 mm).

USI e a doença de Crohn

Usualmente, o ponto de corte para descrição de aumento da espessura da parede na DC é de 3 mm para predizer presença de atividade inflamatória, com sensibilidade de 88% a 89% e especificidade de 93% a 96%. Além disso, a extensão longitudinal da doença deve também ser descrita.

Em pacientes com doença ativa, a parede intestinal aparece hipoecoica, refletindo o edema do tecido e, em casos graves, pode-se, inclusive, visualizar a presença de ulcerações profundas, com perda (focal ou extensa) da estratificação das camadas, correlacionando-se com critérios de atividade clínica e laboratorial com aumento do risco de cirurgia.

A presença de hipervascularização, de acordo com o escore de Limberg, associa-se com índices de atividade clínica (sensibilidade de 82%; p = 0,01) e endoscópicos (coeficiente **r** de correlação = 0,7; p < 0,001).

Além disso, a USI permite a visualização de estruturas extraluminais, fato importante na DC, por se tratar de uma doença de acometimento transmural, e predizer a recorrência pós-operatória. Um recente estudo prospectivo demonstrou que a USI é capaz de detectar estenoses e fístulas e abscessos com sensibilidade e especificidade de 88% a 100% e 90% a 98%, respectivamente.

Permanece controverso o papel da USI na diferenciação de estenoses eminentemente inflamatórias, que se beneficiariam do tratamento farmacológico, ou eminentemente fibróticas, em que a abordagem cirúrgica estaria indicada.

As fístulas são visualizadas como tratos hipoecoicos com origem na parede intestinal em continuidade com estruturas mesenteriais, órgãos adjacentes (enteromesenteriais, enteroentéricas, enterovaginal,

Tabela 7.1 Escore de Limberg.

Grau 1	Grau 2	Grau 3	Grau 4
Ausência de vascularização ao *power doppler*	Leve: sinal mínimo, sinal pontual	Moderada: sinais mais alongados ainda confinados à parede	Intensa: sinal presente intra e extramural, além da parede até o mesentério

Fonte: Desenvolvida pela autoria do capítulo.

enterovesical, enterocólica), ou em fundo cego. A sensibilidade descrita do método é de 67% a 87%.

A aparência ultrassonográfica do abscesso (coleção purulenta) é como uma lesão de margens mal definidas, hipo ou anecoica com conteúdo líquido e gasoso em seu interior, com hiper-realce posterior da parede. A sua distinção principal é com a possibilidade de massa inflamatória.

USI e retocolite ulcerativa

Achados comuns descritos durante a USI em pacientes com RCU incluem espessamento da parede intestinal, perda das haustrações e estratificação das camadas, hipertrofia mesenterial, presença de linfonodomegalias, aumento da vascularização ao *power doppler* e irregularidade da mucosa por ulcerações profundas e/ou pseudopólipos.

Dados comparativos e prospectivos demonstraram forte correlação entre a espessura da parede intestinal (< 3 a 4 mm) e a hipervascularização com dosagem da proteína C-reativa, um marcador inflamatório bastante utilizado no monitoramento da RCU e achados colonoscópicos.

Recentemente, houve validação do Critério Ultrassonográfico de Milão para avaliação da RCU com base nos principais achados radiológicos:

$$1,4 \times \text{espessura parede (mm)} + 2 \times \text{fluxo vascular}$$

Resultados a partir de 6,3 implicam atividade inflamatória.

Adicionalmente, a USI pode ser adotada para acessar resposta ao tratamento na RCU, especialmente na medida da espessura da parede. Uma redução ≥ 2,5 mm foi proposta como fator preditor de remissão clínica em 1 ano de tratamento.

Conclusão

A USI quando realizada por um operador treinado e experiente permite a avaliação dos segmentos mais comumente acometidos nas DII (intestino delgado e cólon), além de apresentar boa acurácia na avaliação da atividade inflamatória e no reconhecimento de complicações associadas como fístulas, estenoses e abscessos, firmando-se como técnica complementar no monitoramento, seguimento e resposta terapêutica desses pacientes.

Nas próximas décadas, alvos terapêuticos mais rigorosos como a cicatrização transmural (na doença de Crohn) e histológica (na retocolite ulcerativa) devem ser incorporados às estratégias de monitoramento e de tratamento personalizado em pacientes com DII, incluindo a USI como principal instrumento capaz de antecipar e direcionar decisões na prática clínica diária. Vale ainda ressaltar o grande benefício da utilização da USI no monitoramento das DII em grupos especiais como na população pediátrica e gestantes.

Enterografia por tomografia computadorizada e ressonância magnética

Com os objetivos de padronizar os termos utilizados e a maneira de interpretar os achados da entero-TC e da entero-RM, representantes da Sociedade de Radiologia Abdominal (SAR) e da Associação Americana de Gastroenterologia (AGA) publicaram suas recomendações por intermédio de um consenso no ano de 2018.

Diagnóstico de doença de Crohn

Espessamento das paredes de alças de delgado com hiper-realce e habitualmente assimétrico ou associado a alterações inequívocas de doença penetrante são achados consistentes com a doença de Crohn.

Tanto a TC como a RM são capazes de avaliar a extensão do acometimento intestinal e definir, com alta acurácia, os fenótipos de apresentação da doença como inflamatório (não estenosante e não fistulizante), estenosante e penetrante/fistulizante. Essa classificação visa obter uma correspondência com as classificações de Viena e Montreal, podendo ser usada para decisões terapêuticas, como tratamento medicamentoso, intervenção por meio de dilatação com balão, enteroplastias ou ressecções.

Atividade inflamatória aguda (Figuras 7.2 e 7.3)

- **Hiper-realce parietal assimétrico com padrão estratificado:** aumento do realce da parede de um segmento intestinal em comparação a as alças adjacentes. O padrão de realce é estratificado (bilaminar ou trilaminar), sendo mais intenso na camada interna em relação às demais porções da parede intestinal.
- **Espessamento parietal:** pode ser dividido em leve (3 a 5 mm), moderado (5 a 9 mm) ou acentuado (maior ou igual a 10 mm).
- **Edema intramural:** aumento da intensidade de sinal da parede intestinal na sequência ponderada em T2 com saturação de gordura na

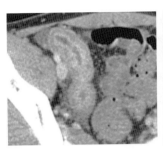 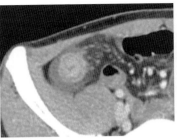 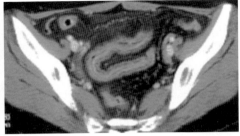

Figura 7.2 Enterotomografia. Cortes axiais após a injeção de contraste endovenoso, demonstrando espessamento parietal, densificação mesentérica e realce estratificado.
Fonte: Acervo da autoria do capítulo.

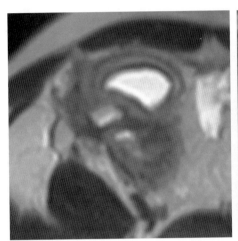 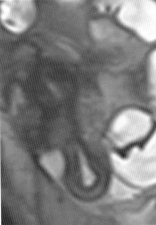 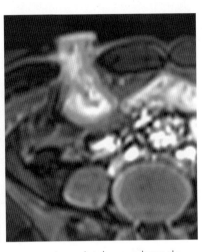

Figura 7.3 Enterorressonância. Cortes axiais ponderados em T2 demonstrando espessamento parietal com edema da submucosa e cortes axiais ponderados em T1 pós-contraste com realce estratificado.
Fonte: Acervo da autoria do capítulo.

entero-RM. Esse termo não pode ser utilizado na entero-TC, pois a hipodensidade parietal pode ser decorrente de edema e/ou de deposição de gordura.

- **Ulcerações:** descontinuidades focais da interface entre a luz e a parede intestinal, sem exceder os limites da parede.
- **Edema perientérico:** densificação na TC (ou aumento do sinal em T2 na RNM) da gordura mesentérica.
- **Ingurgitamento da *vasa recta* (sinal do pente):** marcador de inflamação aguda, mas também pode refletir inflamação pregressa (não necessariamente em atividade).

Apesar de estarem disponíveis diversos escores de avaliação de atividade inflamatória e de resposta terapêutica utilizando os métodos de imagem, principalmente a RNM, preconiza-se que a análise seja objetiva e prática, com critérios subjetivos quanto à modificação dos padrões inflamatórios e de severidade, graduando em alterações leves, moderadas ou severas. É importante salientar que, para a avaliação de resposta terapêutica, é preciso comparar exames semelhantes, ou seja, ETC com ETC ou RNM com RNM.

Achados de doença de Crohn penetrante (Figuras 7.4 e 7.5)

- **Fístulas:** comunicação entre superfícies epiteliais de diferentes estruturas/órgãos, que podem ser simples (único trajeto) ou complexas (múltiplos trajetos). Em geral, surgem imediatamente proximal a um segmento de alça com estenose e atividade inflamatória.
- **Trato sinusal:** fístula incompleta que não chega a comunicar duas superfícies epiteliais de diferentes órgãos/estruturas.
- **Fístulas perianais:** têm origem no reto ou no ânus e estendem-se até a superfície epitelial da região perineal ou adjacências, sendo descritas de acordo com as classificações de Parks ou St. James. Requerem estudo dirigido da região perianal para adequada avaliação.

- **Massa inflamatória:** processo inflamatório comprometendo tecidos moles e/ou gordura adjacente às alças intestinais acometidas. O termo "flegmão" não deve ser utilizado.
- **Abscesso:** coleção líquida com parede que apresenta realce, podendo ou não conter gás, comprometendo mesentério, cavidade peritoneal ou região perianal.

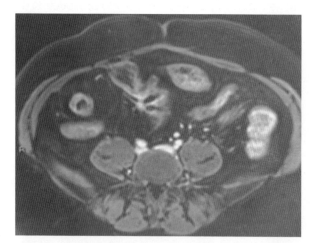

Figura 7.4 Enterorressonância. Corte axial demonstrando trajetos fistulosos entre alças de íleo distal.
Fonte: Acervo da autoria do capítulo.

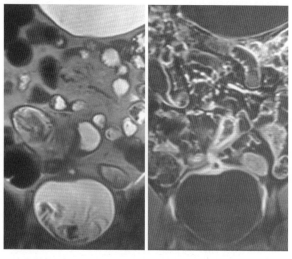

Figura 7.5 Enterorressonância. Cortes coronais demonstrante fístula ileovesical.
Fonte: Acervo da autoria do capítulo.

Achados de doença inflamatória crônica

- **Deposição de gordura na camada submucosa:** embora indique cronicidade do processo inflamatório, a sua presença não exclui doença em atividade, sendo necessário avaliar se os demais parâmetros (descritos acima) estão presentes.
- **Realce parietal homogêneo:** caracterizado pela presença de fibrose crônica em toda a espessura da parede.
- **Proliferação fibroadiposa mesenterial:** indica processo inflamatório atual e ou pregresso/crônico.
- **Saculações:** dilatações focais da borda antimesentérica da alça que podem ser secundárias à inflamação aguda ou dilatações crônicas da borda oposta (mesentérica).
- **Motilidade reduzida nas sequências dinâmicas:** podem auxiliar indicando o local de acometimento intestinal.

Achados de doença estenosante (Figuras 7.6 e 7.7)

Estenose é considerada quando há redução luminal coincidente com a região de acometimento por doença de Crohn, determinando dilatação inequívoca a montante. Pode ser considerada de **grau leve** quando o calibre da alça a montante tem entre 3 e 4 cm ou, ainda, **grau moderado a acentuado** quando ultrapassa 4 cm (oclusão/suboclusão). Sempre que houver estenose, é necessário avaliar se existe doença inflamatória em atividade associada (na maior parte dos casos, fibrose e atividade inflamatória coexistem).

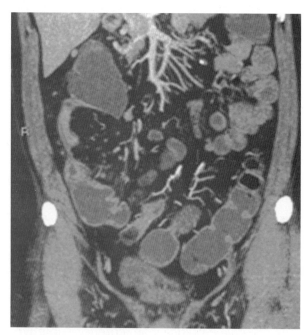

Figura 7.6 Enterotomografia. Corte coronal pós-contraste com estenose do cólon ascendente.
Fonte: Acervo da autoria do capítulo.

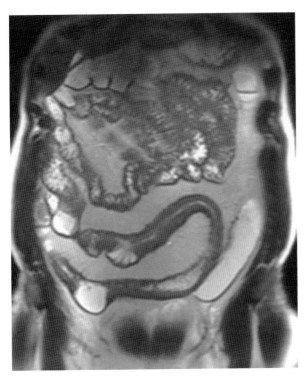

Figura 7.7 Enterorressonância. Corte coronal ponderado em T2, com extenso segmento de íleo distal estenosado, apresentando hipossinal da parede (tecido fibroso).
Fonte: Cortesia do Dr. Matteo Baldisserotto.

Monitoramento do tratamento

A ecografia intestinal, a entero-TC e a entero-RM são muito utilizadas para monitorar o tratamento, seja ele medicamentoso, seja ele cirúrgico. Esses métodos têm performance muito semelhante. Como a doença de Crohn acomete a população jovem, que requer exames seriados ao longo de toda a sua vida, o estudo por ecografia e ressonância magnética pode ser preferencial pelo fato de esses exames não utilizarem radiação ionizante.

No paciente submetido a tratamento medicamentoso, o exame de monitoramento deve avaliar se houve ou não resposta e qual foi seu grau, que pode variar: remissão completa (sem evidência de inflamatória; estabilidade; ou progressão da doença. Essa resposta baseia-se não só no grau de acometimento do segmento intestinal, mas também na sua extensão. Sempre se devem procurar novos segmentos acometidos além daqueles já conhecidos, bem como pesquisar achados extraintestinais da doença.

Naqueles pacientes submetidos a cirurgias (enterrectomia, ileocolectomia etc.), atenção especial deve ser dada à região da anastomose, pesquisando-se sinais de estenose, com ou sem atividade inflamatória. Da mesma maneira, o acometimento de novos segmentos deve ser pesquisado.

O dano tecidual na DC é descrito como a presença de complicações irreversíveis e cumulativas avaliadas pelo índice de Lèmman. O diagnóstico precoce e o tratamento adequado respeitando a janela de oportunidade constituem atualmente um dos objetivos no manejo desses doentes. Um estudo prospectivo de 142 pacientes, avaliando a presença e a gravidade de atividade inflamatória pelos índices de MaRIA (RNM) e Lèmman (RNM + exame endoscópico), mostrou que quatro em cada dez pacientes apresentam, *já no momento do diagnóstico de DC*, alguma complicação com dano intestinal associado à pior evolução da doença a longo prazo. Rispo et al., avaliando de maneira prospectiva um total de 71 pacientes com DC, comprovaram elevada concordância entre as técnicas de RNM e de ecografia intestinal na avaliação e na quantificação de dano tecidual pelo escore de Lèmman.

Conclusões

Os exames seccionais de imagem guiados por tomografia computadorizada, ressonância nuclear magnética e ecografia constituem modalidades de imagem valiosas e complementares à ileocolonoscopia na avaliação de alterações murais das alças intestinais e extramurais necessárias para o diagnóstico e monitoramento de pacientes com doença inflamatória intestinal auxiliando no manejo terapêutico e na prevenção de progressão da doença.

Referências bibliográficas

1. Adamina M, Bonovas S, Raine T et al. ECCO guidelines on therapeutics in Crohn's disease: surgical treatment. J Crohn's Colitis. 2020;14:155-68.
2. Allocca M, Filippi E, Costantino A et al. Milan ultrasound criteria are accurate in assessing disease activity in ulcerative colitis: external validation. United Eur Gastroenterol J. 2020;21:2050640620980203.
3. Allocca M, Fiorino G, Bonifacio C et al. Comparative accuracy of bowel ultrasound versus magnetic resonance enterography in combination with colonoscopy in assessing Crohn's disease and guiding clinical decision-making. J Crohn's Colitis. 2018;12:1280-7.
4. Allocca M, Fiorino G, Bonovas S et al. Accuracy of Humanitas ultrasound criteria in assessing disease activity and severity in ulcerative colitis: a prospective study. J Crohn's Colitis. 2018;12:1385-91.
5. Allocca M, Furfaro F, Fiorino G et al. Point of care ultrasound in inflammatory bowel disease. J Crohn's Colitis. 2021;15:143-51.

6. Antonelli E, Giuliano V, Casella G et al. Ultrasonographic assessment of colonic wall in moderate-severe ulcerative colitis: comparison with endoscopic findings. Dig Liver Dis. 2011;43:703-6.
7. Atkinson NSS, Bryant RV, Dong Y et al. How to perform gastrointestinal ultrasound: anatomy and normal findings. World J Gastroenterol. 2017;23:6931-41.
8. Baert F, Moortgat L, Caenepeel P et al. Mucosal healing predicts sustained clinical remission in patients with early-stage Crohn's disease. Gastroenterology. 2010 Feb;138(2):461-3.
9. Bruining DH, Bhatnagar G, Rimola J et al. CT and MR enterography in Crohn's disease: current and future applications. Abdom Imaging. 2015 Apr 13:1-10.
10. Bruining DH, Zimmermann EM, Loftus Jr EV et al. Consensus recommendations for evaluation, interpretation and utilization of computed tomography and magnetic resonance enterography in patients with small bowel Crohn's disease. YGAST. 2018 Mar 1;154(4):1172-94.
11. Buisson A, Pereira B, Goutte M et al. Magnetic Resonance Index of Activity (MaRIA) and Clermont score are highly and equally effective MRI indices in detecting mucosal healing in Crohn's disease. Dig Liver Dis. 2017 Nov;49(11):1211-7 [Epub 2017 Aug 31]. Doi: 10.1016/j.dld.2017.08.033.
12. Cammarota T, Ribaldone DG, Resegotti A et al. Role of bowel ultrasound as a predictor of surgical recurrence of Crohn's disease. Scand J Gastroenterol. 2013;48:552-5.
13. Castiglione F et al. Noninvasive diagnosis of small bowel Crohn's disease: direct comparison of bowel sonography and magnetic resonance enterography. Inflamm Bowel Dis. 2013;19(5):991-8.
14. Colombel J, Panaccione R, Bossuyt P et al. Articles effect of tight control management on Crohn's disease (CALM): a multicentre, randomized, controlled phase 3 trial. Lancet. 2017;6736(17):1-11.
15. Colombel JF, D'Haens G, Lee WJ et al. Outcomes and strategies to support a treat to target approach in inflammatory bowel disease: a systematic review. J Crohn's Colitis. 2020;14:254-66.
16. Cosnes J, Cattan S, Blain A et al. Long-term evolution of disease behavior of Crohn's disease. Inflamm Bowel Dis. 2002 Jul;8(4):244-50.
17. Damore LJ, Rantis PC, Vernava AM et al. Colonoscopic perforations: etiology, diagnosis and management. Dis Colon Rectum. 1996 Nov;39(11):1308-14.
18. Deepak P, Park SH, Ehman EC et al. Crohn's disease diagnosis, treatment approach and management paradigm: what the radiologist needs to know. Abdom Radiol. 2017 Mar 25;42(4):1068-86.
19. Dong J, Wang H, Zhao J et al. Ultrasound as a diagnostic tool in detecting active Crohn's disease: a meta-analysis of prospective studies. Eur Radiol. 2014;24:26-33.
20. Drews BH, Barth TF, Hänle MM et al. Comparison of sonographically measured bowel wall vascularity, histology and disease activity in Crohn's disease. Eur Radiol. 2009;19:1379-86.
21. Eckardt VF, Gaedertz C, Eidner C. Colonic perforation with endoscopic biopsy. Gastrointest Endosc. 1997 Dec;46(6):560-2.
22. Fiorino G et al. Prospective comparison of computed tomography enterography and magnetic resonance enterography for assessment of disease activity and complications in ileocolonic Crohn's disease. Inflamm Bowel Dis. 2011;17(5):1073-80.
23. Fiorino G, Morin M, Bonovas S et al. Prevalence of bowel damage assessed by cross-sectional imaging in early Crohn's disease and its impact on disease outcome. J Crohns Colitis. 2017 Mar;11(3):274-80.
24. Fraquelli M, Castiglione F, Calabrese E et al. Impact of intestinal ultrasound on the management of patients with inflammatory bowel disease: how to apply scientific evidence to clinical practice. Dig Liver Dis. 2020;52:9-18.
25. Furfaro F, Dal Buono A, Alloca M et al. Bowel ultrasound in inflammatory bowel disease: how far in the grayscale? Life. 2021;11:649.
26. Gerson LB, Fidler JL, Cave DR et al. ACG clinical guideline: diagnosis and management of small bowel bleeding. Am J Gastroenterol. 2015 Aug 25;110(9):1265-87.
27. Gomollon F, Dignass A, Annese V et al. 3. European evidence-based consensus on the diagnosis and management of Crohn's disease 2016 – Part I: Diagnosis and medical management. J Crohns Colitis. 2017 Jan;11(1):3-25.
28. Holt S, Samuel E. Grey scale ultrasound in Crohn's disease. Gut. 1979;20:590-5.
29. Horsthuis K, Bipat S, Bennink RJ et al. Inflammatory bowel disease diagnosed with US, MR, scintigraphy and CT: meta-analysis of prospective studies. Radiology. 2008 Apr;247(1):64-79.
30. Ilangovan R, Burling D, George A et al. CT enterography: review of technique and practical tips. Br J Radiol. 2012;85(1015):876-86.
31. Lameris W, Van Randen A, Bouma WH et al. Imaging strategies for detection of urgent conditions in patients with acute abdominal pain: diagnostic accuracy study. BMJ. 2009;338:b2431.
32. Lichtenstein GR, Rutgeerts P. Importance of mucosal healing in ulcerative colitis. Inflamm Bowel Dis. 2010 Feb;16(2):338-46.
33. Limberg B. Diagnostik von chronisch-entzündlichen Darmerkrankungen durch Sonographie [Diagnosis of chronic inflammatory bowel disease by ultrasonography]. Z Gastroenterol. 1999;37:495-508.
34. Lu C, Merrill C, Medellin A et al. Bowel ultrasound state of the art: grayscale and doppler ultrasound, contrast enhancement and elastography in Crohn disease. J Ultrasound Med. 2019;38:271-88.
35. Maaser C, Sturm A, Vavricka SR et al. ECCO-ESGAR guideline for diagnostic assessment in IBD – Part I: Initial diagnosis, monitoring of known IBD, detection of complications. J Crohns Colitis. 2019 Feb;13(2):144-64.
36. Maaser C, Sturm A, Vavricka SR et al. ECCO-ESGAR guideline for diagnostic assessment in IBD – Part I: Initial diagnosis, monitoring of known IBD, detection of complications. Journal of Crohn's & Colitis. 2019;13:144-64.
37. Maaser C, Sturm A, Vavricka SR et al.; European Crohn's and Colitis Organization [ECCO]; European Society of Gastrointestinal and Abdominal Radiology [ESGAR]. ECCO-ESGAR guideline for diagnostic assessment in IBD – Part I: Initial diagnosis, monitoring of known IBD, detection of complications. J Crohn's Colitis. 2019;1:144-64.
38. Maconi G, Ardizzone S, Parente F et al. Ultrasonography in the evaluation of extension, activity and follow-up of ulcerative colitis. Scand J Gastroenterol. 1999;34:1103-7.
39. Maconi G, Nylund K, Ripolles T et al. EFSUMB recommendations and clinical guidelines for intestinal ultrasound (GIUS) in inflammatory bowel diseases. Ultraschall Med Eur J Ultrasound. 2018;39:304-17.

40. Magro F, Gionchetti P, Eliakim R et al. 3. European evidence-based consensus on diagnosis and management of ulcerative colitis – Part I: Definitions, diagnosis, extra-intestinal manifestations, pregnancy, cancer surveillance, surgery and ileo-anal pouch disorders. J Crohns Colitis. 2017 Jun;11(6):649-70.
41. Mendoza JL et al. Using of magnetic resonance enterography in the management of Crohn's disease of the small intestine: first year of experience. Rev Esp Enferm Dig. 2012;104(11):578-83.
42. Messaris E et al. Role of magnetic resonance enterography in the management of Crohn's disease. Arch Surg. 2010;145(5):471-5.
43. Molodecky NA, Soon IS, Rabi DM et al. Increasing incidence and prevalence of the inflammatory bowel diseases with time, based on systematic review. Gastroenterology. 2012 Jan;142(1):46-54.e42; quiz e30.
44. Nylund K, Maconi G, Hollerweger A et al. EFSUMB recommendations and guidelines for gastrointestinal ultrasound. Ultraschall Med Eur J Ultrasound. 2017;38:e1-15.
45. Panes J, Bouhnik Y, Reinisch W et al. Imaging techniques for assessment of inflammatory bowel disease: joint ECCO and ESGAR evidence-based consensus guidelines. J Crohns Colitis. 2013;7(7):556-85.
46. Panes J, Bouzas R, Chaparro M et al. Systematic review: the use of ultrasonography, computed tomography and magnetic resonance imaging for the diagnosis, assessment of activity and abdominal complications of Crohn's disease. Aliment Pharmacol Ther. 2011 Jul;34(2):125-45.
47. Parente F, Molteni M, Marino B et al. Are colonoscopy and bowel ultrasound useful for assessing response to short-term therapy and predicting disease outcome of moderate to severe forms of ulcerative colitis? A prospective study. Am J Gastroenterol. 2010;105:1150-7.
48. Pariente B, Cosnes J, Danese S et al. Development of the Crohn's disease digestive damage score, the Lemann score. Inflamm Bowel Dis. 2011 Jun;17(6):1415-22.
49. Park MJ, Lim JS. Computed tomography enterography for evaluation of inflammatory bowel disease. Clin Endosc. 2013;46(4):327-66.
50. Peyrin-Biroulet L, Sandborn W, Sands BE et al. Selecting Therapeutic Targets in Inflammatory Bowel Disease (STRIDE): determining therapeutic goals for treat to target. Am J Gastroenterol [Online]. 2015;110(9):1324-38. Disponível em: http://www.nature.com/doifinder/10.1038/ajg.2015.233.
51. Puylaert CA et al. Grading of Crohn's disease activity using CT, MRI, US and scintigraphy: a meta-analysis. Eur Radiol. 2015;25(11):3295-313.
52. Qiu Y et al. Systematic review with meta-analysis: magnetic resonance enterography vs. computed tomography enterography for evaluating disease activity in small bowel Crohn's disease. Aliment Pharmacol Ther. 2014;40(2):134-46.
53. Rao N, Kumar S, Taylor S et al. Diagnostic pathways in Crohn's disease. Clin Radiol. 2019 Aug;74(8):578-91 [Epub 2019 Apr 18]. Doi: 10.1016/j.crad.2019.03.013.
54. Samuel S et al. Endoscopic skipping of the distal terminal ileum in Crohn's disease can lead to negative results from ileocolonoscopy. Clin Gastroenterol Hepatol. 2012;10(11):1253-9.
55. Sasaki T, Kunisaki R, Kinoshita H et al. Use of color doppler ultrasonography for evaluating vascularity of small intestinal lesions in Crohn's disease: correlation with endoscopic and surgical macroscopic findings. Scand J Gastroenterol. 2014;49:295-301.
56. Siddiki HA, Fidler JL, Fletcher JG et al. Prospective comparison of state of the art MR enterography and CT enterography in small bowel Crohn's disease. AJR. 2009;193:113-21.
57. Silverberg MS, Satsangi J, Ahmad T et al. Toward an integrated clinical, molecular and serological classification of inflammatory bowel disease: report of a Working Party of the 2005 Montreal World Congress of Gastroenterology. Can J Gastroenterol. 2005 Sep;19(Suppl A):A5-36.
58. Sinha R, Verma R, Rajesh A et al. MR enterography of Crohn's disease – Part I: Rationale, technique and pitfalls. AJR Am J Roentgenol. 2011;197(1):76-9. Doi: 10.2214/AJR.10.7253.
59. Sinha R, Verma R, Rajesh A et al. MR enterography of Crohn's disease – Part II: Imaging and pathologic findings. AJR Am J Roentgenol. 2011;197(1):80-5.
60. Sturm A, Maaser C, Calabrese E et al. ECCO-ESGAR guideline for diagnostic assessment in inflammatory bowel disease. J Crohns Colitis. 2018.
61. Sturm A, Maaser C, Calabrese E et al. ECCO-ESGAR guideline for diagnostic assessment in IBD – Part II: IBD scores and general principles and technical aspects. Journal of Crohn's & Colitis. 2019;13:273-84.
62. Taylor SA et al. Diagnostic accuracy of magnetic resonance enterography and small bowel ultrasound for the extent and activity of newly diagnosed and relapsed Crohn's disease (METRIC): a multicentre trial. Lancet Gastroenterol Hepatol. 2018.
63. Taylor SA, Rieder F, Fletcher JG. Differences in the imaging of Crohn's disease patients between North America and Europe: are we ready to bridge the divide? Abdom Radiol. 2018 Dec 22;44(5):1637-43.
64. Torres J, Mehandru S, Colombel JF et al. Crohn's disease. Lancet. 2017;389:1741-55.
65. Turner D, Ricciuto A, Lewis A et al.; International Organization for the Study of IBD (IOIBD). STRIDE-II: an update on the selecting therapeutic targets in inflammatory bowel disease (STRIDE) initiative of the International Organization for the Study of IBD (IOIBD): determining therapeutic goals for treat to target strategies in IBD. Gastroenterology. 2021; 160:1570-83.
66. Ungaro R, Colombel JF, Lissoos T et al. A treat to target update in ulcerative colitis: a systematic review. Am J Gastroenterol. 2019 Jun;114(6):874-83.
67. Ungaro R, Mehandru S, Allen PB et al. Ulcerative colitis. Lancet. 2017;389:1756-70.
68. Vogel J, Moreira AL, Baker M et al. CT enterography for Crohn's disease: accurate preoperative diagnostic imaging. Dis Colon Rectum. 2007;50:1761-9.
69. Wenhong L, Jincai L, Wenlian X et al. A diagnostic accuracy meta-analysis of CT and MRI for the evaluation of small bowel Crohn disease. Academic Radiology. 2017 Oct 1; 24(10):1216-25.

8 Diagnóstico Endoscópico

Luiz Gustavo de Quadros
Fernanda Oliveira Azor

Introdução

As doenças inflamatórias intestinais (DII) compreendem doenças crônicas como a retocolite ulcerativa (RCU), a doença de Crohn (DC) e as colites não classificadas. A incidência das DII vem aumentando em países industrializados. A causa não é totalmente compreendida e abrange fatores ambientais e genéticos.[1]

A DC pode acometer qualquer segmento do TGI, desde a boca até o ânus. O acometimento do intestino delgado é mais comum, podendo ser observadas obstruções gástricas e de cólon e estenoses anais. Até um terço dos pacientes pode desenvolver DC com comprometimento perianal – fissuras, fístulas e abscessos. A doença com presença de fístulas perianais representa uma forma mais agressiva da doença, mais presente na DC com acometimento retal.[1] O diagnóstico é feito com base nos sintomas e achados endoscópicos e radiológicos, podendo ou não ser confirmado pelo exame histológico.[2]

O envolvimento do intestino delgado está presente em aproximadamente 80% dos pacientes com DC, e aproximadamente um terço dos pacientes com DC demonstra envolvimento isolado dessa região.[3]

A RCU está mais classicamente associada a diarreias correlacionadas com a extensão da doença. À medida que regiões próximas são acometidas, o sangue se mistura às fezes, podendo cursar com diarreia sanguinolenta. Com a cronicidade da doença, os pacientes podem evoluir com estenoses colônicas, que podem ocorrer em 5% a 10% dos pacientes, evoluindo com obstrução e dor. Nos casos de estenoses, a suspeita de malignidade deve ser descartada.[1]

Apesar dessas diferenças entre as duas patologias, cerca de 10% dos pacientes podem não ter um diagnóstico firmado. Nesses casos, tem-se uma DII não classificada.[3]

Exames como a ileocolonoscopia e a endoscopia digestiva alta são largamente utilizados na investigação das DII. Nos últimos anos, novas tecnologias endoscópicas foram criadas, e ferramentas como cápsula endoscópica, enteroscopia, ultrassom endoscópico e endomicroscopia confocal a *laser* são incorporadas e utilizadas no diagnóstico e no tratamento dessas patologias.

Doença de Crohn (DC)

O diagnóstico de DC é feito com base nos sintomas e achados endoscópicos e radiológicos, podendo ou não ser confirmado pelo exame histopatológico. Nos casos de DC colônica ou ileal, os achados endoscópicos comuns são: lesões salteadas, com presença de friabilidade; eritema; úlceras; e erosões junto a áreas de mucosa normal, podendo ou não apresentar fístulas e estenoses.[2]

Antes da avaliação endoscópica, um exame perianal detalhado deve ser realizado à procura de achados anorretais que possam sugerir DC como: fissuras atípicas; úlceras de canal anal; abscessos; estenoses; ou fístulas[4] (Figura 8.1).

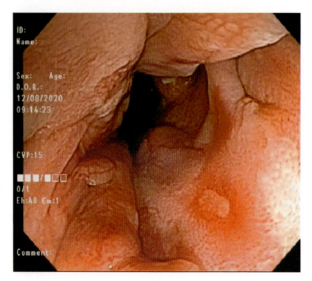

Figura 8.1 Canal anal com fibrose e ulceração.
Fonte: Acervo da autoria do capítulo.

Na DC leve, inicialmente a mucosa pode parecer endoscopicamente normal ou com presença de úlceras aftoides em virtude da expansão do folículo linfoide submucoso. Na doença moderada, essas úlceras coalescem e formam úlceras maiores, de aspecto estrelado. Com a piora da doença, o edema e a lesão de submucosa podem causar o aspecto de pedra de calçamento, e as úlceras tomam aspecto serpiginoso, maiores e mais profundas.[5]

Retocolite ulcerativa (RCU)

Na RCU, o processo inflamatório se inicia no reto, estendendo-se de forma proximal, contínua e confluente. Pode ser desde uma proctite ou envolver do reto à flexura esplênica (colite esquerda), bem como ser uma colite extensa até o envolvimento de todo o cólon (pancolite). Na maioria dos casos, há um limite claro entre a mucosa saudável e a comprometida. Em colites esquerdas, pode haver inflamação em região cecal (*cecal patch*).[4]

Alguns pacientes com ausência de inflamação nas amostras histológicas de biópsias retais, manifestaram a DC anos após o diagnóstico inicial. Assim, a preservação microscópica do reto pode ser um preditor de mudança do diagnóstico para DC.[6]

Um sinal de lesão na RCU é o aumento do fluxo sanguíneo na mucosa, cursando com eritema, congestão vascular e edema, com aparência de lixa.[3]

Em pacientes pediátricos, naqueles com colangite esclerosante primária (CEP) concomitante ou em tratamento medicamentoso, o reto pode estar poupado.[6,7]

A ileíte terminal macroscópica leve – a chamada "ileíte de refluxo" – ocorre em 6% a 20% dos pacientes com RCU associada à pancolite, mais comum em crianças. Pode haver presença de úlceras superficiais e pequenas, um grau de atrofia de vilosidades, infiltração linfocítica.[6] Geralmente envolve um segmento curto do íleo terminal com mucosa levemente inflamada que se estende do ceco e normalmente não demonstra ulceração, estenose ou outros sinais característicos de DC.[3]

A gravidade da ileíte por refluxo da RCU correlaciona-se com o grau de inflamação do cólon direto. Presença de inflamação ileal severa com colite direita leve fala contra o diagnóstico de RCU, assim como a ileíte sem comprometimento cecal.[6]

Outros diagnósticos diferenciais

O diagnóstico diferencial com outras condições permanece um desafio em decorrência da sobreposição de características histológicas, endoscópicas e radiográficas.[8]

Outro desafio é diferenciar a DC de outras patologias intestinais, como linfoma intestinal, tuberculose intestinal e a doença de Behçet. A doença de Behçet pode se apresentar com úlceras solitárias na colonoscopia, sendo acompanhada por história de úlceras orais e genitais e uveíte. O teste de patergia auxilia no diagnóstico. Já a tuberculose intestinal pode apresentar úlceras em cólon transverso com comprometimento de válvula ileocecal e presença de granulomas caseosos na histologia. A história clínica vem acompanhada de queixa de febre e sudorese noturna. Esfregaço positivo para bacilo álcool-acidorresistente propicia diagnóstico correto. A colite isquêmica também deve ser considerada nos diagnósticos diferenciais, apresentando edema de mucosa, eritema e preservação de reto.[8]

Modalidades endoscópicas nas DII
Endoscopia digestiva alta (EDA)

A endoscopia digestiva alta não é realizada rotineiramente. Em adultos, embora deva ser considerada em pacientes sintomáticos para identificar o subconjunto menor (aproximadamente 15%) de pacientes com DC com doença esofagogastroduodenal.[3] Ao contrário dessa faixa etária, em pacientes pediátricos, ela se faz necessária, visto que 12% a 28% dos pacientes pediátrico acometidos por DC podem apresentar granulomas nas biópsias, sem outros achados na ileocolonoscopia.[9]

A European Crohn's and Colitis Organization (ECCO) e a European Society for Pediatric Gastroenterology, Hepatology and Nutrition recomendam EGD para todos os pacientes pediátricos, independentemente de o trato gastrointestinal (TGI) superior sediar os sintomas, durante a investigação diagnóstica inicial.[9]

O envolvimento do TGI superior – proximal ao ligamento de Treitz – ocorre em até 16% dos pacientes com DC, comprometendo esôfago, estômago e duodeno. Os achados endoscópicos incluem úlceras aftoides, eritema, estenoses e fístulas. Ao menos duas biópsias devem ser realizadas no esôfago, estômago e duodeno quando há suspeita de DC.[9]

Retossigmoidoscopia

A retossigmoidoscopia flexível é inadequada para avaliar as colites proximais. Todavia, pode ser útil quando a ileocolonoscopia for considerada de alto risco – como na colite fulminante. Pode auxiliar antes da terapia medicamentosa com imunomoduladores para afastar diagnósticos diferenciais como citomegalovírus ou infecções oportunistas.[9]

Ileocolonoscopia

A ileocolonoscopia nas DII tem papel fundamental no diagnóstico (Figuras 8.2 a 8.4) e na terapêutica. Permite o diagnóstico inicial bem como a avaliação da extensão e da gravidade da doença, auxilia na exclusão de outros diagnósticos diferenciais e permite o tratamento de complicações associadas, como estenoses, fístulas e sangramentos. É um exame importante na avaliação pós-ressecções ileocolônicas e confecção de bolsas ileoanais e na vigilância do câncer colorretal.[6]

É um procedimento seguro e com baixa taxa de eventos adversos em pacientes com DII. As contraindicações relativas à realização de procedimentos endoscópicos em pacientes com DII incluem colite grave e megacólon tóxico. A menos que haja contraindicação, uma colonoscopia completa com intubação

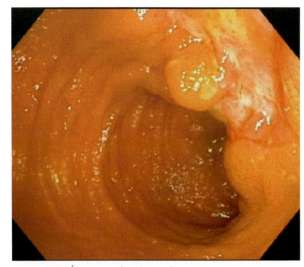

Figura 8.2 Úlcera profunda em íleo.
Fonte: Acervo da autoria do capítulo.

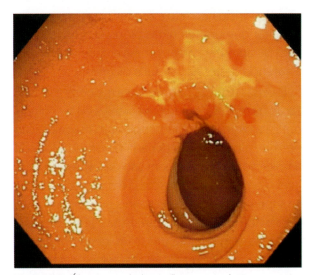

Figura 8.3 Úlcera estrelada em íleo terminal.
Fonte: Acervo da autoria do capítulo.

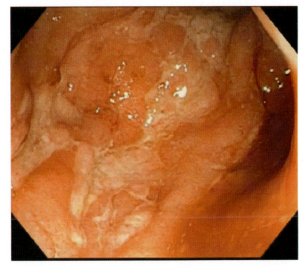

Figura 8.4 Úlceras profundas e confluentes em cólon.
Fonte: Acervo da autoria do capítulo.

do íleo terminal deve sempre ser realizada durante a avaliação inicial de pacientes com apresentações clínicas sugestivas de DII. É importante investigar o regime de limpeza intestinal (p. ex., o uso de preparo à base de fosfato de sódio) e o uso de anti-inflamatórios não esteroidais (AINE), pois ambos podem causar alterações mucosas que mimetizam DII.[9,10]

Uma ileocolonoscopia antes de iniciar qualquer terapia medicamentosa é de extrema importância na diferenciação das patologias. Um vez iniciado o tratamento, algumas características que diferenciam as duas doenças podem se alterar, como colite segmentar, o aspecto saltatriz ou o comprometimento retal.[9]

Pacientes com suspeita de DII devem ser submetidos ao exame sempre que possível. Ao menos duas biópsias por segmento intestinal devem ser obtidas – incluindo reto e íleo terminal. Importante ressaltar que um terço das biópsias de pacientes com DC apresenta granulomas verdadeiros, ou seja, a ausência destes não exclui o diagnóstico.[1]

Diversas técnicas surgiram para melhorar a visualização da mucosa, sendo por corantes ou tecnologia óptica e digital. A colonoscopia com magnificação permite a inspeção detalhada por intermédio de ampliação de imagem com uso de lentes. Em conjunto com a cromoendoscopia e o uso de corantes na superfície da mucosa, reconhecem-se os padrões e classificações das lesões avaliadas. Já a cromoendoscopia sem corante utiliza imagens ópticas ou baseadas em computador. Essa tecnologia empregada na colonoscopia e o direcionamento de biópsias de áreas suspeitas são mais eficazes do que biópsias aleatórias nas detecções de possíveis lesões.[11]

Embora se conheça o papel da cromoendoscopia na detecção de displasia, seu papel na detecção de inflamação ainda não é conhecido. Alguns estudos mostraram a participação do NBI para melhor detecção de angiogênese em pacientes com DII. Em um ensaio clínico randomizado, a cromoendoscopia virtual melhorou significativamente o diagnóstico de gravidade e de extensão da doença em pacientes com DII em comparação com a endoscopia com luz branca. Recentemente, um estudo mostrou boa correlação entre achados de NBI ampliados e atividade histológica. Esses estudos mostram uma futura aplicação da endoscopia com imagem aprimorada para melhor detecção de inflamação em pacientes com DII.[12]

Enteroscopia

A DC isolada de intestino delgado é um desafio diagnóstico por ser uma região menos acessível pela endoscopia convencional, podendo atrasar o diagnóstico da doença. Esse fenótipo da doença está associado a um risco aumentado de recidivas e estenoses. Na faixa pediátrica, há o impacto negativo no desenvolvimento puberal. A avaliação direta da mucosa é fundamental para excluir outras enteropatias e instituir um tratamento.[13]

A enteroscopia deve ser realizada apenas após confirmação do comprometimento de intestino delgado mediante exames de imagem, em áreas inacessíveis às técnicas endoscópicas de rotina.[1] Permite intervenções terapêuticas, como hemostasia, dilatação de estenose ou retirada de corpos estranhos. É realizada com endoscópio específico, medindo de 2 a 2,5 metros, com uso de manobras específicas que permitem avaliação de cerca de 4,3 metros de intestino delgado, tanto de forma anterógrada como retrógrada. Pode ser realizada por diversos sistemas, entre eles, enteroscopia assistida por balão (balão único ou duplo) ou enteroscopia em espiral.[11]

A enteroscopia, seja com balão único, seja com o duplo, utiliza o método *push and pull*. Normalmente dois operadores executam o exame com duplo balão. Na técnica anterógrada, avançam-se o endoscópio e o *overtube* além da papila duodenal. O balão do *overtube*, então, é insuflado para manter as alças intestinais firmes. Avança-se com o enteroscópio, e o balão é insuflado para evitar o retorno do aparelho. Esvazia-se o balão do *overtube* e este é avançado em direção ao enteroscopio. O balão do *overtube* é, então, reinado. O processo se repete até o ponto desejado.[13]

Infelizmente, a enteroscopia pode ser demorada e tecnicamente mais difícil, estando limitada a grandes centros especializados.[10]

Endomicroscopia confocal a *laser*

A endomicroscopia confocal a *laser* (ECL) é uma tecnologia recente que avalia a mucosa nos níveis celular e subcelular durante a colonoscopia. Em pacientes com DII, melhora a detecção de displasia e diferenciação das lesões planas de difícil detecção que poderiam ser perdidas com a colonoscopia padrão em pacientes com colite. A técnica envolve o uso de *laser* de baixa potência com campo de visão microscópico. Há dois sistemas baseados na tecnologia: o *Pentax Endomicroscopy System* do Japão, com um *scanner* confocal presente na ponta de um endoscópio flexível; e o *Cellvizio Endomicroscopy System* (Mauna Kea Technologies, Paris, França), que usa uma minissonda flexível introduzida no canal de trabalho do endoscópio.[11]

A endomicroscopia pode ser guiada pelo uso de contraste como fluoresceína intravenosa, violeta de cresil e acriflavina tópica destaca a arquitetura celular, subcelular e vascular.[14] É possível, com a tecnologia, identificar alterações arquitetônicas da DC ativa (microerosões, criptas alteradas, células caliciformes, infiltrado celular na lâmina própria) semelhantes às encontradas no histopatológico.[11]

Endocitoscopia

A endocitoscopia (EC) é uma técnica endoscópica de "super" alta resolução que amplia a imagem de 450 a 1.400 vezes. Permite a visão da histologia e da biópsia virtual por amostragem direta. O sistema GIF-Y0002 utiliza apenas uma lente com aumento de *zoom* de 380 vezes a mais que o aparelho convencional. Assim como a ECL, necessita de corantes como azul de metileno, azul de toluidina e violeta de cresol.[14]

Monitoramento endoscópico da atividade de doença

A avaliação endoscópica da mucosa é crucial para o manejo correto da DII. A definição atual de cicatrização endoscópica da mucosa foi feita com estudos que utilizaram endoscopias com luz branca padrão. Todavia, a disponibilidade de imagens de alta definição e as tecnologias ópticas e digitais permitem a visualização de detalhes do padrão vascular e da mucosa, de modo que as imagens começaram a refletir as alterações histológicas.

A presença de cicatrização da mucosa tem sido correlacionada com melhores taxas de remissão, uso reduzido de corticosteroides e menor taxa de hospitalização.

O monitoramento endoscópico da gravidade e da atividade das DII pode ser interpretado de forma diferente pelos médicos, e sistemas de pontuação foram desenvolvidos para aumentar a concordância intraobservador. Existem muitos sistemas de pontuação para monitoramento endoscópico da atividade da doença tanto na DC como na UC.[15]

O Subescore Endoscópico de Mayo é o mais usado para descrever a atividade endoscópica da RCU em ensaios clínicos. O sistema de pontuação Mayo foi criado com base em exames de sigmoidoscopia rígida, em que as alterações inflamatórias foram registradas por cerca de 25 cm. Sua avaliação ficou limitada pela profundidade de inserção do aparelho, além da limitação de campo de visão do endoscopista e da tolerância dos pacientes. Em contraste, o Índice Colonoscópico de Gravidade da Colite Ulcerativa (UCEIS) é um sistema de pontuação criado a partir de achados colonoscópicos completos e de alta definição. Todavia, o Subescore de Mayo mantém-se como instrumento de avaliação endoscópica dominante por ser de maior familiaridade e de fácil uso.[3,15]

Vários sistemas de pontuação endoscópica para DC também foram criados. Os mais estudados são o Índice de Gravidade Endoscópica da Doença de Crohn (CDEIS) e o Escore Endoscópico Simples para Doença de Crohn (SES-CD). O CDEIS avalia o aspecto da mucosa do reto, cólon esquerdo, cólon transverso, cólon direito e íleo. A pontuação é calculada de 0 a 44. Seu uso pode ser demorado e requer treinamento especializado, ocorrendo variação significativa interobservador nos escores.[3]

O consenso STRIDE e outros estudos apoiam a cicatrização de úlceras como objetivo primário no tratamento da DC (SES-CD 0-2) e uma pontuação 0 ou 1 no Subescore de Mayo no tratamento da RCU (essa pontuação representa uma mucosa sem erosões e com vascularização normal).[16]

Ao avaliar a atividade endoscópica e fazer ajustes na terapia medicamentosa quando houver inflamação detectada, o médico terá maiores chances de atingir a remissão endoscópica. No entanto, mais estudos são necessários para sustentar essas chances.[16]

Os limiares de remissão foram arbitrariamente definidos considerando a remissão endoscópica com um escore SES-CD 0-2 e após a cirurgia um escore de Rutgeerts i0-i1. A resposta endoscópica é definida como uma redução maior do que 50% na SES-CD ou CDEIS.

Na RCU, há correlação direta entre os sintomas e as lesões de mucosa. Já na DC, não há essa correlação e exames complementares se tornam necessários – como calprotectina fecal e proteína C-reativa (PCR). A ressonância nuclear magnética (RNM) é precisa para medir a resposta aos tratamentos. A imagem transversal é uma opção de monitoramento na DC.[17]

Endoscopia em pacientes com cirurgia relacionada às DII

A recorrência de DC após colectomia parcial ou ileocolectomia parcial é comum, ocorrendo na anastomose cirúrgica e neoíleo terminal. A recorrência endoscópica geralmente precede a recidiva dos sintomas e pode ocorrer em até 70% a 90% dos pacientes dentro de 1 ano da cirurgia. O escore de Rutgeerts é utilizado para identificar o risco de recorrência da DC após ressecção. A avaliação endoscópica 6 a 12 meses após a cirurgia serve para estratificar os pacientes que merecem atenção no manejo clínico e que podem ser afetados por recidiva da doença.[9]

Cápsula endoscópica em doenças inflamatórias

O uso da endoscopia por cápsula no manejo das DII aumentou drasticamente nas últimas décadas graças ao desenvolvimento da inteligência artificial (IA) e à maior disponibilidade. As aplicações clínicas da IA podem ser exploradas pela maioria das especialidades médicas. No campo da Gastroenterologia, houve um avanço significativo na capacidade das técnicas endoscópicas na visualização de todo o intestino delgado.[18,19]

A cápsula endoscópica (CE) transformou a avaliação do intestino delgado. Historicamente, imagens endoscópicas de todo o intestino delgado não eram possíveis; em vez disso, imagens de segmentos curtos eram obtidas usando enteroscopia *push* com colonoscópio ou enteroscopia de mesa durante uma laparotomia. Entretanto, Iddan et al.[20] foram pioneiros no uso de uma CE sem fio para visualizar todo o comprimento do intestino delgado em 2000.

As CE tradicionais movem-se passivamente pela onda peristáltica gerada no TGI e pela gravidade, após a deglutição, por meio de radiotelemetria eletrônica para o estudo de parâmetros fisiológicos gastrointestinais. Os primeiros relatos dessas cápsulas são da década de 1950 para medir a temperatura,[21] a pressão[21,22] e o pH.[22,23] Com o avanço da tecnologia, nos anos 2000, foi descrita uma nova CE de videotelemetria pequena o suficiente para ser engolida (11 × 30 milímetros), sem fios externos, feixes de fibra ótica ou cabos.[20] Essa cápsula permite usar uma lente de distância focal curta, pela qual as imagens são obtidas à medida que a janela óptica da cápsula passa pela parede do intestino, sem a necessidade de insuflação de ar no lúmen do intestino, impulsionada pelo peristaltismo através do TGI e não requer uma força para impulsioná-la através do intestino.[20]

O *design* da cápsula de vídeo foi estabelecido pela conjunção de três tecnologias: sensores de imagem de silício de óxido metálico complementar (CMOS) permitindo uma qualidade de imagem;[24] dispositivos de circuito integrado específico de aplicação (ASIC); possibilitando o aumento da potência, eficiência e largura da banda na cápsula; e iluminação de diodo emissor de luz branca (LED). A comutação síncrona dos LED, o sensor CMOS e o transmissor ASIC são capazes de minimizar o consumo de energia e, por intermédio do *design* da ótica, é possível eliminar reflexões internas.[20]

As imagens de vídeo são transmitidas por radiotelemetria de banda UHF para antenas coladas no corpo do paciente, o que permite a captura de imagens, e a intensidade do sinal é usada para calcular a posição da cápsula no corpo; as imagens são armazenadas em um gravador portátil. Por isso, esse sistema permite mais de 5 horas de gravação contínua e o paciente não precisa permanecer no ambiente hospitalar durante o exame, podendo retomar sua rotina diária.[20]

Importância da utilização da cápsula endoscópica em relação aos outros tipos de imagens

A CE revolucionou a imagem do intestino delgado, fornecendo um método confiável e não invasivo para visualizar e avaliar toda a superfície da mucosa do órgão. A enteroscopia por cápsula desempenha um papel fundamental na avaliação de pacientes com suspeita de doenças do intestino delgado, incluindo sangramento gastrointestinal obscuro (OGIB), anemia ferropriva, doença de Crohn suspeita e conhecida, tumores, síndromes de polipose e doença celíaca.[25]

As principais vantagens do método SBCE são a capacidade de visualizar todo o intestino delgado com desconforto mínimo para o paciente. O procedimento também requer menos treinamento médico do que técnicas endoscópicas avançadas. A cápsula endoscópica (CE) tem sido considerada uma das ferramentas diagnósticas de 1ª linha para o intestino delgado, com rendimento aproximado de 50% nos casos suspeitos de doença de Crohn (DC)[25] e desempenha um papel importante no seu manejo.[26,27]

Porém, as principais desvantagens relacionadas à utilização da CE são a incapacidade de manobra da cápsula, a falta de capacidade terapêutica e a relativa contraindicação de possíveis estenoses, pelo risco de impactação.[28,29]

Sistemas de cápsulas endoscópicas

Existem cinco sistemas de endoscopia de cápsula do intestino delgado (SBCE) comercialmente disponíveis,[30] todos apresentam os mesmos componentes principais: um dispositivo de imagem; uma lente; uma fonte de luz; e uma bateria; tudo dentro de um invólucro de plástico resistente aos sucos digestivos. As baterias têm uma vida útil de 10 a 15 horas, permitindo que mais de 5 mil imagens sejam adquiridas a uma taxa que pode achegar a 35 quadros por segundo (fps) (Tabela 8.1).

As imagens capturadas são transmitidas para um dispositivo receptor preso a um cinto usado pelo paciente e podem ser recuperadas por um *software* instalado em um computador. A única exceção é a CapsoCam, em que os dados são armazenados dentro da cápsula e esta precisa ser recuperada após o exame.[31]

Por ser a primeira vendida comercialmente, a PillCam é a mais utilizada na prática clínica e estudada na literatura. Atualmente, está em sua terceira geração (PillCam SB3), com resolução de imagem aprimorada e uma taxa de quadros adaptável que aumenta de 2 a 6 fps quando a cápsula é percebida movendo-se em alta velocidade. Com a recém-lançada cápsula de Crohn, que tem duas câmeras, a taxa de fotos por segundo pode chagar à incrível marca de 35, além de contar com um *software* desenhado para DC. Em 2004, surgiu o sistema EndoCapsule, o qual oferece uma função de rastreamento 3D que permite a localização de lesões detectadas e orienta a abordagem terapêutica onde isso for necessário.[30]

Com relação à cápsula MiroCam, ela utiliza a propagação de campo elétrico, que explora o corpo do paciente como condutor para transmissão de dados, o que reduz o consumo de energia quando comparada ao consumo dos outros sistemas baseados em radiofrequência, permitindo uma longa vida útil da bateria, apesar de suas dimensões menores, além de oferecer cápsulas magneticamente digeríveis (Mirocam Navi) projetadas para exame do TGI superior.[33,34]

CapsoCam foi desenvolvida com a capacidade de visão "panorâmica" de 360° graus, em virtude das quatro câmeras posicionadas lateralmente, o que aumenta o potencial no rendimento diagnóstico por meio de um número maior de imagens, apesar da necessidade de um período maior para a leitura por parte do médico.[35] As imagens adquiridas são armazenadas dentro da cápsula e, portanto, não é necessário um dispositivo receptor. Uma particularidade dessa cápsula é que sua recuperação após a expulsão do corpo é necessária com uma varinha magnética fornecida para ajudar na captura. Isso pode ser vantajoso quando os pacientes não podem comparecer ao hospital, mas podem enviar e receber equipamentos pelo correio. Entretanto, um estudo observacional demonstrou que esse dispositivo não é adequado para todos os pacientes porque parte deles não consegue recuperar a cápsula.[36]

Muito utilizada na China e na Ásia, a cápsula OMOM foi disponibilizada nos Estados Unidos e na Europa e tem comunicação de dados *duplex*, em que a visão endoscópica pode ser avaliada, permitindo ajustes em tempo real de parâmetros como taxa de quadros, brilho e exposição para otimizar a qualidade do exame.[30] O sistema de cápsula endoscópica usado é, portanto, determinado pela preferência do usuário, com custo e aquisição, sem dúvida, influenciando essas decisões.

Tabela 8.1 Comparação de sistemas de cápsula endoscópica do intestino delgado (SBCE).

Sistema SBCE	PillCam (SB3)	MicroCam	EndoCapsule	OMOM	CapsoCam
Empresa	Medtronic	Intromedic	Olympus	Jianshan	CapsoVision
Dimensões (mm)	26 × 11	24 × 11	26 × 11	28 × 13	31 × 11
Peso	1,9	3,25	3,3	4,5	4
Campo de visão (graus)	156	170	160	140	360
Quadros por segundo (fps)	2 a 6	3	2	2	20
Transmissão	Radiofrequência	Propagação do campo elétrico	Radiofrequência	Radiofrequência	Armazenamento local
Vida útil da bateria (horas)	11	12	12	10	15

Fonte: Traduzida e adaptada de Phillips F, Beg S, 2021.

Preparo intestinal

Assim como a endoscopia convencional, para que se obtenham visualizações adequadas da mucosa e um diagnóstico preciso, é necessária a limpeza completa do intestino delgado. Entretanto, isso ainda é um desafio consequentemente à formação de secreções constante de fluidos gástricos, biliares e pancreáticos. Inúmeros estudos relatam o impacto dos purgativos na limpeza da mucosa com resultados conflitantes. Entretanto, várias metanálises sugeriram que o uso de polietilenoglicol (PEG) é superior a uma dieta líquida clara isolada, pois ela é uma solução transparente e a mucosa pode ser visualizada por intermédio de algum fluido residual.[37-39]

Em alguns casos pode ser necessária a renúncia do preparo intestinal, como os pacientes que são admitidos com suspeita aguda de sangramento do intestino delgado, e para cujo diagnóstico positivo é necessário realizar o exame dentro de um curto período do episódio de sangramento. Em virtude de a localização do sangramento ser o principal ponto de interesse, em vez de uma patologia sutil da mucosa, a administração da preparação pode resultar em um atraso sem benefício clínico claro.[40,41]

Para a dispersão de bolhas, comumente encontradas no duodeno, a simeticona tem sido proposta (agente antiespumante) para melhorar a visualização da CE no intestino delgado proximal, em comparação com dieta líquida clara sozinha.[42,43]

Como a vida útil da bateria da primeira geração de cápsulas era limitada a 8 horas e analisando-se alguns estudos em que o ceco não fora atingido, iniciou-se o uso de procinéticos a fim de superar essa potencial limitação. A medida parece ter um efeito positivo nas taxas de conclusão sem efeito deletério no rendimento diagnóstico.[44] Entretanto, com o avanço da tecnologia das cápsulas, com tempos mínimos de registro de 12 horas, o uso de procinéticos tornou-se optativo e, geralmente, é limitado aos casos em que a cápsula não conseguiu sair do estômago em até 1 hora após a deglutição.[45]

Indicações para cápsula endoscópica

Após a aprovação de uso pela agência americana Food and Drug Administration (FDA), em 2000, a indicação de uso inicial era para crianças acima de 10 anos e adultos. Embora existam casos publicados de exames realizados em idades mais jovens sem complicações,[46,47] a utilização da CE é indicada para algumas ocasiões, como: suspeita de doença de Crohn;[48] hemorragia visível ou oculta de origem desconhecida (anemia ferropriva);[49] suspeita de tumores intestinais e acompanhamento de síndromes de polipose intestinal,[50] colite ulcerosa;[51] estudo de condições de má absorção como a doença celíaca.[52]

Entretanto, existem algumas contraindicações para a cápsula como distúrbios de deglutição, gravidez e estenose do intestino delgado. Por essa razão, é conveniente realizar um trânsito do intestino delgado ou enterotomografia/ressonância antes de se usar a cápsula em casos de suspeita de estenose no TGI.[53]

Doença de Crohn

Considerada uma das principais doenças inflamatórias do intestino, tornam-se extremamente importantes o diagnóstico e o estadiamento a doença de Crohn antes de se planejarem o manejo e a terapia. Em se tratando do estadiamento da doença, informações sobre localização, extensão e gravidade são os elementos-chave da carga da doença que, por sua vez, é o principal determinante da terapia médica.[54]

A localização da doença na DC é avaliada principalmente por ileocolonoscopia, capaz de diagnosticar corretamente mais 90% dos casos, em média.[55] No entanto, a porcentagem de envolvimento proximal no âmbito da ileocolonoscopia (L4 da classificação de Montreal) é superior a 20%. Esse tipo de lesão tem sido sempre um desafio diagnóstico com implicações prognósticas, uma vez que está mais frequentemente associado ao desenvolvimento de um fenótipo de estenose e a maiores exigências cirúrgicas.[54]

As técnicas de imagem comumente usadas para diagnosticar a DC do intestino delgado são a enteróclise tradicional do intestino delgado (SBE) e o acompanhamento do intestino delgado (SBFT), enterografia por tomografia computadorizada (CTE) e enterografia por ressonância magnética (ERM). Menos utilizada é a ultrassonografia com contraste de intestino delgado (SICUS), pois requer alto grau de experiência profissional por parte do operador.[56,57] A ERM, por não necessitar de radiações ionizantes, por ter a capacidade de diferenciar inflamação de fibrose semelhante à CTE, por apresentar uma possível superioridade na definição de doença penetrante e uma sensibilidade tão alta quanto a SBE na identificação de estenoses intestinais, é considerada o padrão-ouro para identificar e definir DC do intestino delgado.[58]

Uma alternativa não invasiva para o diagnóstico inicial da DC em casos de alta suspeita bastante utilizada é a cápsula endoscópica. Apesar de a sensibilidade da CE para lesões do intestino delgado parecer superior à da CTE e da ERM, ela tem sido considerada menos específica por não conseguir fazer a coleta de tecidos. Além disso, a suspeita de estenose do intestino delgado – uma complicação frequente da DC – é uma contraindicação e muitas vezes um impedimento para a realização de EC.[59] (Figuras 8.5, 8.6 e 8.7).

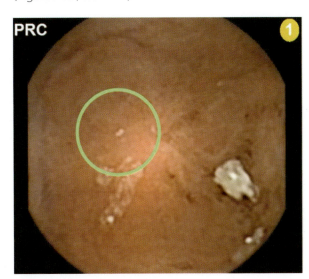

Figura 8.5 Úlcera aftoide em jejuno.
Fonte: Acervo da autoria do capítulo.

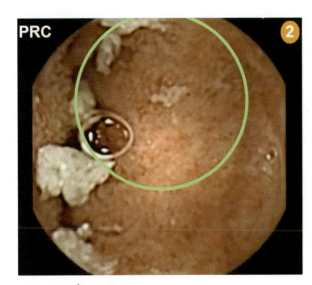

Figura 8.6 Úlcera ileal.
Fonte: Acervo da autoria do capítulo.

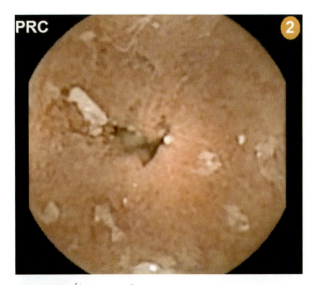

Figura 8.7 Úlceras em íleo.
Fonte: Acervo da autoria do capítulo.

Recorrência pós-operatória de doenças inflamatórias

Apesar da realização de terapia médica agressiva, vários pacientes com doença de Crohn necessitam de intervenção cirúrgica ao longo do tempo. Após a ressecção cirúrgica, é comum a recorrência. A ileocolonoscopia e o escore de Rutgeerts são comumente usados para diagnóstico e monitoramento de recorrência endoscópica pós-operatória. Sabe-se que o escore de Rutgeerts é o precursor da recorrência clínica e, portanto, impacta o prognóstico e o manejo do paciente.[60]

No entanto, em virtude do comprimento limitado do intestino avaliado pela ileocolonoscopia, esse procedimento pode perder lesões mais proximais e fora de alcance no intestino delgado. Essa limitação introduz uma incerteza importante ao se avaliar a recidiva pós-operatória por ileocolonoscopia. Além disso, somente a pontuação de Rutgeerts gera uma série de ambiguidades e, por isso, vários estudos confirmam que a CE é potencialmente mais precisa, menos invasiva e menos dispendiosa do que as técnicas convencionais, incluindo a ileocolonoscopia, em casos de recorrência pós-operatória de doenças inflamatórias.[60,61]

Complicações

A complicação mais frequente relacionada à CE é a retenção da cápsula no intestino delgado, observada em 1,8% a 5,8% das investigações em que o sangramento foi a principal indicação para o procedimento.[62-66]

Com relação à doença de Crohn, em pacientes sem sintomas ou com achados clínicos sugestivos de obstrução intestinal, a taxa de retenção parece ser igualmente baixa; entretanto, pode ser de até 13% em pacientes com diagnóstico estabelecido, particularmente naqueles com estenose intestinal conhecida (Figura 8.8). Nesses pacientes com doença de Crohn estabelecida do intestino delgado, é essencial tentar excluir estenoses desse órgão por uma história clínica completa e imagens radiográficas antes da utilização da CE. No entanto, estudos radiográficos normais não podem excluir inteiramente o potencial de retenção da cápsula do intestino delgado.[62,67,68]

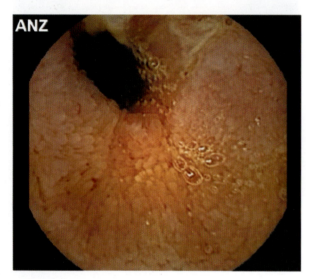

Figura 8.8 Estenose ulcerada.
Fonte: Acervo da autoria do capítulo.

Gerenciamento das complicações

Cápsulas retidas, em geral, não causam obstrução e podem permanecer intactas por até 4 anos.[65,69-71] Entretanto, já foram relatados casos únicos de obstrução aguda,[72] uma fratura de uma cápsula retida já foi observada[73] e um caso de perfuração do intestino delgado já foi relatado.[74] A remoção da cápsula retida pode exigir cirurgia, embora a remoção por DBE possa ser uma opção.[75,76]

Considerações finais

A ileocolonoscopia com alta definição é o exame padrão-ouro no auxílio diagnóstico das DII, sendo segura e eficaz. A avaliação do íleo terminal e do canal anal é obrigatória durante o exame, devendo-se percorrer o máximo possível de íleo e a medida visualizada deve ser registrada no laudo. A cápsula endoscópica é segura e fornece uma visão direta da mucosa. No entanto, a possibilidade de estenose deve ser avaliada antes da sua realização.

Referências bibliográficas

1. Flynn S, Eisenstein S. Inflammatory bowel disease presentation and diagnosis. Surg Clin North Am. 2019 Dec;99(6):1051-62.
2. Feuerstein JD, Cheifetz AS. Crohn disease: epidemiology, diagnosis and management. Mayo Clin Proc. 2017 Jul;92(7):1088-103.
3. Vespa E, Furfaro F, Allocca M et al. Endoscopy after surgery in inflammatory bowel disease: Crohn's disease recurrence and pouch surveillance. Expert Rev Gastroenterol Hepatol. 2020 Sep 1;14(9):829-41.
4. Carter D, Eliakim R. Current role of endoscopy in inflammatory bowel disease diagnosis and management. Curr Opin Gastroenterol. 2014 Jul;30(4):370-7.
5. Gajendran M, Loganathan P, Catinella AP et al. A comprehensive review and update on Crohn's disease. Dis Mon. 2018 Feb;64(2):20-57.
6. Levine A, Koletzko S, Turner D et al. ESPGHAN revised Porto criteria for the diagnosis of inflammatory bowel disease in children and adolescents. J Pediatr Gastroenterol Nutr. 2014 Jun;58(6):795-806.
7. Lamb CA, Kennedy NA, Raine T et al. British Society of Gastroenterology consensus guidelines on the management of inflammatory bowel disease in adults. Gut. 2019 Dec;68(Suppl 3):S1-106.
8. Roda G, Kotze PG, Argollo M et al. Crohn's disease. Nat Rev Dis Primer. 2020 Dec;6(1):22.
9. Shergill AK, Lightdale JR, Bruining DH et al. The role of endoscopy in inflammatory bowel disease. Gastrointest Endosc. 2015 May;81(5):1101-21.
10. Spiceland CM, Lodhia N. Endoscopy in inflammatory bowel disease: role in diagnosis, management and treatment. World J Gastroenterol. 2018 Sep 21;24(35):4014-20.
11. Tharian B, George N, Navaneethan U. Endoscopy in the diagnosis and management of complications of inflammatory bowel disease: Inflamm Bowel Dis. 2016 May;22(5):1184-97.
12. Shah J, Thakur ML, Dutta U. Mucosal healing in inflammatory bowel disease: expanding horizon. Indian J Gastroenterol. 2019 Apr;38(2):98-109.
13. Nardo GD, Esposito G, Ziparo C et al. Enteroscopy in children and adults with inflammatory bowel disease. World J Gastroenterol. 2020 Oct 21;26(39):5944-58.
14. Iacucci M, Furfaro F, Matsumoto T et al. Advanced endoscopic techniques in the assessment of inflammatory bowel disease: new technology, new era. Gut. 2019 Mar;68(3):562-72.
15. Clark C, Turner J. Diagnostic modalities for inflammatory bowel disease. Surg Clin North Am. 2015 Dec;95(6):1123-41.
16. Dulai PS, Jairath V. How do we treat inflammatory bowel diseases to aim for endoscopic remission? Clin Gastroenterol Hepatol. 2020 May;18(6):1300-8.
17. Panes J, Ricart E. Can we monitor a patient with inflammatory bowel disease and adapt treatment without endoscopy? Curr Drug Targets. 2018 Apr 25;19(7):777-81.
18. Solitano V, D'Amico F, Allocca M et al. Rediscovering histology: what is new in endoscopy for inflammatory bowel disease? Ther Adv Gastroenterol. 2021;14:17562848211005692.

19. Kröner PT, Engels MM, Glicksberg BS et al. Artificial intelligence in gastroenterology: a state of the art review. World J Gastroenterol. 2021 Oct 28;27(40):6794-824.
20. Iddan G, Meron G, Glukhovsky A et al. Wireless capsule endoscopy. Nature. 2000 May;405(6785):417.
21. Farrar JT, Zworykin VK, Baum J. Pressure-sensitive telemetering capsule for study of gastrointestinal motility. Science. 1957 Nov 8 [citado em 3 abr. 2022];126(3280):975-6. Doi: 10.1126/science.126.3280.975.
22. Mackay RS, Jacobson B. Endoradiosonde. Nature. 1957 Jun 15;179(4572):1239-40.
23. Nöller HG. Die Endoradiosonde-zur elektrischen pH-Messung im Magen und ihre klinische Bedeutung. Dtsch Med Wochenschr (DMW). 1960 Sep;85(39):1707-13.
24. Fossum ER. Active pixel sensors: are CCDs dinosaurs? In: Charge-coupled devices and solid state optical sensors III. Proceedings Volume 1900 – IS&T/SPIE'S Symposium on Electronic Imaging: Science and Technology, 1993 Jan 31 at February 5 [citado em 3 abr. 2022]. p. 2-14. Disponível em: https://www.spiedigitallibrary.org/conference-proceedings-of-spie/1900/0000/Active-pixel-sensors-are-CCDs-dinosaurs/10.1117/12.148585.full.
25. Pennazio M, Spada C, Eliakim R et al. Small-bowel capsule endoscopy and device-assisted enteroscopy for diagnosis and treatment of small-bowel disorders: European Society of Gastrointestinal Endoscopy (ESGE) clinical guideline. Endoscopy. 2015 Apr;47(4):352-76.
26. Bourreille A, Ignjatovic A, Aabakken L et al. Role of small-bowel endoscopy in the management of patients with inflammatory bowel disease: an international OMED-ECCO consensus. Endoscopy. 2009 Jul;41(7):618-37.
27. Enns RA, Hookey L, Armstrong D et al. Clinical practice guidelines for the use of video capsule endoscopy. Gastroenterology. 2017 Feb;152(3):497-514.
28. Lin OS, Brandabur JJ, Schembre DB. Acute symptomatic small bowel obstruction due to capsule impaction. Gastrointest Endosc. 2007;65:725-8.
29. Carey EJ, Leighton JA, Heigh RI. A single-center experience of 260 consecutive patients undergoing capsule endoscopy for obscure gastrointestinal bleeding. Am J Gastroenterol. 2007;102:89-95.
30. Beg S, Parra-Blanco A, Ragunath K. Optimising the performance and interpretation of small bowel capsule endoscopy. Frontline Gastroenterol [Online]. 2018 Oct;9(4). Disponível em: https://pubmed.ncbi.nlm.nih.gov/30245793.
31. Koulaouzidis A, Rondonotti E, Karargyris A. Small-bowel capsule endoscopy: a ten-point contemporary review. World J Gastroenterol [Online]. 2013 Jun 28;19(24). Disponível em: https://pubmed.ncbi.nlm.nih.gov/23840112.
32. Phillips F, Beg S. Video capsule endoscopy: pushing the boundaries with software technology. Transl Gastroenterol Hepatol [Online]. 2021;6. Disponível em: https://www-ncbi-nlm-nih.ez87.periodicos.capes.gov.br/pmc/articles/PMC7724185.
33. Bang S, Park JY, Jeong S et al. First clinical trial of the "MiRo" capsule endoscope by using a novel transmission technology: electric-field propagation. Gastrointest Endosc [Online]. 2009 Feb;69(2).
34. Rahman I, Pioche M, CS Shim et al. Magnetic-assisted capsule endoscopy in the upper GI tract by using a novel navigation system (with video). Gastrointest Endosc [Online]. 2016 May;83(5).
35. Haidry RJ, Dunn JM, Gupta A et al. Improvement over time in outcomes for patients undergoing endoscopic therapy for Barrett's oesophagus-related neoplasia: 6-year experience from the first 500 patients treated in the UK patient registry. Gut [Online]. 2015 Aug;64(8).
36. Tontini GE, Wiedbrauck F, Cavallaro F et al. Small-bowel capsule endoscopy with panoramic view: results of the first multicenter, observational study (with videos). Gastrointest Endosc [Online]. 2017 Feb;85(2).
37. Rokkas T, Papaxoinis K, Triantafyllou K et al. Does purgative preparation influence the diagnostic yield of small bowel video capsule endoscopy? A meta-analysis. Am J Gastroenterol [Online]. 2009 Jan;104(1).
38. Belsey J, Crosta C, Epstein O et al. Meta-analysis: efficacy of small bowel preparation for small bowel video capsule endoscopy. Curr Med Res Opin [Online]. 2012 Dec;28(12).
39. Yung DE, Rondonotti E, Sykes C et al. Systematic review and meta-analysis: is bowel preparation still necessary in small bowel capsule endoscopy? Expert Rev Gastroenterol Hepatol [Online]. 2017 Oct;11(10).
40. Bresci G, Parisi G, Bertoni M et al. The role of video capsule endoscopy for evaluating obscure gastrointestinal bleeding: usefulness of early use. J Gastroenterol [Online]. 2005 Mar;40(3).
41. Yamada A, Watabe H, Kobayashi Y et al. Timing of capsule endoscopy influences the diagnosis and outcome in obscure-overt gastrointestinal bleeding. Hepatogastroenterology [Online]. 2012;59(115).
42. Wei W, Zhi-Zheng G, Hong Lu et al. Purgative bowel cleansing combined with simethicone improves capsule endoscopy imaging. Am J Gastroenterol [Online]. 2008 Jan;103(1).
43. Hong-Bin C, Yue H, Su-Yu C et al. Small bowel preparations for capsule endoscopy with mannitol and simethicone: a prospective, randomized, clinical trial. J Clin Gastroenterol [Online]. 2011 Apr;45(4).
44. Koulaouzidis A, Giannakou A, Yung DE et al. Do prokinetics influence the completion rate in small-bowel capsule endoscopy? A systematic review and meta-analysis. Curr Med Res Opin [Online]. 2013 Sep;29(9).
45. Ou G, Shahidi N, Galorport C et al. Effect of longer battery life on small bowel capsule endoscopy. World J Gastroenterol [Online]. 2015 Jul 3;21(9).
46. Liangpunsakul S, Chadalawada V, Rex DK et al. Wireless capsule endoscopy detects small bowel ulcers in patients with normal results from state of the art enteroclysis. Am J Gastroenterol. 2003 Jun;98(6):1295-8.
47. Aabakken L, Scholz T, Østensen AB et al. Capsule endoscopy is feasible in small children. Endoscopy. 2003 Sep;35(9):798.
48. Swain P. Wireless capsule endoscopy and Crohn's disease. Gut [Online]. Disponível em: https://gut.bmj.com/content/54/3/323.
49. Swain P, Adler D, Enns R. Capsule endoscopy in obscure intestinal bleeding. Endoscopy. 2005 Jul;37(7):655-9.
50. Mata A, Llach J, Castells A et al. A prospective trial comparing wireless capsule endoscopy and barium contrast series for small-bowel surveillance in hereditary GI polyposis syndromes. Gastrointest Endosc. 2005 May;61(6):721-5.

51. Schoofs N, Devière J, Van Gossum A. PillCam colon capsule endoscopy compared with colonoscopy for colorectal tumor diagnosis: a prospective pilot study. Endoscopy. 2006 Oct;38(10):971-7.
52. Culliford A, Daly J, Diamond B et al. The value of wireless capsule endoscopy in patients with complicated celiac disease. Gastrointest Endosc. 2005 Jul;62(1):55-61.
53. González-Suárez B, Galter S, Balanzó J. Wireless capsule endoscopy: basic principles and clinical utility. Cirugia Espanola [Online]. 2007 Jun;81(6).
54. Benevento G, Avellini C, Terrosu G et al. Diagnosis and assessment of Crohn's disease: the present and the future. Expert Rev Gastroenterol Hepatol. 2010 Dec;4(6):757-66.
55. Dorn SD, Abad JF, Panagopoulos G et al. Clinical characteristics of familial versus sporadic Crohn's disease using the Vienna classification. Inflamm Bowel Dis. 2004 May;10(3):201-6.
56. Bruining DH, Siddiki HA, Fletcher JG et al. Benefit of computed tomography enterography in Crohn's disease: effects on patient management and physician level of confidence. Inflamm Bowel Dis. 2012 Feb;18(2):219-25.
57. Kohli MD, Maglinte DDT. CT enteroclysis in small bowel Crohn's disease. Eur J Radiol. 2009 Mar;69(3):398-403.
58. Panes J, Bouhnik Y, Reinisch W et al. Imaging techniques for assessment of inflammatory bowel disease: joint ECCO and ESGAR evidence-based consensus guidelines. J Crohns Colitis. 2013 Aug;7(7):556-85.
59. Sorrentino D, Nguyen VQ. Clinically significant small bowel Crohn's disease might only be detected by capsule endoscopy. Inflamm Bowel Dis. 2018 Jun 8;24(7):1566-74.
60. Sorrentino D, Fogel S, Van den Bogaerde J. Surgery for Crohn's disease and anti-TNF agents: the changing scenario. Expert Rev Gastroenterol Hepatol. 2013 Nov;7(8):689-700.
61. Bolwell JG, Wild D. Indications, contraindications and considerations for video capsule endoscopy. Gastrointest Endosc Clin N Am. 2021 Apr;31(2):267-76.
62. Cheifetz AS, Kornbluth AA, Legnani P. The risk of retention of the capsule endoscope in patients with known or suspected Crohn's disease. Am J Gastroenterol. 2006;101:2218-22.
63. Cheifetz AS, Lewis BS. Capsule endoscopy retention: is it a complication? J Clin Gastroenterol. 2006;40:688-91.
64. Cheon JH, Kim YS, Lee IS. Can we predict spontaneous capsule passage after retention? A nationwide study to evaluate the incidence and clinical outcomes of capsule retention. Endoscopy. 2007;39:1046-52.
65. Rondonotti E, Herrerias JM, Pennazio M. Complications, limitations and failures of capsule endoscopy: a review of 733 cases. Gastrointest Endosc. 2005;62:712-6; quiz 752, 754.
66. Sturniolo GC, Di Leo V, Vettorato MG. Small bowel exploration by wireless capsule endoscopy: results from 314 procedures. Am J Med. 2006;119:341-7.
67. Voderholzer WA, Beinhoelzl J, Rogalla P. Small bowel involvement in Crohn's disease: a prospective comparison of wireless capsule endoscopy and computed tomography enteroclysis. Gut. 2005;54:369-73.
68. Albert JG, Martiny F, Krummenerl A. Diagnosis of small bowel Crohn's disease: a prospective comparison of capsule endoscopy with magnetic resonance imaging and fluoroscopic enteroclysis. Gut. 2005;54:1721-7.
69. Mow WS, Lo SK, Targan SR. Initial experience with wireless capsule enteroscopy in the diagnosis and management of inflammatory bowel disease. Clin Gastroenterol Hepatol. 2004;2:31-40.
70. Buchman AL, Miller FH, Wallin A. Videocapsule endoscopy versus barium contrast studies for the diagnosis of Crohn's disease recurrence involving the small intestine. Am J Gastroenterol. 2004;99:2171-7.
71. Sears DM, Avots-Avotins A, Culp K et al. Frequency and clinical outcome of capsule retention during capsule endoscopy for GI bleeding of obscure origin. Gastrointest Endosc. 2004;60:822-7.
72. Baichi MM, Arifuddin RM, Mantry PS. What we have learned from 5 cases of permanent capsule retention. Gastrointest Endosc. 2006;64:283-7.
73. Fry LC, De Petris G, Swain JM et al. Impaction and fracture of a video capsule in the small bowel requiring laparotomy for removal of the capsule fragments. Endoscopy. 2005;37:674-6.
74. Repici A, Barbon V, De Angelis C. Acute small-bowel perforation secondary to capsule endoscopy. Gastrointest Endosc. 2008;67:180-3.
75. Lee BI, Choi H, Choi KY. Retrieval of a retained capsule endoscope by double-balloon enteroscopy. Gastrointest Endosc. 2005;62:463-5.
76. Tanaka S, Mitsui K, Shirakawa K. Successful retrieval of video capsule endoscopy retained at ileal stenosis of Crohn's disease using double-balloon endoscopy. J Gastroenterol Hepatol. 2006;21:922-3.

9 Histopatologia

Juliana Araujo Castanho
Heinrich Bender Kohnert Seidler
Germana Viana Gomes Foinquinos

Introdução

Este capítulo pretende apresentar as principais características do processo biológico subjacente às doenças inflamatórias intestinais (DII), suas manifestações morfológicas, a estrutura sistemática no processo de diagnóstico anatomopatológico da doença e os sistemas de escores utilizados na graduação de sua atividade.

Fisiopatologia

A DII representa um grupo de entidades caracterizadas por lesão inflamatória crônica do trato digestório. A etiologia precisa da DII permanece indeterminada, mas um corpo cada vez maior de evidências aponta para a perturbação da interação do organismo humano com o microbiota intestinal. A mucosa do trato digestório representa a interface dessa relação, tendo as suas características arquiteturais e funcionais moldadas pela interação com o microbiota, de modo que a perturbação dessa relação repercute em distorção das características teciduais da mucosa.[1]

A mucosa intestinal normal é revestida por uma camada de células epiteliais, organizada em dobras regulares, formando os vilos (intestino delgado) e criptas (intestinos delgado e grosso). O estroma da mucosa normal (lâmina própria) apresenta tecido linfoide associado (MALT), composto por linfócitos e plasmócitos, distribuído na porção superior da mucosa de modo disperso ou organizado em folículos.[2,3] Toda mucosa normal tem infiltrado inflamatório linfoplasmocítico fisiológico que participa do controle do microbiota, de modo que a simples presença de células inflamatórias na mucosa não constitui critério para doença inflamatória. Doença inflamatória é conceituada como lesão tecidual pela resposta inflamatória.

A patogênese da DII tem como base um conjunto de alterações genéticas que participam do controle de interação com o microbiota intestinal.[4,5] Cerca de duas centenas de genes já foram identificados como alterados nas DII. A composição de genes alterados determina variações nos mecanismos moleculares da doença, assim como manifestações clínicas distintas e respostas diferentes à terapia.

Como consequência das alterações genéticas e da perturbação de mecanismos de controle da composição do microbiota, ocorrem a redistribuição deste e a modificação da sua composição, assim como uma reinterpretação sobre a sua natureza como patogênica. Essas alterações promovem uma ativação constante da resposta inflamatória e consequente lesão tecidual persistente.[4,5]

Pacientes com DII podem apresentar depleção e disfunção de células caliciformes e células de Paneth, além de aumento da permeabilidade epitelial, perturbando o processo de compartimentalização do microbiota e permitindo o acesso dos microrganismos ao lúmen das criptas, à superfície epitelial e à face basolateral do epitélio. Esse movimento dos microrganismos é interpretado como invasivor/patogênico, ativando uma resposta inflamatória persistente com lesão crônica dos tecidos. Observa-se também modificação na função e na sinalização dos receptores de padrões moleculares associados a patógenos e de citocinas, o que determina um estímulo imunogênico persistente e favorece o desenvolvimento de Th1 e Th17.[1] Essas alterações aumentam a população de leucócitos na mucosa, com recrutamento e ativação de neutrófilos e linfócitos citotóxicos, o que causa lesão tecidual – caracterizando-se a doença inflamatória. A produção de citocinas CXCL13 resulta na organização de folículos linfoides e de TNF-α em granulomas não caseosos.

Os sinais quimiotáxicos que orientam a distribuição do infiltrado inflamatório na mucosa deixam de ser produzidos apenas pelas células da superfície e passam a ser produzidos ao longo de todo eixo vertical das criptas, promovendo uma distribuição difusa do infiltrado inflamatório pela mucosa e levando à formação de plasmocitose basal.

Neutrófilos apresentam grânulos tóxicos, de ação inespecífica, e produzem lesão tecidual. Como a origem do estímulo quimiotático é o revestimento epitelial, os neutrófilos são recrutados para o epitélio, permeando e destruindo essas estruturas. O movimento de infiltração ocorre de modo gradual, inicialmente pela barreira epitelial (designado de criptite), mas eventualmente com perfuração a barreira e acesso ao lúmen da cripta, formando uma coleção de neutrófilos que preenche o seu interior (designado "abscesso de cripta").[6]

A lesão epitelial da mucosa intestinal é acompanhada da ativação das células tronco, com uma tentativa de regeneração da mucosa. Lesão epitelial ao longo do eixo vertical das criptas causa perda da linha de orientação de crescimento das células epiteliais, com consequente distorção da arquitetura da mucosa. Mucosa intestinal na DII apresenta irregularidade da superfície mucosa, perda do paralelismo e ramificação das criptas. Revestimento epitelial com lesão persistente apresenta depleção de mucina, representando células imaturas pela alta taxa de reposição celular, sem tempo necessário para o amadurecimento celular (e produção de mucina).

A perda sustentada de células epiteliais, em uma taxa maior do que a capacidade de reposição e com lesão das células tronco, pode causar atrofia da mucosa, caracterizada pela diminuição da densidade e pelo encurtamento das criptas.

Uma diferença fundamental entre as DII diz respeito aos tecidos lesados pela resposta inflamatória. A RCU é caracterizada por lesão restrita à mucosa, em princípio por quimiotaxia dos leucócitos para o revestimento epitelial. A doença de Crohn, por sua vez, apresenta quimiotaxia tanto para células epiteliais como para as mesenquimais, de modo que a doença é caracterizada por inflamação transmural e sequelas da lesão da parede, com estenose e fístula.

Características gerais das doenças inflamatórias intestinais

"Doença inflamatória intestinal" é um termo geral que abrange um conjunto de doenças que causam inflamação crônica no trato gastrointestinal e não decorrentes de infecções ou de outras causam identificáveis. As duas principais DII são a doença de Crohn (DC) e a retocolite ulcerativa (RCU). O diagnóstico das DIs deve ser estabelecido por uma combinação de história clínica, achados radiológicos, endoscópicos e histológicos. Para isso, é necessária a interação interdisciplinar entre gastroenterologistas, coloproctologistas, patologistas e radiologistas.[7] A acurácia do diagnóstico inicial da DC é de 60% a 64% e de 74% para RCU, sendo que 10% a 15% dos casos diagnosticados como DC são revisados e modificados para RCU no 1º ano da doença.[8]

Os principais critérios para o diagnóstico de DII são a presença de distorção arquitetural, infiltrado inflamatório linfoplasmocitário com plasmocitose basal e atividade inflamatória (Figuras 9.1 a 9.4). O diagnóstico de DII e a diferenciação entre DC e RCU dependem de a amostra avaliada pelo patologista ser uma biópsia ou um espécime de ressecção cirúrgica. As biópsias colonoscópicas, embora sejam a primeira linha diagnóstica, não informam a profundidade do processo inflamatório e podem ser menos confiáveis do que as peças cirúrgicas em determinar a distribuição anatômica da doença[7,8] (Quadro 9.1).

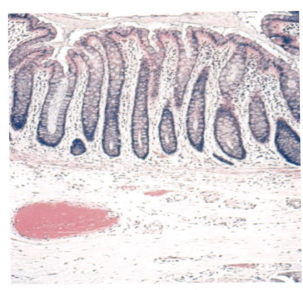

Figura 9.1 Mucosa colônica normal. Criptas uniformemente distribuídas, com a base chegando até a camada muscular da mucosa.
Fonte: Acervo da autoria do capítulo.

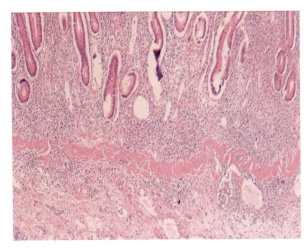

Figura 9.3 Plasmocitose basal caracterizada pela presença de infiltrado inflamatório plasmocitário entre o final da cripta e a camada muscular da mucosa.
Fonte: Acervo da autoria do capítulo.

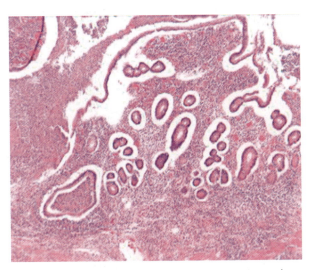

Figura 9.2 Mucosa colônica com distorção arquitetural, criptas desorganizadas com áreas de dilatação da luz e presença de espaço entre a base da cripta e a camada muscular da mucosa que está preenchida por infiltrado inflamatório.
Fonte: Acervo da autoria do capítulo.

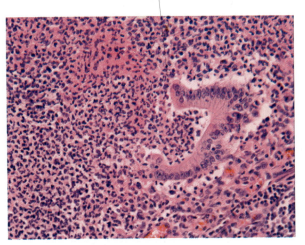

Figura 9.4 Atividade inflamatória caracterizada pela presença de infiltrado inflamatório neutrocitário na lâmina própria, neutrófilos no epitélio (criptite) e na luz das criptas (abscesso críptico).
Fonte: Acervo da autoria do capítulo.

Na realização do diagnóstico inicial, as biópsias são mais informativas do que as biópsias realizadas pós-tratamento e, para a primeira avaliação endoscópica, recomenda-se a realização de uma ileocolonoscopia com amostras de cinco topografias distintas. O íleo e o reto devem ser biopsiados mesmo que sejam normais ao exame. De cada um dos cinco locais, ao menos dois fragmentos devem ser retirados, e quanto maior a quantidade de fragmentos amostrados, maior a acurácia do diagnóstico. O segmento da doença permite uma amostragem menor, exceto quando o objetivo é o rastreamento de displasia. Os fragmentos devem ser fixados em formaldeído tamponado a 10% e acondicionados em frascos separados por sítio anatômico, que devem ser identificados na descrição da amostra. Para o diagnóstico de colite fulminante, considera-se a amostragem de um ou dois fragmentos de um ou dois sítios anatômicos diferentes.[7-10]

As biópsias devem ser acompanhadas de informações clínicas incluindo dados endoscópicos, idade do paciente, duração da doença, uso de medicamentos, duração e tipo de tratamento e comorbidades associadas. Para a confecção das lâminas, recomenda-se que o bloco de parafina seja cortado em dois ou três níveis com cinco ou mais selos de cada nível.[7]

Espécimes de ressecção cirúrgica devem ser abertos no eixo longitudinal pelas bordas antimesentérica e antimesocólica. Não está estabelecido o número de amostras ideal que devem ser realizadas em uma peça cirúrgica, porém é importante a amostragem das áreas alteradas e das normais.[7]

Retocolite ulcerativa

O exame macroscópico da RCU em peças cirúrgicas mostra um processo inflamatório contínuo e difuso, no cólon e no reto, que piora distalmente e não compromete o íleo (Figura 9.5). A mucosa mostra-se granular e friável. Na doença severa, pode haver denudação da mucosa. Úlceras extensas com ilhas de mucosa poupada podem dar início a pseudopólipos inflamatórios, mais comuns nos cólons sigmoide e descendente e raros no reto. A RCU pode se apresentar com padrões não usuais da doença como reto poupado, envolvimento focal do ceco e ileíte de refluxo.[7] Ileíte de refluxo se caracteriza pela presença de inflamação aguda no íleo distal e ocorre em 20% dos pacientes com RCU. Pode estar associada à colite extensa com continuação do processo inflamatório do ceco para o íleo distal e também pode ocorrer como inflamação ileal primária sem envolvimento cecal. A distinção com DC pode ser difícil. A presença de ileíte de refluxo é um fator de risco para o desenvolvimento de adenocarcinoma de íleo.[7,11,12] Em longo prazo, a RCU pós-tratamento pode mostrar padrão descontínuo ou esparso de inflamação, com reto normal e não deve ser confundida com DC.[13]

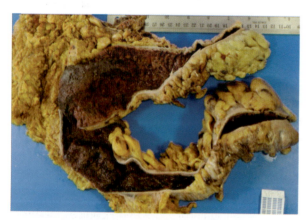

Figura 9.5 Retocolite ulcerativa com acometimento contínuo da mucosa e adelgaçamento da parede.
Fonte: Acervo da autoria do capítulo.

Em crianças, a RCU costuma se manifestar como colite subtotal ou extensa, porém pode ser menos severa. As crianças menores de 10 anos podem apresentar mucosa com menos distorção arquitetural e inflamação do que em adolescentes. A doença pode se apresentar com padrão segmentar e sem envolvimento do reto e, quando os pacientes atingem a vida adulta, apresenta-se com o padrão usual de distribuição. Em 75% dos casos, pode haver inflamação no trato gastrointestinal superior. Ademais, o envolvimento do apêndice é comum.[7]

O diagnóstico microscópico da RCU se baseia na distorção arquitetural das criptas, no infiltrado inflamatório transmural com plasmocitose basal, em criptite, em abscessos crípticos e na presença de úlceras superficiais. A distorção arquitetural é o principal critério de cronicidade das DII e é mais frequente na RCU do que na DC. A distorção da arquitetura não é visualizada nas 2 primeiras semanas do início dos sintomas e é caracterizada pela ramificação das criptas, pelo encurtamento, atrofia e ausência de uniformidade na distribuição das criptas (Figuras 9.1 e 9.2). Outros achados de cronicidade também incluem metaplasia de células de Paneth quando presentes no cólon esquerdo, já que essas células são visualizadas no cólon direito normal e na depleção de células caliciformes. A presença de inflamação aguda mais importante no epitélio do que na lâmina própria e a presença de alterações relacionadas a dano crônico distinguem a RCU da colite aguda autolimitada. Na mucosa também podem ser encontrados pseudopólipos inflamatórios e a camada muscular pode apresentar hipertrofia e fibrose da submucosa. Granulomas não são encontrados, exceto os relacionados ao extravasamento de mucina por ruptura de criptas.[7,8,14]

O infiltrado inflamatório é contínuo e difuso, sem áreas poupadas e com severidade aumentada distalmente. A inflamação predomina na mucosa, porém pode acometer a submucosa superficialmente (Figuras 9.6 e 9.7). O achado de inflamação na submucosa com arquitetura preservada na mucosa suprajacente favorece o diagnóstico de DC. O infiltrado inflamatório é composto por linfócitos e plasmócitos e a atividade é definida pela presença de neutrófilos na lâmina própria, no epitélio das criptas (criptite) ou no lúmen destas (abscesso críptico) (Figura 9.4). Abscessos crípticos são mais comuns na retocolite ulcerativa (41%) do que na DC (19%).[7] Os plasmócitos são observados entre a base da cripta e a camada muscular da mucosa (plasmocitose basal) (Figura 9.3). Plasmocitose basal é o primeiro achado histológico da DII, pode ser visto em 38% pacientes após 2 semanas do início dos sintomas e é útil no diagnóstico diferencial com colite infecciosa. Na doença quiescente, observa-se distorção arquitetural, com mucosa de padrão regenerativo, ausência de plasmocitose basal ou de atividade. Cura histológica é caracterizada por resolução da distorção arquitetural e do processo inflamatório.[7,10]

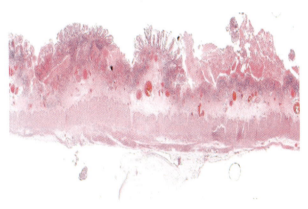

Figura 9.6 Retocolite ulcerativa com distorção arquitetural, processo inflamatório contínuo e restrito à mucosa e à submucosa superficial.
Fonte: Acervo da autoria do capítulo.

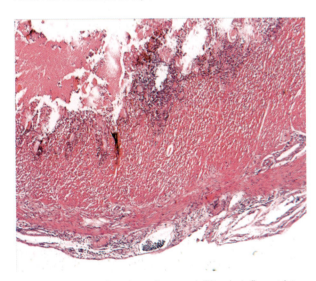

Figura 9.7 Retocolite ulcerativa com infiltrado inflamatório restrito à mucosa e com presença de úlceras.
Fonte: Acervo da autoria do capítulo.

Persistência de aumento da celularidade da lâmina própria, plasmocitose basal ou elevado número de eosinófilos na lâmina própria estão associados a um aumento do risco de retorno da doença e a presença de plasmocitose basal é o melhor preditor de recaída.[7,10,15]

Doença de Crohn

DC pode afetar qualquer parte do trato gastrointestinal, da boca ao ânus. Mais frequentemente, a doença acomete o íleo e o cólon direito. A doença pode acometer o cólon direito isoladamente em 20% dos casos e, nesses casos, a doença tem maior proporção de acometimento do cólon esquerdo e acometimento colônico total ou subtotal do que em pacientes com DC ileocolônica. Dos pacientes com doença colônica, 75% desenvolvem patologias perianais.[7,16]

A DC em crianças na primeira década de vida se caracteriza pela presença de mais colite e menos ileíte. O envolvimento do trato gastrointestinal superior também é mais comum em pacientes pediátricos, devendo-se considerar, além das biópsias colonoscópicas, biópsias de endoscopia digestiva alta. O padrão descontínuo da inflamação pode ser menos evidente, o que dificulta o diagnóstico diferencial com RCU.[7,17]

Classicamente, as peças de ressecção mostram padrão descontínuo de inflamação à macroscopia com transição abrupta entre áreas com inflamação e áreas normais. A superfície da área inflamada mostra-se hiperemiada (Figura 9.8). A serosa apresenta exsudato e áreas de aderências. O tecido adiposo pode se mostrar expandido para a superfície antimesentérica, achado denominado *fat wrapping*, que tem alto valor preditivo para o diagnóstico de DC, porém pode ser encontrado em outras condições como colite associada à doença diverticular.[7]

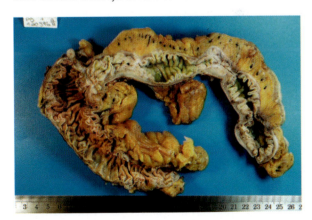

Figura 9.8 Doença de Crohn com espessamento da parede e formação de estenoses. A parede espessada apresenta distorção da arquitetura, com fibrose, proliferação de fibras musculares e fusão da muscular da mucosa com musculatura própria, acompanhado de infiltrado inflamatório em intensidade variável.
Fonte: Acervo da autoria do capítulo.

O primeiro achado microscópico da DC na mucosa é o aparecimento de úlceras aftoides junto à mucosa adjacente normal. Esse achado, todavia, não deve ser considerado patognomônico da doença. As úlceras aumentam, coalescem e podem ter aparência serpenginosa ou linear, com bordas edemaciadas. Ilhas de mucosa não ulcerada e edemaciada, separadas por úlceras profundas, dão aspecto de "pedra de calçamento". Pólipos inflamatórios e pseudopólipos podem ocorrer, os últimos refletindo ilhas de mucosa residual entre áreas de ulceração. Presença de fístulas é um achado comum no intestino delgado (Figura 9.9). Estenoses podem se desenvolver em áreas de inflamação transmural seguidas de fibrose e proliferação fibromuscular e, com isso, a parede intestinal pode se tornar espessada e rígida.[7,16]

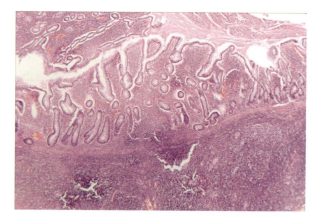

Figura 9.10 Doença de Crohn com distorção arquitetural e processo inflamatório transmural.
Fonte: Acervo da autoria do capítulo.

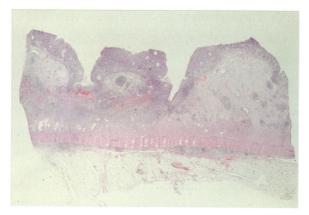

Figura 9.9 Doença de Crohn apresentando áreas acometidas pelo processo inflamatório com presença de fissuras alternadas com áreas de mucosa normal.
Fonte: Acervo da autoria do capítulo.

O processo inflamatório da DC é descontínuo, transmural e com variável aumento dos linfócitos e plasmócitos na lâmina própria (Figura 9.10). A distorção arquitetural é focal, deve estar presente em mais de 10% das criptas e pode ser identificada em fragmentos com e sem inflamação. É caracterizada por distorção das criptas que podem se apresentar dilatadas, ramificadas, encurtadas, com diâmetros variáveis e não paralelas. A presença de mais de duas criptas ramificadas em uma biópsia bem incluída deve ser referida como achado anormal. No íleo, ocorre metaplasia pilórica em 2% a 27% dos pacientes, um achado relacionado à inflamação crônica da mucosa com ulceração e reparo.[7]

Os granulomas encontrados na DC são o maior achado discriminatório desta com RCU (Figura 9.11). São mais frequentes em crianças do que em adultos, não estão relacionados com o rompimento de criptas e apresentam-se como coleções malformadas de macrófagos epitelioides sem necrose. Tuberculose deve ser excluída em pacientes de áreas com alta prevalência que apresentam granulomas na biópsia. Os granulomas da tuberculose costumam ser encontrados na submucosa em contraste com os granulomas da DC que são localizados predominantemente na mucosa. Outros achados que favorecem o diagnóstico de tuberculose são granulomas confluentes, presença de necrose caseosa e presença de mais de dez granulomas por sítio de biópsia.[7,18,19] A presença de agregados linfoides e hiperplasia linfoide transmural não associados a áreas de ulceração são achados sugestivos de DC[7,12] (Figura 9.12).

Colite fulminante é uma colite severa aguda na qual não é possível a diferenciação entre DC e RCU pelos achados microscópicos. Na microscopia, as peças de ressecção mostram achados de doença aguda com úlceras extensas que podem penetrar a camada muscular da mucosa e causar fissuras superficiais comprometendo menos de 50% da espessura da camada muscular própria. Agregados linfoides transmurais podem ser encontrados e os critérios de cronicidade podem não ser facilmente observados.[7,8]

Colite indeterminada não é uma entidade e não apresenta critérios diagnósticos próprios. É um termo descritivo que deve ser restrito para peças de ressecção cirúrgica em que os achados histológicos observados não permitem a diferenciação entre DC e RCU. Essa condição ocorre em 10% a 20% dos espécimes.

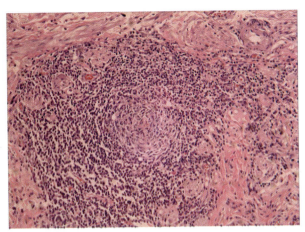

Figura 9.11 Os granulomas consistem em agregados de macrófagos epitelioides, frouxos ou mais compactos, frequentemente circundados por linfócitos, podendo ocorrer em áreas não inflamadas. Os granulomas podem ser encontrados através da parede intestinal, incluindo a mucosa e a submucosa. Eles são menos comuns no intestino delgado do que no intestino grosso e na região anal, são menos comuns em pacientes com uma longa história clínica e mais comuns em pacientes mais jovens com uma duração mais curta da doença. Granulomas com focos definidos de necrose ou supuração, ou restritos às bordas de criptas rompidas, não são específicos para DC.
Fonte: Acervo da autoria do capítulo.

abundante tecido de granulação, é importante descartar a hipótese de infecção pelo citomegalovírus associada. Em pacientes com retocolite ulcerativa, o risco de reativação de infecção por citomegalovírus é maior do que em pacientes com DC.[7,21]

Quadro 9.1 Diagnóstico diferencial de doença inflamatória intestinal em biópsias.

- Infecções virais, especialmente citomegalovírus
- Riquétsia e clamídia, especialmente linfogranuloma venéreo
- Infecções bacterianas
- Infecções agudas, especialmente Campylobacter
- Infecções crônicas, especialmente tuberculose e yersiniose
- Infecções fúngicas
- Infecções por protozoários
- Infecções helmínticas
- Drogas
- AINE
- Agentes antineoplásicos
- Agentes imunossupressivos
- Enemas, supositórios e preparos endoscópicos
- Imunopatologias
- Síndromes de imunodeficiência
- GVHD
- Doenças granulomatosas da infância
- Enterocolite isquêmica
- Enterocolite por radiação
- Doença de Behçet
- Colite por desuso
- Colite diverticular
- Colite secundária
- Colite ativa focal
- Pouchite e ileíte pré-*pouch*
- Colite microscópica
- Colite obstrutiva
- Endometriose
- Linfomas e outros tumores

Fonte: Loughrey M, Shepherd N, 2018.

Displasia

A incidência de carcinoma em pacientes com DII é estimada em 3,7%. O risco é similar entre RCU e DC e está associado com a duração e extensão da doença. Também aumentam o risco à associação com colangite esclerosante, a idade precoce de início da doença, a severidade da inflamação, presença de pseudopólipos e história familiar de carcinoma colorretal (CCR). Semelhante aos CCR esporádicos, os carcinomas associados à colite podem se iniciar pela via da instabilidade cromossômica e pela via da instabilidade de microssatélites. Essas neoplasias progridem mais frequentemente de lesões não polipoides e têm altas taxas de CCR sincrônicos.[7,22,23]

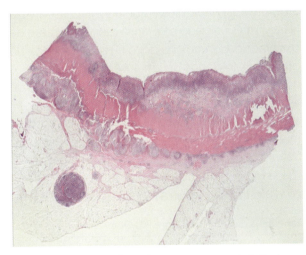

Figura 9.12 Doença de Crohn com presença de folículos linfoides transmurais.
Fonte: Acervo da autoria do capítulo.

Para biópsias em que o diagnóstico definitivo não é possível, deve-se usar o termo "doença inflamatória intestinal não classificável".[7,8,20]

Para pacientes com DII apresentando colite grave refratária em uso de agentes imunossupressores ou pacientes que apresentam úlceras grandes com

A presença de displasia é o principal indicador de risco de malignidade e a displasia associada à colite está presente em áreas de mucosa com inflamação. A displasia pode ocorrer em qualquer parte do cólon e é frequentemente multifocal. Na DII, há dois padrões de displasia: plana (não polipoide); e polipoide. As lesões planas são caracterizadas como lesões de espessura duas vezes menor do que a da mucosa normal. Pacientes com displasia plana tem nove vezes mais chances de desenvolver CRC do que pacientes sem displasia.[7,23]

A graduação da displasia é realizada em quatro categorias: ausência de displasia; indefinido para displasia; presença de displasia de baixo grau; e presença de displasia de alto grau. A concordância diagnóstica entre os patologistas é maior nos casos negativos para displasia e com displasia de alto grau e menor para as outras categorias.[7,24,25] Para a graduação da displasia, são avaliados os mesmos critérios arquiteturais e citológicos utilizados na graduação de displasia dos adenomas colorretais. Arquiteturalmente, são avaliados o comprimento e o tamanho das criptas e a presença de áreas de glândulas fusionadas ou com presença de brotamentos. As alterações citológicas avaliadas são hipercromatismo, alongamento e estratificação nuclear, presença de mitoses, diminuição das células caliciformes e ausência de maturação do epitélio superficial. A avaliação do epitélio de superfície é necessária para o diagnóstico inequívoco de displasia e, quando não for possível avaliá-lo, deve-se utilizar o diagnóstico "indefinido para displasia". Isso pode ocorrer em áreas de erosão, ulceração ou em amostras com presença de artefatos técnicos. Alterações regenerativas no contexto de inflamação e ulceração como estratificação, aumento e hipercromatismo nuclear e presença de nucléolo proeminente também são um diagnóstico diferencial com o diagnóstico de displasia.[7,26,27]

Pouchitis é definida como inflamação aguda e severa e ulceração. A mucosa pode ter arquitetura vilosa anormal por efeito reparativo. A mucosa ileal pode apresentar granulomas bem formados dentro dos folículos linfoides e esse achado implica o diagnóstico de DC.[24]

Sistemas de escore

O monitoramento da DII se baseia principalmente em parâmetros clínicos e endoscópicos, nos quais a avaliação da atividade da doença é fundamental, pois a cicatrização endoscópica da mucosa está associada a um bom prognóstico. Todavia, a atividade histológica da doença pode ser detectada em pacientes com quiescência clínica e endoscópica. Estudos mostram que entre 16% e 100% dos pacientes com RCU e entre 27% e 35% dos pacientes com DC com colite quiescente no exame endoscópico apresentam inflamação microscópica. A presença de inflamação histológica persistente (plasmocitose basal) é melhor preditor de recaída da doença. Atualmente, a cura histológica também tem se tornado um objetivo do tratamento, já que está associada com melhora do desfecho clínico, diminuição das hospitalizações e da probabilidade de cirurgia.[19] Na tentativa de melhorar a predição de recaída da DII, muitos sistemas de escore histológico foram propostos. Existem inúmeros sistemas de escore para doença inflamatória intestinal, porém a maioria não é validada e nenhum dos sistemas foi indicado para aplicação em casos de DC. Os principais sistemas de escore utilizados são os índices de Riley (1961), Geboes (2000), Robarts (2015) e Nancy (2015).[9,15,28-31] Apesar de não haver consenso sobre a utilização de sistemas de escore, os sistemas de Nancy e Robarts são recomendados pelo European Crohn's and Colitis Organisation (ECCO) para estudos clínicos randomizados em RCU e o sistema de Nancy é recomendado para estudos observacionais e na prática clínica. O sistema de Escore IBD-DCA (2021) é o primeiro a estabelecer critérios para o diagnóstico diferencial entre colite quiescente e normalização arquitetural histológica (Tabela 9.1).[9] O escore de Nancy, mais utilizado na prática clínica em razão de sua praticidade, engloba cinco níveis de doença, do grau 0 a 4. Iniciando-se em ausência de alterações histológicas (grau 0) e progredindo para presença de alterações crônicas sem atividade inflamatória (grau 1), alterações crônicas associadas à atividade inflamatória (que incluem neutrófilos em lâmina própria, criptite e abscessos crípticos) leve (grau 2) e moderada a acentuada (grau 3), culminando em doença ativa severa com ulceração de mucosa (grau 4) (Tabela 9.2).[30,31]

Tabela 9.1 Sistema de Escore IBD-DCA.

Distribuição (D)	0 – Normal
	1 < 50% do tecido afetado
	2 ≥ 50% do tecido afetado
Cronicidade (C)	0 – Normal
	1 – Distorção de criptas e/ou leve linfoplasmocitose
	2 – Marcada linfoplasmocitose e/ou plasmocitose basal
Atividade (A)	0 – Normal
	1 – Dois ou mais neutrófilos na lâmina própria em um campo de grande aumento e/ou neutrófilos intraepiteliais (qualquer número)
	2 – Abscesso de criptas, erosões, úlceras

Fonte: Lang-Schwarz C, Angeloni M, Agaimy A, 2021.

Tabela 9.2 Sistema de escore de Nancy.

Grau 0	Nenhum ou leve aumento no número das células inflamatórias crônicas
Grau 1	Presença de aumento facilmente aparente no número de células inflamatórias crônicas
Grau 2	Poucos ou raros neutrófilos na lâmina própria ou no epitélio
Grau 3	Presença de múltiplos grupos de neutrófilos na lâmina própria ou epitélio
Grau 4	Presença de ulceração

Fonte: Marchal-Bressenot A, Salleron J, Boulagnon-Rombi C et al., 2015 e Marchal-Bressenot A, Scherl A, Salleron J et al., 2016.

O escore de Robarts avalia qualitativa e quantitativamente tanto a atividade inflamatória como o processo crônico, conferindo índices de 0 a 4 para as categorias de infiltrado inflamatório crônico, neutrófilos em lâmina própria, criptite e erosão/ulceração (Tabela 9.3).[29]

Tabela 9.3 Sistema de escore de Robarts.

Infiltrado inflamatório crônico	0 = Sem aumento
	1 = Aumento leve, porém inequívoco
	2 = Aumento moderado
	3 = Aumento acentuado
Neutrófilos na lâmina própria	0 = Ausente
	1 = Aumento leve, porém inequívoco
	2 = Aumento moderado
	3 = Aumento acentuado
Neutrófilos no epitélio	0 = Ausente
	1 < 5% das criptas envolvidas
	2 < 50% das criptas envolvidas
	3 > 50% das criptas envolvidas
Erosão ou ulceração	0 = Ausência de erosão, úlcera ou tecido de granulação
	1 = Epitélio regenerativo com inflamação adjacente
	1 = Provável erosão
	2 = Erosão inequívoca
	3 = Úlcera ou tecido de granulação
Cálculo do Índice Histopatológico de Robarts
1 × nível do infiltrado inflamatório crônico (4 níveis) + 2 × neutrófilos na lâmina própria (4 níveis) + 3 × neutrófilos no epitélio (4 níveis) + 5 × erosão ou ulceração (4 níveis)
O escore total varia de 0 (doença sem atividade) a 33 (doença com atividade severa).

Fonte: Mosli MH, Feagan BG, Zou G, 2015.

O escore de Geboes desenvolveu um sistema de pontuação para atividade microscópica da doença que incorporou vários itens histológicos previamente relatados. O escore foi gerado com a premissa de que os principais graus e subclasses são progressivos e correlacionam-se ao aumento da gravidade ou à atividade da doença (Tabela 9.4).[32]

Tabela 9.4 Sistema de escore de Geboes.

Grau 0 – Alterações arquiteturais	0.0 – Sem anormalidade
	0.1 – Leve anormalidade
	0.2 – Anormalidade leve/moderada difusa ou multifocal
	0.3 – Anormalidade severa difusa ou multifocal
Grau 1 – Infiltrado inflamatório crônico	1.0 – Sem aumento
	1.1 – Aumento leve, porém inequívoco
	1.2 – Aumento moderado
	1.3 – Aumento acentuado
Grau 2A – Eosinófilos na lâmina própria	2A.0 – Sem aumento
	2A.1 – Aumento leve, porém inequívoco
	2A.2 – Aumento moderado
	2A.3 – Aumento acentuado
Grau 2B – Neutrófilos na lâmina própria	2B.0 – Sem aumento
	2B.1 – Aumento leve, porém inequívoco
	2B.2 – Aumento moderado
	2B.3 – Aumento acentuado
Grau 3 – Neutrófilos no epitélio	3.0 – Ausente
	3.1 < 5% das criptas envolvidas
	3.2 < 50% das criptas envolvidas
	3.3 > 50% das criptas envolvidas
Grau 4 – Destruição de criptas	4.0 – Ausente
	4.1 – Provável: aumento focal de neutrófilos em parte das criptas
	4.2 – Provável: atenuação marcada
	4.3 – Inequívoca destruição de criptas
Grau 5 – Erosões e ulcerações	5.0 – Ausência de erosão, ulceração ou tecido de granulação
	5.1 – Epitélio regenerativo com inflamação adjacente
	5.2 – Provável erosão
	5.3 – Erosão inequívoca
	5.4 – Úlcera ou tecido de granulação

Fonte: Jauregui-Amezaga A, Geerits A, Das Y et al., 2017.

Sistemas de escore válidos, responsivos e preditivos para DII são necessários. Para isso, pesquisas adicionais são fundamentais para definir quais, se houver, índices histológicos são mais confiáveis e válidos.

Referências bibliográficas

1. Khor B, Gardet A, Xavier RJ. Genetics and pathogenesis of inflammatory bowel disease. Nature. 2011 Jun 15;474(7351):307-17.
2. Bäckhed F et al. Host-bacterial mutualism in the human intestine. Science. 2005 Mar 25;307(5717):1915-20.
3. Hooper LV, Littman DR, Macpherson AJ. Interactions between the microbiota and the immune system. Science. 2012 Jun 8;336(6086):1268-73.
4. MacDonald TT et al. Regulation of homeostasis and inflammation in the intestine. Gastroenterology. 2011 May;140(6):1768-75.
5. Maloy KJ, Powrie F. Intestinal homeostasis and its breakdown in inflammatory bowel disease. Nature. 2011 Jun 15;474(7351):298-306.
6. Jenkins D et al.; British Society of Gastroenterology Initiative. Guidelines for the initial biopsy diagnosis of suspected chronic idiopathic inflammatory bowel disease. J Clin Pathol. 1997 Feb;50(2):93-105.

7. Magro F, Langner C, Driessen A et al. European consensus on the histopathology of inflammatory bowel disease. Journal of Crohn's and Colitis. 2013;10(7):827-51.
8. Feakins RM. Ulcerative colitis or Crohn's disease? Pitfalls and problems. Histopathology. 2014;3(64):317-35.
9. Lang-Schwarz C, Angeloni M, Agaimy A. Validation of the Inflammatory Bowel Disease – Distribution, Chronicity, Activity [IBD-DCA] Score for ulcerative colitis and Crohn's disease. Journal of Crohn's and Colitis. 2021;10(15):1621-30.
10. Langner C, Magro F, Driessen A et al. The histopathological approach to inflammatory bowel disease: a practice guide. Virchows Archiv. 2014;5(464):511-27.
11. Haskell H, Andrews Jr CW, Reddy SI et al. Pathologic features and clinical significance of "backwash" ileitis in ulcerative colitis.
12. Odze R. Diagnostic problems and advances in inflammatory bowel disease. Modern Pathology. 2003;4(16):347-58.
13. Robert ME, Skacel M, Ullman T et al. Patterns of colonic involvement at initial presentation in ulcerative colitis: a retrospective study of 46 newly diagnosed cases. American Journal of Clinical Pathology. 2004;1(122):94-9.
14. Noffsinger AE. Fenoglio-Preiser's gastrointestinal pathology. 4th ed. 2017. ISBN: 9781496329073.
15. Bryant RV, Winer S, Travis SPL et al. Systematic review: histological remission in inflammatory bowel disease. Is "complete" remission the new treatment paradigm? An IOIBD initiative. Journal of Crohn's and Colitis. 2014;12(8):1582-97.
16. Soucy G, Wang HH, Farraye FA et al. Clinical and pathological analysis of colonic Crohn's disease, including a subgroup with ulcerative colitis-like features. Modern Pathology. 2012;25:295-307.
17. Putra J, Ornvold K. Focally enhanced gastritis in children with inflammatory bowel disease: a clinicopathological correlation. Pathology. 2017;7(49):808-10.
18. Kirsch R, Pentecost M, Epstein DP et al. Role of colonoscopic biopsy in distinguishing between Crohn's disease and intestinal tuberculosis. Journal of Clinical Pathology. 2006;8(59)840-4.
19. Villanacci V, Antonelli E, Geboes K et al. Histological healing in inflammatory bowel disease: a still unfulfilled promise. World Journal of Gastroenterology. 2013;7(19):968-78.
20. Farmer M, Petras RE, Hunt LE et al. The importance of diagnostic accuracy in colonic inflammatory bowel disease. Am J Gastroenterol. 2000 Nov;95(11):3184-8. Doi: 10.1111/j.1572-0241.2000.03199.x.
21. Hissong E, Chen Z, Yantiss RK. Cytomegalovirus reactivation in inflammatory bowel disease: an uncommon occurrence related to corticosteroid dependence. Modern Pathology. 2019;8:1210-6.
22. Cohen-Mekelburg S, Schneider Y, Gold S et al. Advances in the diagnosis and management of colonic dysplasia in patients with inflammatory bowel disease. Gastroenterol Hepatol (NY). 2017 Jun;13(6):357-62.
23. Soetikno R, Kaltenbach T, McQuaid KR et al. Paradigm shift in the surveillance and management of dysplasia in inflammatory bowel disease (West). Digestive Endoscopy. 2016; 3(28):266-73.
24. Loughrey M, Shepherd N. Diagnostic dilemmas in chronic inflammatory bowel disease. Virchows Archiv. 2018;1: 81-97.
25. Gupta RB, Harpaz N, Itzkowitz S et al. Histologic inflammation is a risk factor for progression to colorectal neoplasia in ulcerative colitis: a cohort study. Gastroenterology. 2007 Oct;133(4):1099-105; quiz 1340-1. Doi: 10.1053/j.gastro.2007.08.001.
26. Chiu K, Riddell RH, Schaeffer DF. DALM, rest in peace: a pathologist's perspective on dysplasia in inflammatory bowel disease in the post-DALM era. Modern Pathology. 2018; 8:1180-90.
27. Choi WT, Yozu M, Miller GC. Nonconventional dysplasia in patients with inflammatory bowel disease and colorectal carcinoma: a multicenter clinicopathologic study. Modern Pathology. 2020;5(33):933-43.
28. Geboes K, Riddell R, Ost A et al. A reproducible grading scale for histological assessment of inflammation in ulcerative colitis. Gut. 2000 Sep;47(3):404-9. Doi: 10.1136/gut.47.3.404.
29. Mosli MH, Feagan BG, Zou G. Development and validation of a histological index for UC. Gut. 2015 Oct;0:1-9.
30. Marchal-Bressenot A, Salleron J, Boulagnon-Rombi C et al. Development and validation of the Nancy histological index for UC. Gut. 2015;0:1-7.
31. Marchal-Bressenot A, Scherl A, Salleron J et al. A practical guide to assess the Nancy histological index for UC. Gut. 2016:1919-20.
32. Jauregui-Amezaga A, Geerits A, Das Y et al. A simplified Geboes score for ulcerative colitis. Journal of Crohn's & Colitis. 2017;3(11):305-13.

Seção 4

Tratamento Clínico

10 Estratégias de Tratamento

Camilla de Almeida Martins
Adérson Omar Mourão Cintra Damião
Natália Sousa Freitas Queiroz

Introdução

Ao longo das últimas duas décadas, o manejo terapêutico das doenças inflamatórias intestinais (DII) evoluiu consideravelmente em decorrência da expansão do arsenal terapêutico disponível, que hoje inclui os imunobiológicos com diferentes mecanismos de ação, como anti-TNF, anti-integrinas e anti-interleucinas, além de pequenas moléculas para uso oral, como inibidores de quinases (JAK) e moduladores de receptores da esfingosina-1-fosfato (S1P).[1] Além disso, hoje entendemos melhor a respeito dos mecanismos de ação de drogas tradicionalmente utilizadas na DII, como no caso dos derivados salicílicos, corticosteroides e imunossupressores (azatioprina, 6-mercaptopurina e metotrexato), o que resultou num aprimoramento das estratégias terapêuticas para manejo da DII (Quadro 10.1 e Tabela 10.1).

Paralelamente a isso, os alvos terapêuticos progrediram do controle direcionado apenas aos sintomas para a remissão da inflamação da mucosa, visando impactar o curso natural da doença.[2] Essa mudança de paradigma foi acompanhada do uso precoce de terapia mais eficaz em pacientes com mau prognóstico, de otimização do tratamento em casos selecionados, de abordagem com base em alvos terapêuticos bem delineados (*treat to target*) e de monitoramento rigoroso da doença por meio de biomarcadores e níveis séricos de drogas terapêuticas (*therapeutic drug monitoring* – TDM). Sabe-se que a DII apresenta

Quadro 10.1 Arsenal terapêutico utilizado na DII.

Derivados salicílicos	• Mesalazina • Sulfassalazina
Corticosteroides	• Prednisona • Hidrocortisona • Budesonida
Antibióticos	• Metronidazol • Ciprofloxacina
Imunossupressores	• Azatioprina • 6-mercaptopurina • Metotrexato • Tacrolimus • Ciclosporina
Imunobiológicos	• Anti-TNF • Anti-integrinas (p. ex., vedolizumabe) • Anti-interleucinas (p. ex., ustequinumabe-anti-IL12/23)
Pequenas moléculas de uso oral	• Tofacitinibe • Ozanimode (ainda não aprovado no Brasil)

Fonte: Desenvolvido pela autoria do capítulo.

um caráter crônico, progressivo e debilitante. Vários estudos demonstram que, na ausência de tratamento oportuno e eficaz, ocorrem danos estruturais e dismotilidade importantes no trato gastrointestinal (TGI) durante o curso da doença, principalmente na doença de Crohn (DC).[3-8] Assim, o uso precoce de imunobiológicos na DII tem por objetivo controlar a inflamação e evitar a progressão para lesões estruturais como estenose fibrótica irreversível, alterações motoras e doença fistulizante, aproveitando a chamada "janela de oportunidade terapêutica" quando ainda predomina a inflamação.[9,10]

Capítulo 10 | Estratégias de Tratamento

Tabela 10.1 Lista de imunobiológicos e pequenas moléculas para uso oral disponíveis no tratamento da DII.

Medicamento	Via	Doença	Dose/apresentação	Ciclos	Tempo de infusão	Pré-medicação	Observações
Infliximabe (anti-TNF), REMICADE® e biossimilares	IV	DC/RCU	▪ Ampola de 100 mg, 5 mg/kg/dose	▪ Indução: nas semanas 0, 2 e 6 ▪ Manutenção: a cada 8 semanas	2 horas	Pode ser realizada (IV): hidrocortisona – Solucortef® (100 a 200 mg) + difenidramina – Benadryl® (25 a 50 mg) antes da infusão, a critério médico	▪ Otimização do tratamento: 5 mg/kg, IV, a cada 4 semanas ou 10 mg/kg, IV, a cada 8 semanas
Adalimumabe (anti-TNF), HUMIRA® e biossimilares	SC	DC/RCU	▪ Ampola de 40 mg ▪ Caneta de 80 mg ▪ Intervalo entre doses: 14 dias	▪ Indução: ▪ 1ª dose (semana 0): 160 mg, SC ▪ 2ª dose (semana 2): 80 mg, SC ▪ Manutenção: ▪ A partir da semana 4, 40 mg, SC, a cada 14 dias	5 minutos	Não	▪ Otimização do tratamento: 40 mg, SC, a cada 7 dias
Certolizumabe (anti-TNF), CIMZIA®	SC	DC	▪ Ampola de 200 mg	▪ Indução: ▪ 400 mg, SC, nas semanas 0, 2 e 4 ▪ Manutenção: ▪ 400 mg, SC, a cada 4 semanas	5 minutos	Não	▪ Otimização do tratamento: 200 mg, SC, a cada 14 dias
Golimumabe (anti-TNF), SIMPONI®	SC	RCU	▪ Ampola de 50 mg	▪ Indução: ▪ 4 canetas (200 mg), SC, na semana 0 ▪ 2 canetas (100 mg), SC, na semana 2 ▪ Manutenção (conforme peso): ▪ < 80 kg: 50 mg, SC, a cada 4 semanas ▪ > 80 kg: 100 mg, SC, a cada 4 semanas	5 minutos	Não	▪ Otimização do tratamento: Pac < 80 kg – 100 mg, de 4/4 semanas
Vedolizumabe (anti-integrina), ENTYVIO®	IV	DC/RCU	▪ Ampola de 300 mg	▪ Indução: 300 mg, IV, nas semanas 0, 2 e 6 ▪ Manutenção: 300 mg, IV, a cada 8 semanas	30 minutos	Não	▪ Otimização do tratamento: aplicação da medicação a cada 4 semanas; uma dose adicional na semana 10 pode ser empregada a critério médico na doença de Crohn
Ustequinumabe (anti-interleucina 12/23), STELARA®	IV, SC	DC/RCU	▪ Ampola intravenosa: 130 mg ▪ Ampola subcutânea: 90 mg	▪ Indução (dose intravenosa conforme peso): ▪ ≤ 55 kg: 260 mg ▪ > 55 a ≤ 85 kg: 390 mg ▪ > 85 kg: 520 mg ▪ Após 8 semanas: 90 mg, SC ▪ Manutenção: 90 mg, SC, a cada 8 ou 12 semanas	1 hora	Não	▪ Pacientes com falhas a outras medicações: Manutenção: 90 mg, SC, de 8/8 semanas ▪ Pacientes "virgens de tratamento": considerar 90 mg, SC, de 12/12 semanas
Tofacitinibe (inibidor de JAK – quinases intracelulares), XELJANZ®	Oral	RCU	▪ Comprimidos de 0,5 mg	▪ 10 mg, VO, a cada 12 horas por 8 semanas; a seguir 0,5 mg, VO, a cada 12 horas	–	–	▪ Pacientes refratários a terapias anteriores (anti-TNF, anti-integrina): considerar a continuação da dose de 10 mg, VO, a cada 12 horas ▪ Nos pacientes que recaírem na dose de 5 mg, VO, a cada 12 horas; o retorno para 10 mg, VO, a cada 12 horas pode ser benéfico

IV: (via) intravenosa; VO: via oral; SC: subcutânea; DC: doença de Crohn; RCU: retocolite ulcerativa; TNF: fator de necrose tumoral.
Fonte: Desenvolvida pela autoria do capítulo.

Apesar de a RCU também ser considerada uma doença com sintomas incapacitantes, com alta morbidade, resultando em estenoses, pseudopólipos, fibrose, dismotilidade, incontinência anorretal e risco de displasia/câncer colorretal e colectomia, ainda há poucas evidências sugerindo os benefícios da terapia mais intensiva precoce.[9,11]

É válido lembrar que uma parcela significativa de pacientes com DII apresenta um curso leve da doença.[12] Dados populacionais sugerem que 40% dos pacientes com DC têm uma doença clinicamente indolente, e cerca de metade dos pacientes com DC apresentará comportamento de doença não complicada 10 anos após o diagnóstico.[5] Assim, tanto na DC como na RCU, a doença potencialmente indolente deve ser distinguida da doença grave, garantindo a oportunidade de tratamento intensivo precoce para esta última, enquanto aqueles com doença mais branda podem se beneficiar de otimização terapêutica mais leve, evitando um potencial "supertratamento", efeitos adversos das medicações e aumento de custos desnecessários.

O tratamento da DII deve ser preferencialmente individualizado. Dessa forma, é importante estratificar os pacientes de acordo com os fatores de riscos para mau prognóstico e, assim, gerenciar de forma mais adequada à terapia para cada um.

No caso da RCU, os fatores de alto risco para colectomia incluem idade mais jovem ao diagnóstico, doença de longa duração, doença extensa (pancolite), atividade clínica e/ou endoscópica grave (úlceras profundas) no início da doença, doença cronicamente ativa apesar do tratamento adequado, refratariedade ou dependência de corticosteroides e sexo masculino.[9,11,13]

Na DC, os fatores a serem considerados de mau prognóstico são idade mais jovem no início da doença, tabagismo ativo, doença extensa do intestino delgado, doença perianal, úlceras profundas na endoscopia, cirurgia prévia, uso de corticosteroides no diagnóstico e a presença de manifestações extraintestinais.[12,14]

Ao avaliar o arsenal terapêutico, a terapia ideal deve apresentar rápida eficácia, induzir remissão e permitir que os pacientes se mantenham em remissão, de preferência sem corticosteroides. Assim, os dois cenários a serem considerados são a terapia de indução e a terapia de manutenção.

Para escolher a terapia de indução ideal, a decisão deve ter como base o grau de atividade de doença, a presença de comorbidades, o risco de evolução para pior prognóstico, fatores que influenciam *clearance* rápido da droga ou sua má absorção, uso de terapias seletivas e histórico prévio de tratamento. Já a terapia de manutenção ideal deve ser baseada na indução, além da posologia da medicação e maior chance de adesão medicamentosa, visto que é um tratamento de longo prazo. Essa decisão deve ser compartilhada com o paciente e seus familiares, expondo vantagens e desvantagens de cada terapia.

Dois dos maiores desafios que enfrentamos no tratamento da DII são o uso racional e o adequado posicionamento do arsenal terapêutico de que dispomos, extraindo-se o máximo da terapia convencional e aproveitando-se todo o potencial dos biológicos e das pequenas moléculas para uso oral, no sentido de oferecer aos pacientes com DII a melhor opção terapêutica e um tratamento mais personalizado. Este capítulo tem como objetivo explorar as diferentes estratégias de tratamento que podem ser implementadas na DII, a saber, as estratégias de otimização terapêutica (*step up* convencional, *step up* acelerado e *top down*) e as estratégias para monitoramento da doença.

Estratégias de otimização terapêutica

Sobre as estratégias terapêuticas, comentaremos um pouco os principais modelos.

Retocolite ulcerativa
Step up *convencional*

Corresponde ao uso inicial dos derivados salicílicos (oral e/ou tópico), que constituem a base da pirâmide (Figura 10.1). Esta estratégia é habitualmente recomendada pelos consensos e diretrizes de tratamento, respeitando-se o devido tempo de ação do medicamento e considerando a resposta do paciente em cada nível de tratamento.[13,15-17] Não se deve insistir em uma etapa de tratamento que não gere o efeito esperado no tempo devido, com sérios riscos para o paciente e perda do momento ideal para otimização do tratamento (perda da "janela de oportunidade").[4] Pacientes não responsivos ou que requeiram, de início, tratamento mais intensivo seguem para o tratamento com corticosteroide (p. ex., prednisona). Caso não respondam ao tratamento ou se tornem dependentes do corticosteroide, têm indicação de imunossupressores (p. ex., azatioprina, 6-mercaptopurina) ou imunobiológicos a depender da gravidade. Ciclosporina ou infliximabe pode ser uma opção nas formas agudas graves de RCU não responsivas ao corticosteroide intravenoso (terapia de resgate). Tacrolimus, uma droga menos utilizada em nosso meio, tem sido empregada na Europa e no Japão com bons resultados.[16,18]

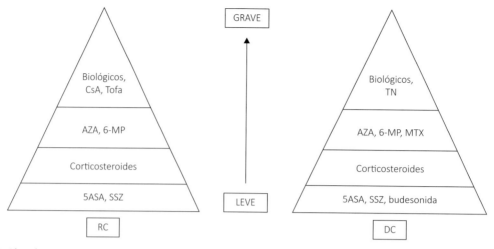

Figura 10.1 Abordagens convencionais no tratamento da DII.
SSZ: sulfassalazina; 5-ASA: 5-aminossalicilatos; AZA: azatioprina; 6-MP: 6-mercaptopurina; CsA: ciclosporina; MTX: metotrexato; TN: terapia nutricional; Tofa: tofacitinibe (aprovado no Brasil para os casos não responsivos à terapia convencional e nos não respondedores aos biológicos).
Fonte: Desenvolvida pela autoria do capítulo.

Doença de Crohn

Step up *convencional*

Na DC, ao contrário da RCU, os derivados salicílicos carecem de eficácia, exceto no caso da sulfassalazina que pode ter algum efeito em casos leves da doença com comprometimento colônico.[19] Pacientes com DC leve/moderada envolvendo a região ileocecal e/ou cólon ascendente podem se beneficiar com o uso de budesonida oral, um corticosteroide de ação local rapidamente metabolizado na primeira passagem pelo fígado.[10,14,20] Os demais casos (moderados/graves) podem ser tratados inicialmente com prednisona. Os efeitos sistêmicos com a budesonida são menos frequentes e menos intensos do que os observados com a prednisona. Pacientes não responsivos à corticosteroideterapia, que se tornam dependentes de corticosteroide ou que necessitam de manutenção, podem se beneficiar do emprego dos imunossupressores como a azatioprina ou 6-mercaptopurina ou metotrexato. Caso não haja resposta, a terapia biológica está indicada. Vale ressaltar que, tanto no caso da RCU como no da DC, deve-se aguardar o tempo suficiente para ação das medicações em cada etapa de tratamento, por exemplo, cerca de 2 a 4 semanas com o tratamento com a prednisona, 3 a 4 meses com o uso de azatioprina/6-mercaptopurina e 12 semanas com anti-TNF. Esse procedimento evita que os pacientes permaneçam num tipo de tratamento ineficaz ou que sejam considerados refratários precocemente, além de alertar para a mudança de patamar de tratamento (Figura 10.1).[10,14,21,22]

Step up *acelerado*

Nesta estratégia, em certas condições, pode-se pular determinada etapa a depender da gravidade do caso. Por exemplo, um paciente não responsivo ao corticosteroide, após tempo adequado de uso, poderia migrar para o tratamento combinado envolvendo um anti-TNF (p. ex., adalimumabe, infliximabe) e um imunossupressor (azatioprina-AZA, 6-mercaptopurina – 6-MP ou metotrexato-MTX). Isso porque um paciente refratário ao corticosteroide, bastante sintomático, em geral, não suporta o tempo de 3 a 4 meses para a ação de um imunossupressor como azatioprina ou 6-mercaptopurina. Ademais, complicações da DC ou da corticosteroideterapia podem ocorrer nesse tempo de espera da ação do imunossupressor.[4,22]

O estudo REACT foi desenhado para avaliar a eficácia e a segurança da estratégia precoce de imunossupressão combinada *versus* o manejo convencional. Apesar de o desfecho primário (proporção de pacientes em remissão livre de corticosteroides em 12 meses) não ter apresentado diferença estatística entre os grupos, as taxas de hospitalização, cirurgia e complicações relacionadas à doença foi menor em pacientes tratados com estratégia precoce de imunossupressão combinada em 24 meses.[23]

Outro exemplo de estudo comparativo de estratégias de abordagem da DC é o estudo POCER, em que a estratégia terapêutica de ileocolonoscopia após 6 meses da cirurgia e o devido ajuste do tratamento de acordo com a gravidade dos achados endoscópicos (classificação de Rutgeerts) foram superiores à estratégia convencional com base na evolução clínica. Esse resultado serve de respaldo para a conduta recomendada atualmente de realização de ileocolonoscopia cerca de 6 meses após ressecção ileocólica e aplicação da classificação de Rutgeerts (atividade endoscópica no íleo terminal). Pacientes com índice de Rutgeerts ≥ 2 (i2, i3 ou i4) merecerão tratamento ou otimização de tratamento já vigente.[24]

Step up *acelerado propriamente dito*

O paciente recebe, de início, o imunossupressor oral (p. ex., AZA/6-MP), geralmente associado ao corticosteroide.[22] Dois trabalhos (AZTEC e RAPID) avaliaram a terapia precoce com imunossupressor (AZA).[25,26] Em ambos os trabalhos, os pacientes apresentavam DC de curta duração e a maioria deles recebeu corticosteroide concomitantemente. No estudo espanhol AZTEC, a introdução precoce de AZA não foi melhor do que o placebo. Entretanto, a proporção de pacientes com índice de atividade da DC (CDAI) maior ou igual a 220 a partir da semana 12 foi menor no grupo AZA *versus* o placebo, sugerindo evolução menos frequente para casos mais graves com essa estratégia.[25] No estudo francês RAPID, a proporção de pacientes em remissão clínica sem corticosteroide e sem anti-TNF por trimestre ao longo de 3 anos não foi estatisticamente diferente do grupo submetido à terapia convencional. No entanto, houve menor ocorrência de lesões perianais ativas e menor taxa de cirurgia perianal no grupo com AZA precoce.[26]

Top down *propriamente dito*

Em 2008, D'Haens et al. avaliaram pacientes com DC recentemente diagnosticada, moderada/grave, que receberam de forma randomizada a associação de imunossupressor oral (AZA) e anti-TNF (infliximabe) inicialmente *versus* o tratamento convencional. Na época, os autores optaram por não manter o anti-TNF periodicamente, em uma estratégia de tratamento considerada episódica, ao contrário do que hoje fazemos. Os autores demonstraram que a estratégia *top down* foi mais eficaz do que o tratamento convencional para alcançar a remissão livre de corticosteroides na semana 52.[6] A terapia *top down* caracteriza-se pela não utilização da terapia com corticosteroides no início.

Top down *modificado*

Consiste em manter periodicamente a terapia biológica (anti-TNF) após a indução em vez da utilização episódica como já descrito aqui. Há estudos em andamento, como o REACT 2, que deverão fornecer importantes informações sobre o uso da ileocolonoscopia como instrumento de acompanhamento e os efeitos da indução e da manutenção da terapia combinada precoce (*top down* modificado) *versus* a terapia convencional. Quando se fala em estratégia *top down*, a pergunta inevitável que emerge é: quais os pacientes que merecem esta alternativa mais "intensiva" de tratamento já no início da doença? Para tanto, torna-se necessário destacar os fatores preditivos de doença mais grave ou "incapacitante", que já foram abordados anteriormente.

Estratégias para monitoramento da doença

Uma importante estratégia que surgiu para o manejo de DII foi o *tight control*, que consiste no controle rigoroso da doença por meio de escores de atividade clínica, biomarcadores séricos e fecais, exames endoscópicos e de imagens, em conjunto com os sintomas clínicos, ao longo do acompanhamento dos pacientes e, quando necessário, escalonamento de terapia.

O estudo CALM foi o primeiro trabalho multicêntrico e randomizado que avaliou a eficácia e a segurança da estratégia *tight control* em pacientes com DC ativa e inicial, resultando em melhores desfechos clínicos e endoscópicos do que o algoritmo com base apenas em sintomas.[8] Foram randomizados 244 pacientes em dois grupos: o *tight control* que avaliou calprotectina fecal ≥ 250 µg/g; proteína C-reativa ≥ 5 mg/L; CDAI ≥ 150 ou uso de prednisona na semana anterior para manejo terapêutico (escalonamento da terapia) e o grupo baseado em sintomas clínicos por meio do CDAI e uso de corticosteroides; 46% dos pacientes no grupo *tight control* alcançaram o desfecho primário do estudo, que foram a cicatrização da mucosa (CDEIS < 4) e a ausência de úlceras profundas após 48 semanas, em comparação com 30% nos pacientes no grupo de acompanhamento clínico. Portanto, esse estudo reitera as evidências que apoiam o uso da terapia biológica precoce e de marcadores objetivos de inflamação na tomada de decisões terapêuticas na DC. Em 2020, o estudo de Panaccione et al. revelou que a estratégia *tight control* mostrou-se mais custo-efetiva, com menores taxas de hospitalizações, maior tempo em remissão e maior qualidade de vida dos pacientes.[27]

Recentemente, o monitoramento terapêutico de medicamentos (sigla em inglês, TDM), que inclui a mensuração dos níveis séricos dos imunobiológicos, geralmente no vale (ou seja, imediatamente antes da próxima infusão) e dos níveis de anticorpos antidrogas surgiu como potencial abordagem para otimizar a terapia imunobiológica, principalmente no caso dos anti-TNF (infliximabe e adalimumabe).[28] Diversos estudos demonstraram a associação entre as concentrações séricas de drogas biológicas e resultados terapêuticos favoráveis, enquanto a imunogenicidade e, consequentemente, níveis séricos subterapêuticos de drogas podem explicar uma proporção substancial de falha no tratamento.[29]

Um estudo recente prospectivo, observacional e multicêntrico realizado no Reino Unido que envolveu 1.610 pacientes com DC virgens de imunobiológicos tratados com infliximabe (IFX) ou adalimumabe (ADA), demonstrou que a falha no tratamento com IFX e ADA é comum e pode ser prevista diante de baixas concentrações de drogas, mediada em parte pela imunogenicidade. A concentração da droga na semana 14 foi o principal fator de risco independente associado à perda de resposta primária.[30]

O uso do TDM reativo já é bem estabelecido na prática clínica e é utilizado quando há doença ativa, com o objetivo de elucidar o mecanismo de perda de resposta primária ou secundária a determinada terapia imunobiológica. Assim, essa abordagem permite guiar as decisões de tratamento, como otimização de dose, terapia combinada com imunossupressor ou troca dentro ou fora de classe.[28,31]

O TDM proativo consiste na medição dos níveis séricos do imunobiológico e dos níveis de anticorpos com o objetivo de otimizar a concentração do medicamento em momentos específicos (ou seja, indução, no final da indução ou manutenção).[32,33] Pode ser realizado para otimizar a terapia, a fim de melhorar as taxas de resposta e possivelmente prevenir futuras recaídas e perda de resposta.[34]

Outra possível utilização do TDM proativo é a otimização do anti-TNF em monoterapia em alternativa à terapia combinada com um imunossupressor.[35]

Uma análise *post hoc* do estudo SONIC revelou que, ao estratificar as concentrações de infliximabe dentro de cada quartil, os resultados foram comparáveis, independentemente do uso de azatioprina concomitante, sugerindo que a terapia combinada pode não ser necessária se forem alcançadas concentrações adequadas de infliximabe usando TDM proativo.[36] Dessa forma, na ausência de agentes imunossupressores, níveis séricos sustentados de anti-TNF durante o período de manutenção podem reduzir o impacto clínico dos anticorpos antidroga e, assim, representar uma abordagem alternativa à terapia combinada.[33]

O uso do TDM é apoiado por diversas sociedades médicas e especialistas em DII.[2,29,32-35,37-39] Recentemente, uma revisão da literatura e um consenso de especialistas aconselharam o uso de TDM nos cenários reativos e proativos, bem como após *drug holiday* ou para considerar descalonamento de terapia.[35]

Considerações finais

O desafio que enfrentamos no manejo da DII é a utilização adequada de todo o arsenal terapêutico de que dispomos atualmente.[40] Vivemos um momento singular em que mais de uma alternativa terapêutica pode ser oferecida ao paciente. Enquanto na RCU a estratégia tradicional de tratamento (*step up* convencional) é a que predomina, na DC temos várias estratégias de tratamento a depender da atividade da doença, perfil dos pacientes e localização/comportamento da doença. Fatores preditivos de gravidade são úteis na seleção de pacientes que merecerão tratamento por meio de estratégia mais intensiva e precoce.

Referências bibliográficas

1. Duijvestein M, Battat R, Casteele NV et al. Novel therapies and treatment strategies for patients with inflammatory bowel disease. Curr Treat Options Gastroenterol. 2018;16(1):129-46.
2. Turner D, Ricciuto A, Lewis A et al. STRIDE-II – An update on the selecting therapeutic targets in inflammatory bowel disease (STRIDE) initiative of the international organization for the study of IBD (IOIBD): determining therapeutic goals for treat to target strategies in IBD. Gastroenterology. 2021; 160(5):1570-83.
3. Peyrin-Biroulet L, Cieza A, Sandborn WJ et al. Development of the first disability index for inflammatory bowel disease based on the international classification of functioning, disability and health. Gut. 2012;61(2):241-7.

4. Pariente B, Mary JY, Danese S et al. Development of the Lémann index to assess digestive tract damage in patients with Crohn's disease. Gastroenterology [Online]. 2015;148(1):52-63.e3. Doi: 10.1053/j.gastro.2014.09.015.

5. Solberg IC, Vatn MH, Høie O et al. Clinical course in Crohn's disease: results of a norwegian population-based ten-year follow-up study. Clin Gastroenterol Hepatol. 2007;5(12):1430-8.

6. D'Haens G, Baert F, Caenepeel P et al. Early combined immunosuppression or conventional management in patients with newly diagnosed Crohn's disease: an open randomized trial. Lancet. 2008;371(9613):660-7.

7. Colombel JF, Sandborn WJ, Reinisch W et al. Infliximab, azathioprine or combination therapy for Crohn's disease. N Engl J Med [Online]. 2010;362(15):1383-95. Disponível em: http://www.ncbi.nlm.nih.gov/pubmed/20393175.

8. Colombel JF, Panaccione R, Bossuyt P et al. Effect of tight control management on Crohn's disease (CALM): a multicentre, randomized, controlled phase 3 trial. Lancet. 2017;390(10114):2779-89.

9. Berg DR, Colombel JF, Ungaro R. The role of early biologic therapy in inflammatory bowel disease. Inflamm Bowel Dis. 2019;25(12):1896-905.

10. Lichtenstein GR, Loftus EV, Isaacs KL et al. ACG clinical guideline: management of Crohn's disease in adults. Am J Gastroenterol. 2018;113(4):481-517.

11. Damião AOMC, Queiroz NSF. Medical therapy in chronic refractory ulcerative colitis: when enough is enough. Clin Colon Rectal Surg. 2022;35(01):032-43.

12. Gonczi L, Bessissow PLLT. Disease monitoring strategies in inflammatory bowel diseases: what do we mean by "tight control"? World J Gastroenterol. 2019;9327(41).

13. Rubin DT, Ananthakrishnan AN, Siegel CA et al. ACG clinical guideline: ulcerative colitis in adults. Am J Gastroenterol. 2019;114(3):384-413.

14. Torres J, Bonovas S, Doherty G et al. ECCO guidelines on therapeutics in Crohn's disease: medical treatment. J Crohn's Colitis. 2020;14(1):4-22.

15. Kennedy NA, Jones GR, Lamb CA et al. British Society of Gastroenterology guidance for management of inflammatory bowel disease during the COVID-19 pandemic. Gut. 2020;69(6):984-90.

16. Raine T, Bonovas S, Burisch J et al. ECCO guidelines on therapeutics in ulcerative colitis: medical treatment. J Crohn's Colitis. 2022;16(1):2-17.

17. Ko CW, Singh S, Feuerstein JD et al. American Gastroenterological Association Institute guideline on the management of mild-moderate ulcerative colitis. Gastroenterology. 2019;1(3):62-74.

18. Damião AOMC, Azevedo MFC, Sousa CA et al. Conventional therapy for moderate to severe inflammatory bowel disease: a systematic literature review. World J Gastroenterol. 2019;25(9):1142-57.

19. Ford AC, Kane SV, Khan KJ et al. Efficacy of 5-aminosalicylates in Crohn's disease: systematic review and meta-analysis. Am J Gastroenterol. 2011;106(4):617-29.

20. Gomollón F, Dignass A, Annese V et al. 3. European evidence-based consensus on the diagnosis and management of Crohn's disease 2016 – Part I: Diagnosis and medical management. J Crohn's Colitis. 2017;11(1):3-25.

21. Torres J, Mehandru S, Colombel JF et al. Crohn's disease. Lancet. 2017;389(10080):1741-55.

22. Ordás I, Feagan BG, Sandborn WJ. Early use of immunosuppressives or TNF antagonists for the treatment of Crohn's disease: time for a change. Gut. 2011;60(12):1754-63.

23. Khanna R, Bressler B, Levesque BG et al. Early combined immunosuppression for the management of Crohn's disease (REACT): a cluster randomised controlled trial. Lancet. 2015;386(10006):1825-34.

24. De Cruz P, Kamm MA, Hamilton AL et al. Crohn's disease management after intestinal resection: a randomised trial. Lancet [Online]. 2015;385(9976):1406-17. Doi: 10.1016/S0140-6736(14)61908-5.

25. Panés J, López-Sanromán A, Bermejo F et al. Early azathioprine therapy is no more effective than placebo for newly diagnosed Crohn's disease. Gastroenterology [Online]. 2013;145(4). Doi: 10.1053/j.gastro.2013.06.009.

26. Cosnes J, Bourrier A, Laharie D et al. Early administration of azathioprine vs. conventional management of Crohn's disease: a randomized controlled trial. Gastroenterology [Online]. 2013;145(4). Doi: 10.1053/j.gastro.2013.04.048.

27. Panaccione R, Colombel JF, Travis SPL et al. Tight control for Crohn's disease with adalimumab-based treatment is cost-effective: an economic assessment of the CALM trial. Gut. 2020;69(4):658-64.

28. Ricciuto A, Dhaliwal J, Walters TD et al. Clinical outcomes with therapeutic drug monitoring in inflammatory bowel disease: a systematic review with meta-analysis. J Crohn's Colitis. 2018;12(11):1302-15.

29. Papamichael K, Afif W, Drobne D et al. Therapeutic drug monitoring of biologics in inflammatory bowel disease: unmet needs and future perspectives. Lancet Gastroenterol Hepatol. 2022;7(2):171-85.

30. Kennedy NA, Heap GA, Green HD et al. Predictors of anti-TNF treatment failure in anti-TNF-naive patients with active luminal Crohn's disease: a prospective, multicentre, cohort study. Lancet Gastroenterol Hepatol [Online]. 2019;1253(19):1-13. Disponível em: https://linkinghub.elsevier.com/retrieve/pii/S2468125319300123.

31. Feuerstein JD, Nguyen GC, Kupfer SS et al. American Gastroenterological Association Institute guideline on therapeutic drug monitoring in inflammatory bowel disease. Gastroenterology [Online]. 2017;153(3):827-34. Doi: 10.1053/j.gastro.2017.07.032.

32. Papamichael K, Cheifetz AS. Therapeutic drug monitoring in inflammatory bowel disease. Curr Opin Gastroenterol. 2019;35(4):302-10.

33. Martins CA, Moss AC, Sobrado CW et al. Practical aspects of proactive TDM for anti-TNF agents in IBD: defining time points and thresholds to target. Crohn's Colitis 360. 2019;1(3):1-7.

34. Mitrev N, Casteele NV, Seow CH et al. Review article: consensus statements on therapeutic drug monitoring of anti-tumour necrosis factor therapy in inflammatory bowel diseases. Alimentary Pharmacology and Therapeutics. 2017; 46:1037-53.

35. Cheifetz AS, Abreu MT, Afif W et al. A comprehensive literature review and expert consensus statement on therapeutic drug monitoring of biologics in inflammatory bowel disease. Am J Gastroenterol. 2021;116(10):2014-25.

36. Colombel JF, Adedokun OJ, Gasink C et al. Combination therapy with infliximab and azathioprine improves infliximab

pharmacokinetic features and efficacy: a post hoc analysis. Clin Gastroenterol Hepatol [Online]. 2019;17(8):1525-1532.e1. Doi: 10.1016/j.cgh.2018.09.033.

37. Papamichael K, Cheifetz AS, Melmed GY et al. Appropriate therapeutic drug monitoring of biologic agents for patients with inflammatory bowel diseases. Clin Gastroenterol Hepatol [Online]. 2019;(May). Doi: 10.1016/j.cgh.2019.03.037.

38. Casteele NV, Herfarth H, Katz J et al. American Gastroenterological Association Institute technical review on the role of therapeutic drug monitoring in the management of inflammatory bowel diseases. Gastroenterology [Online]. 2017;153(3):835-57.e6. Doi: 10.1053/j.gastro.2017.07.031.

39. Vermeire S, Dreesen E, Papamichael K et al. How, when and for whom should we perform therapeutic drug monitoring? Clin Gastroenterol Hepatol [Online]. 2020;18(6):1291-9. Doi: 10.1016/j.cgh.2019.09.041.

40. Hindryckx P, Casteele NV, Novak G et al. The expanding therapeutic armamentarium for inflammatory bowel disease: how to choose the right drug[s] for our patients? J Crohn's Colitis. 2018;12(1):105-9.

11 Preparo do Paciente para Imunossupressão

Júlio Maria Fonseca Chebli
José Eugênio Rios Ricci Júnior

Introdução

Nas últimas décadas, ocorreu um rápido crescimento do arsenal terapêutico direcionado à terapia da doença inflamatória intestinal (DII), tanto para a doença de Crohn (DC) como para a retocolite ulcerativa (RCU). Consequentemente, uma das preocupações do médico que cuida de pacientes com DII é o preparo adequado do paciente que iniciará agentes terapêuticos eficazes visando otimizar a segurança destes.

Os imunossupressores (IS) como as tiopurinas e o metotrexato, os inibidores da *Janus kinase* (JAK) como o tofacitinibe e os agentes biológicos, como os agentes antifator de necrose tumoral alfa (anti-TNF-α), anti-integrina (vedolizumabe), anti-interleucina 12 e 23 (ustequinumabe) são altamente eficazes para o tratamento de pacientes com DII, particularmente se introduzidos de forma mais precoce no curso da doença, antes que complicações irreversíveis tenham se estabelecido.[1]

Embora muito efetivos, os IS, inibidores da JAK e os biológicos colocam o paciente em risco aumentado de certas complicações infecciosas e neoplásicas, entre outras. Assim, a seleção apropriada, o aconselhamento e a educação dos pacientes são aspectos importantes para o uso bem-sucedido dessas medicações. A história completa para excluir contraindicações dessa terapia e a ênfase nas diretrizes de monitorização são importantes passos que devem preceder a administração dessas medicações. Essa terapia somente deve ser considerada se a avaliação recente estabelecer que o paciente apresenta DII em atividade moderada a grave e se excluídas condições mimetizadoras da atividade da DII.[2]

Os agentes biológicos são conhecidos por apresentar relação favorável benefício-risco. É importante, entretanto, que, na prática clínica, cuidadosamente se explique, ao paciente no início do tratamento, os potenciais benefícios e riscos do tratamento com estes agentes. Antes de se iniciar a terapia biológica, os pacientes devem se submeter ao *screening* para tuberculose latente, hepatites A, B e C e, usualmente, da infecção por HIV (Tabela 11.1).[3]

O calendário de vacinação deve ser analisado e atualizado, preferencialmente antes de se iniciar o uso de biológicos. A imunização em adultos com DII, ordinariamente, deve seguir as normas recomendadas para a população geral, com a particularidade de as vacinas atenuadas (vivas) não poderem ser administradas nos pacientes em uso de IS ou biológicos.[4] O tópico sobre imunizações na DII será tratado em um capítulo específico desta obra.

Neste capítulo, abordaremos de forma prática as etapas envolvidas no preparo do paciente para o uso da terapia imunossupressora, inibidores da JAK e biológicos, e os cuidados a serem tomados durante o seguimento destes pacientes, visando otimizar a relação benefício-risco desta terapia (Quadro 11.1).

Tabela 11.1 Cuidados gerais antes do início da terapia imunossupressora ou biológica na DII.

	AZA	MTX	TOFA	Anti-TNF	VEDO	USTE
Sorologias de hepatites A/B/C e HIV	+	+	+	+	+	+
Sorologia para EBV IgG	+	-	-	-	-	-
Rastreio de TB latente	-	-	+	++	+	+
Amilase	+	-	-	-	-	-
Enzimas hepáticas (ALT, AST)	+	+	+	+	+	+
Perfil lipídico	-	-	+	-	-	-
Vacinação de rotina	+	+	+	+	+	+
Vacinação VZ	+/-	+/-	++	+/-	+/-	+/-

DII: doença inflamatória intestinal; AZA: azatioprina; MTX: metotrexato; TOFA: tofacitinibe; anti-TNF: anti-fator de necrose tumoral; VEDO: vedolizumabe; USTE: ustequinumabe; EBV: vírus Epstein-Baar; TB: tuberculose; VZ: varicela-zóster; -: cuidado geralmente não necessário; +: cuidado indicado; ++: cuidado fortemente indicado; +/-: cuidado em pacientes > 50 anos.
Fonte: Desenvolvida pela autoria do capítulo.

Quadro 11.1 Principais etapas envolvidas no preparo do paciente com DII para terapia imunossupressora ou biológica.

Identificar o paciente apropriado para terapia biológica
• História clínica
• Doença moderada a grave refratária à terapia convencional ou em alto risco de progressão
• Confirmar atividade da DII (VHS, PCR, endoscopia e/ou imagem)
• Excluir as contraindicações à terapia imunossupressora/biológica
Aconselhamento pré-terapia
• Discussão dos potenciais riscos e benefícios
• Fornecer *folders* contendo informações básicas sobre os agentes terapêuticos
***Screening* para infecções latentes**
• Tuberculose, hepatites B e C, e HIV
Testes laboratoriais iniciais
• Hemograma completo, ureia, creatinina, ALT, AST, VHS e proteína C-reativa
Avaliação e atualização do calendário de vacinação
Seguimento do paciente em terapia no longo prazo
• Proteção solar, PPD ou IGRA anual (se negativos na avaliação inicial) em pacientes em terapia anti-TNF, papanicolau anual e monitorização para a ocorrência de eventos adversos

DII: doenças inflamatória intestinal; VHS: velocidade de hemossedimentação; PCR: proteína C-reativa.
Fonte: Adaptado de Chebli JM, Gaburri PD, Chebli LA et al., 2014 e Abreu C, Sarmento A, Magro F, 2017.

Quais são os cuidados pré e durante terapia imunossupressora com tiopurinas ou metotrexato?

Quando indicado para manutenção da remissão, o IS de escolha para RCU e, para DC, são as tiopurinas, como a azatioprina (AZA). Antes do seu início, em especial em pacientes adolescentes e adultos jovens do sexo masculino, é aconselhada a realização da sorologia do vírus Epstein-Barr (EBV) IgG em virtude do maior risco de evolução de primoinfecção fatal pelo EBV e linfoma de células T pós-mononucleose nos pacientes soronegativos.[5] Neste caso, o aconselhado é optar por outra droga, por exemplo o metotrexato (MTX). Similarmente, em pacientes idosos, em especial a partir de 60 a 65 anos, é aconselhada a escolha do MTX no lugar da AZA, visto o aumento do risco de linfomas e outras neoplasias nesta faixa etária em pacientes usando tiopurinas.[6] Cuidados como vacinação e realização de sorologias (hepatites A/B/C e HIV) também devem ser observados antes do seu início. Rastreio de tuberculose (TB) latente não é obrigatório, mas é válido naqueles pacientes com potencial para terapia imunobiológica.

Outro cuidado é a supervisão periódica do paciente no início do tratamento pelo risco de efeitos adversos com a AZA, como intolerância gástrica, pancreatite aguda medicamentosa, hepatotoxicidade e mielotoxicidade (em especial leucopenia), sendo recomendado, para tanto, a dosagem de amilase sérica (antes do início da AZA e durante os 3 primeiros meses dessa terapia), enzimas hepáticas e hemograma antes do início da medicação e por todo o tratamento com esse agente, geralmente com exames realizados nas primeiras 2 a 4 semanas da terapia, seguidos por exames mensais e, posteriormente, em intervalos de 3 meses. Nossa prática é de se iniciar com a dose de

50 mg/dia de AZA e, naqueles que não apresentaram alterações, escalonamos a dose em 50 mg/dia a cada 2 a 4 semanas até atingir a meta de 2 a 2,5 mg/kg/dia.[7]

Nos pacientes que apresentarem intolerância gástrica importante (náusea, vômito, diarreia ou dor abdominal), deve-se avaliar a troca por 6-mercaptopurina (6-MP).[8] Naqueles com pancreatite aguda, febre ou dor abdominal, é indicada a troca de classe, uma vez que se trata de reações de hipersensibilidade às tiopurinas.[9] Quando ocorrer elevação de enzimas hepáticas, podem-se avaliar cuidadosamente a associação com alopurinol (100 mg/dia) e a redução da dose da AZA pra 25% a 50% do habitual, pois esse contexto pode decorrer de pacientes com alta atividade de TPMT (enzima tiopurina-S-metiltransferase), conhecidos como "metiladores rápidos", que metabolizam as tiopurinas rapidamente, ocasionando uma resposta terapêutica abaixo do ideal e uma predisposição à hepatotoxicidade.[7]

Após início da AZA e do estabelecimento de dose ideal, deve-se manter o controle laboratorial a cada 3 meses, incluindo hemograma, enzimas hepáticas e demais exames de rotina. Após a administração de tiopurinas, mesmo que temporariamente, é aconselhado o uso permanente de protetor solar pelo paciente em função do risco aumentado de câncer de pele não melanoma.[10]

O MTX é terapia imunossupressora de 2ª linha indicado apenas para pacientes com DC. Semelhante à conduta com as tiopurinas, são indicadas a vacinação e a realização de sorologias de hepatites A/B/C e HIV antes do seu início. Por ser medicação teratogênica, é contraindicado seu uso dentro de 3 a 6 meses antes da concepção e durante toda a gravidez e lactação. Apresenta risco de hepatotoxicidade, e um efeito adverso comumente relatado pelos pacientes é a náusea (cerca de 20%). O tratamento com MTX exige monitoramento periódico de hemograma, testes de função renal e hepática, mensalmente no início do tratamento e a cada 3 meses na sequência, além da suplementação oral de ácido fólico (5 mg/semana ou 1 mg/dia).[11]

Quais os cuidados e indicação dos inibidores da JAK na DII?

Os inibidores da JAK são utilizados cada vez mais para o tratamento de diversas doenças imunomediadas, além de para a terapêutica de algumas neoplasias. São drogas de moléculas pequenas com a vantagem de administração oral, início de ação rápido, meia-vida curta e baixa imunogenicidade.[12] Entre esses medicamentos, cita-se o tofacitinibe (TOFA), um inibidor da JAK 1 e 3, indicado para o tratamento da RCU moderada a grave. Com relação aos cuidados pré-tratamento, recomenda-se a realização de sorologias (hepatites A/B/C e HIV), rastreio de tuberculose latente e vacinação, incluindo aquela direcionada à prevenção da infecção pelo vírus varicela-zóster, tendo em vista a incidência aumentada de herpes-zóster nos usuários dessa droga, especialmente em doses mais elevadas. O perfil lipídico deverá ser avaliado antes do início do tratamento e cerca de 8 semanas depois de iniciado em virtude do risco de aumento dos níveis do colesterol induzido por essa droga; e após, estes devem ser monitorados nos exames de rotina conforme evolução do paciente. Se constatados níveis significativamente elevados de colesterol ou se observados fatores de risco cardiovasculares adicionais, deve-se considerar associação de agente hipolipemiante.[13] O TOFA pode aumentar o risco de trombose venosa profunda (TVP) e embolia pulmonar (EP) em pacientes em alto risco para estes eventos, incluindo história prévia de TVP/EP, cirurgia de grande porte recente, imobilização prolongada, infarto do miocárdio nos últimos 3 meses, insuficiência cardíaca, uso de contraceptivos hormonais, terapia de reposição hormonal, trombofilia subjacente ou história de malignidade. Nesses casos, deverá ser evitado o uso do TOFA. Também deverá ser suspenso durante a gravidez e lactação por falta de estudos demonstrando sua segurança nesses cenários clínicos.[12]

Quais os pacientes devem receber terapia imunobiológica?

A decisão de se iniciar a terapia imunobiológica para pacientes com DII baseia-se em vários fatores, como: gravidade da DII (doença moderada a grave); idade ao diagnóstico; necessidade de esteroides no primeiro *flare*; envolvimento anatômico extenso; ulcerações profundas à colonoscopia; biomarcadores inflamatórias muito elevados; anemia significante; doença estenosante ou penetrante na apresentação (DC); doença retal ou perianal grave (DC); história de cirurgia ou hospitalização para DII no último ano, infecção colônica prévia por *Clostridioides difficile* ou citomegalovírus (na RCU) e impacto significativo na qualidade de vida do paciente.

Atualmente, existem três biológicos anti-TNF indicados para a DC (infliximabe, adalimumabe e certolizumabe pegol) e três indicados para a RCU (infliximabe, adalimumabe e golimumabe). O agente anti-integrina α4β7 (vedolizumabe) é indicado para ambas as DII, assim como o inibidor da interleucina 12 e 23 (ustequinumabe).[14]

A escolha do biológico envolve vários fatores (Figura 11.1), entre eles:[1,15]

- **Via de administração:** adalimumabe, certolizumabe, golimumabe e ustequinumabe (apenas primeira dose é endovenosa) são subcutâneos, podendo ou não ser a preferência do paciente esta via de administração das drogas.
- **Imunogenicidade:** o uso do infliximabe geralmente necessita de comboterapia com imunossupressor para redução da formação de anticorpos antidroga, podendo, neste caso, haver aumento do risco de efeitos adversos, incluindo infecções.
- **Disponibilidade:** vedolizumabe ainda não está disponível pelo Sistema Único de Saúde (SUS) para DC, assim como golimumabe (RCU) e ustequinumabe (DC e RCU).
- **Particularidades:** os anti-TNF são medicações de 1ª linha para manifestações extraintestinais da DII, apresentam início rápido de ação, são seguros na gravidez e em população pediátrica e apresentam maior eficácia em doença fistulizante perianal (particularmente, o infliximabe).
- **Segurança:** vedolizumabe e ustequinumabe apresentam menor risco de infecções graves ou oportunistas e malignidades do que os agentes anti-TNF.
- **Decisão compartilhada entre médico e paciente:** discutir com o paciente os benefícios, riscos e preferências no momento da escolha da medicação.

Confirmar DII em atividade

A avaliação acurada da atividade da doença é essencial antes de se iniciar a terapia imunobiológica para pacientes com DII a fim de se fornecer tratamento apropriado. Alguns pontos devem ser salientados:[16]

- **A avaliação clínica não é suficiente:** muitas vezes, os sintomas de outra afecção podem simular atividade da DII, como visto na síndrome do intestino irritável (SII) ou no supercrescimento bacteriano do intestino delgado (SBID), ambas as condições frequentemente superpostas na DII.

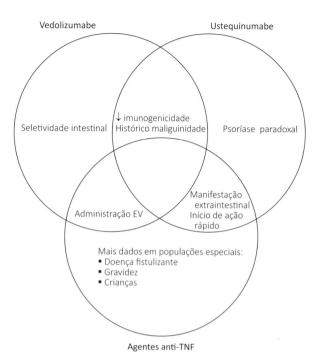

Figura 11.1 Características dos pacientes e das medicações envolvidas na seleção da terapia biológica de 1ª linha.
Fonte: Adaptada de Honap S, Cunningham G, Tamilarasan AG, 2019.

- **Marcadores biológicos:** a dosagem da proteína C-reativa (PCR) em conjunto com a determinação da concentração da calprotectina fecal apresenta sensibilidade e especificidade muito adequadas para avaliação da inflamação intestinal. Deve ser lembrado que em torno de 20% dos pacientes não produzem PCR durante inflamação ativa.
- **Enterografia por tomografia computadorizada (TC) ou por ressonância nuclear magnética (RNM):** especialmente quando a DC compromete o intestino delgado, estes métodos apresentam ótima acurácia em detectar atividade da doença.
- **Ileocolonoscopia:** considerada o padrão-ouro na avaliação de inflamação ileocolônica na DII.

Excluir mimetizadores de doença ativa

Algumas condições podem mimetizar a atividade da DII, sendo muitas vezes indistinguíveis entre si clinicamente. Em geral, a associação de testes microbiológicos, dosagens da PCR e calprotectina fecal, exames de imagem e a ileocolonoscopia permitirá estabelecer o diagnóstico de forma confiável. Destacam-se entre estes mimetizadores, a SII, as complicações da DII, como estenoses e abscessos, superinfecções causadas por *Clostridioides difficile* ou citomegalovírus (CMV), SBID e câncer de cólon.[17]

A SII está presente em 30% a 40% dos pacientes com DII em remissão. Ao contrário do diagnóstico de SII na população geral, em que, quase sempre, se baseia na análise dos sintomas associado a testes diagnósticos mais direcionados, na DII, a SII geralmente é um diagnóstico de exclusão, tendo a calprotectina fecal importante papel na triagem e a ileocolonoscopia é relevante para a definição do diagnóstico diferencial.[18]

Os pacientes com DII e acometimento colônico estão muito predispostos a infecções por *Clostridioides difficile*, especialmente se em uso de corticosteroides ou se usaram antibióticos nas últimas 8 semanas, mas essas infecções podem ocorrer independentemente dos fatores de risco tradicionais como hospitalização ou o uso recente de antibióticos. A recorrência de colite na DII e a infecção por *Clostridioides difficile* têm essencialmente a mesma apresentação clínica e achados endoscópicos muito superponíveis. Assim, é fundamental descartar essas infecções em qualquer recidiva de colite. O exame disponível em nosso meio é a pesquisa de toxinas A e B por enzimaimunoensaio (tipo ELISA), precedida pelo teste da glutamato desidrogenase (GDH) em amostra de fezes frescas e diarreicas. Outra opção para testagem é o PCR para o gene da toxina B nas fezes seguido, se positivo, pela pesquisa de toxinas A e B por ELISA.[19]

Também indivíduos com colite ulcerativa ou colite de Crohn moderada a grave que estejam recebendo corticosteroides e/ou tiopurinas estão em risco de reativação de CMV no cólon. Desta forma, neste contexto clínico, a recorrência dos sintomas de colite, especialmente se o paciente é refratário a esteroides, deve induzir o médico a excluir superinfecção colônica por CMV por meio da realização da colonoscopia com biópsias direcionadas para as áreas ulceradas e coloração tecidual por hematoxilina e eosina e imunoistoquímica, esta última muito mais sensível para detecção do CMV.[20]

SBID deve ser lembrado, especialmente, nos pacientes com DC que apresentem estenose intestinal ou ressecção ileocecal pregressa. O diagnóstico pode ser estabelecido por testes respiratórios ou por prova terapêutica com antibióticos.[2] Nas colites extensas de longa duração, o risco de câncer colorretal aumenta progressivamente. Nesta situação, a colonoscopia pode estabelecer o diagnóstico diferencial dos sintomas atribuíveis à colite em atividade *versus* câncer de cólon.[10]

Quais pacientes não devem usar terapia biológica?

A história detalhada deve ser obtida para avaliar possíveis contraindicações à terapia imunobiológica, como sintomas atuais sugestivos de sepse (inclusive perianal), a exemplo de febre, calafrios, dispneia, dor perianal, entre outros.[3] No caso de neoplasias malignas curadas, o ideal é dar um intervalo mínimo de 2 anos para o início ou reinício da terapia biológica. Contudo, em casos de ativação da DII antes desse período, deverão ser discutidos com o oncologista os riscos e os benefícios e avaliar retorno precoce ao tratamento, sendo as drogas mais seguras o ustequinumabe e o vedolizumabe (exceto se passado de câncer colorretal para o vedolizumabe).[1,10] Devem-se avaliar antecedentes de doenças desmielinizantes e insuficiência cardíaca descompensada no caso da escolha de drogas anti-TNF.[2] Também de importância é obter informações relativas aos dados epidemiológicos de possível exposição pregressa à tuberculose e aos vírus das hepatites B ou C e ao HIV. História recente de hospitalização e o uso de antibióticos ou esteroides em um paciente com colite em atividade podem direcionar o raciocínio diagnóstico para a infecção por *Clostridioides difficile* complicando a DII. O exame físico deve ser completo, mas deve-se atentar para descartar possíveis infecções ocultas (dentária, perianal, pélvica ou abdominal), utilizando-se métodos de imagem se necessário.[4] O Quadro 11.2 sumariza as principais contraindicações para o uso de terapias avançadas na DII.

Quadro 11.2 Sumário das contraindicações da terapia biológica ou imunossupressora na DII.

- Infecção ativa grave, inclusive abscesso perianal
- Tuberculose latente não tratada
- Insuficiência cardíaca descompensada ou fração de ejeção ventricular esquerda ≤ 35%*
- História de uma reação grave de infusão ou à injeção do biológico
- Esclerose múltipla ou outra doença neurológica desmielinizante*
- Neurite óptica*
- Linfoma prévio*
- Malignidade corrente (exceto câncer de pele não melanoma ressecado)
- Doença hepática descompensada
- Infecção crônica não tratada pelo vírus da hepatite B
- Infecção pelo vírus da imunodeficiência humana não controlada
- História de melanoma*ou displasia cervical recorrente**

* Contraindicação absoluta da terapia anti-TNF; ** Contraindicação relativa da terapia anti-TNF.
Fonte: Adaptado de Chebli JM, Gaburri PD, Chebli LA et al., 2014.

Aconselhamento pré-terapia com biológicos

Uma vez decidida a indicação apropriada da terapia biológica/imunossupressora, é importante que esta seja discutido com o paciente, colocando-se em perspectiva a relação custo-benefício e os riscos.[3,21,22] A educação do paciente pode consistir de orientações pessoais do médico para ele ou o fornecimento de materiais educacionais, folheto informativo sobre o agente escolhido.[2] Quando clinicamente indicados os agentes biológicos, seus benefícios usualmente superam os riscos, mas isso deve ser discutido individualmente com cada paciente.[22] O potencial dessas drogas em melhorar a evolução da DII deve ser enfatizado, inclusive o de promover o controle da inflamação, a redução dos sintomas, a prevenção de recorrência da doença e as reduções nas hospitalizações, no dano intestinal e na necessidade de cirurgias intestinais, além da melhora da qualidade de vida.[14]

A completa explicação dos riscos desta terapia, incluindo os raros, mas sérios efeitos adversos, como infecções oportunistas, deve ser delineada para o paciente antes de se iniciarem os biológicos. É importante acentuar que esses riscos são muito baixos, particularmente se medidas de *screening* e profiláticas forem adotadas.[2,3] Esses riscos devem ser colocados em perspectiva com os riscos de não se usarem essas medicações, em especial o potencial para complicações ou progressão da DII. Exemplificando, a DC mal controlada ou o uso prolongado de esteroides associam-se com maior taxa de mortalidade em comparação à taxa de mortalidade de pacientes que recebem um agente imunossupressor.[21]

Os pacientes devem saber que o tabagismo pode reduzir a eficácia dos biológicos e, portanto, devem ser encorajados a se absterem do tabaco e a procurarem auxílio em programas de antitabagismo, se necessário, antes de iniciarem a terapia biológica.[7] Por fim, deve ser ressaltado que o entendimento dos riscos e dos benefícios da terapia biológica pelos pacientes dependerá principalmente do conteúdo da informação e da forma como ela é transmitida pelo médico assistente.[22]

Screening de infecções latentes

A terapia biológica/imunossupressora associa-se com aumento do risco de infecções oportunistas e de reativação de infecções latentes. Assim, uma estratégia eficiente deve ser usada para se tentar reduzir a ocorrência desses eventos adversos, que inclui estabelecer normas para identificar infecções latentes e/ou silentes antes de se usarem essas drogas.[3] Neste contexto, destaca-se o *screening* para tuberculose, hepatites B e C e para HIV.[23]

Tuberculose

O *screening* para detectar tuberculose ativa e latente deve ser realizado em todos os pacientes candidatos para terapia biológica visto que o bloqueio do TNF aumenta o risco de reativação de tuberculose latente, não obstante o tipo de agente usado,[7,23] sendo o rastreio também indicado para os novos biológicos (vedolizumabe e ustequinumabe) e inibidores da JAK. O *screening* (Figura 11.2) deve incluir a realização da radiografia do tórax associada ao teste do PPD ou ao ensaio de liberação de interferon-γ (IGRA).[2,23]

O IGRA quantifica *in vitro* a resposta imune celular pela detecção de interferon-γ produzido pelo linfócito T sensibilizado pelos antígenos do *Mycobacterium tuberculosis*. Esse teste tem a vantagem de ser mais sensível e específico para detecção de tuberculose latente do que o PPD; entretanto, seu custo é mais elevado e ainda não está amplamente disponível para realização no sistema público de saúde.[2,24] Deve ser ressaltado que tanto o PPD como o IGRA podem resultar em resultados falso-negativos em pacientes recebendo imunossupressores ou biológicos.[2,16] Em pacientes com tuberculose latente (PPD ≥ 5 ou teste IGRA positivo) ou com forte história epidemiológica para tuberculose, recomenda-se o tratamento com isoniazida na dose de 5 a 10 mg/kg/dia (até a dose máxima de 300 mg/dia) durante 9 meses, sendo que, após 1 mês de tratamento, o paciente poderá iniciar a terapia biológica.[19] No esquema de tratamento com rifampicina, é adotada a dose de 10 mg/kg de peso até a dose máxima de 600 mg/dia por um 4 meses. O esquema com rifampicina é a 1ª escolha, no Brasil, em indivíduos com mais de 50 anos, em hepatopatas, em pacientes com intolerância à isoniazida e em crianças menores de 10 anos.[25]

Saliente-se que todos os pacientes devem ser regularmente avaliados para sinais de reativação de tuberculose, visto que os testes de rastreamento não são 100% sensíveis e não podem predizer com completa segurança quais pacientes desenvolverão tuberculose ativa durante a terapia biológica.[2,23] Na Figura 11.2, apresentamos o *screening* para tuberculose latente e a conduta na terapia biológica de acordo com o resultado do PPD com base nas Diretrizes para Tuberculose da Sociedade Brasileira de Pneumologia e Tisiologia.[26]

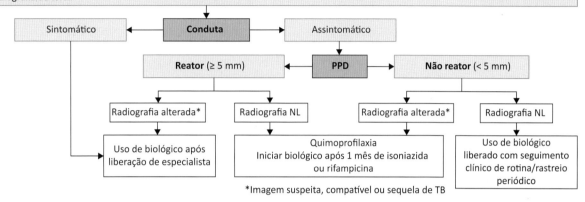

Figura 11.2 Rastreio e tratamento de tuberculose latente em pacientes com DII.
Fonte: Adaptada de Silva DR, Rabahi MF, Sant'Anna CC, et al., 2021.

Hepatites B e C

É necessário rastrear todos os pacientes com DII para infecção pelo vírus da hepatite B (HBV) desde que é bem conhecido que pacientes recebendo IS ou agentes biológicos podem apresentar reativação do HBV, bem como descompensação hepática.[27] *Screening* sorológico para hepatite B deve incluir HBsAg, anti-HBs quantitativo e anti-HBc IgG.[2,7] É imperativo vacinar todos os pacientes que não apresentam nível sérico protetor de anti-HBs (≥ 10 U), preferencialmente pelo menos 3 semanas antes de se iniciar terapia IS ou imunobiológica.

Enquanto o *screening* para o vírus da hepatite C (HCV) em pacientes com DII é recomendado pelas normas atuais, o uso de IS ou de agentes biológicos para os pacientes com DII infectados pelo HCV parece ser seguro, embora a decisão de iniciar essas drogas deva ser fundamentada na gravidade da DII e da doença hepática concomitante.[28] As recomendações atuais para o manejo de pacientes com DII infectados com o vírus da hepatite B e que receberão terapia imunossupressora ou biológica são sumarizadas na Tabela 11.2.[27,28]

Tabela 11.2 Estratégias para o manejo do paciente com DII infectado com o vírus da hepatite B que receberá terapia imunossupressora ou biológica.

Vírus da hepatite B (HBV)	
Antes do tratamento	• *Screening* para hepatite B: HBsAg, anti-HBcIgG e anti-HBs • Pacientes HBsAg+: avaliar HBeAg, anti-HBe e DNA-HBV • Pacientes com marcadores do HBV negativos: vacinar e checar resposta sorológica com anti-HBs em 1 a 2 meses após vacinação • Monitorar anti-HBs anualmente durante a terapia
Infecção ativa por HBV (HBsAg+, HBeAg+/anti-HBe+, ALT ↑ e DNA-HBV+)	• Terapia antiviral com análogos dos nucleosídeos de 3ª geração (preferencialmente, entecavir) • Duração guiada pelo tratamento da doença hepática
Portador inativo do HBV (HBsAg+, anti-HBe+, ALT normal, DNA-HBV < 2.000 UI/mL)	• Profilaxia com análogos dos nucleosídeos de 3ª geração (preferencialmente, entecavir) • Iniciar antiviral 3 semanas antes do início do imunossupressor ou de biológicos e manter por 6 a 12 meses após o término do tratamento (se for o caso)
Infecção oculta pelo HBV (HBsAg-, Anti-HBc+, anti-HBs±)	• Monitorar HBsAg e DNA-HBV a cada 3 a 4 meses • Iniciar tratamento antiviral se evidência de soroconversão

Fonte: Adaptada de Degasperi E, Caprioli F, El Sherif O, 2016 e Gaspar R, Branco CC, Macedo G, 2021.

Com relação aos cuidados a serem tomados relativos ao HCV, deve-se realizar o *screening* para anti-HCV antes do tratamento direcionado à DII; se o anti-HCV for positivo, é recomendado avaliar a presença do RNA-HCV. A prescrição de imunossupressores ou biológicos deve ser decidida com base na gravidade da doença hepática, lembrando que os agentes anti-TNF são contraindicados na cirrose descompensada (Child B e C). Durante o tratamento da DII, no paciente infectado com o HCV, sugere-se monitorar a cada 3 meses os níveis séricos de ALT, AST, bilirrubinas, albumina e plaquetas.[27,28]

Vírus da imunodeficiência humana (HIV)

Pacientes portadores de DII e infectados pelo HIV com doença controlada (CD4 > 200 mm³ e carga viral < 60.000 cópias/mm³) e que requerem imunossupressores ou biológicos não parecem estar em maior risco de infecções oportunistas. Em uma série de casos de pacientes infectados pelo HIV em terapia antirretroviral tratada com diversos biológicos para várias condições inflamatórias (incluindo DII), não houve aumento de infecções durante o tratamento imunossupressor ou nos 6 meses após a sua interrupção.[29]

Em uma revisão sistemática sobre a eficácia e a segurança de biológicos (incluindo adalimumabe, infliximabe e ustequinumabe) para várias condições imunomediadas, entre elas DC e RCU, em indivíduos infectados pelo HIV, a incidência de infecções e de complicações não infecciosas foi comparável à dos pacientes não infectados pelo HIV.[30] Já outro estudo aponta o vedolizumabe como uma droga mais atraente no paciente portador do HIV em função de suas caraterísticas de seletividade intestinal e da baixa taxa de infecções graves.[29]

Seguimento do paciente em terapia imunossupressora e biológica no longo prazo

Os pacientes que se encontram em terapia de manutenção com IS e/ou com agentes biológicos devem ser recomendados a manterem o uso regular da medicação, no tempo prescrito pelo médico, pois isso reduzirá a possibilidade de perda de eficácia dessas drogas e diminuirá as reações imunes a elas se forem interrompidas e, posteriormente, reiniciadas.[7] Além disso, recomenda-se a realização de exame dermatológico anual e que se utilizem medidas de proteção solar (incluindo o uso diário de protetor solar com fator de proteção solar de pelo menos 30) para reduzir o risco de câncer de pele não melanoma e melanoma (especialmente, pelo uso de tiopurinas e agentes anti-TNF, respectivamente), o qual é aumentado na DII; e, para as mulheres, recomenda-se realizar o exame de Papanicolau anual para detecção precoce de displasia cervical ou câncer cervical.[3,7] Em adição, o *screening* anual para tuberculose pode ser recomendado em pacientes que tiveram *screening* inicial negativo enquanto permanecer o uso de imunossupressores, especialmente se em terapia anti-TNF.

Também é importante orientar o paciente para suspender o uso do biológico no caso de aparecimento de febre, tosse persistente, dispneia, linfadenopatias, distúrbios visuais ou neurológicos, lesões cutâneas ou outros sintomas inexplicados, porque estes podem ser sinais de infecções ou de outros efeitos adversos dos biológicos.[29] Uma vez suspenso o biológico, o paciente só deverá reiniciá-lo após avaliação e a liberação pelo médico assistente, as quais deverão ser realizadas o mais rápido possível.

Também deve-se monitorar o paciente para a possível ocorrência de reações infusionais ou imunológicas induzidas pela terapia com biológicos, além de realizar avaliação laboratorial anual, incluindo hemograma completo, dosagens séricas de ALT, AST, ureia e creatinina. A frequência dessa avaliação laboratorial será direcionada por sintomas do paciente ou se em uso de tiopurinas ou MTX, situação no qual a realização de exames deverá ser mais frequente, por exemplo, em intervalos de 3 meses. Em pacientes usando tofacitinibe, deve-se incluir avaliação periódica dos níveis de colesterol total, HDL e LDL. Por fim, é importante monitorar periodicamente a atividade inflamatória da DII, através da PCR, calprotectina fecal, ileocolonoscopia e/ou enterografia por TC ou RNM visando otimizar a terapêutica se necessário.[2]

Na Figura 11.3, esquematizamos uma sugestão de como obter o melhor balanço benefício-risco para pacientes com DII candidatos a receberem terapia imunossupressora ou biológica.

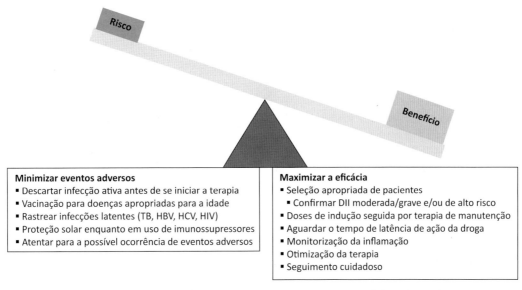

Figura 11.3 Como obter o melhor balanço benefício-risco para pacientes com DII candidatos à terapia com imunossupressores ou biológicos.
Fonte: Adaptada de Chebli JMF, Silva RJ, Guércio BG et al., 2019.

Referências bibliográficas

1. Honap S, Cunningham G, Tamilarasan AG et al. Positioning biologics and new therapies in the management of inflammatory bowel disease. Curr Opin Gastroenterol. 2019 Jul;35(4):296-301.
2. Chebli JM, Gaburri PD, Chebli LA et al. A guide to prepare patients with inflammatory bowel diseases for anti-TNF-α therapy. Med Sci Monit. 2014;20:487-98.
3. Abreu C, Sarmento A, Magro F. Screening, prophylaxis and counselling before the start of biological therapies: a practical approach focused on IBD patients. Dig Liver Dis. 2017 Dec;49(12):1289-97.
4. Beaugerie L, Rahier JF, Kirchgesner J. Predicting, preventing and managing treatment-related complications in patients with inflammatory bowel diseases. Clin Gastroenterol Hepatol. 2020 May;18(6):1324-35.e2.
5. Chebli JMF, Silva RJ, Guércio BG et al. Preparo dos pacientes com doença inflamatória intestinal para terapia biológica na prática clínica. HU Rev. 2019;45(3):352-66.
6. Magro F, Cordeiro G, Dias AM et al. Inflammatory bowel disease-non-biological treatment. Pharmacol Res. 2020 Oct;160:105075.
7. Singh A, Mahajan R, Kedia S et al. Use of thiopurines in inflammatory bowel disease: an update. Intest Res. 2022 Jan;20(1):11-30.
8. Actis GC, Pellicano R, Rosina F. 6-Mercaptopurine for azathioprine intolerant inflammatory bowel disease: literature search and reappraisal of own data. Inflamm Allergy Drug Targets. 2015;14:133-7.
9. Ward MG, Patel KV, Kariyawasam VC et al. Thioguanine in inflammatory bowel disease: long-term efficacy and safety. United European Gastroenterol J. 2017;5:563-70.
10. Sebastian S, Neilaj S. Practical guidance for the management of inflammatory bowel disease in patients with cancer: which treatment? Therap Adv Gastroenterol. 2019 Jan 4;12:1756284818817293.
11. Herfarth HH. Methotrexate for inflammatory bowel diseases-new developments. Dig Dis. 2016;34(1-2):140-6.
12. Agrawal M, Kim ES, Colombel JF. JAK inhibitors safety in ulcerative colitis: practical implications. J Crohns Colitis. 2020 Aug 1;14(Suppl 2):S755-60.
13. López-Sanromán A, Esplugues JV, Domènech E. Pharmacology and safety of tofacitinib in ulcerative colitis. Gastroenterol Hepatol. 2021 Jan;44(1):39-48.
14. Torres J, Caprioli F, Katsanos KH et al. Predicting outcomes to optimize disease management in inflammatory bowel diseases. J Crohns Colitis. 2016 Dec;10(12):1385-94.
15. Yamamoto-Furusho JK, Parra-Holguín NN. Emerging therapeutic options in inflammatory bowel disease. World J Gastroenterol. 2021 Dec 28;27(48):8242-61.
16. Walsh AJ, Bryant RV, Travis SP. Current best practice for disease activity assessment in IBD. Nat Rev Gastroenterol Hepatol. 2016;13:567-79.
17. Shivashankar R, Lichtenstein GR. Mimics of inflammatory bowel disease. Inflamm Bowel Dis. 2018 Oct 12;24(11):2315-21.
18. Fairbrass KM, Costantino SJ, Gracie DJ et al. Prevalence of irritable bowel syndrome-type symptoms in patients with inflammatory bowel disease in remission: a systematic review and meta-analysis. Lancet Gastroenterol Hepatol. 2020 Dec;5(12):1053-62 [Epub 2020 Oct 2]. Doi: 10.1016/S2468-1253(20)30300-9.
19. Binion D. Clostridium difficile infection and inflammatory bowel disease. Gastroenterol Hepatol 2016;12:334-7.
20. Gilmore RB, Taylor KM, Morrissey CO et al. Cytomegalovirus in inflammatory bowel disease: a clinical approach. Intern Med J. 2020 Oct 3.
21. Lichtenstein GR, Loftus EV, Isaacs KL et al. ACG clinical guideline: management of Crohn's disease in adults. Am J Gastroenterol. 2018 Apr;113(4):481-517.

22. Cha JM, Park DI, Park SH et al. Physicians should provide shared decision-making for anti-TNF therapy to inflammatory bowel disease patients. J Korean Med Sci. 2017 Jan;32(1):85-94.
23. Chen YH, Carvalho HM, Kalyoncu U et al. Tuberculosis and viral hepatitis infection in Eastern Europe, Asia and Latin America: impact of tumor necrosis factor-α inhibitors in clinical practice. Biologics. 2018 Jan 12;12:1-9.
24. Koufopoulou M, Sutton AJ, Breheny K et al. Methods used in economic evaluations of tuberculin skin tests and interferon gamma release assays for the screening of latent tuberculosis infection: a systematic review. Value Health. 2016;19:267-76.
25. Brasil. Ministério da Saúde, Secretaria de Vigilância em Saúde, Departamento de Vigilância das Doenças Transmissíveis. Protocolo de vigilância da infecção latente pelo Mycobacterium tuberculosis no Brasil. 2018. Disponível em: https://bvsms.saude.gov.br/bvs/publicacoes/protocolo_vigilancia_infeccao_latente_mycobacterium_tuberculosis_brasil.pdf. Acesso em: 20 mar. 2022.
26. Silva DR, Rabahi MF, Sant'Anna CC et al. Diagnosis of tuberculosis: a consensus statement from the Brazilian Thoracic Association. J Bras Pneumol. 2021;47(2):e20210054.
27. Gaspar R, Branco CC, Macedo G. Liver manifestations and complications in inflammatory bowel disease: a review. World J Hepatol. 2021 Dec 27;13(12):1956-67.
28. Degasperi E, Caprioli F, El Sherif O et al. Challenges in treating patients with inflammatory bowel disease and concurrent viral hepatitis infection. Expert Rev Gastroenterol Hepatol. 2016 Dec;10(12):1373-83.
29. Kucharzik T, Ellul P, Greuter T et al. ECCO guidelines on the prevention, diagnosis and management of infections in inflammatory bowel disease. J Crohns Colitis. 2021 Jun 22;15(6):879-913.
30. Fink DL, Hedley L, Miller RF. Systematic review of the efficacy and safety of biological therapy for inflammatory conditions in HIV-infected individuals. Int J STD AIDS. 2017;28:110-9.

12 Tratamento Clínico da Retocolite Ulcerativa

I. Esteroides

Munique Kurtz de Mello
Juliana Stradiotto Steckert

Introdução

Desde sua descoberta, em 1935, os esteroides têm tido ampla gama de uso clínico. Isso decorre de sua potente propriedade anti-inflamatória e imunomoduladora. Os efeitos adversos do uso desta classe de medicações, a longo prazo, são uma limitação à sua prescrição e variam conforme tempo de uso, dose e via de administração. Hoje é bem definida a posição dos esteroides no tratamento da retocolite ulcerativa (RCU) apenas na fase de indução de remissão, sendo, inclusive, um dos objetivos do tratamento de longo prazo a remissão livre de corticosteroides.

Pacientes que apresentam colite distal ou proctite ativa, leve a moderada, podem se beneficiar do uso tópico de esteroides. Sabemos que os esteroides tópicos têm benefícios frente aos sistêmicos por apresentarem ação local e melhor perfil de efeitos adversos, semelhante ao do placebo. Eventualmente, o uso desta apresentação pode ter má aderência por parte do paciente, devendo ser discutido caso a caso, sempre em decisão compertilhada. Metanálise realizada pelo grupo da Organização Europeia de Crohn e Colite (ECCO) mostrou que o corticosteroide tópico é superior ao placebo em induzir remissão clínica, na resposta laboratorial e na resposta endoscópica neste perfil de pacientes. Quando possível, deve-se optar pelo uso de aminossalicilatos (5-ASA) tópicos frente ao esteroide. O consenso da Associação Americana de Gastroenterologia (AGA) sugere que, para esse perfil de pacientes, se opte pelo tratamento tópico em vez de pelo oral, de preferência o uso do enema de mesalazina frente a esta mesma apresentação de corticosteroide. Caso o paciente esteja utilizando a mesalazina via oral (VO) e ocorra falência de tratamento, a terapia de 2ª linha indicada é o corticosteroide VO.

A RCU moderada a grave ativa pode ser tratada com esteroide sistêmico para indução de remissão. Apesar da pouca evidência científica deste uso, ele é bem estabelecido na prática clínica. Neste contexto, devemos deixar claro que o uso dos corticosteroides sistêmicos deve ser realizado por curto período em virtude do perfil de efeitos adversos do uso prolongado destas medicações, alguns deles sendo, inclusive, irreversíveis. O corticosteroide oral é efetivo na indução da remissão nos pacientes com doença moderada a grave refratários aos tratamentos com sulfassalazina e mesalazina, e naqueles que necessitaram de corticosteroides endovenosos iniciais em ambiente hospitalar. Embora a dose considerada ótima e o tempo de tratamento ainda serem incertos, estudos recomendam a dose de 40 mg/dia de prednisona, por ser mais efetiva que a de 20 mg/dia. Não há benefícios em doses maiores que 40 a 60 mg/dia, além de apresentarem mais efeitos colaterais. Aproximadamente 50% dos pacientes num curto tempo já podem apresentar eventos adversos como acne, edema, distúrbios do sono, alterações na glicemia e dispepsia. Uma única dose pode suprimir a supra-adrenal. O tratamento deve ser descontinuando entre 6 e 8 semanas, sendo realizado o desmame da medicação até sua total suspensão. O Consenso de Toronto ainda nos chama a atenção para avaliação em 2 semanas após o início da terapia: se não houver resposta, a terapia deve ser modificada; caso haja resposta parcial, pode-se estender o tratamento ou, ainda, otimizar a dose.

Entre 15% e 25% dos pacientes com RCU necessitarão de internação hospitalar em decorrência de um quadro agudo ao longo da vida. A RCU aguda grave é definida, segundo os critérios de Truelove e Witts como apresentação de mais de seis episódios de evacuação sanguinolenta ao dia e ao menos um sinal de toxicidade associado, como temperatura > 37,8 °C, frequência cardíaca (FC) > 90 bpm, proteína C-reativa (PCR) > 30 mg/mL e hemoglobina < 10,5 g/dL. O corticosteroide intravenoso como a hidrocortisona na dose de 100 mg, 4 vezes ao dia, ou a metilprednisolona na dose de 60 mg, 1 vez ao dia, é o divisor de águas no tratamento da doença aguda grave. Nesses casos, cabe sempre realizar a pesquisa do *Clostridium difficile*, pois esta infecção está associada a piora na evolução clínica nesses pacientes. Caso o *C. difficile* esteja presente ou houver com forte suspeição, o corticosteroide não deve ser evitado, e, sim, o tratamento com vancomicina VO deve ser administrado, concomitantemente. Pacientes que não respondam à terapia com corticosteroides no 3º dia devem ser avaliados para terapia de resgate com uso de ciclosporina ou infliximabe e mesmo avaliação de colectomia.

Ainda sem disponibilidade no Brasil, outra apresentação de corticosteroide existente é a de liberação colônica, a budesonida MMX 9 mg. Estudos randomizados já evidenciaram que a budesonida na apresentação MMX é significativamente superior ao placebo e tão efetiva quanto a mesalazina na indução da remissão. Entretanto, o mesmo não acontece com a apresentação de liberação ileal da budesonida, cujos resultados são inferiores aos do placebo e da mesalazina. A budesonida está associada a menores taxas de efeitos adversos se comparada ao corticosteroide convencional (33% *versus* 55%). Não está associada à supressão do cortisol plasmático, nem à redução da densidade mineral óssea. Portanto, para pacientes com doença leve a moderada, na forma de colite difusa, a budesonida MMX é considerada escolha nos pacientes com falha de terapia com mesalazina, bem como alternativa de 1ª escolha para indução da remissão nos pacientes com doença leve a moderada, conforme sugestão do grupo de Toronto.

Também sem disponibilidade no Brasil, o diprionato de beclomethasona oral (BDP) é um corticosteroide que utiliza novas tecnologias para garantir o direcionamento para ação colônica e reduzir as concentrações e os efeitos sistêmicos dos esteroides. A BDP é eficaz no tratamento da RCU em atividade, sendo que a formulação tópica é a 1ª escolha na apresentação distal, enquanto a formulação oral é utilizada para pacientes com colite difusa. Uma limitação do uso pode ser o alto custo desta medicação.

Não existem evidências que suportem o uso de esteroides como terapia de manutenção de remissão e pouquíssima evidência desta classe atingindo resposta endoscópica. Atualmente existem disponíveis inúmeras medicações que comprovadamente mantêm a remissão livre de esteroides, sendo este, inclusive, um desfecho esperado para os pacientes. Nossos objetivos no tratamento da retocolite têm se tornado mais audaciosos, hoje, inclusive, falamos em cicatrização da mucosa e sabemos que tratamentos de manutenção com esteroides não terão esse desfecho.

II. Derivados Salicílicos

Caio Cesar Furtado Freire
Licia Maria Fernandes Rodrigues

Avaliação pré-tratamento

A estratégia de tratamento para colite ulcerativa (CU) baseia-se principalmente na gravidade, distribuição (proctite, lado esquerdo, extensa) e padrão da doença. Este último inclui frequência de recaída, curso da doença, resposta a medicamentos anteriores, efeitos colaterais de medicamentos e manifestações extraintestinais. A idade no início e duração da doença também são fatores importantes.

A extensão do processo inflamatório deve ser avaliada pela classificação de Montreal (Quadro 12.1). Preferencialmente, avaliada pela realização da colonoscopia visando estadiar a sua extensão. No cenário clínico de doença grave, deve ser avaliada com muito cuidado frente ao risco de perfuração associado ao procedimento, podendo, nesses casos, ser recomendada uma retossigmoidoscopia. Para avaliação da gravidade da doença, os índices mais validados e mais utilizados para identificar CU grave permanecem o de Truelove e Witts (Tabela 12.1) e o escore de Mayo (Quadro 12.2).

Tratamento com aminossalicilatos

O principal objetivo do tratamento médico é induzir e manter a remissão com os objetivos de longo prazo de prevenir incapacidade, colectomia e câncer colorretal. Os alvos para remissão incluem a resolução dos sintomas clínicos, estabelecidos como cessação do sangramento retal e melhora nos hábitos intestinais e cicatrização endoscópica, que é frequentemente definida como pontuação de Mayo endoscópica de 0 ou 1. Os aminossalicilatos são a principal escolha de tratamento para colite ulcerativa leve a moderada. Os esteroides tópicos e sistêmicos podem ser usados para tratar erupções de colite ulcerativa, enquanto imunossupressores e medicamentos biológicos são usados em doenças moderadas a graves.

A terapia de 1ª linha em doença leve a moderada são os medicamentos 5-ASA, que podem ser administrados como supositórios, enemas ou formulações orais. Não parece haver nenhuma diferença de eficácia ou segurança entre diferentes formulações 5-ASA. Dentro do grupo dos aminossalicilatos, incluímos a sulfassalazina (SSZ) e os compostos do ácido 5-aminossalicilico (5-ASA, mesalamina ou mesalazina). Quando ingerida, a SSZ é desdobrada, no íleo distal e cólon, por ação bacteriana, em sulfapiridina (grandemente absorvida) responsável pelos efeitos adversos e 5-ASA (pouco absorvido), sendo este último o princípio ativo do medicamento, agindo de forma tópica.

Quadro 12.1 Classificação de Montreal, baseada na extensão da doença.

Classificação	Extensão
E1 – Proctite ulcerativa	Envolvimento limitado ao reto
E2 – Colite ulcerativa (colite distal)	Envolvimento até a flexura esplênica
E3 – Colite ulcerativa extensa (pancolite)	Envolvimento proximal a flexura esplênica
Classificação	Gravidade
S0	Remissão clínica
S1	Leve
S2	Moderada
S3	Grave

Fonte: Adaptado de Classificação de Montreal, 2005.

Tabela 12.1 Índice de atividade inflamatória de Truelove e Witts.

		Leve	Moderada	Grave
1	Nº de evacuações/dia	< 4	4 a 6	> 6
2	Sangue vivo nas fezes	+	+	++
3	Temperatura	Normal	Valores intermediários	Temperatura média noturna > 37,5 °C ou > 37,8 °C em 2 dias, dentro de 4 dias
4	Pulso	Normal	Intermediário	> 90 bpm
5	Hemoglobina (g/dL)	> 10,5	Intermediária	< 10,5
6	VHS (mm/1ª hora)	< 30	Intermediária	> 30 mm na 1ª hora

VHS: velocidade de hemossedimentação.
Fonte: Adaptada de Truelove SC, Witts LJ, 1995.

Quadro 12.2 Escore de Mayo para avaliação da atividade da doença.

Escore	Nº de evacuações	Sangramento retal	Achados endoscópicos	Avaliação global
0	Número habitual	Ausência	Ausência de doença ou doença inativa (cicatriz)	Normal
1	1 a 2 vezes além do habitual	Laivos de sangue, menos da metade da evacuação	Doença leve (eritema, perda do padrão vascular, leve friabilidade)	Doença leve
2	3 a 4 vezes além do habitual	Sangue vivo na maioria das evacuações	Doença moderada (eritema evidente, perda do padrão vascular, erosões)	Doença moderada
3	5 ou mais vezes além do habitual	Evacuação apenas com sangue	Doença grave (sangramento espontâneo, ulcerações)	Doença grave

Fonte: Adaptado de Schroeder KW, Tremaine WJ, Ilstrup DM, 1987.

O 5-ASA difere do ácido salicílico (aspirina) pela adição de um grupo amino na posição 5 (meta). Essa modificação molecular confere ao 5-ASA propriedades diferentes das observadas em outros salicilatos como a aspirina. Assim, ao contrário dos outros salicilatos, que bloqueiam exclusivamente a síntese de prostaglandinas por inibição das enzimas cicloxigenases 1 e 2, os 5-aminossalicilatos modulam a síntese de prostaglandinas e prostaciclina a partir do ácido araquidônico, podendo inibir (altas concentrações) ou aumentar (baixas concentrações) a sua produção. Além disso, os 5-aminossalicilatos inibem a via 5-lipoxigenase bloqueando a produção de leucotrienos (p. ex., leucotrieno-B4), potentes agentes pró-inflamatórios relacionados à quimiotaxia dos neutrófilos.

O fato de o 5-ASA ser o elemento ativo da SSZ, aliado à alta frequência de efeitos colaterais (13% a 60%, com necessidade de interrupção em 2% a 22% dos casos) observada com o uso da SSZ, e em virtude da excessiva absorção da sulfapiridina, estudos resultaram no desenvolvimento dos novos derivados salicílicos. Assim, a partir dos anos 1980, várias formulações de mesalazina foram desenvolvidas, desprovidas de sulfapiridina. A ideia central era proteger o 5-ASA da sua total liberação, absorção e metabolização no delgado proximal e fazer doses terapêuticas de 5-ASA, o princípio ativo da SSZ, atingirem as porções mais distais do trato gastrintestinal (TGI).

Pacientes que tomam 5-ASA são menos propensos a experimentar efeitos colaterais do que pacientes que tomam SSZ. Os efeitos adversos mais comuns da SSZ incluem náusea, indigestão, dor de cabeça, vômito e dor abdominal, particularmente com doses superiores a 4 g/dia. Já os efeitos colaterais associados ao 5-ASA são geralmente leves e incluem sintomas gastrointestinais (p. ex., flatulência, dor abdominal, náusea e diarreia), dor de cabeça e piora da colite ulcerativa. A infertilidade masculina está associada com a SSZ e não com o 5-ASA, podendo por isso ser preferido para pacientes preocupados com a fertilidade.

No tratamento da (RCU, podemos identificar agentes indutores de resposta e de remissão clínica (agentes de indução) assim como aqueles usados para manter a remissão clínica (agentes de manutenção), embora muitos desses medicamentos possam ser utilizados para ambas as situações.

Indução da remissão

A terapia de 1ª linha para doença com atividade leve a moderada é a combinação de mesalazina oral e tópica. Na terapia da proctite leve a moderada, os supositórios são mais adequados por atingirem melhor o alvo da inflamação, apenas 10% dos enemas líquidos podem ser detectados no reto após 4 horas. Em pacientes com proctite, a mesalazina oral, nas doses de 2,4 g/dia e 3,6 g/dia, foi superior à mesalazina microgrânulos oral na dose de 2,25 g/dia. Proctite refratária pode exigir tratamento com esteroides sistêmicos, imunossupressores e/ou biológicos.

O uso do 5-ASA por via retal, como supositórios de 500 mg/dia e 1.000 mg/dia, no caso de proctite ou enema de 1 a 3 g/dia nas formas de colite distal, é superior ao de corticosteroide por via retal na indução, na melhora sintomática e na remissão. Não há diferença ao se comparar dose única diária com esquema convencional na falha da indução, da remissão e na taxa de eventos adversos. Não há, ainda, diferença na falha de indução da remissão, nem em eventos adversos, comparando as várias formulações de 5-ASA. Verificou-se superioridade dessa terapia em relação ao placebo na indução de remissão sintomática, endoscópica e histológica. O uso de 5-ASA por via retal foi superior ao do corticosteroide por via retal na indução da melhora sintomática e da remissão.

Em pacientes com colite distal (pelo menos 5 cm acima da borda anal e margem distal menor do que 60 cm da borda anal), a combinação de mesalazina por VO e retal produz um alívio mais precoce e mais completo do sangramento retal do que a terapia oral ou retal isoladas.

A terapia de 1ª linha para colite esquerda com atividade leve a moderada é a combinação de mesalazina oral e tópica. Dosagem diária superior a 2 g/dia é eficaz e segura na indução da remissão em pacientes com retocolite ulcerativa. Pacientes com doença de atividade moderada podem se beneficiar com dose inicial igual ou superior a 4 g/dia.

Comparando o uso de derivado de 5-ASA com o de sulfassalazina, não houve diferença na taxa de falha de indução de remissão global ou clínica. Porém, a mesalazina associa-se a menos eventos adversos. O uso do 5-ASA foi superior ao do placebo e não mais eficaz que o SSZ. O 5-ASA tomado uma vez por dia parece ser tão eficaz e seguro quanto os 5-ASA convencionalmente tomados (2 ou 3 vezes ao dia), podendo aumentar a adesão. A dosagem entre 2 e 3 g/dia de mesalazina mostrou-se segura e eficaz para pacientes com RCU com atividade leve a moderada.

A colite ulcerativa extensa, leve a moderadamente ativa, deve ser tratada com um enema de aminossalicilato 1 g/dia combinado com mesalazina oral ≥ 2,4 g/dia. Corticosteroides sistêmicos são apropriados em pacientes com atividade moderada a grave e naqueles com atividade leve que não respondem à mesalazina. Colite extensa grave é uma indicação para internação hospitalar para tratamento intensivo.

Manutenção da remissão

A sulfassalazina é superior ao 5-ASA na manutenção da remissão. No entanto, excluindo-se os trabalhos com a olsalazina (não disponível no Brasil) e incluindo-se somente os trabalhos com avaliação de 12 meses, a sulfassalazina é tão eficaz quanto o 5-ASA.

Não há diferença na eficácia ou na aderência ao tratamento entre uma tomada (dose total única) diária ou esquema convencional de 5-ASA (2 a 3 vezes ao dia). No entanto, os pacientes, na maioria das vezes, preferem regimes de dosagem que exigem o uso de medicamentos menos vezes ao dia.

Na comparação das várias formulações de 5-ASA oral, não há diferença na taxa de recidiva e no número de eventos adversos. Revisão sistemática que avaliou dose de 5-ASA na prevenção de recidiva em pacientes com RCU em remissão (quiescente) mostrou que doses ≥ 2 g/dia foram mais eficazes do que < 2 g/dia. O uso do 5-ASA por via retal comparado com placebo está associado a melhor taxa de manutenção da remissão clínica até 12 meses. Não houve diferença significativa no número de eventos adversos, sendo os mais frequentes irritação anal e dor abdominal. Estudos mostram que o uso de 5-ASA tópico intermitente foi superior ao do 5-ASA oral, com redução na taxa de recidiva em pacientes com RCU quiescente.

Algoritmo de tratamento da colite ulcerativa leve a moderada

A seleção de medicamentos é orientada pela gravidade e extensão da doença. Recomenda-se uma abordagem rápida com base na gravidade da colite ulcerativa e na resposta ao tratamento, monitorando de perto a inflamação intestinal (Figura 12.1). Uma vez que a remissão é induzida, os medicamentos podem ser continuados ou adicionados para manter a remissão. A extensão da doença pode ajudar a informar as escolhas terapêuticas porque pacientes com proctite podem exigir apenas terapia tópica, como supositórios, enquanto pacientes com doenças mais extensas se beneficiam da terapia sistêmica. Várias diretrizes estão disponíveis para orientar a tomada de decisões.

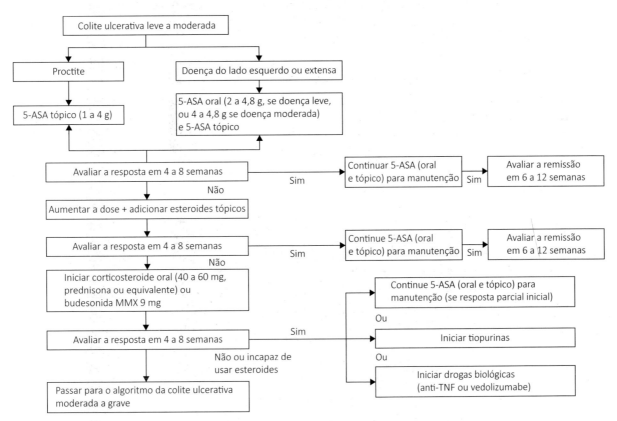

Figura 12.1 Algoritmo de abordagem de tratamento para colite ulcerativa leve a moderada.
Fonte: Adaptada de Harbord M, Eliakim R et al., 2017.

III. Imunossupressores

Juliano Coelho Ludvig
Everson Fernando Malluta

Introdução

Desde 1962 há relatos do uso de medicações imunossupressoras no tratamento da RCU. Essas citações preliminares, embora importantes, discordavam em relação à dosagem e ao tempo de uso e padeciam da ausência de rigor científico. Entretanto, foi no ano de 1972 que Jewell e Truelove publicaram, no *British Medical Journal*, um estudo com metodologia científica apropriada, demonstrando o aparente benefício do uso da azatioprina no tratamento de manutenção da RCU por de 12 meses.

O conceito de agentes imunossupressores baseia-se na capacidade de modular a resposta inata ou adaptativa do sistema imune, principalmente agindo no nível das células T e B. Neste capítulo, focaremos nos fármacos classificados como pequenas moléculas: a azatioprina (AZA) e seu metabólito ativo 6-mercaptopurina (6-MP); o metotrexato; e a ciclosporina.

Tiopurinas

Esta classe é representada pela AZA e 6-MP. A azatioprina é, na verdade, uma pró-droga que rapidamente é metabolizada pela glutationa S-transferase em 6-MP, que subsequentemente sofre metabolização no nível hepático e intestinal em três vias:

1. **Xantina-oxidase:** formando o ácido tioúrico, ativo metabólico excretado pela urina.
2. **Tiopurina S-metiltransferase (TPMT):** formando o 6-metilmercaptopurina (6-MMP), que será metabolizado em nucleosídeos (6-MMPN).
3. **Hipoxantina guanina fosforibosiltransferase (HPRT):** formando o 6-tioinosina monofosfato (6-TIMP), que será convertido em nucleotídeo de 6-tioguanina (6-TGN), a porção ativa do fármaco.

A 6-TGN interfere competitivamente no metabolismo do ácido nucleico ao inibir a síntese de ribonucleotídeos induzindo a apoptose das células T, modulando, dessa forma, a sinalização celular (Rac1) e GTPase. Da mesma maneira, também foram demonstradas alterações nas subpopulações das células T4 por esta via. Consequentemente, ambos os medicamentos reduzem a proliferação celular e têm propriedades moduladoras imunológicas.

A diferença interindividual da eficácia da TPMT é a principal justificativa para os efeitos mielotóxicos envolvidos com as tiopurinas. A deficiência dessa enzima deixa mais substrato a ser metabolizado pela via da HPRT aumentando muito os níveis de 6-TGN, o que, por fim, causa a mielotoxicidade. Aproximadamente 1 em cada 300 pessoas apresenta mutação homozigótica em uma das enzimas que metabolizam a TPMT. Como consequência, altos níveis de 6-MMP estão associados à hepatotoxicidade.

Indução de remissão na RCU

Apenas dois estudos com metodologia científica apropriada foram realizados a fim de se observar o impacto do uso da azatioprina na indução da remissão em pacientes com retocolite ulcerativa. Realizado por Jewell e Truelove em 1972, 80 pacientes foram randomizados para uso de azatioprina-prednisolona ou placebo-prednisolona e acompanhados por 1 ano. Não houve diferenças estatísticas quanto à indução de remissão ou a novas recidivas da doença nesse período.

Em outra análise, 83 pacientes foram alocados em dois braços: o primeiro usou azatioprina, sulfassalazina e prednisolona, enquanto o segundo (controle) utilizou placebo, sulfassalazina e prednisolona, com o corticosteroide retirado entre 12 e 16 semanas. Não houve diferença em se atingir a remissão clínica entre os grupos, mas a taxa de recidivas foi estatisticamente menor com a azatioprina.

Ao se comparar mesalazina com a azatioprina em pacientes córtico-dependentes, o estudo de Bermejo et al. (2018) mostrou maior benefício na indução de remissão clínica e endoscópica com uso do imunossupressor (53% a 21%).

Na indução de remissão, as evidências para o uso de azatioprina são consideradas muito baixas. Apesar de não haver qualquer benefício da azatioprina nestes casos, ao se planejar seu uso como droga de manutenção, está indicada sua prescrição já durante a fase aguda (junto com as medicações específicas para esta fase), em virtude de seu início de ação lento.

Panaccione et al. (2014) publicaram um estudo prospectivo que analisou a associação de azatioprina com o biológico infliximabe (terapia combo), demonstrando seu benefício na indução de remissão e na resposta clínica sem corticosteroide quando comparada com essas drogas isoladamente. Além disso, ficou evidente sua superioridade na cicatrização da mucosa na semana 16 em comparação ao imunossupressor, mas não ao biológico isolado. Entretanto, outro dado relevante dessa estratégia combo é a capacidade de diminuir a formação de anticorpo anti-infliximabe, resultando no aumento da eficiência final do biológico.

Recentes consensos publicados não indicam a azatioprina e seu derivado 6-MP em monoterapia como estratégia na indução de remissão da RCU.

Manutenção de remissão

Em estudo retrospectivo com 106 pacientes corticodependentes usando azatioprina, observou-se que cerca de 32% não conseguiram completar 6 meses de seu uso, a maioria (60%) por intolerância à droga. Nos outros 73 pacientes que a usaram por mais de 6 meses, observou-se remissão da doença em 46%, em 3 anos de observação.

Sood et al. (2015) estudaram prospectivamente o efeito da AZA em 255 pacientes com falha no uso de sulfassalazina e mesalazina. A primeira avaliação foi feita com 4 meses do início da medicação, observando-se interrupção da medicação em 18% dos pacientes por efeitos adversos. Em 4 meses, 64% dos pacientes estavam respondendo à terapia com o imunossupressor. Remissão sustentada foi atingida em 64% dos pacientes, sendo que 27% fizeram uso da medicação por mais de 5 anos.

Em metanálise da Cochrane analisando sete estudos controlados e randomizados com no mínimo 12 meses de acompanhamento, observou-se superioridade da azatioprina sobre placebo (quatro estudos, 56% a 35%), mesalazina (um estudo, 50% a 0) e metotrexato (um estudo, 50% a 8%), mas não com a sulfassalazina (42% a 62%).

Recentemente, Raine (2022) publicou os resultados de quatro estudos controlados e randomizados em intolerantes à 5-ASA ou corticodependentes, com tempo de seguimento de 1 ano, demonstrando que a manutenção de remissão clínica foi maior no grupo da azatioprina (56%) quando comparado ao do placebo (35%).

Ao analisar apenas pacientes com proctite, observam-se taxas de remissão mais modestas com o uso de AZA. Em estudo francês com 25 pacientes, observou-se resposta sustentada de 20%, com tempo médio de acompanhamento de 46 meses. Dos 25 pacientes que iniciaram o estudo, sete apresentaram efeitos adversos e tiveram a medicação interrompida nos primeiros 3 meses e quatro foram considerados não respondedores primários.

Quando se avalia a eficácia a longo prazo, observa-se que os pacientes tendem a perder resposta com o passar do tempo. A proporção de remissão sustentada em 12, 24, 36, 48 e 60 meses foi de 0,91; 0,88; 0,76; 0,53 e 0,38 respectivamente em revisão bibliográfica.

Em resumo, indicam-se o uso de azatioprina e seu derivado 6-mercaptopurina na manutenção de remissão em portadores corticodependentes ou corticorresistentes e nos intolerantes e não responsivos ao uso de derivados da 5-ASA.

Segurança

Um estudo de revisão populacional francês verificou associação entre o uso de imunomoduladores e infecções oportunísticas com taxa inferior a 0,2%. A incidência de linfoma é mais elevada em pacientes com uso de azatioprina, confirmada por dados de recente metanálise em que verificou-se um *odds ratio* (OR) de 4,9; sendo maior em portadores com mais de 1 ano de uso, com risco negligenciável em pacientes sem uso atual da medicação. Em idosos, este risco aumenta de forma significativa, juntamente com aumento da chance de câncer de pele não melanocítico (OR: 2,3), havendo recomendação pelo consenso atual da ECCO em não se usar azatioprina na faixa etária acima de 65 anos.

Metotrexato

O metotrexato (MTX) é medicação antimetabólica que exerce seu efeito inibindo a síntese DNA/RNA por meio da interferência no metabolismo das purinas. É antagonista do ácido fólico e, ao inibir a enzima diidrofolatorredutase, priva de RNA e DNA todas aquelas células com ciclo celular com rápida diferenciação. Também tem efeito depressor nas moléculas de adesão e interfere na interação IL-1β-IL-1R. Após a entrada rápida na célula, é convertido em poliglutamatos de metotrexato, movendo-se mal através das membranas celulares. Isso resulta no aprisionamento celular, causando retenção no fígado e nos rins e possível toxicidade para esses órgãos. Acredita-se que os poliglutamatos MTX sejam responsáveis pela maioria dos efeitos anti-inflamatórios.

Na prática clínica, a medicação está disponível nas formulações oral e parenteral (intramuscular ou subcutânea). A dose terapêutica depende da indicação do tratamento: enquanto doses terapêuticas mais altas (25 mg/semana) foram sugeridas para o tratamento da RCU, doses mais baixas podem ser suficientes para prevenir a imunogenicidade e o efeito analgésico nas artralgias, por exemplo. Os efeitos adversos associados ao uso incluem náuseas, vômitos, desconforto abdominal, estomatite ulcerativa, anorexia e mielossupressão (especialmente leucopenia). Também pode causar toxicidade renal, hepatotoxicidade reversível, mal-estar, fadiga, calafrios, febre, diminuição da resistência à infecção, distúrbios dermatológicos e fibrose pulmonar. Não deve ser administrado a mulheres grávidas e lactantes, sendo orientado cessar seu uso de 3 a 6 meses antes da concepção.

Indução de remissão

Chande et al. (2014) publicaram uma metanálise avaliando o efeito na indução de remissão da retocolite. No total, 101 pacientes foram selecionados para o uso da droga VO, nas doses de 12,5 a 15 mg/semana, comparando-a com placebo, 6-mercaptopurina ou 5-ASA. Não foi observada diferença estatisticamente significativa entre quaisquer dos grupos. Esses dados foram corroborados com mais recente metanálise que incluiu também estudo com a medicação via parenteral, também não demonstrando benefício na cicatrização endoscópica em comparação a placebo na indução de remissão. De forma diferente dos resultados obtidos pela azatioprina quando da associação com infliximabe ou outros biológicos, não há dados consistentes na literatura do benefício dessa terapia combo na indução ou manutenção da remissão.

Com base nos diversos estudos atuais, as evidências científicas para o uso de MTX na indução de remissão na RCU são incertas, não havendo, por parte de vários consensos, indicação para o uso da droga neste cenário.

Manutenção de remissão

Wang et al. (2015) publicaram uma metánálise com 165 pacientes em três estudos diferentes que avaliaram o uso de metotrexato na manutenção de remissão da RCU, comparando-se a droga com placebo, 6-mercaptopurina ou 5-ASA. A qualidade desses estudos foi classificada como "muito baixa" pela presença de alguns vieses e poucos eventos durante os estudos. Não se observou diferença estatística entre quaisquer dos grupos.

Em um estudo comparativo entre o uso de metotrexato parenteral (25 mg/semana) com placebo em 84 pacientes avaliando resposta endoscópica na manutenção de remissão na RCU, não houve diferença estatística entre os grupos. Também em recente metanálise, não foi observado nenhum benefício, seja na remissão clínica, seja em desfechos secundários, como resposta endoscópica com a medicação usada por via oral ou parenteral. A combinação de metotrexato e terapia biológica não foi estudada na RCU.

Assim como na indução, não existem evidências de qualidade que suportem o uso de metotrexato na manutenção de remissão, não sendo sugerido seu uso neste cenário.

Ciclosporina

Ciclosporina (CsA) pertence aos inibidores da calcineurina, agindo por meio da ligação a proteínas citoplasmáticas, interferindo, dessa forma, na ação dessa enzima ativadora das células T e no bloqueio da síntese de várias citoquinas como IL-2, IL-4 e IFN-γ e receptor da IL-2. Em paralelo a esses efeitos imunossupressores, pode havera estimulação de fibrose intersticial renal, e seu metabolismo ocorre tanto no fígado como nas células epiteliais intestinais por intermédio do citocromo P450 (CYP3A), o que demanda atenção ao seu uso e à interação com outras drogas.

O uso CsA está indicado nos casos selecionados de retocolite aguda grave, como sequência de terapia de resgate após falha do corticosteroide endovenoso entre 3 e 5 dias. Os relatos iniciais datam de estudo publicado em 1994, em que o uso de 2 mg/kg foi semelhante ao de 4 mg/kg na taxa de resposta após o 8º dia (83% versus 82%). Apesar dessa resposta satisfatória em curto espaço, a taxa de colectomia a longo prazo mantém-se elevada (58% a 65%). Os respondedores devem migrar para dose oral continuada por vários meses como terapia ponte, e os resultados a longo prazo são muito melhores se a terapia de manutenção com tiopurina for administrada, aumentando de 40% para 66% em estudos.

Entretanto, aqueles que requerem terapia de resgate com ciclosporina e que já falharam na terapia com tiopurina têm desfecho muito pior. Nesses casos, preconiza-se o uso de infliximabe.

Reações adversas relacionadas incluem gengivite até hiperplasia gengival, distúrbios gastrointestinais, hirsutismo, hipercalemia, hiperlipidemia, hipertensão, disfunção renal e tremor. Em decorrência de ações imunossupressoras da droga, há risco aumentado de infecções quando em uso de determinados medicamentos adjuvantes. Nefrotoxicidade, hepatotoxicidade, aterosclerose acelerada, hipertensão e doença vascular do enxerto são complicações comuns da ciclosporina a longo prazo. Mulheres que fazem uso da ciclosporina durante a gravidez podem ter risco aumentado de parto prematuro e de nascidos com baixo peso; além disso, hipertensão, diabetes gestacional e níveis baixos foram encontrados no leite materno, expondo o recém-nascido à droga. Com relação à propriedade carcinogênica, atribui-se a essa droga potencial aumento para o desenvolvimento de linfoma e câncer de pele.

IV. Anti-TNF

Neogélia Pereira de Almeida
Andréa Maia Pimentel

Introdução

A RCU é uma doença inflamatória crônica do intestino grosso, imunomediada, caracterizada por um curso clínico de atividade intermitente e com elevado grau de morbidade. A maioria dos pacientes tem a forma leve a moderada da doença, mas cerca de 10% a 15% podem apresentar um quadro mais grave e risco aumentado de colectomia de urgência.

Os objetivos do tratamento são melhorar a qualidade de vida do paciente, prevenir incapacidade e evitar complicações como: o uso crônico de corticosteroide, que está associado a maior risco de infecções e ao aumento da mortalidade na DII; evitar internação hospitalar, perda da função colônica, cirurgia e câncer de cólon. Para alcançar essas metas, os alvos terapêuticos têm evoluído progressivamente nas últimas duas décadas, indo além da indução e manutenção da remissão clínica livre de corticosteroide para a remissão da inflamação com a cicatrização da mucosa e no futuro, possivelmente, a remissão histológica na RCU.

Com a ampliação do arsenal terapêutico, a escolha da terapia na DII deve ser compartilhada com o paciente e baseia-se na eficácia comparativa das drogas em relação ao grau de atividade e à gravidade da doença intestinal, à presença de manifestações extraintestinais, à segurança do fármaco, ao acesso e ao custo. A estratégia terapêutica mais utilizada na RCU era a abordagem tradicional escalonada *step up*, com base apenas nos sintomas, com o ajuste e o incremento gradual de medicações mais potentes em pacientes não respondedores à terapia convencional. Na abordagem atual de tratar o alvo (*treat to target*), a terapêutica é otimizada ou trocada visando alcançar objetivos específicos em um tempo determinado, com resposta clínica a curto prazo, remissão clínica e bioquímica a médio, e remissão endoscópica a longo prazo, obtendo-se, assim, um controle mais rigoroso da inflamação mucosa.

A citocina pró-inflamatória fator de necrose tumoral alfa (TNF-α) tem papel crucial na patogênese da DII e estudos evidenciaram níveis bastante elevados de TNF-α sérico, fecal e na mucosa intestinal dos pacientes com RCU. Em 1998, foi iniciada a era da terapia biológica na DII, com o desenvolvimento do primeiro anticorpo contra o TNF-α (anti-TNF-α), inicialmente aprovado para DC e, no ano de 2005, para a RCU. Os medicamentos imunobiológicos são grandes moléculas de alta complexidade, modificados biologicamente, que bloqueiam diferentes etapas da cascata inflamatória e são conhecidos como anticorpos monoclonais (mAbs).

Os anti-TNF-α bloqueiam tanto o TNF-α solúvel como a superfície ligada aos linfócitos T ativados. Essa ligação de anticorpo e antígeno impede a transdução de sinais pró-inflamatórios intracelulares, ocasiona a apoptose das células T e tem alto potencial de cicatrização da mucosa. O TNF-α pode desempenhar também um papel importante no desenvolvimento das manifestações extraintestinais (MEI), sendo os anti-TNF alternativas eficazes e opção valiosa para o tratamento das manifestações articulares, cutâneas e oculares. Eles podem ser iniciados com o objetivo de tratar MEI em vez da atividade da DII, sendo as principais indicações no pioderma gangrenoso e espondiloartropatia axial, que são manifestações que podem ter um curso independente da DII.

Os agentes anti-TNF-α são indicados no tratamento da RCU moderada a grave (infliximabe, adalimumabe e golimumabe) e na colite aguda grave (infliximabe). Apesar da evolução do tratamento e dos claros benefícios dessa classe de medicação, um subgrupo de pacientes pode evoluir com intolerância medicamentosa, falha primária ou secundária. Melhores resultados com essas drogas podem ser alcançados usando o monitoramento terapêutico de droga (TDM) e marcadores preditivos de resposta.

Anti-TNF na RCU moderada a grave
Eficácia dos anti-TNF

Três medicamentos da classe anti-TNF-α são aprovados para pacientes ambulatoriais com RCU moderada a grave, intolerantes ou refratários à terapia convencional (Tabela 12.2). Embora compartilhem do mesmo alvo, existem algumas diferenças entre esses medicamentos em termos de estrutura biológica, via de administração, imunogenicidade, rapidez de ação, eficácia e custo. Nos ensaios clínicos, a RCU em atividade moderada a grave foi definida por uma pontuação global de Mayo de 6 a 12 e escore endoscópico de Mayo de no mínimo 2.

Infliximabe (IFX)

O IFX é um anticorpo monoclonal IgG1k quimérico, composto de 75% de proteína humana e 25% de camundongo, por isso sua maior possibilidade de imunogenicidade, comparada à dos outros biológicos, e formação de anticorpos antidroga. Entretanto, tem maior rapidez de ação e propicia maior biodisponibilidade da droga em virtude de sua administração por via intravenosa (IV). Dois principais ensaios clínicos, ACT 1 e 2, avaliaram a eficácia do IFX para terapia de indução e manutenção da remissão em adultos com RCU virgens de terapia biológica. Pacientes com história prévia de intolerância ou refratariedade ao corticosteroide e imunossupressor foram incluídos em ambos os estudos, e no ACT 2 foram permitidos intolerantes e refratários apenas aos aminossalicilatos. No ACT 1, 39% do grupo IFX, 5 mg/kg e 32% do grupo IFX, 10 mg/kg alcançaram remissão clínica na semana 8 versus 15 para placebo (p < 0,001 e p < 0,002; respectivamente). No ACT 2, 34% e 28% dos pacientes que receberam 5 mg/kg e 10 mg/kg de IFX, respectivamente, obtiveram remissão clínica em comparação com 6% para placebo na semana 8 (p < 0,001). O ACT 1 também mostrou taxas superiores de remissão clínica sustentada na semana 54 com IFX (20% e 21% para 5 mg/kg e 10 mg/kg, respectivamente) em comparação com placebo (7%, p < 0,002). Além disso, ambos os ensaios mostraram taxas de cicatrização da mucosa significativamente maiores com IFX dose-padrão na semana 8 (ACT 1 = 62% e ACT 2 = 60%). Posteriormente, em análise post hoc dos estudos ACT, foi demonstrado que o IFX reduziu em 7% o risco absoluto de colectomia, como também as taxas de internações hospitalares pela metade em comparação com placebo.

O estudo SUCCESS comparou a eficácia da comboterapia do IFX associado à azatioprina (AZA) com o IFX em monoterapia, em pacientes virgens de terapia biológica. A comboterapia (IFX + AZA) teve uma taxa de remissão livre de corticosteroide melhor do que a

Tabela 12.2 Posologia anti-TNF na RCU.

Anti-TNF	Administração	Indução	Manutenção	Otimização
IFX	• Endovenosa (EV)	• 5 mg/kg nas semanas 0, 2 e 6	• 5 mg/kg a cada 8 semanas	• 10 mg/kg a cada 8 semanas ou 5 mg/kg a cada 4 semanas
ADA	• Subcutânea (SC)	• 160 mg na semana 0 • 80 mg na semana 2	• 40 mg a cada 2 semanas	• 40 mg a cada 1 semana
GLM	• SC	• 200 mg na semana 0 • 100 mg na semana 2	• 50 mg a cada 4 semanas (< 80 kg) • 100 mg a cada 4 semanas (≥ 80 kg)	—

Fonte: Adaptada de Bhattacharya A, Osterman MT, 2020.

monoterapia com IFX (39,7% versus 22,1%; p = 0,017) ou azatioprina (39,7% versus 23,7%; p = 0,032) em monoterapia. As taxas de remissão endoscópica foram de 63% com a comboterapia em comparação a 55% com monoterapia com IFX (p = 0,295) e 37% com AZA (p < 0,001).

Adalimumabe (ADL)

O ADL é um anticorpo monoclonal IgG1k recombinante totalmente humano direcionado ao TNF-α administrado por via subcutânea (SC). O estudo ULTRA 1 investigou a eficácia do ADL na indução da remissão clínica de pacientes com RCU moderada a grave a despeito do tratamento com corticosteroide e/ou imunossupressores e sem exposição prévia ao anti-TNF-α. Esse estudo demonstrou a capacidade do ADL em induzir a remissão na semana 8 e que a dose de ADL 160/80/40 mg foi mais eficaz comparada à dose ADL 80/40/40 mg ou placebo. No estudo ULTRA 2, foi avaliado tanto a indução (semana 8) como a manutenção da remissão (semana 52) e 40% dos pacientes foram expostos previamente ao anti-TNF-α. A taxa de remissão clínica na semana 8 foi de 16,5% no grupo ADL, em comparação com 9,3% no grupo placebo (p = 0,019) e na semana 52, 17,3% dos pacientes do grupo ADL estavam em remissão clínica versus 8,5% no grupo placebo (p = 0,004), com maiores taxas de sucesso em pacientes virgens de IFX. Foi observada no grupo ADL, na semana 8, taxa de cicatrização da mucosa (Mayo 0 ou 1) de 41,1% versus 31,7% placebo (p = 0,032) e na semana 52, de 25% versus 15,4% (p = 0,009).

Golimumabe (GLM)

O GLM é um anticorpo monoclonal totalmente humano administrado por via SC. O estudo controlado randomizado PURSUIT-SC para indução em pacientes virgens de anti-TNF-α com RCU moderada a grave, mostrou taxas de remissão clínica na semana 6 de 17,8% e 17,9%, usando doses de GLM 200/100 mg e 400/200 mg nas semanas 0 e 2 respectivamente, em comparação com 6,4% para placebo (p < 0,0001 para ambos). A cicatrização da mucosa foi observada na semana 6 em 42,3% e 45,1% dos pacientes nas doses de 200/100 mg e 400/200 mg, respectivamente. Diferentemente dos estudos pivotais com IFX e ADL, os respondedores ao GLM foram rerrandomizados para 50 mg ou 100 mg GLM ou placebo a cada 4 semanas até a semana 52 no estudo de manutenção PURSUIT-M.

Esse estudo observou que a remissão clínica sustentada nas semanas 30 a 54 ocorreu em 23,2% e 27,8% dos pacientes nos grupos GLM (50 mg e 100 mg a cada 4 semanas, respectivamente) versus 15,6% no grupo placebo (p = 0,122 e p = 0,004, respectivamente). As taxas de remissão livre de corticosteroides não diferiram entre os dois grupos, mas foram evidenciadas maiores taxas de cicatrização da mucosa com GLM entre as semanas 30 e 54, de 41,7% (grupo 50 mg) e 42,4% (grupo 100 mg) versus 26,6% para placebo (p = 0,011 e p = 0,002, respectivamente).

Eficácia comparativa dos anti-TNF

Diversos estudos demonstraram a eficácia dos anti-TNF no tratamento da RCU moderada a grave, entretanto, a escassez de estudos *head to head*, dificulta a comparação direta entre essas drogas e seu adequado posicionamento num algoritmo terapêutico. Metanálises em *network* utilizando dados de estudos controlados e randomizados têm sido utilizadas mais recentemente com o objetivo de avaliar a eficácia relativa entre as diversas terapias aprovadas mediante comparação indireta e fornecer uma estimativa de probabilidade de resposta entre elas, apesar do menor nível de evidência, quando comparadas aos estudos *head to head*.

Algumas metanálises foram realizadas na última década avaliando a eficácia da terapia biológica na indução da remissão, manutenção de remissão e cicatrização da mucosa. Vickers et al. compararam dados de sete estudos controlados e randomizados de pacientes com RCU, virgens de biológicos, e demonstraram que o IFX teve melhor resposta clínica (OR: 2,19; IC: 95%, 1,35 a 3,55), remissão clínica (OR: 2,81; IC: 95%, 1,49 a 5,49) e cicatrização da mucosa (OR: 2,23; IC: 95%, 1,21 a 4,14) quando comparado ao ADL, entretanto, sem diferença estatisticamente significante na manutenção da remissão clínica. Danese et al. mostraram resultados semelhantes.

Cholapranee et al. avaliaram a cicatrização da mucosa de pacientes com DC e RCU em tratamento com terapia biológica e demonstraram que, na RCU, o adalimumabe foi inferior ao infliximabe (OR: 0,45; IC: 95%, 0,25 a 0,82) e à terapia combinada IFX + AZA (OR: 0,32; IC: 95%, 0,12 a 0,84), com uma tendência de superioridade da terapia combinada (IFX + AZA) ao GLM e ao vedolizumabe (VDL) na indução da cicatrização da mucosa. O IFX em monoterapia apresentou probabilidade de superioridade não significante ao GLM e ao VDL. Na manutenção de remissão, o VDL obteve superioridade quando comparado ao ADL e GLM.

Metanálise em *network* realizada por Sing et al. avaliaram a eficácia e segurança dos diferentes agentes de 1ª (virgens de biológicos) e 2ª (previamente falhados ao anti-TNF) linhas no tratamento da RCU moderada a grave. Todas as drogas avaliadas mostraram-se superiores ao placebo na indução da remissão clínica e melhora endoscópica, entretanto o IFX (OR: 4,07 e 3,32; respectivamente) e o VDL (OR: 3,1 e 2,52; respectivamente) apresentaram maior força de efeito. Nos pacientes com exposição prévia aos anti-TNF, foi demonstrado que tanto o ustequinumabe (UST) como o tofacitinibe (TOFA) podem ser superiores ao ADL na indução de remissão, com baixa evidência de qualidade. Metanálise dos estudos de manutenção do IFX, ADL e VDL não demonstraram diferenças significantes entre as referidas drogas; assim como nos estudos do GLM, VDL, UST e TOFA, nos quais somente os respondedores à terapia de manutenção foram rerandomizados.

Revisão sistemática com metanálise em *network* de 28 estudos (12.504 pacientes), realizada por Burr et al. mais recentemente, avaliou a eficácia da terapia biológica e pequenas moléculas na RCU moderada a grave, tanto na resposta clínica como na remissão clínica e melhora endoscópica. Entre as terapias biológicas, o IFX apresentou melhor posicionamento em pacientes virgens de anti-TNF, enquanto o UST teve melhor posicionamento em pacientes previamente expostos aos anti-TNF. Com relação às pequenas moléculas, upadacitinibe ranqueou em primeiro lugar para todos os objetivos avaliados, independentemente da exposição ou não aos anti-TNF, superando o IFX em muitas das análises. Entretanto, essa metanálise apresenta limitações relacionadas às diferenças metodológicas entre os estudos, perfil de pacientes incluídos, uso concomitante de imunomodulador e utilização de dados de resultados parciais dos estudos com o upadacitinibe.

O estudo VARSITY, publicado em 2019, foi o primeiro estudo *head to head*, entre duas terapias biológicas, que comparou diretamente o VDL e o ADL em pacientes com RCU moderada a grave. Uma maior razão de remissão clínica (31,3% *versus* 22,5%; p = 0,0061) e cicatrização da mucosa (39,7% *versus* 27,7%; p = 0,0005) foram observadas no grupo VDL na semana 52; com perfil de segurança semelhante nos dois grupos. Em pacientes previamente expostos a agentes anti-TNF, a remissão clínica ocorreu em 20,3% *versus* 16% (p = 0,49) e a remissão endoscópica em 26,6% *versus* 21% (p = 0,41), nos grupos VDL e ADL, respectivamente.

Terapia precoce com anti-TNF na RCU moderada a grave

Nos últimos anos, muito se discute sobre a janela de oportunidade no tratamento das DII e o impacto do início precoce da terapia biológica nos resultados clínicos e complicações da doença. Diferentemente da DC, ainda não está muito claro se a terapia anti-TNF usada no início do curso da RCU poderia aumentar sua eficácia e influenciar a história natural da doença. Ensaios clínicos com IFX e ADL demonstraram reduzir o risco de colectomia e internação nos pacientes com RCU com atividade moderada a grave, mas o momento ideal de introdução do anti-TNF continua sendo uma questão em debate. Poucos dados descritos na literatura não evidenciaram resultados mais favoráveis com o início precoce do anti-TNF na RCU.

No entanto, têm sido propostos modelos de previsão de estratificação do risco em desenvolver complicações da doença, com base em fatores associados a pior prognóstico, para identificar pacientes que possam se beneficiar do escalonamento precoce do tratamento. O racional é que quanto maior o risco de piores desfechos, maior a probabilidade de utilizarmos medicações imunomoduladoras e biológicas de forma inicial e precoce (Quadro 12.3). Então, a previsão do risco, principalmente, de colectomia na RCU por meio de marcadores clínicos, demográficos e sorológicos poderia ajudar a melhor orientar a seleção da terapia de 1ª linha. Vale ressaltar a relevante diferenciação entre atividade da doença que demonstra a carga inflamatória atual do paciente (presente) e a gravidade da doença que analisa o seu histórico ao longo do tempo (passado), para depois estratificar o risco de progressão da doença (futuro). Um paciente com RCU em atividade leve no momento da avaliação, por exemplo, pode ter uma doença grave pelo histórico de internação hospitalar, corticodependente e fenótipo de colite extensa, com risco aumentado de colectomia, sendo, portanto, importante considerar um tratamento mais efetivo e acompanhamento mais rigoroso da doença.

Quadro 12.3 Preditores de gravidade da doença.

- Idade < 40 anos ao diagnóstico
- Colite extensa
- Internação hospitalar por RCU em atividade
- Infecção por *C. difficile*, CMV
- Necessidade de corticosteroide sistêmico
- Baixo nível sérico de albumina
- Marcadores inflamatórios elevados (PCR, calprotectina fecal)
- Atividade endoscópica (Mayo subscore 3, UCEIS ≥ 7)
- ANCA+

RCU: retocolite ulcerativa; CMV: citomegalovírus; PCR: proteína C-reativa.
Fonte: Adaptado de Rubin DT, Ananthakrishnan AN, Siegel CA et al., 2019 e Agrawal M, Spencer EA, Colombel JF et al., 2021.

Anti-TNF na colite aguda grave

A colite aguda grave é caracterizada, de acordo com os critérios modificados de Truelove e Witts, pela presença de seis ou mais evacuações sanguinolentas ao dia associada a pelo menos um dos sinais de toxicidade sistêmica: frequência cardíaca (FC) > 90 bpm, temperatura > 37.8 °C, hemoglobina < 10,5 mg/dL e velocidade de hemossedimentação (VHS) > 30 mm. Esta condição acomete 15% a 21% dos pacientes com RCU, em geral no início do quadro, com 30% deles requerendo colectomia em 3 meses da apresentação. O risco de colectomia varia de 8,5% a 48%, de acordo com o número de critérios apresentados pelo paciente no momento da admissão; quanto maior ele for, maior será esse risco.

Os corticosteroides representam a 1ª linha de tratamento da colite aguda grave e fornece informações prognósticas adicionais entre os 3º e 5º dias após o início da terapia. Pacientes com resposta insatisfatória à corticosteroideterapia venosa têm um risco aumentado de progressão para colectomia (superior a 85%), caso a terapia não seja modificada. A identificação dos não respondedores de forma precoce é essencial para definir a terapia médica ou cirúrgica de resgate, num cenário multidisciplinar. Alguns índices baseados em parâmetros clínicos, laboratoriais, como frequência evacuatória, PCR, albumina, calprotectina fecal, além dos parâmetros endoscópicos e radiológicos, como a presença de úlceras profundas e dilatação colônica, respectivamente, são utilizados para predizer resposta à corticosteroideterapia.

As principais drogas utilizadas como terapia de resgate na RCU aguda grave são o IFX; e os inibidores de calcineurina, como a ciclosporina, e menos frequentemente, o tacrolimus. Ainda não existem estudos que corroborem o uso dos demais anti-TNF utilizados na RCU (ADL e GLM), assim como as drogas com outros mecanismos de ação, como o VDL, TOFA, UST ou imunomoduladores.

Eficácia do infliximabe

O IFX tem sido usado no tratamento na colite ulcerativa grave como terapia de resgate efetiva, com redução significativa do risco de colectomia a curto prazo. Após os estudos iniciais (ACT1 e ACT2) que demonstraram a eficácia e a segurança do IFX na RCU moderada a grave, estudo controlado e randomizado realizado por Jarnerot et al. mostrou que esta droga foi efetiva na terapia de resgate em 45 pacientes com RCU grave refratários ao uso de corticosteroides, com menor razão de colectomia quando comparada ao grupo placebo (7 de 24 *versus* 14 de 21, respectivamente; p = 0,017).

Diversos estudos têm sido realizados nos últimos anos para avaliar os efeitos de doses aceleradas quando comparadas às doses convencionais do IFX, uma vez que a colite aguda grave tem sido associada à perda proteica intestinal, rápido *clearance* do IFX, maior carga de TNF e neutralização do anti-TNF, com menor penetração tecidual. Os regimes de indução habituais podem ser insatisfatórios para alcançar níveis séricos adequados, com pior resultado clínico e maior risco de imunogenicidade quando comparados a pacientes com *clearance* normal da droga. Entretanto, o benefício dos regimes de doses aceleradas sobre o regime de dose-padrão é incerto em virtude do risco de viés dos estudos, uma vez que um maior número de pacientes graves foi tratado com o regime acelerado de indução, além da ausência de padronização das doses aceleradas, imprecisão e inconsistência das estimativas de efeito nos estudos.

Estudo retrospectivo realizado por Nalagatla et al., em três centros, avaliou a terapia de resgate com IFX em 213 pacientes com colite aguda grave, dos quais 81 receberam a dose acelerada e 132 receberam a terapia-padrão. Não foi observada diferença estatisticamente significante entre os grupos, incluindo os níveis de PCR e de albumina. Similar proporção de paciente foi submetida à colectomia no tempo da internação hospitalar (9% no grupo da terapia acelerada *versus* 8% da terapia-padrão; OR: 1,35; IC: 0,38 a 4,82). Os autores chamam a atenção para o fato de que, entre os pacientes do grupo acelerado, a dose inicial de 10 mg/kg foi associada a menor razão de colectomia quando comparada à dose de

5 mg/kg, seguida por subsequentes doses de 5 mg/kg ou mais. Outro aspecto considerado foi a falta de padronização entre os regimes de doses aceleradas entre os centros.

Revisão sistemática com metanálise mais recente avaliou a eficácia da indução com IFX na RCU grave e o impacto da dose, número e intensificação das doses na sobrevida livre de colectomia, em 41 estudos, totalizando 2.158 pacientes. Nessa revisão, múltiplas doses de 5 mg/kg foram superiores à única dose de 5 mg na sobrevida livre de colectomia em 3 meses, favorecendo esse desfecho também em 1 e 12 meses, porém sem significância estatística em decorrência do pequeno número de estudos. A despeito da tendência atual, intensificação da dose para 10 mg/kg ou dose acelerada com 5 mg/kg não foram associadas a melhores resultados quando comparadas à dose-padrão de 5 mg/kg.

Eficácia comparativa do infliximabe

A ciclosporina e o IFX podem ser utilizados na colite aguda grave como terapia de resgate com resultados similares. A ciclosporina apresenta como vantagens: o seu rápido início de ação; a possibilidade de troca para a terapia oral como ponte para o tratamento de manutenção com imunossupressor; e uma menor meia-vida quando comparada ao IFX (7 horas *versus* 9 dias, respectivamente), o que pode ter relevância diante da possibilidade de uma cirurgia de urgência. A ciclosporina deve ser indicada preferencialmente para pacientes com colite aguda grave, virgens de tratamento com imunossupressor. Atenção deve ser dada ao seu potencial de toxicidade, com efeitos como: nefrotoxicidade; convulsões (frequentemente associada à hipocolesterolemia); anormalidades eletrolíticas; hipertensão; e infecções. Como potenciais vantagens do IFX, podemos citar a possibilidade de monitorizar o nível sérico da droga e menores efeitos colaterais quando comparados à ciclosporina.

Os dois estudos controlados e randomizados iniciais (CySIF e CONSTRUCT), que compararam a eficácia dessas duas drogas na terapia de resgate, não mostraram diferenças estatisticamente significantes entre elas em relação aos objetivos primários e secundários, sugerindo que a escolha depende da preferência do médico e do paciente, assim como da disponibilidade da droga. Essas duas drogas também foram comparadas em metanálise que avaliou 16 estudos totalizando 1.473 pacientes, não sendo demonstradas diferenças em relação à resposta ao tratamento e colectomia em 3 ou 12 meses. Em 13 estudos não randomizados, o IFX foi associado com a maior razão de resposta ao tratamento e menor razão de colectomia em 12 meses, sem diferença estatística na razão de colectomia em 3 meses quando comparado à ciclosporina. Não foram observadas diferenças entre IFX e ciclosporina em eventos adversos, complicações pós-operatórias e mortalidade. Resultados semelhantes foram publicados em metanálise recente que incluiu 19 estudos com 1.323 pacientes com RCU refratária ao uso de esteroides, dos quais 616 pacientes foram tratados com IFX, 536 com ciclosporina e 171 com tacrolimus. Os estudos controlados e randomizados não mostraram diferenças entre essas drogas. Entretanto, foram observadas melhor resposta clínica e menor taxa de colectomia nos 1º, 2º e 3º anos dos estudos não randomizados, favorecendo o uso do IFX, a despeito das limitações dos estudos observacionais incluídos na metanálise e reduzido número de estudos controlados e randomizados.

A terapia de resgate sequencial após falha de resposta ao IFX ou ciclosporina permanece controversa. Embora a resposta clínica com terapia sequencial tenha mostrado resposta a curto prazo de 62% e de colectomia de 28%, a intensa imunossupressão pode causar infecções graves em 7%, de forma que esta conduta deve ser realizada em centros especializados.

Imunogenicidade ao anti-TNF na RCU

A formação de anticorpos antidroga (ADA) é um risco associado à exposição de toda medicação biologicamente modificada como os anticorpos monoclonais menos ou, até mesmo, os mais humanizados. O aparecimento de anticorpos contra anti-TNF é uma ocorrência frequente e está intimamente associada à perda de resposta e a eventos adversos. O IFX tem as maiores taxas de imunogenicidade relatadas. Na RCU, foi evidenciada formação de ADA contra IFX de 6,1% a 41%; de 2,9% a 5,3%; e 0,4% a 2,9% em pacientes expostos ao ADL e GLM, respectivamente. A ligação ADA-droga pode impedir que um fármaco se ligue diretamente ao TNF, bloqueando a ação da medicação específica. Os anticorpos também podem formar imunocomplexos que alteram a farmacocinética da droga, com sua remoção da circulação ou redução da sua transferência para circulação no caso de injeções subcutâneas, além de aumentarem o risco de reações adversas à infusão. Podem levar a reações imediatas (erupção cutânea, falta de ar, choque), tardias (artralgia/artrite, mialgia) ou reação de hipersensibilidade tardia (rigidez muscular, articular e dor difusa 3 a 14 dias após a infusão) mais associada a um longo período sem usar o anti-TNF ou atrasos prolongados na infusão.

Estratégias terapêuticas são essenciais para prevenir o desenvolvimento de ADA. As mais comumente utilizadas incluem o uso sistemático do anti-TNF na fase de manutenção (em oposição ao "sob demanda"), o uso combinado com imunossupressores (tiopurinas/MTX) e corticosteroides pré-infusão, em especial nas situações de longo tempo sem usar anti-TNF. Mais recentemente, foi evidenciado que baixas concentrações séricas de anti-TNF são imunogênicas e ocasionam a formação de ADA; e a imunogenicidade foi mais encontrada em pacientes com genótipo HLA-DQA1*05. A imunogenicidade pode ser reversível com a otimização do anti-TNF na presença de baixos títulos de ADA ou com a (re)introdução ou troca de imunossupressor (tiopurinas ou metotrexato), sendo uma opção nos pacientes que atingiram remissão completa antes de desenvolver ADA. Doses mais baixas de azatioprina (< 1 mg/kg) podem prevenir a imunogenicidade do IFX em pacientes recebendo terapia combinada. A presença de anticorpos antidroga > 9 µg/mL para IFX e > 4 µg/mL para ADL podem identificar pacientes que não responderão à otimização terapêutica.

Otimização do anti-TNF e monitoramento terapêutico de droga (TDM)

A despeito dos claros e consistentes benefícios do anti-TNF na DII, cerca de 10% a 30% dos pacientes não respondem à terapia inicial na fase de indução (não resposta primária) e 23% a 46% perderão a resposta após a melhora clínica inicial ao longo do tempo na fase de manutenção (perda de resposta). A otimização terapêutica dos anti-TNF ainda é realizada de forma empírica e reativa e, geralmente, os pacientes que perdem a resposta com baixas concentrações séricas a recuperarão com a intensificação da dose da medicação ou com o uso combinado de imunossupressores. Entretanto, melhores resultados podem ser alcançados com a otimização do tratamento usando-se o TDM, que é definido como a medição do nível sérico da droga e dos títulos de ADA. O monitoramento pode ser realizado de duas maneiras: TDM reativo (no cenário de não resposta primária ou perda de resposta); ou TDM proativo (durante o processo de tratamento antes que ocorra a perda de resposta, a fim de melhorar as taxas de resposta inicial e também para evitar a perda de resposta causada por baixos níveis de drogas e/ou formação de ADA).

Podem existir três cenários quando o TDM reativo é realizado: falha mediada por imunogenicidade (concentrações baixas ou indetectáveis de anti-TNF e altos títulos de ADA); falha farmacocinética não mediada por imunogenicidade (concentrações mínimas subterapêuticas anti-TNF e ADA ausentes); e falha farmacodinâmica (níveis terapêuticos de anti-TNF e ausência ADA). O TDM ajudará na decisão sobre a otimização da dose ou a mudança para um agente da mesma classe ou de classe diferente. Comparando-se a otimização empírica, essa ferramenta diagnóstica pode ser mais vantajosa, custo-efetiva e segura, evitando dar mais droga a um paciente que não precisa de intensificação e reduzindo risco de reações à infusão naqueles que podem ter desenvolvido alto título de ADA (Quadro 12.4).

Quadro 12.4 Algoritmo clínico do TDM reativo.

Nível sérico	ADA	Conduta sugerida na perda de resposta
Baixo	Alto título	Trocar o biológico (mesma classe + imunossupressor ou classe diferente)
Baixo	Baixo título	Aumentar a dose da medicação e/ou adicionar o imunossupressor
"Adequado"	#	Pode ser considerado aumentar a dose da medicação em virtude da probabilidade individualizada de maior demanda para atingir o objetivo*
Alto	#	Trocar o biológico para outra classe

#Com nível sérico "adequado" ou alto, não haveria relevância clínica para mensurar ADA.
*Pode ser considerada a otimização do anti-TNF até alcançar nível sérico mínimo de 10 a 15 µg/mL para IFX e ADL.
Fonte: Adaptado de Vermeire S, Dreesen E, Papamichael K et al., 2020 e Cheifetz AS, Abreu MT, Afif W et al., 2021.

A determinação do nível sérico ideal (concentração terapêutica alvo) ainda é um desafio, pois pode variar conforme o objetivo do tratamento, o fenótipo e a gravidade da DII (Tabela 12.3). O nível sérico da droga depende da dose administrada, da via de administração e da depuração do fármaco, que está elevada com a presença de ADA, em pacientes do gênero masculino, peso elevado, albumina sérica baixa e maior carga inflamatória da doença. Concentrações séricas geralmente são paralelas às concentrações mucosas e mais baixas em locais de inflamação ativa. A colite aguda grave, por exemplo, pode resultar em maior *clearance* do anti-TNF por meio de proteólise e perda intestinal. Pacientes com nível sérico mais alto de anti-TNF são associados a melhores resultados clínicos e endoscópicos e parece que maiores concentrações sejam necessárias durante e logo após a terapia de indução, quando a carga inflamatória é maior e, por consequência, a depuração da droga é mais alta. As concentrações mínimas terapêuticas foram inicialmente determinadas por meio de estudos *post hoc* dos ensaios clínicos pivotais quando o objetivo principal à época eram resposta e remissão clínica. Faltam dados sobre a dosagem personalizada na colite aguda grave, as concentrações séricas do IFX estão relacionadas aos resultados de pacientes ambulatoriais com RCU.

Tabela 12.3 Concentrações terapêuticas dos anti-TNF na DII.*

Anti-TNF	Tempo	Nível sérico
IFX	Indução na semana 2	20 a 25 µg/mL
	Indução na semana 6	15 a 20 µg/mL
	Pós-indução na semana 14	7 a 10 µg/mL
	Manutenção	5 a 10 µg/mL
ADL	Pós-indução na semana 4	8 a 12 µg/mL
	Manutenção	8 a 12 µg/mL
GLM	Pós-indução na semana 6	3 a 7 µg/mL
	Manutenção	1 a 3 µg/mL

*Nível sérico mais alto pode ser necessário para alcançar resultados terapêuticos mais rigorosos, como cicatrização da mucosa, e em pacientes com um fenótipo mais grave da doença, como na colite aguda grave (IFX).
Fonte: Adaptado de Cheifetz AS, Abreu MT, Afif W et al., 2021.

O valor do TDM proativo ainda permanece em debate. Em estudo piloto retrospectivo de pacientes estáveis com DII, foram evidenciadas frequentes doses subterapêuticas de IFX, e o reajuste da dose para nível sérico alvo mínimo de 5 mg/mL de IFX resultou em uma menor descontinuação da medicação, em especial após o 1º ano. Embora no estudo Taxit o TDM proativo para concentração-alvo mínima de 3 mg/mL de IFX na linha de base de pacientes com DII não tenha atingido o objetivo primário, ao final de 1 ano o grupo que continuou com TDM proativo para otimização foi associado a menor taxa de recaídas da doença; e, quando acompanhados por 2 anos, os pacientes do grupo proativo tiveram uma persistência maior do IFX. Dados da literatura evidenciam que o TDM proativo comparado ao TDM reativo pode estar associado com menor frequência de falhas e reações infusionais ao IFX, hospitalizações e cirurgias relacionadas à DII, além de mostrar também que TDM proativo após TDM reativo foi associado a menos falha ao tratamento e menos hospitalizações relacionadas à DII em comparação com o TDM reativo sozinho. O monitoramento do anti-TNF com TDM será cada vez mais incorporado na prática clínica, à medida que melhorarem o acesso e o custo.

Posicionamento do anti-TNF na RCU e do TDM nos *guidelines*

Para orientação do uso ideal de anti-TNF e TDM na prática clínica, as diretrizes são respaldadas nas evidências científicas disponíveis e alguns consensos levam em consideração evidências ainda de baixa qualidade, por falta de estudos prospectivos e randomizados, e isso pode gerar discrepâncias entre as orientações. Todas elas são unânimes em relação ao uso do anti-TNF na RCU moderada a grave na abordagem *step up*, que tenha resposta inadequada ou intolerância à terapia convencional e ao uso do anti-TNF IFX no tratamento da colite aguda grave refratária à corticosteroideterapia venosa. Entretanto, não há consenso sobre alguns temas como intervenção precoce do anti-TNF nos pacientes ambulatoriais com RCU moderada a grave, o momento do uso de terapia combinada (anti-TNF + imunomodulador), como também da otimização e do descalonamento de droga usando o TDM.

A revisão técnica da AGA (American Gastroenterological Association) recomenda o uso precoce de agentes biológicos e/ou terapia imunossupressora em pacientes ambulatoriais com atividade moderada a grave da RCU. A justificativa é que metanálises com as tiopurinas demonstraram sua superioridade em induzir remissão clínica livre de corticosteroide em comparação aos aminossalicilatos nesse subgrupo de pacientes e, como descrito anteriormente, o estudo SUCCESS mostrou que a terapia biológica com IFX em combo ou monoterapia foi melhor do que a terapia com AZA em monoterapia. Então, por extensão, a terapia biológica seria mais eficaz do que os aminossalicilatos nesse perfil de pacientes. O consenso canadense sugere o uso precoce de anti-TNF nos não respondedores ao tratamento com corticosteroide oral dentro de 14 dias na RCU moderada a grave. O consenso europeu preconiza o tratamento com agentes anti-TNF para induzir a remissão em pacientes com RCU moderada a grave que apresentem resposta inadequada ou intolerância à terapia convencional, sendo os pacientes considerados refratários ao corticosteroide oral após 4 semanas.

De modo geral, a comboterapia (anti-TNF + imunomodulador) é recomendada na maioria dos consensos na indução da remissão com o IFX na RCU moderada a grave em virtude dos dados do SUCCESS. No entanto, a revisão técnica da AGA avalia o uso do imunossupressor na comboterapia mais com o objetivo de prevenção de imunogenicidade do que efeito sinérgico, por isso a inclusão de metotrexato associado ao anti-TNF como alternativa às tiopurinas. O momento do descalonamento do imunossupressor ainda é controverso, embora o Consenso Europeu de Pediatria tenha declarado que a descontinuação das tiopurinas poderia ser considerada após 6 meses, sobretudo em meninos e, preferencialmente, após garantir níveis mínimos de IFX ≥ 5 µg/mL.

O TDM reativo é mais aceito e recomendado em algumas diretrizes, mas o TDM proativo tem sido motivo de discussões. Existem evidências mostrando benefício do TDM proativo dos agentes anti-TNF em comparação com a otimização de dosagem empírica e/ou TDM reativo, mas a maioria é resultado de estudos retrospectivos. No entanto, um consenso de especialistas com base na metodologia Delphi declarou que o TDM proativo pode ser apropriado após a indução e pelo menos uma vez durante a terapia de manutenção. Além disso, propõe a monoterapia com anti-TNF associado ao TDM proativo como alternativa à comboterapia em grupo seleto de pacientes, em especial nos HLA-DQA1*05 negativo.

Preditores de resposta ao anti-TNF

A identificação de preditores de resposta à terapia anti-TNF, desde os clínico, até os biológicos e farmacocinéticos, passando pelos endoscópicos e histológicos, pode auxiliar na escolha do melhor tratamento a ser instituído. Entretanto, ainda não existem fatores preditivos validados de resposta à terapia em pacientes com RCU. Vários biomarcadores estão sob investigação e elevados níveis de citocina oncostatina M foram associados à falência da terapia anti-TNF tanto para o IFX como para o GLM.

Estudos têm sido controversos em relação aos preditores clínicos como a associação entre sexo, idade, peso, tabagismo, localização/extensão da doença, níveis de calprotectina fecal e resposta à terapia com anti-TNF na RCU. Embora alguns deles tenham demonstrado que pacientes com doença de Crohn (DC) com curta duração da doença apresentem melhor resposta ao tratamento, o mesmo não ocorre na RCU, com resultados divergentes. Alguns trabalhos também demonstraram melhor resposta em pacientes com menores níveis de PCR e maiores níveis de albumina. Subanálises de estudos pivotais de anti-TNF na RCU moderada a grave mostraram que escore de Mayo > 10 e PCR elevada, antes do início da terapia com IFX, foram associados a maior chance de colectomia e representaram fatores negativos de resposta ao ADL. Os pacientes não respondedores ao GLM tiveram um pior escore endoscópico comparado ao dos respondedores.

Do ponto de vista farmacocinético, uma alta carga inflamatória, elevada perda fecal com maior *clearance* da droga, níveis séricos não detectáveis e a presença de ADA têm um impacto negativo de resposta ao anti-TNF. Estudos mais recentes vêm mostrando a importância da farmacocinética do anti-TNF. O cálculo do *clearance* de IFX [CL = 0,407 × (ALB/4,1) −1,54 × (1,471) ATI × (0,764) sexo, o *status* de anticorpo para IFX (ATI) é 0 na linha de base e sexo = 1 para mulheres e 0 para homens] antes de se iniciar a terapia pode ser preditor de doses subterapêuticas da medicação na RCU moderada a grave e de não resposta à terapia resgate na colite aguda grave corticorrefratária. O *clearance* de IFX menor do que 0,397 L/dia em pacientes ambulatoriais com RCU foi associado a melhores resultados endoscópicos. Na colite ulcerativa grave, a depuração de IFX na linha de base < 0,627 L/dia pode predizer uma resposta altamente eficaz com IFX e resultou em taxas de sobrevida livre de colectomia de 90% em 6 meses.

Um índice de resposta à terapia na RCU usando a depuração do IFX, a frequência das fezes, escores de sangramento retal, contagem de glóbulos brancos e peso corporal foi proposto para prever a cicatrização endoscópica na RCU, com precisão ≥ 80%.

Segurança dos anti-TNF

Todos os anti-TNF apresentam potenciais riscos de eventos adversos e devem ser evitados em pacientes com infecções não controladas, insuficiência cardíaca congestiva (ICC) descompensada (classe III ou IV da NYHA) e condições neurológicas, como as doenças desmielinizantes. Alguns cuidados são recomendados de forma a preparar o paciente para a terapia biológica e reduzir risco de complicações. De acordo com as diretrizes atuais, recomenda-se o rastreio de infecções, como tuberculose, com PPD e radiografia de tórax e teste de hepatite B; atualização do calendário de vacinação; e o rastreio de neoplasias. Vacinas com agentes vivos devem ser evitadas por pelo menos 3 meses após a última dose do anti-TNF. Os anti-TNF devem ser utilizados com cautela em pacientes com história de neoplasia em razão do potencial risco de acelerar o crescimento tumoral. Outros possíveis efeitos colaterais são: reações infusionais; neutropenia; hepatotoxicidade; doença do soro; vasculite leucocitoclástica; *rash* cutâneo; incluindo-se o psoriasiforme e a indução de autoimunidade, sendo raro o lúpus induzido por droga.

Em geral, o risco global de infecções graves com necessidade de hospitalização foi relatado em < 1% dos pacientes em uso de anti-TNF, sendo maior em pacientes idosos e com múltiplas comorbidades. O controle inadequado da doença, a necessidade de corticosteroide, opiáceos e o uso de imunomodulador são os fatores de risco mais associados a infecções graves. Até o momento, não há evidência de risco aumentado de tumores sólidos com a terapia anti-TNF. Eles têm sido associados de forma variável à possibilidade de linfoma e melanoma com alguns dados divergentes. Os anti-TNF têm um ótimo perfil de segurança em gestantes. Eles podem ser utilizados, se necessário, até o último trimestre da gravidez, tendo a cautela de postergar a vacinação com vírus vivo no bebê.

V. Anti-Integrina

Marco Zerôncio

Introdução

Nas duas últimas décadas, o tratamento da doença inflamatória intestinal passou por importantes avanços notadamente pelo surgimento de diversas medicações biológicas constituídas por anticorpos monoclonais de eficácia clínica superior à da terapia convencional com corticosteroides, aminossalicilatos e imunossupressores. No tocante à RCU, tivemos, nos primeiros dez anos da era dos biológicos, a aprovação para uso na indução e na manutenção da remissão drogas com mecanismo de ação anti-TNF (infliximabe, adalimumabe e golimumabe). Entretanto, dada a grande complexidade da imunopatogênese da doença inflamatória intestinal com seus incontáveis elementos moleculares e celulares envolvidos, rapidamente notou-se que boa parte dos pacientes apresentava doença refratária à simples inibição do fator de necrose tumoral. Sabe-se que aproximadamente 10% a 30% dos pacientes na doença inflamatória intestinal têm falha primária e 23% a 46% têm falha secundária aos anti-TNF por questões ligadas à farmacocinética (clareamento aumentado), à farmacodinâmica (falha ao mecanismo de ação) ou ao surgimento de eventos adversos. A imunogenicidade tem sido o principal fator relacionado à perda de resposta aos anti-TNF, resultando na formação de anticorpo antidroga em uma proporção maior do que aquela observada com drogas biológicas mais recentes com consequente inativação de suas moléculas e do aumento no clareamento. Por sua vez, a ativação de vias inflamatórias alternativas na intricada cascata imunológica explica as falhas terapêuticas ao mecanismo de ação dos anti-TNF. O que assistimos no curso dos últimos anos, portanto, foi uma busca constante por novas moléculas que pudessem inibir alvos distintos implicados na ativação da inflamação intestinal.

Tráfego de leucócitos para o trato gastrointestinal

O recrutamento de leucócitos ativados a partir da corrente sanguínea representa um dos principais mecanismos de ampliação da resposta inflamatória na mucosa do trato gastrointestinal (TGI). O processo de ativação leucocitária acontece inicialmente na lâmina própria, seja de forma aleatória, seja no interior das placas de Peyer, por meio das células dendríticas (Figura 12.2). O mau reconhecimento de antígenos intraluminais pelas células dendríticas induz à ativação de linfócitos T que são transportados posteriormente a um linfonodo mesentérico por meio de um vaso aferente linfático. O linfócito T ativado recebe em sua superfície uma espécie de etiqueta molecular denominada integrina que o identifica como pertencente à mucosa intestinal. Dessa forma, quando são liberados pelo linfonodo mesentérico para a corrente sanguínea através do ducto torácico, podem ser posteriormente reconhecidos pelo endotélio de vasos presentes novamente na lâmina própria da mucosa intestinal. O reconhecimento se dá por intermédio da interação da molécula de integrina específica, nesse caso $\alpha_4\beta_7$, com a adressina **MAdCAM-1** na superfície da célula endotelial (Figura 12.3). A interação ocasiona a adesão do linfócito T à célula endotelial com posterior transmigração ou diapedese, trazendo-o de volta à lâmina própria onde ampliará a resposta inflamatória. Outras células imunocompetentes como linfócitos B e células NK podem expressar a integrina $\alpha_4\beta_7$.

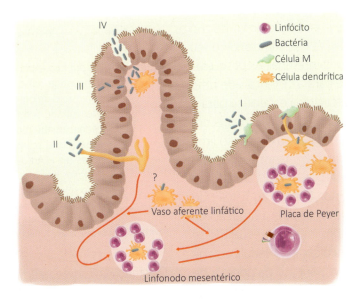

Figura 12.2 Ativação de linfócitos T na mucosa intestinal.
Fonte: Adaptada de Uhlig HH, Powrie F, 2003.

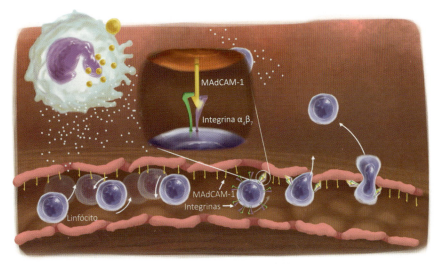

Figura 12.3 Reconhecimento entre moléculas de integrina $\alpha_4\beta_7$ na superfície do linfócito T com a adressina MAdCAM-1 na superfície endotelial e posterior diapedese.
Fonte: Adaptada de Briskin M et al., 1997.

Terapias antiadesão e doença inflamatória intestinal

A possibilidade de bloqueio seletivo do tráfego de leucócitos ativados para a mucosa do TGI resultou na aprovação no exterior da primeira medicação biológica anti-integrina, o natalizumabe, para tratamento da doença de Crohn e da esclerose múltipla. Em virtude de sua ação não seletiva anti-α_4, o natalizumabe inibe a diapedese de leucócitos para diversos tecidos além do TGI, incluindo aqueles do sistema nervoso central (SNC). A imunossupressão não seletiva do natalizumabe permitiu o surgimento de uma infecção oportunista neurológica quase invariavelmente fatal em alguns pacientes, a leucoencefalopatia multifocal progressiva, consequente à reativação do vírus John Cunningham (vírus JC ou JCV), desestimulando o seu uso na doença inflamatória intestinal. As pesquisas avançaram rapidamente para a obtenção de uma molécula antiadesão leucocitária específica para o TGI e, nesse sentido, foi criado o vedolizumabe, um anticorpo monoclonal da classe IgG com ação limitada à inibição da integrina $\alpha_4\beta_7$. Assim, foi possível de forma pioneira o uso de uma terapia antiadesão com efeito imunossupressor limitado ao TGI, sendo naturalmente o sítio relevante para a atuação da droga na doença inflamatória intestinal, reduzindo-se os efeitos sistêmicos da medicação. O vedolizumabe está atualmente aprovado para uso na doença de Crohn e na RCU em diversos países. Teremos, provavelmente em breve, a aprovação do etrolizumabe (anticorpo monoclonal anti-β_7) para tratamento da DII, o qual se encontra em fases finais dos estudos clínicos. O etrolizumabe apresenta como proposta de efeito adicional à atuação do vedolizumabe a capacidade de inibição $\alpha E\beta_7$, além de $\alpha_4\beta_7$. A fração αE da integrina $\alpha E\beta_7$ é responsável pela manutenção do linfócito ativado na mucosa por meio da ligação à adressina E-caderina na superfície da célula endotelial. Ainda não é possível afirmar se tal característica se traduzirá em melhores resultados clínicos. Pesquisas com outras terapias antiadesão, incluindo pequenas moléculas (medicações não biológicas) estão em andamento (Figura 12.4).

Vedolizumabe na retocolite ulcerativa

O anticorpo monoclonal humanizado anti-integrina $\alpha_4\beta_7$ vedolizumabe representa, na atualidade, a única terapia antiadesão aprovada para uso na DII no Brasil.

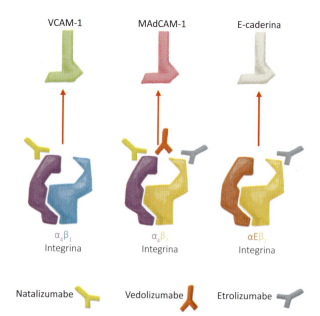

Figura 12.4 A ação não específica anti-α_4 do natalizumabe inibe integrinas que se ligam a outras adressinas de outros tecidos como a VCAM-1, presente no sistema nervoso central. O vedolizumabe tem ação anti-integrina específica $\alpha_4\beta_7$, impedindo a interação com a adressina MAdCAM-1 presente no endotélio de vasos intestinais. O etrolizumabe apresenta ação seletiva β_7, consequentemente inibindo $\alpha_4\beta_7$ de vasos intestinais e $\alpha E\beta_7$ presente na superfície de células endoteliais.
Fonte: Adaptada de Zundler S, Becker E, Weidinger C et al., 2017.

O estudo clínico integrado randomizado, duplo-cego e controlado por placebo responsável pela liberação de sua utilização na indução e na manutenção da remissão na retocolite ulcerativa moderada a grave com falha e/ou intolerância ao tratamento convencional foi denominado *Gemini 1*. Na fase de indução, 374 pacientes (coorte 1) receberam vedolizumabe 300 mg IV, ou placebo IV, nas semanas 0 e 2; e 521 pacientes (coorte 2) receberam em análise aberta vedolizumabe 300 mg IV, nas semanas 0 e 2. A resposta na semana 6 foi definida pela redução no índice de Mayo em pelo menos 3 pontos e um decréscimo em pelo menos 30% do índice de base. As respostas na semana 6 foram 47,1% e 25,5% entre pacientes do grupo do vedolizumabe e placebo, respectivamente ($p < 0,001$). Na fase de manutenção, pacientes de quaisquer dos grupos que apresentaram resposta ao vedolizumabe na semana 6 foram randomizados para continuar recebendo vedolizumabe 300 mg IV, ou placebo IV, a cada 8 ou 4 semanas até a semana 52. Na semana 52, 41,8% dos pacientes que continuaram recebendo vedolizumabe a cada 8 semanas e 44,8% dos pacientes que continuaram recebendo vedolizumabe a cada 4 semanas estavam em remissão clínica em relação a 15,9% dos pacientes do grupo placebo (p < 0,001). Os eventos adversos mais frequentes no estudo foram cefaleia, nasofaringite e artralgia.

Em decorrência de seu mecanismo de ação seletiva e à sua baixa imunogenicidade (menor formação de anticorpo antidroga), o vedolizumabe apresenta, de modo geral, um perfil de segurança favorável com menores taxas de eventos adversos, incluindo reações à infusão, quando comparado ao perfil dos biológicos anti-TNF. Uma análise de segurança que reuniu seis estudos clínicos de vedolizumabe com um total de 2.830 pacientes não mostrou aumento no risco para infecções em geral ou para infecções sérias, incluindo tuberculose. Não houve risco aumentado para leucoencefalopatia multifocal progressiva pelo vírus JC ou para malignidade. Reações à infusão foram infrequentes. Estudos de vida real geralmente confirmam baixos índices de eventos adversos em pacientes tratados com vedolizumabe.

No que diz respeito à eficácia do vedolizumabe em contraste com as demais terapias utilizadas na falha ao tratamento convencional na RCU moderada a grave (infliximabe, adalimumabe, golimumabe, ustequinumabe e tofacitinibe), apenas um estudo publicado até o momento realizou uma comparação direta (*head to head*) entre o vedolizumabe e o adalimumabe. Nesse estudo randomizado, duplo-cego, multicêntrico e de fase III, os índices de remissão clínica e de cicatrização de mucosa foram significativamente superiores para o vedolizumabe em 1 ano de tratamento. Da mesma forma, o vedolizumabe mostrou resultados estatisticamente superiores na resposta clínica na semana 14 em relação ao adalimumabe. Na ausência de estudos comparativos diretos de eficácia entre vedolizumabe e demais moléculas, alguns autores realizaram algumas metanálises ou revisões sistemáticas de trabalhos publicados e conclusões indiretas foram publicadas ao longo dos anos com diferentes resultados. Uma das mais relevantes mostrou que, em pacientes com retocolite ulcerativa sem uso prévio de medicação biológica, o infliximabe obteve melhores índices de remissão clínica e de melhora endoscópica em análise comparativa com vedolizumabe, adalimumabe, golimumabe, ustequinumabe e tofacitinibe. Em pacientes previamente expostos à terapia anti-TNF, o ustequinumabe e o tofacitinibe foram superiores ao adalimumabe e ao vedolizumabe na indução da remissão clínica. Na análise de dados de manutenção, o vedolizumabe esteve associado com menores índices de infecções, seguido pelo ustequinumabe. Vale notar que publicações de alguns outros estudos de análise indireta concluíram para a superioridade na eficácia clínica do vedolizumabe em relação a outras terapias, sendo mais uniforme a observação de menores índices de eventos adversos vinculados ao vedolizumabe na comparação com medicamentos anti-TNF.

Monoterapia ou terapia combinada com imunossupressor

As drogas biológicas são constituídas por grandes moléculas orgânicas de imunoglobulinas, portanto capazes de despertar reações imunogênicas nos pacientes que as utilizam com uma frequência maior do que aquela vista com pequenas moléculas de drogas estruturalmente mais simples do ponto de vista químico. Uma das questões mais comentadas no tratamento da doença inflamatória intestinal é sobre o uso da terapia biológica associada ou não a um imunossupressor, habitualmente uma tiopurina ou o metotrexato, a fim de inibir a formação de anticorpo antidroga. A associação de um imunossupressor com moléculas mais imunogênicas como o infliximabe melhora sabidamente os resultados terapêuticos. A baixa imunogenicidade de drogas biológicas mais recentes (vedolizumabe e ustequinumabe) com menores taxas de formação de anticorpo antidroga tem demonstrado que habitualmente não é necessária a prescrição simultânea desses biológicos com um imunossupressor. Consequentemente, há nesses casos em que se considera a monoterapia uma perspectiva natural de redução de eventos adversos ao longo do tratamento, tanto por aqueles efeitos colaterais que poderiam advir do próprio imunossupressor como também por possíveis infecções oportunistas e neoplasias resultantes de uma dupla imunossupressão prolongada.

Previsores de resposta ao vedolizumabe na retocolite ulcerativa

A possibilidade de ocorrência de falhas terapêuticas primária ou secundária durante a terapia biológica tem impulsionado a busca por previsores de resposta no sentido de se racionalizar a escolha da medicação de uma forma mais individualizada para cada paciente, aumentando, assim, as chances de melhores resultados clínicos. Idade, sexo, duração da doença, uso concomitante de corticosteroides e níveis de calprotectina fecal não parecem influenciar respostas ao vedolizumabe. Níveis mais elevados de PCR, no entanto, podem prever resposta inferior ao vedolizumabe. Uso prévio de medicação biológica anti-TNF prediz menor resposta ao vedolizumabe, muito embora haja literatura discordante sobre esse tema. Alguns estudos sugerem que a composição do microbioma pode determinar maior chance de sucesso, enquanto outros mostram que a expressão aumentada de $\alpha_4\beta_7$ em células imunocompetentes na corrente sanguínea predizem melhor resposta. Há evidências sobre melhores índices de remissão clínica em pacientes tratados com etrolizumabe com expressão **αE** basal aumentada no cólon.

Posologia e otimização de tratamento com vedolizumabe após perda de resposta

A posologia usual do vedolizumabe consiste no esquema inicial de indução de 300 mg nas semanas 0, 2 e 6 com manutenção a cada 8 semanas. Todas as terapias biológicas correntes na doença inflamatória intestinal, no entanto, apresentam a possibilidade de intensificação de doses em casos de perda de resposta, situação clínica também referida como falha secundária. No tocante ao vedolizumabe, evidências suficientes têm demonstrado a possibilidade de encurtamento do intervalo de infusões de 8 para 4 semanas em pacientes que apresentam falha secundária. Uma metanálise que reuniu diversas publicações sobre o tema concluiu uma perda de resposta ao vedolizumabe em 39,8/100 pacientes/ano na RCU. A otimização para cada 4 semanas restaurou a resposta à medicação em 53,8% dos pacientes. Nessa publicação, a grande maioria dos pacientes tratados com vedolizumabe já havia realizado terapia anti-TNF, um detalhe que pode ter provocado aumento do número de falhas na análise.

Vedolizumabe e complicações pós-operatórias

Em virtude de suas ações imunossupressoras, os medicamentos biológicos têm sido frequentemente estudados ao longo dos anos quanto à possibilidade de aumento na incidência de complicações pós-operatórias durante o uso, mormente de complicações infecciosas. Muito embora os resultados sejam conflitantes em alguns estudos, incluindo aqueles que avaliam o mesmo desfecho para medicamentos biológicos anti-TNF, a literatura parece apontar para um bom perfil de segurança do vedolizumabe no perioperatório, seja relacionado a infecções ou a complicações em geral.

Uso do vedolizumabe na bolsite ileal

A proctocolectomia total e confecção de bolsa ileal com anastomose anal é o procedimento de escolha atualmente para a RCU com falha ao tratamento clínico ou que apresente displasia colônica. Aproximadamente 20% a 30% dos indivíduos com retocolite ulcerativa serão submetidos à cirurgia em algum momento na evolução da doença, muito embora a terapia biológica pareça estar reduzindo esses números. A bolsa ileal promove bons resultados e boa qualidade de vida na maioria dos pacientes. Entretanto, uma fração apresentará complicações precoces ou tardias, sendo a bolsite ileal a principal delas. O tratamento da bolsite inclui vários medicamentos como corticosteroides, antibióticos, 5-ASA e drogas biológicas, tradicionalmente infliximabe e adalimumabe. Em estudos mais recentes, o vedolizumabe também obteve resultados benéficos semelhantes a outros biológicos, elevando sua recomendação nesse contexto praticamente de forma indistinta por equivalência de dados de eficácia até mesmo com drogas anti-TNF.

Vedolizumabe na retocolite ulcerativa e principais diretrizes recentes

As principais diretrizes da atualidade aprovam a possibilidade de uso do vedolizumabe na retocolite ulcerativa moderada a grave com falha e/ou intolerância ao tratamento convencional tanto para a indução como para a manutenção da remissão. Essa recomendação está em consonância com a utilização de outros medicamentos biológicos para a mesma indicação (infliximabe, adalimumabe, golimumabe e ustequinumabe), assim como da pequena molécula tofacitinibe com ação anti-JAK.

A diretriz proposta pela American Gastroenterological Association (AGA), em 2020, levando em consideração o número crescente de drogas e as diferentes situações clínicas, faz algumas ressalvas que dizem respeito ao necessário exercício de posicionamento de drogas na RCU moderada a grave com falha à terapia tradicional. A AGA sugere preferencialmente o uso de infliximabe ou de vedolizumabe para pacientes que não foram expostos à terapia biológica em relação à opção pelo adalimumabe para a indução da remissão. Para pacientes com menores graus atividade de doença, o adalimumabe pode ser uma opção nos casos em que a aplicação subcutânea seja a preferência do paciente. A AGA ressalta ainda que os pacientes que apresentaram falha ao infliximabe, particularmente falha primária, devem receber inicialmente ustequinumabe ou tofacitinibe ao invés de vedolizumabe ou de adalimumabe para a indução da remissão. Muito embora diversas publicações não tenham mostrado diferenças de eficácia no uso concomitante de imunossupressor com vedolizumabe e ustequinumabe, as diretrizes da AGA sugerem terapia combinada com tiopurinas ou com metotrexato para todos os biológicos, exceto para pacientes com doença de gravidade menor em que a segurança com a monoterapia deve ser priorizada.

VI. Anti-Interleucina

Carlos Henrique Marques dos Santos

Introdução

Embora as causas da RCU sejam pouco conhecidas, muitas evidências sugerem que esses distúrbios resultam de defeitos na regulação das respostas imunes a organismos comensais no intestino em indivíduos geneticamente suscetíveis. Algumas anormalidades imunológicas podem contribuir para o desenvolvimento da RCU, como defeitos na imunidade inata aos comensais intestinais, regulação negativa inadequada das respostas imunes inatas a organismos comensais e respostas Th1 e Th17 anormais. A análise de respostas de células T em modelos experimentais animais e em pacientes com DII indica a existência de uma resposta ativa de Th17 nas partes afetadas do intestino. Estudos genéticos demonstraram que polimorfismos em genes codificadores do receptor de IL-23 implicam risco aumentado de DII, embora o efeito dos polimorfismos sobre a expressão ou função do receptor seja indeterminado. Esses achados são a base do tratamento de pacientes com DII usando anticorpo monoclonal (AcM) que se liga a um polipeptídeo (p40) compartilhado pela IL-23 e IL-12. A IL-23 é requerida para as respostas imunes mediadas por Th17, enquanto a IL-12 é requerida para respostas Th1.

Descoberta das interleucinas e seu papel na RCU

Em 1989, um estudo sobre o mecanismo de ativação de células *natural killer* (NK) resultou na descoberta de uma nova citocina que promove a produção de interferon-gama (IFN-γ) e aumenta a citotoxicidade mediada por células NK. Isso foi rotulado inicialmente como fator estimulador de células NK (FECNK). Posteriormente, em decorrência de suas propriedades de interleucina (IL), o FECNK foi designado IL-12, que é um heterodímero constituído por dois polipeptídeos com massas moleculares de 40 (IL-12p40) e 35 (IL-12p35) kilodalton (Figura 12.5), que é produzida por monócitos e macrófagos para modular as células T e NK. As células dendríticas, via secreção de IL-12, conduzem a diferenciação de células T virgens em células Th1 produtoras de IFN-γ. Por sua participação na diferenciação em Th1, a IL-12 foi proposta como um ator importante na patogênese da RCU. Em um modelo de camundongo de colite crônica induzida quimicamente, a administração de AcM contra IL-12 resultou na resolução da colite. Células T CD4+ isoladas da lâmina própria do colo nos camundongos tratados foram incapazes de liberar IFN-γ. Os resultados foram replicados por diferentes estudos em animais e humanos, que mostraram que anticorpos anti-IL-12 propiciaram melhora ou prevenção da colite.

Em 2000, a análise computacional da sequência da família IL-6 identificou uma nova citocina denominada p19. Essa molécula estava estruturalmente próxima da subunidade IL-12p35. Embora p19 coexpresse com outras moléculas da família IL-6, apenas sua coexpressão com IL-12p40, dentro da mesma célula, gera um heterodímero bioativo designado como IL-23. Monócitos, macrófagos e células dendríticas são os principais produtores de IL-23 (Figura 12.6).

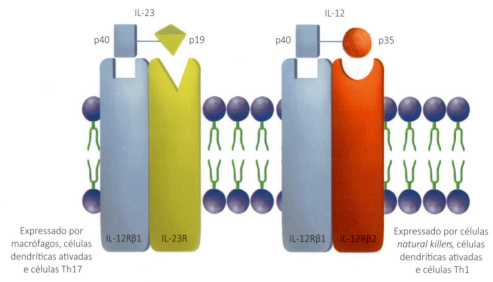

Figura 12.5 Relação entre IL-23 e IL-12. A IL-23 é composta pelas subunidades p40 e p19; IL-12 pelas subunidades p40 e p35. As citocinas ligam-se a dois receptores heterodiméricos diferentes, que compartilham a porção IL-12Rb1 reconhecida pela subunidade p40; a subunidade p19 liga-se especificamente à porção IL-23R do complexo receptor; a subunidade p35 liga-se à porção IL12Rb2. Esses dois receptores expressam por diferentes populações celulares, contribuindo, assim, para o desenvolvimento e a manutenção da inflamação em diferentes níveis.
Fonte: Adaptada de Allocca M, Furfaro F, Fiorino G, 2018.

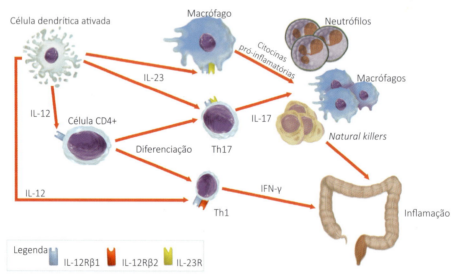

Figura 12.6 Papel da IL-12 e 23 na RCU. Após a estimulação, as células dendríticas ativadas produzem tanto IL-12 como IL-23. A IL-12 liga-se às células T CD4, conduzindo, assim, à diferenciação em células Th1 que expressam IL-12 Rb1 e IL-12 Rb2. A IL-23 se liga a macrófagos e células Th17 (altamente expressas por tecidos inflamados), ambas expressando IL-12 Rb1 e IL-23 R. As células Th1 produzem IFN-γ, enquanto os macrófagos produzem várias citocinas que aumentam o recrutamento de neutrófilos para o tecido inflamado.
Fonte: Adaptada de Allocca M, Furfaro F, Fiorino G, 2018.

A IL-23 é uma peça-chave na fase tardia da diferenciação de células T CD4+ virgens em células Th17. Sendo desprovidas de IL-23R, as células T virgens requerem outras citocinas, como o fator de crescimento transformador (TGF)-β e IL-6, para modular o estágio inicial de diferenciação. Essas citocinas induzem a expressão do receptor órfão γt relacionado ao receptor de ácido retinoico como o fator de transcrição, que promove a expressão de IL-23R. Células Th17 imaturas induzidas por TGF-β e IL-6 requerem exposição a IL-23 para atingir a patogenicidade. Uma vez maturadas, as células Th17 são capazes de produzir IL-17 e TNF-α, acentuando o processo inflamatório na colite.

Além disso, a IL-23 foi responsabilizada como mediadora de uma resposta inflamatória órgão-específica. Em um modelo experimental de encefalomielite autoimune (EAI), uma população de células T promovidas por IL-23, uma vez transferida para camundongos virgens, invadiu o SNC. Alinhado com esses achados, camundongos suprimidos de IL-23p19 apresentaram características protetoras contra EAI e artrite induzida por colágeno.

O papel da IL-23 nas respostas inflamatórias imunomediadas também foi apoiado por estudos genéticos. O estudo de associação genômica ampla ligou polimorfismos de IL-23R com predisposição a condições autoimunes, como psoríase e artrite psoriática, espondilite anquilosante, e DC. Foi estabelecida uma associação entre rs11209026, um polimorfismo de nucleotídeo único (SNP, do inglês *single nucleotide polimorphism*) no gene IL-23R e CD, e essa variante mostrou-se protetora contra RCU. A característica protetora de rs11209026 foi confirmada em uma metanálise que mostrou que o transporte dessa variante do SNP reduziu o risco de doença em uma coorte de mais de 75 mil casos e controles.

Interleucina-12 ou interleucina-23 – Qual a principal interleucina na patogênese da RCU?

Dados de modelos de camundongos mostraram que a IL-12, mediante a promoção de células T produtoras de IFN-γ, medeia a inflamação intestinal. No entanto, o papel da via IL-12/IFN-γ não ficou tão claro em estudos subsequentes. Em um modelo de colite, o tratamento com AcM contra IFN-γ no estágio inicial diminuiu a gravidade da doença, mas não mostrou nenhum efeito na colite estabelecida. Subsequentemente, o ensaio randomizado e controlado de fontolizumabe, um AcM contra IFN-γ, falhou em mostrar alguma resposta clínica em pacientes com DII apesar de produzir melhora nos marcadores inflamatórios. Em contraste, o tratamento com anticorpo anti-IL-12p40 em um modelo de colite melhorou a inflamação, assim como outros estudos confirmaram que o anticorpo anti-IL-12p40, e não o anticorpo anti-IFN-γ, resultou na resolução da colite, postulando-se que o papel desempenhado pela IL-12 na inflamação intestinal era provavelmente independente de IFN-γ.

Com a descoberta da IL-23, novos estudos diluíram o papel da IL-12 na patogênese da DII. Reagentes que inibem IL-12 via direcionamento da subunidade IL-12p40 mostraram o mesmo efeito em IL-23, que tem IL-12p40 em comum com IL-12 (Figura 12.5). Além disso, dados de vários estudos apoiaram o papel da IL-23 nas respostas inflamatórias imunomediadas. Assim, o enigma era se os anticorpos anti-IL-12p40 produziam seus efeitos por intermédio da inibição de IL-12, IL-23 ou ambos. Diferentes modelos animais, surpreendentemente, mostraram que a deficiência de IL-23, e não de IL-12, apresenta uma resistência a respostas inflamatórias órgão-específicas. No modelo EAI, embora os camundongos IL-23-específicos ou IL-12/IL-23-deficientes fossem resistentes à doença, camundongos com deficiência específica de IL-12 (suprimido de IL-12p35) eram altamente suscetíveis. Resultados semelhantes foram observados em modelos de inflamação intestinal. Camundongos duplamente suprimidos para IL-10/IL-23p19 mostraram resistência, enquanto camundongos duplamente suprimidos para IL-10/IL-12p35 desenvolveram colite no início da vida. Em um modelo de colite induzida por anti-CD40, a administração de anticorpos anti-IL-12p40 ou anti-IL-23p19 inibiu o processo inflamatório. No mesmo modelo, a deficiência de IL-12 específica mostrou suscetibilidade à colite, mas deficiência específica de IL-23 foi protetora. Além disso, a inibição seletiva de IL-23R na colite induzida quimicamente leva à melhora da doença. Esses dados, coletivamente, apoiaram a teoria de que as respostas imunes anteriormente atribuídas à IL-12, de fato, eram responsabilidades da IL-23 (Figura 12.6).

Medicamentos anti-interleucinas no tratamento da RCU

O bloqueio da IL-12 foi investigado com o desenvolvimento do anticorpo anti-IL-12 SMART, um inibidor específico de IL-12 que reconheceu a estrutura heterodimérica (IL-12p35/IL-12p40) de IL-12. No entanto, sua produção foi descontinuada, possivelmente por ineficácia. Os medicamentos atualmente usados ou com estudos em andamento no tratamento da RCU bloqueando interleucinas são apresentados a seguir (Tabela 12.4).

Tabela 12.4 Medicamentos que bloqueiam interleucinas 12 e 23 no tratamento da RCU.

Agente	Alvo	Via de administração	Estudo/fase
Ustequinumabe	IL-12 e IL-23	IV, SC	UNIFI, UNIFI-LTE
Mirikizumabe	IL-23	IV, SC	Fase 3
Risankizumabe	IL-23	IV, SC	Fase 3
Brazikumabe	IL-23	IV, SC	Fase 2
Guselkumabe	IL-23	IV, SC	Fase 2/3

IL: interleucina; IV: (via) intravenosa; SC: (via) subcutânea.
Fonte: Desenvolvida pela autoria do capítulo.

Cobloqueio de interleucina-12 e interleucina-23

Agora é bem conhecido que os anticorpos contra IL-12p40, inicialmente reconhecidos como anticorpos anti-IL-12, são anticorpos anti-IL-12/IL-23. Briakinumab[1] e ustequinumabe (UST) são imunoglobulinas totalmente humanizadas contra a molécula IL-12p40. Briakinumab foi estudado em esclerose múltipla, psoríase, e DC, mas não na RCU. No Brasil, UST foi aprovado para o tratamento de psoríase em 2009, artrite psoriásica em 2016, DC em 2017, RCU em 2019 e psoríase pediátrica em 2020.

Ustequinumabe na RCU moderada a grave

Indução

Estudos mostraram um nível sérico de IL-23 mais alto em pacientes com RCU do que em controles saudáveis, com uma correlação positiva entre o nível sérico e a duração e gravidade da doença. O UST é um agente que bloqueia as interleucinas 12 e 23 e, consequentemente, poderia controlar o processo mediado pela via Th1 e Th17. A eficácia e a segurança de UST na RCU foram comprovadas em um estudo multicêntrico, randomizado e placebo-controlado denominado UNIFI, no qual foram incluídos 961 pacientes. O UST foi avaliado após a indução com a dose de 130 mg, 6 mg/kg e placebo em pacientes com RCU moderada a grave virgens ou previamente expostos à terapia com outros agentes biológicos. As taxas de remissão clínica com UST após a indução (UST 130 mg = 15,6% e UST 6 mg/kg = 15,5%) foram superiores ao placebo (5,3%).

Num estudo de vida real, Amiot et al. avaliaram a efetividade e segurança da terapia de indução com UST em 103 pacientes com RCU. O desfecho primário avaliado foi remissão clínica livre de corticosteroides nas semanas 12 a 16 (definida como escore parcial de Mayo ≥ 2, com uma combinação de subpontuação de frequência evacuatória e sangramento retal ≤ 1). O estudo demonstrou que, em uma população de pacientes refratários, em sua maioria com exposição prévia a mais de dois biológicos (69,9%), UST foi eficaz na indução de remissão clínica livre de corticosteroides em um terço dos pacientes.

Manutenção

Na continuação do estudo UNIFI, foram incluídos 523 pacientes distribuídos em grupo placebo, UST 90 mg SC a cada 12 e 8 semanas. Na semana 44, o UST foi superior ao placebo em todos os quesitos avaliados independente do intervalo (8 ou 12 semanas) atingindo 42% de remissão livre de corticosteroides. O UST teve melhor resposta naqueles virgens de terapia biológica em comparação aos que tiveram exposição prévia, atingindo 37,4% e 47,1% de remissão clínica livre de corticosteroides na semana 44 entre falhados e virgens de biológicos, respectivamente. Cicatrização da mucosa com melhora histológica foi reportada em 45,9% com UST (superior ao placebo).

Mais recentemente, Hong et al. descreveram a efetividade e a segurança do UST para RCU a longo prazo em dois centros nos Estados Unidos. Nesta coorte de pacientes majoritariamente refratários a biológicos, o tratamento com UST permitiu remissão em quase metade deles aos 12 meses. Esses resultados são ligeiramente melhores do que os do estudo pivotal e refletem a experiência clínica com a droga em um cenário de mundo real.

Dados de longo prazo

Parte dos pacientes do UNIFI foi acompanhada por 2 anos (UNIFI-LTE) num estudo aberto, avaliando-se a eficácia e segurança do UST na RCU na dose de 90 mg SC a cada 8 ou 12 semanas. Conforme esperado pelas características do medicamento, houve pouca perda de eficácia ao longo do tempo, alcançando-se 64,5% e 67,6% de remissão clínica na semana 92 com intervalos de 12 e 8 semanas, respectivamente, com mais de 95% dos doentes sem corticosteroide associado. Até 73,4% dos pacientes virgens de biológicos em uso de UST após 2 anos estavam em remissão clínica contra 61,5% daqueles que já haviam falhado a pelo menos um agente biológico, demonstrando novamente um melhor resultado em pacientes não tratados antes com biológicos.

---

[1] Medicamentos não disponíveis no Brasil foram mantidos com a nomenclatura original.

Metanálises

Como não há estudos *head to head* que possam orientar quanto aos resultados dos biológicos que bloqueiam interleucinas em relação aos demais mecanismos de ação, Singh et al. realizaram uma metanálise em rede pelo método SUCRA (*surface under the cumulative ranking*) incluindo ensaios randomizados de adultos com RCU moderada a grave tratados com antagonistas de TNF, vedolizumabe, tofacitinibe ou UST, como agentes de primeira ou segunda linha, em comparação com placebo ou outro agente ativo. Em pacientes virgens de biológico, o infliximabe obteve o melhor resultado para indução de remissão clínica e melhora endoscópica (SUCRA = 0,95). Em pacientes com exposição prévia a antagonistas de TNF, UST e tofacitinibe foram classificados como mais altos para indução de remissão clínica e foram superiores aos demais (ambos com SUCRA = 0,87).

Outra metanálise em rede, porém utilizando o modelo hierárquico bayesiano, demonstrou uma maior probabilidade de resposta, remissão e cicatrização endoscópica em um ano com UST em comparação com demais medicamentos entre os pacientes virgens de biológicos. Em pacientes que já haviam falhado a pelo menos um biológico, uma maior probabilidade de resposta ao UST *versus* a maioria dos comparadores também foi observada, embora os resultados fossem mais incertos.

Bloqueio específico da interleucina-23 na RCU

Visando alcançar ainda mais segurança com a terapia biológica, há uma tendência em se estudar produtos mais seletivos. Além do fato de que a IL-23, e não a IL-12, é o fator chave na patogênese da DII, o bloqueio seletivo da IL-23 pode ter outras vantagens que serão discutidas. Os AcM anti-IL-23 seletivos na investigação clínica para RCU incluem brazikumabe, risanquizumabe, mirikizumabe e guselkumabe (Figura 12.7 e Quadro 12.2).

Mirikizumabe

Mirikizumabe é um AcM humanizado contra a subunidade p19 de IL-23. No estudo de fase 2, o mirikizumabe não atingiu o desfecho primário, ou seja, remissão clínica na semana 12, mas foi mais eficaz que placebo (59,7% *versus* 20,6%) em induzir uma resposta clínica, com o grupo tratado com 200 mg apresentando o maior benefício. No entanto, houve melhora significativa na frequência evacuatória e no sangramento retal na semana 2, persistindo até a semana 52. Na manutenção do estudo, aqueles que tiveram resposta inicial receberam mirikizumabe SC a cada 4 semanas e tiveram resposta clínica e remissão clínica de 80,9% e 46,8% na semana 52, respectivamente. Na análise adicional do estudo de fase 2, observaram-se melhora endoscópica e remissão histológica em 30,6% e 45,2%, respectivamente, aumentando para 42,6% e 66% na semana 52. Verificou-se também melhora significativa na qualidade de vida após 12 semanas de indução.

Vários ensaios de fase 3 estão em andamento. LUCENT 1 e LUCENT 2 são estudos randomizados, duplo-cegos, controlados por placebo para indução e manutenção em pacientes com RCU moderada a grave. O LUCENT 3 é o estudo aberto de longo prazo, enquanto o LUCENT-ACT é um estudo randomizado, duplo-cego, controlado por placebo que visa avaliar a eficácia e segurança do mirikizumabe em comparação com vedolizumabe e placebo. Há ainda em andamento um estudo multicêntrico de

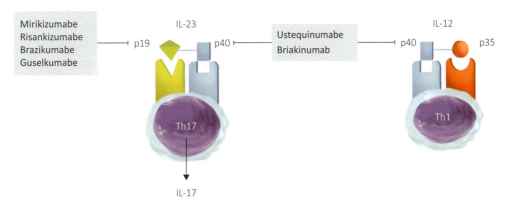

Figura 12.7 Moléculas que tem como alvo o bloqueio de IL-12 e IL-23.
Fonte: Adaptada de Allocca M, Furfaro F, Fiorino G, 2018.

fase 2 em crianças e adolescentes. Enfim, em breve haverá novas importantes informações a respeito do mirikizumabe que poderá se tornar outra opção terapêutica na RCU bloqueando IL-23.

Risankizumabe

Trata-se de um AcM humanizado contra a subunidade p19 de IL-23. Embora muitos estudos tenham demonstrado eficácia do tratamento da DC, até o momento não há resultados disponíveis sobre sua eficácia e segurança na RCU. Um estudo de fase 2/3 randomizado, duplo-cego, controlado por placebo para tratamento de indução e um de fase 3 estão em andamento com pacientes com RCU moderada a grave.

Brazikumabe

É um AcM humano contra a subunidade p19 de IL23. Até o momento, não há resultados disponíveis sobre sua eficácia e segurança em RCU. Um estudo multicêntrico de fase 2 de indução está em andamento para pacientes com RCU moderada a grave.

Guselkumabe

É também um AcM humano contra a subunidade p19 de IL23. Até o momento, não há resultados publicados sobre sua eficácia e segurança na RCU, porém, resultados iniciais foram apresentados na forma de pôster no congresso ECCO de 2022. Trezentos e treze pacientes com RCU moderada a grave foram randomizados para guselkumabe (GUS) 200 mg, 400 mg e placebo. Na semana 12, uma proporção significativamente maior de pacientes tratados com GUS 200 mg e GUS 400 mg alcançou resposta clínica em comparação com placebo (61,4% e 60,7% *versus* 27,6%, respectivamente, ambos p < 0,001). Em geral, os resultados de segurança até a semana 12 foram consistentes com o perfil de segurança conhecido de GUS em indicações aprovadas. A eficácia e a segurança de GUS 200 mg e 400 mg foram comparáveis.

Foram também apresentados resultados iniciais do uso de GUS associado com golimumabe (GOL). Duzentos e quatorze pacientes com RCU moderada a grave virgens de antagonistas do TNF-α e refratários ou intolerantes à terapia convencional foram aleatoriamente designados para receber GUS 200 mg (IV, nas semanas 0, 4 e 8 (n = 71); GOL 200 mg SC, na semana 0; então 100 mg SC, nas semanas 2, 6 e 10 (n = 72); ou combinação com GUS 200 mg IV + GOL 200 mg SC, na semana 0; GOL 100 mg SC, nas semanas 2, 6; e 10 e GUS 200 mg IV, nas semanas 4 e 8 (n = 71). O desfecho primário foi a resposta clínica na semana 12 e o principal desfecho secundário foi a remissão clínica na semana 12. Uma maior proporção de pacientes que receberam terapia combinada obteve resposta clínica na semana 12 (83,1%) *versus* GUS (74,6%) ou GOL (61,1%). Da mesma forma, a proporção de pacientes que obtiveram remissão clínica no grupo de combinação (36,6%) foi maior do que nos grupos de monoterapia (21,1% e 22,2%, respectivamente). As porcentagens de pacientes com normalização endoscópica e remissão histológica e normalização endoscópica foram quase o dobro com terapia combinada *versus* monoterapia.

Segurança dos agentes anti-interleucinas 12 e 23 na RCU
Dados iniciais

A primeira análise de segurança do briakinumab foi obtida num relatório sobre os dados de segurança agrupados dos ensaios de psoríase. Os pacientes que receberam pelo menos uma dose foram acompanhados até 45 dias após a última dose. Um total de 2.520 pacientes com 4.704 pacientes/ano de exposição ao medicamento foi incluído na análise. Os efeitos adversos (EA) incluíram infecções graves (1,3%), neoplasias (2,6%) e eventos cardiovasculares adversos maiores (ECAM; 1%), chegando a 5,6% de EA. Surpreendentemente, a incidência de ECAM foi de 0,57/100 pacientes-ano. Esses resultados garantiram monitoramento de segurança para ECAM entre pacientes com psoríase moderada a grave recebendo terapia anti-IL-12/IL-23. Apesar da eficácia clínica do briakinumabe na psoríase, em 2011, a Abbott anunciou a retirada do pedido de licenciamento para esta indicação clínica e o encerramento dos ensaios em andamento, supostamente em decorrência do aumento da taxa de EA, e, assim, uma possível associação entre terapia anti-IL-12/IL-23 e ECAMs tornou-se uma preocupação.

Um aumento paradoxal nos níveis séricos de IL-12p40 foi relatado no início da terapia com UST na psoríase, seguido por um declínio gradual para um nível acima do valor basal. Sendo a IL-12 uma citocina hipoteticamente pró-aterogênica, há potencial para uma taxa aumentada de ECAM no contexto da terapia anti-IL-12/IL-23. Embora os pacientes com ECAM dos dados de segurança do briakinumab tivessem múltiplos fatores de risco cardíaco, esses fatores de risco também existiam no grupo placebo sem ECAM.

Assim, é necessário cautela na terapia anti-IL-12/IL-23 entre pacientes com fatores de risco cardíaco. Até o momento, não está claro se os ECAM neste cenário são um efeito de droga (briakinumab) ou um efeito de classe (terapia anti-IL-12/IL-23). Além disso, os dados sobre ECAM associados à terapia anti-IL-12/IL-23 são derivados sobretudo de pesquisas sobre psoríase, que podem não necessariamente extrapolar para RCU.

No que se refere à segurança dos agentes anti-interleucina, naturalmente encontraremos mais dados sobre UST por ser o representante da classe aprovado e testado em maior número de estudos.

Dados específicos de segurança de UST na RCU
Dados gerais de segurança

Na fase de indução do estudo UNIFI, 41,4%; 50,6%, e 48% dos pacientes relataram pelo menos um EA nos grupos de dose fixa (130 mg UST), dose com base no peso (6 mg/kg UST) e placebo, respectivamente. Os efeitos adversos graves (EAG) foram observados em 3,7%; 3,4% e 6,9% na mesma sequência dos grupos supramencionados, enquanto na fase de manutenção, os EAG foram relatados em 7,6%; 8,5% e 9,7% dos pacientes (UST 130 mg, UST 6 mg/kg e placebo, respectivamente). No estudo UNIFI-LTE, os números de EA por 100 pacientes-ano de acompanhamento foram semelhantes entre os grupos pesquisados. Ou seja, os principais estudos de UST na RCU não mostraram diferença estatística entre os grupos tratados com o medicamento e pacientes dos grupos placebo.

Reações de infusão e no sítio de injeção do UST

Reações infusionais dentro de 1 hora após a infusão e reações no local da injeção durante a fase de manutenção foram observadas em poucos pacientes, sem diferenças entre os grupos.

Infecções

Na fase de indução do estudo UNIFI, 15,9% e 15,4% dos pacientes (UST 130 mg, UST 6 mg/kg e placebo, respectivamente), apresentaram infecções. Infecções graves foram observadas em 0,6%; 0,3% e 1,6% na mesma sequência dos grupos supramencionados. Na fase de manutenção do estudo, infecções foram relatadas em 33,7%; 48,9% e 46,3% dos pacientes (UST 90 mg a cada 12 semanas, UST 90 mg a cada 8 semanas e placebo, respectivamente), enquanto as infecções graves foram encontradas em 3,5%; 1,7% e 2,3% dos pacientes na mesma sequência dos grupos supramencionados.

Potenciais infecções oportunistas ocorreram em quatro dos 825 pacientes que receberam UST. Nesses quatro pacientes, houve um caso de pneumonia por Legionella durante a fase de indução, dois casos de colite por citomegalovírus e um caso de infecções simultâneas por herpes simples oftálmico e oral durante a fase de manutenção. No estudo UNIFI-LTE, o número de infecções graves nesses grupos foi de 4,15 (UST 90 mg 12/12 semanas), 1,71 (UST 90 mg a cada 8 semanas) e 2,38 (placebo). Duas infecções graves consideradas oportunistas foram relatadas, incluindo um caso de colite por citomegalovírus (> 60 anos) e um caso de hemocultura positividade para *Listeria monocytogenes*.

A metanálise em rede de Singh et al. sugeriu que vedolizumabe e UST têm menores riscos de infecções na fase de manutenção do que adalimumabe, golimumabe, infliximabe e tofacitinibe.

Câncer

Neoplasias foram observadas em sete de 825 pacientes tratados com UST nas fases de indução e manutenção do UNIFI. Entre estes, houve um caso de câncer de próstata, intestino grosso, rim e reto, e três casos de câncer de pele não melanoma. Um dos 319 pacientes tratados com placebo desenvolveu câncer testicular. No braço UST do estudo UNIFI-LTE, três pacientes com UST desenvolveram câncer de pele não melanoma, dois pacientes desenvolveram carcinoma basocelular e um paciente desenvolveu carcinoma espinocelular e carcinoma basocelular. No grupo placebo, um paciente desenvolveu carcinoma basocelular e um desenvolveu melanoma. Nenhum outro câncer foi relatado neste estudo de extensão.

Gestação

O grupo de estudo PREGNANCY-GETAID realizou um estudo de coorte retrospectivo entre os centros GETAID com mulheres adultas com DII que tivessem recebido pelo menos uma dose de UST ou vedolizumabe durante a gravidez ou 2 meses antes da concepção. O estudo comparou os efeitos na gravidez, maternos e neonatais desses medicamentos com os antagonistas anti-TNF-α. Este estudo incluiu 27 pacientes com DC (29 gestações) que receberam UST, mas nenhuma paciente com RCU foi avaliada. Concluiu-se que o perfil de segurança do UST não foi diferente do de vedolizumabe ou antagonistas anti-TNF-α em gestantes com DII. No entanto, há necessidade de estudos específicos com gestantes com RCU utilizando anti-interleucina.

Imunogenicidade

Os dados disponíveis na literatura a respeito de imunogenicidade dos anti-interleucina são apenas sobre UST. Entre 505 pacientes que receberam UST durante a indução e manutenção no estudo UNIFI, 23 (4,6%) apresentaram anticorpos antidroga (AAD). Entre eles, 22% (23/5) e 39% (9/23) dos pacientes foram positivos para anticorpos neutralizantes e anticorpos transitórios, respectivamente. O estudo UNIFI-ILTE relatou que 5,5% (22/400) dos pacientes que receberam UST na fase de manutenção e que continuaram UST no estudo de extensão tinham AAD. Entre os positivos para AAD, 18,2% (4/22) tinham anticorpos neutralizantes. Em comparação com os agentes anti-TNF, pode-se dizer que a taxa de imunogenicidade de UST é baixa, o que pode permitir menor perda de resposta ao produto em longo prazo.

Considerações finais

Os estudos publicados até o momento são encorajadores em mostrar que o bloqueio de IL-12, mas, principalmente IL-23, pode ser uma excelente alternativa no tratamento da RCU moderada a grave. Como muitos agentes estão ainda em fase de estudo, o principal representante da classe no momento é o UST, que já conta com muitas publicações de qualidade e até metanálises, permitindo que as principais sociedades médicas possam posicioná-lo no tratamento da RCU. Para pacientes com RCU moderada a grave que falharam à terapia convencional, a maior parte dos consensos tem recomendado infliximabe ou vedolizumabe, estando o UST como alternativa à falha desses dois agentes.

A Associação Americana de Gastroenterologia sugere que em pacientes ambulatoriais adultos com RCU moderada/grave e exposição prévia a infliximabe, particularmente aqueles sem resposta primária, pode-se utilizar UST ou tofacitinibe, em vez de vedolizumabe ou adalimumabe, para indução de remissão. O GETECCU (Grupo Espanhol de Trabalho em Doença de Crohn e Retocolite Ulcerativa) traz em seu consenso a posição de que o UST pode ser utilizado na indução da remissão de pacientes com RCU moderada a grave refratários ao tratamento convencional ou terapia biológica na dose única de ~6 mg/kg IV seguido de dose subcutânea (90 mg), 8 semanas após, devendo, então, ser mantido a cada 12 ou 8 semanas.

VII. Pequenas Moléculas

Marcello Imbrizi Rabello
Michel Gardere Camargo

Introdução

A retocolite ulcerativa (RCU) é um tipo de doença inflamatória intestinal (DII) caracterizada pela inflamação mural e de acometimento contínuo, de forma ascendente, partindo do reto (podendo ser poupado em uma minoria de casos) em direção aos demais segmentos colônicos. O tratamento medicamentoso é composto por diversos agentes, divididos consensualmente em:

- **Terapia convencional:**
  - corticosteroides, como a prednisona, prednisolona, hidrocortisona, metilprednisolona e budesonida;
  - derivados salicilatos, como a mesalazina e sulfassalazina;
  - tiopurinas como a azatioprina ou 6-mercaptopurina;
  - inibidores da calcineurina, como ciclosporina e tacrolimus.
- **Terapia biológica:**
  - antifator de necrose tumural alfa (TNF-α), como adalimumabe, golimumabe e infliximabe;
  - anti-integrina, como natalizumabe e vedolizumabe;
  - anti-interleucinas (IL) como ustequinumabe.

- **Pequenas moléculas:**
  - inibidores das *Janus kinases* (JAK), como tofacitinibe e upadacitinibe;
  - moduladores da esfingosina-1-fosfato (S1P), como o ozanimode.

Nesta sessão, dedicar-nos-emos ao conhecimento das pequenas moléculas e às suas indicações.

Pequenas moléculas

O envolvimento de citocinas nas DII, seja em sua fase aguda, seja na crônica, é bem documentado e os avanços no entendimento desta rede de comunicação extracelular e intracelular favorecem o avanço terapêutico para o controle destas doenças. Com o advento da liberação da terapia biológica capaz de bloquear a sinalização do TNF observamos que, embora eficazes, uma parcela considerável de pacientes não responde a terapia ou perderá resposta com o passar do tempo, isso demonstra a complexidade e a heterogeneidade das DII, assim como a necessidade de tecnologias capazes de intervir em outras vias inflamatórias.

Novos bloqueios de vias de sinalização foram estudados e são propostos como terapia tanto para a doença de Crohn (DC) como para a retocolite ulcerativa; entre eles, os bloqueadores das *Janus kinases*, os bloqueadores da sinalização de transdução e ativação de transcrição do DNA (STAT) e os moduladores da esfingosina-1-fosfato. Diferentemente da terapia biológica, as drogas envolvidas nas sinalizações supracitadas são sintéticas e administradas por VO e, por essa razão, foram denominadas "pequenas moléculas"; todavia, seus mecanismos de ação são distintos e serão abordados a seguir.

Via JAK-STAT

A família JAK é composta pelas JAK 1, JAK 2, JAK 3 e tirosinoquinase 2 (TYK2). Um sinalizador extracelular (citocina) pode se ligar a esses receptores e induzir sua ativação e, consequentemente, autofosforilação e/ou transfosforilação com posterior interação da família composta por sete STAT (STAT 1, 2, 3, 4, 5A, 5B e 6) e subsequente translocação da informação ao núcleo celular pela ligação do STAT dimerizado aos elementos reguladores de DNA controlando a transcrição de genes associados. O sistema JAK-STAT é, portanto, uma via de sinalização intracelular.

A recepção da sinalização das JAKs ocorre em pares, com diferentes combinações (p. ex., JAK 1 e 2) que são capazes de ativar com especificidade e alto grau de regulação processos biológicos como a apoptose, proliferação celular, diferenciação celular (células T, B, *natural killers*), entre outros. Desta forma, pode-se dizer que o bloqueio de uma via JAK é capaz de inibir vários processos de diferenciação celular estimulados por uma ampla rede de citocinas. A exemplo, o bloqueio proporcionado pelo tofacitinibe, primeira droga inibidora JAK liberada para a RCU, ocorre sobre as JAKs 1 e 3, que estão a jusante dos receptores de IL-2, IL-4, IL-7, IL-9, IL-15 e IL-21. De forma geral, a via JAK-STAT opera sob estímulo de 50 a 60 citocinas, fatores de crescimento e hormônios, sendo um ponto crucial ao sistema imunológico.

A Figura 12.8 demonstra as ações comandadas pela ativação de determinada combinação de JAK.

Assim como existem citocinas necessárias à manutenção da homeostasia intestinal, como as IL-6, IL-10, IL-2 e IL-22, outras como a IL-9, IL-12, IL-23, e INF-γ estão envolvidas na patogênese das DII e são dependentes da sinalização JAK-STAT. Uma resposta imune adaptativa excessiva, em resposta à entrada de conteúdo luminal intestinal na lâmina própria, secundária à falha da imunidade inata (barreira epitelial), é detectada e apresentada pelas células dendríticas às células T, que se diferenciam aumentam a expressão dessas citocinas pró inflamatórias.

Diferentes variações genéticas ou expressões de determinadas vias JAK-STAT foram correlacionadas com a DC, a RCU ou ambas. As principais associações citocinas/JAK-STAT relacionadas à DC são IL-12 e Interferon (IFN)γ, já na RCU destacam-se as IL-5, IL-9, IL-13 e IL-33. Para ambas as doenças, estão relacionadas as IL-6, IL-21 e IL-23. Isso pode explicar a eficácia de determinado bloqueio sobre uma, outra ou ambas DII.

O Quadro 12.5 aponta as principais ações relacionadas à via JAK-STAT no desenvolvimento das DII.

Inibição da JAK na retocolite ulcerativa

Até a redação deste *Tratado*, três drogas inibidoras da JAK foram aprovadas para o tratamento da retocolite ulcerativa: tofacitinibe; filgotinibe; e upadacitinibe. Abordaremos cada molécula de forma individual.

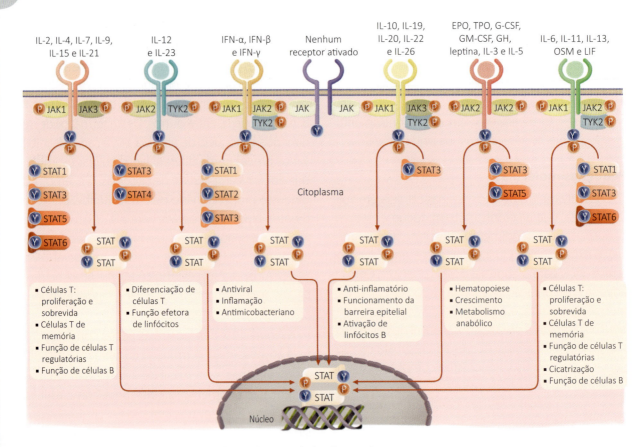

Figura 12.8 Vias de sinalização intracelular mediadas pela família JAK de tirosina quinases.
Fonte: Adaptada de Salas A, Hernandez-Rocha C, Duijvestein M et al., 2020.

Quadro 12.5 Pares de JAK envolvidos na patogênese das DII.

	JAK1 – JAK3	JAK1/TYK2 – JAK2	JAK2 – JAK2	JAK1 – TYK2	JAK2 – JAK1
Sinalizador extracelular	- IL-2, IL-4, IL-7, IL-9, IL-15, IL-21	- IL-5, IL-6, IL-11, IL-13, IL-27, IL-31	- GM-GSF, eritropoetina, trombopoetina	- INF-α, INF-β, IL-10, IL-20, IL-22, IL-28	- INF-γ
Efeitos fisiológicos normais	- Proliferação de linfócitos e homeostase - Resposta imune adaptativa, homeostase intestinal - Imunidade humoral, produção de muco, defesa contra helmintos	- Diferenciação de células T e inflamação - Cicatrização de feridas - Diferenciação de patógenos extracelulares - Metabolismo lipídico	- Eritropoiese, mielopoiese, produção de plaquetas - Crescimento - Proteção do epitélio intestinal	- Resposta antiviral, defesa antitumoral - Regeneração epitelial, manutenção da barreira intestinal	- Imunidade antiviral e antimicrobiana - Proteção da barreira epitelial - Homeostatia da superfície da mucosa
Efeitos sobre patogênese das DII	- Inflamação - Efeitos deletérios sobre cicatrização - Produção de citocinas inflamatórias na mucosa, desenvolvimento tumoral	- Inflamação epitelial intestinal crônica - Produção de citocinas pró-inflamatórias - Aumento da permeabilidade da barreira intestinal - Apoptose de células epiteliais intestinais e ulceração - Proliferação celular epitelial e crescimento tumoral	- Sem efeitos	- Suscetibilidade às DII - Produção de citocinas pró-inflamatórias	- Morte de células epiteliais - Perda da integridade da função da barreira epitelial - Disfunção da barreira endotelial vascular

Fonte: Adaptado de Argollo M et al., 2020.

Tofacitinibe

O tofacitinibe é um inibidor oral que age sobre todas as JAK, mas, principalmente, sobre as JAK 1 e JAK 3. Os estudos OCTAVE 1 e 2 avaliaram sua capacidade de induzir remissão na RCU e o OCTAVE *Sustain* avaliou a capacidade do tofacitinibe em manter a remissão da RCU.

Nos estudos OCTAVE *Induction 1* e OCTAVE *Induction 2*, foram avaliados pacientes em uso de tofacitinibe 10 mg, 2 vezes ao dia, comparados com placebo (proporção de 4:1) durante 8 semanas. Um grupo recebeu dose de 15 mg no início do estudo, mas que foi reduzida para 10 mg pelo laboratório desenvolvedor após orientações de autoridades reguladoras de artrite reumatoide (doença em que o tofacitinibe já era utilizado). O desfecho primário foi remissão clínica, considerando remissão um escore de Mayo ≤ 2 (sem subpontuação > 1 e sem sangramento retal) em 8 semanas. O desfecho secundário foi a remissão endoscópica, considerando o subescore endoscópico de Mayo ≤ 2 em 8 semanas. No OCTAVE 1, a remissão ocorreu em 18,5% e 8,2% dos pacientes em uso de tofacitinibe ou placebo respectivamente (p = 0,007) com semelhanças aos resultados no OCTAVE 2, em que 16,6% e 3,6% dos grupos tofacitinibe e placebo atingiram remissão clínica na semana 8 (p < 0,001). Em nenhum dos dois estudos foram identificadas diferenças em pacientes expostos ou não aos anti-TNF previamente.

Os pacientes que foram incluídos no OCTAVE *Sustain* foram randomizados em três grupos: tofacitinibe 10 mg, 2 vezes ao dia, 5 mg, 2 vezes ao dia e placebo (proporção 1:1:1) por 52 semanas. O desfecho primário foi remissão clínica na semana 52, enquanto os desfechos secundários foram remissão endoscópica na semana 52 assim como a remissão sustentada (entre 24 e 52 semanas) e a remissão livre de esteroides (sem uso de esteroides por período ≥ 4 semanas antes da avaliação). A remissão clínica foi atingida em 34,3%; 40,6% e 11,1% nos grupos em uso de tofacitinibe 5 mg, tofacitinibe 10 mg e placebo, respectivamente (p < 0,001 para comparações com placebo). O estudo voltado à avaliação de resposta diferenciando pacientes expostos ou não aos anti-TNFs não apontou diferenças no alcance de remissão. Esse mesmo estudo demonstrou a segurança do aumento da dose de manutenção para 10 mg a cada 12 horas nos pacientes que perderam resposta ao longo do seguimento. Embora a incidência de infecções pelo herpes vírus (HV) tenha sido numericamente maior no grupo otimizado, a diferença não teve significância estatística e outros eventos adversos graves não foram distinguidos entre os grupos.

A continuidade da avaliação dos pacientes dos estudos pivotais se deu pelo OCTAVE *Open* que incluiu 142 pacientes que estavam utilizando 5 mg, 2 vezes ao dia; ou 10 mg, 2 vezes ao dia, em remissão, ajustando todas as doses para 5 mg, 2 vezes ao dia. Os dados incluem 36 meses de seguimento dos pacientes até a formulação deste capítulo. O evento adverso mais frequente foi nasofaringite (21,7% dos pacientes) naqueles que utilizaram a dose de manutenção de 5 mg a cada 12 horas. A infecção pelo HV ocorreu em 11 pacientes, sendo somente uma infecção grave. Um total de seis pacientes teve outras infecções sérias e dez pacientes apresentaram câncer (sendo cinco deles câncer de pele não melanoma – CPNM). Um paciente apresentou apendicite complicada com perfuração intestinal. Nenhum paciente apresentou complicações tromboembólicas. A remissão se manteve em 89% dos pacientes desconsiderando as perdas de paciente pela metodologia do estudo (análise *as observed*) e 50% incluindo os pacientes as perdas de paciente pela metodologia do estudo (análise NRI).

Dados oriundos dos estudos de portadores de doenças reumáticas em uso de tofacitinibe apontaram maior incidência de tromboembolismo pulmonar nos pacientes em uso de tofacitinibe 10 mg, 2 vezes ao dia, quando comparados em pacientes em uso de anti-TNF. Uma análise que avaliou três coortes de seguimento de portadores de RCU em uso de tofacitinibe ou placebo, com 1.220 pacientes, apontou uma incidência de 1 trombose venosa profunda (TVP) e 4 tromboembolismos pulmonares (TEP). Todos os pacientes utilizavam dose de 10 mg, 2 vezes ao dia e tinham outros fatores de risco para tromboembolismo venoso (TEV). É necessário considerar que a mesma análise apontou quatro pacientes do grupo placebo com TEV, o que nos remete ao fato de que esses eventos fazem parte das manifestações extraintestinais das DII, especialmente na colite extensa. As análises mais recentes apontam baixa incidência de TEV nos portadores de RCU e futuras publicações de estudos de vida real poderão esclarecer a real incidência na população com RCU assim como pacientes de maior risco.

Um estudo de vigilância de eventos adversos em portadores de RCU usuários de tofacitinibe, após a comercialização da droga, entre os anos de 2018 e 2020 (totalizando 27 meses), relatados ao banco de dados de segurança do laboratório originador, apontou uma exposição anual de pacientes ao tofacitinibe de 8.916 pacientes, tendo recebido 4.226 notificações, sendo 1.141 eventos adversos graves e 18 fatais. O estudo demonstrou incidência para cada 100 paciente/ano de 3,28 infecções; 1,28 distúrbios vasculares; 0,74 distúrbios respiratórios; 0,55 neoplasias e 0,5 distúrbios cardíacos.

Os estudos observacionais de vida real corroboram com as análises dos estudos pivotais. Uma metanálise de sete estudos de vida real apontou taxa de resposta e remissão clínica em 49% e 40% na indução e 36% e 35% na manutenção. A taxa estimada de eventos adversos foi de 53 por 100 pessoas/ano, mas a taxa de suspensão da droga decorrente de eventos adversos foi de 9,3 por 100 pessoas/ano.

Filgotinibe

O filgotinibe é uma pequena molécula que inibe preferencialmente a JAK-1 (potência de bloqueio sobre JAK-1 5 vezes maior do que sobre JAK-2, JAK-3 TYK-2) e com indicações no tratamento da artrite reumatoide, artrite psoriática e espondilite anquilosante. Recentemente teve sua aprovação em alguns países para o tratamento da RCU.

Os estudos de avaliação de eficácia e segurança do filgotinibe na RCU foram os ensaios SELECTION 2b e 3, compostos por dois estudos de indução de remissão e um estudo de manutenção de remissão. O estudo incluiu 1.348 pacientes randomizados a receber 200 mg, 100 mg ou placebo, por 11 semanas. Os 664 pacientes que tiveram resposta ou remissão clínica entraram no estudo de manutenção, novamente randomizados a receber filgotinibe ou placebo.

Na indução de remissão clínica, a dose de 200 mg de filgotinibe se mostrou superior ao placebo (estudo A: 26,1% *versus* 15,3%; IC: 95%, 2,1 a 19,5; p = 0,0157; estudo B: 11,5% *versus* 4,2%; IC: 1,6 a 12,8; p = 0,0103). Essa diferença não foi significante com a dose de 100 mg de filgotinibe.

No estudo de manutenção, ao final da semana 58, 37,2% dos pacientes do grupo 200 mg de filgotinibe tiveram remissão clínica (*versus* 11,2% no grupo placebo) (IC: 95%, 16 a 35,9; p < 0,0001). Na avaliação de manutenção de remissão, a dose de 100 mg de filgotinibe também se mostrou superior ao placebo na semana 58 (23,8% *versus* 13,5%; IC: 0 a 20,7; p = 0,0420).

A incidência de eventos adversos graves e de eventos adversos de interesse foi semelhante entre os grupos de tratamento.

Upadacitinibe

O upadacitinibe (UPA) é uma molécula oral inibidora seletiva da JAK-1, modulando a sinalização de importantes citocinas, como as interleucinas IL-2, IL-4, IL 7, IL-9, IL-15, IL-21 e interferons I e III. A avaliação de eficácia na RCU foi realizada por meio do estudo U-ACHIVE. O estudo realizado com 250 pacientes randomizados em quatro grupos – placebo, UPA 7,5 mg, UPA 15 mg, UPA 30 mg, UPA 45 mg – demonstrou, em seu desfecho primário (remissão clínica na semana 8), taxas de 0; 8,5%; 14,3%; 13,5% e 19,5%, respectivamente. Os dados de manutenção de remissão não foram publicados até a confecção deste capítulo.

Em uma revisão e metanálise em rede realizada por Burr et al. (2021), os autores apontaram o upadacitinibe com melhores índices de indução de remissão clínica, melhora endoscópica e resposta clínica sobre as demais pequenas moléculas e, na maioria das vezes, sobre todas as drogas na RCU. Em outra metanálise realizada por Lasa et al. (2022), o upadacitinibe obteve a melhor performance em relação às demais drogas na indução de remissão clínica, embora tenha se destacado negativamente em relação aos eventos adversos. Embora outras publicações sejam necessárias para corroborar com esta análise, trata-se de um destaque importante e que deve ser considerado.

Segurança dos inibidores JAK
Infecções

A infecção pelo HV é o principal evento infeccioso descrito nos usuários dos inibidores JAK, especialmente nos dados do tofacitinibe. Todavia, dados iniciais oriundos dos estudos de fase 2 e 3 do filgotinibe e upadacitinibe apontam a incidência desta infecção, porém ainda sem diferença estatística com o grupo placebo. Sugere-se que qualquer portador de DII, em imunossupressão ou não, seja acompanhado por um infectologista e tratado com antivirais por no mínimo 7 dias e 2 adicionais após todas as lesões de pele terem crostas. A via de tratamento dependerá da localização e da gravidade da manifestação.

Raros casos de outras infecções oportunistas são citados na literatura; entre elas, manifestações do citomegalovírus, criptococos, histoplasma e Clostridium. Embora a tuberculose não tenha sido relatada nos pacientes dos estudos pivotais, tratados com isoniazida quando portadores de tuberculose latente, os dados oriundos dos estudos da reumatologia apontam que o risco de tuberculose varia de acordo com a incidência da doença por região. Em países da alta incidência como o Brasil, o risco seria de 0,75 por 100 pacientes/ano. Pacientes com sorologia positiva para o antígeno de superfície e core do vírus da hepatite B podem desenvolver reativação viral sendo sugerido o acompanhamento sorológico ou profilaxia com análogos nucleotídeos.

Fenômenos tromboembólicos

No ano de 2019, após uma análise de dados de portadores de doenças reumáticas, a agência americana Food and Drug Administration (FDA) emitiu um alerta sobre o risco de tromboembolismo venoso (TEV) em portadores de artrite reumatoide maiores de 50 anos, com pelo menos um risco cardiovascular em uso de 10 mg de tofacitinibe, 2 vezes ao dia. Esse risco parece ser aplicado também aos portadores de retocolite ulcerativa embora estudos de longo prazo, especialmente incluindo as doses diárias de 20 mg de tofacitinibe ainda são escassos. Alguns dados sobre inibidores JAK seletivos, como upadacitinibe e filgotinibe apontam também para o aumento do risco de TEV.

Até que estudos de segurança longos e mais detalhados na população com retocolite ulcerativa sejam publicados, as prescrições em maiores de 50 anos com um ou mais potenciais riscos cardiovasculares devem ser realizadas com prudência.

Gestação e aleitamento

Poucos estudos foram publicados avaliando segurança na gestação, nas crianças expostas intraútero e nos lactentes de mães em uso de inibidores JAK. Apesar de não existir nenhum dado sobre a transferência placentária, acredita-se que, em virtude do pequeno tamanho molecular, ocorra transferência placentária desde o início da gestação.

Estudos pré-clínicos em ratos e coelhos com doses muito superiores às aprovadas para o tratamento de RCU apontou o potencial teratogênico e feticida do tofacitinibe.

Nenhum estudo humano avaliou especificamente a segurança de crianças em aleitamento de mães usuárias de inibidores das JAK. O tofacitinibe está presente em leite de ratas em duas vezes a concentração do soro das ratas lactantes. Até que mais dados estejam disponíveis, recomenda-se não amamentar até 18 horas após tomar tofacitinibe.

Moduladores S1P

Os moduladores do receptor esfingosina-1-fosfato (S1P) atuam como antagonistas funcionais em receptores S1P1 linfocíticos, inibindo os linfócitos dependentes deste receptor de saírem de linfonodos secundários para o sangue periférico, inibindo, assim, o número circulante destas células.

A S1P é um lisofosfolipídeo derivado da membrana celular que embora tenha ação intracelular, age principalmente como um mediador extracelular ligando-se a cinco diferentes tipos de receptores de proteína G-acoplada. O equilíbrio da S1P decorre de ativação e fosforilação, transporte e degradação.

As interações entre S1P e seus receptores (1-5) regula vários processos celulares, por meio de adesão, migração e endocitose além de mediar processos fisiológicos da diferenciação celular, migração e proliferação celular, tráfico de células B e T e estabilidade vascular (envolvendo estabilidade do sistema imunológico, cardiovascular e nervoso, assim como na patogênese do câncer). A S1P desempenha ainda papel sobre a barreira intestinal, aumentando os níveis de E-caderina, que tem ação nas junções intercelulares.

O Quadro 12.6 apresenta os locais de expressão, as medicações moduladoras e a ação resultante da modulação na retocolite ulcerativa. Atualmente existe uma droga liberada para o tratamento da RCU, o ozanimode, que será detalhado a seguir.

Ozanimode

Ozanimode é um agonista oral de $S1P_1$ e $S1P_5$ que induz o sequestro de linfócitos por linfonodos periféricos, reduzindo potentemente o número de linfócitos ativados circulantes para o trato gastrointestinal. A avaliação da eficácia do ozanimode em induzir e manter remissão da RCU foi realizada no estudo TOUCHSTONE.

Nos ensaios TOUCHSTONE, os pacientes foram subdivididos em placebo (n = 65), ozanimode 0,5 mg (n = 65) e ozanimode 1 mg (n = 67). Após a semana 8, aqueles considerados respondedores à droga continuaram no estudo de avaliação de manutenção de resposta.

A remissão clínica na semana 8 (desfecho primário) ocorreu em 6%, 14% e 16% nos grupos placebo; 0,5 mg e 1 mg respectivamente, a resposta clínica na semana 8 ocorreu em 37%, 54% e 57% dos pacientes.

No estudo de manutenção, ao final de 32 semanas, mantinham-se em remissão 6%, 26% e 21% e em resposta 20%, 35% e 51% dos pacientes dos grupos placebo; 0,5 mg e 1 mg.

Até o momento, poucos dados de segurança foram publicados. Os estudos pivotais não apontaram diferenças em eventos adversos na comparação dos três grupos. Um paciente com bradicardia prévia desenvolveu bloqueio atrioventricular (BAV) de 1º grau, assintomático, resolvido sem necessidade de intervenção clínica e de saída do estudo (diferentemente do esperado em outras modulações S1P em que se pode observar BAV de 2º grau). Quatro pacientes apresentaram elevação da ALT (alanina aminotransferase) acima de três vezes o nível superior da normalidade. Um paciente apresentou carcinoma de células escamosas, porém o mesmo paciente havia sido tratado com mercaptopurina por mais de 2 anos. A continuidade da avaliação dos pacientes dos estudos TOUCHSTONE assim como publicações de vida real poderão trazer mais informações sobre aspectos de segurança no uso da droga a longo prazo.

Como efeito de classe, recomenda-se contraindicar ozanimode a pacientes que apresentaram nos últimos 6 meses doenças cardiovasculares isquêmicas, doenças cerebrovasculares isquêmicas, insuficiência cardíaca descompensada (necessidade de internação recente ou classes funcionais 3 ou 4). Presença de bloqueios atrioventriculars Mobitz II, de 2º ou 3º graus, síndrome do nó sinusal ou bloqueio sinoatrial, a menos que o paciente seja portador de marca-passo, apneia do sono grave não tratada ou faça uso concomitante de inibidores da monoamino oxidase.

Quadro 12.6 Subtipos S1P e ação da modulação.

Subtipos S1P	Distribuição tecidual	Moduladores S1P na RCU	Resposta à modulação S1P (RCU)
S1PR1	Linfócitos, células dendríticas, endoteliais, neurais, miócitos atriais, células da musculatura lisa	Fingolimode, ozanimode, etrasimode, KRP-203, amiselimode	Redução dos linfócitos circulantes e da migração das células dendríticas, modulação da função da barreira endotelial e vascular
S1PR2	Células endoteliais, SNC, células da musculatura lisa, células da musculatura cardíaca, fibroblastos pulmonares	–	–
S1PR3	SNC, células da musculatura lisa, células da musculatura cardíaca, fibroblastos pulmonares	Fingolimode	Modulação da fibrose e da sinalização NFκB
S1PR4	Linfócitos, células dendríticas, células do câncer de mama	Fingolimode, etrasimode	Redução das citocinas pró-inflamatórias e aumento das citocinas anti-inflamatórias
S1PR5	SNC, células NK, oligodentrócitos	Fingolimode, ozanimode, etrasimode, amiselimode	Modulação da migração das células NK

SNC: sistema nervoso central; NK: *natural killer*.
Fonte: Adaptado de Argollo M et al., 2020.

Tabela 12.5 Doses terapêuticas.

Droga	Indução	Manutenção	Observações
Inibidores JAK			
Tofacitinibe	• 10 mg a cada 12 horas por 8 semanas • Se necessário: manter dose até 16 semanas	• 5 mg a cada 12 horas	• Doença renal moderada a grave ou doença hepática moderada: reduzir metade da dose • Doença hepática grave: não recomendado
Filgotinibe	• 200 mg/dia	• 200 mg/dia	• Não recomendado a maiores de 75 anos • Doença renal moderada a grave: 100 mg/dia • Não recomendado na doença hepática grave
Upadacitinibe	• 45 mg/dia por 8 semanas	• 15 mg/dia • Doença refratária, grave ou extensa: considerar 30 mg/dia	• Doença renal grave ou doença hepática leve a moderada: 30 mg (indução) e 15 mg (manutenção) • Doença hepática grave: não recomendado
Moduladores S1P			
Ozanimode	• Dias 1 a 4: 0,23 mg/dia • Dias 5 a 7: 0,46 mg/dia	• Dia 8 em diante: 0,92 mg/dia	• Sem ajuste para função renal • Não recomendado na disfunção hepática

Fonte: Adaptada de Argollo M et al., 2020.

Referências bibliográficas

1. Abbas A, Lichtman A, Pillai S (ed.). Imunidade especializada nas barreiras epiteliais e tecidos imunoprivilegiados. *In*: Imunologia andomiz e molecular. 9. Ed. Rio de Janeiro: Guanabara Koogan, 2019. P. 313-4.
2. Agrawal M, Kim ES, Colombel JF. JAK inhibitors safety in ulcerative colitis: practical implications. J Crohn's Colitis. 2020 Aug 1;14(Suppl 2):755-60. Doi: 10.1093/ecco-jcc/jjaa017. PMID: 32006031; PMCID: PMC7395307.
3. Agrawal M, Spencer EA, Colombel JF et al. Approach to the management of recently diagnosed inflammatory bowel disease patients: a user's guide for adult and pediatric gastroenterologists. Gastroenterology. 2021;161(1):47-65.
4. Amiot A, Filippi J, Abitbol V et al.; UC-USK-GETAID Study Group. Effectiveness and safety of ustekinumab induction therapy for 103 patients with ulcerative colitis: a GETAID multicentre real-world cohort study. Aliment Pharmacol Ther. 2020;51(11):1039-46.
5. Argollo M, Furfaro F, Gilardi D et al. Modulation of sphingosine-1-phosphate in ulcerative colitis. Expert Opin Biol Ther. 2020 Apr;20(4):413-20 [Epub 2020 Feb 25]. Doi: 10.1080/14712598.2020.1732919. PMID: 32093531.
6. Ariyaratnam J, Subramanian V. Association between thiopurine use and nonmelanoma skin cancers in patients with inflammatory bowel disease: a meta-analysis. American Journal of Gastroenterology. 2014;109:163-9.
7. Barberio B, Segal JP et al. Efficacy of oral, topical, or combined oral and topical 5-aminosalicylates, in ulcerative colitis: systematic review and network meta-analysis. J Crohns Colitis. 2021 Jul 5;15(7):1184-96.
8. Battat R, Hemperly A, Truong S et al. Baseline clearance of infliximab is associated with requirement for colectomy in patients with acute severe ulcerative colitis. Clin Gastroenterol Hepatol. 2021;19:511-8.
9. Bermejo F, Aguas M, Chaparro M et al. Recommendations of the andomi working group on Crohn's disease and ulcerative colitis (GETECCU) on the use of thiopurines in inflammatory bowel disease. Gastroenterol Hepatol. 2018;41:205-21.
10. Bhattacharya A, Osterman MT. Biologic therapy for ulcerative colitis. Gastroenterol Clin North Am. 2020;49(4):717-29.
11. Brasil. Grupo de Assistência Multiprofissional em Estomias e Doença Inflamatória Intestinal (GAMEDII). Classificações e índices de atividade. GAMEDII. Disponível em: http://www.gamedii.com.br/docs/area-do-profissional/escores.pdf. Acesso em: fev. 2022.
12. Bressler B, Marshall JK, Bernstein CN et al. Clinical practice guideline for the medical andomized of nonhospitalized ulcerative colites: Toronto consensus. Gastroenterology. 2015;148:1035-58.
13. Burr NE, Gracie DJ, Black CJ et al. Efficacy of biological therapies and small molecules in moderate to severe ulcerative colitis: systematic review and network meta-analysis. Gut. 2021 Dec 22:1-12 [Epub ahead of print]. Doi: 10.1136/gutjnl-2021-326390. PMID: 34937767.
14. Burri E, Maillard MH, Schoepfer AM et al. Treatment algorithm for mild and moderate-to-severe ulcerative colitis: an update. Digestion. 2020;101(Suppl 1):2-15.
15. Chande N, Wang Y, MacDonald JK et al. Methotrexate for induction of remission in ulcerative colitis. Cochrane Database of Systematic Review. 2014;2014(8):CD006618.
16. Chang JY, Park SJ, Jung ES et al. Genotype-based treatment with thiopurine reduces incidence of myelosuppression in patients with inflammatory bowel diseases. Clin Gastroenterol Hepatol. 2020;18:2010.
17. Chao K, Huang Y, Zhu X et al. Randomised clinical trial: dose andomized strategy by NUDT15 genotyping reduces leucopenia during thiopurine treatment of Crohn's disease. Aliment Pharmacol Ther. 2016;54(9):1124-33.
18. Cheifetz AS, Abreu MT, Afif W et al. A comprehensive literature review and expert consensus statement on therapeutic drug monitoring of biologics in inflammatory bowel disease. Am J Gastroenterol. 2021;116(10):2014-25.
19. Cholapranee A, Hazlewood GS, Kaplan GG et al. Systematic review with meta-analysis: comparative efficacy of biologics for induction and maintenance of mucosal healing in Crohn's disease and ulcerative colitis controlled trials. Aliment Pharmacol Ther. 2017;45(10):1291-302.
20. Choy MC, Seah D, Faleck DM et al. Systematic review and meta-analysis: optimal salvage therapy in acute severe ulcerative colitis. Inflamm Bowel Dis. 2019;25(7):1169-86.
21. Clarke BS, Yates M, Adas M et al. The safety of JAK-1 inhibitors. Rheumatology (Oxford). 2021 May 5;60(Suppl 2):24-30. Doi: 10.1093/rheumatology/keaa895. PMID: 33950230; PMCID: PMC8098103.
22. Colombel JF, Loftus EV, Siegel CA et al. Sa1271 efficacy of vedolizumab with concomitant corticosteroid or immunomodulator use in patients with ulcerative colitis from GEMINI 1. Gastroenterology. 2015;148:S-277-8.
23. Colombel JF, Sands BE, Rutgeerts P et al. The safety of vedolizumab for ulcerative colitis and Crohn's disease. Gut. 2017;66:839-51.
24. Colombel JF. Herpes zoster in patients receiving JAK inhibitors for ulcerative colitis: mechanism, epidemiology, management and prevention. Inflamm Bowel Dis. 2018;24:2173-82.
25. D'Amico F, Magro F, Peyrin-Biroulet L et al. Positioning filgotinib in the treatment algorithm of moderate to severe ulcerative colitis. J Crohns Colitis. 2021 Nov 16 [Epub ahead of print]. Doi: 10.1093/ecco-jcc/jjab206. PMID: 34791103.
26. D'Amico F, Parigi TL, Bonovas S et al. Long-term safety of approved biologics for ulcerative colitis. Expert Opin Drug Saf. 2020;19(7):807-16.
27. D'Haens GR, Hibi T, Ferrante M et al. P687 Early and sustained improvement in stool frequency and rectal bleeding following 52 weeks of mirikizumab treatment. J Crohn's Colitis. 2020;14:S559-60.
28. D'Haens GR, Van Deventer S. 25 years of anti-TNF treatment for inflammatory bowel disease: lessons from the past and a look to the future. Gut. 2021;70(7):1396-405.
29. Damião AOMC, Miszputen S et al.; Grupo de Estudos da Doença Inflamatória Intestinal do Brasil (GEDIIB); Federação Brasileira de Gastroenterologia; Sociedade Brasileira de Coloproctologia. Diretriz da retocolite andomized: tratamento com aminossalicilatos. 15 nov. 2018.
30. Damião AOMC, Vieira A, Vilela EG et al. Diretriz sobre retocolite andomized. Int J Inflamm Bowel Dis. 2019;5(1):12-41.
31. Danese S, Fiorino G, Peyrin-Biroulet L et al. Biological agents for moderately to severely active ulcerative colitis: a systematic review and network meta-analysis. Ann Intern Med. 2014;160(10):704-11.

32. Danese S, Fiorino G, Peyrin-Biroulet L. Positioning therapies in ulcerative colitis. Clin Gastroenterol Hepatol. 2020;18(6):1280-90.

33. Desreumaux P, Ghosh S. Review article – Mode of action and delivery of 5-aminosalicylic acid: new evidence. Aliment Pharmacol Ther. 2006;24(Suppl 1):2-9.

34. Di Paolo MC, Paoluzi AO, Pica R et al. Sulphasalazine and 5-aminosalicylic acid in long-term treatment of ulcerative colitis: report on tolerance and side-effects. Dig Liver Dis. 2001;33:563-9.

35. Dignass A, Lindsay JO, Sturm A et al. 2 ed. European evidence-based consensus on the diagnosis and management of ulcerative colitis – Part II: Current management. J Crohns Colitis. 2012;6:991-1030.

36. Dignass A, Rubin D, Bressler B et al. OP23 The efficacy and safety of guselkumab induction therapy in patients with moderately to severely active ulcerative colitis: phase 2b QUASAR study results through week 12. J Crohn's & Colitis. 2022;16(1):25-6.

37. Dotan I, Allez M, Danese S et al. The role of integrins in the pathogenesis of inflammatory bowel disease: approved and investigational anti-integrin therapies. Med Res Rev. 2020;40:245-62.

38. Dragoni G, Bagnoli S, Grazie ML et al. Long-term efficacy and safety of vedolizumab in patients with inflammatory bowel diseases: a real-life experience from a tertiary referral center. J Dig Dis. 2019;20:235-42.

39. Dulai PS, Jairath V. Acute severe ulcerative colitis: latest evidence and therapeutic implications. Ther Adv Chronic Dis. 2018;9(2):65-72.

40. Ericson-Neilsen W, Kaye AD. Steroids: pharmacology, complications and practice delivery issues. Ochsner J. 2014 Summer;14(2):203-7.

41. Farré R et al. Intestinal permeability, inflammation and the role of nutrients. Nutrients. 2020 Apr 23;12(4):1185.

42. Feagan BG, Danese S, Loftus Jr EV. Filgotinib as induction and maintenance therapy for ulcerative colitis (SELECTION): a phase 2b/3 double-blind, randomised, placebo-controlled trial. Lancet. 2021 Jun 19;397(10292):2372-2384 [Epub 2021 Jun 3]. Doi: 10.1016/S0140-6736(21)00666-8. PMID: 34090625.

43. Feagan BG, MacDonald JK. Once daily oral mesalamine compared to conventional dosing for induction and maintenance of remission in ulcerative colitis: a systematic review and meta-analysis. Inflamm Bowel Dis. 2012;18:1785-94.

44. Feagan BG, Macdonald JK. Oral 5-aminosalicylic acid for induction of remission in ulcerative colitis. Cochrane Database Syst Rev. 2012;10:CD000543.

45. Feagan BG, Rutgeerts P, Sands BE et al.; GEMINI 1 Study Group. Vedolizumab as induction and maintenance therapy for ulcerative colitis. N Engl J Med. 2013;369:699-710.

46. Feuerstein JD, Isaacs KL, Schneider Y et al.; AGA Institute Clinical Guidelines Committee. AGA clinical practice guidelines on the management of moderate to severe ulcerative colitis. Gastroenterology. 2020 Apr;158(5):1450-61.

47. Feuerstein JD, Moss AC, Farraye FA. Ulcerative colitis. Mayo Clin Proc. 2019 Jul;94(7):1357-73. Doi: 10.1016/j.mayocp.2019.01.018. Erratum in: Mayo Clin Proc. 2019 Oct;94(10):2149. PMID: 31272578.

48. Ford AC, Achkar JP, Khan KJ et al. Efficacy of 5-aminosalicylates in ulcerative colitis: systematic review and meta-analysis. Am J Gastroenterol. 2011 Apr; 106(4):601-16.

49. Ford AC, Khan KJ, Achkar JP et al. Efficacy of oral vs. topical or combined oral and topical 5-aminosalicylates, in ulcerative colitis: systematic review and meta-analysis. Am J Gastroenterol. 2012 Feb;107(2):167-76.

50. Frieder J, Kivelevitch D, Haugh I et al. Anti-IL-23 and anti-IL-17 biologic agents for the treatment of immune-mediated inflammatory conditions. Clin Pharmacol Ther. 2018;103(1):88-101.

51. Fumery M, Singh S, Dulai PS et al. Natural history of adult ulcerative colitis in population based cohorts: a systematic review. Clin Gastroenterol Hepatol. 2018;16:343-356.

52. Gajendran M, Loganathan P, Jimenez G et al. A comprehensive review and update on ulcerative colitis. Disease-a-Month. 2019;65(12):100851.

53. Gisbert J, Chaparro M. Predictors of primary response to biologic treatment (anti-TNF, vedolizumab, and ustekinumab) in patients with inflammatory bowel disease: from basic science to clinical practice. J Crohn's Colitis. 2020 Jun 19; 14(5):694-709.

54. Gisbert JP, Chaparro M. Safety of new biologics (vedolizumab and ustekinumab) and small molecules (tofacitinib) during pregnancy: a review. Drugs. 2020 Jul;80(11):1085-100. Doi: 10.1007/s40265-020-01346-4. PMID: 32562207.

55. Gomollon F, Dignass A, Annese V et al. 3. ed. European evidence-based consensus on the diagnosis and management of Crohn's disease 2016 – Part I: Diagnosis and medical management. J Crohns Colitis. 2017;11:3-25.

56. Gubatan J, KeyashianK, Rubin SJS et al. Anti-integrins for the treatment of inflammatory bowel disease: current evidence and perspectives. Clin Exper Gastroenterol. 2021;14:333-42.

57. Hanauer SB, Sandborn WJ, Lichtenstein GR. Evolving considerations for thiopurine therapy for inflammatory bowel diseases – A clinical practice update: commentary. Gastroenterology [Online]. 2019;156(1):36-42.

58. Harbord M, Eliakim R, Bettenworth D et al. 3. ed. European evidence-based consensus on diagnosis and management of ulcerative colitis – Part II: Current management. J Crohns Colitis. 2017;11:769-84.

59. Herfarth H, Barnes EL, Valentine JF et al. Methotrexate is not superior to placebo in mantainig steroid-free in responce or remission in ulcerative colitis. Gastroenterology. 2018;155(4):1098-108.e9.

60. Hindryckx P, Jairath V, D'Haens G. Acute severe ulcerative colitis: from pathophysiology to clinical management. Nat Rev Gastroenterol Hepatol. 2016;13(11):654-64.

61. Hong SJ, Cleveland NK, Akiyama S et al. Real-world effectiveness and safety of ustekinumab for ulcerative colitis from two tertiary IBD centers in the United States. Crohn's & Colitis 360. 2021;3(1). Doi: 10.1093/crocol/otab002.

62. Järnerot G, Hertevig E, Friis-Liby I et al. Infliximab as rescue therapy in severe to moderately severe ulcerative colitis: a randomized, placebo-controlled study. Gastroenterology. 2005;128:1805-11.

63. Jewell DP, Truelove SC. Azathioprine in ulcerative colitis: an interim report on a controlled therapeutic trial. Br Med J. 1972;1(5802):709-12.

64. Jostins L, Ripke S, Weersma RK et al.; International IBD Genetics Consortium (IIBDGC). Host-microbe interactions have shaped the genetic architecture of inflammatory bowel disease. Nature. 2012;491(7422):119-24.

65. Kashani A, Schwartz DA. The expanding role of anti-IL-12 and/or anti-IL-23 antibodies in the treatment of inflammatory bowel disease. Gastroenterol Hepatol (NY). 2019;15(5):255-65.
66. Kirchgesner J, Lemaitre M, Carrat F et al. Risk of serious and opportunistic infections associated with treatment of inflammatory bowel diseases. Gastroenterology. 2018;155(2):337-346.e10.
67. Klotz U. Clinical pharmacokinetics of sulphasalazine, its metabolites and other prodrugs of 5-aminosalicylic acid. Clin Pharmacokinet. 1985;10:285-302.
68. Ko CW, Singh S, Feuerstein JD et al. AGA clinical practice guideline on the manangement of mild-to-moderate ulcerative colitis. Gastroenterology. 2019;156:748-64.
69. Kotlyar DS, Lewis JD, Beaugerie L et al. Risk of lymphoma in patients with inflammatory bowel disease treated with azathioprine and 6-mercaptopurine: a meta-analysis. Clinical Gastroenterology & Hepatology. 2015;13(5):847-58.e4; quiz e48-50.
70. Lamb CA, Kennedy NA, Raine T et al. British Society of Gastroenterology consensus guidelines on the management of inflammatory bowel diseases in adults. Gut. 2019;68:1-106.
71. Langley RG, Papp K, Gottlieb AB et al. Safety results from a pooled analysis of randomized, controlled phase II and III clinical trials and interim data from an open-label extension trial of the interleukin-12/23 monoclonal antibody, briakinumab, in moderate to severe psoriasis. J Eur Acad Dermatol Venereol. 2013;27(10):1252-61.
72. Law CCY, Narula A, Lightner AL et al. Systematic review and meta-analysis: preoperative vedolizumab treatment and postoperative complications in patients with inflammatory bowel disease. Crohn's Colitis. 2018 Apr 27;12(5):538-45.
73. Lichtenstein GR, Loftus EV, Isaacs KL et al. ACG clinical guideline: management of Crohn's disease in adults. Am J Gastroenterol. 2018;113:481-517.
74. Loftus E, Feagan BG, Panaccione R et al. Long-term safety of vedolizumab for inflammatory bowel disease. Aliment Pharmacol Ther. 2020;52:1353-65.
75. Lukin D, Faleck D, Xu R et al. Comparative safety and effectiveness of vedolizumab to tumor necrosis factor antagonist therapy for ulcerative colitis. clin gastroenterol hepatol. 2022 Jan;20(1):126-35.
76. Mallet AL, Bouguen G, Conroy G et al. Azathioprine for refractory ulcerative proctitis: a retrospective multicenter study. 2017 Mar;49(3):280-5.
77. Marshall JK, Thabane M, Steinhart AH et al. Rectal 5-aminosalicylic acid for induction of remission in ulcerative colitis. Cochrane Database Syst Rev. 2010;(1):CD004115.
78. Meneghini M, Bestard O, Grinyo JM. Immunosuppressive drugs modes of action. Best Pract Res Clin Gastroenterol. 2021;54-5(June):101757.
79. Miyoshi J, Matsuura M, Hisamatsu T. Safety evaluation of ustekinumab for moderate-to-severe ulcerative colitis. Expert Opin Drug Saf. 2022;21(1):1-8.
80. Moschen AR, Tilg H, Raine T. IL-12, IL-23 and IL-17 in IBD: immunobiology and therapeutic targeting. Nat Rev Gastroenterol Hepatol. 2019;16(3):185-96.
81. Nakase H, Sato N, Mizuno N et al. The influence of cytokines on the complex pathology of ulcerative colitis. Autoimmun Rev. 2021 Dec 10;21(3):103017. doi: 10.1016/j.autrev.2021.103017.
82. Nalagatla N, Falloon K, Tran G et al. Effect of accelerated infliximab induction on short-and long-term outcomes of acute severe ulcerative colitis: a retrospective multi-center study meta-analysis. Clin Gastroenterol Hepatol. 2019;17(3):502-9.
83. Narula N, Marshall JK, Colombel JF et al. Systematic review and meta-analysis: infliximab or cyclosporine as rescue therapy in patients with severe ulcerative colitis refractory to steroids. Am J Gastroenterol. 2016;111(4):477-91.
84. Nielsen OH, Steenholdt C, Juhl CB et al. Efficacy and tolerability of methotrexate in the management of inflammatory bowel disease: a systematic review and metaanalysis of randomized, controlled trials. E Clinical Medicine. 2020;20:100271.
85. Noviello D, Mager R, Roda G et al. The IL23-IL17 immune axis in the treatment of ulcerative colitis: successes, defeats and ongoing challenges. Front Immunol. 2021;12:611256.
86. Obinata H, Hla T. Sphingosine 1-phosphate and inflammation. Int Immunol. 2019 Aug 23;31(9):617-25. Doi: 10.1093/intimm/dxz037. PMID: 31049553; PMCID: PMC6939830.
87. Oresland T, Bemelman WA, Sampietro GM et al. European evidence based consensus on surgery for ulcerative colitis. Journal of Crohn's and Colitis. 2015:4-25.
88. Pai R, Canavan J, Tuttle J et al. Tu1849 Histologic remission and mucosal healing in a phase II study of mirikizumab in patients with moderately to severely active ulcerative colitis. Gastroenterology. 2020;158:S1187.
89. Panaccione R, Danese S, Sandborn WJ et al. Ustekinumab is effective and safe for ulcerative colitis through 2 years of maintenance therapy. Aliment Pharmacol Ther. 2020;52(11-12):1658-75.
90. Panaccione R, Ghosh S, Middleton S et al. Combination therapy with infliximab and azathioprine is superior to monotherapy with either agent in ulcerative colitis. Gastroenterology. 2014;146(2):392-400.
91. Parigi TL, D'Amico F, Danese S. Upadacitinib for Crohn's disease and ulcerative colitis treatment: hitting the selective JAKpot. Gastroenterology. 2021 Apr;160(5):1472-4 [Epub 2020 Apr 18]. Doi: 10.1053/j.gastro.2020.04.034. PMID: 32311362.
92. Park SC, Jeen YT. Anti-integrin therapy for inflammatory bowel disease. World J Gastroenterol. 2018 May 7;24(17):1868-80.
93. Park SK, Yang SK, Ye BD et al. The long-therm efficacy of azathioopurine in steroid-dependent ulcerative colitis. Scand J Gastroenterol. 2013;48(12):1386-93.
94. Peyrin-Biroulet L, Danese S, Argollo M et al. Loss of response to vedolizumab and ability of dose Q1 intensification to restore response in patients with Crohn's disease or ulcerative colitis: a systematic review and meta-analysis. Clin Gastroenterol Hepatol. 2019 Apr;17(5):838-46.e2.
95. Peyrin-Biroulet L, Sandborn WJ, Panaccione R et al. Tumour necrosis factor inhibitors in inflammatory bowel disease: the story continues. Therap Adv Gastroenterol. 2021;14:1-22.
96. Pippis EJ, Yacyshyn BR. Clinical and mechanistic characteristics of current JAK inhibitors in IBD. Inflamm Bowel Dis. 2020 Dec 9 [Epub ahead of print]. Doi: 10.1093/ibd/izaa318. PMID: 33295611.
97. Pugliese D, Felice C, Papa A et al. Anti TNF-α therapy for ulcerative colitis: current status and prospects for the future. Expert Rev Clin Immunol. 2017 Mar;13(3):223-33.
98. Quinn QP, Raffals LE. An update on the medical management of inflammatory pouch complications. Am J Gastroenterol. 2020;115:1439-50.

99. Raine T, Bonovas S, Burisch J et al. ECCO guidelines on therapeutics in ulcerative colitis: medical treatment. Journal of Crohn's and Colitis. 2021 Oct 12.

100. Raine T, Bonovas S, Burisch J et al. ECCO guideliness on therapeutics in ulcerative colitis: medical treatment. J Crohn's Colitis. 2022;16(1):2-17.

101. Reddy M, Torres G, McCormick T et al. Positive treatment effects of ustekinumab in psoriasis: analysis of lesional and systemic parameters. J Dermatol. 2010;37(5):413-25.

102. Reinisch W, De Villiers W, Bene L et al. Fontolizumab in moderate to severe Crohn's disease: a phase II, randomized, double-blind, placebo-controlled, multiple-dose study. Inflamm Bowel Dis. 2010;16(2):233-42.

103. Roda G et al. Crohn's disease. Nat Rev Dis Primers. 2020;6:22.

104. Rubin DT, Ananthakrishnan AN, Siegel CA et al. ACG clinical guideline: ulcerative colitis in adults. Am J Gastroenterol. 2019;114(3):384-413.

105. Rubin DT, Modesto I, Vermeire S et al. Worldwide post-marketing safety surveillance experience with tofacitinib in ulcerative colitis. Aliment Pharmacol Ther. 2022 Feb;55(3):302-10 [Epub 2021 Oct 9]. Doi: 10.1111/apt.16619. PMID: 34626429.

106. Rutgeerts P, Sandborn WJ, Feagan BG et al. Infliximab for induction and maintenance therapy for ulcerative colitis. N Engl J Med. 2005;353(23):2462-76.

107. Safdi M, De Micco M, Sninsky C et al. A double-blind comparison of oral versus rectal mesalamine versus combination therapy in the treatment of distal ulcerative colitis. Am J Gastroenterol. 1997;92(10):1867-71.

108. Salas A, Hernandez-Rocha C, Duijvestein M et al. JAK-STAT pathway targeting for the treatment of inflammatory bowel disease. Nat Rev Gastroenterol Hepatol. 2020 Jun;17(6):323-37.

109. Sandborn WJ, Feagan BG, Marano C et al. Subcutaneous golimumab induces clinical response and remission in patients with moderate-to-severe ulcerative colitis. Gastroenterology. 2014;146(1):85-109.

110. Sandborn WJ, Feagan BG, Wolf DC et al.; TOUCHSTONE Study Group. Ozanimod induction and maintenance treatment for ulcerative colitis. N Engl J Med. 2016 May 5;374(18):1754-62. Doi: 10.1056/NEJMoa1513248. PMID: 27144850.

111. Sandborn WJ, Ferrante M, Bhandari BR et al. Efficacy and safety of mirikizumab in a randomized phase II study of patients with ulcerative colitis. Gastroenterology. 2020;158:537-49.

112. Sandborn WJ, Lawendy N, Danese S et al. Safety and efficacy of tofacitinib for treatment of ulcerative colitis: final analysis of OCTAVE open, an open-label, long-term extension study with up to 7 years of treatment. Aliment Pharmacol Ther. 2022 Feb;55(4):464-78 [Epub 2021 Dec 1]. Doi: 10.1111/apt.16712. PMID: 34854095.

113. Sandborn WJ, Panés J, D'Haens GR et al. Safety of tofacitinib for treatment of ulcerative colitis, based on 4.4 years of data from global clinical trials. Clin Gastroenterol Hepatol. 2019;17:1541-50.

114. Sandborn WJ, Reinisch W, Colombel JF et al. Adalimumab induces and maintains clinical remission in patients with moderate-to-severe ulcerative colitis. Gastroenterology. 2012;142(2):257-65.

115. Sandborn WJ, Rutgeerts P, Feagan BG et al. Colectomy rate comparison after treatment of ulcerative colitis with placebo or infliximab. Gastroenterology. 2009;137(4):1250-60.

116. Sandborn WJ, Travis S, Moro L et al. Once-daily budesonide MMX(R) extended-release tablets induce remission in patients with mild to moderate ulcerative colitis: results from the CORE I study. Gastroenterology. 2012;143:1218-26.

117. Sands BE, Feagan BG, Sandborn WJ et al. OP36 Efficacy and safety of combination induction therapy with guselkumab and golimumab in participants with moderately-to-severely active ulcerative colitis: results through week 12 of a phase II randomized, double-blind, active-controlled, parallel-group, multicenter, proof-of-concept study. J Crohn's & Colitis. 2022;16(Suppl 1):42-3.

118. Sands BE, Peyrin-Biroulet L, Loftus EV et al.; VARSITY Study Group. Vedolizumab versus adalimumab for moderate-to-severe ulcerative colitis. N Engl J Med. 2019;381:1215-26.

119. Sands BE, Sandborn WJ, Panaccione R et al.; UNIFI Study Group. Ustekinumab as induction and maintenance therapy for ulcerative colitis. N Engl J Med. 2019;381(13):1201-14.

120. Schroeder KW, Tremaine WJ, Ilstrup DM. Coated oral 5-aminosalicylic acid therapy for mildly to moderately active ulcerative colitis: a randomized study. N Engl J Med. 1987;317:1625-9.

121. Seagrove A, Rapport F, Williams J. Infliximab or ciclosporin: patients treatment preferences and the impact of ulcerative colitis on their lives. Gut. 2014:63-5.

122. Sicilia B, García-López S, González-Lama Y et al.; Grupo Español de Trabajo de Enfermedad de Crohn. GETECCU 2020 guidelines for the treatment of ulcerative colitis: developed using the GRADE approach. Gastroenterol Hepatol. 2020;43(1):1-57.

123. Singh S, Allegretti JR, Siddique SM et al. American Gastroenterological Association (AGA) technical review on the management of moderate to severe ulcerative colitis. Gastroenterology. 2020;158(5):1465-96.

124. Singh S, Murad MH, Fumery M et al. First and second-line pharmacotherapies for patients with moderate to severely active ulcerative colitis: an updated network meta-analysis. Clinical Gastroenterology and Hepatology. 2020;18(10):2179-91.

125. Slomski A. Filgotinib induces and maintains ulcerative colitis remission. JAMA. 2021 Jul 27;326(4):299. Doi: 10.1001/jama.2021.11750. PMID: 34313688.

126. Sood A, Midha V, Sood N et al. Role of azathioprine in severe colitis: one-year, placebo controlled, randomized trial. Indian J Gastroenterol. 2000;19:14-6.

127. Sood R, Ansari S, Clarck T et al. Long-term efficacy and safety of azathiorine in ulcerative colitis. J Crohns Colitis. 2015;9(2):191-7.

128. Syal G, Serrano M, Jain A et al. Health maintenance consensus for adults with inflammatory bowel disease. Inflamm Bowel Dis. 2021;27(10):1552-63.

129. Teng MW, Bowman EP, McElwee JJ et al. IL-12 and IL-23 cytokines: from discovery to targeted therapies for immune-mediated inflammatory diseases. Nat Med. 2015;21(7):719-29.

130. Timmer A, Patton PH, Chande N et al. Azathioprine and 6-mercaptopurine for maintenance of remission in ulcerative colitis. Cochrane Database Syst Rev. 2016;2016(5):CD000478.

131. Turner D, Ricciuto A, Lewis A et al. STRIDE-II: an update on the Selecting Therapeutic Targets in Inflammatory Bowel Disease (STRIDE) initiative of the International Organization for the Study of IBD (IOIBD): determining therapeutic goals for treat-to-target strategies in IBD. Gastroenterology. 2021;160:1570-83.

132. Uhlig HH, Powrie F. Dendritic cells and the intestinal bacterial flora: a role for localized mucosal immune responses. J Clin Invest. 2003;112(5):648-51.
133. Ungaro R, Mehandru S, Allen PB et al. Ulcerative colitis. Lancet. 2017;389:1756-70.
134. United States of America. Food and Dru Administration (FDA). Drug Safety Communications: safety trial finds risk of blood clots in the lungs and death with higher dose of tofacitinib (Xeljanz, Xeljanz XR) in rheumatoid arthritis patients; FDA to investigate. Disponível em: https://www.fda.gov/media/120485/download. Acesso em: 15 nov. 2019.
135. Vermeire S, Dreesen E, Papamichael K et al. How, when and for whom should we perform therapeutic drug monitoring? Clin Gastroenterol Hepatol. 2020;18(6):1291-9.
136. Vermeire S, Gils A, Accossato P et al. Immunogenicity of biologics in inflammatory bowel disease. Therap Adv Gastroenterol. 2018;11:1-13.
137. Vickers AD, Ainsworth C, Mody R et al. Systematic review with network meta-analysis: comparative efficacy of biologics in the treatment of moderately to severely active ulcerative colitis. PLoS One. 2016;11:1-21.
138. Wang Y, MacDonald JK, Vandermeer B et al. Methotrexate for maintenance of remission in ulcerative colitis. Cochrane Database of Systematic Reviews. 2015(8):CD007560.
139. Welty M, Mesana L, Padhiar A et al. Efficacy of ustekinumab vs. advanced therapies for the treatment of moderately to severely active ulcerative colitis: a systematic review and network meta-analysis. Curr Med Res Opin. 2020;36(4):595-606.
140. Wieringa JW, Van der Woude CJ. Effect of biologicals and JAK inhibitors during pregnancy on health-related outcomes in children of women with inflammatory bowel disease. Best Pract Res Clin Gastroenterol. 2020 Feb-Apr;44-45:101665 [Epub 2019 Dec 28]. doi: 10.1016/j.bpg.2019.101665. PMID: 32359679.
141. Williams JG, Alam MF, Alrubaiy L et al. Infliximab versus ciclosporin for steroid-resistant acute severe ulcerative colitis (CONSTRUCT): a mixed methods, open-label, pragmatic randomised trial. Lancet Gastroenterol Hepatol. 2016;1:15-24.
142. Winthrop KL, Melmed GY, Vermeire S et al. Herpes zoster infection in patients with ulcerative colitis receiving tofacitinib. Inflamm Bowel Dis. 2018;24:2258-65.
143. Winthrop KL, Park SH, Gul A et al. Tuberculosis and other opportunistic infections in tofacitinib-treated patients with rheumatoid arthritis. Ann Rheum Dis. 2016;75:1133-8.
144. Yung DE, Horesh N, Lightner AL et al. Systematic review and meta-analysis: vedolizumab and postoperative complications in inflammatory bowel disease. Inflamm Bowel Dis. 2018 Oct 12;24(11):2327-38.
145. Yzet C, Diouf D, Singh S et al. No benefit of concomitant immunomodulator therapy on efficacy of biologics that are not tumor necrosis factor antagonists in patients with inflammatory bowel diseases: a meta-analysis. Clin Gastroenterol Hepatol. 2021;19:668-79.
146. Zaltmann C, Amarante HMBS, Brenner MM et al. Crohn's disease guidelines. Int J Inflamm Bowel Dis. 2018;4(1):21-7.
147. Zhao HN, Jiang M, Sun MJ et al. The efficacy and safety of infliximab and calcineurin inhibitors in steroid-refractory UC patients: a meta-analysis. Saudi J Gastroenterol. 2021;27(4):191-200.
148. Zundler S, Becker E, Weidinger C et al. Anti-adhesion therapies in inflammatory bowel disease: molecular and clinical aspects. Front Immunol. 2017;8:891.

13 Tratamento Clínico da Doença de Crohn

I. Esteroides

Maria Luiza Queiroz de Miranda
Pedro Henrique Oliveira Brito de Alencar

Introdução

Muito antes do surgimento da terapia biológica, como os anti-TNF ou outros mecanismos de ação, os corticoesteroides já eram utilizados no tratamento das doenças inflamatórias intestinais de forma eficaz. Até hoje são as drogas de ação mais rápida e que melhor controlam a sintomatologia dos pacientes durante os períodos de crise. Por essas características, são ótimas medicações para induzir a remissão clínica na doença de Crohn. Porém, em virtude dos inúmeros efeitos colaterais que apresentam com o uso a longo prazo, não devem, de forma geral, ser utilizadas como tratamento de manutenção da remissão.

Os esteroides sistêmicos têm potentes efeitos anti-inflamatórios em diversos sistemas orgânicos. Promovem o catabolismo proteico, gliconeogênese, estabilidade da parede capilar, excreção renal de cálcio e suprimem as respostas imunes e inflamatórias. Esses medicamentos são geralmente bem absorvidos após a administração oral e atingem concentrações plasmáticas máximas em 1 a 3 horas. No entanto, há grande variação na absorção em alguns indivíduos, especialmente nos pacientes portadores de doença inflamatória intestinal. Sua meia-vida da é geralmente de 3 horas nos adultos, com a absorção sendo afetada pela ingesta de alimentos. Apresentam sua farmacocinética dose-dependente, ou seja, com aumento gradativo da dose, há maior volume de distribuição e de depuração plasmática.

O grau de ligação às proteínas plasmáticas determina a distribuição de depuração do fármaco livre e farmacologicamente ativo. Por esse motivo, doses reduzidas podem ser necessárias em pacientes com hipoalbuminemia, fato não incomum nos portadores de doença de Crohn moderada a grave.

A ação rápida e a potente atividade anti-inflamatória dos corticosteroides tornam seu uso fundamental no controle de sintomas graves da doença, como múltiplas evacuações, presença de muco e sangue nas fezes, dor abdominal, febre e mal-estar geral do paciente.

Corticosteroides

Indução da remissão clínica na doença de Crohn

Os corticosteroides são comumente utilizados para induzir remissão clínica na doença de Crohn ativa moderada a grave, em pacientes que requerem alívio rápido dos sintomas. Essas drogas não devem ser utilizadas como terapia de manutenção, pois apresentam efeitos colaterais indesejáveis aos portadores de DII e apresentam baixa eficácia no controle de longo prazo da inflamação. Por esse motivo, devemos utilizá-las na menor dose eficaz e pelo período mínimo necessário para indução da remissão de atividade.

As drogas mais utilizadas para esse fim são a prednisona, a prednisolona, o deflazacort e a budesonida, por via oral (VO). Metilprednisolona e hidrocortisona, ambas endovenosas, devem ser utilizadas em pacientes que requerem internação hospitalar – seja por refratariedade à dose oral, seja por gravidade de sintomas. A dose de prednisona usualmente empregada é de 0,5 a 0,75 mg/kg/dia (40 a 60 mg ao dia em uma dose pela manhã). A duração média do tratamento com essa dosagem é de 14 dias (7 a 28 dias). Doses maiores do que 60 mg ao dia não são recomendadas e as doses acima de 40 mg ao dia estão associadas a pouco benefício clínico e muitos efeitos adversos. O desmame da prednisona deve ser iniciado logo que tenhamos uma resposta clínica clara (geralmente em torno de 10 dias). A dose deve ser reduzida entre 5 e 10 mg por semana até a dose de 20 mg. A partir dessa dosagem, reduzir 2,5 a 5 mg por semana até cessar a terapia.

Essa retirada gradual também deve ser considerada mesmo após-cursos com duração de 3 semanas ou menos em:

- Pacientes que tiveram ciclos repetidos de corticosteroides sistêmicos, principalmente se tomados por mais de 3 semanas.
- Quando um curso de curta duração foi prescrito dentro de 1 ano após-a interrupção da terapia de longo prazo (meses ou anos).
- Pacientes que podem ter outras razões para insuficiência adrenocortical além da terapia com corticosteroides exógenos.
- Pacientes recebendo doses de corticosteroide sistêmico superiores a 40 mg diários de prednisolona (ou equivalente).
- Pacientes que tomam doses repetidamente à noite, embora os esteroides devam ser tomados pela manhã para serem consistentes com o biociclo normal de produção endógena de esteroides pela glândula adrenal.

Os pacientes que apresentam doença moderada a grave e não alcançaram remissão de atividade inflamatória com uso de corticosteroides por VO devem ser submetidos à internação hospitalar e ao tratamento endovenoso (EV) com hidrocortisona (300 a 400 mg por dia – em doses divididas ou em bomba de infusão contínua) ou metilprednisolona (40 a 80 mg por dia em doses divididas). Essa posologia deve ter duração média de 72 horas, com redução gradual da dose. Terapias EV por mais de 10 dias não apresentam eficácia na remissão. Nesses casos, deveremos reavaliar a estratégia terapêutica e considerar agentes imunossupressores ou imunobiológicos.

Os pacientes são classificados como respondedores aos corticosteroides quando apresentam melhora clínica com altas doses de corticosteroides orais (prednisona ou equivalente – 40 a 60 mg por dia) por até 30 dias, ou melhora clínica após-altas doses de corticosteroides parenterais (metilprednisolona ou hidrocortisona) por até 7 a 10 dias. Os pacientes que não respondem aos corticosteroides nesse período são classificados como corticorresistentes ou refratários à terapia com corticosteroide. Aqueles pacientes que não conseguem reduzir o equivalente a 10 mg por dia de prednisolona ou prednisona dentro de 3 meses do início da terapia, ou que recorram em atividade dentro de 3 meses após-a interrupção do tratamento, são classificados como corticodependentes.

Os pacientes que apresentam doença extensa do intestino delgado (geralmente > 100 cm) geralmente cursam com grave má absorção intestinal. Nesses casos, optamos por rápida introdução de corticosteroideterapia sistêmica e breve planejamento de terapia com imunomoduladores ou biológicos.

Antes da introdução da corticosteroideterapia, alguns parâmetros precisam ser avaliados e monitorados. São eles: níveis pressóricos; glicemia; creatinina; e eletrólitos. Em uso prolongado de corticosteroide, devemos avaliar os níveis de cálcio e de vitamina D, bem como a estratificação anual para osteoporose. Em pacientes com DII, a suplementação de cálcio e vitamina D (1.500 a 2.000 UI por dia) deve ser administrada durante o tratamento com esteroides.

Contraindicações ao uso dos corticosteroides sistêmicos

Infecção sistêmica, antes da introdução de antibioticoterapia; pacientes com herpes simples ocular (alto risco de perfuração) e hipersensibilidade à substância ativa.

Quadro 13.1 Efeitos colaterais dos corticosteroides sistêmicos.

Gerais	Aumento da susceptibilidade e da gravidade das infecções com supressão dos sinais e dos sintomas clínicos, infecções oportunistas, recorrência de tuberculose latente, cicatrização prejudicada, sintomas de abstinência
Hematológicos	Leucocitose
Hipersensibilidade	Anafilaxia, mal-estar, fadiga
Endócrinos	Fácies cushingoide, ganho de peso, tolerância diminuída a carboidratos com necessidade aumentada de terapia antidiabética, manifestação de diabetes *mellitus* latente, irregularidade menstrual e amenorreia
Metabólicos	Retenção de sódio e água, alcalose hipocalêmica, perda de potássio, balanço negativo de nitrogênio e cálcio
Psiquiátricos	Euforia, dependência psicológica, depressão, insônia, tontura, dor de cabeça, vertigem, agravamento da esquizofrenia, agravamento da epilepsia

(Continua)

Quadro 13.1 Efeitos colaterais dos corticosteroides sistêmicos. *(Continuação)*

Oftalmológicos	Aumento da pressão intraocular, glaucoma, papiledema, catarata subcapsular posterior, exoftalmia, afinamento da córnea ou esclera, exacerbação de doença oftálmica viral ou fúngica, visão turva
Cardiovasculares	Insuficiência cardíaca congestiva em pacientes susceptíveis e HAS, tromboembolismo
Gastrointestinais	Dispepsia, náuseas, ulceração péptica com perfuração e hemorragia, distensão abdominal, dor abdominal, aumento do apetite que pode resultar em ganho de peso, diarreia, ulceração esofágica, candidíase esofágica, pancreatite aguda
Dermatológicos	Hirsutismo, atrofia da pele, hematomas, estrias, telangiectasia, acne, aumento da sudorese, podem suprimir reações a testes cutâneos, prurido, erupção cutânea, urticária
Musculoesqueléticos	Miopatia proximal, osteoporose, fraturas vertebrais e de ossos longos, osteonecrose avascular, ruptura de tendão, mialgia
Renais	Crise renal de esclerodermia

HAS: hipertensão arterial sistêmica.
Fonte: Vavricka SR, Schoepfer AM, Scharl M et al., 2014.

Manutenção da remissão na doença de Crohn

Os corticosteroides não são recomendados para manutenção da remissão na doença de Crohn, haja visto seus diversos efeitos colaterais com uso a longo prazo e pouco benefício nessas situações. Dessa forma, seu uso nas doenças inflamatórias intestinais fica restrito à indução da remissão nas crises de atividade da doença moderada a grave, em que deve ser utilizado pelo menor tempo eficaz possível enquanto a estratégia terapêutica de manutenção com imunossupressores ou imunobiológicos é implementada.

Budesonida no tratamento da doença de Crohn

A budesonida é um potente corticosteroide de ação mais localizada, a qual inicialmente foi utilizada para doenças pulmonares como a asma brônquica. No trato gastrointestinal (TGI), ela tem sua ação principalmente na doença de Crohn que acomete íleo terminal e ceco, com intensidade leve a moderada.

Pode ser considerada uma exceção entre as outras drogas da mesma classe em virtude de sua limitada biodisponibilidade sistêmica. Por essa característica, acaba sendo mais bem tolerada por períodos maiores, não causando tantos efeitos adversos graves como os outros corticosteroides sistêmicos. Conforme mencionado, é uma boa opção terapêutica na indução da remissão clínica de pacientes com doença de Crohn leva a moderada e pode até ser utilizada por tempo mais prolongado. Porém, mesmo sendo mais bem tolerada, a budesonida não deve também ser utilizada como droga de escolha na manutenção da remissão na doença de Crohn.

II. Derivados Salicílicos

Bruno César da Silva
Carolina da Silva Béda Sacramento

Introdução

Os derivados salicílicos, também conhecidos como "5-aminossalicilatos" (5-ASA), são compostos anti-inflamatórios de ação local que reduzem a inflamação da mucosa intestinal. Em sua forma desprotegida, são prontamente absorvidos no intestino delgado proximal e não atingem os segmentos mais distais do tubo digestivo em concentrações terapêuticas. Várias formulações de 5-ASA foram projetadas para inibir a absorção proximal e permitir a distribuição do medicamento em porções mais distais do TGI. Entre elas, podemos citar sulfassalazina, mesalazina, balsalazida e olsalazina. No Brasil, somente a sulfassalazina e a mesalazina estão aprovadas para uso.

Ensaios clínicos iniciais sugeriam que os aminossalicilatos orais eram eficazes no controle dos sintomas da doença de Crohn (DC) em atividade de localização ileal, ileocolônica ou colônica. Em geral, muitos desses estudos foram realizados nas décadas de 1980 ou 1990 e analisavam desfechos clínicos como melhora ou remissão clínica, que são diferentes dos atuais alvos terapêuticos da DC.

Nesse sentido, nos últimos anos, os objetivos do tratamento da DC passaram a se basear na busca não apenas da remissão e da melhora clínica, mas também da normalização dos biomarcadores de inflamação, da cicatrização da mucosa e da mudança da história natural da doença.

Nesse cenário, as primeiras décadas do século atual foram marcadas pela revolução no tratamento da DC em razão do surgimento de medicações e estratégias de tratamento mais eficazes para se atingirem os alvos terapêuticos atuais.

Apesar disso, atualmente, muitos médicos ainda prescrevem aminossalicilatos para pacientes com DC, sejam em monoterapia, seja até mesmo em combinação com medicações de outras classes. A exemplo disso, em estudo multicêntrico com 397 pacientes, que avaliou a eficácia e a segurança de ustequinumabe na DC, publicado em 2016 no *New England Journal of Medicine*, Brian Feagan et al. evidenciaram que mais de 30% dos pacientes incluídos no estudo estavam em uso de 5-ASA.

Indução da remissão clínica

O uso de 5-aminossalicilatos orais não é recomendado para o tratamento da indução da remissão em pacientes com DC. A Associação Americana de Gastroenterologia (AGA) e a Organização Europeia de Crohn e Colite (ECCO) se posicionam contra o uso de 5-ASA na indução da remissão da DC, com graus recomendação forte e moderada, respectivamente.

Ensaios clínicos randomizados (ECR) não mostraram benefício do uso de 5-ASA em comparação com placebo para indução da remissão da DC. Uma metanálise de sete ECR publicada pela ECCO não evidenciou efeito significativo na indução da remissão da DC com uso 5-ASA quando comparado com placebo (RR: 1,27; IC: 95%, 0,79 a 2,03). Nessa mesma direção, uma revisão sistemática realizada pela Cochrane também não comprovou efeito global significativo.

O uso tópico de 5-ASA (supositório ou enema) para indução da remissão da DC não é recomendado em virtude da ausência de estudos controlados com essa medicação.

Manutenção da remissão clínica

Os 5-ASA orais não devem ser utilizados para a manutenção da remissão em pacientes com DC. A AGA e a ECCO não orientam o uso de aminossalicilatos para a manutenção da remissão da DC, com grau forte de recomendação.

Os compostos orais de 5-ASA foram extensivamente estudados na manutenção da remissão da DC, entretanto nenhum benefício estatisticamente significativo foi demonstrado. Uma metanálise publicada pela ECCO com 11 ensaios clínicos controlados por placebo não evidenciou efeito significativo do uso de 5-ASA para a manutenção da remissão da DC (RR: 1,03; IC: 95%: 0,92 a 1,16). A AGA realizou uma revisão de quatro estudos (415 pacientes) tratados com sulfassalazina e 11 ECR (2.014 pacientes) tratados com outros 5-ASA, mas não encontrou superioridade dos medicamentos em relação ao placebo na manutenção da remissão da DC (sulfassalazina – RR: 0,98; IC: 95%, 0,82 a 1,17; 5-aminossalicilatos – RR: 1,02; IC: 95%, 0,92 a 1,16). Uma revisão sistemática realizada pela Cochrane não encontrou evidência para sugerir que as preparações orais 5-ASA sejam superiores ao placebo para a manutenção da remissão em pacientes com DC, desaconselhando a realização de estudos adicionais.

Manutenção da remissão pós-cirúrgica

Historicamente, considera-se que mais de 70% dos pacientes com DC necessitarão de cirurgia intestinal ao longo da vida e, mesmo na era dos biológicos, dados mais atuais mostram que cerca de 18% dos pacientes ainda terão de ser submetidos à cirurgia nos primeiros 5 anos após o diagnóstico. Além disso, a cirurgia não cura a doença, e a recorrência pós-operatória continua sendo uma preocupação significativa nesses pacientes.

O uso de 5-ASA orais para manutenção da remissão de paciente com DC no pós-operatório é controverso. Os *guidelines* da AGA e da ECCO contraindicam o uso de derivados salicílicos na DC, não citando especificamente o uso no pós-operatório.

Uma revisão realizada pela Cochrane que englobou 14 ECR sugere que o 5-ASA é superior ao placebo para a manutenção da remissão clínica pós-cirúrgica em pacientes com DC. O número necessário para prevenir uma recorrência foi de 13 pacientes. Entretanto, nenhum dos estudos mostrou, individualmente, diferença com relevância estatística entre os 5-ASA e o placebo. Somente uma análise agrupada com cinco estudos evidenciou que os 5-ASA, quando comparados com placebo, foram eficazes para a prevenção de recidiva clínica. Além disso, mais uma vez, o desfecho estudado se baseou na recidiva de sintomas. Em apenas um desses estudos a remissão endoscópica foi avaliada.

Em metanálise publicada em 2014, Yang et al. compararam a eficácia de 5-ASA, imunossupressores e terapia biológica na prevenção de recorrência clínica e endoscópica no pós-operatório da DC. Em termos de prevenção de recorrência clínica, 5-ASA (OR: 0,59; IC: 95%, 0,43 a 0,82; p < 0,01) e imunomoduladores (OR: 0,33; IC: 95%, 0,15 a 0,72; p < 0,01) revelaram eficácia significativamente superior à do placebo. Porém, quando se avaliou a profilaxia de recorrência endoscópica pós-operatória, 5-ASA não demonstrou diferença significativa na eficácia em comparação com placebo (OR: 0,69; IC: 95%, 0,39 a 1,2; p = 0,19). Os imunomoduladores, por sua vez, promoveram redução significativa da recorrência endoscópica em comparação com placebo (OR: 0,37; IC: 95%, 0,2 a 0,71; p < 0,01) ou 5-ASA (OR: 0,51; IC: 95%, 0,31 a 0,84; p = 0,01). Nesse mesmo estudo, a terapia biológica com anti-TNF se mostrou estatisticamente superior ao placebo, ai 5-ASA e aos imunomoduladores na prevenção de recorrência endoscópica. Qualquer que seja a comparação com placebo (OR: 0,04; IC: 95%, 0,01 a 0,17; p < 0,01), 5-ASA (OR: 0,01; IC: 95%, 0 a 0,14; p < 0,01) ou imunomoduladores (OR: 0,08; IC: 95 %, 0,01 a 0,39; p < 0,01), o uso de biológicos foi associado a uma grande e significativa redução no risco de recorrência endoscópica.

Levando-se em conta que na DC a manutenção da cicatrização da mucosa no período pós-operatório está associada a maior sobrevida livre de complicações e a menor necessidade de intensificação de tratamento, novas cirurgias e hospitalização, a busca por esse alvo terapêutico deve prevalecer sobre a simples manutenção da remissão clínica. Dessa forma, principalmente em pacientes portadores de fatores de mau prognóstico para recorrência pós-operatória da doença de Crohn, estratégicas de tratamento com base em medicações com pouca ou nenhuma evidência científica devem ser abandonadas na prática clínica.

Considerações finais

Os derivados salicílicos, durante muitos anos, eram drogas quase sempre presentes na prescrição de pacientes com DC. As evidências até então existentes mostravam que essas medicações poderiam reduzir sintomas como diarreia e dor abdominal em pacientes com DC em atividade.

Todavia, ao contrário da retocolite ulcerativa – na qual os aminossalicilatos desempenham importante papel na indução e na manutenção da remissão clínica e endoscópica –, a doença de Crohn guarda uma infeliz relação com essa classe terapêutica, a qual não é capaz de atingir os alvos terapêuticos e, por isso, acabou sendo um tratamento sem impacto na mudança da história natural da DC e de suas complicações.

Sabendo-se que, até os dias atuais, muitos pacientes com DC ainda estão em uso de 5-ASA e, diante das inúmeras evidências negativas, é mandatório que os médicos compreendam a ineficácia dessas medicações e apenas passem a enxergar os derivados salicílicos nas páginas da história do tratamento da doença de Cròhn.

III. Imunossupressores

Ana Paula Hamer Sousa Clara
Felipe Bertollo Ferreira

Introdução

Existem diversas opções terapêuticas para a DC; entre elas, os imunomoduladores. Esses medicamentos são principalmente indicados na apresentação leve a moderada da doença ou em conjunto com outros medicamentos nos pacientes com acometimentos mais graves. São considerados pacientes com doença leve a moderada aqueles que apresentam um risco reduzido de progressão e de complicações da doença (sintomas leves, níveis normais ou pouco elevados dos biomarcadores inflamatórios, idade ao diagnóstico > 30 anos, doença anatomicamente localizada, ileocolonoscopia sem úlceras ou com úlceras rasas, sem doença perianal, sem ressecção intestinal prévia e ausência de doença penetrante ou estenosante). Esses pacientes podem ser manejados na inflamação e terem a cicatrização da mucosa sem o uso de imunobiológicos. Por isso a importância, ainda nos dias de hoje, de se discutir a terapia não biológica na DC. Trinta a quarenta por cento dos pacientes responderão a esta terapia.

Neste contexto, este tópico abordará o uso de imunossupressores no tratamento clínico da doença de Crohn, que incluem as tiopurinas (azatioprina [AZA] e 6-mercaptopurina [6-MP]) e o metotrexato (MTX). Sendo o seu principal uso em pacientes corticodependentes, no pós-operatório de ressecção intestinal e uso em comboterapia, especialmente com o infliximabe (IFX), a fim de se minimizar o risco de formação de anticorpos contra a droga. Os inibidores da calcineurina, entre os quais incluímos a ciclosporina e o tacrolimus, não têm evidências de suporte para uso na DC.

A AZA deve ser administrada em uma dose máxima diária de 2,5 mg/kg, por VO, podendo ser administrada uma única vez ao dia e a 6-MP, em uma dose máxima diária de 1,5 mg/kg, ambas com base no peso corporal estimado. O metotrexato para tratamento de indução de remissão na dose de 25 mg por semana, intramuscular (IM), a cada 7 dias; e na dose de 12,5 a 25 mg por semana, IM, a cada 7 dias, como manutenção de remissão.

As três drogas têm resposta terapêutica lenta, na maioria das vezes observada em 3 meses de tratamento; no entanto, pode demorar até 6 meses em alguns pacientes. Nesse prazo, caso o paciente não entre em remissão livre de corticosteroides, deve-se discutir a suspensão desse tratamento.

Mecanismo de ação
Tiopurinas

Esta classe é representada pela AZA e 6-MP. A AZA é a pró-droga que é rapidamente metabolizada pela glutationa S-transferase, em 6-MP, que, por sua vez, é subsequentemente metabolizada no nível hepático e intestinal em três vias:

- **Xantina-oxidase:** formando o ácido tioúrico, que é ativo metabólico excretado pela urina.
- **Tiopurina S-metiltransferase (TPMT):** formando o 6-metilmercaptopurina (6-MMP) que será metabolizada em nucleosídeos (6-MMPN).
- **Hipoxantina guanina fosforibosiltransferase (HPRT):** formando o 6-tioinosinamonofosfato (6-TIMP) que será convertido em nucleotídeo de 6-tioguanina (6-TGN), a porção ativa do fármaco.

A 6-TGN interfere competitivamente com o metabolismo do ácido nucleico ao inibir a síntese de ribonucleotídeos induzindo a apoptose das células T, modulando a sinalização celular (Rac1) e GTPase. Também foram demonstradas alterações nas subpopulações das células T4. Consequentemente, ambos os medicamentos reduzem a proliferação celular e têm propriedades moduladoras imunológicas.

A diferença interindividual da eficácia da TPMT é a principal justificativa para os efeitos mielotóxicos envolvidos com as tiopurinas. A deficiência dessa enzima deixa mais substrato a ser metabolizado pela via da HPRT, o que aumenta muito os níveis de 6-TGN, causando a mielotoxicidade. Aproximadamente um indivíduo em cada 300 pessoas apresenta mutação homozigótica em uma das enzimas que metaboliza a TPMT. Assim como altos níveis de 6-MMP estão associados à hepatotoxicidade.

Metotrexato

O MTX inibe a diidrofolatorredutase e interfere na biossíntese de purinas e pirimidinas, dessa forma impede a síntese de DNA, RNA e proteínas celulares. Seu uso deve ser sempre acompanhado pelo ácido fólico. Mulheres em idade fértil devem adotar anticoncepção segura. Lembrando-se da necessidade de interrupção da terapia em pacientes que programem engravidar.

O metotrexato pode ser usado por VO em dose baixa, associado a imunobiológicos, a fim de se prevenir a imunogenicidade. A avaliação da biodisponibilidade do MTX na DC mostra que a dose oral é em média 73% a 86% biodisponível frente à mesma da dose SC, menor do que os 90% recomendados pela agência americana Food and Drug Administration (FDA).

Indicações
Tiopurinas na indução da remissão

Indo direto ao ponto, pode ser usado na DC:

- Adicionado ao corticosteroide em pacientes respondedores a este tratamento, mas corticodependentes: na tentativa de diminuir ou suspender a dose do corticosteroide para manter baixa taxa de recorrência da doença.

- Também pode ser usado em combinação com os anti-TNF para diminuir a formação de anticorpos contra a droga imunobiológica e possível aumento no nível sérico do medicamento parenteral.

Segundo os *guidelines* da (ECCO e da AGA, não há orientação para o uso de imunossupressores (tiopurinas) como monoterapia para a indução da remissão na DC luminal moderada a grave por ter recomendação fraca, visto que não houve diferenças para indução de remissão entre tiopurinas e placebo nos estudos. E, em especial, em virtude da heterogeneidade e da imprecisão desses estudos, a qualidade das evidências foi muito baixa. Uma metanálise encontrou cinco *trials* que indicaram que a AZA/6-MP em monoterapia não foi significante para induzir a remissão da DC (RR: 0,87; IC: 95%, 0,71 a 1,06).

A adição da AZA precocemente não é mais efetiva do que placebo para a suspensão do glicocorticoide (GC). Mas foi mais efetiva em prevenir recorrência tardia. Essa introdução deve ser feita, principalmente, para os pacientes que respondem ao GC dentro da janela de oportunidade, mas não se tem urgência para o início da medicação. Candy, em 2015, fez um trabalho duplo-cego, randomizado, no qual um grupo fez uso de prednisona por 3 meses associada a AZA (2,5 mg/kg/dia) por 15 meses e o outro grupo fez a mesma prednisona mais placebo. A análise de 12 semanas não encontrou diferença nos índices de melhora clínica. No entanto, com 15 meses houve superioridade da AZA na resposta clínica.

Também se observou uma eficácia superior em induzir a remissão livre de corticosteroides nos pacientes sem terapia prévia com imunossupressor e/ou biológico e que tiveram tratamento combinado de IFX e AZA, quando comparados aos pacientes em monoterapia, seja com IFX, seja com AZA, conforme demonstrado no *trial* SONIC.

O SONIC comparou três grupos de tratamento: [IFX + AZA]; monoterapia com IFX; e monoterapia com AZA. Ao fim da 26ª semana, a remissão clínica livre de corticosteroide foi de 56,8%; 44,4% e 30%, respectivamente. Mostrando que a combinação de [IFX + AZA] foi superior, na 26ª semana, à monoterapia com AZA ou IFX e que a monoterapia com IFX mostrou-se superior à monoterapia com AZA. A cicatrização de mucosa, na semana 26, foi de 43,9% no grupo em que houve a associação das drogas, comparado a 30,1% com apenas IFX e a 16,5% no grupo em tratamento apenas com AZA. A análise dos efeitos adversos não mostrou diferença entre os tratamentos (3,9% *versus* 4,9% *versus* 5,6%, respectivamente).

Dessa forma, em pacientes com doença de Crohn moderada a grave, as tiopurinas podem ser associadas a um imunobiológico antifator de necrose tumoral (anti-TNF). Essa terapia combinada permite maior êxito, podendo resultar na indução da remissão livre de corticosteroides e na cicatrização da mucosa. O uso dessa comboterapia tem forte recomendação nos consensos mundiais.

Outro anti-TNF é o adalimumabe (ADA). A análise do DIAMOND comparou [ADA] *versus* [ADA + AZA], em pacientes *bio-naive*, utilizando ADA em dose-padrão e AZA até 100 mg por dia. Sua análise de indução mostrou que a comboterapia [ADA + AZA] teve mais remissão endoscópica na semana 26 (RR: 2,12; IC: 95%, 1,04 a 4,32; p = 0,5). Essa melhora na indução foi justificada pelo aumento no nível sérico do ADA quando em comboterapia com AZA. Quanto maior o nível sérico do ADA, maior a chance de remissão na 26ª semana. Por conta disso, o GEDIIB pondera, em seu consenso, apesar de não fazer recomendação, que o uso da AZA associado ao ADA, nos primeiros meses, possa ser benéfico para o paciente.

Metotrexato na indução

A recomendação mundial aponta para que a adição do MTX possa ser considerada naqueles pacientes dependentes de corticosteroides ou corticorrefratários e naqueles que tenham doença moderada a grave e quando alternativas não possam ser utilizadas (NNT = 5).

A ECCO não recomenda seu uso em monoterapia para indução de remissão da DC moderada a grave, isso resulta de alguns fatores confusionais como imprecisão e uso concomitante de corticosteroides em um estudo placebo controlado.

A dose recomendada é de 25 mg IM ou SC, semanalmente.

Uma metanálise da Cochrane com 495 pacientes estudou a indução da remissão com o MTX. Suas principais conclusões apontam que doses orais baixas (12,5 e 15 mg) de MTX não são superiores ao placebo ou 6-MP para indução da remissão.

Altas doses de MTX parenteral ou por VO (25 mg) não são diferentes de AZA e não se observou benefício na associação de MTX ao tratamento com IFX a fim de induzir a remissão.

Manutenção de remissão

Esta fase se concentra em manter ou melhorar os ganhos já alcançados na fase de indução. Desta maneira, precisamos saber qual droga foi necessária para induzir a melhora clínica a fim de se encontrar a melhor opção para a manutenção.

Tiopurinas

Indução com GC

Nos pacientes com DC corticodependentes, que alcançaram a remissão com corticosteroide, as tiopurinas têm forte recomendação para a manutenção da remissão, de acordo com a ECCO e a Organização Brasileira de Doença de Crohn e Colite (GEDIIB).

Mantzaris et al., em 2009, publicaram um trabalho feito em pacientes com DC esteroide-dependentes e de localização ileocolônica ou colônica proximal que obtiveram remissão clínica com prednisona. Esses pacientes foram randomizados entre AZA (n = 38; 2 a 2,5 mg/kg/dia) ou budesonida (BUD) (n = 39; 6 a 9 mg ao dia). As análises ocorreram após 1 ano. Ambos os grupos suspenderam a prednisona em 3 meses. A remissão profunda da doença foi alcançada em 83% no grupo AZA versus 24% no que usou a BUD (p < 0,0001). A atividade histológica se reduziu mais no grupo AZA e foi, em média, menor no grupo AZA, ambos com p < 0,0001. Concluindo que o acréscimo da AZA é mais eficaz a longo prazo do que o uso do GC.

A revisão da Cochrane, com 13 estudos e 1.211 pacientes, aponta com moderado grau de evidência que a AZA (1 a 2,5 mg/kg/dia) é significativamente superior ao placebo em manter a remissão clínica 78% do grupo AZA manteve remissão quando comparado a 37% do grupo placebo (RR: 1,23; IC: 95%, 0,97 a 1,55), melhora clínica (48% versus 36% – RR: 1,26; IC: 95%, 0,98 a 1,62) e na suspensão ou diminuição do GC (64% versus 46% – RR: 1,34; IC: 95%, 1,02 a 1,77; com NNT = 9).

Nos pacientes com DC em fase de manutenção e em remissão profunda da doença por mais de 6 meses, a ECCO sugere a manutenção do uso da AZA, a fim de evitar o risco de recaída quando ela é suspensa. Mais de uma metanálise comprova a superioridade, apontando que a manutenção dessa droga em monoterapia é melhor do que sua suspensão. Entre os pacientes que a mantiveram, 14% versus 22% dos que suspenderam tiveram retorno clínico dos sintomas (RR: 0,42; IC: 95%, 0,24 a 0,72).

Alguns trabalhos vêm avaliando esse período de manutenção com a AZA após o qual valeria a suspensão desse medicamento. Lémann, em 2005, randomizou, em dois grupos (manter a Aza ou o placebo), pacientes em remissão da DC com monoterapia de AZA há 3,5 anos e reavaliou-os após 18 meses da randomização, o que resultou em: 3/40 versus 9/43 reativaram a doença (8% ± 4% e 21% ± 6%, respectivamente). O autor concluiu que manter a AZA seria melhor do que suspendê-la, mesmo após 3,5 anos de remissão.

Uma revisão da Cochrane sobre a continuação da AZA em monoterapia ou sua suspensão concluiu que a manutenção é superior quando se analisa o risco de recidiva da doença (32% versus 14% – RR: 0,42), mas não se evidenciou alteração no risco estatístico para novas complicações, EA, EA sérios e suspensão da medicação por EA sério.

A perda anual de resposta dos pacientes com DC tratados com tiopurinas é de 5% naqueles que obtiveram a remissão clínica.

Indução com anti-TNF + AZA

Neste grupo de pacientes, seja com o IFX, seja com o ADA, a recomendação da ECCO é de manter apenas o anti-TNF como monoterapia, caso o paciente entre em remissão profunda após 1 ano. Já o GEDIIB indica a manutenção da comboterapia.

O estudo SONIC, além de avaliar a indução, também avaliou a manutenção do tratamento de indução ([IFX + AZA], IFX ou AZA) até a 50ª semana e encontrou superioridade para remissão clínica na comboterapia, seguida por IFX em monoterapia e, por último, a AZA em monoterapia. O estudo mostrou que, em 50 semanas, a indução e a manutenção com a comboterapia são superiores ao IFX em monoterapia ou à AZA em monoterapia.

A análise post hoc dos pacientes do trabalho SONIC comparou comboterapia e monoterapia com IFX. Os autoes concluíram que níveis séricos iguais de IFX em mono ou em comboterapia têm desfechos iguais. Ou seja, o determinante para a resposta clínica parece ser o nível sérico do IFX, e não o efeito imunossupressor da AZA. No entanto, no quartil mais baixo dos níveis de IFX, a comboterapia tem menor formação de anticorpo (8,3 versus 35,9%), levando à evidência de que se o nível sérico do medicamento (IFX ou outro biológico) for monitorado e sustentável, a comboterapia pode não ser necessária.

A metanálise sobre o tema também não mostrou diferença entre a manutenção após 1 ano de comboterapia [IFX + AZA] e a suspensão da AZA no risco de recorrência da doença (48% *versus* 49% de risco – RR: 1,02; IC: 95%, 0,68 a 1.52; p = 0,32).

O DIAMOND é um estudo multicêntrico, randomizado, prospectivo e aberto que avaliou a DC moderada a grave. Pacientes biológicos e imunomoduladores (IMM)-*naive* foram alocados para indução com AZA (até 100 mg ao dia) + ADA (dose convencional) ou apenas ADA. Sua população que estava em remissão livre de corticosteroide na 24ª semana foi randomizada em dois grupos: descontinuar a AZA ou a manter. A dose da AZA na manutenção variava entre 25 e 50 mg ao dia. No fim do acompanhamento (52ª semana), não houve diferença entre os dois grupos quanto à produção de anticorpos anti-ADA (AAA), nível sérico do ADA, remissão livre de corticosteroide e remissão endoscópica. O trabalho concluiu que não há diferença entre usar AZA em combinação com ADA após a 24ª semana.

No grupo combo, a principal razão da descontinuidade do tratamento foi EA, ligado principalmente à AZA (leucopenia, alopecia e náuseas). Já no grupo mono, a principal razão para a troca do medicamento foi a perda de resposta, sendo que o efeito colateral da AZA foi definitivo para causar a descontinuidade da terapia proposta já na semana 26 (com diferença estatística). A conclusão foi que a AZA adicionada ao ADA aumenta a chance de EA nas primeiras 26 semanas de tratamento.

A perda anual de resposta dos pacientes com DC tratados com anti-TNF é entre 13% e 20%.

Metotrexato
Indução com GC

Tanto o GEDIIB como a ECCO indicam o uso do metotrexato por via parenteral como terapia de manutenção da remissão na DC corticorrefratária, embora tenha fraca recomendação. O metotrexato é eficaz para manutenção da remissão da DC refratária.

Uma metanálise de cinco estudos com 333 pacientes mostrou com evidência moderada que o MTX IM (15 mg por semana) é superior ao placebo na manutenção da remissão em 40 semanas (65% *versus* 39%, respectivamente – RR: 1,67; IC: 95%, 1,05 a 2,67; com NNT = 4) e sem diferença estatística entre o MTX por VO e o placebo (12,5 mg por semana – RR: 1,67; IC: 95%, 1,05 a 2,67 – evidência baixa).

Indução com anti-TNF + MTX

Pode também ser usado em associação ao IFX com a finalidade de diminuir a formação de anticorpos.

Apesar dessas orientações de consensos, a revisão da Cochrane indica não haver diferença estatística na manutenção da remissão clínica entre combo [IFX + MTX] *versus* monoterapia (IFX) – RR: 1,02; IC: 95%, 0,76 a 1,38; p = 0,95.

Situações especiais
Doença de Crohn perianal

Para a ECCO, a monoterapia com tiopurinas na DC para fechamento de fístula perianal complexa não é indicada por ter evidência de qualidade muito baixa e o uso de imunossupressores associados ao anti-TNF ainda apresenta recomendação fraca para a cicatrização da fístula.

De acordo com o GEDIIB, na DC perianal simples refratária ou recorrente não responsiva à antibioticoterapia, as tiopurinas podem fazer parte de um tratamento de 2ª linha. Já na doença perianal complexa, a AZA pode ser usada em associação à terapia anti-TNF a fim de se elevar seu efeito.

Prevenção de recorrência pós-operatória

Em decorrência da história natural da DC, uma parcela de até 50% dos pacientes terá indicação de ressecção intestinal na primeira década de doença e sabe-se também que a recorrência pós-operatória ocorre em 1 ano em pelo menos 25% desses pacientes.

O uso da AZA é associado à redução de 40% no risco de ressecção cirúrgica futura em pacientes com DC, sendo superior ao placebo na manutenção da remissão após-a cirurgia (51% de reativação na Aza *versus* 64% no placebo, $I^2 = 0$ e RR: 0,79; IC: 95%, 0,67 a 0,92).

Entre os fatores de risco para essa recorrência, encontram-se: o fenótipo fistulizante; o histórico de ressecções prévias; tabagismo; e a recorrência endoscópica avaliada por meio da ileocolonoscopia com o escore endoscópico de Rutgeerts igual ou maior que i[2].

Na existência de pelo menos um fator de risco, os pacientes são considerados de alto risco, população para cuja totalidade está indicado o tratamento profilático. Portanto, é importante a orientação quanto à profilaxia pós-operatória com terapia farmacológica, a fim de se evitarem, a longo prazo, outras ressecções intestinais. O paciente sem fatores de risco é considerado de baixo risco.

Pacientes que tiverem a indicação de tiopurinas, mas não as tolerarem, devem seguir para o ADA.

Para pacientes de baixo risco, nos quais há a preferência de se evitarem os possíveis riscos de EA que a terapia possa desencadear, mais do que o próprio risco de recorrência pós-operatória, pode ser realizado o monitoramento endoscópico e laboratorial.

O tratamento que se baseia no risco de recorrência clínica com realização de tratamento profilático e ileocolonoscopia precoce (6 meses) e *step up* caso necessário (Rutgeerts igual ou maior que i2) é mais indicado do que apenas a terapia convencional (esperar sintomas clínicos), a fim de se prevenir recorrência pós-operatória na DC.

Trinta e nove por cento dos pacientes necessitam otimizar o tratamento em 18 meses. Mas no grupo que faz o controle profilático e acompanhamento com colonoscopia em 6 meses, a taxa de recorrência endoscópica é menor do que no grupo convencional (49% *versus* 67%, p = 0,03). A cicatrização de mucosa (22% *versus* 8%, p = 0,03) é maior no grupo de profilaxia do que no grupo convencional. A chance de EA é igual nos grupos convencional e profilaxia ativa.

A comparação entre a eficácia da AZA *versus* 5-ASA é incerta. Uma metanálise de 10 trabalhos com 928 pacientes, não conseguiu definir qual das duas estratégias é superior (RR: 1,05; IC: 95%, 0,89 a 1,24; 347 participantes; 4 estudos; I² = 8% – baixa certeza de evidência).

A comparação entre AZA *versus* biológicos aponta com evidência baixa que o segundo medicamento é superior ao primeiro. Quarenta e três por cento (29/67) no grupo AZA *versus* 14% (10/72) de recorrência no grupo que fez profilaxia pós-cirúrgica com anti-TNF-α (RR: 2,89; IC: 95%, 1,50 a 5,57).

Os análogos da purina têm chances de EA parecidas com as do placebo, 5-ASA e anti-TNF. Mas EA sérios foram maiores nestes do que no grupo do 5-ASA e sua descontinuação por EA foi maior do que com o 5-ASA, ambas as descontinuações com baixa evidência.

Riscos/eventos adversos
Eventos adversos gerais

De 10% a 20% dos usuários sofrerão de EA que necessitarão da suspensão da medicação. Os EA podem ser idiossincráticos, ou seja, independentes da dose administrada, como reações alérgicas (febre, erupções cutâneas, artralgia) e pancreatite aguda, ou podem ser dose-dependentes, como é o caso da mielossupressão e da hepatotoxicidade. Os EA com as tiopurinas acontecem em cerca de 20% dos casos, em geral até as 3 primeiras semanas de tratamento. Há uma incidência aumentada de mielossupressão durante as 8 primeiras semanas de terapia.

A maior metanálise direcionada para o tema envolveu 13 estudos e 1.211 pacientes. Esta aponta para mais frequente EA nas tiopurinas do que no placebo (evidência modesta) 10% *versus* 5% (8 estudos, 510 pacientes; RR: 1,7; IC: 95%, 0,94 a 3,08 – moderado grau de evidência), porém sem impacto nos EA graves.

Algumas pessoas apresentam polimorfismos genéticos da TPMT que podem interferir no metabolismo das drogas, condicionando em inativação ou redução da atividade dessa enzima, o que pode resultar em maior risco de leucopenia. Cerca de 10% da população apresenta diminuição da atividade da TPMT e 0,3% não tem atividade dessa enzima ou a tem muito baixa.

A avaliação do genótipo TPMT antes do início do tratamento a fim de orientar a dosagem evidenciou eficácia em diminuir o risco de mielossupressão, em especial leucopenia relacionada à tiopurina.

A fim de se minimizar o risco de EA e melhorar a tolerabilidade da droga, seria adequado dosar a atividade funcional da TPMT antes do início da terapia e suspender o tratamento quando a atividade dessa enzima estivesse ausente. Para os pacientes que têm atividade normal da TPMT, as tiopurinas podem ser iniciadas na dose calculada pelo peso.

Apesar de o teste da TPMT ser disponível, reconhecidamente ainda é uma barreira em virtude do custo, o que limita seu uso como teste de 1ª linha para a maioria dos pacientes. Habitualmente, a AZA e a 6-MP são bem toleradas pelos pacientes em tratamento em decorrência da DII e ainda que o monitoramento laboratorial nem sempre previna a mielossupressão ou a hepatotoxicidade, pois podem apresentar início súbito, mesmo após-um tratamento duradouro.

As estratégias utilizadas para o início da terapia com AZA e de 6-MP envolvem a dosagem empírica e gradual da medicação ou a avaliação do genótipo da TPMT ou no teste de atividade enzimática (fenotipagem). A mais usada ainda é a dosagem empírica da medicação e, nessa abordagem, uma das alternativas preferidas seria iniciar AZA ou 6-MP na dose-alvo baseada no peso, no lugar de se iniciar em dose baixa e aumentar gradativamente até que se atinja a dose-alvo.

A literatura traz, pelo menos, um artigo que avalia a dose da AZA. Este randomizou em grupo A, com 1 mg/kg/dia ou grupo B, com 2 mg/kg/dia. Na 48ª semana, a remissão completa e a taxa de resposta no grupo B (ITT: 50% e 59,1%; PP: 57,9% e 68,4%) foram significativamente maiores do que o grupo A (ITT: 13% e 17,4%; PP: 16,7% e 22,2%; p < 0,05). Sem diferença de efeitos colaterais entre os dois grupos. A taxa de recorrência clínica da doença foi maior no grupo A *versus* grupo B (p = 0,042), o que indicou que a dose maior é melhor.

Pelo risco da mielossupressão, durante o tratamento, um hemograma deve fazer parte da avaliação no início da terapia, a cada semana, por 4 semanas; quinzenalmente, por mais 4 semanas; e, depois, de rotina, a cada 3 meses. As aminotransferases também devem fazer parte da avaliação a cada 3 meses.

Os índices de EA são maiores nos usuários de AZA/6-MP do que nos de 5-ASA (RR: 9,37; IC: 95%, 1,84 a 47,7), sendo os mais comuns: pancreatite, leucopenia, náusea, reações alérgicas e infecção.

No caso do metotrexato, observa-se toxicidade mais relacionada ao sistema digestório, como náuseas, vômitos, estomatite, diarreia e dor abdominal, *rash* e cefaleia, sensação de frio e fadiga que diminuem quando realizada a reposição de folato (1 mg ao dia). Raramente também podem ocorrer pancitopenia e hepatotoxicidade. O risco que mais amedronta é de ser uma droga teratogênica, devendo ser suspensa em homens e mulheres no mínimo 6 meses antes da concepção e durante a gestação. Atividade sexual em usuários deve seguir com barreira dupla até 6 meses após a suspensão da medicação.

O maior trabalho que aborda o tema de EA (meta-nálise de 8.020 participantes) indica que a sequência de possibilidades terapêuticas de manutenção em ordem crescente de EA graves sérios é: [IFX + AZA]; ADA; ustequinumabe (UST). Inclusive a taxa de EA com [IFZ + AZA] foi menor do que a taxa de monoterapia com IFX, o que foi uma surpresa. Quando esse estudo comparou infecções, [IFX + AZA] também foi detentor do melhor perfil de segurança, na frente de IFX sozinho e UST, ADA, vedolizumabe e certolizumabe; o que resultou na caracterizaçãode [IFX + AZA] como a melhor primeira terapia para indução e manutenção dos pacientes *bio-naive*.

Neoplasias

Há associação com maior risco de linfoma e câncer de pele não melanoma para aqueles pacientes em tratamento com as tiopurinas, no entanto as taxas absolutas dessas neoplasias ainda se mantêm baixas; portanto, seu risco benefício deve ser sempre avaliado.

É reconhecido um risco aumentado para desenvolver neoplasias hematológicas observado em pacientes com DII em terapia com IMM, sendo prudente evitar em jovens do sexo masculino o IMM por tempo prolongado.

O risco aumentado de linfoma de células B (especialmente linfoma não Hodgkin) está associado aos pacientes com sorologia para o Epstein-Barr (EBV) negativo submetidos a tratamento imunossupressor, em especial as tiopurinas, que estão associadas a um risco 2,5 vezes maior desse tipo de linfoma. Esse risco se exacerba quanto maior o tempo que o paciente se expuser à droga, principalmente após 1 a 2 anos nos pacientes jovens do sexo masculino e naqueles com mais de 50 anos de idade.

Há um risco aumentado de câncer ou displasia cervical de alto grau associada ao papilomavírus humano (HPV) em mulheres com DII em uso de imunossupressores, quando comparadas à população em geral.

Infecções oportunistas

O impacto dessas drogas no desenvolvimento de infecções oportunistas, seja usada isoladamente, seja em uso combinado com anti-TNF, em especial, o IFX, ainda é conflitante. No entanto, alguns riscos específicos de infecção podem ser determinados, como é o caso de infecções virais em pacientes em uso de tiopurinas. A AZA em doses menores ou iguais a 3 mg/kg/dia, a 6-MP em doses menores ou iguais a 1,5 mg/kg/dia e o MTX em dose menor ou igual a 0,4 mg/kg/semana são considerados de baixo grau de imunossupressão.

O herpes vírus simples (HVS), manifestado pelo herpes oral e genital, tem potencial para acarretar doença grave ou de forma recorrente em pacientes imunossuprimidos, em especial em uso de tiopurinas. Entre as infecções oportunistas em pacientes imunossuprimidos com DII, o herpes-zóster é uma das mais frequentes, sendo bastante associada às tiopurinas.

A colite por citomegalovírus (CMV) pode ocorrer em pacientes imunocomprometidos com DII e pode ocasionar a piora do prognóstico da DII ativa. A AZA tem fator de risco independente para reativação do CMV no cólon.

Grávidas

O tratamento com AZA em monoterapia parece seguro durante a gravidez nas pacientes que alcançaram a remissão. O maior risco é a doença estar em atividade ou ter sua reativação ao longo da gestação, pois representa um risco aumentado para a mãe e o feto. O início da terapia com AZA durante a gravidez deve ser evitado em decorrência dos EA da droga, em especial no início do tratamento. A terapia combinada com anti-TNF e AZA deve ser avaliada quanto ao risco-benefício e, sempre que possível, suspendê-la e manter a paciente em monoterapia, de preferência com o anti-TNF. Já o metotrexato por ser teratogênico, tem contraindicação expressiva na gestação e deve ser suspenso de 3 a 6 meses antes da concepção.

Vacinas

Manter o cartão de vacinação atualizado é um dos pilares para evitar as doenças imunopreveníveis. No caso dos IMM, esse cartão, preferencialmente, deve ser atualizado 30 dias antes de se iniciar a medicação já que a resposta vacinal pode não ser a ideal após o início do medicamento. Além da imunossupressão, a própria vacina e seus potenciais de produção de defesa podem interferir na capacidade do indivíduo se proteger do agente agressor potencial.

A produção de anticorpos após a vacinação com a Pneumococo Conjugada 13 Valente (PCV13) induz maiores taxas de anticorpos (AC) do que a Pneumococo 23 Valente Não Conjugada (PPV23). Já o imunomodulador ou anti-TNF, sozinhos ou combinados, diminuem as taxas de anticorpos produzidos pelas PPV23 e PCV13 em comparação aos pacientes sem essas drogas.

Para a vacina contra a hepatite B, os dados são semelhantes. A taxa de produção de anticorpos à vacina HBV em pacientes com DII é menor do que nos controles ($p < 0,001$), similares na DC e RCU ($p = 0,302$) e é menor nos usuários imunossuprimidos que nos controles.

Quando à vacina para covid-19, ainda há muito a se aprender. Além de sabermos que a vacina é eficaz e recomendada para todos os pacientes de idade elegível, há um possível impacto dos IMM na capacidade de produção de anticorpos neutralizantes. No entanto, como dado interessante aos usuários de IMM, o trabalho de Alexander et al., em 2022, utilizando as vacinas ChAdOx1 nCoV-19 (Oxford – AstraZeneca), BNT162b2 (Pfizer – BioNTech) e mRNA1273 (Moderna), mostrou que os IMM não impactam nos títulos de anticorpos pós-vacinais. Os fatores de associação eram o IFX e o tofacitinibe.

Considerações finais

Para estes autores, a AZA, 6-MP e o MTX ainda têm espaço na terapia da DC dos pacientes leves e moderados, em monoterapia substituindo o corticosteroide ou pós-operatório de paciente *naive* de tratamento. Assim como a comboterapia com anti-TNF para indução e manutenção (até 12 meses) nos pacientes com doença grave ou fistulizante perianal ou no pós-operatório de pacientes que já experimentaram IMM no pré-cirúrgico.

IV. Anti-TNF

Alexandre de Sousa Carlos
Matheus Freitas Cardoso de Azevedo

Introdução

A introdução da terapia biológica no tratamento da doença inflamatória intestinal (DII) modificou consideravelmente a evolução dos pacientes. O tratamento convencional, embora eficaz nos casos leves e moderados, não apresenta potencial de alterar a história natural da doença moderada a grave. A inclusão dos biológicos no arsenal terapêutico da DC, com sua capacidade de promover cicatrização da mucosa, tem modificado a história natural da doença com tendência à diminuição de cirurgias e de hospitalizações. Os (anti-TNF foram os primeiros biológicos desenvolvidos e aprovados para tratamento da DC e, indiscutivelmente, modificaram os paradigmas de tratamento, obtendo melhores desfechos para os pacientes. A terapia anti-TNF iniciou uma nova era no tratamento das DII, especialmente por apresentar taxas significativas de remissão clínica, endoscópica e melhora na qualidade de vida dos pacientes. No Brasil, assim como em outras áreas do mundo, houve aumento da utilização de terapia anti-TNF em pacientes com DC de 29,6% (2005 a 2012) para 43,4% (2013 e 2014).

Mecanismo de ação

O TNF-α é uma importante citocina pró-inflamatória que exerce efeitos pleotrópicos em várias células pela ativação de fatores como NFκB, proteinaquinase mitogênio-ativada (MAPK) e caspases. Desta maneira, o TNF-α apresenta um papel crucial na patogênese de inúmeras doenças inflamatórias, inclusive as DII. Com base nisso, os anti-TNF foram incorporados com sucesso no tratamento da DC e da RCU. Atualmente para o tratamento da DC, estão aprovados o infliximabe, o adalimumabe, o certolizumabe e seus respectivos biossimilares.

Infliximabe e adalimumabe são anticorpos monoclonais IgG1 (mAbs) contra TNF-α. Infliximabe é um anticorpo quimérico composto de uma região murina e uma porção humana IgG1. Adalimumabe é completamente humanizado e indistinguível do IgG1 humano normal. Certolizumabe é um pouco diferente uma vez que consiste em um fragmento FAb e com perda da porção Fc. A região da "dobradiça" da molécula do certolizumabe é ligada covalentemente a duas cadeias de 20 KDa de polietilenoglicol, por isso a denominação "certolizumabe pegol".

Infliximabe

Foi o primeiro biológico aprovado em 2008 para o tratamento da doença inflamatória intestinal.

Em 2002, foi publicado o estudo pivotal do IFX na DC conhecido como ACCENT I. Nesse estudo com uma coorte de 573 pacientes, foi observado que os respondedores à dose de indução tiveram taxas de manutenção de resposta clínica ao final de 54 semanas superiores nos grupos que utilizaram 5 ou 10 mg/kg de infliximabe (28% a 34%) em relação ao placebo (13,6%). O ACCENT II, publicado em 2004, incluiu 306 pacientes com DC penetrante com ou sem doença perianal, dos quais 282 foram randomizados na semana 14 após o esquema de indução da remissão (semanas 0, 2 e 6) para receberem infusões de 5 mg/kg ou placebo a cada 8 semanas, tendo como objetivo avaliar a perda de resposta ao IFX nos dois grupos após 54 semanas de tratamento. Observou-se que o tempo para perda de resposta foi significativamente maior no grupo do IFX em relação ao placebo e, após 54 semanas, apenas 19% dos pacientes do grupo placebo não tinham fístulas em atividade, comparados com 36% no grupo do IFX. Dados de vida real vieram em seguida corroborar os resultados dos estudos pivotais e, com isso, consolidando a indicação do IFX no tratamento do Crohn.

Os estudos de longo prazo demonstraram que, apesar da eficácia, o IFX apresenta perda de resposta ao longo do tempo, com necessidade frequente de intensificação de dose em virtude de sua imunogenicidade. Foi então aventada a hipótese de que a associação dos agentes anti-TNF aos imunossupressores, como a azatioprina (AZA) e 6-mercaptopurina, poderia ter efeito sinérgico. Isso baseou o estudo SONIC, publicado em 2010, no qual foram avaliados 508 pacientes com DC randomizados para três estratégias distintas de tratamento: IFX em monoterapia; AZA em monoterapia; ou a terapia combinada com os dois fármacos. Após 30 semanas de tratamento, aproximadamente 57% dos pacientes tratados com a terapia combinada atingiram a remissão clínica livre de corticosteroides (desfecho primário), comparados a 44,4% no grupo do IFX em monoterapia (p = 0,02) e 30% no grupo da AZA em monoterapia (p < 0,001). A taxa de cicatrização da mucosa também se mostrou mais alta nos grupos da terapia combinada e IFX em monoterapia quando comparada à AZA isolada (p < 0,001 e p = 0,02, respectivamente).

Com base em todos os estudos até o momento, o IFX continua considerado um agente biológico de 1ª linha no tratamento da DII com eficácia e perfil de segurança satisfatórios. Além disso, tem papel importante no manejo das manifestações extraintestinais e na prevenção da recorrência pós-operatória.

A posologia recomendada e os cuidados com a infusão do IFX se encontram na Tabela 13.1.

Tabela 13.1 Terapias anti-TNF na doença de Crohn.

Medicamento	Via	Dose/apresentação	Ciclos	Tempo de infusão	Observações
Infliximabe	• IV	• Ampola de 100 mg, 5 mg/kg/dose	• Indução: nas semanas 0, 2 e 6 • Manutenção: a cada 8 semanas	• 2 horas (pode ser reduzido para 1 hora em pacientes em manutenção)	• Otimização do tratamento: 5 mg/kg, IV, a cada 4 semanas ou 10 mg/kg, IV, a cada 8 semanas

Adalimumabe	• SC	• Seringa ou caneta de 40 ou 80 mg
		• Intervalo entre doses: 14 dias
			• Indução:
			  ▪ 1ª dose (semana 0): 160 mg, SC
			  ▪ 2ª dose (semana 2): 80 mg, SC
			• Manutenção: a partir da semana 4, 40 mg, SC, de 14 em 14 dias
				–	• Otimização do tratamento: 40 mg, SC, de 7 em 7 dias ou 80 mg/kg, SC, de 14 em 14 dias

Certolizumabe	• SC	• Seringa de 200 mg	• Indução: 400 mg, SC, nas semanas 0, 2 e 4 • Manutenção: 400 mg, SC, a cada 4 semanas	–	• Sem otimização por bula

IV: (via) intravenosa; SC: (via) subcutânea.
Fonte: Adaptada das bulas dos medicamentos Remicade® (infliximabe), Humira® (adalimumabe) e Cimzia® (certolizumabe), 2022.

Adalimumabe

Foi o segundo anti-TNF liberado para o tratamento nas DII. O primeiro trabalho publicado sobre a eficácia do ADA na indução de remissão na DC foi o CLASSIC, de 2006. Com o objetivo de avaliar a resposta clínica (CDAI < 150 pontos) após 4 semanas de tratamento, 299 pacientes virgens de tratamento com biológico foram randomizados para receberem, respectivamente, nas semanas 0 e 2, doses de 20 e 40 mg, 80 e 40 mg, 160 e 80 mg de ADA ou placebo. Os resultados mostraram que houve maior índice de remissão clínica na dose de 160 e 80 mg de ADA (36%) em relação ao placebo (12%; p < 0,001). Com o objetivo de estabelecer a eficácia do ADA na manutenção da resposta clínica, foi publicado posteriormente o CLASSIC II, em que 55 pacientes do CLASSIC I que estavam em remissão clínica seguiram uma segunda randomização para três esquemas terapêuticos distintos: ADA 40 mg a cada 2 semanas, 40 mg semanal ou placebo até completar 56 semanas. O desfecho primário foi avaliar a remissão clínica (CDAI < 150 pontos) no grupo de pacientes randomizados, sendo observado que 79% dos pacientes que receberam ADA a cada 2 semanas e 83% dos que receberam ADA semanal encontravam-se em remissão clínica, contra 44% no grupo placebo (p < 0,05).

Com o intuito de avaliar a eficácia prolongada do ADA na terapia da DC, o estudo CHARM mostrou que 58% dos pacientes apresentaram resposta clínica inicial (redução no CDAI ≥ 70 do basal) e estes foram randomizados para a terapia de manutenção com ADA 40 mg a cada 2 semanas, 40 mg semanal ou placebo. Observou-se que a remissão clínica (CDAI < 150 após-26 e 56 semanas) foi significativamente maior nos grupos que utilizaram ADA em relação ao placebo na semana 56, com 41% no grupo que recebeu a medicação semanalmente, 36% no grupo que recebeu a cada 2 semanas e 12 % no grupo placebo (p < 0,001). Não houve significância estatística na diferença observada entre os grupos tratados com ADA. Neste mesmo estudo, ao analisar um subgrupo de pacientes que haviam sido experimentados com IFX e interromperam a terapia por perda de resposta ou intolerância, também foi observada maior taxa de remissão em relação ao placebo, levando a crer que a terapia com ADA seria uma alternativa plausível nesse grupo de pacientes.

Em 2006, foi publicado o estudo GAIN que analisou a eficácia do ADA como terapia de resgate nos pacientes com DC que tiveram intolerância ou perda de resposta ao IFX. O desfecho foi a remissão clínica ao final de 4 semanas. Foram randomizados 325 pacientes para receberem a terapia de indução (160 mg na semana 0 e 80 mg na semana 2) ou placebo. Foi observado que 21% dos pacientes tratados com ADA atingiram o desfecho primário contra apenas 7% no grupo placebo (p < 0,001). Pode-se concluir que o ADA é uma alternativa para os pacientes com DC refratários ou intolerantes ao IFX.

Estudos de vida real avaliando a eficácia e a segurança do ADA em pacientes virgens de tratamento com biológicos e seguidos por 6 anos mostraram um aumento da taxa de remissão clínica de 29% para 68% e 75% após 1 e 6 anos, respectivamente.

Quanto aos EA, 11,1% dos pacientes apresentaram infecções graves e a incidência de malignidade foi relativamente baixa (1,9%).

O ADA também é considerado um agente de 1ª linha no manejo da DC moderada a grave em pacientes refratários à terapia convencional. Apresenta um perfil de segurança satisfatório. Sua forma de administração SC (Tabela 13.1) permite uma maior adequação posológica a pacientes que preferem usar esta medicação de forma autoadministrada.

Certolizumabe

O certolizumabe pegol (CZP) também foi comprovado como droga eficaz na DC na indução de resposta clínica quando comparado ao placebo. O PRECISE 2, publicado em 2007, avaliou a eficácia da manutenção da resposta clínica em 213 pacientes portadores de DC que responderam à fase de indução com 400 mg SC nas semanas 0, 2 e 6. Estes foram randomizados em dois grupos para receberem 400 mg de CZP ou placebo. Ao final de 26 semanas de seguimento, 62% dos pacientes tratados com a droga apresentavam resposta clínica mantida, mostrando superioridade em relação ao placebo (34%; p < 0,001). Os pacientes com DC tratados com CZP e seguidos por 7 anos apresentam um perfil de segurança similar aos outros anti-TNF-α.

O certolizumabe pegol, em virtude de sua conformação molecular desprovida da fração Fc que impede o reconhecimento pelo receptor FcRn e, consequentemente, a transferência placentária ativa, foi avaliado como uma opção segura de tratamento durante a gestação.

O CZP apresenta-se como mais uma opção de terapia anti-TNF de administração subcutânea na DC e com perfil de segurança adequado, principalmente na população feminina em fase reprodutiva (Tabela 13.1).

Farmacocinética e monitoramento da terapia anti-TNF

Embora a terapia anti-TNF apresente resultados indubitavelmente favoráveis no tratamento da DII, sabe-se que alguns pacientes não respondem à indução (não respondedores primários, até 30% dos casos) e outros perdem a resposta após-sucesso terapêutico inicial (não respondedores secundários, até 50%). Enquanto a ausência de resposta primária pode relacionar-se com diferentes mecanismos de ação, sem envolvimento substancial do TNF, a perda de resposta secundária relaciona-se, em muitos casos, com a imunogenicidade e a consequente formação de anticorpos contra a medicação. Os anticorpos reduzem o nível sérico da medicação com consequente perda da eficácia. Estratégias como a associação de imunossupressor (p. ex., tiopurina, metotrexato) têm o potencial de reduzir a formação de anticorpos e podem prolongar o efeito dos anti-TNF, em especial o infliximabe. Em metanálise recente (mediana de 1 ano de acompanhamento), os autores verificaram que a perda de resposta ao infliximabe foi de 33% (18% por pacientes/ano), 30% para o adalimumabe (22,7% por pacientes/ano) e 41% para o certolizumabe (21,2% por pacientes/ano). Fatores relacionados com perda de resposta e necessidade de otimização da droga incluem doença perianal, uso prévio de anti-TNF, monoterapia (especialmente no caso do infliximabe), aumento significativo da proteína C-reativa (PCR) no início do tratamento, baixo nível sérico da droga pós--indução, obesidade, tabagismo e albumina baixa.

Em um cenário de provável perda de resposta, a otimização do anti-TNF (redução do intervalo de aplicação ou aumento da dose por aplicação) pode resgatar a resposta em cerca de 70% dos casos no curto prazo (após a primeira dose intensificada) e manter a resposta em 50% dos casos no longo prazo (pelo menos 1 ano de acompanhamento). A dosagem do nível sérico do biológico e de seu anticorpo (TDM) permite uma avaliação mais criteriosa da situação de perda de resposta (Quadro 13.2) e apresenta benefícios econômicos. A dosagem do nível sérico, no caso do infliximabe, deve ser feita preferencialmente na data da infusão, antes da aplicação do medicamento. No caso do adalimumabe, a dosagem pode ser realizada em uma data entre as infusões. Por exemplo, um paciente com perda de resposta ao infliximabe e que apresente baixo nível sérico da droga e do seu respectivo anticorpo poderá se beneficiar com a otimização da medicação, desde que a aderência seja comprovada. Por sua vez, baixo nível sérico em conjunto com altos títulos de anticorpos implica mudança de biológico, que pode ser dentro da mesma classe de medicamento. Pacientes com altos níveis da droga e, mesmo assim, sem resposta terapêutica, requererão mudança de classe (Quadro 13.2). Infelizmente, a dosagem do nível sérico do biológico e de seu anticorpo ainda não faz parte da rotina de diversos centros de gastroenterologia em nosso meio. Vale ressaltar que antes de considerarmos um paciente com perda de resposta secundária ao anti-TNF, devemos confirmar a atividade da doença por meio da avaliação laboratorial (p. ex., valores elevados de PCR e calprotecina fecal), endoscópica (p. ex., ileocolonoscopia) e por imagem (p. ex., enterografia por TC ou RNM). Complicações como estenose fibrótica, neoplasia, abscesso, síndrome do intestino curto e diarreia colerética devem ser devidamente descartadas com os exames ou testes terapêuticos apropriados, assim como devem ser pesquisadas doenças comumente associadas às DII, como síndrome do intestino irritável, síndrome do supercrescimento bacteriano e infecções por *Clostridioides difficile* ou citomegalovírus. Se a conclusão final, realmente, for a perda de resposta àquele anti-TNF, temos de considerar a otimização da droga ou a introdução de outro biológico (da mesma classe ou de classe diferente).

No intuito de analisar fatores preditores de falha terapêutica aos anti-TNF, em 2019 foi publicado o estudo PANTS, ensaio clínico randomizado envolvendo pacientes com DC luminal virgens de tratamento com biológicos que iniciaram o tratamento com IFX ou ADA. Mediante análise multivariada por regressão logística, foi possível identificar que, entre os fatores analisados (duração e comportamento da doença, tabagismo, cirurgias, terapias prévias etc.), o único associado à ausência de resposta primária foi o baixo nível sérico da droga na semana 14 (IFX < 7 mg/L e ADA < 12 mg/L), sendo que a manutenção da terapia na dose-padrão, nesse grupo de pacientes, raramente trouxe benefício. Obesidade, tabagismo, hipoalbuminemia, altos níveis de marcadores inflamatórios e o desenvolvimento de imunogenicidade foram associados a menores níveis séricos da droga. Também foi observado que níveis séricos baixos na semana 14 foram associados de forma independente à não remissão clínica na semana 54, além de estarem associados a maior formação de ADAbs. A associação do imunomodulador (azatioprina ou metotrexato) foi relacionada a menor imunogenicidade tanto para o IFX como para o ADA e, no grupo de pacientes com IFX, a terapia combinada foi associada a maior índice de remissão clínica na semana 54 quando comparada à monoterapia com IFX, diferentemente do ADA, o qual não se mostrou mais eficaz na manutenção de remissão quando associado ao imunomodulador. Em pacientes com a doença em remissão, a utilização do TDM como ferramenta auxiliar na tomada de decisões (proposta proativa) ainda é incerta, apesar do aumento no número de estudos que corroborem sua eficácia. Recentemente, um consenso de especialistas recomendou o TDM proativo na indução, em algum momento durante a fase de manutenção, após-TDM reativo e no descalonamento da terapia anti-TNF. O TDM proativo é provavelmente mais importante em pacientes mais graves, que apresentam alta carga inflamatória, maior risco de depuração de drogas e falha ao tratamento, como pacientes durante a terapia de indução, pacientes com colite aguda grave e DC mais grave.

Quadro 13.2 Sugestão de algoritmo utilizando nível sérico do biológico (*trough levels*) e seu respectivo anticorpo no caso de perda de resposta ao tratamento.

	Nível sérico subterapêutico	Nível sérico terapêutico
Anticorpo indetectável	Falência farmacocinética não imunomediada 51% ↓ Checar aderência/intensificação da dose	Falência relacionada ao mecanismo de ação 25% ↓ Trocar de classe de biológico
Anticorpo detectável	Falência farmacocinética imunomediada 19% ↓ Trocar de biológico ± imunomodulador	Falência relacionada ao mecanismo de ação 5% ↓ Trocar de classe de biológico ± imunomodulador

Fonte: Adaptada de Casteele NV, Herfarth H, Katz J et al., 2017.

Mais estudos ainda são necessários para determinar exatamente quando o TDM deve ser utilizado (na indução, na manutenção, a periodicidade), quais devem ser as concentrações ideais das drogas e se elas devem ser adaptadas a diferentes alvos terapêuticos, bem como se estratégias assim melhoram ou não a qualidade de vida e a relação custo-benefício.

Descalonamento da terapia anti-TNF

Médicos e pacientes muitas vezes se deparam com o dilema referente à possibilidade de suspensão da terapia anti-TNF uma vez que a remissão da doença tenha sido alcançada. Entretanto, os dados, até o momento, são inconclusivos por causa das taxas variáveis de recaída após-a interrupção do anti-TNF, assim como a heterogeneidade do perfil dos pacientes em termos de fenótipo da doença, com definições variáveis de remissão clínica e duração variável da remissão antes da retirada do medicamento.

O estudo STORI foi o primeiro estudo multicêntrico prospectivo projetado especificamente para avaliar o risco de recaída e identificar preditores de recaída após a retirada da terapia de manutenção com anti-TNF. Entre os 115 pacientes com DC luminal que foram incluídos, houve uma taxa de recidiva de 43,9% em um ano e uma taxa de recidiva de 52,2% em 2 anos após-a interrupção do IFX. A recaída ocorreu após-uma mediana de 16,4 meses. Os preditores de recidiva incluíram uso recente de corticosteroides, sexo masculino, hemoglobina ≤ 14,5 g/L, contagem de leucócitos > 6×10^9/L, ausência de remissão endoscópica e valores elevados de PCR ou de calprotectina fecal. No entanto, esse modelo de predição não tem sido adotado rotineiramente na prática clínica. Além disso, níveis baixos ou indetectáveis do fármaco foram preditivos da retirada bem-sucedida do IFX no STORI. No acompanhamento de longo prazo do estudo STORI, aproximadamente 80% dos pacientes desenvolveram complicações maiores ou precisaram reiniciar a terapia biológica em 7 anos. Mais estudos ainda são necessários para responder se a manutenção do anti-TNF em oposição à redução/descontinuação da droga é superior para manter a remissão; bem como definir a estratégia ideal de suspensão de tratamento. Na ausência de fatores preditivos confiáveis, a descontinuação terapêutica do anti-TNF deve ser reservada para pequena minoria de pacientes que estão em remissão profunda, apresentam desejo de interromper o tratamento, sem características de DC de alto risco e estão totalmente informados sobre os riscos de retirada terapêutica, reconhecendo que ainda há uma escassez de dados confiáveis para orientar as decisões de tratamento nesse contexto. A utilização do TDM pode ajudar na tomada de decisão, pacientes com nível sérico alto do anti-TNF apresentam maior risco de recidiva com a suspensão da terapia.

Segurança da terapia anti-TNF

Diante do aumento do arsenal terapêutico disponível para o tratamento das DII nos últimos anos, as preocupações com a segurança e os efeitos colaterais das principais terapias imunossupressoras têm sido cada vez mais comuns na prática clínica.

O uso terapêutico a longo prazo de anti-TNF traz consigo questões de segurança que incluem potencial para o desenvolvimento de lesões de pele, reações imunológicas, infecções e cânceres, podendo causar morbidade e mortalidade significativas em uma pequena proporção de pacientes expostos.

Reações infusionais agudas são definidas como aquelas que ocorrem dentro de 24 horas após-a infusão. Os sintomas variam e as reações podem variar de leves (rubor, tontura, dor de cabeça, coceira, erupção cutânea) a graves (do tipo anafilático). São relativamente comuns, estimando-se que ocorram em até 5% das infusões, com menos de 1% de todas as infusões resultando em uma reação grave. Reações no local da injeção também foram relatadas após a administração subcutânea de adalimumabe ou certolizumabe, incluindo sensação de queimação, dor e prurido. Pacientes que desenvolvem anticorpos para o infliximabe têm risco aumentado de reações à infusão e alguns relatos sugerem que a hipersensibilidade ao adalimumabe também está associada à formação de anticorpos antidroga. Reações tardias (24 horas a 14 dias) caracterizam-se por artralgia, mialgia, febre, fadiga e erupção cutânea e são muito mais raras (< 1%). A sua fisiopatologia não é completamente compreendida. A suscetibilidade à infecção é uma preocupação relevante após o início do tratamento com anti-TNF. Isso pode ser particularmente verdadeiro para patógenos intracelulares, como micobactérias (especialmente tuberculose), fungos e infecções virais crônicas. Uma metanálise recente de 15 estudos observacionais mostrou risco aumentado de infecções com terapia combinada em comparação com agentes anti-TNF em monoterapia. Corticosteroides, tiopurinas e agentes anti-TNF estão associados a risco aumentado de infecções oportunistas, entretanto as terapias combinadas apresentam um risco particular ainda mais elevado, com o *odds ratio* aumentando de 2,9 (para um medicamento imunossupressor) para 14,5 (para dois ou três medicamentos). No registro TREAT, de 6.273 pacientes com DC moderada a grave (3.440 tratados com infliximabe e 2.833 apenas com outros tratamentos) com até 13 anos de acompanhamento, infecções graves ocorreram em 2,2 eventos por 100 pessoas/ano (PA) em pacientes tratados com infliximabe em comparação com 0,9/100 PA em pacientes apenas com outros tratamentos. No registro PYRAMID, 5.025 pacientes tratados com adalimumabe foram seguidos por até 6 anos, infecções graves emergentes do tratamento foram relatadas a uma taxa de 4,7 eventos por 100 PA de 556 pacientes (11,1%). Diante do exposto, recomenda-se triagem para risco de infecções oportunistas (especialmente sorologias virais, radiografia de tórax e teste tuberculínico ou IGRA) e averiguação do estado de imunização antes de se iniciar o tratamento anti-TNF.

Alguns dados sugerem risco maior de melanoma em pacientes em tratamento anti-TNF para DII, com um aumento do risco de 1,5 a 2 vezes em comparação com aqueles não expostos. Em estudo de coorte francês com 189.289 pacientes com DII, o risco de linfoma foi significativamente maior em pacientes expostos à monoterapia com tiopurina, monoterapia com anti-TNF ou terapia combinada em comparação àqueles que não foram expostos. O risco foi maior em pacientes expostos à terapia combinada em comparação com monoterapia com tiopurina ou anti-TNF. Outra preocupação são casos de linfoma hepatoesplênico de células T (HSTCL), uma forma rara e agressiva de linfoma não Hodgkin que afeta predominantemente homens jovens, ocorrendo após o uso de infliximabe, adalimumabe ou tiopurina. Em estudo publicado por Thai et al., foram relatados 22 casos de HSTCL em DII e a maioria foi associada à terapia com tiopurina como monoterapia ou em combinação com anti-TNF.

Entre os eventos neurológicos, a doença desmielinizante é complicação reconhecida e preocupante, podendo ocorrer no sistema nervoso central ou periférico. Em pacientes que desenvolvem sintomas neurológicos e suspeita de desmielinização, o tratamento com agente anti-TNF deve ser descontinuado e a opinião de um especialista deve ser solicitada. Recomenda-se evitar a terapia anti-TNF em pacientes com esclerose múltipla concomitante ou história de neurite óptica. Alterações autolimitadas das enzimas hepáticas também são descritas, embora casos de hepatite autoimune ou insuficiência hepática aguda sejam raros. Leucopenia e trombocitopenia são complicações hematológicas mais comumente relatadas, apesar de incomuns, raramente necessitando da descontinuação da terapia. Lesões cutâneas são comumente associadas ao tratamento com anti-TNF, em geral leves e de relação causal muitas vezes não totalmente estabelecida. Embora as terapias anti-TNF sejam, quase sempre, eficazes no tratamento da psoríase, o surgimento de lesões semelhantes à psoríase é descrito e relativamente comum (1,5% a 5%), eventualmente necessitando da descontinuação do tratamento (< 10%). A maioria das lesões melhora rapidamente com terapia tópica à base de corticosteroides. Além da psoríase induzida por anti-TNF, lesões psoriasiformes têm sido bem reconhecidas. O mecanismo exato que desencadeia a psoríase *de novo* permanece incerto, embora tenha sido postulado como secundário ao aumento da expressão cutânea de interferon alfa (IFN-α). Anticorpos antinucleares (ANA) foram descritos em 46% a 56% dos pacientes tratados com IFX, porém sem significado patológico. Entretanto, apenas alguns raros pacientes (< 1%), geralmente do sexo feminino, evoluem com quadro clínico de lúpus induzido pelo anti-TNF, caracterizado por erupção cutânea, serosite e artrite. O principal marcador sorológico é o anti-DNA dupla hélice, presente em até 90% dos pacientes. O lúpus geralmente necessita de tratamento com corticosteroides sistêmicos e requer suspensão da terapia anti-TNF na maior parte dos casos.

Apesar de rara, alguns estudos sugeriram uma associação da terapia anti-TNF com insuficiência cardíaca, entretanto o mecanismo fisiopatológico exato permanece obscuro. As orientações atuais recomendam que o uso da terapia anti-TNF seja evitado em pacientes com insuficiência cardíaca

NYHA III/IV. Todos os pacientes que desenvolvem insuficiência cardíaca durante o uso de um agente anti-TNF devem descontinuar a terapia e iniciar tratamento com especialista.

Considerações finais

A introdução da terapia anti-TNF no arsenal terapêutico da DC, indubitavelmente, foi um marco no tratamento das doenças inflamatórias intestinais, modificando o curso natural da doença e ofertando melhor qualidade de vida aos pacientes. Com um perfil de segurança aceitável, os anti-TNF apresentam comprovada eficácia nas formas moderadas a graves da DC.

Muitas lições foram aprendidas ao longo dos mais de 20 anos de terapia anti-TNF que modificaram as estratégias de manejo dos pacientes com DC moderada a grave, incluindo o uso de terapia combinada com imunossupressores (particularmente ao infliximabe), início de tratamento precocemente em uma janela de oportunidade antes da ocorrência de complicações crônicas, tratamento além da resposta sintomática para atingir metas como remissão endoscópica e monitoramento rigoroso para facilitar o escalonamento terapêutico precoce naqueles pacientes que apresentam sinais de perda de resposta.

Apesar da disponibilidade atual de novos agentes biológicos para o tratamento da DC (vedolizumabe e ustequinumabe), muitos pacientes ainda recebem primeiramente a terapia anti-TNF em razão de sua maior disponibilidade, especialmente no sistema público, menor custo após-a introdução dos biossimilares, além de ser opção terapêutica preferencial no controle de algumas das manifestações extraintestinais e na doença perianal, diante das evidências científicas atuais. A associação com imunomoduladores está associada a melhores desfechos. É de se esperar que nova formulação subcutânea de infliximabe logo se torne amplamente disponível.

Em um futuro próximo, acredita-se que alguns biomarcadores validados possam surgir e auxiliem no tratamento com os anti-TNF na prática clínica.

V. Anti-Integrina

Francisco Guilherme Cancela e Penna
Anderson Antônio de Faria

Introdução

O tratamento da doença inflamatória intestinal (DII) conta hoje com uma ampla lista de medicações. Como regra geral, busca-se o bem-estar do paciente, o controle da resposta inflamatória e a redução dos danos estruturais causados pela inflamação quando a doença não é adequadamente tratada ou quando ela é refratária ao tratamento. As opções terapêuticas disponíveis para o controle da DII envolvem corticosteroides, aminossalicilatos, imunossupressores e biológicos. Cada um desses grupos teve capítulos específicos neste Tratado e o presente capítulo ater-se-á ao subgrupo de agentes biológicos que tem como alvo a integrina $α_4β_1$ e $α_4β_7$. Maior atenção será dada ao medicamento anti-integrina $α_4β_7$, o vedolizumabe, por ser a medicação com maior disponibilidade para uso na prática em nosso país. Haverá, no entanto, um breve comentário sobre o medicamento que bloqueia a integrina $α_4β_1$, o natalizumabe.

O termo "terapia biológica" refere-se à utilização de substâncias naturais ou biologicamente modificadas. Na DII, ocorre intensa participação de citocinas pró-inflamatórias (TNF, interleucinas, integrinas) e os medicamentos chamados "biológicos" direcionam-se, usualmente, ao controle destas citocinas. A maioria desses medicamentos é de anticorpos, monoclonais ou policlonais. O infliximabe foi o primeiro biológico a ser utilizado na doença inflamatória intestinal (1998, nos Estados Unidos; e, em 2000, no Brasil). Em 2007, o adalimumabe foi aprovado pela Agência Nacional de Vigilância Sanitária (Anvisa) para uso na DC e, em 2014, liberado para RCU. O vedolizumabe foi aprovado para uso pela FDA em 2014. No Brasil, o medicamento é fornecido para tratamento da DC e da RCU no sistema privado, mas no âmbito do Sistema Único de Saúde (SUS) encontra-se apenas disponível para utilização na RCU.

Mecanismo de ação

O entendimento adequado do mecanismo de ação do vedolizumabe exige a compreensão dos processos de migração leucocitária. As células do endotélio vascular respondem à inflamação por meio da expressão de selectinas. As selectinas são denominadas "moléculas primárias de adesão" e ligam-se fracamente a algumas selectinas dos linfócitos, causando inicialmente uma adesão fraca, mas que gera maior contato do linfócito ao endotélio e enseja a ocorrência de mais interações moleculares. Receptores linfocitários são capazes de se ligar a algumas quimiocinas que resultam na alteração conformacional das moléculas secundárias de adesão, denominadas "integrinas". As integrinas, quando ativadas, ligam-se mais fortemente a seus ligantes, denominados "adressinas vasculares". Nesse momento, ocorrem a parada do rolamento do linfócito e sua migração para lâmina própria intestinal.

As vênulas endoteliais expressam um número de adressinas ao longo de todo o intestino delgado e grosso, incluindo a molécula de adesão intercelular-1 (ICAM 1), molécula de adesão celular vascular (VCAM-1) e a molécula de adesão vascular adressina de mucosa-1 (MAd-CAM-1). Esta última é expressa primariamente em tecidos intestinais e é o ligante que interage com a L-selectina, assim como a integrina $\alpha_4\beta_7$, presente na parede dos linfócitos ativados.

Uma vez no intestino, um linfócito T transportando um antígeno torna-se ativado e tem suas propriedades migratórias alteradas: interrompe a expressão de L-selectina e começa a expressar a integrina $\alpha_4\beta_7$. Uma vez ativado, o linfócito T retorna à circulação; porém, como não tem L-selectina, não volta ao tecido linfoide secundário. Na corrente sanguínea, a integrina $\alpha_4\beta_7$ encontrada no linfócito T efetor migratório intestinal se liga à adressina vascular MAd-CAM-1 expressa no endotélio vascular do GTI. Essa ligação resulta no recrutamento de linfócitos na área inflamada do intestino. Bloquear a integrina $\alpha_4\beta_7$ significa, então, bloquear a migração linfocitária e reduzir a resposta inflamatória.

Eficácia

Estudos pivotais

A comprovação clínica da eficácia do vedolizumabe em pacientes com DC se deu a partir da publicação do estudo GEMINI 2, em 2013. Nesse estudo de fase 3 multicêntrico, os pacientes adultos, com idade entre 18 e 80 anos, com DC moderada a grave, refratários ou intolerantes a corticosteroide, azatioprina e/ou terapia anti-TNF-α, foram divididos em duas coortes: a primeira, um estudo duplo cego, em que os pacientes foram randomizados para receber placebo ou vedolizumabe 300 mg nas semanas 0 e 2; e a segunda coorte, um grupo aberto, que recebeu vedolizumabe 300 mg nas semanas 0 e 2. Aqueles respondedores à terapia de indução com o vedolizumabe na semana 6, isto é, queda do Índice de Atividade de Doença de Crohn (IADC) maior do que 70 pontos, foram incluídos no estudo de manutenção, após nova randomização, na proporção de 1:1:1, para receber placebo, vedolizumabe 300 mg a cada 8 semanas ou vedolizumabe a cada 4 semanas, com desfechos avaliados na semana 52. As características demográficas e da DC eram semelhantes entre os grupos, tanto no estudo de indução como no de manutenção, assim como o uso prévio de anti-TNF, que foi em torno de 50% dos pacientes.

A análise do estudo de indução comprovou a eficácia do vedolizumabe, com taxa de resposta clínica de 14,5% na semana 6, comparada à taxa de 6,8% do grupo placebo (p = 0,02). Porém, os valores de PCR na semana 6 não foram diferentes entre os grupos. Na semana 52, 39% daqueles que receberam vedolizumabe a cada 8 semanas e 36,4% dos que receberam a droga a cada 4 semanas estavam em remissão clínica, comparados com 21,6% dos que receberam placebo (p < 0,001 e p = 0,004, respectivamente). A reduzida taxa de resposta ao vedolizumabe na semana 6, mas com melhora na semana 52, pode ser explicada pelo mecanismo de ação de bloqueio de tráfego de linfócitos, pela gravidade dos pacientes incluídos, acrescido da natureza transmural da DC. Outro fator a ser levado em consideração é o uso prévio de anti-TNF, que pode piorar a resposta ao vedolizumabe. Isso foi mais bem estudado no GEMINI 3, um estudo de indução, randomizado, que comparou pacientes em uso de vedolizumabe 300 mg ou placebo, nas semanas 0, 2 e 6. Entre os pacientes que receberam vedolizumabe, 15,2% estavam em remissão na semana 6, comparados a 12,1% daqueles que receberam placebo (p = 0,433). Porém, na semana 10, 26,6% dos que receberam vedolizumabe e 12,1% dos que receberam placebo (p = 0,001) estavam em remissão, resultado semelhante observado para a queda de 100 pontos do IADC (vedolizumabe: 39,2% e placebo: 22,3%, p = 0,001). Esses achados reforçam o conceito de maior tempo para início efetivo de ação do vedolizumabe, especialmente em pacientes mais graves, com maior carga inflamatória e previamente falhados à terapia anti-TNF.

Os pacientes incluídos nos estudos de fases 2 e 3, especialmente aqueles dos GEMINI, continuaram a ser acompanhados com objetivo de se avaliarem a eficácia e a segurança da droga a longo prazo (estudo LTS – *Long Term Safety*). Nessa fase de acompanhamento, os intervalos de aplicação das doses da medicação foram de 4 semanas. Ao fim de 3 anos de acompanhamento, 74% dos pacientes que completaram GEMINI 2 estavam em remissão, incluindo 66% daqueles que tinham falhado anteriormente ao anti-TNF-α, com taxa de remissão de 67%. Os dados do estudo LTS mostram ainda elevada taxa de resposta e de remissão entre aqueles que receberam indução com vedolizumabe e manutenção com placebo, mas que retornaram a receber vedolizumabe a cada 4 semanas no estudo de longo prazo. Isso mostra a capacidade de recuperar resposta naqueles pacientes que fizeram uso prévio da droga e que retornaram posteriormente as aplicações.

Análises *post hoc* dos estudos GEMINI mostraram que a associação de vedolizumabe com corticosteroide durante o período de indução produzem maiores taxas de remissão clínica e queda de 100 pontos do IADC, quando comparada à combinação de placebo e corticosteroide ou ao uso isolado de vedolizumabe. Outra análise *post hoc* dos estudos GEMINI mostra menor taxa de cirurgia naqueles pacientes em uso de vedolizumabe quando a droga foi iniciada mais precocemente no curso da doença, isto é, duração da DC inferior a 5 anos e especialmente naqueles com menos de 2 anos de doença. Esses dados estão em acordo com outra análise *post hoc* dos estudos GEMINI, que mostram resposta rápida do vedolizumabe em pacientes virgens de anti-TNF. Dessa maneira, a ação do vedolizumabe é melhor em pacientes virgens de terapia anti-TNF e com curta duração da DC; porém, quando utilizado em pacientes mais graves e com pior prognóstico, é especialmente útil a associação vedolizumabe e prednisona, tornando-se uma opção terapêutica para induzir remissão nesse perfil de paciente.

Estudos de vida real e remissão endoscópica

Os estudos de vida real retratam de maneira mais fidedigna o que acontece na rotina de atendimento aos pacientes com DC, pois, os critérios de elegibilidade e exclusão na participação são menos rígidos em comparação aos dos estudos pivotais, assemelhando-se ao que ocorre na realidade.

Um estudo multicêntrico conduzido nos Estados Unidos, com 212 pacientes com DC em uso de vedolizumabe, mostrou que 35% dos pacientes estavam em remissão clínica, 63% com cicatrização de mucosa e 26% em remissão profunda (remissão clínica e cicatrização de mucosa), ao final de 12 meses de tratamento. Pacientes previamente expostos à terapia anti-TNF, tabagistas, portadores de doença perianal e aqueles em atividade grave de doença tinham menor probabilidade de alcançar a remissão. Dados semelhantes foram observados em um estudo italiano, com 69 pacientes com DC em uso de vedolizumabe, com benefício clínico da droga em 68,1% em 6 semanas, 68,1% em 30 semanas e 59,4% em 12 meses.

Em um estudo sueco com 169 pacientes com DC, sendo 89% previamente expostos à terapia anti-TNF e 41% previamente submetidos a pelo menos uma ressecção cirúrgica, retratando uma coorte com pacientes mais graves, observou-se que, na semana 12, a resposta clínica foi de 27% e a remissão, de 47%. A resposta clínica, a remissão e a remissão livre de corticosteroides, na semana 52, foram de 22%, 41% e 40%. Além disso, houve diminuição estatisticamente significativa na mediana de calprotectina fecal e proteína C-reativa entre 12 e 52 semanas. Estudo norueguês com 85 pacientes com DC mostra resultados menos animadores: remissão clínica de 26,5% na semana 52 e 22,4% na semana 104. O uso de dose adicional na semana 10 e comboterapia com azatioprina não se associaram a melhores resultados.

Uma revisão sistemática de estudos de vida real mostrou que a remissão clínica foi alcançada em 24% dos pacientes na semana 6, 30% na semana 14, 26%

aos 6 meses e 30% aos 12 meses. A taxa de resposta clínica foi de 56% na semana 6, 58% na semana 14 e 40% em 12 meses. A remissão clínica livre de corticosteroide foi alcançada em 13% na semana 6, 25% na semana 14, 22% em 6 meses e 31% em 12 meses. Esses resultados mostram a tendência de maior resposta ao tratamento com vedolizumabe a partir da semana 14, com sua sustentabilidade a partir de então. Nessa mesma revisão sistemática, as taxas de cicatrização da mucosa variaram de 19% a 30% no 6º mês e de 6% a 63% ao fim de 1 ano de tratamento. A redução do intervalo de aplicação do vedolizumabe, de 8 para 4 semanas, foi associada a reganho de resposta, sendo que essa estratégia pode recuperar a eficácia em até 50% dos pacientes com perda secundária de resposta.

Em outra revisão sistemática, que analisou a eficácia do vedolizumabe em 994 pacientes com DC, a resposta e a remissão clínica foram alcançadas, respectivamente, em 54% e 22% na semana 6, em 49% e 32% na semana 14 e 45% e 32% na semana 52. Em linhas gerais, os resultados dos estudos de vida real foram melhores quando comparados aos dos estudos pivotais.

Como a remissão endoscópica está associada a melhores desfechos a longo prazo, a análise de dados referentes à cicatrização da mucosa intestinal ganhou importância significativa nos últimos anos. Um estudo conduzido na Bélgica avaliou a resposta endoscópica ao fim de 52 semanas de tratamento com vedolizumabe utilizado em esquema habitual (indução nas semanas 0, 2 e 6 e manutenção a cada 8 semanas, com possibilidade de uso de dose extra na semana 10) em pacientes com DC em atividade (IADC entre 220 e 450). Foram incluídos 110 pacientes, sendo que 76 completaram 26 semanas de tratamento e 63 pacientes completaram as 52 semanas previstas. A análise de respondedores não imputáveis, que avalia o total de pacientes que entrou no estudo, apontou que a resposta endoscópica foi observada em 44 (40%) dos 110 pacientes na semana 26 e em 50 (45%) de 110 pacientes na semana 52. A remissão endoscópica na semana 52 ocorreu, respectivamente, em 36 (33%) e em 40 (36%) de 110 pacientes, nas semanas 26 e 52. Porém, se a análise for baseada nos pacientes que completaram o estudo, a resposta endoscópica foi de 79% e a remissão endoscópica, de 63% na semana 52. Os resultados endoscópicos foram melhores nos pacientes com diagnóstico mais recente, isto é, com tempo de doença inferior a 5 anos. No estudo LTS do GEMINI, um centro belga avaliou cicatrização de mucosa por meio de colonoscopia em 24 pacientes com DC, após mediana de 33 meses de tratamento com vedolizumabe. A remissão endoscópica foi vista em 7 (29%) dos 24 dos pacientes. Quando a avaliação endoscópica foi feita considerando-se os pacientes que ainda estavam em uso da medicação, isto é, 16 pacientes, e não aqueles que iniciaram o estudo, a remissão endoscópica foi encontrada em 7 (44%) de 16 pacientes.

Estudos comparativos de vedolizumabe e terapia anti-TNF

Até o momento, não existem estudos comparativos de maior qualidade metodológica, ou seja, randomizados, duplo-cego e multicêntricos, avaliando desfechos do tratamento de pacientes com DC usando vedolizumabe e outras terapias biológicas. Assim, as evidências obtidas são, em sua maioria, a partir de dados retrospectivos, base de dados e metanálises em rede. Um estudo multicêntrico de vida real, conduzido nos Estados Unidos, Canadá e Grécia, comparou a eficácia e segurança do vedolizumabe e terapia anti-TNF em pacientes com DC virgens de terapia biológica, após realizar o escore de propensão que propõe homogeneizar os grupos a partir de varáveis de interesse. Nessa análise retrospectiva de 491 pacientes com DC, a eficácia em 24 meses de tratamento foi semelhante, porém o perfil de segurança do vedolizumabe foi superior ao da terapia anti-TNF. Outro estudo multicêntrico norte-americano, que também utilizou o Escore de Propensão para homogeneizar as amostras, evidenciou a mesma eficácia entre o vedolizumabe e o anti-TNF no tratamento da DC, porém com melhor perfil de segurança para o primeiro.

Uma estratégia de comparação de intervenções, como o uso de medicamentos biológicos na DC, é a metanálise em rede. Nesse tipo de estudo, comparam-se os medicamentos entre si, por intermédio de um comparador comum, em geral, o placebo, mesmo que os artigos selecionados não tenham feito esse tipo de análise. Ou seja, elencam-se os tratamentos comparando-os entre si. Uma metanálise em rede de estudos controlados fases 2 e 3 avaliou a eficácia de medicamentos biológicos no tratamento da DC moderada a grave. Em pacientes virgens de anti-TNF, o vedolizumabe mostrou-se inferior à comboterapia de infliximabe e azatioprina, para induzir remissão clínica, além de menor probabilidade de induzir remissão clínica quando comparada ao infliximabe (mono ou comboterapia), adalimumabe, ustequinumabe e risanquizumabe. Em pacientes falhados à terapia anti-TNF, o vedolizumabe foi inferior ao adalimumabe e aos medicamentos que bloqueiam a interleucina-23 (ustequinumabe e risanquizumabe). Esses dados contrariam alguns estudos de vida real, nos quais o vedolizumabe tem desempenho semelhante ao anti-TNF, possivelmente por considerarem apenas os estudos de fases 2 e 3, nos quais o desempenho do vedolizumabe não foi tão satisfatório, além de comparar estudos com metodologias distintas.

Vedolizumabe como primeira opção e após falha dos anti-TNF

A primeira medicação biológica utilizada em pacientes com DC tem, em geral, melhores resultados quando comparada aos medicamentos utilizados como 2ª ou 3ª linhas de tratamento. A manutenção do uso de um medicamento é utilizada como parâmetro para se avaliar a eficácia dele, uma vez que se admite que haja benefício terapêutico com a droga para sua utilização seja mantida. Nesse sentido, um estudo sueco avaliou a manutenção do vedolizumabe e terapia anti-TNF, como drogas de 2ª linha, em pacientes com DC previamente falhados a anti-TNF. Foi feita a equiparação dos grupos por meio do Escore de Propensão. Ao fim de 12 meses, 73% dos pacientes em uso de vedolizumabe estavam ainda em uso do medicamento, enquanto 74% permaneciam em uso de anti-TNF, sugerindo semelhante resposta entre as drogas.

Outro dado interessante a ser considerado é entender qual a melhor sequência de terapia biológica a ser seguida, iniciando-se por anti-TNF ou outra classe terapêutica. Dados preliminares em amostras pequenas de pacientes sugerem que o uso do vedolizumabe como terapia de 1ª linha não impacta negativamente a eficácia do anti-TNF, caso um medicamento dessa classe de drogas seja utilizado como 2ª linha, após falha ao vedolizumabe. Em se confirmando essa hipótese, o uso do vedolizumabe como 1ª linha de tratamento se torna uma opção atraente, uma vez que não afetaria a eficácia do anti-TNF como 2ª opção terapêutica.

Situações especiais
Gestação e lactação

Os dados do vedolizumabe são limitados na gestação, sendo considerado classe B, segundo a classificação da FDA. A MAd-CAM1 é expressa na placenta no 1º trimestre da gestação. Deste modo, há um risco teórico de perda fetal precoce. Uma série de 24 gestantes expostas ao vedolizumabe resultou em quatro abortos espontâneos. Além disso, considerando-se uma mei- vida aproximada de 25 dias, o uso no 3º trimestre pode resultar em exposição fetal prolongada, com permanência da droga por até 6 a 12 meses pós-parto. As consequências da exposição fetal não são bem conhecidas, mas é plausível que haja alguma influência na vacinação contra rotavírus, sendo pouco provável interação com outras imunizações parenterais do 1º ano. Moens et al. relataram complicações graves neonatais e na gestação em um estudo retrospectivo na Bélgica. Entretanto, os achados não foram confirmados noutro trabalho do mesmo autor, envolvendo comparação com infliximabe e com uso de imunossupressores. Assim como adalimumabe e infliximabe, o vedolizumabe tem baixa concentração no leite materno, devendo o uso por lactantes ser avaliado conforme a necessidade do caso.

Manifestações extraintestinais

As manifestações extraintestinais (MEI) ocorrem em cerca de 55% dos pacientes com doença de Crohn e 35% dos pacientes com RCU. As mais prevalentes são as manifestações articulares, mas múltiplos órgãos podem ser acometidos (pele, fígado, olhos). A patogênese das MEI não é bem compreendida. Análise *post hoc* do GEMINI, pacientes com DC recebendo vedolizumabe, quando comparados com placebo, tiveram menor taxa de piora ou do surgimento de artrite ou artralgia. O vedolizumabe não mostrou efetividade em relação à colangite esclerosante primária. Entretanto, não existem estudos prospectivos que confirmem esta falta de resposta. Quando o controle da DII for conseguido, as MEI que tem relação com a atividade de doença poderão ter melhora clínica. Dados são escassos também sobre as manifestações dermatológicas na DII, dificultando qualquer análise. Entretanto, os relatos e séries de casos não são muito animadores. Metanálise publicada em 2019 sugere que pacientes com doença de Crohn em uso de vedolizumabe tem mais probabilidade de desenvolver MEI; na RCU, não houve essa diferença.

Doença perianal

A doença fistulizante é um desafio no tratamento da DC. O tratamento das fístulas requer terapia medicamentosa e, na maioria das vezes, abordagem cirúrgica com colocação de sedenhos e antibioticoterapia. Análise *post hoc* do GEMINI 2 mostrou que 41% dos pacientes que receberam vedolizumabe a cada 8 semanas conseguiram fechamento da fístula, comparados com 11% dos pacientes do grupo placebo. Recentemente, análise de um subgrupo do ENTERPRISE (estudo de fase IV do vedolizumabe) avaliou 34 pacientes com doença perianal encontrando 50% de resposta, aproximadamente. Entretanto, não havia grupo-placebo nem braço com outros tratamentos (p. ex., seton e antibióticos) para comparação. Metanálise recente analisou quatro estudos com 198 pacientes, a maioria falhado aos anti-TNF, e identificou fechamento das fístulas em cerca um terço dos pacientes. Como exposto, as taxas de sucesso ainda não são aquelas desejadas. Há que se lembrar também que o tratamento da doença fistulizante envolve abordagem cirúrgica e tratamento medicamentoso para que haja maior chance de sucesso. Estudos prospectivos e controlados precisam ser realizados para melhor avaliação da eficácia do vedolizumabe no tratamento da doença fistulizante.

Manejo perioperatório

Embora alguns estudos retrospectivos tenham sugerido aumento na chance de complicações pós-operatórias e infecções do sítio cirúrgico, isso não foi confirmado por estudos maiores. Estudo recente envolvendo mais de 700 pacientes com uso de vedolizumabe no perioperatório não mostrou aumento de infecções ou outras complicações pelo uso da medicação, mostrando-se ser o vedolizumabe medicação segura. Entretanto, ainda não há estudos que possam orientar o intervalo mais adequado entre a medicação e a cirurgia, devendo cada caso ser avaliado individualmente.

Segurança

Por ser doença crônica e sem cura, um aspecto importante a ser considerado na escolha do tratamento dos pacientes com DC é a segurança do medicamento utilizado. Por ter mecanismo de ação que atua especificamente no intestino, o vedolizumabe tem excelente perfil de segurança. No estudo LTS do vedolizumabe, que incluiu pacientes oriundos dos estudos pivotais de fases 2 e 3, alguns EA resultaram em descontinuação do estudo em 12% dos pacientes. Infecções graves ocorreram em 8% dos pacientes. Reações infusionais ocorreram em 4% dos pacientes. Seis pacientes desenvolveram câncer (pulmão, cólon, carcinoma basocelular, linfoma, carcinoma espinocelular e carcinoma hepatocelular). Nenhum caso de leucoencefalopatia multifocal progressiva foi relatado. Ao fim do estudo LTS, que acompanhou pacientes por até 9 anos, nenhum EA novo de interesse foi relatado. Além disso, não houve diferença entre o surgimento de EA em pacientes idosos (mais de 65 anos), comparado a pacientes jovens. Assim, o vedolizumabe pode ser considerado uma das drogas mais seguras utilizadas no tratamento da DC, devendo ser considerado seu uso especialmente em pacientes idosos, com neoplasias ou infecções recentes.

Direções futuras

Terapia biológica combinada

O uso de combinação de biológicos está aumentando nos últimos anos, mas a maior parte das informações de que dispomos é baseada em relatos de casos. Trabalho retrospectivo recente cita oito pacientes recebendo anti-TNF e vedolizumabe e cinco pacientes com vedo e ustequinumabe, com boa resposta clínica e sem EA graves. Ainda não há resposta sobre as melhores associações. A terapia dupla tem sido proposta em dois cenários: aqueles pacientes com controle da doença luminal, mas sem controle das manifestações extraintestinais; e aqueles pacientes com doença luminal refratária. Recentemente, um RCT avaliou a associação do infliximabe com natalizumabe, comparando-a com infliximabe e placebo em 79 pacientes. Os resultados do grupo de terapia combinada tenderam a ser melhores, mas sem diferença estatística. Com relação ao perfil de segurança, não houve diferença.

Monitorização terapêutica

A estratégia de monitorar o nível sérico de droga (TDM) e o de anticorpos para ajuste de dose vem ganhando destaque com os anti-TNF, mas ainda caminha lentamente para o vedolizumabe, pois seu benefício não é claro. Análises *post hoc* do GEMINI sugerem que maiores níveis séricos são associados a maiores taxas de remissão clínica, mas a utilidade prática desses dados é pequena.

Otimização

O aumento da dose do vedolizumabe com objetivo de alcançar resposta terapêutica, sobretudo sem realização de TDM, carece de evidências. Ainda não está estabelecido se a perda de resposta está associada a características farmacocinéticas. Dessa forma, a utilização do vedolizumabe a cada 4 semanas, embora algumas vezes tentada, carece de evidências científicas mais robustas.

Natalizumabe

O natalizumabe é um bloqueador da integrina $\alpha_4\beta_1$ com atuação no intestino e no cérebro. Foi avaliado para tratamento de esclerose múltipla e também da doença de Crohn. O surgimento de vários casos de leucoencefalopatia multifocal progressiva reduziu de modo significativo o entusiasmo com a medicação, que praticamente não é mais utilizada para tratamento da DC.

VI. Anti-Interleucina

Rogerio Serafim Parra
Francisco de Assis Gonçalves Filho

Introdução

A doença de Crohn é uma doença inflamatória intestinal que acomete indivíduos geneticamente suscetíveis e que, influenciada por fatores genéticos, ambientais e pela microbiota intestinal, pode provocar ativação excessiva do sistema imunológico, resultando em respostas inflamatórias exacerbada. Entre as vias pró-inflamatórias envolvidas, destaca-se a das interleucinas (IL) na patogênese da DC. Avanços recentes no entendimento dos mecanismos imunopatogênicos que causam a DC, possibilitaram o desenvolvimento de novas terapias biológicas que atuam seletivamente e inibem processos inflamatórios causados por mediadores pró-inflamatórios como as IL (Figura 13.1). Neste capítulo, apresentaremos a ação dos bloqueadores da IL-12/23, bem como bloqueadores específicos de IL-23, no tratamento da DC (Quadro 13.3).

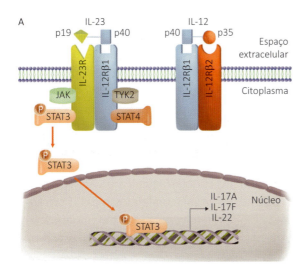
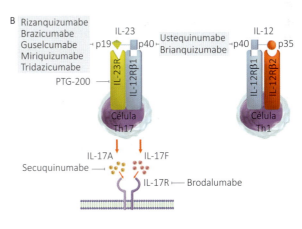

Figura 13.1 (A) Via pró-inflamatória da interleucina 12 e 23 na doença de Crohn. A sinalização destas citocinas ativa vias pró-inflamatórias que ocasionam a transcrição de genes de citocinas na doença de Crohn. (B) Drogas como o ustequinumabe bloqueiam especificamente a subunidade p40 enquanto drogas como o rizanquizumabe e o guselcumabe bloqueiam a subunidade p19.
Fonte: Adaptada de Schmitt H, Neurath MF, Atreya R, 2021.

Quadro 13.3 Terapias-alvo direcionadas aos receptores das interleucinas e seus respectivos receptores.

Medicamento	Modo de administração	Alvo	Estágio atual de desenvolvimento da droga
Ustequinumabe	EV/SC	p40	Aprovado como terapia de indução e manutenção
Rizanquizumabe	EV/SC	p19	Estudo de fase 2
Brazicumabe	EV/SC	p19	Estudo de fase 2A
Miriquizumabe	EV/SC	p19	Estudo de fase 2
Guselcumabe	SC	p19	Estudo de fase 2
Brianquizumabe	EV/SC	p19	Estudo de fase 2B – não alcançou o desfecho primário, estudo do medicamento na DC foi interrompido
Tridazicumabe	SC	p19	Sem dados na DC
PTG-200	Oral	IL23R	Estudo de fase 1
Secuquinumabe	EV	IL17	Estudo de fase 2A – piora da DC, estudo do medicamento na DC foi interrompido
Brodalumabe	EV	IL17R	Estudo de fase 2A – piora da DC, estudo do medicamento na DC foi interrompido

Fonte: Adaptado de Schmitt H, Neurath MF, Atreya R, 2021.

Ustequinumabe no tratamento da doença de Crohn luminal

A aprovação do UST, um anticorpo monoclonal que bloqueia a subunidade p40 comum da IL-12 e IL-23, marcou uma evolução importante no tratamento clínico da DC. Os estudos que aprovaram o UST para o tratamento da DC foram divididos em estudos de indução, até a 8ª semana (UNITI-1 e UNITI-2) e de manutenção até a semana 44 (IM-UNITI). O UST demonstrou eficácia tanto em pacientes virgens de agentes biológicos como em pacientes com resposta inadequada ou perda de resposta aos antagonistas do anti-TNF. O estudo de longo prazo avaliou os pacientes até 5 anos de acompanhamento, e o UST se mostrou eficaz em manter a resposta clínica associado à manutenção dos níveis séricos e à baixa formação de anticorpos, tendo como dados segurança EA sem diferenças em relação ao placebo.

A eficácia e a segurança a longo prazo do UST em pacientes brasileiros com DC moderada a grave, *bio-naives* ou refratários à terapia biológica foram avaliadas numa grande coorte multicêntrica de vida real. Foram incluídos 245 pacientes, a maioria (86,5%) previamente exposta a biológicos. Na análise de imputação de não respondedores (NRI), as proporções de pacientes em remissão clínica nas semanas 8, 24 e 56 foram 41%, 64% e 39,3%, respectivamente. A queda nos biomarcadores (calprotectina fecal e/ou proteína C-reativa) foi alcançada em 55,4% dos pacientes na semana 8 e 59,3% estavam em remissão livre de corticosteroides no final do seguimento. O UST mostrou ser eficaz e seguro no tratamento de longo prazo em pacientes brasileiros com DC refratária, independentemente da exposição prévia a outros agentes biológicos.

Diretrizes nacionais e internacionais recomendam que o UST possa ser utilizado na indução e na manutenção da remissão da DC, tanto em pacientes virgens de tratamento anti-TNF como naqueles em que o tratamento anti-TNF falha. O UST é recomendado para indução da remissão em pacientes com DC moderada a grave com resposta inadequada à terapia convencional e/ou à terapia anti-TNF. O UST é eficaz na indução e na manutenção da remissão da DC em pacientes com doença moderada a grave refratária à terapia convencional, incluindo pacientes que não responderam à terapia anti-TNF. Uma revisão sistemática com metanálise avaliou a eficácia comparativa e a segurança da terapia biológica de 1ª linha (*bio-naives*) e de 2ª linha (exposição prévia aos anti-TNFs) para DC moderada a grave. Em pacientes *bio-naives*, o infliximabe (IFX) e o adalimumabe (ADA) foram classificados como os mais altos para indução de remissão clínica. Em pacientes com exposição prévia aos anti-TNF, o ADA e o UST foram classificados como os mais altos para indução de remissão clínica. Em pacientes com resposta à terapia de indução, o ADA e o IFX foram classificados como os mais altos para manutenção da remissão. O UST teve o menor risco de EA graves e infecção juntamente com IFX nos estudos de manutenção. Desta forma, as comparações indiretas sugerem que IFX ou ADA possam ser os agentes de 1ª linha preferidos, e o UST um agente de 2ª linha preferido, para indução de remissão em pacientes com DC moderada a grave.

Numa metanálise mais recente, com base em 15 ensaios clínicos randomizados, incluindo 2.931 pacientes virgens de tratamento biológico, IFX em monoterapia, IFX associado à azatioprina, ADA e UST foram associados a chances significativamente maiores de induzir remissão em comparação com o certolizumabe pegol; a terapia combinada [IFX + AZA] também foi associada a chances significativamente maiores de induzir remissão do que vedolizimabe (VDZ). Com base em dez ensaios clínicos randomizados, incluindo 2.479 pacientes com exposição biológica prévia, o ADA, no caso de perda de resposta ao IFX, e o risanquizumabe foram associados a maiores chances de induzir remissão do que o VDZ. Essa revisão sugeriu que, embora as escolhas de tratamento biológico em pacientes com DC moderada a grave devam ser individualizadas para cada paciente, [IFX + AZA] ou ADA possam ser preferidos como terapias de 1ª linha, e o ADA (após-a perda de resposta ao IFX) ou o risanquizumabe possam ser preferidos como terapia de 2ª linha, para indução de remissão clínica.

Uma análise *post hoc* de dois grandes programas de ensaios clínicos randomizados incluiu dados de 420 paciente com DC moderada a grave, virgens de biológicos (*bio-naives*), e comparou a eficácia e a rapidez do início de ação da terapia de indução de IFX *versus* UST. Na semana 6, um número similar de pacientes alcançou remissão clínica com IFX em comparação com pacientes tratados com UST. Da mesma forma, na semana 6, as taxas de resposta clínica não foram significativamente diferentes. Com base nesta análise *post hoc*, o IFX e o UST parecem ter eficácia e velocidade de início semelhantes em pacientes com DC virgens de agentes biológicos.

O estudo SEAVUE foi o um estudo multicêntrico de fase 3B, randomizado, cego, projetado para avaliar a eficácia e a segurança do UST e do ADA em pacientes adultos com DC ativa moderada a grave que eram virgens de terapia biológica. Foi o primeiro estudo cabeça a cabeça para comparação de duas drogas biológicas no tratamento da DC. Os pacientes foram randomizados 1:1 para UST ou ADA, sendo o desfecho primário a remissão clínica na semana 52. Na semana 52, a remissão clínica foi de 65% com UST e 61% com ADA (p = 0,417). Da mesma forma, não houve diferenças nas taxas de remissão livre de corticosteroide (p = 0,485) e resposta clínica (p = 0,183), resposta endoscópica (p = 0,349) na semana 52. O UST foi superior ao ADA em alguns desfechos, como na resposta clínica sustentada na semana 52 (p < 0,05), menor percentual de descontinuação de tratamento na semana 52 e menor percentual de EA, infecções e reações no local de aplicação.

O estudo STARDUST foi um estudo multicêntrico de fase 3B, randomizado e aberto em adultos com DC moderada a grave cujo objetivo foi comparar as estratégias *treat to target* (T2T) e convencional na melhora endoscópica na semana 48 com o uso de UST. Na semana 16, os pacientes com melhora do (IADC de 70 ou mais pontos da linha de base foram aleatoriamente designados (1:1) para receber a dose-padrão de manutenção ou estratégia T2T até a semana 48. Na semana 48, não houve diferença significativa na resposta endoscópica (p = 0,087), remissão endoscópica (p = 0,334), cicatrização da mucosa (p = 0,449) e remissão clínica (p = 0,072) entre os dois grupos. A resposta clínica foi significativamente menor no grupo T2T em comparação ao grupo de tratamento-padrão (149 [68%] *versus* 172 [78%]; p = 0,02). Na análise de subgrupo de características demográficas e da doença de base, a resposta endoscópica na semana 48 foi mais provável de ser alcançada no grupo T2T entre os pacientes que na linha de base tinham maior duração da doença (> 79,1 meses), atividade moderada da doença (≤ 300 pontuação do IADC), calprotectina fecal de ≤ 250 μg/g, doença endoscopicamente mais ativa (ou seja, SES-CD ≥ 6 para doença colônica ou ileocolônica ou SES-CD ≥ 4 para doença ileal isolada) e história ou presença de danos intestinais (estenoses, fístula ou abscesso intra-abdominal, hospitalização ou cirurgia relacionada à DC).

Posologia do ustequinumabe no tratamento da doença de Crohn

O UST foi aprovado no Brasil, para tratamento da DC moderada a grave, em novembro de 2017. A dose de indução EV é baseada no peso (~6 mg/kg) seguida pela primeira dose SC de 90 mg na semana 8. A dose de manutenção é de 90 mg, SC, a cada 8 semanas. Em casos selecionados (pacientes com doença moderada, sem aumento de biomarcadores como proteína C-reativa e calprotectina fecal e sem fatores de mau prognóstico), a manutenção pode ser feita na dose de 90 mg a cada 12 semanas. No caso de perda de resposta ao tratamento, a otimização da dose de UST pode ser feita por meio da redução do intervalo de aplicação, ou seja, 90 mg SC a cada 4 semanas, ou reindução EV (~6 mg/kg), conforme descrito em estudos de vida real. Nos pacientes em uso da dose de 90 mg a cada 12 semanas, a otimização inicial é de 90 mg a cada 8 semanas. A posologia do UST na DC é apresentada na Tabela 13.2.

Tabela 13.2 Posologia do ustequinumabe no tratamento da doença de Crohn.

Dose de indução	Seringa/ampola
Semana 0, EV	~6 mg/kg*
< 55 kg	260 mg (2 frascos)
55 a 85 kg	390 mg (3 frascos)
> 85 kg	520 mg (4 frascos)
Semana 8, SC**	90 mg
Dose de manutenção (SC)	Seringa/ampola
Dose convencional***	90 mg, a cada 8 semanas
Dose de otimização****	90 mg, a cada 4 semanas

*Seringas com 130 mg/26 mL (5 mg/mL), em um frasco de dose única.
**Seringas pré-preenchidas com solução de 90 mg/mL.
***Em casos selecionados, como pacientes com doença moderada, sem aumento de biomarcadores como proteína C-reativa e calprotectina fecal e sem fatores de mau prognóstico, há a possibilidade de manutenção com 90 mg a cada 12 semanas, após a dose de indução EV e a primeira dose SC.
****Como alternativa à dose de 90 mg SC a cada 4 semanas, há a possibilidade de reindução EV na dose de ~6 mg/kg.
EV: (via) endovenosa; SC: (via) subcutânea.
Fonte: Adaptada de Colquhoun MKA, 2022.

A reindução de UST e/ou encurtamento do intervalo de dose pode ser eficaz na captura de resposta em pacientes com DC com resposta inadequada, ou perda de resposta, à terapia inicial de indução e/ou manutenção. A otimização do tratamento com UST tem como base revisões sistemáticas e metanálises, em que os autores avaliaram a eficácia da reindução EV ou a intensificação da dose SC para 90 mg a cada 4 semanas. No primeiro estudo, 925 pacientes foram submetidos ao escalonamento da dose de UST, em que 55% deles com resposta inadequada ou perda de resposta obtiveram resposta clínica à otimização do UST e aproximadamente 61% dos pacientes alcançaram resposta endoscópica, incluindo 29% que obtiveram remissão endoscópica. As taxas de resposta de captura foram semelhantes às observadas com o aumento da dose de anti-TNF e VDZ.

Uma segunda revisão sistemática com metanálise investigou a perda de resposta para UST e requisitos de escalonamento de dose e a eficácia do escalonamento de dose e preditores de perda de resposta ou aumento de dose. De um total de 6.430 registros, foram incluídos 14 estudos (DC: 13; RCU: 1) na metanálise, abrangendo um total de 925 pacientes submetidos ao escalonamento da dose de UST. Em pacientes com DC, o risco anual de perda de resposta para UST e aumento da dose entre os respondedores primários foi de 21% e 25%, respectivamente. A resposta clínica foi recuperada em 58% dos não respondedores secundários após o aumento da dose (redução do intervalo [90 mg a cada 4 semanas] ou reindução EV). Cinquenta e oito por cento dos não respondedores secundários com DC podem se beneficiar do aumento da dose.

Uma necessidade não atendida no tratamento da DC é a perda de resposta aos medicamentos ao longo do tempo, bem como a necessidade de associação com imunomoduladores (IMM), como AZA ou metotrexato (MTX), para minimizar esse efeito. Porém, comboterapia, ou seja, droga biológica mais IMM, provoca aumento considerável no risco de EA e infecções graves nesses pacientes. Estudos com os anti-TNF mostram que esses medicamentos biológicos estão associados a uma alta imunogenicidade, resultando na perda de resposta, por formação de anticorpos, em até 20% ao ano. Isso gera maior necessidade de otimização ao tratamento, uso de comboterapia, bem como troca de medicações ao longo dos anos de tratamento. Diferentemente dos anti-TNF, o benefício do uso concomitante de um IMM com UST não está bem estabelecido na literatura. O UST está associado à baixa imunogenicidade; mesmo no seguimento de até 5 anos, apenas 5,8% apresentaram formação de anticorpos, com pouca influência da comboterapia no aumento dos níveis séricos de UST e na formação de anticorpos antidroga. Entretanto, uma revisão sistemática com metanálise incluiu seis estudos com um total de 1.507 pacientes. O uso concomitante de um IMM com UST foi significativamente mais eficaz do que a monoterapia com UST como terapia de indução. Não foram realizadas comparações estatísticas da ocorrência de EA entre a monoterapia com UST e o uso concomitante de IMM com UST. Desta forma, na otimização ao tratamento, alguns pacientes se beneficiarão com o uso do UST em comboterapia; entretanto, estudos são necessários para definir sobre o uso dos IMM em comboterapia com o UST e seu papel na otimização do tratamento.

Monitorização dos níveis séricos de ustequinumabe

O objetivo do monitoramento de drogas terapêuticas (TDM) é otimizar o tratamento biológico anti-TNF em pacientes com DII e personalizar o atendimento desses pacientes. Embora os ensaios comerciais estejam prontamente disponíveis para UST e VDZ, o uso de TDM com esses medicamentos biológicos está em investigação. O que se sabe até o momento é que a biodisponibilidade do UST após-administração SC é estimada em torno de 57%. O tempo médio para atingir a concentração sérica máxima após-uma dose única SC de 90 mg é de 7 dias. A meia-vida de eliminação do UST varia de 14,9 a 45,6 dias. Concentrações de UST de 3 a 7 µg/mL na semana 8 e de 1 a 3 µg/mL durante a manutenção foram associadas a melhores resultados, e a otimização da dose geralmente melhora os resultados clínicos naqueles com resposta parcial ou perda de resposta. Ao contrário dos agentes anti-TNF, a administração concomitante de imunomoduladores não influencia significativamente as concentrações de UST. O monitoramento dos níveis séricos de medicamentos biológicos será objeto de outro capítulo deste livro.

Dados de vida real comparativos em pacientes falhados aos anti-TNFs

Recentemente, alguns estudos de vida real avaliaram a eficácia comparativa do UST com o VDZ, em pacientes com DC que falharam ao tratamento às drogas anti-TNF, usando vários modelos de regressão logística com correção de fatores de confusão e correspondência para escore de propensão. O primeiro estudo mostrou resultados de eficácia superiores associados ao UST em comparação com o VDZ em pacientes com DC com falha prévia no tratamento anti-TNF, enquanto os resultados de segurança foram comparáveis. Pacientes falhados aos anti-TNF e que utilizaram UST, em comparação aos que usaram VDZ, tiveram taxas mais altas de remissão clínica livre de corticosteroides, remissão bioquímica e combinação de remissão clínica e bioquímica sem corticosteroides e menor taxa de descontinuação da droga após-52 semanas de tratamento. Um segundo estudo, usando uma coorte observacional retrospectiva multicêntrica e utilizando o escore de propensão, apresentou resultados semelhantes quando comparou a eficácia e a segurança de UST e VDZ em pacientes com DC refratária ao anti-TNF. Duzentos e trinta e nove pacientes foram incluídos, 107 receberam UST e 132 receberam VDZ. Na semana 48, o UST foi associado a uma maior taxa de remissão clínica e de persistência do tratamento do que o VDZ. Pacientes em uso de UST apresentaram maiores taxas de remissão clínica na semana 48 especialmente naqueles com localização ileal e comportamento penetrante. Esse estudo sugeriu que o UST está associado a uma maior taxa de remissão clínica e de persistência do tratamento do que o VDZ após 48 semanas de seguimento em pacientes com DC refratária ou intolerante à terapia anti-TNF, com perfil de segurança similar no uso de ambas as drogas. Um terceiro estudo comparou a eficácia de UST e VDZ na DC refratária à terapia anti-TNF ao longo de 12 meses. Após o ajuste para fatores de confusão, a remissão livre de corticosteroides foi maior entre os pacientes tratados com UST em 2 meses e 12 meses. Mais pacientes tratados com UST permaneceram em terapia ao final de 12 meses (84,4% *versus* 61,5%; p = 0,007). Um último estudo comparativo mostrou resultados semelhantes, sendo o UST mais eficaz para alcançar eficácia precoce e a longo prazo do que o VDZ em pacientes com DC que anteriormente falharam na resposta aos agentes anti-TNF.

Ustequinumabe no tratamento da doença de Crohn perianal

A DC perianal é uma complicação debilitante que afeta até 30% da população com DC, sendo o fenótipo mais difícil de se tratar, ocasionando o aumento da morbidade e da mortalidade e diminuição da qualidade de vida. Além disso, as opções de tratamento atuais são limitadas e as melhores terapias médicas e cirúrgicas resultam em apenas cerca de um terço dos pacientes permanecendo em remissão em 1 ano em tratamento de manutenção, e a cura sustentada muitas vezes não é alcançada. Os medicamentos anti-TNF, como IFX e ADA são as drogas de escolha e as mais utilizadas nesse tipo de fenótipo, entretanto a resposta a esse tratamento ainda está longe do ideal.

As revisões sistemáticas mostram eficácia do UST no tratamento da DC perianal, reforçando que esses pacientes podem se beneficiar dessa terapia. Uma revisão sistemática com metanálise da literatura com nove estudos, incluindo 396 pacientes, teve como objetivo investigar a eficácia clínica do UST no tratamento da DC perianal. A taxa de resposta ao tratamento foi de 41% na semana 8, 39,7% na semana 24 e 55,9% na semana 52. A taxa de remissão foi de 17,1 % na semana 8, 17,7% na semana 24 e 16,7% na semana 52. Outro estudo de coorte retrospectivo e revisão sistemática incluiu 207 pacientes portadores de DC com fístula perianal ativa e teve como objetivo avaliar a resposta e remissão da fístula perianal em 6 e 12 meses após a indução com UST. O tempo médio de doença era de 14,3 anos e média de cirurgias perianais prévias de 2,8. Noventa e nove por cento dos pacientes foram previamente expostos a pelo menos um anti-TNF e 28% ao VDZ. O tempo médio de acompanhamento foi de 48 semanas; 27% pacientes interromperam a terapia após um tempo médio de 43 semanas. Em pacientes com DC perianal ativa, o sucesso foi alcançado em 38,5% pacientes. Entre os pacientes com setons no início no tratamento com UST, um terço deles teve uma remoção bem-sucedida. Em pacientes com DC perianal inativa no início, a probabilidade de sobrevida livre de recorrência foi de 86,2% e 75,1% nas semanas 26 e 52, respectivamente. Aos 6 meses, 48,1% dos pacientes obtiveram resposta da fístula, nenhum alcançando remissão da fístula, e 59,3% obtiveram melhora sintomática relatada pelo paciente com 3,7% atingindo remissão. Em 1 ano, 55,6% tiveram resposta da fístula, nenhum atingindo remissão da fístula e 100% tiveram melhora sintomática com 22,2% atingindo remissão sintomática. Outra revisão sistemática de 25 estudos encontrou que 44% (92/209) dos pacientes com fístulas perianais ativas tiveram uma resposta clínica em 6 meses de seguimento, e 53,9% (85/152) dos pacientes com 12 meses de seguimento alcançado resposta clínica. No geral, a maioria dos trabalhos mostra que o UST é uma opção de tratamento da DC perianal.

Segurança com o uso de ustequinumabe

A segurança comparativa das terapias é importante para informar o posicionamento relativo dentro do algoritmo terapêutico. Os medicamentos anti-TNF estão associados a um risco aumentado de infecções, incluindo a tuberculose. Um grande estudo observacional de mais de 20 mil pacientes com DII, o UST foi associado a um risco reduzido de infecções em comparação com os biológicos anti-TNF nas DII, com tendência a uma menor taxa de infecções graves, particularmente entre aqueles pacientes portadores de comorbidades, e uma tendência a taxas mais baixas de hospitalização relacionada a infecções em comparação com os anti-TNF. Outro estudo realizou uma análise de segurança de 2.574 pacientes que receberam UST. As taxas de qualquer infecção (64 versus 80%) e de infecções graves (5% versus 5,5%) foram semelhantes entre os grupos UST e placebo. A análise de dados de acompanhamento de 5 anos do IM-UNITI e estudos de extensão de longo prazo de UST na DC também revelaram infecções graves incomuns com UST (3,9%), semelhantes às do placebo (3,4%). Da mesma forma, no registro PSOLAR (estudo do UST na psoríase), o risco de infecções graves foi menor com UST do que com IFX ou ADA. Esses achados suportam o perfil de segurança superior do UST em comparação com a terapia anti-TNF em várias doenças imunomediadas. Efeitos colaterais leves foram relatados entre usuários de UST. Entretanto, EA severos, como infecções graves e eventos cardiovasculares adversos importantes, são raros. O perfil de EA é semelhante entre pacientes com DII, psoríase e artrite psoriática. No entanto, dor abdominal, febre e diarreia foram relatadas para doses de manutenção de UST para pacientes com DC e RCU. Contraindicações absolutas ao UST incluem a hipersensibilidade à droga ou a qualquer um dos excipientes e a presença de infecções ativa, incluindo a tuberculose. À semelhança do que acontece com todos os medicamentos biológicos, a triagem apropriada para infecção grave deve ser realizada antes do início do tratamento. Isso inclui a triagem de neoplasias e de infecções como tuberculose, vírus da imunodeficiência adquirida (HIV), hepatites B e C e tratamento, se identificados.

Situações especiais
Doença de Crohn da bolsa ileal e na bolsite crônica refratária

A DC da bolsa ileal e a bolsite crônica representam as complicações a longo prazo mais comuns da proctocolectomia total e da anastomose anal da bolsa ileal (IPAA) no tratamento da RCU refratária. Essas condições são tratadas com vários agentes, incluindo antibióticos, IMM e medicamentos biológicos, incluindo o UST. Uma revisão sistemática avaliou a eficácia do UST no tratamento da DC da bolsa ileal e no tratamento da bolsite crônica refratária. Foram elegíveis 86 pacientes com DC da bolsa ileal e 35 pacientes com bolsite crônica refratária, a partir de dois estudos retrospectivos e cinco relatos de casos. A resposta clínica com uso de UST foi de 63% e 85% na bolsite crônica e na DC da bolsa após 4 a 12 e 4 a 16 semanas, respectivamente. A remissão clínica foi relatada em 10% dos pacientes com bolsite crônica e 27% dos pacientes com DC da bolsa após 8 a 52 e 4 a 52 semanas de tratamento, respectivamente. A resposta endoscópica foi relatada em 60% e 67% dos pacientes com bolsite crônica e DC da bolsa após 24 a

32 e 8 a 24 semanas de tratamento, respectivamente. A maior limitação desses trabalhos são o pequeno tamanho de amostra e a grande heterogeneidade de protocolos de tratamento.

Manifestações extraintestinais

Com relação às manifestações extraintestinais (MEI), o UST não se mostrou eficaz no tratamento das manifestações articulares axiais, incluindo as espondiloartropatias axiais não radiográficas e a espondilite anquilosante. Existem relatos de caso do uso do UST no tratamento de algumas manifestações cutâneas, como o pioderma gangrenoso e a hidrosadenite supurativa, mas nessa situação os medicamentos anti-TNF ainda são a 1ª opção terapêutica e mais estudos são necessários para se avaliar a real eficácia do UST nessas situações. No caso de pacientes com DC e doenças autoimunes da pele, como psoríase ou artrite psoriásica, o UST pode ser utilizado terapia de 1ª linha já que os dados mostram maior eficácia dessa medicação no controle da inflamação intestinal nestas situações.

Gestação e uso em pediatria

Apenas alguns estudos incluindo pacientes tratados com UST durante a gravidez foram publicados, relatando gravidez sem intercorrências na maioria dos casos. O programa clínico do UST e estudos pós-comercialização não mostraram novas preocupações de segurança. Em virtude da segurança esperada de UST durante a gravidez, pode ser recomendado planejar a dose final da gravidez aproximadamente 12 semanas antes da data estimada do parto. A DC ativa durante a gestação é responsável por nascimento prematuro e baixo peso ao nascimento; dessa forma, o controle da doença durante esse período é de extrema importância, pois a ativação do quadro inflamatório durante esse período é mais prejudicial do que qualquer terapia a ser utilizada. As vacinas vivas devem ser evitadas por até 1 ano em crianças expostas *in* útero UST, a menos que a eliminação do medicamento tenha sido documentada. Quantidades minúsculas de UST são transferidas para o leite materno, portanto a amamentação é provavelmente segura. Não há evidência de EA da exposição paterna ao UST.

Apesar da eficácia bem estabelecida dos anti-TNF no tratamento da DC pediátrica, muitos pacientes com menos do que 18 anos necessitam de mudança de terapia em decorrência de EA, perda de resposta, ou mesmo contraindicação ao uso dos anti-TNF, destacando-se a necessidade de drogas com mecanismo de ação diferente, como VDZ e UST. Dados na população pediátrica ainda são limitados; entretanto, parece que o UST é uma terapia eficaz e segura em pacientes pediátricos com DC moderada a grave. Um primeiro estudo, com pacientes entre 12 e 17 anos, incluiu 11 pacientes, 100% deles com uso prévio de ao menos um agente anti-TNF (63,6%, IFX e 27,3% IFX e ADA). 45,5% dos pacientes demonstraram uma resposta clínica e, entre esses pacientes, 40% permaneceram em remissão clínica, enquanto 60% apresentaram perda secundária de resposta entre 11 e 19 meses após-a indução. A otimização foi feita em todos esses pacientes que perderam resposta (90 mg a cada 4 semanas) e 100% dos pacientes entraram em remissão clínica dentro de 1 a 4 meses, mantendo-se em remissão por mais 3 a 6 meses. Nenhum paciente apresentou EA durante ou após-o tratamento com UST, mesmo após a otimização. Esses resultados demonstram que, apesar da amostra pequena, o UST tem o potencial de induzir não apenas remissão clínica e bioquímica, mas também melhora endoscópica, na população pediátrica. Um segundo estudo de coorte retrospectivo avaliou a eficácia a longo prazo do UST, incluindo ajustes de dose, no tratamento de 40 pacientes pediátricos com DC refratária ao tratamento. Cem por cento dos pacientes tinha exposição prévia aos anti-TNF e 34,2% foram previamente expostos a dois ou mais agentes anti-TNF. No momento do último acompanhamento, 84,2% dos pacientes permaneceram em UST por uma duração mediana de 62,1 semanas e 60,5% alcançaram remissão clínica. Resultados semelhantes foram observados entre aqueles que necessitaram de ajuste de dose, incluindo 61,1% alcançando remissão clínica, e entre aqueles com doença perianal, incluindo 38,5% alcançando remissão clínica. Esses dados sugerem que o UST tem eficácia a longo prazo na população com DC pediátrica, sem preocupações de segurança observadas. O ajuste da dose pode ser útil para alcançar a remissão clínica. Outros estudos mostram resultados semelhantes, mostrando que o UST se trata de uma medicação eficaz e segura na população pediátrica com DC. Estudos prospectivos são necessários para definir a eficácia, a segurança e o posicionamento do UST no manejo da DC pediátrica.

Inibidores da interleucina em desenvolvimento para tratamento da doença de Crohn

O risanquizumabe é um anticorpo monoclonal totalmente humano que se liga com alta afinidade à subunidade p19 da IL-23, e que recebeu sua primeira aprovação global em março de 2019 no Japão para o tratamento de adultos com psoríase e artrite psoriática. Posteriormente, a medicação foi aprovada nos Estados Unidos, União Europeia e Canadá para o tratamento de psoríase em placas moderada a grave. O medicamento demonstrou eficácia e segurança em um estudo de fase 2 de pacientes com DC refratária moderada a grave. Essa extensão aberta investigou a segurança a longo prazo, a farmacocinética, a imunogenicidade e a eficácia de risanquizumabe nos respondedores ao tratamento. No período de indução, houve maiores taxas de remissão clínica e endoscópico com uso do risanquizumabe, se comparado com o placebo, até 12 semanas de tratamento na dose de 600 mg, EV, a cada 4 semanas. No acompanhamento com 26 e 52 semanas, houve manutenção das taxas de remissão, com o uso da droga na dose de 180 mg, SC, a cada 8 semanas. Cerca de 8% dos pacientes que receberam ao menos uma dose tiveram o desenvolvimento de anticorpos antidroga, nenhum neutralizante. O tratamento de manutenção a longo prazo com risanquizumabe até 184 semanas foi bem tolerado por pacientes, sem novos sinais de segurança. Os resultados dos estudos de fase 3 em andamento e informarão ainda mais a eficácia e a segurança do risanquizumabe em pacientes com DC.

O guselcumabe é um antagonista seletivo da IL-23 p19 aprovado para o tratamento da psoríase em placas e artrite psoriática. O estudo GALAXI-1, um estudo de fase 2, duplo-cego, controlado por placebo, pacientes randomizados 1:1:1:1:1 para guselcumabe intravenoso 200, 600 ou 1.200 mg nas semanas 0, 4 e 8; UST intravenoso aproximadamente 6 mg/kg na semana 0 e 90 mg por via SC na semana 8; ou placebo. Esse estudo avaliou a eficácia e a segurança de guselcumabe em pacientes com DC ativa moderada a grave com resposta inadequada ou intolerância à terapia convencional ou biológica. Dos 309 pacientes avaliados, cerca de 50% tinham doença refratária à terapia biológica prévia. Na semana 12, reduções significativamente maiores no IADC e proporções significativamente maiores de pacientes alcançaram remissão clínica em cada grupo de guselcumabe *versus* placebo. Maiores proporções de pacientes que receberam guselcumabe alcançaram resposta clínica, remissão dos PRO (*patient reported outcomes*), resposta de biomarcadores clínicos e resposta endoscópica na semana 12 *versus* placebo. A eficácia de UST *versus* placebo também foi demonstrada. As taxas de eventos de segurança foram geralmente semelhantes entre os grupos de tratamento. Assim, na semana 12, todos os três regimes de dose de guselcumabe induziram maiores melhorias clínicas e endoscópicas em relação ao placebo, com um perfil de segurança favorável.

Referências bibliográficas

1. Abinusawa A, Tenjarla S. Release of 5-aminosalicylic acid (5-ASA) from mesalamine formulations at various pH levels. Adv Ther [Online]. 2015 May;32(5):477-84. Disponível em: http://www.ncbi.nlm.nih.gov/pubmed/25951927.
2. Adegbola SO, Sahnan K, Warusavitarne J et al. Anti-TNF therapy in Crohn's disease. Int J Mol Sci. 2018;19(8):1-21.
3. Alexander JL, Kennedy NA, Ibraheim H et al. Covid-19 vaccine-induced antibody responses in immunosuppressed patients with inflammatory bowel disease (VIP): a multicentre, prospective, case-control study. Lancet Gastroenterol Hepatol [Online]. 2022 Apr;7(4):342-52. Disponível em: https://linkinghub.elsevier.com/retrieve/pii/S246812532200005X.
4. Alfadhli A, McDonald J, Feagan B. Methotrexate for induction of remission in refractory Crohn's disease. Cochrane Database of Systematic Reviews [Online]. 2002. Doi: 10.1002/14651858.CD003459.
5. Alric H, Amiot A, Kirchgesner J et al. The effectiveness of either ustekinumab or vedolizumab in 239 patients with Crohn's disease refractory to anti-tumour necrosis factor. Aliment Pharmacol Ther. 2020 May;51(10):948-57. Doi: 10.1111/apt.15706.
6. Alsoud D, Vermeire S, Verstockt B. Monitoring vedolizumab and ustekinumab drug levels in patients with inflammatory bowel disease: hype or hope? Curr Opin Pharmacol. 2020 Dec;55:17-30. Doi: 10.1016/j.coph.2020.09.002.
7. Altunöz ME, Senates E, Yesil A et al. Patients with inflammatory bowel disease have a lower response rate to HBV vaccination compared to controls. Dig Dis Sci [Online]. 2012 Apr 7;57(4):1039-44. Doi: 10.1007/s10620-011-1980-8.
8. Amezaga AJ, Van Assche G. Practical approaches to "top-down" therapies for Crohn's disease. Curr Gastroenterol Rep [Online]. 2016 Jul;18(7):35. Disponível em: http://www.ncbi.nlm.nih.gov/pubmed/27184044.
9. Attauabi M, Burisch J, Seidelin JB. Efficacy of ustekinumab for active perianal fistulizing Crohn's disease: a systematic review and meta-analysis of the current literature. Scand J Gastroenterol. Jan 2021;56(1):53-8. Doi: 10.1080/00365521.2020.1854848.
10. Ayoub F, Odenwald M, Micic D et al. Vedolizumab for perianal fistulizing Crohn's disease: systematic review and meta-analysis. Intest Res. 2022.

11. Bermejo F, Jiménez L, Algaba A et al. Re-induction with intravenous ustekinumab in patients with Crohn's disease and a loss of response to this therapy. Inflamm Bowel Dis. 2022 May 1;28(1):41-7. Doi: 10.1093/ibd/izab015.

12. Biemans VBC, Dijkstra G et al. Ustekinumab is associated with superior effectiveness outcomes compared to vedolizumab in Crohn's disease patients with prior failure to anti-TNF treatment. Aliment Pharmacol Ther. 2020 Jul;52(1):123-34. Doi: 10.1111/apt.15745.

13. Bigard MA. Adalimumab induction therapy for Crohn's disease previously treated with infliximab – A randomized trial: commentary. Colon and Rectum. 2007;1(4):288.

14. Bouguen G, Peyrin-Biroulet L. Surgery for adult Crohn's disease: what is the actual risk? Gut [Online]. 2011 Sep;60(9):1178-81. Disponível em: http://www.ncbi.nlm.nih.gov/pubmed/21610273.

15. Boyapati RK, Torres J, Palmela C et al. Withdrawal of immunosuppressant or biologic therapy for patients with quiescent Crohn's disease. Cochrane Database Syst Rev [Online]. 2018 May 12;2(3):133-9. Disponível em: http://www.ncbi.nlm.nih.gov/pubmed/2975663.

16. Brazil. Brazilian Study Group of Inflammatory Bowel Disease. Crohn's disease guidelines. International Journal of Inflammatory Bowel Disease. 2018;4(1):19-20.

17. Bressler B, Yarur A, Silverberg MS et al. Vedolizumab and anti-tumour necrosis factor alpha real-world outcomes in biologic-naive inflammatory bowel disease patients: results from the EVOLVE study. J Crohns Colitis. 2021;15(10):1694-706.

18. Brewer GMG, Salem G, Afzal MA et al. Ustekinumab is effective for perianal fistulising Crohn's disease: a real-world experience and systematic review with meta-analysis. BMJ Open Gastroenterol. 2021 Dec;8(1). Doi: 10.1136/bmjgast-2021-000702.

19. Bryant RV, Brain O, Travis S. Coventional drug therapy for inflammatory bowel disease. Scandinavian Journal of Gastroenterology. 2015;50:90-112.

20. Bula do medicamento Cimzia® (certolizumabe). Disponível em: https://consultas.anvisa.gov.br/#/medicamentos/25351201455201558. Acesso em: 25 jun. 2022.

21. Bula do medicamento Humira® (adalimumabe). Disponível em: https://consultas.anvisa.gov.br/#/medicamentos/25351068850201478. Acesso em: 25 jun. 2022.

22. Bula do medicamento Remicade® (infliximabe). Disponível em: https://consultas.anvisa.gov.br/#/medicamentos/25351586998201177. Acesso em: 25 jun. 2022.

23. Candy S, Wright J, Gerber M et al. A controlled double blind study of azathioprine in the management of Crohn's disease. Gut [Online]. 1995 Nov 1;37(5):674-8. Disponível em: https://gut.bmj.com/lookup/doi/10.1136/gut.37.5.674.

24. Casteele NV, Herfarth H, Katz J et al. American Gastroenterological Association Institute technical review on the role of therapeutic drug monitoring in the management of inflammatory bowel diseases. Gastroenterology. 2017;153(3):835-57.e6.

25. Chande N, Patton PH, Tsoulis DJ et al. Azathioprine or 6-mercaptopurine for maintenance of remission in Crohn's disease. Cochrane Database Syst Rev [Online]. 2015 Oct 30. Doi: 10.1002/14651858.CD000067.

26. Chande N, Singh S, Narula N et al. Medical management following surgical therapy in inflammatory bowel disease: evidence from Cochrane reviews. Inflamm Bowel Dis [Online]. 2021;27(9):1513-24. Disponível em: http://www.ncbi.nlm.nih.gov/pubmed/33452527.

27. Chande N, Townsend CM, Parker CE et al. Azathioprine or 6-mercaptopurine for induction of remission in Crohn's disease. Cochrane Database Syst Rev [Online]. 2016 Oct 26. Doi: 10.1002/14651858.CD000545.pub5.

28. Chapuis-Biron C, Kirchgesner J, Pariente B et al. Ustekinumab for perianal Crohn's disease: the BioLAP multicenter study from the GETAID. Am J Gastroenterol. 2020 Nov;115(11):1812-20. Doi: 10.14309/ajg.0000000000000810.

29. Chateau T, Bonovas S, Le Berre C et al. Vedolizumab treatment in extra-intestinal manifestations in inflammatory bowel disease: a systematic review. J Crohns Colitis. 2019;13(12):1569-77.

30. Chatu S, Subramanian V, Saxena S et al. The role of thiopurines in reducing the need for surgical resection in Crohn's disease: a systematic review and meta-analysis. Am J Gastroenterol [Online]. 2014 Jan;109(1):23-34. Disponível em: https://journals.lww.com/00000434-201401000-00008.

31. Cheifetz AS, Abreu MT, Afif W et al. A comprehensive literature review and expert consensus statement on therapeutic drug monitoring of biologics in inflammatory bowel disease. Am J Gastroenterol. 2021;116(10):2014-25.

32. Cheng D, Kochar BD, Cai T et al. Risk of Infections with ustekinumab and tofacitinib compared to tumor necrosis factor alpha antagonists in inflammatory bowel diseases. Clin Gastroenterol Hepatol. 2022 Jan 20. Doi: 10.1016/j.cgh.2022.01.013.

33. Chongthammakun V, Fialho A, Fialho A et al. Correlation of the Rutgeerts score and recurrence of Crohn's disease in patients with end ileostomy. Gastroenterol Rep [Online]. 2017;5(4):271-6. Disponível em: http://www.ncbi.nlm.nih.gov/pubmed/28039168.

34. Cohen A, Ahmed N, Sant'Anna A. Ustekinumab for the treatment of refractory pediatric Crohn's disease: a single-center experience. Intest Res. 2021 Apr;19(2):217-24. Doi: 10.5217/ir.2019.09164.

35. Colombel JF, Adedokun OJ, Gasink C et al. Combination therapy with infliximab and azathioprine improves infliximab pharmacokinetic features and efficacy: a post hoc analysis. Clin Gastroenterol Hepatol [Online]. 2019 Jul;17(8):1525-1532.e1. Disponível em: https://linkinghub.elsevier.com/retrieve/pii/S1542356518310243.

36. Colombel JF, Sandborn WJ, Reinisch W et al. Infliximab, azathioprine or combination therapy for Crohn's disease. N Engl J Med [Online]. 2010 Apr 15;362(15):1383-95. Disponível em: http://www.nejm.org/doi/abs/10.1056/NEJMoa0904492.

37. Colombel JF, Sandborn WJ, Rutgeerts P et al. Adalimumab for maintenance of clinical response and remission in patients with Crohn's disease: the CHARM trial. Gastroenterology. 2007;132(1):52-65.

38. Colquhoun MKA. Ustekinumab. 2022 Jan 19. StatPearls. Treasure Island (FL): StatPearls Publishing, 2022. Disponível em: https://www.ncbi.nlm.nih.gov/books/NBK570645.

39. Crooks B, Barnes T, Limdi JK. Vedolizumab in the treatment of inflammatory bowel disease: evolving paradigms. Drugs Context. 2020;9.

40. Cushing K, Higgings PDR. Management of Crohn disease: a review. JAMA. 2021.

41. D'Haens G, Reinisch W, Panaccione R et al. Lymphoma risk and overall safety profile of adalimumab in patients with Crohn's disease with up to 6 years of follow-up in the pyramid registry. Am J Gastroenterol. 2018;113(6):872-82.

42. D'Haens GR, Van Deventer S. 25 years of anti-TNF treatment for inflammatory bowel disease: lessons from the past and a look to the future. Gut. 2021;70(7):1396-405.

43. Damião AOMC, Azevedo MFC, Carlos AS et al. Conventional therapy for moderate to severe inflammatory bowel disease: a systematic literature review. World J Gastroenterol. 2019;25(9):1142-57.

44. Danese S, Vermeire S, D'Haens G et al. Treat to target versus standard of care for patients with Crohn's disease treated with ustekinumab (STARDUST): an open-label, multicentre, randomized phase 3B trial. Lancet Gastroenterol Hepatol. 2022 Apr;7(4):294-306. Doi: 10.1016/S2468-1253(21)00474-X.

45. Danese S. New therapies for inflammatory bowel disease: from the bench to the bedside. Gut. 2012;61(6):918-32.

46. Dayan JR, Dolinger M, Benkov K et al. Real world experience with ustekinumab in children and young adults at a Tertiary Care Pediatric Inflammatory Bowel Disease Center. J Pediatr Gastroenterol Nutr. 2019 Jul;69(1):61-7. Doi: 10.1097/MPG.0000000000002362.

47. De Cruz P, Hamilton AL, Burrell KJ et al. Endoscopic prediction of Crohn's disease postoperative recurrence. Inflamm Bowel Dis [Online]. 2021 Jul 7. Disponível em: http://www.ncbi.nlm.nih.gov/pubmed/34231852.

48. De Cruz P, Kamm MA, Hamilton AL et al. Crohn's disease management after intestinal resection: a randomized trial. Lancet [Online]. 2015 Apr;385(9976):1406-17. Disponível em: https://linkinghub.elsevier.com/retrieve/pii/S0140673614619085.

49. Debnath P, Rathi PM. Vedolizumab in inflammatory bowel disease: West versus East. Inflamm Intest Dis. 2021;6(1):1-17.

50. Dubinsky MC, Cross RK, Sandborn WJ et al. Extraintestinal manifestations in vedolizumab and anti-TNF-treated patients with inflammatory bowel disease. Inflamm Bowel Dis. 2018;24(9):1876-82.

51. Dulai PS, Peyrin-Biroulet L, Demuth D et al. Early intervention with vedolizumab on longer term surgery rates in Crohn's disease: post hoc analysis of the GEMINI phase 3 and long-term safety programs. J Crohns Colitis. 2020.

52. Dulai PS, Singh S, Jiang X et al. The real-world effectiveness and safety of vedolizumab for moderate-severe Crohn's disease: results from the US VICTORY Consortium. Am J Gastroenterol. 2016;111(8):1147-55.

53. Engel T, Ungar B, Yung DE et al. Vedolizumab in IBD – Lessons from real-world experience: a systematic review and pooled analysis. J Crohns Colitis. 2018;12(2):245-57.

54. Eriksson C, Rundquist S, Lykiardopoulos V et al. Real-world effectiveness of vedolizumab in inflammatory bowel disease: week 52 results from the Swedish prospective multicentre SVEAH study. Therap Adv Gastroenterol. 2021;14:17562848211023386.

55. Feagan BG, Lasch K, Lissoos T et al. Rapid response to vedolizumab therapy in biologic-naive patients with inflammatory bowel diseases. Clin Gastroenterol Hepatol. 2019;17(1):130-8.e7.

56. Feagan BG, Sandborn WJ, Colombel JF et al. Incidence of arthritis/arthralgia in inflammatory bowel disease with long-term vedolizumab treatment: post hoc analyses of the GEMINI Trials. J Crohns Colitis. 2019;13(1):50-7.

57. Feagan BG, Sandborn WJ, Gasink C et al. Ustekinumab as Induction and maintenance therapy for Crohn's disease. N Engl J Med [Online]. 2016;375(20):1946-60. Disponível em: http://www.ncbi.nlm.nih.gov/pubmed/27959607.

58. Ferrante M, Feagan BG, Panés J et al. Long-term safety and efficacy of risankizumab treatment in patients with Crohn's disease: results from the phase 2 open-label extension study. J Crohns Colitis. 2021 Dec 18;15(12):2001-10. Doi: 10.1093/ecco-jcc/jjab093.

59. Feuerstein JD, Ho EY, Shmidt E et al. AGA clinical practice guidelines on the medical management of moderate to severe luminal and perianal fistulizing Crohn's disease. Gastroenterology [Online]. 2021;160:2460-508.

60. Ford AC, Bernstein CN, Khan KJ et al. Glucocorticosteroid therapy in inflammatory bowel disease: systematic review and meta-analysis. Am J Gastroenterol. 2011;106(4):590-9.

61. Fumery M, Peyrin-Biroulet L, Nancey S et al. Effectiveness and safety of ustekinumab intensification at 90 mg every four weeks in Crohn's disease: a multicenter study. J Crohns Colitis. 2020 Sep. Doi: 10.1093/ecco-jcc/jjaa177.

62. Girirajan S, Campbell C, Eichler E. HHS Public Access. Physiol Behav. 2011;176(5):139-48.

63. Gisbert JP, Chaparro M. Safety of new biologics (vedolizumab and ustekinumab) and small molecules (tofacitinib) during pregnancy: a review. Drugs. 2020 Jul;80(11):1085-100. Doi: 10.1007/s40265-020-01346-4.

64. Gjuladin-Hellon T, Iheozor-Ejiofor Z, Gordon M et al. Azathioprine and 6-mercaptopurine for maintenance of surgically-induced remission in Crohn's disease. Cochrane Database Syst Rev [Online]. 2019 Aug 6;2019(8). Doi: 10.1002/14651858.CD010233.pub3.

65. Gold SL, Steinlauf AF. Efficacy and safety of dual biologic therapy in patients with inflammatory bowel disease: a review of the literature. Gastroenterol Hepatol (NY). 2021;17(9):406-14.

66. Gomollón F, Dignass A, Annese V et al. 3. European evidence-based consensus on the diagnosis and management of Crohn's disease 2016 – Part I: Diagnosis and medical management. J Crohns Colitis. 2017;11:3-25.

67. Guo D, Jiang K, Hong J et al. Association between vedolizumab and postoperative complications in IBD: a systematic review and meta-analysis. Int J Colorectal Dis. 2021;36(10):2081-92.

68. Hanauer SB, Feagan BG, Lichtenstein GR et al. Maintenance infliximab for Crohn's disease: the ACCENT I randomized trial. Lancet. 2002;359(9317):1541-9.

69. Hanauer SB, Sandborn WJ, Rutgeerts P et al. Human anti-tumor necrosis factor monoclonal antibody (adalimumab) in Crohn's disease: the CLASSIC-I trial. Gastroenterology. 2006;130(2):323-33.

70. Hisamatsu T, Kato S, Kunisaki R et al. Withdrawal of thiopurines in Crohn's disease treated with scheduled adalimumab maintenance: a prospective randomised clinical trial (DIAMOND2). J Gastroenterol [Online]. 2019 Oct 30;54(10):860-70. Doi: 10.1007/s00535-019-01582-w.

71. Hisamatsu T, Matsumoto T, Watanabe K et al. Concerns and side effects of azathioprine during adalimumab induction and maintenance therapy for japanese patients with Crohn's disease: a subanalysis of a prospective randomised clinical trial [DIAMOND study]. J Crohn's Colitis. 2019;13(9):1097-104.

72. Huinink STB, Biemans V, Duijvestein M et al. Re-induction with intravenous ustekinumab after secondary loss of response is a valid optimization strategy in Crohn's disease. Eur J Gastroenterol Hepatol. 2021 Dec 1;33(Suppl 1):e783-8. Doi:10.1097/MEG.0000000000002256.

73. Kantsø B, Halkjær SI, Thomsen OØ et al. Immunosuppressive drugs impairs antibody response of the polysaccharide and conjugated pneumococcal vaccines in patients with Crohn's disease. Vaccine [Online]. 2015 Oct;33(41):5464-9. Disponível em: https://linkinghub.elsevier.com/retrieve/pii/S0264410X15011251.

74. Katz L, Gisbert JP, Manoogian B et al. Doubling the infliximab dose versus halving the infusion intervals in Crohn's disease patients with loss of response. Inflamm Bowel Dis. 2012;18(11):2026-33.

75. Kennedy NA, Heap GA, Green HD et al. Understanding anti-TNF treatment failure: a prospective multi-centre study of biologic naive patients with active luminal Crohn's disease. SSRN Electron J. 2020;1253(19):1-13.

76. Khan KJ, Dubinsky MC, Ford AC et al. Efficacy of immunosuppressive therapy for inflammatory bowel disease: a systematic review and meta-analysis. Am J Gastroenterol [Online]. 2011 Apr;106(4):630-42. Disponível em: https://journals.lww.com/00000434-201104000-00010.

77. Kim FS, Patel PV, Stekol E et al. Experience using ustekinumab in pediatric patients with medically refractory Crohn's disease. J Pediatr Gastroenterol Nutr. 2021 Nov 1;73(5):610-4. Doi: 10.1097/MPG.0000000000003230.

78. Kopylov U, Mantzaris GJ, Katsanos KH et al. The efficacy of shortening the dosing interval to once every six weeks in Crohn's patients losing response to maintenance dose of infliximab. Aliment Pharmacol Ther. 2011;33(3):349-57.

79. Kotze PG, Underwood FE, Damião AOMC et al. Progression of inflammatory bowel diseases through out Latin America and the Caribbean: a systematic review. Clin Gastroenterol Hepatol [Online]. 2020;18(2):304-12. Doi: 10.1016/j.cgh.2019.06.030.

80. Kucharzik T, Ellul P, Greuter T et al. ECCO guidelines on the prevention, diagnosis, and management of infections in inflammatory bowel disease. J Crohn's Colitis. 2021;15(6):879-913.

81. Law CCY, Narula A, Lightner AL et al. Systematic review and meta-analysis: preoperative vedolizumab treatment and postoperative complications in patients with inflammatory bowel disease. J Crohns Colitis. 2018;12(5):538-45.

82. Lemaitre M, Kirchgesner J, Rudnichi A et al. Association between use of thiopurines or tumor necrosis factor antagonists alone or in combination and risk of lymphoma in patients with inflammatory bowel disease. J Am Med Assoc. 2017;318(17):1679-86.

83. Lémann M, Mary JY, Colombel JF et al. A randomized, double-blind, controlled withdrawal trial in Crohn's disease patients in long-term remission on azathioprine. Gastroenterology [Online]. 2005 Jun;128(7):1812-8. Disponível em: https://linkinghub.elsevier.com/retrieve/pii/S0016508505004488.

84. Lichtenstein GR, Feagan BG, Cohen RD et al. Serious infection and mortality in patients with Crohn's disease: more than 5 years of follow-up in the TREAT registry. Am J Gastroenterol [Online]. 2012;107(9):1409-22. Doi: 10.1038/ajg.2012.218.

85. Lichtenstein GR, Loftus EV, Isaacs KL et al. ACG clinical guideline: management of Crohn's disease in adults. Am J Gastroenterol. 2018;113:481-517.

86. Lim WC, Wang Y, MacDonald JK e al. Aminosalicylates for induction of remission or response in Crohn's disease. Cochrane database Syst Rev [Online]. 2016 Jul 3;7:CD008870. Disponível em: http://www.ncbi.nlm.nih.gov/pubmed/27372735.

87. Loftus EV, Feagan BG, Panaccione R et al. Long-term safety of vedolizumab for inflammatory bowel disease. Aliment Pharmacol Ther. 2020;52(8):1353-65.

88. Loftus EV, Reinisch W, Panaccione R et al. Adalimumab effectiveness up to six years in adalimumab-naive patients with Crohn's disease: results of the PYRAMID registry. Inflamm Bowel Dis. 2019;25(9):1522-31.

89. Long MD, Martin CF, Pipkin CA et al. Risk of melanoma and nonmelanoma skin cancer among patients with inflammatory bowel disease. Gastroenterology. 2012;143(2):390-9.e1.

90. López-Sanromán A, Clofent J, Garcia-Planella E et al. Revisando el papel terapéutico de la budesonide en la enfermedad de Crohn. Gastroenterol Hepatol. 2018.

91. Louis E, Mary JY, Verniermassouille G et al. Maintenance of remission among patients with Crohn's disease on antimetabolite therapy after infliximab therapy is stopped. Gastroenterology [Online]. 2012;142(1):63-70.e5. Doi: 10.1053/j.gastro.2011.09.034.

92. Löwenberg M, Vermeire S, Mostafavi N et al. Vedolizumab induces endoscopic and histologic remission in patients with Crohn's disease. Gastroenterology. 2019;157(4):997-1006.e6.

93. Magro F, Cordeiro G, Dias AM et al. Inflammatory bowel disease: non-biological treatment. Pharmacol Res. 2020.

94. Mahadevan U, Robinson C, Bernasko N et al. Inflammatory bowel disease in pregnancy clinical care pathway: a report from the American Gastroenterological Association IBD Parenthood Project Working Group. Gastroenterology [Online]. 2019 Apr;156(5):1508-24. Disponível em: https://linkinghub.elsevier.com/retrieve/pii/S0016508518354374.

95. Manlay L, Boschetti G, Pereira B et al. Comparison of short-and long-term effectiveness between ustekinumab and vedolizumab in patients with Crohn's disease refractory to anti-tumour necrosis factor therapy. Aliment Pharmacol Ther. 2021 Jun;53(12):1289-99. Doi: 10.1111/apt.16377.

96. Mantzaris GJ, Christidou A, Sfakianakis M et al. azathioprine is superior to budesonide in achieving and maintaining mucosal healing and histologic remission in steroid-dependent Crohn's disease. Inflamm Bowel Dis [Online]. 2009 Mar;15(3):375-82. Disponível em: https://academic.oup.com/ibdjournal/article/15/3/375-382/4643482.

97. Melsheimer R, Geldhof A, Apaolaza I et al. Remicade® (infliximab): 20 years of contributions to science and medicine. Biol Targets Ther. 2019;13:139-78.

98. Meserve J, Ma C, Dulai PS et al. Effectiveness of reinduction and/or dose escalation of ustekinumab in Crohn's disease: a systematic review and meta-analysis. Clin Gastroenterol Hepatol. 2021 Oct 8. Doi: 10.1016/j.cgh.2021.10.002.

99. Mitoma H, Horiuchi T, Tsukamoto H et al. Molecular mechanisms of action of anti-TNF-α agents: comparison among therapeutic TNF-α antagonists. Cytokine [Online]. 2018;101:56-63. Doi: 10.1016/j.cyto.2016.08.014.

100. Moens A, Julsgaard M, Humblet E et al. Pregnancy outcomes in inflammatory bowel disease patients treated with vedolizumab, anti-TNF or conventional therapy: results of the European CONCEIVE study. Aliment Pharmacol Ther. 2020;51(1):129-38.

101. Moosvi Z, Duong JT, Bechtold ML et al. Systematic review and meta-analysis: preoperative vedolizumab and postoperative complications in patients with IBD. South Med J. 2021;114(2):98-105.

102. Mosli MH, Sandborn WJ, Kim RB et al. Toward a personalized medicine approach to the management of inflammatory bowel disease. Am J Gastroenterol [Online]. 2014;109(7):994-1004. Disponível em: http://www.ncbi.nlm.nih.gov/pubmed/24842338.

103. Murray A, Nguyen TM, Parker CE et al. Oral 5-aminosalicylic acid for maintenance of remission in ulcerative colitis. Cochrane Database Syst Rev [Online]. 2020;8:CD000544. Disponível em: http://www.ncbi.nlm.nih.gov/pubmed/32856298.

104. Myers B, Evans DN, Rhodes J et al. Metabolism and urinary excretion of 5-amino salicylic acid in healthy volunteers when given intravenously or released for absorption at different sites in the gastrointestinal tract. Gut [Online]. 1987 Feb;28(2):196-200. Disponível em: http://www.ncbi.nlm.nih.gov/pubmed/3557190.

105. Narula N, Wong ECL, Dulai PS et al. Comparative efficacy and rapidity of action for infliximab vs ustekinumab in biologic naive Crohn's disease. Clin Gastroenterol Hepatol. 2021 Apr 7. Doi: 10.1016/j.cgh.2021.04.006.

106. Nguyen GC, Loftus EV, Hirano I et al. American Gastroenterological Association Institute guideline on the management of Crohn's disease after surgical resection. Gastroenterology [Online]. 2017 Jan;152(1):271-5. Disponível em: https://linkinghub.elsevier.com/retrieve/pii/S0016508516352854.

107. Noman M, Ferrante M, Bisschops R et al. Vedolizumab induces long-term mucosal healing in patients with Crohn's disease and ulcerative colitis. J Crohns Colitis. 2017;11(9):1085-9.

108. Ollech JE, Normatov I, Peleg N et al. Effectiveness of ustekinumab dose escalation in patients with Crohn's disease. Clin Gastroenterol Hepatol. Jan 2021;19(1):104-10. Doi: 10.1016/j.cgh.2020.02.035.

109. Ozaki T, Yamashita H, Kaneko S et al. Cytomegalovirus disease of the upper gastrointestinal tract in patients with rheumatic diseases: a case series and literature review. Clin Rheumatol [Online]. 2013 Nov;32(11):1683-90. Disponível em: http://www.ncbi.nlm.nih.gov/pubmed/23942768.

110. Ozgur I, Kulle CB, Buyuk M et al. What are the predictors for recurrence of Crohn's disease after surgery? Medicine (Baltimore) [Online]. 2021 Apr 9;100(14):e25340. Disponível em: http://www.ncbi.nlm.nih.gov/pubmed/33832109.

111. Papadakis M, McPhee S, Rabow M et al. Current Medical Diagnosis and Treatment. McGraw-Hill, 2022. p. 653-4.

112. Paramsothy S, Rosenstein AK, Mehandru S et al. The current state of the art for biological therapies and new small molecules in inflammatory bowel disease. Mucosal Immunol. 2018;11(6):1558-70.

113. Parra RS, Chebli JMF, Chebli LA et al. Long-term effectiveness and safety of ustekinumab for the treatment of Crohn's disease: a brazilian multicentre real-world study. Am J Gastroenterol. 2020 Dec 1;115(Suppl 1):S2. Doi:10.14309/01.ajg.0000722828.45880.db.

114. Patel V, MacDonald JK, McDonald JW et al. Methotrexate for maintenance of remission in Crohn's disease. Cochrane Database of Systematic Reviews [Online]. 2008. Doi: 10.1002/14651858.CD006884.

115. Privitera G, Pugliese D, Lopetuso LR et al. Novel trends with biologics in inflammatory bowel disease: sequential and combined approaches. Therap Adv Gastroenterol. 2021;14:17562848211006669.

116. Qiu Y, Chen B li, Mao R et al. Systematic review with meta-analysis: loss of response and requirement of anti-TNF-α dose intensification in Crohn's disease. J Gastroenterol. 2017;52(5):535-54.

117. Queiroz NSF, Regueiro M. Safety considerations with biologics and new inflammatory bowel disease therapies. Curr Opin Gastroenterol. 2020;36(4):257-64.

118. Rasmussen SN, Lauritsen K, Tage-Jensen U et al. 5-Aminosalicylic acid in the treatment of Crohn's disease: a 16-week double-blind, placebo-controlled, multicentre study with Pentasa. Scand J Gastroenterol [Online]. 1987 Sep;22(7):877-83. Disponível em: http://www.ncbi.nlm.nih.gov/pubmed/3313678.

119. Reenaers C, Mary JY, Nachury M et al. Outcomes 7 years after infliximab withdrawal for patients with Crohn's disease in sustained remission. Clin Gastroenterol Hepatol. 2018 Feb;16(2):234-43.e2.

120. Restellini S, Afif W. Update on TDM (therapeutic drug monitoring) with ustekinumab, vedolizumab and tofacitinib in inflammatory bowel disease. J Clin Med. 2021 Mar 17;10(6). Doi: 10.3390/jcm10061242.

121. Riestra S, Taxonera C, Zabana Y et al. Recommendations of the Spanish Working Group on Crohn's Disease and Ulcerative Colitis (GETECCU) on screening and treatment of tuberculosis infection in patients with inflammatory bowel disease. Gastroenterol Hepatol. 2021 Jan;44(1):51-66.

122. Rocchi C, Soliman YY, Massidda M et al. Is ustekinumab effective in refractory Crohn's disease of the pouch and chronic pouchitis? A systematic review. Dig Dis Sci. 2021 Jun 7. Doi: 10.1007/s10620-021-07002-5.

123. Roda G, Jharap B, Neeraj N et al. Loss of response to anti-TNFs: definition, epidemiology and management. Clin Transl Gastroenterol [Online]. 2016;7(1):e135-5. Doi: 10.1038/ctg.2015.63.

124. Rosario M, French JL, Dirks NL et al. Exposure-efficacy relationships for vedolizumab induction therapy in patients with ulcerative colitis or Crohn's disease. J Crohns Colitis. 2017;11(8):921-9.

125. Rundquist S, Sachs MC, Eriksson C et al. Drug survival of anti-TNF agents compared with vedolizumab as a second-line biological treatment in inflammatory bowel disease: results from nationwide Swedish registers. Aliment Pharmacol Ther. 2021;53(4):471-83.

126. Sandborn WJ, D'Haens GR, Reinisch W et al. Guselkumab for the treatment of Crohn's disease: induction results from the phase 2 GALAXI-1 study. Gastroenterology. 2022 Feb 5. Doi: 10.1053/j.gastro.2022.01.047.

127. Sandborn WJ, Feagan BG, Rutgeerts P et al. Vedolizumab as induction and maintenance therapy for Crohn's disease. N Engl J Med. 2013;369(8):711-21.

128. Sandborn WJ, Hanauer SB, Rutgeerts P et al. Adalimumab for maintenance treatment of Crohn's disease: results of the CLASSIC II trial. Gut. 2007;56(9):1232-9.

129. Sandborn WJ, Rebuck R, Wang Y et al. Five-year efficacy and safety of ustekinumab treatment in Crohn's disease: the IM-UNITI trial. Clin Gastroenterol Hepatol. 2022 Mar;20(3):578-90.e4.

130. Sands BE, Anderson FH, Bernstein CN et al. Infliximab maintenance therapy for fistulizing Crohn's disease. N Engl J Med. 2004 Feb 26;350(9):876-85. Doi: 10.1056/NEJMoa030815.

131. Sands BE, Feagan BG, Rutgeerts P et al. Effects of vedolizumab induction therapy for patients with Crohn's disease in whom tumor necrosis factor antagonist treatment failed. Gastroenterology. 2014;147(3):618-27.e3.

132. Sands BE, Van Assche G, Tudor D et al. Vedolizumab in combination with corticosteroids for induction therapy in Crohn's disease: a post hoc analysis of GEMINI 2 and 3. Inflamm Bowel Dis. 2019;25(8):1375-82.

133. Sands BEIP, Hoops T et al. Ustekinumab versus adalimumab for induction and maintenance therapy in moderate-to-severe Crohn's disease: the SEAVUE study. Oral presentation presented at: Digestive Disease Week, 2021 May 21-23; virtual meeting.

134. Schmitt H, Neurath MF, Atreya R. Role of the IL23/IL17 pathway in Crohn's disease. Front Immunol. 2021;12:622934. Doi:10.3389/fimmu.2021.622934.

135. Schnitzler F, Fidder H, Ferrante M et al. Mucosal healing predicts long-term outcome of maintenance therapy with infliximab in Crohn's disease. Inflamm Bowel Dis. 2009;15(9):1295-301.

136. Schreiber S, Dignass A, Peyrin-Biroulet L et al. Systematic review with meta-analysis: real-world effectiveness and safety of vedolizumab in patients with inflammatory bowel disease. J Gastroenterol. 2018;53(9):1048-64.

137. Seow CH, Benchimol EI, Steinhart AH et al. Budesonide for Crohn's disease. Drug Metabol Toxicol. 2009.

138. Shivaji UN, Sharratt CL, Thomas T et al. Review article: managing the adverse events caused by anti-TNF therapy in inflammatory bowel disease. Aliment Pharmacol Ther. 2019;49(6):664-80.

139. Singh S, Fumery M, Sandborn WJ et al. Systematic review and network meta-analysis: first-and second-line biologic therapies for moderate-severe Crohn's disease. Aliment Pharmacol Ther. 2018 Aug;48(4):394-409. Doi: 10.1111/apt.14852.

140. Singh S, Murad MH, Fumery M et al. Comparative efficacy and safety of biologic therapies for moderate-to-severe Crohn's disease: a systematic review and network meta-analysis. Lancet Gastroenterol Hepatol [Online]. 2021;6(12):1002-14. Doi: 10.1016/S2468-1253(21)00312-5.

141. Steenholdt C, Brynskov J, Thomsen OØ et al. Individualised therapy is more cost-effective than dose intensification in patients with Crohn's disease who lose response to anti-TNF treatment: a randomised, controlled trial. Gut. 2014;63(6):919-27.

142. Takeuchi I, Arai K, Kyodo R et al. Ustekinumab for children and adolescents with inflammatory bowel disease at a Tertiary Children's Hospital in Japan. J Gastroenterol Hepatol. Jan 2021;36(1):125-30. Doi: 10.1111/jgh.15128.

143. Targownik LE, Bernstein CN. Infectious and malignant complications of TNF inhibitor therapy in IBD. Am J Gastroenterol [Online]. 2013;108(12):1835-42. Doi: 10.1038/ajg.2013.294.

144. Thai A, Prindiville T. Hepatosplenic T-cell lymphoma and inflammatory bowel disease. J Crohn's Colitis [Online]. 2010;4(5):511-22. Doi: 10.1016/j.crohns.2010.05.006.

145. Thomas S, Baumgart DC. Targeting leukocyte migration and adhesion in Crohn's disease and ulcerative colitis. Inflammopharmacology. 2012;20(1):1-18.

146. Torres J, Bonovas S, Doherty G et al. ECCO guidelines on therapeutics in Crohn's disease: medical treatment. J Crohns Colitis [Online]. 2020 Jan 1;14(1):4-22. Disponível em: http://www.ncbi.nlm.nih.gov/pubmed/31711158.

147. Townsend T, Razanskaite V, Dodd S et al. Comparative effectiveness of ustekinumab or vedolizumab after one year in 130 patients with anti-TNF-refractory Crohn's disease. Aliment Pharmacol Ther. 2020 Oct;52(8):1341-52. Doi: 10.1111/apt.16057.

148. Travis SPL, Stange EF, Lémann M et al. European evidence based consensus on the diagnosis and management of Crohn's disease: current management. Gut [Online]. 2006 Mar;55(Suppl 1):16-35. Disponível em: http://www.ncbi.nlm.nih.gov/pubmed/16481629.

149. Tremaine WJ, Schroeder KW, Harrison JM et al. A randomized, double-blind, placebo-controlled trial of the oral mesalamine (5-ASA) preparation, asacol, in the treatment of symptomatic Crohn's colitis and ileocolitis. J Clin Gastroenterol [Online]. 1994 Dec;19(4):278-82. Disponível em: http://www.ncbi.nlm.nih.gov/pubmed/7876505.

150. Tsai L, Ma C, Dulai PS et al. Contemporary risk of surgery in patients with ulcerative colitis and Crohn's disease: a meta-analysis of population-based cohorts. Clin Gastroenterol Hepatol [Online]. 2021;19(10):2031-45.e11. Disponível em: http://www.ncbi.nlm.nih.gov/pubmed/33127595.

151. Turner D, Ricciuto A, Lewis A et al. STRIDE-II: an update on the Selecting Therapeutic Targets in Inflammatory Bowel Disease (STRIDE) initiative of the International Organization for the Study of IBD (IOIBD): determining therapeutic goals for treat-to-target strategies in IBD. Gastroenterology [Online]. 2021;160(5):1570-83. Disponível em: http://www.ncbi.nlm.nih.gov/pubmed/33359090.

152. Vavricka SR, Schoepfer AM, Scharl M et al. Steroid use in Crohn's disease. Drugs. 2014;74(3):313-24.

153. Vermeire S, Loftus EV, Colombel JF et al. Long-term efficacy of vedolizumab for Crohn's disease. J Crohns Colitis. 2017;11(4):412-24.

154. Wilson A, Patel V, Chande N et al. Pharmacokinetic profiles for oral and subcutaneous methotrexate in patients with Crohn's disease. Aliment Pharmacol Ther. 2013 Feb;37(3):340-5 [Epub 2012 Nov 28]. Doi: 10.1111/apt.12161.

155. Woillard JB, Chouchana L, Picard N et al. Pharmacogenetics of immunosuppressants: state of the art and clinical implementation: recommendations from the French National Network of Pharmacogenetics (RNPGx). Therapie [Online]. 2017;72(2):285-99. Doi: 10.1016/j.therap.2016.09.016.

156. Yang H, Li B, Guo Q et al. Systematic review with meta-analysis: loss of response and requirement of ustekinumab dose escalation in inflammatory bowel diseases. Aliment Pharmacol Ther. 2022 Apr;55(7):764-77. Doi: 10.1111/apt.16802.

157. Yang Z, Ye X, Wu Q et al. A network meta-analysis on the efficacy of 5-aminosalicylates, immunomodulators and biologics for the prevention of postoperative recurrence in Crohn's disease. Int J Surg [Online]. 2014;12(5):516-22. Disponível em: http://www.ncbi.nlm.nih.gov/pubmed/24576593.

158. Yoshihara T, Shinzaki S, Amano T et al. Concomitant use of an immunomodulator with ustekinumab as an induction therapy for Crohn's disease: a systematic review and meta-analysis. J Gastroenterol Hepatol. Jul 2021;36(7):1744-53. Doi: 10.1111/jgh.15401.

159. Zaltman C, Amarante HMBS, Brenner MM et al. Crohn's disease guidelines. Int J Inflamm Bowel Dis. 2018;4(1):21-7.

160. Zhang Y, Xia JJ, Xiao P et al. Standard-dose versus low-dose azathioprine in the treatment of Crohn's disease: a prospective randomized study. J Dig Dis [Online]. 2016 Nov;17(11):747-55. Doi: 10.1111/1751-2980.12414.

161. Zingone F, Barberio B, Compostella F et al. Good efficacy and safety of vedolizumab in Crohn's disease and ulcerative colitis in a real-world scenario. Therap Adv Gastroenterol. 2020;13:1756284820936536.

14 Biossimilares em Doença Inflamatória Intestinal
– Aspectos Gerais e Implicações Clínicas

Bianca Pocopetz Facas
Natália Sousa Freitas Queiroz
Fábio Vieira Teixeira

Introdução

O tratamento das doenças inflamatórias intestinais (DII) vem se modificando ao longo do tempo com o advento e o uso crescente da terapia biológica para atingir objetivos terapêuticos. Como resultado, o custo do tratamento aumentou consideravelmente, tornando necessário o desenvolvimento de estratégias que possam tornar a terapia biológica mais acessível. Nesse cenário, os biossimilares foram desenvolvidos com o objetivo de reduzir custos, mantendo a segurança e a eficácia em relação ao biológico originador ou produto referência (PR). Inicialmente, seu uso nas DII baseou-se na extrapolação de estudos de outras especialidades, como a reumatologia. Mais recentemente, estudos em doenças inflamatórias intestinais têm surgido, com resultados favoráveis para seu uso. Entretanto, sabe-se que há lacunas no conhecimento a respeito do uso de biossimilares, necessitando-se de mais experiência para aumentar a confiança dos médicos em sua prática clínica. Este capítulo propõe uma revisão do que se sabe atualmente sobre biossimilares em DII. Ele discute aspectos como segurança, eficácia, intercambialidade, imunogenicidade e *switch*.

Os biossimilares são medicamentos biológicos que se assemelham ao biológico original, sem diferenças de segurança e eficácia e têm o potencial de expandir o acesso a terapias biológicas em virtude da concorrência de preços e da economia de custos.

As terapias biológicas, notadamente os anticorpos monoclonais, mudaram drasticamente o cenário do tratamento das DII nos últimos anos. Além disso, a evolução dos objetivos de tratamento para pacientes com DII visando remissão profunda e cicatrização da mucosa aumentou o uso de biológicos nos algoritmos de tratamento. À medida que a demanda aumenta e as patentes de terapias biológicas mais antigas estão expirando, o interesse em comercializar versões comparáveis aos biológicos originais também aumenta. No entanto, esses medicamentos têm custos elevados que podem limitar o acesso do paciente. Em 2016, os anticorpos monoclonais representavam apenas 1% de todos os medicamentos biológicos distribuídos pelo Sistema Único de Saúde (SUS), mas 32% dos gastos com produtos biológicos. Uma análise elaborada pela Escola de Saúde Pública Johns Hopkins Bloomberg descobriu que o preço do biossimilar representou 68% do preço do infliximabe (IFX) original em 2018, nos Estados Unidos, e estimou uma economia de US$ 407 milhões a US$ 1,4 bilhão no mesmo ano se a substituição completa do infliximabe por seu biossimilar fosse apoiada por todos os empregadores que ofereciam seguros de saúde. Após a expiração da patente do remicade, o CT-P13 foi o primeiro biossimilar do infliximabe a ser aprovado pela European Medicines Agency (EMA), em 2013, após dois ensaios clínicos. Os estudos PLANETAS e PLANETRA compararam o CT-P13 ao IFX original em pacientes com espondilite anquilosante e artrite reumatoide, respectivamente. Em abril de 2015, a Agência Nacional de Vigilância Sanitária (Anvisa) aprovou o primeiro biossimilar do infliximabe, o remsima (Celltrion) e, desde então, são três biossimilares de infliximabe e de adalimumabe aprovados no Brasil (AMGEVITA™, HYRYMOZ™ e Xilbrilada™). Os Quadros 14.1 e 14.2 resumem todos os biossimilares aprovados do infliximabe e adalimumabe pela agência: a americana Food and Drug Administration (FDA); a europeia EMA e a brasileira Anvisa. Este capítulo explora conceitos gerais de biossimilares e suas implicações na prática clínica no contexto do tratamento de DII. Nosso objetivo é resumir as posições de várias associações científicas no campo DII em relação aos biossimilares e fornecer dados reais sobre sua eficácia e segurança nos países onde foram usados. Além disso, os autores se concentrarão em questões relevantes encontradas na clínica, incluindo questões relacionadas à troca, conhecimento do biossimilar entre especialistas em DII e efeito *nocebo*.

Eficácia e segurança de biossimilares em DII

O uso de biossimilares está aumentando em todo o mundo e evidências acumuladas têm demonstrado a eficácia e a segurança desses medicamentos para o tratamento de pacientes com DII. No entanto, a maioria dos dados sobre biossimilares em DII se origina de experiência de vida real após a mudança de um biológico de referência para um biossimilar. Estudos controlados randomizados comparando o biológico de referência e os biossimilares tiveram, em sua maioria, um acompanhamento de curto prazo. Ye et al. conduziram o primeiro estudo randomizado, multicêntrico, duplo-cego, de fase 3 e de não inferioridade, avaliando a eficácia e a segurança do biossimilar CT-P13 em comparação com o infliximabe original em pacientes com doença de Crohn (DC) ativa. Os pacientes foram aleatoriamente designados (1:1:1:1) para receber, nesta sequência, os seguintes medicamentos: CT-P13; CT-P13, CT-P13; infliximabe, infliximabe; infliximabe ou infliximabe; CT-P13; com cada troca feita na semana 30. O desfecho primário foi a proporção de pacientes com uma diminuição de 70 pontos ou mais no Índice de Atividade de Doença de Crohn (IADCI) na semana 6. As taxas de resposta foram semelhantes entre os dois grupos (CT-P13: 69,4%; IC: 95%, 59,9 a 77,8 *versus* IFX: 74,3%; IC: 95%, 65,1 a 82,2), estabelecendo a não inferioridade do CT-P13 em relação ao IFX. Nesse sentido, em um estudo prospectivo, observacional e multicêntrico, Gecse et al. avaliaram a eficácia, a segurança e a imunogenicidade do CT-P13 no tratamento da indução da remissão de DC (n = 126) e retocolite ulcerativa (RCU n = 84). Remissão, resposta clínica e bioquímica foram avaliadas na semana 14, remissão clínica livre de corticosteroides na semana 30 e o nível sérico de droga foi monitorado. Após 14 semanas de tratamento, 81,4% dos pacientes com DC e 77,6% dos pacientes com RCU apresentaram resposta clínica e 53,6% dos pacientes com DC e 58,6% dos pacientes com RCU obtiveram remissão clínica, segundo o IADC e o escore

Quadro 14.1 Biossimilares de adalimumabe autorizados pelas agências FDA, EMA e Anvisa.

Nome	Estados Unidos	Europa	Brasil	Marca de comercialização	Medicamento experimental
Adalimumabe (ATTO)	Amjevita	Amgevita	Amgevita	Amgen	ABP501
Adalimumabe (ADBM)	Cyltezo	–	–	Boehringer/Ingelheim	BI695501
Adalimumabe (ADAZ)	Hyrimoz	Hyrimoz	Hyrimoz	Sandoz	GP2017
Adalimumabe (BWWD)	Hadlima	Imraldi	–	Samsung Bioepis	SB5
Adalimumabe (FKJP)	Hulio	Hulio	–	Mylan	FKB327
Adalimumabe (AFZB)	Abrilada	Amsparity	Xilbrilada	Pfizer/Wyeth	PF-06410293
–	–	Idacio	Idacio	Fresenius Kabi	MSB11022

Fonte: Desenvolvido pela autoria do capítulo.

Quadro 14.2 Biossimilares de infliximabe autorizados pelas agências FDA, EMA e Anvisa.

Nome	Estados Unidos	Europa	Brasil	Marca de comercialização	Medicamento experimental
Infliximabe (ABDA)	Renflexis	Flixabi	Renflexis	Samsung	SB2
Infliximabe (QBTX)	Ixifi	Zessly	Xilfya	Pfizer/Sandoz	PF-06438179
Infliximabe (AXXQ)	Avsola	–	Avsola	Amgen	ABP710
Infliximabe (DYYB)	Inflectra	Remsima/Inflectra	Remsima	Celltrion	CT-P13

Fonte: Desenvolvido pela autoria do capítulo.

parcial de Mayo. As taxas de remissão clínica foram maiores em pacientes não expostos previamente ao IFX. Reações à infusão e eventos adversos graves ocorreram em 6,6% dos pacientes com DC e 5,7% dos pacientes com RCU. Os autores concluíram que o CT-P13 é seguro e eficaz na indução da remissão e da resposta clínica em DC e RCU.

Uma recente revisão sistemática e metanálise de Queiroz et al. avaliou, em estudos de vida real, o risco e as razões para a descontinuação do medicamento na população com DII que mudou do medicamento original para biossimilares. Um total de 30 estudos observacionais compreendendo 3.594 pacientes com DII, que mudaram de biológicos originais para biossimilares com um período médio de acompanhamento superior a 6 meses e uma duração média de tratamento com o biológico original relatado como superior a 1 ano. Além disso, as razões para a descontinuação do tratamento foram extraídas e metanalisadas. As taxas de descontinuação após uma troca foram de 8%, 14% e 21% após 6, 12 e 24 meses, respectivamente. As principais razões para a descontinuação foram as seguintes: aumento da perda de resposta (2%); remissão (4%); perda de adesão (4%); eventos adversos (5%); e perda de resposta (7%). A qualidade da evidência variou de baixa a muito baixa dependendo do desfecho analisado. O efeito *nocebo* foi explicitamente analisado como motivo para descontinuação em apenas um estudo e a frequência de eventos adversos subjetivos relatados foi baixa. É importante ressaltar que a maioria dos estudos incluídos nesta revisão não revelou informações importantes que pudessem influenciar os resultados, como atividade da doença no momento da troca e níveis mínimos do fármaco antes e depois da troca. Esse estudo aumenta a conscientização para a necessidade urgente de realizar estudos prospectivos avaliando os resultados de longo prazo associados à troca de terapia biológica em pacientes com DII.

Diferentes cenários – *Double switch*, *cross-switch* e *switch back*
Visão geral da intercambialidade

De acordo com a (FDA, define-se intercambialidade quando se espera que um produto tenha o mesmo resultado clínico que o produto de referência (PR) num determinado paciente. Além disso, os riscos em termos de segurança e eficácia reduzidas em relação ao seu produto referência devem ser avaliados por um estudo clínico projetado especificamente para esses parâmetros. Uma vez aprovado pelos altos padrões da FDA, um biológico intercambiável pode ser substituído por seu biossimilar ou vice-versa, sem nenhum envolvimento do prescritor. Por outro lado, para a EMA, a percepção de intercambialidade da FDA é baseada na legislação americana e corresponde a uma substituição automática, uma vez que os biossimilares são cópias de um produto biológico já existente e aprovado por um órgão regulador. Espera-se, então, que seja um produto de alta qualidade, eficaz e seguro. Em virtude da alta semelhança com o produto referência, a EMA acredita que não há razão para o sistema imunológico dos pacientes responder de forma diferente. É por isso que a EMA defende que a intercambialidade não é uma questão legal, mas médica e científica. Portanto, uma vez aprovado como biossimilar, pode ser intercambiável. Os reguladores da EMA declararam que não têm intenção de criar um novo requisito regulatório legal para intercambialidade de produtos biológicos. De fato, os reguladores europeus acreditam que essa dicotomia criaria duas classes de biossimilares: os intercambiáveis (aprovados após serem avaliados em um ensaio clínico projetado especificamente conforme exigido pela FDA) e aqueles não intercambiáveis.

Single switch

Desde a aprovação pela EMA do primeiro biossimilar de anticorpo monoclonal, CT-P13, vários estudos observacionais relataram a eficácia e a segurança de um *switch* único entre o produto referência e seu biossimilar no cenário de tratamento da DII, como também relataram significativa redução de custos com o tratamento após a incorporação do biossimilar na prática médica. Com base nessas descobertas, seria provável que a mudança para biossimilares não representasse somente mais uma opção, mas a abordagem de rotina para pacientes candidatos a medicamentos biológicos. No entanto, têm sido observados alguns problemas na literatura quanto à mudança do produto referência para os biossimilares. Chaparro et al. Relataram, na Espanha, uma série com quase 200 pacientes com DII que trocaram do IFX referência para CT-P13 e compararam os resultados aos de pacientes que mantiveram IFX. Os autores observaram maiores taxas de recaída no grupo *switch*. A incidência cumulativa de recaída foi de 2% em 6 meses e 10% em 24 meses. Na análise multivariada, a mudança para CT-P13 foi associada a um maior risco de recaída (HR: 3,5; IC: 95%, 2 a 6). Uma recente revisão sistemática e metanálise de Queiroz et al. relatou que as taxas de descontinuação após uma mudança para um biossimilar em pacientes com DII aumentam ao longo do tempo. Além disso, recentemente, um estudo da IQVIA analisou um grande banco de dados de pacientes alemães com doenças imunomediadas tratados com medicamentos biológicos, o que inclui ~60% de todas as prescrições reembolsadas por fundos de seguro de saúde estatutários na Alemanha. Aproximadamente 30% dos pacientes mudaram de etanercept/infliximabe biossimilar para um etanercept/infliximabe original dentro de 12 meses após a terapia biossimilar inicial.

Switch reverso, *cross-switch* e múltiplos *switches*

Os *switches* reversos, cruzados e múltiplos serão um desafio para os próximos anos, pois observamos o surgimento de novas situações na prática clínica com o uso de biossimilares. Nós, médicos, enfrentamos não apenas um único *switch*, mas também o *switch* reverso quando se observa recaída ou o evento adverso após troca entre os biológicos. Além disso, nos próximos meses ou anos, enfrentaremos múltiplas trocas entre diferentes moléculas de um biossimilar para outro – denominado *cross-switch*. No entanto, não temos fortes evidências para apoiar esse novo tipo de troca. Poucos estudos observacionais foram relatados. Ilias e et al. analisaram 174 pacientes com Crohn e retocolite ulcerativa em terapia de manutenção com CT-P13 que voltaram para o infliximabe de referência por causa das políticas de reembolso na Hungria. Não foram observados alterações significativas na remissão, níveis mínimos ou anticorpos antidrogas em pacientes que mudaram do biossimilar para o remicade. Pela primeira vez, um grupo italiano relatou múltiplos *switches*. O grupo Sicilian Network for Inflammatory Bowel Disease analisou quase 230 pacientes: 127 (46%) eram virgens ao IFX e aos anti-TNF; 65 (23,5%) eram virgens ao IFX e previamente expostos a anti-TNF; 17 (6,2%) tiveram troca do infliximabe referência para um biossimilar (SB2); 43 (15,6%) tiveram troca do biossimilar CT-P13 para SB2; e 24 (8,7%) sofreram múltiplo *switch* (do infliximabe referência para CT-P13 e para SB2). Eles observaram 67 eventos adversos graves em 57 pacientes (20,7%; taxa de incidência: 36,7 por 100 pacientes/ano) e 31 desses eventos levaram à suspensão da droga. A eficácia após 8 semanas de tratamento foi avaliada em pacientes virgens de IFX (n = 192): 110 pacientes (57,3%) tiveram remissão livre de esteroides, enquanto 56 pacientes não tiveram resposta (29,2%). Ao fim do seguimento, 26,1% interromperam o tratamento, sem diferenças significativas na persistência do tratamento (*log-rank* p = 0,15). Finalmente, os resultados de 52 pacientes com DII que sofreram *double switch* foram comparados com os de 66 pacientes com DII que sofreram múltiplos *switches* do IFX referência para CT-P13 e, depois, para SB2. Quase 50% deles estavam em remissão clínica no grupo *double switch* após acompanhamento médio de 40 semanas e apenas seis eventos adversos ocorreram, o que resultou na descontinuação em três casos (6%).

Um estudo retrospectivo multicêntrico holandês avaliou a necessidade de *switch* reverso para infliximabe em pacientes com DII em uso de biossimilares (CT-P13). Entre 758 pacientes que mudaram para CT-P13 após mediana de 4,7 anos de tratamento com IFX referência, o *switch* reverso foi observado em quase 10% deles principalmente em decorrência de sintomas gastrointestinais e dermatológicos. Em nove pacientes, o motivo da troca foi a perda de resposta. Não foram observadas diferenças relevantes na farmacocinética ou imunogenicidade. O *switch* reverso foi benéfico em 73,3% dos pacientes e pode ser considerado se houver perda de resposta ou eventos adversos após um *switch* inicial.

Um estudo prospectivo, multicêntrico de coorte, avaliou a eficácia e a segurança de múltiplos *switches* na doença inflamatória intestinal. Cento e setenta e seis pacientes foram incluídos e divididos em três grupos (produto referência para CT-P13, CT-P13 para SB2 e produto referência para CT-P13). Os pacientes tinham tempo de exposição variável ao IFX antes do *switch* (mediana mínima de 1,9 anos), a maioria em remissão clínica. A dose e o intervalo foram mantidos após o *switch* e modificados se clinicamente necessário. Taxas semelhantes de remissão clínica e bioquímica foram observadas nos três grupos em 12 meses após o *switch*. O aumento da imunogenicidade não foi observado após múltiplos *switches* sucessivos. Em um estudo observacional prospectivo em centro único, foram incluídos pacientes com DC que trocaram de adalimumabe biossimilar ABP

501 para biossimilar SB5 de janeiro a julho de 2021. Sessenta e um pacientes foram incluídos na análise final, dos quais 43/61 (70,5%) tiveram múltiplos *switches* (Humira® → ABP 501 → SB5). Após 6 meses de acompanhamento, 88,5% (54/61) dos pacientes mantiveram terapia com SB5. O sucesso da troca (definido como ausência de corticosteroides sistêmicos em 6 meses, não descontinuação do SB5, sem aumento da dose) foi alcançado por 82% (50/61) dos pacientes. Na análise multivariada, proteína C-reativa (PCR) > 5 mg/L previu falha de troca (p = 0,03). Sete pacientes (11,5%) apresentaram efeitos colaterais, em comparação com um paciente (1,6%) nos 6 meses pré-troca (p = 0,03). Em conclusão, a mudança de biossimilar para biossimilar do adalimumabe não gerou sinais de perda de segurança ou eficácia além dos já conhecidos na literatura.

Mais recentemente, foi conduzido um estudo observacional de coorte em centro terciário de referência para DII. Todos os pacientes com DII tratados com Humira passaram por uma mudança para SB5. Todos os pacientes foram identificados em um banco de dados de prescrição de biológicos registrando prospectivamente todas as datas de início e término do ADA, incluindo nomes de marcas. Foram coletados dados sobre o fenótipo de DII, PCR, manutenção da droga, níveis séricos da droga, anticorpos anti-ADA e calprotectina fecal. No total, 481 pacientes foram tratados com SB5, 256 na coorte SB5-*switch* (mediana de acompanhamento: 13,7 meses ([IQR: 8,6 a 15,2] e 225 na coorte SB5-*start* [mediana de acompanhamento: 8,3 meses [4,2 a 12,8]). Da coorte SB5-*switch*, 70,8% permaneceram no SB5 além de 1 ano; 90/256 descontinuaram o SB5, principalmente por causa de eventos adversos [46/90] ou de perda secundária de resposta. Na coorte SB5-*start*, 81/225 descontinuaram o SB5, resultando em manutenção da droga SB5 de 60,3% por mais de 1 ano. Não foram encontradas diferenças na remissão clínica [p = 0,53], PCR [p = 0,8], calprotectina fecal [p = 0,4] e níveis séricos mínimos de ADA [p = 0,55] entre a linha de base, a semana 26 e a semana 52 após a troca. A dor no local da injeção foi o evento adverso mais frequentemente relatado. Há poucos relatos sobre múltiplos *switches* e *cross-switch* na literatura. Mais experiência em diferentes cenários certamente preencherá as lacunas de conhecimento e abrirá o caminho para aumentar a confiança dos médicos em sua prática clínica.

Efeito *nocebo* em DII

Quase uma década após a primeira aprovação de um anticorpo monoclonal biossimilar pela EMA em 2013, foi observado um fenômeno subestimado em pacientes tratados com drogas biológicas: o efeito *nocebo*. Foram observadas taxas de descontinuação do tratamento acima do esperado em pacientes que mudaram de um tratamento estável com o infliximabe referência para o biossimilar CT-P13, possivelmente relacionadas ao efeito *nocebo*. O efeito *nocebo* é um fenômeno fisiológico, psicológico e neurobiológico relacionado a um dano percebido que ocorre como consequência de expectativas negativas dos pacientes não associadas a ações farmacológicas conhecidas do tratamento. Mais recentemente, após o início da era dos biossimilares, o conceito de *nocebo* foi revisado e definido como o equivalente negativo do efeito placebo. Desde então, esse conceito tem recebido atenção considerável tanto na pesquisa clínica como na prática clínica. Embora as evidências médicas apoiem o uso de biossimilares, várias barreiras foram criadas para dificultar a adoção mais ampla dessas drogas na prática médica atual. A lenta incorporação de biossimilares na prática clínica pode refletir lacunas no conhecimento e compreensão dos pacientes e médicos sobre os riscos e benefícios desses medicamentos. Com certeza, esse fato estimulou o interesse no papel potencial do fenômeno *nocebo*.

Tem sido proposto que diferentes vias neurobiológicas podem desempenhar um papel no efeito das expectativas negativas nas percepções dos pacientes. De fato, a maioria dos estudos veio do campo da percepção da dor, um método para entender melhor o efeito *nocebo*. Algumas vias deveriam estar envolvidas: a ativação do eixo hipotálamo-hipófise-adrenal e sistemas CCKérgicos (CCK = colecistocinina), bem como a diminuição da atividade da dopamina e opioide podem desempenhar um papel na fisiopatologia do efeito *nocebo*. As regiões neuroanatômicas que contribuem para o efeito *nocebo* são provavelmente diferentes daquelas que contribuem para o efeito placebo.

Odinet et al. analisaram o efeito *nocebo* em uma revisão sistemática. Os autores concluíram que há dados insuficientes publicados para confirmar um efeito *nocebo* biossimilar, embora taxas mais altas de descontinuação de biossimilares do infliximabe em estudos abertos apoiem essa teoria. Eles também delinearam muitas limitações nesta revisão sistemática para tirar fortes conclusões. Mais estudos são necessários para avaliar a existência de um efeito *nocebo* biossimilar. Se de fato existirem, os efeitos das estratégias de mitigação, como educação do prescritor e capacitação do paciente, devem ser avaliados. O efeito *nocebo*, pelo menos em parte, pode ser responsável por maiores taxas de descontinuação de tratamento após a mudança de um biológico inovador para um biossimilar. Na mencionada revisão sistemática e metanálise de Queiroz et al., nosso grupo relatou que as taxas de descontinuação após a mudança para um biossimilar em pacientes com DII aumentam ao longo do tempo. No entanto, não foi possível confirmar o efeito *nocebo* como o único motivo para a descontinuação.

Conhecimento de biossimilares entre especialistas em DII

Nos primeiros anos de comercialização de biossimilares, a perspectiva dos especialistas em DII em relação aos biossimilares era muito conservadora. Estudos anteriores com base em pesquisas com gastroenterologistas mostraram um desconhecimento significativo de medicamentos biossimilares em geral. Entretanto, conforme demonstrado em análise do questionário conduzido pela European Federation of Crohn's and Ulcerative Colitis Associations (EFCCA) em 2018, iniciativas educacionais podem aumentar a confiança em relação ao uso de biossimilares na prática clínica. Pouco se sabe sobre a compreensão e a percepção dos gastroenterologistas brasileiros sobre os biossimilares. Em 2016, a Organização Brasileira de Doença de Crohn e Colite (GEDIIB) realizou uma pesquisa anônima pela *web* com gastroenterologistas especialistas em DII sobre seu conhecimento atual a respeito de anticorpos monoclonais biossimilares. Os voluntários responderam a 22 questões de múltipla escolha contemplando questões a respeito de temas como sua confiança e preocupação com o uso de biossimilares, sua opinião sobre a troca não médica e sua necessidade de atividades educativas. Para avaliar as mudanças na percepção dos especialistas, um questionário de acompanhamento semelhante com 14 questões de múltipla escolha foi posteriormente desenvolvido pelo GEDIIB e entregue durante a audiência do 2º Congresso Brasileiro de Doenças Inflamatórias Intestinais, entre os dias 29 e 31 de março de 2019. Ambas as pesquisas foram não intervencionistas e ofereceram recrutamento autosseletivo. Realizou-se uma comparação descritiva simples dos dados entre os dois questionários.

Dados demográficos da pesquisa de 2016

Ao todo, 61 entrevistados responderam à pesquisa do GEDIIB de 2016. A maioria trabalhava em clínicas privadas (72%) e em hospitais públicos (49%), e 70% ocupavam cargos de alto nível, como professores, chefe de departamentos de gastroenterologia e chefe de unidades de DII. A maioria residia na região Sudeste, onde estão localizados os centros de referência em DII mais desenvolvidos do Brasil. No total, 95% responderam que eram responsáveis pela prescrição da terapia biológica e dois terços deles tinham mais de 5 anos de experiência na prescrição de biológicos.

Dados demográficos da pesquisa de 2019

Um questionário semelhante foi aplicado a 731 médicos gastroenterologistas. A maioria dos voluntários respondeu que residia na região Sudeste, 41% trabalhavam em hospitais públicos, enquanto 39% trabalhavam em clínicas particulares. A maioria dos médicos (67%) declarou ter acesso a biossimilares; entretanto, 40% nunca tinha prescrito o medicamento.

Comparando os resultados da pesquisa

A maioria dos participantes considerou que os biossimilares são mais baratos (77% em 2016; 86% em 2019) do que o originador. Em ambas as pesquisas, cerca de metade dos respondedores achava que os biossimilares têm eficácia equivalente e cerca de 14% achavam que os biossimilares teriam mais indicações do que o originador. Em 2019, uma porcentagem muito menor de participantes considerou que a imunogenicidade dos biossimilares é a mesma que a do originador (21% contra 47% em 2016). A maioria dos respondedores não concordou com a substituição do medicamento originador por um biossimilar sugerida por um farmacêutico (82% em 2016; 92% em 2019), embora, em 2019, 8% concordassem com a substituição automática apenas para novas prescrições. Quando lhes foi perguntado se trocariam do original para um biossimilar em um paciente em remissão, a maioria (92% em 2019) respondeu que não faria a troca, mesmo em pacientes com remissão sustentada. Gastroenterologistas especialistas ainda demonstram preocupações quanto à eficácia e à segurança na prescrição de biossimilares. A porcentagem de totalmente confiante e muito confiante para prescrever esses medicamentos diminuiu de 23% em 2016 para apenas 4% em 2019, enquanto 56% dos entrevistados estavam pouco confiantes e 21% não têm confiança em prescrever esse medicamento em 2019 – pior em comparação a 2016.

Na pesquisa de 2019, 59% dos participantes relataram que a educação em biossimilares é confusa e a maioria concordou que são necessárias atividades educativas envolvendo biossimilares (94%), além de maior colaboração entre as sociedades para desenvolver diretrizes em biossimilares (95%) e o desenvolvimento de registros para monitorar a segurança dos biossimilares (99%). Em recente pesquisa semelhante, médicos europeus de DII foram questionados sobre o uso de biossimilares em 2013 e 2015. Ao contrário da nossa pesquisa, seu estudo demonstrou que uma melhor compreensão do processo de desenvolvimento de biossimilares e seu processo regulatório contribuíram para uma mudança na percepção de especialistas em DII sobre biossimilares e que, consequentemente, ficaram mais confiantes na prescrição desses medicamentos. Por sua vez, em nosso estudo, houve uma piora na confiança dos médicos especialistas em DII na prescrição de biossimilares ao longo do tempo. Essa diferença entre as pesquisas europeia e brasileira pode refletir o desconhecimento dos médicos brasileiros sobre os biossimilares apontando para a necessidade de desenvolvimento de estratégias educacionais adequadas no Brasil.

Considerações finais

À medida que as patentes de produtos biológicos expiram, os biossimilares representam uma oportunidade promissora para expandir o acesso a terapias biológicas em virtude da concorrência de preços e da economia de custos. Embora este capítulo forneça uma visão abrangente do estado atual do conhecimento sobre biossimilares em DII, permanecem lacunas de conhecimento, especialmente no que diz respeito a diferentes estratégias de *switch* (p. ex., cruzada, múltipla). A ampla adoção de biossimilares permitirá aumentar o conhecimento e a experiência com biossimilares, o que abrirá caminho para uma melhor aceitação e diminuição das expectativas negativas com a incorporação desses medicamentos na prática clínica.

Referências bibliográficas

1. Avouac J, Molt A, Abitbol V et al. Systematic switch from innovator infliximab to biosimilar infliximab in inflammatory chronic diseases in daily clinical practice: the experience of Cochin University Hospital, Paris, France. Seminars in Arthritis and Rheumatism. 2019;47(5):741-8. Doi: 10.1016/j.semarthrit.2017.10.002.
2. Azevedo VF, Meirelles ES, Kochen JA et al. Recommendations on the use of biosimilars by the Brazilian Society of Rheumatology, Brazilian Society of Dermatology, Brazilian Federation of Gastroenterology and Brazilian Study Group on Inflammatory Bowel Disease: focus on clinical evaluation of monoclonal antibodies and fusion proteins used in the treatment of autoimmune diseases. Autoimmunity Reviews. 2015;14(9):769-73.
3. Ben-Horin S, Yavzori M, Benhar I et al. Cross-immunogenicity: antibodies to infliximab in remicade-treated patients with IBD similarly recognize the biosimilar remsima. Gut. 2016; 65:1132-8.
4. Bernard EJ, Fedorak RN, Jairath V. Systematic review: non-medical switching of infliximab to CT-P13 in inflammatory bowel disease. Digestive Diseases and Sciences. 2020; 65(8):2354-72.
5. Boone NW, Liu L, Romberg-Camps MJ et al. The nocebo effect challenges the non-medical infliximab switch in practice. European Journal of Clinical Pharmacology. 2019;74(5):655-61.
6. Brasil. Agência Nacional de Vigilância Sanitária (Anvisa). ASCOM: primeiro medicamento biológico por comparabilidade registrado pela Anvisa. Disponível em: http://antigo.anvisa.gov.br/noticias//asset_publisher/FXrpx9qY7FbU/contenprimeiro-medicamento-biologico-porcomparabilidade-eregistradopelaanvisa/219201/pop_up?_101_INSTANCE_FXrpx9qY7FbUviewMode=print&_101_INSTANCE_FXrpx9qY7FbU_languageId=pt_BR. Acesso em: 14 mar. 2022.
7. Brasil. Agência Nacional de Vigilância Sanitária (Anvisa). Revisada nota sobre troca de produtos biológicos. Disponível em: https://www.gov.br/anvisa/ptbr/assuntos/noticiasanvisa/2018/revisadanota-sobre-troca-de-produtosbiologicos. Acesso em: 14 mar. 2022.
8. Brasil. Comissão de Medicamentos e Biossimilares do Grupo de Estudos da Doença Inflamatória Intestinal do Brasil (GEDIIB). Posicionamento oficial sobre a entrada de novos medicamentos biossimilares no mercado farmacêutico brasileiro. São Paulo: GEDIIB, 2020. Disponível em: https://gediib.org.br/noticias/posicionamentooficialsobreaentradadenovosmedicamentosbiossimilaresnomercadofarmaceutico-brasileiro. Acesso em: 14 mar. 2022.
9. Chaparro M, Garre A, Veloz MFG et al. Effectiveness and safety of the switch from Remicade to CT-P13 in patients with inflammatory bowel disease. Journal of Crohn's and Colitis. 2019;13:1380-6.
10. Danese S, Bonovas S, Peyrin-Biroulet L. Biosimilars in IBD – From theory to practice: nature reviews. Gastroenterology & Hepatology. 2017;14(1):22-31.
11. Danese S, Fiorino G, Michetti P. Changes in biosimilar knowledge among European Crohn's Colitis Organization [ECCO] members: an updated survey. Journal of Crohn's & Colitis. 2016;10(11):1362-5.

12. Danese S, Fiorino G, Michetti P. Viewpoint: knowledge and view-points on biosimilar monoclonal antibodies among members of the European Crohn and Colitis Organization. Journal of Crohn's & Colitis. 2014;8:1548-50.
13. Danese S, Fiorino G, Raine T et al. ECCO position statement on the use of biosimilars for inflammatory bowel disease: an update. Journal of Crohn's & Colitis. 2017;11(1):26-34.
14. Davide GR, Elisa T, Chiara R et al. Switching from biosimilar to biosimilar adalimumab, including multiple switching, in Crohn's disease: a prospective study. J Clin Med. 2021 Jul 30;10(15):3387.
15. Derikx LAAP, Dolby HW, Plevris N et al. Effectiveness and safety of adalimumab biosimilar SB5 in inflammatory bowel disease: outcomes in originator to SB5 switch, double biosimilar switch and bio-naive SB5 observational cohorts. Journal of Crohn's & Colitis. 2021 Jun 5:jjab100 [Online ahead of print]. Doi: 10.1093/ecco-jcc/jjab100.
16. European Medicines Agency (EMA). Remsina. Disponível em: https://www.ema.europa.eu/en/medicines/human/EPAR/remsima. Acesso em: 14 mar. 2022.
17. Feagan BG, Gordon L, Ma C et al. Systematic review: efficacy and safety of switching patients between reference and biosimilar infliximab. Alimentary Pharmacology & Therapeutics. 2019;49:31-40.
18. Fiorino G, Manetti N, Armuzzi A et al. The PROSIT-BIO cohort: a prospective observational study of patients with inflammatory bowel disease treated with infliximab biosimilar. Inflammatory Bowel Diseases. 2017;23(2):233-43.
19. Fischer S, Cohnen S, Klenske E et al. Long-term effectiveness, safety and immunogenicity of the biosimilar SB2 in inflammatory bowel disease patients after switching from originator infliximab. Therapeutic Advances in Gastroenterology. 2021;14:1-16.
20. Freeman S, Yu R, Egorova N et al. Distinct neural representations of placebo and nocebo effects. NeuroImage. 2015;112:197-207.
21. Freeman S, Yu R, Egorova N et al. Distinct neural representations of placebo and nocebo effects. NeuroImage. 2015;112:197-207.
22. Gecse KB, Lovsz BD, Farkas K et al. Efficacy and safety of the biosimilar infliximab CT-P13 treatment in inflammatory bowel diseases: a prospective, multicentre, nationwide cohort. Journal of Crohn's & Colitis. 2016;10(2):133-40.
23. Gulacsi L, Pentek M, Rencz F et al. Biosimilars for the management of inflammatory bowel diseases: economic considerations. Current Medicinal Chemistry. 2019;26(2):259-69.
24. Hanzel JH, Jansen JM, Steege RWF et al. Multiple switches from the originator infliximab to biosimilars is effective and safe in inflammatory bowel disease: a prospective multicenter cohort study. Inflammatory Bowel Diseases. 2021;20:1-7.
25. Ilias A, Szanto K, Gonczi L et al. Outcomes of patients with inflammatory bowel diseases switched from maintenance therapy with a biosimilar to remicade. Clinical Gastroenterology and Hepatology. 2019;17(12):2506-13.e2.
26. Jorgensen KK, Olsen IC, Goll GL et al. Switching from originator infliximab to biosimilar CT-P13 compared with maintained treatment with originator infliximab (NOR-SWITCH): a 52-week, randomised, double-blind, noninferiority trial. Lancet. 2017;389:2304-16.
27. Kim H, Alten R, Avedano L et al. The future of biosimilars: maximizing benefits across immunemediated inflammatory diseases. Drugs. 2020;80(2):99-113.
28. Komaki Y, Yamada A, Komaki F et al. Systematic review with meta-analysis: the efficacy and safety of CT-P13, a biosimilar of anti-tumour necrosis factor-α agent (infliximab), in inflammatory bowel diseases. Alimentary Pharmacology & Therapeutics. 2017;45(8):1043-57.
29. Kurki P, Wolff-Holz E, Giezen T et al. Interchangeability of biosimilars: a European perspective. BioDrugs. 2017;31(2):83-91.
30. Lauranne AAPD, Heather WD, Nikolas P et al. Effectiveness and safety of adalimumab biosimilar SB5 in inflammatory bowel disease: outcomes in originator to SB5 switch, double biosimilar switch and bio-naive SB5 observational cohorts. J Crohns Colitis. 2021 Dec 18;15(12):2011-21.
31. Macaluso FS, Fries W, Viola A et al. The SPOSIB SB2 Sicilian cohort: safety and effectiveness of infliximab biosimilar SB2 in inflammatory bowel diseases, including multiple switches. Inflammatory Bowel Diseases. 2021;27(2):182-9.
32. Mahmmod S, Schultheiss JPD, Dijkstra G et al. Outcome of reverse switching from CT-P13 to originator infliximab in patients with inflammatory bowel disease. Inflammatory Bowel Diseases. 2021 Nov 15;27(12):1954-62.
33. Mazza S, Fasci A, Casini V et al. Safety and clinical efficacy of double switch from originator infliximab to biosimilars CT-P13 and SB2 in patients with inflammatory bowel diseases (SCESICS): a multicentre study presented at DDW2020. Disponível em: https://ddw.apprisor.org/epsabstractddw.cfm?id=1. Acesso em: 8 mar. 2021.
34. Meyer A, Rudant J, Drouin J et al. Effectiveness and safety of reference infliximab and biosimilar in Crohn disease: a French equivalence study. Annals of Internal Medicine. 2019;170:99-107.
35. Muller GG. Technical and regulatory evaluation of quality requirements for the registration of human biological and biosimilar drugs: perspectives and challenges in Brazil [Master thesis]. São Paulo: Faculty of Pharmaceutical Sciences, University of São Paulo; 2018.
36. Odinet JS, Day CE, Cruz JL et al. The biosimilar nocebo effect? A systematic review of double-blinded versus open-label studies. Journal of Managed Care & Specialty Pharmacy. 2018;24(10):952-9.
37. Park W, Hrycaj P, Jeka S et al. A randomised, double-blind, multicentre, parallel-group, prospective study comparing the pharmacokinetics, safety and efficacy of CT-P13 and innovator infliximab in patients with ankylosing spondylitis: the PLANETAS study. Annals of the Rheumatic Diseases. 2013;72(10):1605-12.
38. Petit J, Antignac M, Poilverd RM et al. Multidisciplinary team intervention to reduce the nocebo effect when switching from the originator infliximab to a biosimilar. RMD Open. 2021;7(1):e001396.
39. Petitdidier N, Beaugerie L, Carbonnel F et al. Real-world use of therapeutic drug monitoring of CT-P13 in patients with inflammatory bowel disease: a 12-month prospective observational cohort study. Clinics and Research in Hepatology and Gastroenterology. 2020;44(4):609-18.
40. Pouillon L, Socha M, Demore B et al. The nocebo effect: a clinical challenge in the era of biosimilars. Expert Review of Clinical Immunology. 2018;14(9):739-49.

41. Queiroz NSF, Saad-Hossne R, Fróes RDSB et al. Discontinuation rates following a switch from a reference to a biosimilar biologic in patients with inflammatory bowel disease: a systematic review and meta-analysis. Arquivos de Gastroenterologia. 2020 Jul-Sep;57(3):232-43. Doi: 10.1590/s0004-2803.202000000-45.

42. Razanskaite V, Bettey M, Downey L et al. Biosimilar infliximab in inflammatory bowel disease: outcomes of a managed switching programme. Journal of Crohn's & Colitis. 2017;11(6):690-6.

43. Reuber K, Kostev K. Prevalence of switching from two anti-TNF biosimilars back to biologic reference products in Germany. International Journal of Clinical Pharmacology and Therapeutics. 2019;57(6):323-8.

44. Rezk MF, Pieper B. Treatment outcomes with biosimilars: be aware of the nocebo effect. Rheumatology and Therapy. 2017;4(2):209-18.

45. Socal M, Ballreich J, Chyr L et al. Biosimilar medications – Savings opportunities for large employers: a report for ERIC, the ERISA Industry Committee. Baltimore: Department of Health Policy and Management, Johns Hopkins Bloomberg School of Public Health, 2020.

46. Strik AS, Bloemsaat-Minekus JPJ, Nurmohamed M et al. Serum concentrations after switching from originator infliximab to the biosimilar CT-P13 in patients with quiescent inflammatory bowel disease (SECURE): an openlabel, multicentre, phase 4 noninferiority trial. Lancet Gastroenterology & Hepatology. 2018;3:404-12.

47. Sullivan E, Piercy J, Waller J et al. Assessing gastroenterologist and patient acceptance of biosimilars in ulcerative colitis and Crohn's disease across Germany. PLoS One. 2017;12(4):e0175826.

48. Teixeira FV, Kotze PG, Damião AO. ANVISA approves the first biosimilar monoclonal antibody based on comparability in Brazil. Arquivos de Gastroenterologia. 2016;53(2):60-1.

49. Ungaro R, Colombel JF, Lissoos T et al. A treat-to-target update in ulcerative colitis. American Journal of Gastroenterology. 2019;114(6):874-83.

50. United States of America. Crohn's and Colitis Foundation. Biosimilars: position statement. Disponível em: https://www.crohnscolitisfoundation.org/sites/default/files/201906/biomilarsstatement-needs.pdf. Acesso em: 14 mar. 2022.

51. United States of America. Food and Drug Administration (FDA). Considerations in demonstrating interchangeability with a reference product: guidance for industry. Disponível em: https://www.fda.gov/ucm/groups/fdagov-public/@fdagovdrugs-gen/documents/document/ucm537135.pdf. Acesso em: 14 mar. 2022.

52. United States of America. Food and Drug Administration (FDA). Title VII – Improving access to innovative medical therapies: biologic price competition and innovation (BPCIA) provisions of the Patient Protection and Affordable Care Act (PPACA). Disponível em: https://www.fda.gov/downloads/drugs/guidancecomplianceregulatoryinformation/ucm216146.pdf. Acesso em: 14 mar. 2022.

53. Ye BD, Pesegova M, Alexeeva O et al. Efficacy and safety of biosimilar CT-P13 compared with originator infliximab in patients with active Crohn's disease: an international, randomised, double-blind, phase 3 non-inferiority study. Lancet. 2019;6736(18):1-9.

54. Yoo DH, Hrycaj P, Miranda P et al. A randomised, double-blind, parallel-group study to demonstrate equivalence in efficacy and safety of CT-P13 compared with innovator infliximab when coadministered with methotrexate in patients with active rheumatoid arthritis: the PLANETA study. Annals of the Rheumatic Diseases. 2013;72(10):1613-20.

15 Endoscopia Terapêutica

Cristina Flores
Eloá Marussi Morsoletto

Ressecção endoscópica de lesões neoplásicas
Introdução

O câncer colorretal (CCR) é uma das principais causas de morte nos pacientes com retocolite ulcerativa e colite de Crohn sendo responsável por 10% a 15% das mortes.[1,2] O câncer colorretal (CCR) nos pacientes com doença inflamatória intestinal (DII) surge de um tecido displásico que se desenvolve pela sequência de processos de inflamação e regeneração. A experiência de mais de 40 anos do Reino Unido com o Programa de Vigilância de CCR demonstra uma redução na incidência de CCR de intervalo e CCR avançado. O estudo publicado demonstra uma incidência cumulativa de 0,1%; 6,7% e 10% na primeira, terceira e quarta décadas após o diagnóstico.[3] O programa de rastreamento deve se iniciar após 8 anos do início da doença para todos os pacientes que têm RCU (exceto aqueles com doença restrita ao reto) e em todos os pacientes com colite de Crohn que tenham mais de 30% da superfície colônica afetada.[4] Há alguns anos a detecção de displasia no cólon de pacientes com DII era sinônimo de cirurgia. A melhora da tecnologia da imagem dos endoscópios aliada a maior capacidade dos endoscopistas na ressecção endoscópica das lesões planas e elevadas tem modificado este paradigma.[5]

Manejo da displasia na DII

Lesões polipoides e não polipoides displásicas ocorrem com certa frequência nos pacientes com DII e são detectadas nas colonoscopias de vigilância para displasia. A prevalência estimada das lesões não polipoides planas ou deprimidas entre os pacientes com DII é de 9,35% e apresentam maior associação com carcinoma do que as lesões polipoides.[6,7] A maioria das lesões pode ser completamente ressecada mediante técnicas endoscópicas.[8-10]

A distinção entre as lesões encontradas fora da área de colite é importante, pois elas devem ser tratadas e seguidas conforme lesões não relacionadas às DII.[4]

A morfologia das lesões deve ser descrita e caracterizada conforme a classificação de Paris modificada.[11] Existem diversas formas de caracterizar ou predizer o potencial de malignidade e invasão da submucosa das lesões como o padrão de criptas e capilares. No entanto, essas classificações não foram validadas nos pacientes com DII e sua acurácia para diferenciar carcinoma e/ou displasia de alto grau da displasia de baixo grau é de apenas 73%.[12,13]

A avaliação detalhada da lesão descoberta durante uma colonoscopia de vigilância é fundamental para determinar qual a forma mais apropriada de ressecção. Devem-se avaliar a morfologia da lesão, a presença ou não de atividade da doença, a morbidade e mortalidade da cirurgia. Além disso, é necessário discutir com o paciente o risco futuro de novas áreas de displasias e do desenvolvimento de CCR. A caracterização da lesão é essencial para se definir a possibilidade de ressecção endoscópica: localização; tamanho; limites; e formato.[4] A utilização de aparelhos de alta definição e da cromoscopia que permitem a visualização perfeita dos limites da lesão é a chave para a ressecção curativa; se isso não for possível, o paciente deve ser levado à cirurgia.[4,14] O consenso internacional sugere que todas as lesões com bordas claramente definidas e sem características de invasão da submucosa ou ulcerações devem ser consideradas para ressecção endoscópica por um endoscopista experiente.[4] Um fator complicador da ressecção endoscópica nestes pacientes é a presença de fibrose na submucosa que podem aumentar a dificuldade de elevar a lesão por meio da injeção submucosa.[15]

Após a caracterização da lesão, pode-se proceder à ressecção endoscópica mucosa (mucosectomia) ou à dissecção endoscópica da submucosa (ESD, do inglês *endoscopic submucosal dissection*). A ressecção endoscópica da mucosa tem sido considerada a primeira linha de tratamento para as lesões planas ou sésseis.[16,17] Após a identificação das bordas da lesão e a injeção submucosa, procede-se à ressecção completa em um só fragmento (*en bloc*) com alça diatérmica. Quando não for possível apreender a lesão em uma só "laçada", é possível realizar a retirada em porções (*piecemeal*). A taxa de recorrência pós-ressecção mucosa é estimada em 10% a 15% após a mucosectomia.[18] Estudos demonstram que a probabilidade de lesões maior do que 2 cm varia de 47% a 63%. A ressecção em porções fragmentadas é possível, porém tem um risco maior de recorrência.[19-21]

A dissecção endoscópica de submucosa pode ser usada para as lesões que se elevam parcialmente ou não se elevam em virtude da fibrose submucosa decorrente da inflamação crônica. A ESD também pode ser considerada nas lesões maiores de 2 cms.[13,16,22] As margens da lesão são marcadas com a ponta da alça com uma leve corrente de coagulação seguida de injeção submucosa e, com uma "faca" eletrocirúrgica, é realizada a dissecção da submucosa até a liberação completa da lesão.[15,23] Quando se encontra fibrose submucosa, a técnica em túnel é recomendada.[14] Além disso, recentemente tem sido descrita a possibilidade de se utilizar uma técnica mista, também denominada "dissecção de submucosa híbrida". Essa técnica pode ser aplicada com uma ponte entre a ressecção endoscópica mucosa e a dissecção endoscópica submucosa para lesões acima de 4 cm e inclui a incisão do plano submucoso com ressecção displásica do tecido remanescente com a alça de polipectomia. É uma técnica que apresenta alto risco de perfuração, porém essa complicação pode ser contornada com o fechamento do leito de ressecção com clipes.[22,24]

Historicamente a confirmação da ressecção completa deve ser feita pela inspeção visual e o exame histopatológico de biópsias da mucosa adjacente à lesão retirada para confirmação de ausência de displasia. Estudos mais recentes têm demonstrado que a detecção de displasia na mucosa adjacente à ressecção da lesão é no mínimo negligenciável quando endoscópios de alta definição e cromoscopia são utilizados.[25-27]

Se o endoscopista detectar uma lesão e não se sentir confortável para ressecção completa, ele deve realizar uma tatuagem na região distal e proximal à lesão e encaminhar para um serviço de endoscopia avançada.[13]

Devemos discutir as vantagens e desvantagens entre a ressecção endoscópica e a cirurgia naqueles pacientes com risco mais elevado de neoplasia e maior possibilidade de lesões displásicas multifocais como naqueles pacientes com colangite esclerosante primária.

Lesões displásicas e ressecção endoscópica mucosa (Figuras 15.1 a 15.6)

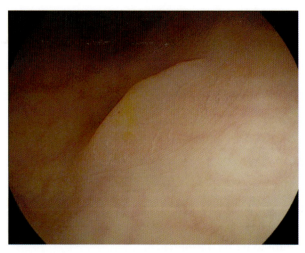

Figura 15.1 Lesão levemente elevada tipo 0-IIa vista à luz branca.
Fonte: Acervo da autoria do capítulo.

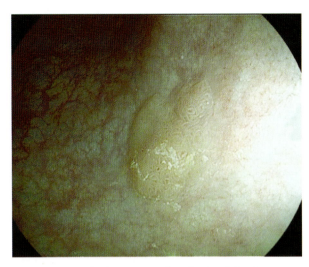

Figura 15.2 Lesão levemente elevada tipo 0-IIa vista com NBI.
Fonte: Acervo da autoria do capítulo.

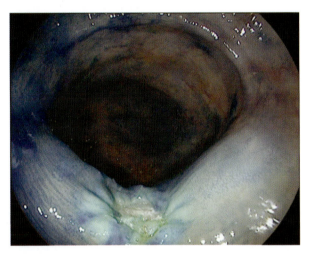

Figura 15.3 Lesão levemente elevada tipo 0-IIa após ressecção endoscópica mucosa.
Fonte: Acervo da autoria do capítulo.

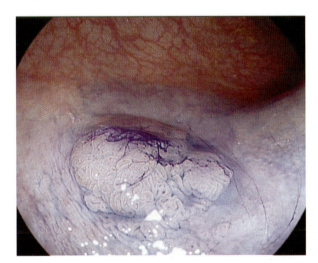

Figura 15.4 Lesão levemente elevada tipo 0-IIa com azul de metileno.
Fonte: Acervo da autoria do capítulo.

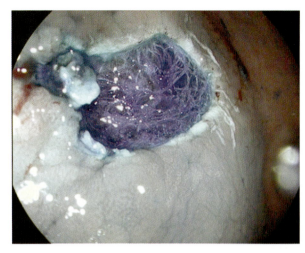

Figura 15.5 Lesão levemente elevada tipo 0-IIa após injeção submucosa com água destilada + azul de metileno e ressecção tipo mucosectomia.
Fonte: Acervo da autoria do capítulo.

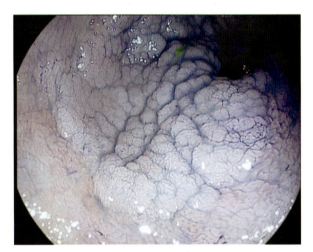

Figura 15.6 LST do tipo granular homogêneo extensa, não ressecável endoscopicamente em virtude da grande extensão.
Fonte: Acervo da autoria do capítulo.

Dilatação endoscópica das estenoses nas doenças inflamatórias intestinais

As estenoses intestinais representam uma complicação frequente da doença de Crohn (DC). Mais especificamente, cerca de 40% dos pacientes com DC, com doença ileal, desenvolvem estenoses clinicamente relevantes. Em pacientes com DC, a fibrose intestinal pode estar presente no momento do diagnóstico; no entanto, com maior frequência, em um fenótipo estenosante, durante o curso da doença, a médio ou longo prazo, apresentar-se-á com estenose intestinal. Há duas décadas, houve esperança de que o advento de novos agentes terapêuticos, como anticorpos anti-TNF-α, pudesse reduzir a frequência de complicações fibróticas em pacientes com DC. No entanto, dados epidemiológicos recentes revelam que, apesar do estabelecimento de terapia imunossupressora precoce, em pacientes com DC com este fenótipo, a frequência de complicações fibroestenosantes não diminuiu significativamente.[28,29]

Isso pode ser explicado pelo fato de que, no momento do diagnóstico, mesmo que precoce, o dano tecidual já ocorreu e o processo se tornou independente da inflamação.[30]

Nas últimas décadas, um progresso notável tem acontecido no campo dos mecanismos de fibrose nas DII, incluindo a característica da fibrose progredindo, independentemente da inflamação, em resposta à rigidez da matriz; o papel do microbioma e da fibrose, influenciando a gordura mesentérica e a reversibilidade da fibrose. Com base nesses novos mecanismos, vários candidatos moleculares estão sendo avaliados para o diagnóstico e tratamento da fibrose intestinal. Porém, até o momento, nenhum medicamento específico pode prevenir ou reverter a estenose fibrótica na DC.[29]

Bastante relevantes, as estenoses intestinais em pacientes com DC, pois, em estudos de base populacional, aproximadamente 60% dos pacientes necessitam de cirurgia em até 20 anos após o diagnóstico. Isso é agravado ainda mais pela alta taxa de recorrência, no sítio cirúrgico, de aproximadamente 50%. Portanto, um número significativo de pacientes seria submetido a múltiplas cirurgias, correndo o risco de desenvolver síndrome do intestino curto.[28,31]

Em outros estudos, há relato de recorrência sintomática da estenose em aproximadamente 40% dos pacientes em até 4 anos após a cirurgia.[32] Por esses fatos, tornou-se importante o desenvolvimento de outras técnicas na tentativa de se resolver ou de se minimizar o problema, antes da indicação de cirurgia. Embora as estenoses inflamatórias possam ser tratadas com terapia médica, há uma resposta muito pobre no cenário de estenoses fibróticas e uma solução mecânica geralmente é necessária.

O infliximabe (anti-TNF-α) não foi associado ao aumento das taxas de estenose, o que ajudou a desmascarar a opinião de que a terapia anti-TNF pode resultar na formação de estenose por meio de cicatrização rápida.[30]

As estenoses podem ser subdivididas em fibróticas, inflamatórias ou mistas. Quando inflamatórias, podem se beneficiar de uma abordagem de tratamento clínico, com otimização da medicação em uso, ou mesmo troca do medicamento, causando uma redução no edema mediado pela inflamação. Em contraste, as estenoses intestinais, predominantemente fibróticas, não se beneficiam de agentes anti-inflamatórios.[28]

Estudos mostraram taxas de recorrência de 10% a 46% após ressecção cirúrgica e 34% a 52% após estenoplastia. A repetição da cirurgia será necessária e, como já comentado, pode resultar em síndrome do intestino curto. Dilatação endoscópica por balão (DBE), estenostomia com agulha/faca e colocação de *stent* são opções terapêuticas, minimamente invasivas e preservadoras do intestino para o manejo da estenose.[33]

A ressecção cirúrgica está relacionada com maior morbidade, maiores custos, maior risco de desemprego e pior qualidade de vida. Embora a introdução de produtos biológicos, incluindo fator de necrose tumoral (TNF), anti-integrina e anti-interleucina (IL), tenha modificado o curso da doença em curto prazo, o resultado a longo prazo desses medicamentos no desenvolvimento de fibroestenose e a necessidade de cirurgia ainda não foram elucidados. Sabemos que a cirurgia será necessária em mais de 70% dos pacientes com DC ao longo da vida para corrigir uma complicação grave, como obstrução intestinal, perfuração, fístula e abscesso.[29]

Essa alta frequência das estenoses intestinais em pacientes com DC e as abordagens de tratamento diferentes indicam a necessidade de definir, com precisão, a DC estenosante e diferenciar as estenoses, predominantemente inflamatórias, das estenoses primariamente fibróticas. Mostramos a classificação das estenoses relacionada a vários fatores no Quadro 15.1.[28]

Quadro 15.1 Classificação das estenoses associadas à doença de Crohn.

Critério	Classificação
Etiologia	Primária ou secundária
Número	Simples ou múltiplas
Grau	Alto ou baixo grau
Forma	Rede ou eixo
Comprimento	Curta ou longa
Localização	Esôfago, piloro, intestino delgado, válvula ileocecal, anastomose, cólon, reto, ânus
Condições associadas	Fibrose, edema, dilatação proximal, ulceração, fístula com ou sem abcesso, angulada, estenoplastia anterior

Fonte: Adaptado de Wedrychowicz A, Zajac A, Tomasik P, 2016.

O diagnóstico de estenose pode ser feito por imagem seccional ou endoscopia. As vantagens da avaliação endoscópica de uma estenose incluem a capacidade de obter amostras de tecido para avaliação histológica e fornecer terapia no mesmo ambiente. No entanto, imagens transversais são recomendadas para delinear a anatomia (número, localização, comprimento, morfologia das estenoses e quaisquer complicações associadas que contraindicam o tratamento endoscópico) antes da terapia endoscópica.

As modalidades de imagem comumente usadas para identificar estenoses relacionadas à DC incluem enterografia por tomografia computadorizada (ECT), enterografia por ressonância magnética (EMR) e ultrassonografia intestinal (US). Todas as três técnicas de imagem têm alta acurácia para avaliação de estenoses que afetam o intestino delgado ou o cólon: para ECT, a sensibilidade é de 89% e a especificidade, de 99%; para ERM, a sensibilidade é de 89% e a especificidade, de 94%; para US, a sensibilidade é de 79% e a especificidade, de 92%. A ressonância magnética (RM) e a US não requerem radiação e são mais utilizadas para avaliação de pacientes com DC. A ultrassonografia tem uma sensibilidade menor na detecção da estenose em razão da dificuldade de visualizar todo o intestino delgado ou cólon. No geral, a US parece ter uma boa acurácia para a detecção da doença e avaliação da atividade da doença localizada no íleo terminal e no cólon, exceto para o reto, e a RM tem acurácia superior em comparação com a US para a detecção de lesões no jejuno e íleo mais proximal.[31,34]

Um diagnóstico abrangente de estenose intestinal depende da avaliação detalhada, por endoscopia ou imagem transversal. É também um pré-requisito para determinar se a terapia endoscópica deve ser implementada ou não. A endoscopia, incluindo endoscopia gastrointestinal e endoscopia assistida por balão, é uma modalidade confiável para avaliar a localização e a gravidade da estenose. A endoscopia ultrafina pode ser usada para estenose grave. A avaliação por imagem transversal é considerada um exame complementar para endoscopia. Além disso, pode ser usado em áreas muito estreitas para o alcance da endoscopia. Além de poder diagnosticar efetivamente a natureza da estenose e as lesões adjacentes à estenose.[35,36]

Terapia endoscópica de estenoses

A terapia endoscópica das estenoses tornou-se prática na clínica-padrão. O Global International *Inflammatory Bowel Disease* (IBD) Group classificou as estenoses associadas às DII com base na doença subjacente, causa, localização, componente fibrótico, comprimento, gravidade, número e complexidade. Atualmente, existem três principais modalidades de tratamento endoscópico:

- Dilatação endoscópica por balão (EBD).
- Estenostomia endoscópica (ESt) ou estenoplastia endoscópica (ESTx).
- Colocação de *stent* endoscópico, com indicações e resultados variados.[37]

As medidas de resultado comumente usadas são: sucesso imediato (ou seja, passagem do escopo através da estenose tratada sem grande resistência); sobrevida livre de cirurgia; sobrevida livre de intervenção endoscópica; sangramento associado ao procedimento ou perfuração. Existe controvérsia sobre se as estenoses incidentais ou assintomáticas devem ser tratadas.[37]

Apesar da falta de uma definição formal, a eficácia excelente a curto e médio prazo da DBE para estenose de DC foi documentada em muitos estudos. Análise conjunta de 12 estudos, realizados entre 1991 e 2013, avaliando 1.463 pacientes com DC, submetidos a 3213 procedimentos com DBE, mostrou taxa de sucesso técnico de 89%, com alívio associado dos sintomas clínicos em 81% dos pacientes.[38]

O sucesso técnico, definido como passagem imediata do endoscópio ou resolução dos sintomas independentemente da passagem do endoscópio, varia de 45% a 100%, em dados recentemente publicados de análises de trabalhos de 2001 a 2016. O sucesso tardio, definido como não necessidade de intervenção (cirúrgica ou nova dilatação), variou de 28% a 93% em vários estudos.[34] Para estenoses não complexas sem fistulização ou perfuração adjacentes, com menos de 5 cm de comprimento, a DEB deve ser considerada como terapia de 1ª linha.[38] Existe controvérsia a respeito de as estenoses incidentais ou assintomáticas serem tratadas.[37]

A preparação intestinal ideal é extremamente importante para procedimentos endoscópicos eficazes e seguros. O paciente deve ser instruído sobre as indicações, benefícios e riscos do procedimento.

A escolha do endoscópio depende da localização da estenose; colonoscópios pediátricos ou enteroscopia com balão podem ser considerados para lesões no jejuno, íleo e cólon proximal. Tendo em vista risco de perfuração, com dilatação por balão, deve ser realizada apenas por endoscopistas experientes. O comprimento dos balões colônicos varia de 3 a 5,5 cm e os diâmetros variam de 6 a 20 mm. Alguns cateteres de balão têm um canal central através do qual o fio-guia pode ser passado para facilitar a canulação de uma estenose apertada.

Após o avanço do colonoscópio até a estenose, uma posição reta com boa visualização endoscópica do aspecto distal da estenose é ideal. A lavagem diligente da área estenosada é, então, realizada para melhorar a visualização das características da estenose. Suavemente, deve-se tentar passar a estenose com o endoscópio. Se for observada resistência, o escopo deve ser retirado para o lúmen aberto e introduzida a ponta do cateter do balão. Para estenoses do intestino delgado, iniciar com um balão de 8 a 12 mm de diâmetro guiado por fio. O diâmetro máximo de dilatação em sessão única não é claro. O grau de dilatação dentro de uma sessão deve se basear na gravidade da estenose. Uma abordagem conservadora da dilatação pode reduzir o risco de perfuração. Aumentos em série no diâmetro são então realizados. A maioria das estenoses curtas no cólon ou íleo pode ser dilatada para 15 a 20 mm sem grande risco.

A ponta do balão dilatador será introduzida, suavemente, na estenose e avançada com leve pressão até que o ponto médio da haste do balão esteja no ponto médio da estenose. Quando a dilatação adequada for alcançada, o balão é esvaziado. Não há dados que comprovem a melhor duração da dilatação. A duração relatada variou de 1 a 5 minutos. Alguns estudos dilataram por 1 minuto, mas a maioria dos estudos dilatou por 2 minutos.[31]

Dilatações repetitivas da mesma estenose são frequentemente realizadas na prática clínica. Dados retrospectivos sugeriram que os resultados a curto e longo prazo, bem como as taxas de complicações, permanecem os mesmos em comparação com a primeira dilatação.

Como a maioria das estenoses fibróticas ileais benignas em pacientes com DII é curta, não há necessidade de uso da fluoroscopia rotineiramente. A EMR, pré-procedimento, é usada para mapear o comprimento da estenose.

A fluoroscopia adiciona o fator de expor o paciente e a equipe a doses de radiação ionizante, sem evidências de menor risco de perfuração. Estenoses mais longas (> 4 centímetros) e estenoses particularmente estreitas podem se beneficiar do auxílio da fluoroscopia. Após a dilatação, o movimento fácil do balão sugere que ele não está mais preso à estenose. Uma segunda olhada, pós-dilatação, ajudaria a avaliar o sucesso técnico imediato; a identificar complicações precoces, como perfuração e sangramento; e a detectar quaisquer estenoses adicionais. No caso de reconhecimento de uma perfuração após dilatação, recomenda-se o fechamento da mucosa com clipes metálicos endoscópicos e, em seguida, imagens em corte transversal de emergência, para determinar a extensão da perfuração.[34]

Em geral, a eficácia a curto prazo tem sido descrita como o sucesso técnico do procedimento ou a capacidade de atravessar livremente a área dilatada com o endoscópio. A eficácia a longo prazo, na maioria dos estudos, tem sido descrita como o tempo decorrido até que outra intervenção (cirúrgica ou endoscópica) seja necessária. Apesar da falta de uma definição formal, a eficácia excelente, a curto e médio prazo da DBE, para estenose de DC, foi documentada em muitos estudos. Análise conjunta de 12 estudos realizados entre 1991 e 2013, avaliando 1.463 pacientes com DC, submetidos a 3.213 procedimentos com DBE, mostrou taxa de sucesso técnico de 89%, com alívio associado dos sintomas clínicos, em 81% dos pacientes. Alguns aspectos podem melhorar os resultados da dilatação endoscópica com balão, como mostra o Quadro 15.2.[38]

Quadro 15.2 Considerações sobre a dilatação endoscópica com balão das estenoses da DC.

Fatores que favorecem o sucesso	- Estenose sintomática predominantemente fibrótica - Estenose curta (≤ 5 cm) - Estenose reta única - Estenose distal ao duodeno - Estenose anastomótica mais favorável do que estenose de novo - Primeira dilatação - Falta de um processo sobreposto que contribui para os sintomas
Fatores que aumentam as complicações	- Estenose predominantemente inflamatória, sem otimização clínica - Estenose maior do que 5 cm - Estenoses múltiplas do intestino delgado

(Continua)

Quadro 15.2 Considerações sobre a dilatação endoscópica com balão das estenoses da DC. (*Continuação*)

	- Estenoses causadas por compressão extrínseca (p. ex., aderências) - Fistulização dentro de 5 cm da área a ser dilatada - Perfuração adjacente ou coleção intra-abdominal - Obstrução completa do intestino delgado - Intestino delgado tortuoso, ou aderido, ou angulação de estenose significativa - Estenose duodenal
Resultados a curto prazo	85% a 95% (sucesso técnico), 70% a 80% (resposta clínica)
Resultados a longo prazo	32% (1 ano após dilatação), 80% (5 anos após dilatação)
Taxa de complicações	1% a 4%

Fonte: Adaptado de Bessissow T, Reinglas J, Aruljothy A et al., 2018.

O comprimento da estenose é considerado o fator mais importante que afeta a eficácia da DEB e o prognóstico. Pacientes com comprimento de estenose menor do que 5 cm têm maior taxa de sucesso, livre de cirurgia, após a realização de dilatação endoscópica. Para cada aumento de 1 cm no comprimento da estenose, o risco de cirurgia aumenta em 8%. Para DEB sob enteroscopia, o requisito de comprimento de estenose é mais rigoroso. Um comprimento de 2 cm é uma linha limite. A estenose acima de 2 cm de comprimento é fator de risco para reoperação.[35]

Estenose na bolsa ileal

Cerca de 15% dos pacientes com retocolite ulcerativa (RCU) necessitarão de colectomia em até 10 anos após o diagnóstico. A anastomose anal da bolsa ileal (IPAA) é reconhecida como o melhor procedimento cirúrgico que permite a continuidade intestinal nesses pacientes. Cinco a 38% dos pacientes com IPAA desenvolvem estenoses na bolsa que podem afetar, e muito, os resultados funcionais. Os locais mais comuns para o desenvolvimento de estenoses são: na anastomose bolsa-anal (saída da bolsa); e na junção do íleo neoterminal e corpo da bolsa (entrada da bolsa). Poucos dados estão disponíveis sobre o manejo de estenoses de bolsa, e o tratamento ainda é um desafio. A terapêutica endoscópica surgiu como uma alternativa eficaz e segura à cirurgia para o manejo dessas estenoses. Em uma série de dilatações endoscópicas com balão de 88 bolsas com estenose, Fumery M. et al. observaram que a dilatação endoscópica pode ser realizada com segurança e que a bolsa pode ser preservada em 95% dos pacientes com tratamento endoscópico.[39]

Técnicas adjuvantes endoscópicas

A injeção intralesional de esteroides demonstrou ser eficaz em estenoses fibróticas pépticas, corrosivas, anastomóticas ou pós-radioterapia. No entanto, faltam fortes evidências para o uso de injeção intralesional de esteroides na DC. A posição atual do American College of Gastroenterology e da British Society of Gastroenterology é contra o uso rotineiro de esteroides intralesionais pós-dilatação.[34]

Embora controversa, a injeção intralesional de fator de necrose antitumoral tem sido avaliada em pacientes com estenoses de intestino delgado e colônica por DC, com resultados promissores. Porém, preocupações relacionadas à imunogenicidade limitam seu potencial como opção terapêutica. Uma pequena série de casos avaliou o efeito de injeção intralesional de 90 a 120 mg de infliximabe em três pacientes sintomáticos com estenose de DC colônica. Todos eles tiveram aparência endoscópica melhorada da estenose, bem como alívio de seus sintomas obstrutivos por pelo menos 4 meses após a injeção. Da mesma forma, outra pequena série de casos avaliando injeções intralesionais de 40 mg de infliximabe em estenoses de DC do intestino delgado combinadas com EBD em seis pacientes foi associada à melhora dos sintomas e à redução no Escore Endoscópico Simples Modificado para Doença de Crohn (EESDC).[38]

Próteses em estenoses

Dois tipos de *stents* estão disponíveis: *stents* metálicos autoexpansíveis; e *stents* biodegradáveis. No entanto, a literatura sobre a eficácia e a segurança desses *stents* no tratamento das estenoses na DC limita-se a relatos de casos e à revisão retrospectiva. Os dados disponíveis sugeriram que a colocação de *stents* metálicos autoexpansíveis totalmente cobertos, na DC, mantidos por um período de 4 semanas, foi um tratamento seguro e eficaz para estenoses refratárias à DEB. A taxa de sucesso técnico foi de 92% e a eficácia foi de 65%, após um tempo médio de seguimento de 60 semanas. A falta de eficácia a longo prazo e as preocupações de segurança quanto à colocação do dispositivo, como sua aderência à membrana mucosa do intestino, a perfuração e a migração distal espontânea do *stent*, limitam a aplicabilidade.

Os dados sobre o uso de *stents* biodegradáveis em pacientes com D, são escassos e nenhuma conclusão definitiva pode ser feita.[31]

A inserção endoscópica de *stent* metálico foi tentada em poucos pacientes com estenose de DC. Embora a taxa de sucesso técnico tenha sido alta, complicações maiores, como perfuração intestinal, migração do *stent* e fistulização, foram relatadas em 67% dos pacientes. Além disso, para evitar a impactação do *stent*, a maioria dos estudos sugere a remoção do *stent* após 1 mês.[38]

Segurança da dilatação endoscópica por balão

Embora a DEB seja um procedimento minimamente invasivo, perfuração intestinal e sangramento grave foram relatados. Na revisão de Bettenworth et al., complicações maiores, que necessitaram de internação, ocorreram em 2,8% dos pacientes. Em outra grande revisão sistemática avaliando 24 estudos não randomizados, incluindo 1.163 pacientes, a taxa de ocorrência dessas complicações foi de 4%. Em comparação direta de DEB à intervenção cirúrgica, no manejo de estenoses intestinais da DC, a perfuração ocorreu em 1,1% dos pacientes do grupo DEB, enquanto a taxa de complicações pós-operatórias (p. ex., sepse intra-abdominal) foi de 8,8%. Apesar dessas complicações significativas, nenhuma morte foi relatada até o momento. Como as estenoses intestinais benignas ou inflamatórias são indistinguíveis do adenocarcinoma inicial na imagem, existe o risco de que a malignidade possa não ser diagnosticada quando a DEB é realizada em vez da excisão cirúrgica. Portanto, as biópsias da estenose devem ocorrer antes da dilatação. Não há evidências que sugiram que a obtenção de biópsias antes da EBD aumenta o risco de perfuração.[38]

Estenostomia e estenoplastia endoscópica

Em contraste com a aplicação de força mecânica romba, a eletroincisão endoscópica do tecido-alvo fornece uma abordagem de precisão com controle total da profundidade e localização topográfica do corte do tecido. Essas vantagens da eletroincisão são particularmente úteis no manejo de estenoses anorretais, pois o endoscopista realiza eletroincisão na parede posterior da estenose, em um padrão circunferencial, para reduzir o risco de trauma iatrogênico, na parede anterior anorretal distal, fístula vaginal e lesão do esfíncter anal.

Várias técnicas de eletroincisão de tecidos estenosados têm sido utilizadas, incluindo incisão radial, circunferencial e horizontal; incisão com desbridamento tecidual e incisão com implantação de endoclipes (para ajudar a manter a patência da estenose incisada). Estenostomia envolve incisão e desbridamento do tecido para aumentar a permeabilidade luminal, e a estenoplastia consiste na incisão tecidual e na implantação de endoclipes. Os dois métodos podem ser realizados em estenoses no esôfago, piloro, duodeno, intestino delgado distal, cólon, reto, ileostomia, local de estenoplastia cirúrgica anterior e bolsa ileal. São mais eficazes que a EBD no tratamento de estenoses primárias ou anastomóticas da DC. Podem ter um risco menor de perfuração associada ao procedimento, mas uma chance maior de sangramento.[37]

Stent endoscópico

O uso de *stent* metálico autoexpansível em condições intestinais não malignas, como a DC, tem sido explorado. Em pacientes com DC, um *stent* coberto removível é usado. A duração ideal do implante de *stent* varia na literatura atual. As principais preocupações de segurança do *stent* endoscópico são a migração do *stent*, o risco de perfuração e abscessos. Embora o papel do *stent* endoscópico nas estenoses da DC ainda não esteja definido, este autor encontrou particular utilidade dos *stents* revestidos opostos ao lúmen no tratamento de *stents* curtos, estenose de ICA lado a lado.[37]

Dilatação endoscópica por balão (DBE)

A DEB expande o intestino gerando pressão por meio da injeção de água no balão, que forma uma força de cisalhamento longitudinal, rasgando a mucosa e as fibras submucosas da lesão de estreitamento. O balão, de 10 a 12 mm ou 12 a 15 mm de diâmetro, com um comprimento de 4 a 5 cm, é expandido, passo a passo, sob visão direta. EBD tem certa taxa de complicação com perfuração. Quando o fechamento endoscópico imediato da superfície da incisão não pode ser alcançado, a intervenção cirúrgica pode ser necessária. O sangramento relacionado à DE, é relativamente incomum e a maioria dos pacientes se manifesta como sangramento menor.

O comprimento da estenose é considerado o fator mais importante que afeta a eficácia da DEB e o prognóstico. Pacientes com comprimento de estenose menor do que 5 cm têm maior taxa de sucesso livre de cirurgia após a dilatação. Para cada aumento de 1 cm no comprimento da estenose, o risco de cirurgia aumenta em 8%. Para DEB, sob enteroscopia, o requisito de comprimento de estenose é mais rigoroso. Acredita-se que um comprimento de 2 cm seja uma linha-limite para o tratamento endoscópico com balão. A estenose acima de 2 cm de comprimento é fator de risco para reoperação. Portanto, as melhores indicações de tratamento para EBD até o momento incluem estenose de segmento curto, estenose em teia, estenose única ou múltipla com cavidade intestinal reta. Para estenose de segmento longo, angulada e aquelas com abscesso e fístula adjacente à estenose, a cirurgia é recomendada.[35]

Estenostomia endoscópica

É mais eficaz do que a DBE na estenose de DC. As indicações incluem, principalmente: estenose no ânus, intestino distal, estômago ou no esôfago; comprimento da estenose ≤ 7 centímetros; estenose simétrica ou assimétrica. Tecnicamente, consegue-se a dilatação com uma faca elétrica, com um corte na camada mucosa e nas fibras submucosas, ao longo do eixo longitudinal da cavidade intestinal. Lan et al. demonstraram que a eficácia técnica, imediata e clínica, foi maior que a da DBE em um estudo controlado. Em termos de segurança, o risco de perfuração no procedimento é menor. No entanto, o risco de sangramento imediato ou tardio é maior. Mais treinamento e acúmulo de experiência são necessários por parte dos médicos que realizam esse procedimento.[35]

Não há consenso, em relação ao manejo de pacientes após uma DBE, para triagem de possíveis complicações (p. ex., usando TC, observação clínica e/ou avaliação de hemograma etc.). A abordagem recomendada envolve a observação dos pacientes durante algumas horas, no hospital, apenas com monitoramento clínico, sem realizar exames laboratoriais de rotina ou estudos de imagem. Klag et al. sugerem a adoção de várias práticas para minimizar sua ocorrência:

1. O endoscopista e a equipe devem ser bem treinados.
2. Planejamento da dilatação endoscópica por balão em um ambiente eletivo, se possível.
3. Considerar a descontinuação ou troca da anticoagulação.
4. Triagem para pacientes de alto risco cardiovascular ou pulmonar quanto à sedação.
5. Prosperar para uma excelente preparação intestinal.
6. Persistir em exames de imagem e dados prévios do paciente sobre abscesso, fístula, aspecto inflamatório da estenose e anatomia intestinal.
7. Usar dióxido de carbono (ou insufle o mínimo de ar possível).
8. Não forçar o balão através de uma estenose de forma cega – usar, em vez disso, dilatação guiada por fio, assistida por contraste ou retrógrada.
9. Não dilatar muito agressivamente (não "dilatar demais", agendar duas sessões para dilatação gradual).
10. Se houver suspeita de complicações, procurar diagnóstico e tratamento imediatos (p. ex., aplicação de clipe etc.).
11. Se houver suspeita de complicações, os pacientes devem permanecer em dieta líquida por cerca de 48 horas após a intervenção (endoscopia secundária ou cirurgia pode ser necessária).[32]

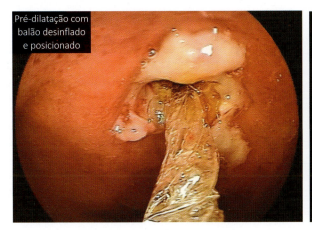 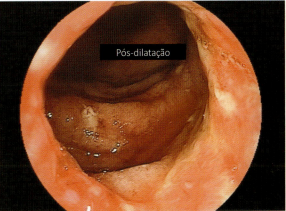

Figura 15.7 Dilatação anterógrada com balão em estenose *de novo*.
Fonte: Acervo da autoria do capítulo.

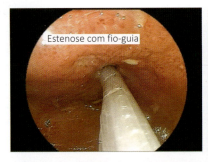 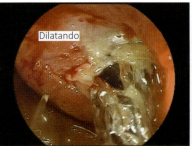 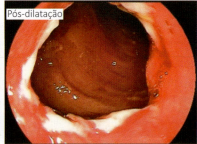

Figura 15.8 Dilatação endoscópica, com balão, retrógrada, em estenose jejunal *de novo*.
Fonte: Acervo da autoria do capítulo.

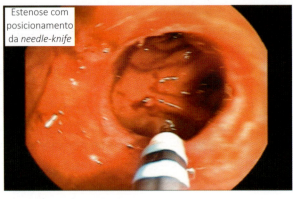 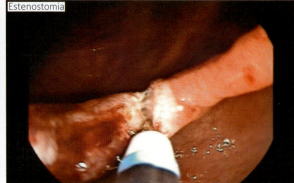

Figura 15.9 Estenostomia com *needle-knife*.
Fonte: Acervo da autoria do capítulo.

Referências bibliográficas

1. Dyson JK, Rutter MD. Colorectal cancer in inflammatory bowel disease: what is the real magnitude of the risk? World J Gastroenterol. 2012;18:3839-48.
2. Nunez FP, Quera R, Rubin DT. Endoscopic colorectal cancer surveillance in inflammatory bowel disease: considerations that we must not forget. World J Gastrointest Endosc. 2022;14:85-95.
3. Choi CH, Rutter MD, Askari A et al. Forty-year analysis of colonoscopic surveillance program for neoplasia in ulcerative colitis: an updated overview. Am J Gastroenterol.2015;110:1022-34.
4. Laine L, Kaltenbach T, Barkun A et al. SCENIC international consensus statement on surveillance and management of dysplasia in inflammatory bowel disease. Gastrointest Endosc. 2015;81:489-501.e26.
5. Shah SC, Itzkowitz SH. Management of inflammatory bowel disease-associated dysplasia in the modern era. Gastrointest Endosc Clin N Am. 2019;29:531-48.
6. Soetikno RM, Kaltenbach T, Rouse RV et al. Prevalence of nonpolypoid (flat and depressed) colorectal neoplasms in asymptomatic and symptomatic adults. JAMA. 2008;299:1027-35.
7. Buchner AM, Lichtenstein GR. Evaluation and detection of dysplasia in IBD: the role of chromoendoscopy and enhanced imaging techniques. Curr Treat Options Gastroenterol. 2016;14:73-82.
8. Committee AT, Hwang JH, Konda V et al. Endoscopic mucosal resection. Gastrointest Endosc. 2015;82:215-26.
9. Pellise M, Burgess NG, Tutticci N et al. Endoscopic mucosal resection for large serrated lesions in comparison with adenomas: a prospective multicentre study of 2,000 lesions. Gut. 2017;66:644-53.
10. Bourke MJ, Heitman SJ. Endoscopic mucosal resection and endoscopic submucosal dissection are complementary in the treatment of colorectal neoplasia. Clin Gastroenterol Hepatol. 2019;17:2625-6.
11. Endoscopic Classification Review Group. Update on the Paris classification of superficial neoplastic lesions in the digestive tract. Endoscopy. 2005 Jun;37(6):570-8. Doi: 10.1055/s-2005-861352.
12. Kudo S, Lambert R, Allen JI et al. Nonpolypoid neoplastic lesions of the colorectal mucosa. Gastrointest Endosc. 2008; 68:S3-47.
13. Shen B, Kochhar G, Navaneethan U et al. Role of interventional inflammatory bowel disease in the era of biologic therapy: a position statement from the Global Interventional IBD Group. Gastrointest Endosc. 2019;89:215-37.
14. Rubin DT, Ananthakrishnan AN, Siegel CA et al. ACG clinical guideline: ulcerative colitis in adults. Am J Gastroenterol. 2019;114:384-413.
15. Kinoshita S, Uraoka T, Nishizawa T et al. The role of colorectal endoscopic submucosal dissection in patients with ulcerative colitis. Gastrointest Endosc. 2018;87:1079-84.
16. Yu JX, Lin JL, Oliver M et al. Trends in EMR for nonmalignant colorectal polyps in the United States. Gastrointest Endosc. 2020;91:124-31.e4.
17. Kaltenbach T, Sandborn WJ. Endoscopy in inflammatory bowel disease: advances in dysplasia detection and management. Gastrointest Endosc. 2017;86:962-71.
18. Bang JY, Bourke MJ. Selection of EMR and ESD for laterally spreading lesions of the colon. Curr Treat Options Gastroenterol. 2018;16:376-85.

19. Buchner AM. Endoscopic management of complex lesions in patients with inflammatory bowel disease. Gastroenterol Hepatol (NY). 2021;17:121-7.
20. Burgess NG, Bahin FF, Bourke MJ. Colonic polypectomy (with videos). Gastrointest Endosc 2015;81:813-35.
21. Gulati S, Emmanuel A, Burt M et al. Outcomes of endoscopic resections of large laterally spreading colorectal lesions in inflammatory bowel disease: a single United Kingdom Center Experience. Inflamm Bowel Dis. 2018;24:1196-203.
22. Draganov PV, Wang AY, Othman MO et al. AGA Institute clinical practice update: endoscopic submucosal dissection in the United States. Clin Gastroenterol Hepatol. 2019;17:16-25.e1.
23. Alkandari A, Thayalasekaran S, Bhandari M et al. Endoscopic resections in inflammatory bowel disease: a multicentre european outcomes study. J Crohns Colitis. 2019;13:1394-400.
24. Fuccio L, Hassan C, Ponchon T et al. Clinical outcomes after endoscopic submucosal dissection for colorectal neoplasia: a systematic review and meta-analysis. Gastrointest Endosc. 2017;86:74-86.e17.
25. Cleveland NK, Huo D, Sadiq F et al. Assessment of peri-polyp biopsy specimens of flat mucosa in patients with inflammatory bowel disease. Gastrointest Endosc. 2018;87:1304-9.
26. Lahiff C, Wang LM, Travis SPL et al. Diagnostic yield of dysplasia in polyp-adjacent biopsies for patients with inflammatory bowel disease: a cross-sectional study. J Crohns Colitis. 2018;12:670-6.
27. Hove JRT, Mooiweer E, Dekker E et al. Low rate of dysplasia detection in mucosa surrounding dysplastic lesions in patients undergoing surveillance for inflammatory bowel diseases. Clin Gastroenterol Hepatol. 2017;15:222-8.e2.
28. Wedrychowicz A, Zajac A, Tomasik P. Advances in nutritional therapy in inflammatory bowel diseases: review. World J Gastroenterol. 2016 Jan 21;22(3):1008-16.
29. Yoo JH, Holubar S, Rieder F. Fibrostenotic strictures in Crohn's disease. Intest Res. 2020;18(4):379-401.
30. Ouali SE, Click B, Holubar SD et al. Natural history, diagnosis and treatment approach to fibrostenosing Crohn's disease. United European Gastroenterology Journal. 2020:1-8.
31. Chan WPW, Mourad F, Leong RWL. Crohn's disease associated strictures. Journal of Gastroenterology and Hepatology. 2018;33(2018):998-1008.
32. Klag T, Wehkamp J, Goetz M. Endoscopic balloon dilation for Crohn's disease: associated strictures. Clin Endosc. 2017 Sep;50(5):429-36.
33. Saxena P. Advanced endoscopic therapy in inflammatory bowel disease. J Gastroenterol Hepatol. 2016;31(2016):33-4.
34. Keihanian S, Moss AC. Crohn's disease stricture evaluation and management. Techniques in Gastrointestinal Endoscopy. 2016;18(2016):136-44.
35. Nunez PF, Cleveland NK, Quera R et al. Evolving role of endoscopy in inflammatory bowel disease: going beyond diagnosis. J Dig Dis. 2020;21:351-4.
36. Polaka A, Shen B. Update of endoscopic management of Crohn's disease strictures. Intest Res. 2020 Jan;18(1):1-10.
37. Shen B. Endoscopic management of inflammatory bowel disease: associated complications. Curr Opin Gastroenterol. 2020;36:33-40.
38. Bessissow T, Reinglas J, Aruljothy A et al. Endoscopic management of Crohn's strictures. World J Gastroenterol. 2018 May 7;24(17):1859-67.
39. Legué C, Brochard C, Bessi G et al. Outcomes of perianal fistulising Crohn's disease following anti-TNF-α treatment discontinuation. Inflamm Bowel Dis. 2018;24(6)1107-13.

Seção 5

Tratamento Cirúrgico

16 Tratamento Cirúrgico da Retocolite Ulcerativa

Gilmara Pandolfo Zabot
Abel Botelho Quaresma
Ornella Sari Cassol

Introdução

A retocolite ulcerativa (RCU) é uma doença inflamatória crônica caracterizada por inflamação contínua da mucosa, com extensão proximal variável a partir do reto, restrita ao intestino grosso, frequentemente com uma demarcação abrupta entre a área inflamada e a mucosa normal.[1] Quando não tratada, a história natural é caracterizada por períodos de exacerbação e de remissão. A maioria dos pacientes tem um curso leve a moderado. Entretanto, aproximadamente 15% dos pacientes podem experimentar um curso agressivo e 20% desse grupo podem precisar de hospitalização por atividade grave da doença.[2] O risco cumulativo de colectomia em 5 a 10 anos é de 10% a 15%, principalmente em pacientes com atividade moderada à grave.[3] Os preditores de gravidade são: idade precoce ao diagnóstico (idade < 40 anos); doença extensa; atividade endoscópica grave (presença de úlceras grandes e/ou profundas); presença de manifestações extraintestinais (MEI); necessidade precoce de corticosteroides e marcadores inflamatórios elevados.[4]

O pico ocorre na idade adulta e embora sua incidência e prevalência tenham se estabilizado em áreas de alta incidência, como Europa Ocidental e América do Norte, continuam a aumentar em áreas de baixa ocorrência, como Europa Oriental, Ásia e grande parte dos países em desenvolvimento.[2] No Brasil, segundo estudos atuais, é o fenótipo de DII predominante e tem aumentado rapidamente sua prevalência apesar da incidência se manter estabilizada nos últimos anos.[5]

A colite aguda grave e a colite refratária representam as principais indicações cirúrgicas da RCU. O tratamento de 1ª linha, para a colite aguda grave, consiste em corticosteroide intravenoso. Porém, 30% não respondem ao tratamento clínico e evoluem para colectomia. Já a colite refratária inclui a córtico-dependência, falha aos imunomoduladores e biológicos, além da perda de função do órgão.[6]

Indicações cirúrgicas

Uma parcela considerável dos pacientes com RCU serão submetidos a uma intervenção cirúrgica durante a vida,[6] com até 10% destes necessitando cirurgia no 1º ano do diagnóstico.[7]

Cirurgia eletiva

As indicações eletivas para cirurgia incluem intratabilidade clínica, complicações, efeitos colaterais e/ou falha ao tratamento clínico, displasia e/ou câncer, MEI e retardo de crescimento em crianças e adolescentes (Quadro 16.1).[8,9]

Quadro 16.1 Indicações de cirurgia na RCU.

Eletivas	Urgência
Intratabilidade clínica	Megacólon tóxico
Intolerância às medicações	Sepse e/ou colite fulminante
Displasia e câncer	Perfuração
Retardo do crescimento	Hemorragia
Manifestações extraintestinais	–

Fonte: Adaptado de Lakatos L, Mester G, Erdelyi Z et al., 2006 e Holubar SD, Lightner AL, Poylin V et al., 2021.

Tabela 16.1 Escala de severidade da RCU – Truelove e Witts.

	Médio	Severo	Fulminante
Nº de evacuações/dia	< 4	> 6	> 10
Sangramento retal	Raro	Frequente	Profuso e contínuo
Hemoglobina	Normal	< 75% normal	Necessita transfusão
VHS	Normal	> 30	> 30
Temperatura corporal	Normal	> 37,5	> 37,5
Frequência cardíaca	Normal	Normal a leve taquicardia	Taquicardia

Fonte: Truelove SC, Witts LJ, 1955.

Displasia de alto grau (DAG), lesão ou massa associada à displasia (DALM) ou carcinoma invasivo em um paciente com RCU é uma indicação absoluta para cirurgia,[9] pois pacientes com RCU têm maior risco de desenvolver carcinoma colorretal (CCR) do que controles pareados por idade.[8]

Os métodos cirúrgicos-padrão para RCU são proctocolectomia total e anastomose ileal bolsa-anal (IPAA).[10] A necessidade e o momento da cirurgia em pacientes com DAG permanecem em debate.[9]

A colectomia abdominal total com anastomose ileorretal pode ser considerada em pacientes selecionados que apresentam RCU com alguma preservação retal.[9]

Cirurgia de urgência

A exploração cirúrgica deve ser realizada na urgência em pacientes hemodinamicamente instáveis, de acordo com os princípios de controle de danos e em pacientes com perfuração colônica.[11]

O megacólon tóxico é uma complicação da RCU com risco de vida e deve haver um baixo limiar para intervenção cirúrgica.[11] Um ensaio inicial de terapia conservadora com repouso intestinal, fluidos intravenosos, antibióticos de amplo espectro e monitoramento rigoroso por 24 a 48 horas podem ser tentados com cautela. O infliximabe e a ciclosporina podem ser uma alternativa de tratamento no megacólon tóxico secundário à RCU tendo sucesso em 25% a 50% dos pacientes de acordo com o estudo analisado.[7] Se não houver melhora dentro de 4 a 7 dias da terapia de 2ª linha, a colectomia deve ser considerada, discutida e recomendada.[12]

A gravidade da RCU pode ser caracterizada como leve, moderada, grave ou fulminante, dependendo do número de evacuações diárias, sintomas sistêmicos e marcadores inflamatórios, avaliados pela escala de Truelove e Witts (Tabela 16.1).[13]

A ressecção do tecido colônico elimina a maioria da doença, alivia os sintomas e geralmente permite que o paciente descontinue os medicamentos imunossupressores. Após isso, a proctectomia com ou sem um bolsa (IPAA) pode então ser indicada de forma eletiva. A ressecção do reto no momento da cirurgia de emergência deve ser evitada, pois dificulta a restauração futura da continuidade intestinal e está associada a um maior risco de sangramento, complicações e lesão dos nervos autonômicos.[9]

As definição e classificação da colite aguda grave seguem os Critérios de Truelove e Witts[13] e da Organização Europeia da Doença de Crohn (ECCO – European Crohn's and Colitis Organisation), que também incluem a proteína C-reativa (PCR).[14] Pacientes com colite aguda grave requerem hospitalização imediata. A terapia-padrão inicial consiste na administração intravenosa de corticosteroides; no entanto, mais de 30% dos pacientes não respondem ao tratamento conservador. Em caso de falha, diferentes estratégias terapêuticas podem ser consideradas. Todavia, após 7 dias sem melhora significativa, uma intervenção cirúrgica é altamente recomendada para evitar complicações perioperatórias geralmente associadas a procedimentos de urgência.[1] No caso de cirurgia na urgência, um procedimento escalonado é preferido, incluindo uma colectomia subtotal com ileostomia no primeiro tempo, seguida pela confecção de uma bolsa ileal e anastomose anal (IPAA) e, por fim, uma terceira etapa com o fechamento da ileostomia.[6]

Embora os avanços na terapia médica tenham resultado em evitar ou atrasar a intervenção cirúrgica, em alguns pacientes com doença grave ou fulminante, uma avaliação cirúrgica deve ser realizada. A colectomia subtotal com ileostomia é o tratamento cirúrgico de escolha em pacientes com colite que apresentam hemorragia colorretal maciça ou que não respondem ao tratamento clínico. Ambas as abordagens, aberta e laparoscópica, são apropriadas no cenário de emergência, de acordo com a estabilidade hemodinâmica do paciente e sinais de sepse na colite ulcerativa complicada.[11]

Manejo perioperatório
Desnutrição

A desnutrição está associada a maiores taxas de complicações e mortalidade no pós-operatório. A avaliação perioperatória, de rotina, por um nutricionista, deve ser considerada nos pacientes em remissão, como parte do tratamento multidisciplinar. É aconselhável corrigir tanto a desnutrição como a obesidade. Nos casos de desnutrição, aconselha-se postergar a cirurgia em 7 a 14 dias. A suplementação de ferro também é recomendada para os casos em que há anemia ferropriva. Por um lado, o ferro oral deve ser considerado tratamento de 1ª linha em pacientes com anemia leve, doença em remissão e que não foram previamente intolerantes a ferro oral. Por outro lado, o ferro intravenoso deve ser considerado tratamento de 1ª linha em pacientes com DII clinicamente ativa, intolerância prévia ao ferro oral, aqueles com hemoglobina menor que 10 g/dL e em pacientes que precisam de agentes estimuladores de eritropoiese.[15] O ECCO ressalta que não existem evidências para justificar a nutrição enteral ou parenteral de rotina com o intuito de melhorar os resultados cirúrgicos de doentes com RCU.[6]

Drogas
Corticosteroides

Pacientes em uso de > 20 mg de prednisona por > 6 semanas apresentam risco aumentado de complicações pós-operatórias, principalmente infeciosas, além de complicações específicas da bolsa ileal. Desta forma, antes da protectomia ou da proctocolectomia restauradora, esta classe de medicamentos deve ser descalonada no pré-operatório e, quando isso não for possível, a cirurgia deve ser adiada.[6,9,16]

Reconhecendo esse risco, os pacientes mantidos em altas doses de corticosteroides, geralmente devem ser submetidos à colectomia abdominal total e à ileostomia final como estágio inicial, em vez de a uma proctocolectomia total com IPAA para reduzir o risco de deiscência de anastomose e sepse pélvica, as principais causas de falha da bolsa.[9]

Imunomoduladores

Os imunomoduladores não têm sido associados ao aumento de complicações pós-operatórias de acordo com séries de estudos unicêntricos e revisões sistemáticas.[17-19] A decisão de realizar uma proctocolectomia e IPAA em estágios normalmente não deve ser influenciada pela exposição ao imunomodulador.[9]

Biológicos e pequenas moléculas

Os pacientes em uso de terapia biológica podem apresentar maior risco de desenvolver complicações precoces e tardias, específicas da bolsa ileal. Sendo assim, a cirurgia em dois estágios modificados ou três estágios deve ser considerada. Como recomendação da ECCO, a proctocolectomia restauradora em um único estágio deve ser evitada em pacientes em uso de biológicos.[6]

A relação entre a terapia com anticorpos monoclonais e resultados pós-operatórios adversos no cenário de RCU permanece controversa.[20,21] A maioria dos estudos não mostra associação significativa entre o uso de terapia anti-TNF pré-operatória e complicações pós-operatórias. A maior metanálise relevante de pacientes com RCU mostrou um risco significativamente aumentado de complicações precoces após IPAA (OR: 4,12; IC: 95%, 2,37 a 7,15) e complicações tardias (fechamento pós-ileostomia) (OR: 2,27; IC: 95%, 1,27 a 4,05) em pacientes expostos à terapia anti-TNF antes de serem submetidos ao IPAA.[22]

No entanto, em contraste, o maior estudo prospectivo até o momento, o PUCCINI apresentado na *Digestive Disease Week*, San Diego, Califórnia, em 2019, não mostra haver associação entre anticorpos monoclonais ou entre níveis de medicamentos com resultados adversos pós-operatórios.[23]

Assim como os medicamentos anti-TNF, a literatura permanece controversa sobre se a exposição pré-operatória a novas classes de anticorpos monoclonais ou inibidores de pequenas moléculas influencia os resultados pós-operatórios. Duas séries retrospectivas unicêntricas não relataram aumento nas complicações pós-IPAA após a exposição pré-operatória ao vedolizumabe, mas uma revisão retrospectiva multicêntrica incluindo pacientes com

RCU e DC constatou que a doença apresentou taxas significativamente aumentadas de complicações infecciosas após cirurgia abdominal em pacientes expostos ao vedolizumabe em comparação aos pacientes expostos à medicação anti-TNF.[21] Nem o ustequinumabe, uma anti-interleucina aprovada para o tratamento da RCU, em 2019, ou o tofacitinibe, uma pequena molécula (inibidora da *Janus kinase*) aprovada em 2018, ainda não foram estudados quanto aos resultados pós-operatórios nesse grupo. Reconhecendo a controvérsia em curso, é possível que uma abordagem gradual para proctocolectomia e IPAA no contexto da terapia com anticorpos monoclonais possa mitigar o risco de sepse pélvica pós-operatória, especialmente em pacientes com fatores de risco adicionais, como anemia, desnutrição, perda de peso > 10% nos 6 meses antes da operação ou IMC < 18 kg/m^2.[9]

Anticoagulantes

Tromboembolismo venoso (TEV) particularmente trombose venosa profunda (TVP) e embolia pulmonar (EP) são comuns em pacientes com RCU por causas multifatoriais e relacionadas à doença[24,25] e podem ocasionar morbidade e mortalidade significativas.[26] Esse risco é maior nas cirurgias de emergência (OR: 5,28).[6,27]

A incidência de TEV correlaciona-se com a atividade da doença[24,25] e aumenta em indivíduos hospitalizados,[24] colocando os pacientes com colite ulcerativa aguda severa sob alto risco de desenvolver TEV na população com DII. Embora várias diretrizes de consenso apoiem o uso de profilaxia de anticoagulação em pacientes hospitalizados com RCU com doença ativa,[28,29] ainda há uma inconsistência substancial na administração da profilaxia de TEV.[30] A profilaxia com heparina de baixo peso molecular reduz significativamente o risco de TEV em pacientes internados com DII, com efeito colateral mínimo.[31] No entanto, faltam evidências robustas e ensaios clínicos bem desenhados sobre a real eficácia da profilaxia de TEV e sobre o regime de dose ideal para pacientes com colite ulcerativa aguda severa.

Cirurgias

Proctocolectomia total com bolsa ileoanal (IPAA)

A chave para uma cirurgia de bolsa bem-sucedida é uma anastomose sem tensão. Por essa razão, o mesentério do intestino delgado deve ser mobilizado adequadamente até a terceira porção do duodeno de modo que a bolsa ileal alcance o nível dos músculos elevadores do ânus sem tensão. Pode ser difícil alcançar a bolsa ileal até o canal anal em pacientes obesos ou em pacientes que tiveram uma ressecção prévia do intestino delgado.[32]

Os *designs* de bolsa usados para IPAA incluem J, S ou W (Figuras 16.1 e 16.2). Como uma bolsa J é mais fácil de criar, é a mais usada. A bolsa J é construída a partir do íleo terminal com 30 a 40 cm do intestino delgado. Esse segmento do íleo é dobrado em dois segmentos de 15 ou 20 cm. Uma enterotomia de 1,5 cms é feita longitudinalmente no ápice da bolsa. Uma anastomose lado a lado dos dois segmentos do íleo é feita usando-se dois cartuchos de grampeador linear ILA 100 via enterotomia no ápice da bolsa.[32]

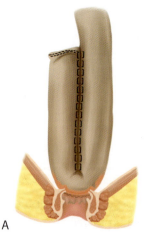
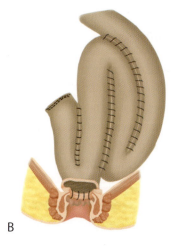

Figura 16.1 Tipos de bolsa. (A) Em "J" e (B) em "W".
Fonte: Adaptada de Zollinger, Atlas de cirurgia. 9 ed., 2012.

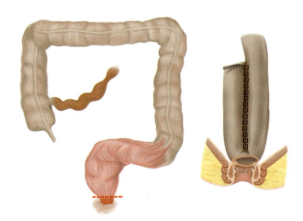

Figura 16.2 IPAA com bolsa em "J".
Fonte: Adaptada de Zollinger, Atlas de cirurgia. 9 ed., 2012.

Uma abordagem em dois estágios (para casos abertos e laparoscópicos) inclui uma proctocolectomia restauradora com um IPAA e ileostomia em alça, de proteção, como o primeiro estágio, e reversão da ileostomia em alça na segunda cirurgia.[6,9,10] Uma abordagem de três estágios envolve uma colectomia abdominal total e uma ileostomia terminal como o primeiro estágio, seguidas por uma protectomia restauradora com um IPAA e ileostomia em alça, de proteção, como o segundo estágio, e reversão de ileostomia na terceira e última operação.[9]

A abordagem em estágios, para a construção de bolsa em pacientes com RCU grave, visa diminuir a incidência de sepse pélvica, muitas vezes relacionada a uma deiscência na anastomose ileoanal, e para minimizar sequelas de longo prazo.[6] A sepse pélvica é uma complicação frequente e grave de IPAA para RCU e o tratamento cirúrgico pode ser necessário.[33] Os resultados de longo prazo após IPAA são agravados pela ocorrência de complicações sépticas relacionadas à bolsa.

Antes de prosseguir com um IPAA, a continência fecal deve ser avaliada, particularmente em pacientes que se apresentam no pré-operatório com função esfincteriana prejudicada.[9]

A obesidade, no contexto da cirurgia de bolsa, está associada a tempos operatórios aumentados, à perda de sangue e à dificuldade em atingir comprimento mesentérico suficiente para um IPAA livre de tensão; no entanto, a obesidade não está associada a resultados funcionais prejudicados, incluindo incontinência, frequência de evacuações e uso de absorventes.[34] A perda de peso pré-operatória pode melhorar os resultados, nesse contexto, a realização de um IPAA de três estágios para permitir tempo para perda de peso e o alongamento mesentérico (que normalmente ocorre após a criação de uma ileostomia final) podem ser estratégias particularmente úteis nesses pacientes.[35]

Apesar das taxas de complicações precoces e tardias, a maioria dos pacientes fica satisfeita com os resultados cirúrgicos e mais de 50% dos pacientes teriam preferido uma operação mais precoce.[36] A qualidade de vida também parece equivalente; em uma revisão sistemática de 13 estudos observacionais com 783 pacientes com IPAA e 820 pacientes com proctocolectomia total, os dois procedimentos foram comparáveis na qualidade de vida relacionada à saúde geral.[6]

A cirurgia tardia pode aumentar a morbidade, o tempo de internação e os custos hospitalares.[37] Uma metanálise recente focada em terapias de 3ª linha em RCU crônica grave mostrou que, apesar das melhorias de curto prazo, as terapias de 3ª linha apenas atrasam a necessidade de colectomia e resultam em taxas mais altas de complicações.[36] Além disso, a taxa geral de cirurgia para pacientes com RCU é de aproximadamente 30%, mas aumenta para 53% em pacientes com RCU refratária a corticosteroides.[9]

Colectomia total com anastomose ileorretal (IRA)

A IPAA pode não ser adequada para todos os pacientes. Idade avançada, comorbidades médicas significativas, disfunção intestinal e obesidade devem ser consideradas para otimizar os resultados funcionais dessa abordagem.[9]

A anastomose ileorretal em pacientes com RCU resulta em diminuição da morbidade e melhor resultado funcional, mas causa aumento do risco de câncer retal e recidiva local em comparação com IPAA.[38]

A complacência retal adequada e a função esfincteriana normal, além do envolvimento retal limitado e ausência de displasia ou câncer, são quesitos cruciais para a escolha de uma IRA.[9]

A incidência de falha do IRA é significativamente maior do que a falha do IPAA, apesar da ocorrência frequente de bolsite no IPAA. Em um interessante estudo realizado na Escandinávia, usando modelos de simulação, a IRA foi a opção de tratamento preferencial quando a qualidade de vida foi o desfecho, enquanto o IPAA foi superior quando o resultado em anos de vida foi medido.[38]

A seleção adequada dos pacientes é fundamental para a obtenção de resultados satisfatórios a longo prazo. A orientação e a tomada de decisão conjunta para o tratamento cirúrgico da RCU são muito importantes nos pacientes com o reto relativamente poupado.

Proctocolectomia total com ileostomia definitiva

A proctocolectomia total com ileostomia terminal, uma alternativa à IPAA,[9] é considerada uma operação segura, eficaz e curativa com resultados de qualidade de vida equivalentes aos da IPAA[39] (Figura 16.3).

Essa abordagem não restauradora pode ser a estratégia cirúrgica preferida em pacientes que desejam um procedimento único, com incontinência fecal, doença anorretal, reserva fisiológica limitada secundária a comorbidades que podem estar em risco de falha ou mau funcionamento da bolsa.[9] A grande desvantagem é a presença da ileostomia permanente que exige cuidados constantes do paciente.

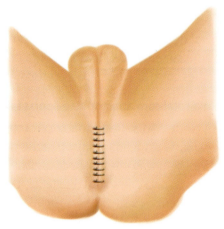

Figura 16.3 Fechamento do períneo.
Fonte: Adaptada de Zollinger, Atlas de cirurgia. 9 ed., 2012.

Colectomia total com ileostomia

Pacientes com piora aguda correm o risco de desenvolver colite fulminante ou megacólon tóxico. A colite fulminante representa uma forma grave de colite aguda que pode envolver vários episódios de diarreia, sangramento, necessidade de transfusão de sangue, velocidade de hemossedimentação aumentada, febre, taquicardia e dor e distensão abdominal.[40] Os achados radiográficos nessas circunstâncias podem incluir dilatação do cólon e uma parede espessa e edematosa do cólon com impressão do polegar. Enquanto isso, o megacólon tóxico geralmente está associado a uma parede do cólon fina e dilatação colônica total ou segmentar (diâmetro ≥ 5,5 cm) sem obstrução mecânica, mas com toxicidade sistêmica.[9]

Na prática, no cenário de RCU grave e clinicamente refratária, colite fulminante ou megacólon tóxico, a deterioração clínica e os sinais típicos de perfuração ou peritonite podem ser mascarados por terapia médica imunossupressora em andamento.[9] Em um estudo retrospectivo de 89 pacientes com DII com colite fulminante (n = 72; 81%) e colite tóxica (n = 17; 19%) que necessitaram de colectomia, 14 (16%) tiveram perfuração do cólon identificada ou imediatamente antes ou durante a cirurgia, mais frequentemente no ceco ou terço distal do cólon transverso.[40] Dado que as taxas de mortalidade aumentam com intervalos maiores entre a perfuração do cólon e a intervenção cirúrgica, falência orgânica, colite fulminante ou megacólon tóxico. A colectomia total com ileostomia terminal deve ser realizada no menor prazo possível.[9] Uma proctectomia geralmente é evitada sob esses circunstâncias[34] e, dadas as preocupações de se desenvolver uma deiscência do coto retal, uma variedade de manobras pode ser utilizada, como implantar o coto retal no tecido subcutâneo, criar uma fístula mucosa em vez de um coto retal ou descomprimir o coto retal por via transanal através de um tubo retal.[41]

Os dados existentes referem-se à cirurgia laparoscópica multiportas, sem dados disponíveis para apoiar o uso de uma abordagem robótica.[11] Abordagens abertas[42] e laparoscópicas[11] podem ser consideradas no cenário de emergência, quando uma colite aguda grave não melhora após 4 a 7 dias de tratamento clínico. Uma abordagem aberta provavelmente será favorecida no cenário de uma perfuração, em que a ressecção do cólon, eliminando a maioria da doença, é necessária rapidamente e permite que o paciente tenha sua cirurgia de controle em tempo hábil e seja atendido no pós-operatório na unidade de terapia intensiva (UTI) o mais rápido possível, podendo reduzir o uso de corticosteroides. Além disso, o megacólon tóxico pode ser particularmente desafiador em termos de manuseio laparoscópico do intestino sem perfuração, sendo a cirurgia aberta novamente preferida pela maioria dos cirurgiões.[11] Caso contrário, a cirurgia laparoscópica reduziu o tempo de internação e as complicações infecciosas no cenário de emergência.[43,44]

Estoma

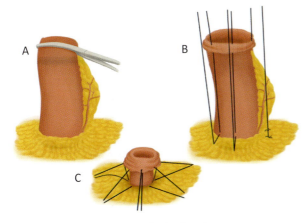

Figura 16.4 Ileostomia terminal a Brooke.
Fonte: Adaptada de Zollinger, Atlas de cirurgia. 9 ed., 2012.

Manejo da ileostomia

Quando uma ileostomia temporária ou permanente for planejada, é necessário que um terapeuta enterostomal capacitado avalie o paciente no pré-operatório para realizar a marcação adequada do local da ostomia. Essa marcação deve ser realizada com o paciente em pé e sentado. No pós-operatório imediato, é importante o acompanhamento desse profissional para a orientação no manejo adequado da ileostomia.[45]

Complicações relacionadas ao estoma

a) **Irritação da pele periestomal:** complicação comum da criação do estoma, mais com ileostomias do que colostomias. O tratamento local costuma ser bem-sucedido.[45,46]

b) **Retração do estoma:** frequentemente uma complicação precoce que ocorre quando o comprimento insuficiente do intestino é obtido ao criar um estoma e/ou o paciente é incapaz de cicatrizar um estoma bem construído. A revisão local pode ser tentada; no entanto, a laparotomia é frequentemente necessária para o reparo.[45,47]

c) **Hérnia paraestomal:** em alguns estudos, limitar o tamanho da abertura fascial da ostomia, criar o estoma através do músculo reto e não lateralmente, fixar a estomia à fáscia abdominal, marcar o estoma no pré-operatório e o acompanhamento por um terapeuta de enterostomia durante o perioperatório demonstraram diminuir a incidência desta complicação.[45,48]

d) **Prolapso do estoma:** ocorre com frequência após a criação de colostomia ou ileostomia, com taxas de até 42% relatadas para colostomias em alça. Embora tipicamente assintomática, podem ocorrer obstrução, dificuldade de adaptação do aparelho e isquemia.[45]

e) **Alto débito:** comumente encontrado após a criação de ileostomia e pode ser transitório ou crônico. Perdas excessivas de estoma podem causar desidratação, anormalidades eletrolíticas, deficiências de vitaminas e desnutrição. O manejo de pacientes com alto débito de ostomia depende de uma combinação de fluido oral e intravenoso e reposição de eletrólitos, suplementação vitamínica e restrição de ingestão de líquidos hipotônicos, juntamente com medicamentos antidiarreicos e antissecretores.[45]

Complicações relacionados à bolsa ileoanal

Pouchite (bolsite) é uma inflamação inespecífica da mucosa ileal da bolsa associada à diarreia, tenesmo, dor pélvica e cólicas, sangue nas fezes e, ocasionalmente, sintomas semelhantes aos da gripe.[9] A bolsite ocorre em até 40% dos pacientes após um IPAA. Antes do tratamento, o diagnóstico normalmente deve ser confirmado por bolsoscopia com biópsias.[49]

A forma mais comum é a bolsite aguda responsiva a antibióticos que, dentro de 24 horas, apresenta melhora do quadro ao uso de ciprofloxacino e/ou metronidazol oral.[50] Outros antibióticos podem ser alternativas e o tratamento dura 10 a 14 dias nessas circunstâncias.[49]

A bolsite crônica é menos comum e classificada como dependente de antibióticos ou refratária a antibióticos.[9] A bolsite dependente de antibióticos pode ser tratada com um único agente continuamente ou com antibióticos rotativos.[50] A bolsite refratária a antibióticos geralmente requer uma avaliação para DC subjacente ou outros distúrbios inflamatórios da bolsa e encaminhamento para gastroenterologia para gestão e tratamento (p. ex., terapia com anticorpos monoclonais). Para bolsite refratária a antibióticos, o adalimumabe não demonstrou eficácia quando estudado em um estudo randomizado e controlado,[51] mas infliximabe, vedolizumabe e ustequinumabe mostraram eficácia limitada em análises retrospectivas e podem ser considerados nessas circunstâncias.[49,52,53]

Fatores de risco associados à falha da bolsa incluem o tipo de ressecção (protectomia *versus* proctocolectomia total), diagnóstico de DC, colite ulcerativa extensa, colangite esclerosante primária, não ser fumante, sorologia positiva para pANCA, uso de anti-inflamatórios não esteroides e comorbidades. Índice de massa corporal > 30 também está associado a complicações sépticas pós-IPAA. Outros fatores, são radioterapia pélvica pré-operatória, além de ganho excessivo de peso (> 15%), após o fechamento da ileostomia. Por sua vez, o tipo de anastomose (à mão ou grampeada) parece resultar em taxas de complicações comparáveis.[1,6,14]

A endoscopia da bolsa precoce é recomendada em pacientes sintomáticos com disfunção da bolsa a fim de distinguir entre bolsite e outras condições.[14]

Aqueles pacientes com recorrência (bolsite refratária) pode exigir desvio intestinal ou excisão da bolsa para controlar seus sintomas. A repetição da cirurgia de bolsa pode ser realizada com bons resultados.[32]

A cirurgia laparoscópica é a abordagem preferida, pois está associada a menor morbidade intra e pós-operatória, recuperação mais rápida, menor formação de aderências e hérnias incisionais, menor tempo de internação hospitalar, menores taxas de infertilidade, além do melhor resultado cosmético.[6]

Disfunção sexual

Para mulheres que necessitam de colectomia subtotal de emergência e ileostomia, as decisões sobre proctectomia e reconstrução da bolsa ileoanal devem ser discutidas em virtude do potencial de fertilidade prejudicada. As decisões devem ser personalizadas, incluindo o uso de técnicas laparoscópicas e a opção de adiar até a conclusão da família.[1]

A disfunção sexual após a IPAA pode ocorrer em cerca de 20% dos pacientes. Os homens podem desenvolver disfunção erétil e ejaculação retrógrada; as mulheres, alterações na libido, além da dispareunia.[7]

Infertilidade

Mulheres com RCU têm taxas de fertilidade menores após a proctocolectomia total quando comparadas com mulheres tratadas de forma clínica.[14] Portanto, pacientes com RCU submetidos à proctectomia devem ser informadas sobre possíveis efeitos na fertilidade, gravidez, função sexual e função urinária.

Diminuição das taxas de fertilidade após proctectomia, com ou sem IPAA, estão relacionados a aderências pós-operatórias, secundárias à dissecção pélvica que podem causar oclusão da trompa de Falópio.[9] Quando se compara o acesso laparoscópico com o aberto, a laparoscopia pode causar menor perda de fecundidade por provocar menos aderências, fato que ainda precisa ser confirmado em estudos posteriores.[1]

Em uma metanálise de pacientes com RCU, os autores relatam que, após uma IPAA, aumentaram as taxas de infertilidade de 26% para 63% em comparação com 12% a 20% em controles não cirúrgicos. O uso de uma abordagem minimamente invasiva pode ajudar a reduzir as taxas de infertilidade nesse cenário porque dados multicêntricos atestam que esta abordagem está associada a taxas de infertilidade significativamente reduzidas e a menor tempo para conceber em comparação com IPAA aberta.[54-56]

A gravidez após IPAA não está associada a aumento da taxa de complicações maternas ou fetais, incluindo baixo peso fetal ao nascer, duração prolongada do trabalho de parto, complicações relacionadas ao parto ou à necessidade de cesariana não planejada.[57,58]

Embora a disfunção da bolsa tenha sido relatada durante o 3º trimestre da gravidez, isso parece ser transitório, com a função retornando à linha de base pré-gestacional, independentemente do tipo de parto.[57]

O suposto benefício da cesariana para preservar a função em comparação com um parto vaginal permanece controverso, mas a comparação de longo prazo entre estudos funcionais realizados sugere que o parto vaginal pode comprometer a função pós-IPAA.[59]

Homens com DII, independentemente da cirurgia, têm maior risco de disfunção erétil do que homens sem DII, mas a IPAA não parece prejudicar significativamente sua função sexual; 10 anos após IPAA, a ejaculação anormal foi relatada em apenas 3% dos homens.[9,60,61] Em mulheres, estudos relatam pior função sexual após IPAA com aumento da secura vaginal e dispareunia. Os escores de qualidade de vida melhoram em até 12 meses depois do IPAA, sugerindo que esses achados são transitórios.[9]

O uso de proctectomia intramesorretal, em um esforço para evitar lesão nervosa e a laparoscopia, não confere vantagem em relação à função sexual pós-operatória segundo outros autores.[9,60]

Influência da apendicectomia na melhora da RCU

Ainda são necessários maiores estudos para se confirmar se a apendicectomia pode diminuir a necessidade de proctocolectomia relacionada à doença clinicamente refratária. A ideia de que a apendicectomia pode ser benéfica em pacientes com RCU refratária a medicamentos foi avaliada em poucos trabalhos.

Em um estudo prospectivo de 30 pacientes com RCU refratária a medicamentos que foram encaminhados para proctocolectomia, mas, em vez disso, foram submetidos à laparoscopia para apendicectomia, nove deles (30%) tiveram resposta clínica e cinco pacientes (17%) sofreram remissão aos 12 meses. Nesse estudo, o grau de inflamação do apêndice foi significativamente associado à resposta clínica e endoscópica.[62]

Em outro estudo prospectivo e multicêntrico, com 28 pacientes com RCU, que se submeteram a uma apendicectomia laparoscópica em vez de uma proctocolectomia, 13 pacientes (46%) tiveram resposta, cinco (18%) tiveram remissão endoscópica e nove (32%) necessitaram de uma colectomia ou de nova terapia médica experimental em 12 meses após a apendicectomia.[63]

Considerações finais

A variabilidade nos sintomas e nas manifestações clínicas da RCU dificulta o estabelecimento de uma única opção terapêutica cirúrgica predefinida. A chave para o manejo adequado e o sucesso no tratamento destes pacientes é uma abordagem multidisciplinar, em centros de referência no atendimento dessas patologias, pois a decisão da melhor técnica, associada a melhores desfechos, também depende da experiência da equipe cirúrgica no manejo dos casos.

Referências bibliográficas

1. Lamb CA, Kennedy NA, Raine T et al. British Society of Gastroenterology consensus guidelines on the management of inflammatory bowel disease in adults. Gut. 2019;68(Suppl 3):S1-106. Doi: 10.1136/gutjnl-2019-318484.
2. Fumery M, Singh S, Dulai PS et al. Natural history of adult ulcerative colitis in population-based cohorts: a systematic review. Clin Gastroenterol Hepatol. 2018;16(3):343-56.e3. Doi: 10.1016/j.cgh.2017.06.016.
3. Feuerstein JD, Isaacs KL, Schneider Y et al. AGA clinical practice guidelines on the management of moderate to severe ulcerative colitis. Gastroenterology. 2020;158(5):1450-61. Doi: 10.1053/j.gastro.2020.01.006.
4. Dassopoulos T, Cohen RD, Scherl EJ et al. Ulcerative colitis care pathway. Gastroenterology. 2015;149(1):238-45. Doi: 10.1053/j.gastro.2015.05.036.
5. Quaresma AB, Damião AOMC, Coy CSR et al. DOP41 temporal trends in the epidemiology of inflammatory bowel diseases in the public healthcare system in Brazil: a large population-based study. Journal of Crohn's and Colitis. 2021;15(Suppl 1):S79-80. Doi: 10.1093/ecco-jcc/jjab073.080.
6. Spinelli A, Bonovas S, Burisch J et al. ECCO guidelines on therapeutics in ulcerative colitis: surgical treatment. J Crohns Colitis. 2021 Feb 23;16(2):179-89. Doi: 10.1093/ecco-jcc/jjab177. PMID: 34635910.
7. Mowat C, Cole A, Windsor A et al. Guidelines for the management of inflammatory bowel disease in adults. Gut. 2011;60(5):571-607. Doi: 10.1136/gut.2010.224154.
8. Lakatos L, Mester G, Erdelyi Z et al. Risk factors for ulcerative colitis-associated colorectal cancer in a Hungarian cohort of patients with ulcerative colitis: results of a population-based study. Inflamm Bowel Dis. 2006;12:205-11.
9. Holubar SD, Lightner AL, Poylin V et al.; Clinical Practice Guidelines Committee of the American Society of Colon and Rectal Surgeons. The American Society of Colon and Rectal Surgeons clinical practice guidelines for the surgical management of ulcerative colitis. Dis Colon Rectum. 2021;64(7):783-804. Doi: 10.1097/DCR.0000000000002037. PMID: 33853087.
10. Choi CH, Moon W, Kim YS et al.; IBD Study Group of the Korean Association for the Study of Intestinal Diseases. Second Korean guidelines for the management of ulcerative colitis. Intest Res. 2017 Jan;15(1):7-37 [Epub 2017 Jan 31]. Doi: 10.5217/ir.2017.15.1.7. PMID: 28239313; PMCID: PMC5323310.
11. De Simone B, Davies J, Chouillard E et al. WSES-AAST guidelines: management of inflammatory bowel disease in the emergency setting. World J Emerg Surg. 2012;16(2021):23. Doi: 10.1186/s13017-021-00362-3.
12. Wei SC, Chang TA, Chao TH et al. Management of ulcerative colitis in Taiwan: consensus guideline of the Taiwan Society of Inflammatory Bowel Disease. Intest Res. 2017;15(3):266-84. Doi: 10.5217/ir.2017.15.3.266
13. Truelove SC, Witts LJ. Cortisone in ulcerative colitis: final report on a therapeutic trial. Br Med J. 1955;2:1041e8.
14. Magro F, Gionchetti P, Eliakim R et al. 3rd European evidence-based consensus on diagnosis and management of ulcerative colitis – Part I: Definitions, diagnosis, extra-intestinal manifestations, pregnancy, cancer surveillance, surgery and ileo-anal pouch disorders. J Crohn's Colitis. 2017;11(6):649-70. Doi: 10.1093/ecco-jcc/jjx008.
15. Bischoff SC, Escher J, Hébuterne X et al. ESPEN practical guideline: clinical nutrition in inflammatory bowel disease. Clin Nutr. 2020;39(3):632-53. Doi: 10.1016/j.clnu.2019.11.002.
16. Khazraei H, Bananzadeh A, Hosseini SV. Early outcome of patient with ulcerative colitis who received high dose of steroid and underwent two staged total proctocolectomy. Adv Biomed Res. 2018;7:11.
17. Subramanian V, Pollok RC, Kang JY et al. Systematic review of postoperative complications in patients with inflamamatory bowel disease treated with immunomodulators. Br J Surg. 2006;93:793-9.

18. Pillai N, Dusheiko M, Burnand B et al. A systematic review of cost-effectiveness studies comparing conventional, biological and surgical interventions for inflammatory bowel disease. PLoS One. 2017;12:e0185500.
19. Eriksson C, Rundquist S, Cao Y et al. Impact of thiopurines on the natural history and surgical outcome of ulcerative colitis: a cohort study. Gut. 2019;68:623-32.
20. Quaresma AB, Yamamoto T, Kotze PG. Biologics and surgical outcomes in Crohn's disease: is there a direct relationship? Therapeutic Advances in Gastroenterology. 2020 Jan. Doi: 10.1177/1756284820931738.
21. Quaresma AB, Baraúna FDSB, Teixeira FV et al. Exploring the relationship between biologics and postoperative surgical morbidity in ulcerative colitis: a review. J Clin Med. 2021;10(4):710. Doi: 10.3390/jcm10040710. PMID: 33670200; PMCID: PMC7916930.
22. Selvaggi F, Pellino G, Canonico S et al. Effect of pre-operative biologic drugs on complications and function after restorative proctocolectomy with primary ileal pouch formation: systematic review and meta-analysis. Inflamm Bowel Dis. 2015;21:79-92.
23. Cohen B, Fleshner P, Kane S et al. 415a – Anti-tumor necrosis factor therapy is not associated with post-operative infection: results from prospective cohort of ulcerative colitis and Crohn's disease patients undergoing surgery to identify risk factors for postoperative infection I (Puccini) [Abstract]. Gastroenterology. 2019;156.
24. Grainge MJ, West J, Card TR. Venous thromboembolism during active disease and remission in inflammatory bowel disease: a cohort study. Lancet.2010;375:657-63.
25. Danese S, Papa A, Saibeni S et al. Inflammation and coagulation in inflammatory bowel disease: the plot thickens. Am J Gastroenterol. 2007;102:174-86.
26. Novacek G, Weltermann A, Sobala A et al. Inflammatory bowel disease is a risk factor for recurrent venous thromboembolism. Gastroenterology. 2010 Sep;139(3):779-87 [Epub 2010 Jun 12]. Doi: 10.1053/j.gastro.2010.05.026. PMID: 20546736.
27. Kaplan GG. Colectomy is a risk factor for venous thromboembolism in ulcerative colitis. World J Gastroenterol. 2015;21(4):1251. Doi: 10.3748/wjg.v21.i4.1251.
28. Dignass A, Lindsay JO, Sturm A et al. 2nd European evidence-based consensus on the diagnosis and management of ulcerative colitis – Part II: Current management. J Crohns Colitis. 2012;6:991-1030.
29. Carter MJ, Lobo AJ, Travis SP; British Society of Gastroenterology, IBD Section. Guidelines for the management of inflammatory bowel disease in adults. Gut. 2004;53(Suppl 5):1-16.
30. Sam JJ, Bernstein CN, Razik R et al. Physicians' perceptions of risks and practices in venous thromboembolism prophylaxis in inflammatory bowel disease. Dig Dis Sci. 2013; 58:46-52.
31. Geerts WH, Bergqvist D, Pineo GF et al. Prevention of venous thromboembolism: American College of Chest Physicians evidence-based clinical practice guidelines [8th ed.]. Chest. 2008;133: S381-453.
32. Kirat HT, Remzi FH. Technical aspects of ileoanal pouch surgery in patients with ulcerative colitis. Clin Colon Rectal Surg. 2010;23(4):239-47. Doi: 10.1055/s-0030-1268250.
33. Matsuoka K, Kobayashi T, Ueno F et al. Evidence-based clinical practice guidelines for inflammatory bowel disease. J Gastroenterol. 2018 Mar;53(3):305-53 [Epub 2018 Feb 10]. Doi: 10.1007/s00535-018-1439-1. PMID: 29429045; PMCID: PMC5847182.
34. McKenna NP, Mathis KL, Khasawneh MA et al. Obese patients undergoing ileal pouch-anal anastomosis: short-and long-term surgical outcomes. Inflamm Bowel Dis. 2017;23:2142-6.
35. Wu XR, Kirat HT, Xhaja X et al. The impact of mesenteric tension on pouch outcome and quality of life in patients undergoing restorative proctocolectomy. Colorectal Dis. 2014;16:986-94.
36. Kuehn F, Hodin RA. Impact of modern drug therapy on surgery: ulcerative colitis. Visc Med. 2018;34:426-31.
37. Carvello M, Watfah J, Włodarczyk M et al. The management of the hospitalized ulcerative colitis patient: the medical-surgical conundrum. Curr Gastroenterol Rep. 2020;22:11.
38. Van Overstraeten AB, Brar MS et al. Ileorectal anastomosis versus IPAA for the surgical treatment of ulcerative colitis: a Markov decision analysis. Diseases of the Colon & Rectum. 2020 Sep;63(9):1276-84. Doi: 10.1097/DCR.0000000000001686.
39. Murphy PB, Khot Z, Vogt KN et al. Quality of life after total proctocolectomy with ileostomy or IPAA: a systematic review. Dis Colon Rectum. 2015;58:899-908.
40. Stewart D, Chao A, Kodner I et al. Subtotal colectomy for toxic and fulminant colitis in the era of immunosuppressive therapy. Colorectal Dis. 2009;11:184-90.
41. Mege D, Stellingwerf M, Germain A et al. Management of rectal stump during laparoscopic subtotal colectomy for IBD: a comparative cohort study from six referral centres. J Crohn's Colitis. 2020;14:1214-21.
42. Bartels SA, Gardenbroek TJ, Ubbink DT et al. Systematic review and meta-analysis of laparoscopic versus open colectomy with end ileostomy for non-toxic colitis. Br J Surg. 2013;100:726-33.
43. Buchs NC, Bloemendaal ALA, Wood CPJ et al. Subtotal colectomy for ulcerative colitis: lessons learned from a tertiary centre. Color Dis. 2017;19:153-61.
44. Oresland T, Bemelman WA, Sampietro GM et al. European evidence-based consensus on surgery for ulcerative colitis. J Crohns Colitis. 2015;9:4-25.
45. Bafford AC, Irani JL. Management and complications of stomas. Surg Clin North Am. 2013 Feb;93(1):145-66. Doi: 10.1016/j.suc.2012.09.015. PMID: 23177069.
46. Buchs NC, Bloemendaal ALA, Wood CPJ et al. Subtotal colectomy for ulcerative colitis: lessons learned from a tertiary centre. Color Dis. 2017;19:153-61.
47. Oresland T, Bemelman WA, Sampietro GM et al. European evidence-based consensus on surgery for ulcerative colitis. J Crohns Colitis. 2015;9:4-25.
48. Pilgrim CH, McIntyre R, Bailey M. Prospective audit of parastomal hernia: prevalence and associated comorbidities. Dis Colon Rectum. 2010;53(1):71-6.
49. Nguyen N, Zhang B, Holubar SD et al. Treatment and prevention of pouchitis after ileal pouch-anal anastomosis for chronic ulcerative colitis. Cochrane Database Syst Rev. 2019;5:CD001176.
50. Segal JP, Ding NS, Worley G et al. Systematic review with meta-analysis: the management of chronic refractory pouchitis with an evidence-based treatment algorithm. Aliment Pharmacol Ther. 2017;45:581-92.

51. Kjaer MD, Qvist N, Nordgaard-Lassen I et al. Adalimumab in the treatment of chronic pouchitis: a randomized double-blind, placebo-controlled trial. Scand J Gastroenterol. 2019;54:188-93.
52. Bär F, Kühbacher T, Dietrich NA et al.; German IBD Study Group. Vedolizumab in the treatment of chronic, antibioticdependent or refractory pouchitis. Aliment Pharmacol Ther. 2018;47:581-7.
53. Weaver KN, Gregory M, Syal G et al. Ustekinumab is effective for the treatment of Crohn's disease of the pouch in a multicenter cohort. Inflamm Bowel Dis. 2019;25:767-74.
54. Beyer-Berjot L, Maggiori L, Birnbaum D et al. A total laparoscopic approach reduces the infertility rate after ileal pouch-anal anastomosis: a 2-center study. Ann Surg. 2013;258:275-82.
55. Gorgun E, Cengiz TB, Aytac E et al. Does laparoscopic ileal pouch-anal anastomosis reduce infertility compared with open approach? Surgery. 2019;166:670-7.
56. Rajaratnam SG, Eglinton TW, Hider P et al. Impact of ileal pouch-anal anastomosis on female fertility: meta-analysis and systematic review. Int J Colorectal Dis. 2011;26:1365-74.
57. Hahnloser D, Pemberton JH, Wolff BG et al. Pregnancy and delivery before and after ileal pouch-anal anastomosis for inflammatory bowel disease: immediate and long-term consequences and outcomes. Dis Colon Rectum. 2004;47:1127-35.
58. Cornish J, Wooding K, Tan E et al. Study of sexual, urinary and fecal function in females following restorative proctocolectomy. Inflamm Bowel Dis. 2012;18:1601-7.
59. Bradford K, Melmed GY, Fleshner P et al. Significant variation in recommendation of care for women of reproductive age with ulcerative colitis postileal pouch-anal anastomosis. Dig Dis Sci. 2014;59:1115-20.
60. Larson DW, Davies MM, Dozois EJ et al. Sexual function, body image and quality of life after laparoscopic and open ileal pouch-anal anastomosis. Dis Colon Rectum. 2008;51:392-6.
61. Friedman S, Magnussen B, O'Toole A et al. Increased use of medications for erectile dysfunction in men with ulcerative colitis and Crohn's disease compared to men without inflammatory bowel disease: a nationwide cohort study. Am J Gastroenterol. 2018;113:1355.
62. Sahami S, Wildenberg ME, Koens L et al. Appendectomy for therapy-refractory ulcerative colitis results in pathological improvement of colonic inflammation: short-term results of the PASSION study. J Crohn's Colitis. 2019;13:165-71.
63. Stellingwerf ME, Sahami S, Winter DC et al. Prospective cohort study of appendicectomy for treatment of therapyrefractory ulcerative colitis. Br J Surg. 2019;106:1697-704.

17 Tratamento Cirúrgico da Doença de Crohn

I. Luminal

Antonio Lacerda Filho
Henrique Sarubbi Fillmann

Introdução

A doença de Crohn (DC) é uma afecção crônica e idiopática que pode atingir qualquer segmento do tubo digestivo, desde a boca até o ânus e a região perianal, predominando no intestino delgado, em sua porção mais distal, e no intestino grosso. A DC atinge milhões de pessoas em todo o mundo, sobretudo nos países desenvolvidos, apresentando incidência crescente também em países em desenvolvimento, como o Brasil.[1]

Por sua típica característica inflamatória transmural, a DC costuma evoluir para o desenvolvimento de estenoses cicatriciais e de fístulas, em sua forma penetrante. Apesar de incurável, o controle da sintomatologia tem sido obtido, de forma cada vez mais eficaz, com a evolução do tratamento medicamentoso, hoje baseado em drogas imunossupressoras e imunobiológicas para as formas moderadas a graves da doença.[2]

Essa evolução diminui significativamente a taxa de intervenção cirúrgica para a DC refratária ao tratamento medicamentoso nas últimas décadas, assim como as indicações de cirurgias de urgência.[3,4] O tratamento cirúrgico tornou-se mais seletivo, planejado e direcionado de forma mais específica para cada paciente. Tornou-se também menos invasivo, sendo cada vez mais realizado por via laparoscópica e, mais recentemente, por via robótica.[5,6]

Além disso, a exemplo do que acontece na gastroenterologia, cada vez mais cirurgiões subespecializados em doença inflamatória intestinal vêm atuando, preferencialmente em equipes multidisciplinares que envolvem radiologistas, nutrólogos, patologistas, estomaterapeutas, psicólogos e fisioterapeutas. Desta forma, melhores desfechos clínicos têm sido obtidos, com obtenção de controle mais eficaz da atividade da doença, evitando-se tratamentos não planejados, como as cirurgias de urgência, e melhorando a qualidade de vida dos pacientes.[5]

Neste contexto, a intervenção cirúrgica minimamente invasiva tem sido proposta, por alguns autores, como uma forma de abordagem terapêutica inicial (*upfront*) em casos selecionados, sobretudo nas formas localizadas de doença ileocólica. Tal conduta poderia evitar o dano estrutural que tende a ocorrer na DC de longa evolução que se torna refratária ao tratamento clínico, além de representar diminuição de custos, uma vez que muitos pacientes poderiam prescindir de um tratamento medicamentoso prolongado e oneroso.[7,8]

Por outro lado, estudos populacionais têm demonstrado que as taxas de indicação cirúrgica para a DC grave ou complicada seguem elevadas, chegando a 16%, 33% e 47% em 1, 3 e 5 anos, respectivamente, após o diagnóstico da doença.[3,4] Pelo fato de a cirurgia não ser curativa, as taxas de recorrência também se mantêm elevadas, sendo que 70% a 90% dos pacientes operados apresentam recidiva endoscópica após 1 ano de intervenção e até 35% serão reoperados em 10 anos.[9,10]

Todavia, há que se considerar que, após o tratamento cirúrgico da DC, a qualidade de vida relacionada à saúde melhora a partir de 2 semanas de pós-operatório e assim permanece a longo prazo, na maioria dos pacientes. Entretanto, a ocorrência de complicações pós-operatórias e a recorrência da doença podem limitar a melhora na qualidade de vida,[11] implicando no uso de medicação para controle de sintomatologia recorrente ou para profilaxia da própria recorrência. No geral, entretanto, os pacientes ficam bastante satisfeitos com a cirurgia e quase sempre manifestam o desejo de ter sido operados mais cedo no curso da doença.[12]

Indicações

Existem inúmeras situações em que a abordagem cirúrgica é necessária na DC abdominal. Perfuração livre, colite tóxica e hemorragia maciça são situações de emergência e serão abordadas em outro capítulo. Felizmente, a maior parte das indicações cirúrgicas é eletiva e será apresentada a seguir.

Abscessos

Abscessos intra-abdominais, retroperitoneais e de parede abdominal que não respondem ao tratamento clínico necessitam de algum tipo de intervenção cirúrgica.

A drenagem percutânea com auxílio de algum método de imagem é habitualmente a opção preferida. O acesso pode ser feito por via abdominal ou glútea dependendo da localização do abscesso. Frequentemente, são necessárias drenagens repetidas até a completa resolução do quadro infeccioso. Atualmente, cerca de 70% dos abscessos intra-abdominais podem ser resolvidos por drenagem percutânea.[13]

O sucesso na drenagem percutânea permite a resolução do quadro séptico, possibilitando que a ressecção intestinal seja realizada em melhores condições. Além disso, permite um melhor controle nutricional e uma diminuição do uso de corticosteroides no pré-operatório.

Após a resolução do abscesso, o segmento intestinal afetado frequentemente necessitará ser ressecado, pois, caso contrário, abscessos recorrentes ocorrerão em aproximadamente 30% a 50% dos casos. O melhor momento para a ressecção é variável e depende muito das condições gerais do paciente como seu *status* nutricional e o uso de corticosteroides. Em situações favoráveis, a maioria dos cirurgiões espera de 5 a 7 dias após a resolução com drenagem.[14]

Nos pacientes em que a drenagem percutânea se mostra impossível ou foi inefetiva, faz-se necessária a intervenção cirúrgica. A via de acesso aberta ou laparoscópica é uma escolha individual de cada caso, de acordo com a experiência do cirurgião.[15]

A opção da ressecção intestinal concomitante dependerá dos achados transoperatórios. Nos pacientes com abscesso intra-abdominal e uso concomitante de corticosteroides, a ressecção deve ser evitada tendo em vista o alto índice de complicações anastomóticas. Essas complicações podem chegar até a 40% de acordo com alguns estudos.[16]

Sangramento

Pacientes com DC frequentemente apresentam pesquisa de sangue oculto nas fezes positiva. Sangramento evidente e mais significativo é raro, ocorrendo em 1% a 2% dos pacientes. Habitualmente é observado apenas na colite de Crohn. Pacientes estáveis hemodinamicamente podem ser submetidos a manejo clínico, endoscópico ou angiográfico. Pacientes instáveis necessitam de abordagem cirúrgica, e o tipo de cirurgia dependerá da identificação precisa ou não do local do sangramento.

O manejo inicial deve ser o mesmo realizado em qualquer caso de hemorragia digestiva, lembrando que aproximadamente 30% destes pacientes terão a origem do sangramento em uma ulceração duodenal. Ao contrário da colite ulcerativa, em que há sangramento difuso por extensa lesão mucosa; na DC, o sangramento tende a ser focal, geralmente proveniente de uma úlcera profunda e a investigação endoscópica e radiológica identifica de forma correta o local do sangramento em até 60% a 80% das vezes.[17-19]

Estenose

O processo inflamatório transmural característico da DC pode resultar em estenoses fibróticas da parede intestinal com sintomas obstrutivos em diferentes formas de apresentação. Aproximadamente 25% dos pacientes necessitarão de cirurgia por sintomas relacionados a algum grau de obstrução. Essas estenoses podem ser manejadas por dilatação endoscópica, plastias de estenoses (estenoplastias) ou ressecção intestinal. A escolha do tratamento dependerá do tipo, gravidade, extensão e localização da estenose.[8,20]

Estenose de intestino delgado

As estenoses de intestino delgado podem ser avaliadas de forma muito satisfatória com enterografias por tomografia computadorizada (TC) ou ressonância nuclear magnética (RNM). Esses exames são úteis em determinar a localização, extensão e grau da estenose. Além disso, eventualmente, conseguem informar se a estenose é causada por inflamação ativa ou fibrose. Essa informação é muito importante na decisão da abordagem terapêutica. As estenoses inflamatórias podem responder à terapia medicamentosa enquanto as estenoses fibróticas requerem abordagem mais invasiva.[21]

Estenoses focais com menos de 5 cm e sem nenhuma complicação associada podem ser tratadas com dilatação endoscópica, desde que localizadas em um segmento acessível ao alcance do aparelho, tenham menos de 4 cm, sejam únicas ou relacionadas à anastomose prévia. Caso não seja possível, estenoplastias e ressecções intestinais devem ser utilizadas.[22]

Estenoses multifocais ou com extensão maior de 5 cm habitualmente necessitam de tratamento cirúrgico com estenoplastias ou ressecções.

As estenoplastias constituem o método de preferência em pacientes com múltiplas estenoses ou naqueles em risco de desenvolver a síndrome do intestino curto. Já as ressecções intestinais são normalmente utilizadas para pacientes com estenoses complicadas com fístula, perfuração, abscesso ou suspeita de malignidade.[22]

Estenose de intestino grosso

A imensa maioria das estenoses colorretais é tratada com ressecção segmentar. A dilatação endoscópica pode ser tentada em casos muito bem selecionados. Não há indicação para estenoplastias nas estenoses de intestino grosso em razão do risco de serem malignas.[23]

Fístulas

A inflamação transmural da parede intestinal, característica da DC, pode ocasionar o aparecimento de fístulas. Aproximadamente 11% a 16% dos adultos desenvolverão a doença penetrante, sendo que o tabagismo e alguns marcadores genéticos parecem estar entre os fatores de risco. As fístulas entéricas mais comuns são as que comprometem a bexiga, pele, vagina ou outros segmentos de intestino delgado e grosso.[24]

Pacientes com fístulas refratárias ao tratamento clínico necessitarão de abordagem cirúrgica, mas apenas as fístulas sintomáticas necessitam de intervenção. O segmento intestinal onde se encontra a fístula deve ser ressecado. O órgão adjacente habitualmente não precisa ser ressecado, a menos que também seja um segmento intestinal comprometido pela doença.[25]

Neoplasias

A inflamação crônica da mucosa relacionada à DC pode resultar no desenvolvimento de malignidade. Pacientes com estenoses ou fístula, em especial de intestino grosso, devem ser extensivamente investigados e em caso de dúvida devem ser submetidos à cirurgia para ressecção intestinal. Os pacientes com colite estão muito mais sujeitos a desenvolver displasia ou adenocarcinoma.[26,27]

Intratabilidade clínica

Apesar de a DC ser, com maior frequência, tratada clinicamente, alguns pacientes necessitarão de algum tipo de abordagem cirúrgica. As causas mais comuns são a falta de resposta aos medicamentos, intolerância ou desenvolvimento de complicações relacionadas à terapia medicamentosa e baixa aderência ao tratamento clínico convencional.[20]

Pacientes com enterite ou colite refratária ao tratamento clínico normalmente são submetidos à ressecção intestinal. Dilatação endoscópica e estenoplastia são contraindicadas nos casos de inflamação ativa ou na doença colônica.[20] Em casos de colite fulminante ou megacólon tóxico, os pacientes devem ser operados imediatamente. A cirurgia mais indicada, neste caso de emergência, é a colectomia total com ileostomia.

Cuidados pré, trans e pós-operatórios
Suporte nutricional

A desnutrição é um fator de risco independente para aumento da morbidade e da mortalidade pós-operatória em pacientes submetidos à cirurgia por DC.[8] Sabe-se que esses pacientes frequentemente encontram-se em um estado nutricional inadequado, com perda de peso superior a 10% nos últimos 3 a 6 meses, índice de massa corporal abaixo de

18,5 kg/m² e com hipoalbuminemia. Acredita-se que até 60% dos pacientes com a doença em atividade podem estar desnutridos, necessitando de suporte nutricional. A escolha entre a via parenteral e a enteral dependerá fundamentalmente da capacidade funcional do paciente, bem como da integridade e extensão da doença no trato gastrointestinal.[28,29]

Profilaxia do tromboembolismo venoso

Pacientes submetidos à cirurgia abdominal por DC apresentam um risco de moderado a alto para desenvolvimento de tromboembolismo venoso e devem receber profilaxia primária. O uso de métodos mecânicos como meias elásticas e botas pneumáticas podem ser iniciados imediatamente antes do ato operatório. Agentes químicos, como a heparina de baixo peso molecular ou a enoxaparina, devem ser iniciados de 12 a 2 horas antes da cirurgia. A duração da profilaxia do tromboembolismo dependerá fundamentalmente das condições gerais do paciente. Na maioria dos casos, poderá ser suspensa no momento da alta, embora, em situações de risco elevado, deverá ser mantida por 4 a 12 semanas.[30]

Seleção do sítio do estoma

Frequentemente negligenciado pelos cirurgiões, este fator pode ser decisivo na qualidade de vida do paciente operado. Em cirurgias eletivas, é muito importante que o local de uma possível ileostomia ou colostomia seja corretamente marcado pelo cirurgião ou pelo estomaterapeuta.[31]

Preparo intestinal

O preparo mecânico do cólon ainda é realizado pela maioria dos cirurgiões para operações colorretais eletivas em pacientes com DC, sendo desnecessário em ressecções de intestino delgado.[32] A antibioticoprofilaxia mais utilizada é por via intravenosa (IV) à base de ciprofloxacin e metronidazol ou cefoxitina, devendo ser iniciada em até 1 hora antes da incisão.[33]

Manejo da medicação

Corticosteroides

Pacientes córtico-dependentes ou usuários crônicos de corticosteroides podem apresentar insuficiência adrenal no pós-operatório em função do estresse cirúrgico. Tentar diminuir ou eliminar a aplicação de esteroides nestes pacientes é desaconselhável. Entretanto, não existem evidências, até o momento, de que seja necessário suplementação ou aumento das doses que já vinham sendo utilizadas.[34]

Em pacientes não córtico-dependentes, é aconselhável diminuir a dose ou eliminar a administração de esteroides no pré-operatório, tendo em vista a sua associação com problemas na cicatrização de feridas e aumento das taxas de infecção cirúrgica. O risco cirúrgico aumenta consideravelmente com doses iguais ou superiores a 40 mg de prednisolona ou equivalente. Em situações eletivas, sempre que possível, devem-se suspender os corticosteroides 1 semana antes da cirurgia ou administrar doses máximas equivalentes a 20 mg de prednisolona.[35]

Imunomoduladores

O uso de imunomoduladores como a 6-mercaptopurina e azatioprina no perioperatório de cirurgias abdominais para DC não aumenta os índices de complicações pós-operatórias. Isso também já havia sido demonstrado com o uso do metotrexato. Portanto, suspender essas medicações imunomoduladoras no pré-operatório parece ser desnecessário.[36]

Terapia imunobiológica

O fator de necrose tumoral alfa é uma citocina vital na patogênese da DC. Desde a aprovação do infliximabe, em 1998, para o tratamento dessa enfermidade, muitas alterações surgiram quanto à indicação cirúrgica, às decisões transoperatórias, à morbidade e à mortalidade pós-operatórias relacionadas aos agentes biológicos.

Vários estudos foram desenvolvidos no sentido de se avaliar o impacto dos anti-TNF-α sobre a cirurgia. A maioria deles falha em determinar se o medicamento aumenta ou não a taxa de complicações pós-operatórias, por si só.[2,8] No entanto, a maior parte dos autores recomenda que se considere a terapia biológica um dos fatores de risco que afetam negativamente a evolução pós-operatória.[2] Em função disso, recomenda-se que a cirurgia eletiva seja realizada 4 semanas após a última dose da medicação. Caso isso não seja possível, em função de circunstâncias clínicas, cuidados especiais devem ser tomados na estratégia cirúrgica, como o uso de estoma de proteção.[8,37]

Com relação aos demais imunobiológicos, como os anticorpos anti-integrina e anti-interleucina, os estudos que avaliam os efeitos dessas drogas no resultado cirúrgico também são conflitantes, com alguns autores sugerindo que essas drogas possam aumentar o risco de infecção do sítio cirúrgico. No caso do anti-integrina, sugere-se que a cirurgia seja retardada, quando possível, por 6 semanas após a última dose administrada.[38] Caso não seja possível e havendo outros fatores de risco associados, a confecção de estoma é altamente recomendável.[8]

Aspectos técnicos
Via de acesso

A abordagem cirúrgica da DC ainda costuma ser realizada, na maioria dos casos, através de acesso laparotômico. Isso porque a apresentação da doença, frequentemente, constitui-se um verdadeiro desafio para a realização de cirurgia minimamente invasiva, pois a presença de uma massa inflamatória firmemente aderida aos planos vizinhos aumenta o risco de lesão intestinal durante a manipulação e a dissecção praticadas por via laparoscópica. A identificação e a ligadura dos vasos num mesentério espesso e inflamado costumam ser difíceis, ocasionando sangramentos, por vezes volumosos. Além disso, com um *feedback* tátil limitado, ou mesmo ausente, como acontece na plataforma robótica, pode ser difícil determinar se uma fístula requer ressecção ou apenas desbridamento e reparo simples.[39]

Apesar dessas dificuldades, inúmeras evidências têm se acumulado em favor de uma abordagem minimamente invasiva na DC. Estudos clínicos randomizados de pacientes submetidos à ileocolectomia videolaparoscópica eletiva demonstraram menor tempo de internação, menor taxa de complicações, diminuição dos custos e melhora da função pulmonar, em comparação com a cirurgia aberta, além de fornecer taxas de recorrência clínica comparáveis.[8,39] Ademais, a abordagem laparoscópica está associada a um menor risco de obstrução intestinal subsequente com necessidade de reoperação, o que é particularmente relevante em pacientes com DC que podem, com alguma frequência, necessitar de múltiplas operações.[39]

Metanálises recentes também confirmaram menor taxa de complicações e menor ocorrência de hérnias incisionais, em favor da abordagem laparoscópica, além de demonstrarem que a ressecção laparoscópica para DC recorrente é viável e segura, desde que realizada por cirurgião experiente ou especializado em DC.[8,39] No caso da realização de anastomoses intracorpóreas por via laparoscópica com extração da peça cirúrgica através de incisão transversa suprapúbica, as taxas de hérnia incisional tendem a ser mínimas, comparadas com aquelas obtidas quando se realizam anastomoses extracorpóreas com extração da peça através de incisões medianas transumbilicais.[39]

Por sua vez, a conversão para cirurgia aberta costuma ser maior na DC do que para outras afecções, sendo 2,5 vezes mais frequente nas reoperações, embora as complicações não tenham aumentado.[8] Ainda assim, os pacientes se beneficiam de uma abordagem laparoscópica na cirurgia para DC primária e recorrente do intestino delgado, com menos complicações pós-operatórias e menos hérnias incisionais, desde que em mãos de um cirurgião experiente neste tipo de abordagem, o que tem sido corroborado por *guidelines* europeus e americanos.[8,39] É importante salientar, entretanto, que na falta de experiência por parte do cirurgião ou na indisponibilidade de estrutura adequada para realizar o acesso minimamente invasivo, as operações de emergência não devem ser proteladas.[8]

Com relação à plataforma robótica, sua utilização tem sido cada vez mais descrita em pacientes com DC.[6] Embora ainda não existam estudos prospectivos randomizados comparando a abordagem robótica e os acessos laparoscópicos e laparotômicos, estudos retrospectivos com bancos de base populacionais americanos têm demonstrado menores taxas de complicações e menor tempo de hospitalização em relação à cirurgia aberta, às custas de um maior tempo operatório.[39,40] Quanto à via laparoscópica, não foram demonstradas vantagens em termos de morbidade cirúrgica, embora a realização das anastomoses intracorpóreas seja bastante facilitada por essa via e as taxas de conversão sejam significativamente menores.[6,40] Assim, a via robótica parece ser bastante promissora na abordagem cirúrgica da DC, embora seu alto custo ainda seja um fator limitante para sua ampla utilização.[6]

Táticas cirúrgicas

Como ocorre com o tratamento medicamentoso, o objetivo do tratamento cirúrgico da DC é proporcionar alívio sintomático duradouro, evitando morbidade excessiva. A ressecção completa da doença microscópica não deve ser a meta principal da cirurgia, pois isso não resulta na sua cura e aumenta, frequentemente, os riscos da intervenção.[39] Dessa forma, os principais objetivos do tratamento cirúrgico devem ser o tratamento das complicações e o alívio dos sintomas, aliados à preservação máxima da integridade intestinal. Para tanto, devem ser realizadas ressecções com margens cirúrgicas mínimas livres de doença ou técnicas que não impliquem em ressecção, como as estenoplastias. Além disso, segmentos intestinais acometidos pela doença, mas que sejam assintomáticos, devem ser, sempre que possível, poupados de intervenção cirúrgica.

A técnica mais utilizada para poupar intestino é a estenoplastia, sendo aquela preconizada por Heineke-Mikulicz, para segmentos curtos, a mais comumente empregada.[8,39] Consiste na incisão longitudinal ao longo de toda a extensão da estenose seguida de sutura em sentido transversal, a fim de restabelecer o diâmetro luminal (Figura 17.1). Embora com resultados inferiores em termos de recorrência e de tempo necessário para reoperação, quando comparada às ressecções intestinais,[39] a realização das estenoplastias, incluindo outras técnicas para estenoses mais extensas (Finney, Jaboulay, Michelassi), continua uma excelente opção em casos de estenoses intestinais, sobretudo em pacientes já submetidos a ressecções prévias ou naqueles com múltiplas áreas salteadas de estenose.[8]

Quando a enterectomia ou a ileocolectomia se impõem, o que ocorre na maioria dos casos com indicação cirúrgica, o trânsito intestinal costuma ser reconstruído por intermédio de uma anastomose primária. Entretanto, ela deve ser evitada em pacientes com múltiplos fatores de risco, sendo os mais importantes, o uso de corticosteroides em dose equivalente a 20 mg de prednisolona ou por período maior de 6 semanas, a ocorrência de infecção intra-abdominal, a desnutrição, a anemia, o tabagismo, a vigência de obstrução intestinal crônica e a realização prévia de múltiplas ressecções intestinais. A presença desses fatores de risco aumenta significativamente o risco de deiscência de anastomose[8,39,40] (Quadro 17.1), devendo a realização de um estoma temporário ser fortemente considerada. Já o impacto da terapia imunobiológica pré-operatória na ocorrência de complicações, sobretudo infecciosas, segue controverso,[2] mas parece

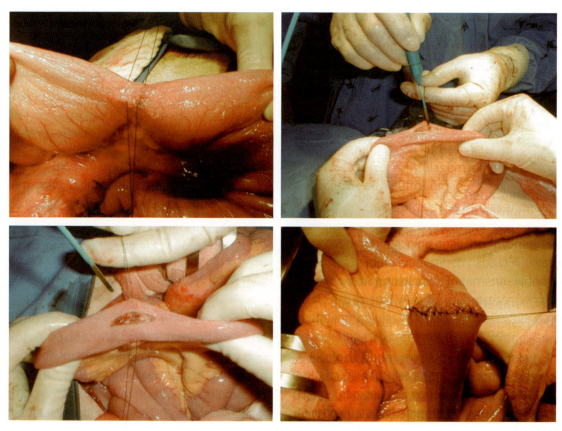

Figura 17.1 Plastia de estenose a Heineke-Mikulicz.
Fonte: Acervo da autoria do capítulo.

que seu uso não contraindica a realização de uma anastomose primária, desde que outros fatores de risco não estejam presentes.[8]

Quadro 17.1 Fatores de risco para complicações anastomóticas em pacientes com doença de Crohn submetidos à ressecção intestinal.

- Uso de corticosteroides em dose equivalente a 20 mg de prednisolona ou por período maior de 6 semanas
- Infecção intra-abdominal
- Vigência de obstrução intestinal crônica
- Realização prévia de múltiplas ressecções intestinais
- Desnutrição
- Anemia
- Tabagismo

Fonte: Desenvolvido pela autoria do capítulo.

Em geral, a decisão de confeccionar-se ou não uma anastomose primária depende da experiência do cirurgião e de sua avaliação dos fatores de risco, levando-se em conta que uma ileostomia também tem suas desvantagens, como o risco de desidratação, insuficiência renal aguda, complicações locais (dermatite, prolapso, hérnia paraostomal), além da necessidade de nova intervenção para reconstrução do trânsito intestinal.[40]

O tipo de anastomose a ser realizada depende, fundamentalmente, da experiência e da preferência do cirurgião, o que é corroborado por *guidelines* americanos.[39] Entretanto, alguns estudos, incluindo metanálises, favoreceram inicialmente a anastomose laterolateral grampeada para reconstrução do trânsito após enterectomias e ileocolectomias, demonstrando menores taxas de fístula, complicações gerais e menor período de internação, quando comparada à anastomose terminoterminal manual.[8] Embora outros estudos tenham questionado esses resultados, com taxas semelhantes de fístula, infecções do sítio cirúrgico, mortalidade e tempo de internação entre anastomoses grampeadas e manuais,[8,40] foi demonstrado que a anastomose grampeada laterolateral é capaz de promover menores taxas de recorrência clínica e cirúrgica da doença, provavelmente por apresentar um lume mais amplo do que as anastomoses terminoterminais manuais (Figura 17.2). Baseados nesses resultados, cirurgiões europeus tendem a favorecer a realização desse tipo de anastomose.[8]

A fim de minimizar as taxas de recorrência pós-operatória, Kono propôs a realização de outro tipo de anastomose, parte grampeada, parte manual, que criaria um lume ainda mais amplo, com ressecção mínima de mesentério (Figura 17.3). Em 5 anos, foi observada recorrência cirúrgica significativamente menor, comparando-se com um grupo histórico submetido à anastomose convencional,[41] achados que foram confirmados por recente estudo prospectivo randomizado.[40]

Um ponto, motivo atual de controvérsia, é a extensão da ressecção do mesentério, uma vez que essa estrutura parece estar envolvida, de algum modo, na fisiopatologia da DC, haja a vista seu nítido comprometimento na maioria dos casos. Nesse contexto, foi proposta sua ressecção mais radical, como realizado em casos oncológicos, após observação de taxas significativamente menores de recorrência endoscópica e de reoperação.[39,40] Entretanto, o tema permanece controverso pela presença de vieses em estudos que defendem as ressecções extensas, mas também por resultados conflitantes como os obtidos com a anastomose de Kono, na qual o mesentério é preservado.[40]

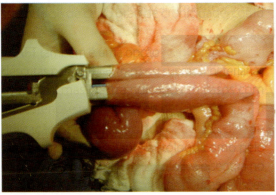 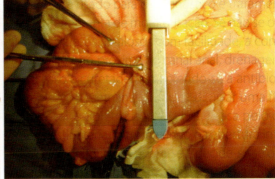

Figura 17.2 Anastomose laterolateral grampeada.
Fonte: Acervo da autoria do capítulo.

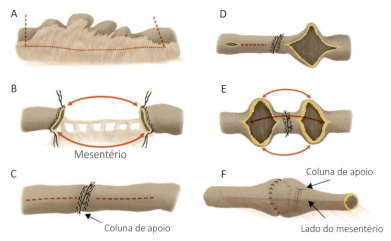

Figura 17.3 Anastomose de Kono. (A) Incisão limitada de mesentério. (B) Ressecção do segmento intestinal doente com grampeamento dos cotos. (C) Aproximação dos cotos grampeados por sutura manual. (D) Incisões longitudinais nos segmentos intestinais a serem anastomosados. (E) e (F) Sutura transversal das incisões longitudinais, criando-se anastomose com lúmen amplo.
Fonte: Adaptada de Kono T, Ashida T, Ebisawa Y et al., 2011.

Abordagem cirúrgica de acordo com a localização topográfica

Doença gastroduodenal

A forma gastroduodenal da DC costuma ser rara, atingindo de 0,5% a 4% dos pacientes portadores da doença, sendo a maioria assintomática e, em mais de 90%, com acometimento distal. A presença de sintomatologia como plenitude pós-prandial, dor epigástrica, vômitos, além de perda de peso sugerem a ocorrência de estenose, que configura a principal apresentação dessa forma da doença.[2,39]

A indicação de tratamento cirúrgico é incomum, ocorrendo em menos de 1% dos pacientes com DC, quase sempre com quadro obstrutivo ou fístulas, que, em sua maioria absoluta, são originárias da penetração da parede gástrica ou duodenal, a partir de doença de outros sítios intestinais, como o íleo ou o cólon transverso. O tratamento das fístulas requer ampla manobra de mobilização duodenal, sendo o defeito tratado por reparo primário, geralmente com baixa morbidade.[39]

As estenoses refratárias à dilatação endoscópica são as indicações mais comuns de intervenção cirúrgica e compreendem as plastias ou as derivações, sendo ambos os procedimentos efetivos e de baixa morbidade. Os melhores candidatos são aqueles com estenoses simples, não perfuradas ou com flegmão, localizadas na segunda ou terceira porção do duodeno.[40] Ressecções extensas como a duodenopancreatectomia são muito raramente indicadas em casos de disfunção ampular grave com colangite associada.[39]

As plastias devem ser realizadas em estenoses duodenais de segmento curto ou em caso de doença acometendo o jejuno proximal, impedindo a realização de uma derivação gastrojejunal. As técnicas de Heineke-Mikulicz ou Finney são as mais utilizadas, após ampla mobilização duodenal, estando contraindicadas em estenoses excessivamente fibróticas, naquelas localizadas na primeira ou na quarta porção duodenal ou quando há mais do que duas estenoses, o que implica a realização de uma derivação.[39] As derivações, entretanto, implicam a ocorrência frequente de distúrbios do esvaziamento gástrico e a formação de úlcera marginal, o que resulta na preferência pela plastia, sempre que for possível.[40]

Doença jejunoileal

O jejuno e o íleo, não incluindo sua porção terminal, são acometidos em 3% a 10% dos casos de DC, geralmente ocasionando obstrução ou sepse, sendo pouco frequentes a ocorrência de hemorragia e o surgimento de carcinoma.[39]

Em se tratando de fenótipo inflamatório ou penetrante, em geral a ressecção do segmento grosseiramente acometido costuma ser a regra. Por sua vez, a estenoplastia deve ser preferida em estenoses curtas, sem atividade inflamatória evidente ou em pacientes sob risco de desenvolverem síndrome do intestino curto.[8] Pacientes com jejunoileíte tipicamente têm recorrência da doença e necessitam de uma segunda intervenção em cerca de 30% dos casos, sendo que intestino curto pode ocorrer em 8,5% dos pacientes após 20 anos da primeira cirurgia.[39]

Há que se ressaltar que algumas áreas de estenose de intestino delgado, sobretudo mais proximais, não são identificadas no pré-operatório, devendo ser realizado o exame de toda a extensão do intestino, antes de se partir para a ressecção ou a realização de plastias. Toda estenose com diâmetro luminal menor que 20 mm deve ser tratada cirurgicamente, sendo que aquelas menos críticas, sobretudo em pacientes com ressecções prévias ou doença extensa, devem ser poupadas de ressecção, devendo ser marcadas com clipe metálico para referência futura.[39] Além disso, deve ser feita a medida estimada do remanescente intestinal, assim como determinar a localização das estenoses, devendo ambas ser registradas na descrição da cirurgia.

No caso das ressecções intestinais, um problema relacionado à doença de localização alta no intestino delgado é a necessidade de se realizar anastomose primária, uma vez que estomas proximais implicam débito elevado, com todas as suas consequências metabólicas e locais. Assim, todo o cuidado deve ser empreendido para a realização de uma anastomose segura tecnicamente, com base na experiência do cirurgião, além de se minimizar, sempre que possível, a interferência de fatores de risco para a ocorrência de fístula.

O acesso laparoscópico nem sempre é possível nas formas jejunoileais, sobretudo quando há formação de grandes plastrões inflamatórios ou a presença de múltiplas alças intestinais aderidas. Em casos de estenoses, é possível fazer-se a inspeção de todo o intestino delgado por essa via, podendo se exteriorizarem os segmentos acometidos por pequena incisão para a realização de plastias. Já as ressecções jejunoileais por acesso minimamente invasivo são tecnicamente mais desafiadoras, tanto para o tratamento do mesentério como para a realização das anastomoses. A plataforma robótica certamente vem se tornando uma ferramenta importante para facilitar a realização desses procedimentos.[6]

Doença ileocólica

A forma ileocólica é a mais frequente apresentação da DC, seja em seu comportamento inflamatório, obstrutivo ou fistulizante. Costuma cursar, não raramente, com quadros agudos, requerendo tratamento cirúrgico de urgência ou não planejado.

As ressecções estão indicadas na maioria dos casos, sendo que apenas plastias mais extensas, como a de Michelassi,[13] podem estar indicadas em casos selecionados, quando ressecções prévias já foram realizadas ou há doença extensa concomitante em segmentos proximais do intestino delgado.

As ileocolectomias se restringem ao segmento doente, englobando o menor segmento possível de íleo terminal e apenas o ceco ou parte do cólon ascendente (Figura 17.4), não devendo ser realizadas cirurgias mais extensas, como a colectomia direita padrão, utilizada para casos oncológicos. Na presença de fatores de risco ou em se tratando de cirurgia não planejada, a realização de uma ileocolostomia deve ser fortemente considerada. Nesse caso, confecciona-se apenas metade da anastomose e exterioriza-se o restante das duas bocas intestinais ou se exteriorizam ambas as bocas, em duplo cano. A confecção de uma ileostomia terminal e o fechamento do coto colônico devem ser evitados.

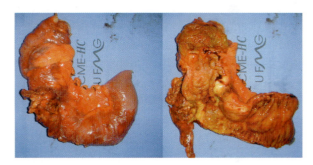

Figura 17.4 Peça cirúrgica de ileocolectomia segmentar com ressecção apenas dos segmentos ileal e colônico acometidos.
Fonte: Acervo da autoria do capítulo.

No caso das fístulas ileossigmoidianas, que frequentemente também acometem a bexiga, praticam-se, de modo geral, a ressecção da doença ileal e o desbridamento e rafia simples do cólon, que geralmente não apresenta a doença, e o mesmo se aplica ao componente vesical da fístula. Caso haja comprometimento extenso do sigmoide ou suspeita de doença concomitante, deve-se realizar uma sigmoidectomia associada à ileocolectomia.[39]

O acesso laparoscópico pode ser tentado em todos os casos, desde que o cirurgião tenha experiência adequada. Nesse caso, os segmentos do íleo e do cólon a serem ressecados devem ser inicialmente mobilizados e desvascularizados, podendo ser realizada a anastomose de forma extracorpórea ou intracorpórea, o que é facilitado bastante com o emprego da plataforma robótica.[6] Em caso de dificuldade técnica, o cirurgião deve, sempre que possível, optar por uma conversão proativa, em vez de postergar essa conduta, adotando-se uma conversão reativa, o que aumenta a morbidade peri e pós-operatória.

Doença colorretal

As cirurgias indicadas no tratamento da DC de cólon e de reto são a proctocolectomia total, a colectomia total com ileostomia terminal ou anastomose ileorretal e as ressecções segmentares. A colectomia total com ileostomia terminal está indicada em todos os casos de colite aguda grave refratária ao tratamento clínico ou na iminência ou vigência de perfuração, independentemente do envolvimento do reto, que não deve ser ressecado no mesmo tempo em virtude do expressivo aumento da morbimortalidade.[8,39]

Se o reto estiver gravemente comprometido e houver possibilidade de preservação do sigmoide distal, uma fístula mucosa deve ser realizada no quadrante inferior esquerdo. Se não for possível, o coto pode ser sepultado no subcutâneo de forma que, se houver uma fístula na linha de grampeamento do coto retal, ela será dirigida para a parede abdominal, em vez de ocasionar a formação de um abscesso pélvico ou mesmo de uma peritonite. Caso o remanescente retal não alcance a parede abdominal, um dreno descompressivo deve ser mantido em sua luz e exteriorizado por via anal.[39] A decisão de se realizar uma anastomose ileorretal ou prosseguir para uma proctectomia com a manutenção definitiva da ileostomia deve ser tomada após a completa recuperação do paciente.

Já para os casos de doença segmentar refratária ao tratamento clínico, a melhor conduta cirúrgica ainda não está claramente definida.[2,8,39] Pacientes com proctite ativa além da doença colônica devem ser, preferencialmente, submetidos a uma proctocolectomia total com ileostomia terminal em vez de uma ressecção segmentar. Em virtude do risco de sepse acarretando grande dificuldade de cicatrização da ferida perineal, caso o paciente esteja gravemente desnutrido ou em uso de corticosteroides, pode-se optar pelo fechamento grampeado do coto retal no nível da junção retoanal. Se necessário, a ressecção deste pequeno coto pode ser realizada em um segundo tempo.[39]

Em caso de doença colônica em segmento único, sem comprometimento retal, a ressecção segmentar deve ser realizada. A literatura é controversa em relação aos resultados dessa cirurgia mais limitada em termos de recorrência, quando comparada à colectomia total.[39] Entretanto, se forem dois ou mais segmentos comprometidos, deve-se optar sempre pela colectomia total com anastomose ileorretal, se o reto não estiver gravemente doente (Figura 17.5). A conduta no caso de displasia será discutida no Capítulo 39 – "Displasias e Câncer Colorretal".

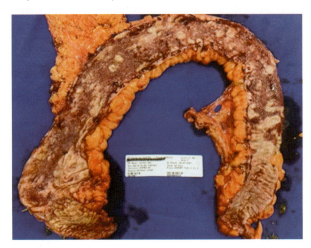

Figura 17.5 Peça cirúrgica de colectomia total em paciente com colite aguda multissegmentar.
Fonte: Acervo da autoria do capítulo.

Independentemente da técnica utilizada, as taxas de recorrência no remanescente colônico ou retal ou mesmo no intestino delgado são elevadas, sendo que quase metade dos pacientes pode necessitar de um estoma ao longo de suas vidas. A presença de doença perineal concomitante, idade mais jovem e sexo feminino são fatores independentes de risco para recorrência e, eventualmente, confecção de estoma definitivo. Do mesmo modo, a doença distal tende a ser mais grave do que a proximal e o tabagismo está associado a um maior risco de reintervenção cirúrgica e de eventual proctectomia.[39]

A confecção de um reservatório ileoanal após a realização de proctocolectomia total em pacientes com DC ainda é tema controverso.[39,40] No passado, uma vez confirmado o diagnóstico da doença, esse tipo de cirurgia era contraindicado. Entretanto, a boa evolução de muitos pacientes submetidos a esse procedimento com suposto diagnóstico de retocolite ulcerativa (RCU) e que depois tiveram o diagnóstico de DC confirmado, encorajou muitos cirurgiões, principalmente de centros de referência, com grande volume de cirurgias, a indicarem o reservatório para pacientes bastante selecionados. Assim, apesar de a taxa de remoção de reservatórios em pacientes com DC ser mais do que o dobro daqueles com RCU,[39] essa cirurgia pode ser oferecida seletivamente a pacientes que não apresentam doença perineal e de intestino delgado, desde que cientes dos maiores riscos de complicações e da perda do reservatório.[40]

II. Perianal

Cláudio Saddy Rodrigues Coy
Idblan Carvalho de Albuquerque

Introdução

A manifestação perianal (DP) na doença de Crohn (DC) associa-se, sem dúvida, a um grande desafio terapêutico. A equipe assistencial depara-se com um fenótipo de difícil controle, que compromete a qualidade de vida[42] e piora o prognóstico em portadores de DC.[43] A ocorrência de dor, supuração crônica, distúrbios de evacuação e a possibilidade de derivação intestinal trazem insegurança aos pacientes e constituem em desafio terapêutico. A confecção de estoma intestinal associa-se a fístulas complexas,[44] maior número de cirurgias abdominais, estenose do canal anal[45] e acometimento perineal ou presença de granulomas perineais.[46]

O acompanhamento multidisciplinar, sempre necessário em doenças inflamatórias intestinais, torna-se particularmente relevante na manifestação perineal. O impacto dessa condição extrapola, em muito, os cuidados médicos, e os pacientes devem ser acompanhados por psicólogo, nutricionista e estomaterapeuta.

Apresenta um risco cumulativo com maior tempo de evolução e pode ocorrer em até 30% dos casos.[47] Estudo de base populacional evidenciou frequência de 12% com 1 ano de evolução e até 26% após 20 anos.[48] Associa-se mais frequentemente ao acometimento colorretal (40%) e menos a outras localizações como doença ileal (12%) e ileocólica (15%). A ocorrência de proctite chega a 90% dos casos,[49] sendo considerada, quando em atividade, fator independente para a manutenção de fístulas e abscessos, assim como maior ocorrência de recidivas.[50,51]

Até a década de 1990, o tratamento medicamentoso era realizado com o uso de salicilatos, corticosteroides, antibióticos e, posteriormente, derivados tiopurínicos. Enquanto os antibióticos podem aliviar sintomas e existem relatos associados aos benefícios do emprego de azatioprina e metotrexato no controle de fístulas e abscessos, sabe-se há muitos anos que salicilatos e corticosteroides são ineficazes na DP. Infliximabe, o primeiro biológico a ser empregado na DC, foi liberado inicialmente pela agência americana Food and Drug Administration (FDA) exclusivamente para o tratamento da doença perianal e trouxe benefícios evidentes para seu controle. Os resultados extremamente animadores a curto prazo, evidenciando resposta clínica em até 90% dos pacientes, infelizmente não se mantiveram com maior tempo de evolução, mas é o medicamento que se mostrou mais eficaz nesta condição.

Assim, o tratamento das manifestações perianais baseia-se na associação de anti-TNF-α com abordagens cirúrgicas. Porém novas opções terapêuticas estão disponibilizadas e os potenciais resultados devem ser considerados.

A DP não deve ser menosprezada e o médico assistente deve utilizar as melhores estratégias de tratamento disponíveis desde o início das manifestações, pois é possível minimizar suas consequências. Serão abordados aspectos relacionados à etiopatogenia e à avaliação clínica e por exames de imagem, à terapêutica medicamentosa, às opções de técnicas cirúrgicas, à oxigenoterapia hiperbárica e ao emprego de células mesenquimais.

Etiopatogenia

Desconhecem-se plenamente os mecanismos relacionados à DP na doença de Crohn (DC), mas dois fatores têm sido associados com sua ocorrência: a transformação de células epiteliais transicionais em mesenquimais; e maior expressão de mataloproteinases (MMP).[52]

As células mesenquimais, oriundas de células epiteliais transicionais do canal anal, teriam potencial para adquirem um mecanismo de migração e invasão de tecidos adjacentes, formando, assim, abscessos e fístulas. As evidências para esse mecanismo são suportadas pela identificação de células epiteliais transicionais em trajetos fistulosos e por expressão aumentada de indutores dessa alteração celular, como TNF e altos níveis de TGF-β na região entre as células transicionais e epiteliais do canal anal.[52-54]

MMP são enzimas com potencial de degradação do conteúdo extracelular e sua expressão aumentada na DP foi documentada ao redor de trajetos fistulosos,[55] contribuindo para a destruição tecidual local que se evidencia na prática clínica.

Estudos que avaliam aspectos genéticos ou composição da microbiota[56] na etiopatogênese da DP não são conclusivos, mas apontam aspectos interessantes e que podem ser úteis na compreensão e no manejo desta condição. Variantes do gene NOD e da via da *Janus kinase* (JAK-STAT) têm sido associadas à ocorrência de DP.[57,58]

Avaliação clínica e métodos de imagem

O diagnóstico da DP não traz dificuldades, mas uma avaliação complementar é necessária na falta de resposta terapêutica ou no planejamento cirúrgico. A identificação de trajetos secundários ou abscessos profundos não é possível em muitos casos por meio do exame físico, pois o exame proctológico pode estar prejudicado pela presença de estenose no canal anal ou dor. A avaliação adicional pode ser feita por meio de exame sob analgesia, métodos de imagem ou ambos. Os exames de imagem mais empregados são a ressonância nuclear magnética (RNM) e a ultrassonografia endoanal. Ambos apresentam a mesma sensibilidade, com maior especificidade para a RNM.[59]

A ultrassonografia endoanal ou perineal possibilita a identificação de orifícios internos e a avaliação dos esfíncteres anais e, em alguns equipamentos, a reconstrução das imagens em três dimensões. Porém, apresenta menor acurácia em relação à RNM para a identificação de trajetos secundários e de processo inflamatório em atividade.[60,61]

A RNM é considerada padrão-ouro na avaliação da DP por alguns investigadores, pois possibilita, além da identificação de abscessos ou de trajetos fistulosos, identificar a ocorrência de processo inflamatório no reto e em fístulas mesmo na presença de cicatrização na região dos orifícios externos.[62-64]

Assim, a avaliação clínica e o exame físico são prioritários e a complementação diagnóstica deva ser individualizada em função dos recursos disponíveis e da complexidade dos casos. Na falta de disponibilidade de recursos adicionais, o exame proctológico sob analgesia deva ser considerado, assim como a endoscopia para avaliar a presença ou ausência de atividade inflamatória no reto.

Aspecto relacionado ao acometimento perineal é a associação com transformação maligna das fístulas. O primeiro relato foi realizado em 1975 por Lightdale et al.,[65] sendo de ocorrência baixa, entre 0,3% e 0,7%.[66,67] Porém, deve ser considerada essa possibilidade, particularmente nos casos de longa evolução.

Tratamento cirúrgico

No presente, os objetivos do tratamento cirúrgico e clínico da DCP são a remissão perianal sustentada e a redução da frequência de complicações com melhora da qualidade de vida.[68]

No paciente com DCP séptica, os procedimentos cirúrgicos são sempre indicados para drenar abscessos e fístulas antes do início da terapia medicamentosa[69-71] e têm como principal finalidade propiciar condições locais para a maior eficácia do tratamento medicamentoso (Figura 17.6).

Na DC perianal (Quadro 17.2), as úlceras do canal anal e do reto distal apresentam boa resposta clínica ao tratamento medicamentoso. Nas lesões crônicas, são necessárias a realização de ressecção dos bordos das úlceras e a curetagem para estimular a cicatrização.[72,73]

Quadro 17.2 Distribuição dos elementos morfológicos da DC perianal.

Elementos primários	Elementos secundários	Complicações
Criptite	Plicoma	Abscesso
Fissura	Fístula anorretal	Estenose
Úlcera	Fístula anovaginal	Incontinência anal

Fonte: Desenvolvido pela autoria do capítulo.

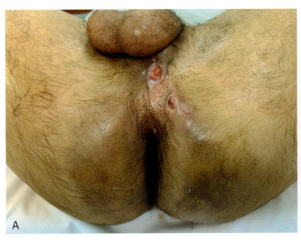 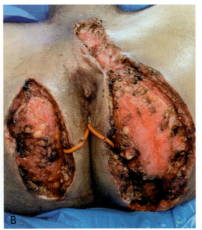

Figura 17.6 J. S. P., 19 anos, com diagnóstico de DCP há 8 meses. (A) Fístula anorretal complexa, abscesso bilateral associado à estenose anal. (B) Realizadas drenagem dos abscessos e alocação de dois setons. Data: 27/09/2020.
Fonte: Acervo da autoria do capítulo.

As fissuras na doença de Crohn são frequentemente múltiplas e profundas, de localização atípica e estão associadas aos plicomas. Essas lesões têm o mesmo comportamento cicatricial das ulcerações, sendo raramente indicada a esfincterotomia lateral interna.[72,73]

Os plicomas anais ocorrem em 68% dos pacientes com DCP e são secundários ao edema da pele perianal e do anoderma, que, na DCP, está associado à redução do retorno venoso e linfático provenientes da anorretite, úlceras e fissuras.[56] Essas lesões são divididas em dois tipos, que diferem em aspectos clínicos e terapêuticos. Nos plicomas tipo I, predominam sinais flogístico e, em geral, estão associados a úlceras ou fissuras anais. Essas lesões não devem ser ressacadas em função da dificuldade de cicatrização. Os plicomas tipo II, chamados de "orelha de elefante", têm poucos sinais flogísticos e variam em tamanho, forma e aspecto. Como estes prejudicam a higienização e causam desconforto, podem ser ressecados, na presença de remissão da doença na vigência da terapia medicamentosa.[74]

Na doença de Crohn perianal fistulizante, a ausência de proctite é um preditor independente para aumento da cicatrização e redução das taxas de recidiva inflamatória. Nesse contexto, os pacientes com proctite crônica apresentam taxas de amputação anorretal com estoma definitivo (29% a 77,6%) maior do que nos pacientes que evoluem com ausência de inflamação do reto (4% a 13,6%).[51,75]

Fístulas assintomáticas, simples, de localização submucosa ou interesfincteriana superficial podem ser tratadas com medicação ou fistulotomia associada a tratamento medicamentoso. Em fístulas sintomáticas complexas, com localização supraesfincteriana ou transesfincteriana e trajetos secundários, é preconizada a abordagem cirúrgica com posicionamento do sedenho após identificação e curetagem do(s) trajeto(s) para garantir a efetiva drenagem (Quadro 17.3). Podem ser associadas fistulotomias regradas e parciais que objetivam aproximação do orifício externo à borda anal para o tratamento definitivo da lesão (Figura 17.7).[73,76]

Quadro 17.3 Classificação das fístulas na DC perianal.

Fístula simples	Fístula complexa
▪ Baixa (superficial, interesfincteriana e transesfincteriana baixa)	▪ Alta (inter e transesfincteriana alta, supraesfincteriana e extraesfincteriana)
▪ Orifício externo único	▪ Orifícios externos múltiplos
▪ Ausência de dor ou flutuação (sugestiva de abscesso)	▪ Presença de dor e flutuação (sugestiva de abscesso)
▪ Ausência de estenose	▪ Estenose
▪ Ausência de fístula retovaginal	▪ Fístula retovaginal

Fonte: Desenvolvido pela autoria do capítulo.

Além da fistulotomia e da colocação de sedenho, há outras opções terapêuticas no manejo das fístulas na DCP. Avanço de retalho é indicado em fístulas previamente drenadas e com poucos sinais flogísticos, mas que ainda apresentam dificuldade de cicatrização, principalmente de fechamento do orifício interno. Cola de fibrina e *plug* apresentam resultados desencorajadores em seu emprego na DCP, com altas taxas de recidivas.[69,77]

Opções cirúrgicas sem a realização de fistulotomias como VAAFT (*video assisted anal fistula treatment*) ou

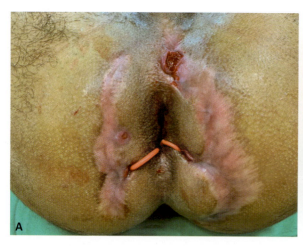 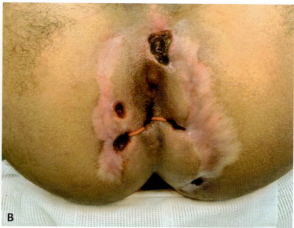

Figura 17.7 J. S. P., 20 anos. Há 12 meses com cirurgias programadas e anti-TNF em comboterapia. (A) Inspeção anal durante a sexta cirurgia. (B) Realizadas curetagem dos trajetos e troca dos setons. Data: 20/10/2021.
Fonte: Acervo da autoria do capítulo.

LIFT (*ligation of interesphincteric fistula tract*) em portadores de doença de Crohn apresentam casuísticas pequenas. Taxas de cicatrização são relatadas para VAAFT de 24% até 80%[78,79] e de 67% em 12 meses para LIFT.[80]

A estenose anorretal é a principal complicação tardia, sendo proveniente da inflamação transmural do ânus e do reto ou da DCP fistulizante. A estenose na DCP é mais frequente no reto. As estenoses do reto são longas e tubulares, enquanto as estenoses anais são curtas (< 2 cm). Os sintomas da estenose anal são geralmente funcionais, como a dificuldade para evacuar, o tenesmo e a incontinência fecal. A necessidade de protectomia na estenose anorretal ocorre em até 43% dos pacientes.[73,81]

A dilatação anal e a estenotomia são indicadas nos pacientes sintomáticos e sem atividade inflamatória anorretal, uma vez que esses procedimentos estão associados com elevado risco de lesão esfincteriana e incontinência fecal.[81,82]

A estomia derivativa é uma opção cirúrgica em casos de DCP grave associada à sepse pélvica ou às complicações tardias, que são a incontinência anal e a estenose anorretal. Contudo, em adultos, 36% dos pacientes submetidos a esse procedimento nunca atingem a melhora clínica, permanecendo com o estoma.[83,84]

Oxigenoterapia hiperbárica

Oxigenoterapia hiperbárica consiste na inalação de oxigênio a 100% com taxas de pressão maiores do que a pressão atmosférica e está associada a efeitos anti-inflamatórios por meio da modulação da resposta imunológica e reparação tecidual.[85] Bons resultados em DC têm sido relatados em séries de casos[86] e estudos de revisão sistemática.[87,88] Um estudo prospectivo para avaliar os efeitos da oxigenoterapia hiperbárica com 60 semanas de evolução evidenciou resposta clínica em 60% e cicatrização das fístulas documentada por RNM em 20%, demonstrando resultados promissores.[89]

Apesar das limitações metodológicas nos diversos estudos disponíveis, que impedem uma avaliação mais consistente dos dados, é possível identificar que a oxigenoterapia hiperbárica associa-se com resposta clínica significativa e segurança terapêutica.

Terapia com células-tronco mesenquimais

O mecanismo responsável pelo fechamento da fístulas pela aplicação de células mesenquimais não é totalmente conhecido. Essas células estimulariam a proliferação de células epiteliais e angiogênese e teriam também uma ação anti-inflamatória pela modulação de macrófagos, linfócitos e células dendríticas e liberação de TGF-β1 e IL-6.

Células-tronco mesenquimais podem ser obtidas a partir da medula óssea ou tecido adiposo. Este tem sido mais empregado pela facilidade de acesso e por seus efeitos imunomodulatórios.[90]

Existem vários estudos com emprego de células mesenquimais em portadores de DC perianal, a maioria com poucos participantes, porém com resultados expressivos e taxas de resposta superiores a 60%.[91-93]

O principal estudo, denominado ADMIRE-CD (*Adipose-derived Mesenchymal Stem Cells for Induction* of Remission in Perianal Fistulizing Crohn's Disease), contemplou 212 participantes com DC perianal não responsiva aos tratamentos convencionais.[94] Na semana 24, a remissão clínica e radiológica foi de 50% versus 34% no grupo-controle e as taxas de resposta clínica nas semanas 24 e 104 foram respectivamente de 71% e 56%.[95]

Esta forma de terapia apresenta-se promissora e existe formulação comercial disponível. Porém, apresenta dificuldades de implantação na prática clínica. O procedimento de injeção de células-tronco é simples, mas o custo e a tecnologia para extração e manutenção de células vivas limitam seu emprego. Células mesenquimais permanecem viáveis por 72 horas, o que causa variabilidade no número de células administradas nas diversas concentrações já avaliadas e as soluções não comportam uma estrutura de suporte para as células, o que gera perdas ou dificuldades para a retenção destas nos trajetos fistulosos.

Na doença de Crohn perianal, a associação do tratamento clínico e cirúrgico é necessária para a obtenção dos melhores resultados. A avaliação por meio da associação de exames físico e de imagens propicia o estabelecimento de melhores abordagens, assim como o acompanhamento da resposta terapêutica. Opções terapêuticas promissoras como oxigenoterapia hiperbárica e injeção de células-tronco mesenquimais devem ser consideradas.

Referências bibliográficas

1. Adegbola SO et al. Burden of disease and adaptation to life in patients with Crohn's perianal fistula: a qualitative exploration. Health Qual Life Outcomes. 2020 Nov 20;18(1):370.
2. Loly C et al. Predictors of severe Crohn's disease. Scand J Gastroenterol. 2008;43:948-54.
3. Mueller MH et al. Risk of fecal diversion in complicated perianal Crohn's disease. J Gastrointest Surg. 2007 Apr;11(4):529-37.
4. Galandiuk S et al. Perianal Crohn's disease: predictors of need for permanent diversion. Ann Surg. 2005 May;241(5):796-801; discussion 801-2.
5. Figg RE, Church JM. Perineal Crohn's disease: an indicator of poor prognosis and potential proctectomy. Dis Colon Rectum. 2009;52:646-50.
6. Eglinton TW et al. The spectrum of perianal Crohn's disease in a population-based cohort. Dis Colon Rectum. 2012; 55:773-7.
7. Schwartz DA et al. The natural history of fistulizing Crohn's disease in Olmsted County, Minnesota. Gastroenterology. 2002;122:875-80.
8. Hellers G et al. Occurrence and outcome after primary treatment of anal fistulae in Crohn's disease. Gut. 1980;21:525-7.
9. Bell SJ et al. The clinical course of fistulating Crohn's disease. Aliment Pharmacol Ther. 2003;17:1145-51.
10. Michelassi F et al. Surgical treatment of anorectal complications in Crohn's disease. Surgery. 2000;128:597-603.
11. Scharl M et al. Interleukin-13 and transforming growth factor β synergise in the pathogenesis of human intestinal fistulae. Gut. 2013;62:63-72.
12. Frei SM et al. A role for tumor necrosis factor and bacterial antigens in the pathogenesis of Crohn's disease-associated fistulae. Inflamm Bowel Dis. 2013;19:2878-87.
13. Scharl M et al. Potential role for SNAIL family transcription factors in the etiology of Crohn's disease-associated fistulae. Inflamm Bowel Dis. 2011;17:1907-16.
14. Kirkegaard T, Hansen A, Bruun E et al. Expression and localization of matrix metalloproteinases and their natural inhibitors in fistulae of patients with Crohn's disease. Gut. 2004; 53:701-9.
15. Yassin NA et al. The gut microbiome: immune system interaction as an aetiological factor for fistulising perianal Crohn's disease. J Crohn's Colitis. 2015;9:S81-2.
16. Henckaerts L et al. Genetic risk profiling and prediction of disease course in Crohn's disease patients. Clin Gastroenterol Hepatol. 2009;7:972-80.
17. Kaur M et al. Perianal Crohn's disease is associated with distal colonic disease, stricturing disease behavior, IBD-associated serologies and genetic variation in the JAK-STAT pathway. Inflamm Bowel Dis. 2016;22:862-9.
18. Siddiqui MR et al. A diagnostic accuracy meta-analysis of endoanal ultrasound and MRI for perianal fistula assessment. Dis Colon Rectum. 2012;55(5):576-85.
19. Mallouhi A et al. Detection and characterization of perianal inflammatory disease: accuracy of transperineal combined gray scale and colour doppler sonography. J Ultrasound Med. 2004;23:19-27.
20. Maconi G et al. Transperineal ultrasound in the detection of perianal and rectovaginal fistulae in Crohn's disease. Am J Gastroenterol 2007; 102:2214–2219.
21. Van Assche G et al. Magnetic resonance imaging of the effects of infliximab on perianal fistulizing Crohn's disease. Am J Gastroenterol. 2003;98(2):332-9.
22. Tang LY et al. Are perineal and luminal fistulas associated in Crohn's disease? A population-based study. Clin Gastroenterol Hepatol. 2006;4:1130-4.
23. Garros A et al. Magnetic resonance imaging and clinical assessments for perianal Crohn's disease: gain and limits. Dig Liver Dis. 2014;46:1072-6.
24. Lightdale CJ et al. Carcinoma complicating Crohn's disease: report of seven cases and review of the literature. Am J Med. 1975;59(2):262-8.
25. Ky A et al. Carcinoma arising in anorectal fistulas of Crohn's disease. Dis Colon Rectum. 1998;41(8):992-6.
26. Connell WR et al. Lower gastrointestinal malignancy in Crohn's disease. Gut. 1994;35(3):347-52.
27. Yassin NA et al. Systematic review: the combined surgical and medical treatment of fistulising perianal Crohn's disease. Aliment Pharmacol Ther. 2014;40(7):741-9.
28. Sandborn W et al.; American Gastroenterological Association Clinical Practice Committee. AGA technical review on perianal Crohn's disease. Gastroenterology. 2003;125(5):1508-30.

29. Gecse KB et al. A global consensus on the classification, diagnosis and multidisciplinar treatment of perianal fistulising Crohn's disease. Gut. 2014;63(9):1381-92.
30. Choi CS et al. Combined medical and surgical approach improves healing of septic perianal Crohn's disease. J Am Coll Surg. 2016;223(3):506-14.
31. Gecse KB, Bemelman W, Kamm MA et al. A global consensus on the classification, diagnosis and multidisciplinar treatment of perianal fistulising Crohn's disease. Gut. 2014;63(9):1381-92.
32. Bemelman WA et al. ECCO-ESCP consensus on surgery for Crohn's disease. Journal of Crohn's and Colitis. 2018;1-16.
33. Hughes LE. Clinical classification of perianal Crohn's disease. Dis Colon Rectum. 1992;35(10):928-32.
34. Makowiec F et al. Clinical course of perianal fistulas in Crohn's disease. Gut. 1995;37:696-701.
35. Kotze PG et al. Perianal complete remission with combined therapy (seton placement and anti-TNF agents) in Crohn's disease: a Brazilian multicenter observational study. Arq Gastroenterol. 2014;51(4):283.
36. Kotze PG et al. Modern management of perianal fistulas in Crohn's disease: future directions. Gut. 2018;67:1181-94.
37. Chase TJG et al. VAAFT for complex anal fistula: a useful tool, however, cure is unlikely. Tech Coloproctol. 2021 Oct;25(10):1115-21. Doi: 10.1007/s10151-021-02492-x.
38. Schwandner O. Video-assisted anal fistula treatment (VAAFT) combined with advancement flap repair in Crohn's disease. Tech Coloproctol. 2013;17:221-5.
39. Gingold DS et al. A prospective evaluation of the ligation of the intersphincteric tract procedure for complex anal fistula in patients with Crohn's disease. Ann Surg. 2014;260:1057-61.
40. Lightner A et al. Management of isolated anal strictures in Crohn's disease. Dis Colon Rectum. 2020;63(12):1639-47.
41. Gecse KB et al. A global consensus on the classification, diagnosis and multidisciplinar treatment of perianal fistulising Crohn's disease. Gut. 2014;63(9):1381-92.
42. Lee E. Slip ileostomy in the treatment of Crohn's disease of the colon. Ann R Coll Surg Engl. 1975;56(2):94-102.
43. Singh S et al. Systematic review with meta-analysis: faecal diversion for management of perianal Crohn's disease. Aliment Pharmacol Ther. 2015;42(7):783-92.
44. Kirby JP et al. Essentials of hyperbaric oxygen therapy: 2019 review. Mo Med. 2019;116:176-9.
45. Feitosa MR et al. Adjunctive hyperbaric oxygen therapy promotes successful healing in patients with refractory Crohn's disease. Acta Cir Bras. 2016;31(Suppl 1):19-23.
46. Dulai PS et al. Systematic review: the safety and efficacy of hyperbaric oxygen therapy for inflammatory bowel disease. Aliment Pharmacol Ther. 2014;39:1266-75.
47. McCurdy J et al. The effectiveness and safety of hyperbaric oxygen therapy in various phenotypes of inflammatory bowel disease: systematic review with meta-analysis. Inflamm Bowel Dis. 2022 Mar 30;28(4):611-21. Doi: 10.1093/ibd/izab098.48.
48. Corine A et al. Hyperbaric oxygen therapy for the treatment of perianal fistulas in 20 patients with Crohn's disease. Aliment Pharmacol Ther. 2021;53(5):587-97.
49. Bernardi L et al. Transplantation of adipose-derived mesenchymal stem cells in refractory Crohn's disease: systematic review. Arq Bras Cir Dig. 2019;32:e1465.
50. Cho YB et al. Long-term results of adipose-derived stem cell therapy for the treatment of Crohn's fistula. Stem Cells Transl Med. 2015;4:532-7.
51. Laureti S et al. Refractory complex Crohn's perianal fistulas: a role for autologous microfragmented adipose tissue injection. Inflamm Bowel Dis. 2020;26:321-30.
52. Zhou C, Li M, Zhang Y et al. Autologous adipose-derived stem cells for the treatment of Crohn's fistula-in-ano: an open-label, controlled trial. Stem Cell Res Ther. 2020;11:124.
53. Panés J et al. Expanded allogeneic adipose-derived mesenchymal stem cells (Cx601) for complex perianal fistulas in Crohn's disease: a phase 3 randomised, double-blind controlled trial. Lancet. 2016;388(10051). Doi: 10.1016/S0140-6736(16)31203-X.
54. Garcia-Olmo D et al. Follow-up study to evaluate the long-term safety and efficacy of darvadstrocel (mesenchymal stem cell treatment) in patients with perianal fistulizing Crohn's disease: ADMIRE-CD phase 3 randomize controlled trial. Dis Colon Rectum. 2022 May 1;65(5):713-20.
55. Ng SC, Shi HY, Hamidi N et al. Worldwide incidence and prevalence of inflammatory bowel disease in the 21. century: a systematic review of population-based studies. Lancet. 2018;390:2769-78.
56. Dignass A, Van Assche G, Lindsay JO et al.; European Crohn's and Colitis Organisation (ECCO). 2nd European evidence-based consensus on the diagnosis and management of Crohn's disease: current management. J Crohns Colitis. 2010;4:28-62.
57. Frolkis AD, Dykeman J, Negrón ME et al. Risk of surgery for inflammatory bowel diseases has decreased over time: a systematic review and meta-analysis of population-based studies. Gastroenterology. 2013;145:996-1006.
58. Ma C, Moran GW, Benchimol EI et al. Surgical rates for Crohn's disease are decreasing: a population-based time trend analysis and validation study. Am J Gastroenterol. 2017;112:1840-8.
59. Regueiro M et al. Reduced unplanned care and disease activity and increased quality of life after patient enrollment in an inflammatory bowel disease medical home. Clin Gastroenterol Hepatol. 2018;16(11):1777-85.
60. Gunnels D, Cannon J. Robotic surgery in Cronh's Disease. Clin Colorectal Surg. 2021;34:286-91.
61. Ponsioen CY, De Groof EJ, Eshuis EJ et al. Laparoscopic ileocaecal resection versus infliximab for terminal ileitis in Crohn's disease: a randomised controlled, open-label, multicentre trial. Lancet Gastroenterol Hepatol. 2017 Nov;2(11):785-92.
62. Adamina M, Bonovas S, Raine T et al. ECCO guidelines on therapeutics in Crohn's disease: surgical treatment. J Crohn's Colitis. 2020:155-168.
63. Olaison G, Smedh K, Sjödahl R. Natural course of Crohn's disease after ileocolic resection: endoscopically visualised ileal ulcers preceding symptoms. Gut. 1992;33:331-5.
64. Rutgeerts P, Geboes K, Vantrappen G et al. Predictability of the postoperative course of Crohn's disease. Gastroenterology. 1990;99:956-963.
65. Ha FJ, Thong L, Khalil H. Quality of life after intestinal resection in patients with Crohn disease: a systematic review. Dig Surg. 2017;34(5):355-63.
66. Scott NA, Hughes LE. Timing of ileocolonic resection for symptomatic Crohn's disease: the patient's view. Gut. 1994;35(5):656-7.

67. Fleshman JW. Pyogenic complications of Crohn's disease: evaluation and management. J Gastrointest Surg. 2008;12(12):2160.
68. Cellini C, Safar B, Fleshman J. Surgical management of pyogenic complications of Crohn's disease. Inflamm Bowel Dis. 2010;16(3):512.
69. Bossuyt P et al. The operative risk and natural history after the diagnosis of ileal penetrating Crohn's disease. Eur J Gastroenterol Hepatol. 2018;30(5):539-45.
70. Clancy C et al. A meta-analysis of percutaneous drainage versus surgery as the initial treatment of Crohn's disease-related intra-abdominal abscess. J Crohns Colitis. 2016;10(2):202-8.
71. Belaiche J et al.; Belgian IBD Research Group. Acute lower gastrointestinal bleeding in Crohn's disease: characteristics of a unique series of 34 patients. Am J Gastroenterol. 1999;94(8):2177-81.
72. Goldstone RN, Steinhagen RM. Abdominal emergencies in infammatory bowel disease. Surg Clin North Am. 2019;99(6):1141-50.
73. Pardi DS et al. Acute major gastrointestinal hemorrhage in infammatory bowel disease. Gastrointest Endosc. 1999;49(2):153-7.
74. Gionchetti P et al. 3. ed. European evidence-based consensus on the diagnosis and management of Crohn's disease 2016 – Part II: Surgical management and special situations. J Crohns Colitis. 2017;11(2):135-49.
75. Klag T, Wehkamp J, Goetz M. Endoscopic balloon dilation for Crohn's disease-associated strictures. Clin Endosc. 2017;50(5):429-36.
76. Nishida Y et al. Analysis of the risk factors of surgery after endoscopic balloon dilation for small intestinal strictures in Crohn's disease using double-balloon endoscopy. Intern Med. 2017;56(17):2245-52.
77. Rimola J et al. Characterization of inflammation and fibrosis in Crohn's disease lesions by magnetic resonance imaging. Am J Gastroenterol. 2015;110(3):432-40.
78. Hirten RP et al. The management of intestinal penetrating Crohn's disease. Inflamm Bowel Dis. 2018;24(4):752-65.
79. Patil SA, Cross RK. Medical versus surgical management of penetrating Crohn's disease: the current situation and future perspectives. Expert Rev Gastroenterol Hepatol. 2017;11(9):843-8.
80. Hnatyszyn A et al. Colorectal carcinoma in the course of inflammatory bowel diseases. Hered Cancer Clin Pract. 2019;17:18.
81. Garg SK, Velayos FS, Kisiel JB. Intestinal and nonintestinal cancer risks for patients with Crohn's disease. Gastroenterol Clin N Am. 2017;46(3):515-29.
82. Cao Q et al. The prevalence and risk factors of psychological disorders, malnutrition and quality of life in IBD patients. Scand J Gastroenterol. 2019;54(12):1458-66.
83. Reindl W et al. Reducing perioperative risks of surgery in Crohn's disease. Visc Med. 2019;35(6):348-54.
84. Irving PM, Pasi KJ, Rampton DS. Thrombosis and inflammatory bowel disease. Clin Gastroenterol Hepatol. 2005;3(7):617.
85. United Ostomy Associations of America et al. National guidelines for enterostomal patient education. Dis Colon Rectum. 1994 Jun;37(6):559-63.
86. Bratzler DW, Dellinger EP, Olsen KM. Clinical practice guidelines for antimicrobial prophylaxis in surgery. Surg Infect. 2013 Feb;14(1):73-156.
87. Nelson RL, Glenny AM, Song F. Antimicrobial prophylaxis for colorectal surgery. Cochrane Database Syst Rev. 2009 Jan 21;(1):CD001181.
88. Zaghiyan KN et al. High-dose perioperative corticosteroids in steroid-treated patients undergoing major colorectal surgery: necessary or overkill? Am J Surg. 2012;204(4):481-6.
89. Troung A, Zaghiyan K. Perioperative steroid management in IBD patients undergoing colorectal surgery. *In*: Fleshner P, Hyman N, Strong S (ed.). Mastery of IBD surgery. Switzerland: Springer, 2019. p. 39-49.
90. Rosen DR, Smith R. Managing immunomodulators perioperatively. *In*: Fleshner P, Hyman N, Strong S (ed.). Mastery of IBD surgery. Switzerland: Springer, 2019. p. 51-8.
91. Lightner AL. Managing biologics perioperatively. *In*: Fleshner P, Hyman N, Strong S (ed.). Mastery in IBD surgery. Switzerland: Springer, 2019.
92. Lightner AL et al. Postoperative outcomes in vedolizumab-treated Crohn's disease patients undergoing major abdominal operations. Aliment Pharmacol Ther. 2018;47(5):573-80.
93. Lightner AL, Vogel JD, Carmichael JC et al. The American Society of Colon and Rectal Surgeons clinical practice guidelines for the surgical management of Crohn's disease. Dis Colon Rectum. 2020;63:1028-52.
94. Cannon LM, Fichera A. Crohn's disease: surgical management. *In*: Steele SR, Hull T, Hyman N et al. (ed.). The ASCRS textbook of colon and rectal surgery. 4. ed. Switzerland: Springer, 2022. p. 813-34.
95. Kono T, Ashida T, Ebisawa Y et al. A new antimesenteric functional end-to-end handsewn anastomosis: surgical prevention of anastomotic recurrence in Crohn's disease. Dis Colon Rectum. 2011;54:586-92.

18 Abordagem da Doença de Crohn no Pós-Operatório

Jana G. Hashash
Paulo Gustavo Kotze
Miguel Regueiro

Introdução

A doença de Crohn (DC) é uma condição inflamatória crônica que pode afetar qualquer área do trato gastrointestinal (TGI). Em virtude da natureza transmural da inflamação que caracteriza a doença, são comuns as complicações de fistulização e estenoses.[1] Apesar dos avanços no tratamento clínico da DC e do diagnóstico precoce, 30% dos pacientes necessitarão de uma ressecção intestinal, mais comumente uma ressecção ileocecal, durante a vida.[2,3] As indicações mais comuns para a cirurgia são tratamento das complicações da doença, como estenoses ou fístulas, para tratamento clínico de doenças refratárias e, mais raramente, malignidade associada.[4] No pós-cirúrgico, sem tratamento clínico, as taxas de recidiva são elevadas, especialmente para pacientes com fatores de risco associados. O manejo da DC no pós-operatório visa prevenir ou tratar de forma precoce a recidiva, quando identificada.

Curso natural da doença de Crohn no pós-operatório

A cirurgia para DC não é curativa. Embora a recorrência da doença seja clinicamente silenciosa inicialmente, a recidiva histológica tem sido observada logo após 1 semana da cirurgia.[5] Antes do amplo uso da terapia pós-cirúrgica para se prevenir a recidiva de DC, as taxas de recorrência endoscópica foram de até 90% no pós-operatório em 1 ano, e as taxas de recidiva clínica foram de 30% a 60% no período de 3 a 5 anos após a cirurgia[6-8] (Figura 18.1).

A DC geralmente apresenta recidiva no sítio da anastomose ileocolônica e no neoíleo terminal bem proximal à anastomose.[6] O teste padrão-ouro para se avaliar a recidiva da DC é a ileocolonoscopia com intubação do neoíleo terminal por aproximadamente 10 cm no sentido proximal.[9] A recomendação atual é de que todos os pacientes sejam submetidos a uma ileocolonoscopia de 6 a 12 meses pós-cirurgia para

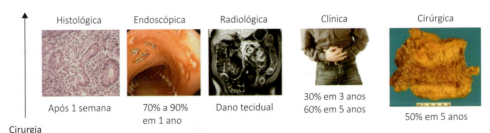

Figura 18.1 Histórico natural de recidiva pós-cirúrgica na DC.
Fonte: Desenvolvida pela autoria do capítulo.

avaliação e diagnóstico de recidiva pós-cirúrgica precoce, independentemente do uso de abordagem clínica ou profilática.[10,11] A natureza invasiva da ileocolonoscopia gerou um aumento dos estudos para se identificarem potenciais biomarcadores substitutos não invasivos como medidores de inflamação e recidiva pós-cirúrgica. Um desses biomarcadores é a calprotectina fecal. A calprotectina fecal é uma proteína produzida quando os neutrófilos migram para a mucosa intestinal em decorrência de lesões epiteliais. Estudos iniciais não demonstraram associação entre níveis elevados de calprotectina fecal e a recidiva endoscópica,[12] enquanto estudos mais recentes demonstraram associação e correlação entre escores de recidiva endoscópica e níveis de calprotectina fecal.[13-17] Os dados sugerem que o uso em série da calprotectina fecal pode prever a recidiva endoscópica e clínica precoce, bem como a resposta ao tratamento.[18-22] Os níveis séricos de proteína C-reativa também foram investigados como um biomarcador não invasivo para DC recidivada, mas os resultados são conflitantes.

Sistema de graduação endoscópica para recidiva na doença de Crohn

O escore de Rutgeerts é a classificação endoscópica mais utilizada para se avaliar recorrência de DC pós-cirúrgica. Esse escore categoriza os pacientes com DC pós-cirúrgica em cinco grupos (Quadro 18.1) e serve como prognóstico para recidiva clínica e cirúrgica.[7]

Quadro 18.1 Sistema de graduação endoscópica da doença de Crohn pós-cirúrgica.

Pontuação endoscópica	Lesões endoscópicas
i0	Sem lesões (normal)
i1	≤ 5 Úlceras aftoides
i2	> 5 Lesões aftoides com mucosa normal entre as lesões, ou áreas intercaladas de lesões maiores ou lesões confinadas à anastomose ileocolônica (ou seja, < 1 cm de comprimento)
i2a	Lesões confinadas à anastomose ileocolônica (úlcera, restrição anastomótica)
i2b	Lesões da anastomose ileocolônica e estendendo-se para o neoíleo terminal
i3	Ileíte aftoide difusa com mucosa difusamente inflamada
i4	Inflamação difusa com úlceras maiores, nódulos e/ou estenose

Fonte: Rutgeerts P, Geboes K, Vantrappen G et al., 1990.

Uma pontuação de recorrência mais avançada (p. ex., i3 e i4) foi correlacionada com piores resultados clínicos. Pacientes com escore de Rutgeerts i0 (mucosa normal) ou i1 (≤ 5 úlceras aftoides no neoíleo terminal) são classificados como em remissão endoscópica e a previsão é de que apresentem baixas taxas de recidiva cirúrgica.[7] Apenas 8,6% dos pacientes em remissão endoscópica desenvolveram sintomas clínicos aos 8 anos pós-cirurgia. O escore de Rutgeerts i2 (> 5 úlceras aftosas no neoíleo terminal) indica um risco ligeiramente maior de progressão, e um risco ainda maior é observado em paciente com escore de Rutgeerts i3 (mucosa inflamada difusa e ileíte aftoide difusa) ou i4 (inflamação difusa com grandes úlceras, nódulos e/ou estreitamento). Apesar de ter sido amplamente utilizado, o escore de Rutgeerts não foi validado como medidor de resposta ao tratamento.[23]

Recentemente, surgiram controvérsias sobre a classificação de úlceras que estão confinadas à linha anastomótica. No passado, pensava-se que isso estava relacionado à isquemia e que seria apenas uma consequência da própria cirurgia, mas mais recentemente são classificadas como uma recorrência de DC, sobretudo porque pacientes sem DC subjacente, mas que necessitam de uma cirurgia semelhante, não desenvolvem essa alteração. Esse fato resultou na modificação do escore de Rutgeerts para diferenciar úlceras e inflamações confinadas à anastomose como i2a, enquanto pacientes com úlceras e inflamação que se estendem para o interior do neoíleo terminal recebem a classificação de Rutgeerts i2b.[24] Estudos têm investigado se esses dois subtipos de recidiva i2 apresentam taxas de progressão diferentes e demonstraram que a probabilidade de progressão é semelhante entre ambas as categorias, com possivelmente menor risco de recidiva para pacientes com i2a em comparação com i2b.[25,26] Pacientes com úlceras anastomóticas requerem um acompanhamento rigoroso, pois, muitas vezes, apresentam estenose podendo requerer dilatação com balão para a anastomose.

Fatores de risco para a recidiva pós-operatória da doença de Crohn

Identificar fatores de risco para a recidiva de DC pós-cirúrgica é extremamente importante, pois isso influenciará a decisão de tratamento do gastroenterologista, com indicação de terapia clínica agressiva ou observação para esses pacientes pós-cirúrgicos. Os fatores de risco para a recidiva são categorizados como fatores relacionados ao paciente, fatores relacionados à doença ou fatores relacionados à cirurgia.

O tabagismo é o único fator modificável relacionado ao paciente para aumentar o risco de DC pós-cirúrgica.[27,28] O tabagismo ativo demonstrou aumentar em 2,5 vezes o risco de reoparação e de recidiva clínica em 2 vezes, em uma metanálise de 2.962 pacientes adultos com DC.[29] Semelhantemente, as taxas de recidiva endoscópica foram maiores entre os pacientes tabagistas. Em decorrência dessa forte associação, todos os pacientes portadores de DC, em particular aqueles que necessitaram de ressecção intestinal prévia, são fortemente aconselhados a parar o tabagismo para se diminuir o risco de recidiva pós-operatória de DC.[28] Outros fatores relacionados ao paciente que foram estudados com resultados inconclusivos incluem sexo, raça e histórico familiar de doença inflamatória intestinal. Os dados relativos à possível associação entre recidiva pós-cirúrgica e marcadores sorológicos como anticorpos anti-*Saccharomyces cerevisiae* (ASCA), *E. coli* (Omp-C), Pseudomonas (I2), *flagellin* (cBIR) e anticorpos antiglicanos têm sido inconclusivos.[30] Quanto ao papel das mutações genéticas, verificou-se que os pacientes com as mutações NOD2/CARD15 apresentaram aumento da taxa de recidiva cirúrgica.[31,32] Essa associação também foi observada em pacientes com homozigosidade CARD8 para o alelo de risco.[33]

Vários fatores relacionados à doença têm sido associados ao aumento do risco de recidiva da DC pós-cirúrgica. Uma ressecção cirúrgica prévia é um dos fatores de risco mais fortes associados à recidiva da doença pós-operatória.[30] A curta duração de tempo, inferior a 10 anos, entre momento do diagnóstico da DC e a necessidade de ressecção cirúrgica, é outro fator de risco para a recidiva da DC.[34] A doença penetrante complexa também parece estar associada ao risco aumentado de recidiva cirúrgica.[35] Vários outros fatores foram investigados e os resultados parecem conflitantes quanto à sua associação com a recidiva da DC pós-cirúrgica. Esses fatores incluem idade jovem no diagnóstico, localização da doença e extensão do segmento afetado antes da cirurgia.[30]

Fatores relacionados à cirurgia que não foram associados ao aumento da recidiva da DC pós-cirúrgica incluem tipo de abordagem cirúrgica (laparoscópica *versus* aberta), tipo de anastomose (anastomose ileocolônica terminoterminal *versus* laterolateral), extensão do intestino ressecado, extensão das margens cirúrgicas, complicações intraoperatórias ou pós-operatórias e necessidade de transfusões sanguíneas.[27,36-38] Dados recentes sugerem que a inclusão do mesentério na ressecção ileocólica melhora as taxas de recidiva de DC pós-cirúrgica.[39] Outra possível técnica cirúrgica que parece estar associada à redução significativa das taxas de recidiva endoscópica pós-cirúrgica inclui a técnica Kono-S, que é uma anastomose terminoterminal funcional antimesentérica.[40-42] A presença de granulomas em amostras de ressecção cirúrgica, parece aumentar o risco de DC pós-cirúrgica.[35] Além disso, a presença de margens positivas no local da ressecção é um fator de risco para recidiva.[43,44]

Estratificação de risco de pacientes com doença de Crohn pós-cirúrgica

Os pacientes com DC são categorizados em baixo e alto risco de recidiva da doença de Crohn pós-cirúrgica, com base nos fatores de risco aqui já descritos. De acordo com a Associação de Gastroenterologia Americana (AGA), pacientes do grupo de baixo risco tendem a estar acima de 50 anos de idade, não fumantes, submetidos à primeira cirurgia de um curto segmento de doença fibrostenótica (< 10 a 20 centímetros de comprimento) e histórico de longo prazo (> 10 anos) de DC. Quanto aos pacientes de alto risco, eles tendem a ter menos de 30 anos de idade, a ser fumantes e a ter sido submetidos a pelo menos duas ressecções cirúrgicas intestinais anteriores para doença penetrante com ou sem presença de doença perianal.[10]

Abordagem da doença de Crohn pós-cirúrgica

Existem duas abordagens para pacientes portadores de DC no cenário pós-cirúrgico. Na primeira abordagem, o tratamento é iniciado de 2 a 4 semanas pós-cirurgia, assim que as complicações cirúrgicas tenham sido excluídas. A segunda abordagem é mais conservadora na qual os pacientes são observados e monitorados sem terapia até a ileocolonoscopia de 6 meses, momento em que as decisões sobre terapia são tomadas dependendo dos achados endoscópicos.[45] A questão que ainda permanece é qual das duas abordagens é a melhor estratégia para qual paciente, pois ainda está sendo determinado se a terapia pós-cirúrgica profilática é mais eficaz do que a conduta expectante para tratar a recidiva pós-cirúrgica precoce. Independentemente da abordagem, a recomendação é de que todos os pacientes sejam submetidos a uma ileocolonoscopia 6 a 12 meses após sua ressecção intestinal.[10]

Na abordagem proativa, os pacientes classificados como de alto risco recebem inicialmente a terapia anti-TNF 2 a 4 semanas pós-cirurgia (Figura 18.2). Pacientes de alto risco são aqueles com duas ou mais ressecções intestinais, doença penetrante, fumantes ativos, abaixo de 30 anos de idade e aqueles com doença residual positiva nas margens cirúrgicas. O anti-TNF será administrado preferencialmente em terapia combinada com um imunomodulador, mas se a monoterapia for considerada, seria aconselhável fazer o monitoramento proativo dos agentes terapêuticos. Em pacientes de alto risco tratados com terapia biológica antes de sua ressecção intestinal, o mesmo agente biológico pode ser utilizado no pós-cirúrgico, especialmente se a falta de resposta terapêutica foi atribuída à falha resultante de lesões graves em vez de uma falha no mecanismo de ação da droga em si. O uso de metronidazol por 3 meses no pós-cirúrgico pode ser considerado, embora seu efeito em termos de prevenção de recidiva de DC pós-cirúrgica seja perdido após a interrupção da medicação.

Quanto aos pacientes de baixo risco, a terapia biológica profilática não é recomendada, mas, em vez dela, a terapia com metronidazol pode ser considerada (Figura 18.2). O metronidazol, quando utilizado, será administrado em uma dose de 500 mg, 3 vezes ao dia (20 mg/kg) por pelo menos 3 meses. Se o metronidazol não for bem tolerado em razão de efeitos colaterais, então a dosagem pode ser modificada para 250 mg, 3 vezes ao dia. O benefício do metronidazol pós-cirurgia limita-se ao tempo que os pacientes estão tomando esse medicamento.

O papel da terapia anti-TNF tem sido amplamente investigado na prevenção e tratamento da DC pós-cirúrgica e os resultados mostraram que a terapia anti-TNF é o tratamento mais eficaz nesta população de pacientes (Tabela 18.1).[45-54]

Apesar de limitados, novos dados sobre o uso de terapia biológica não anti-TNF no tratamento da DC pós-cirúrgica estão sendo publicados. O ustequinumabe, quando comparado com a azatioprina, foi mais eficaz na prevenção da recidiva pós-cirúrgica aos 6 meses.[55] Quanto ao vedolizumabe, em um estudo retrospectivo da experiência do mundo real comparando-o à terapia anti-TNF, a recidiva endoscópica pós-cirúrgica foi maior nos pacientes de alto risco tratados com esse agente.[56] Em um estudo avaliando o vedolizumabe como um tratamento para a DC pós-cirúrgica precoce, quando identificada na colonoscopia pós-cirúrgica de 6 meses, demonstrou que o medicamento pode ser uma opção eficaz para o tratamento da doença de Crohn pós-cirúrgica.[57]

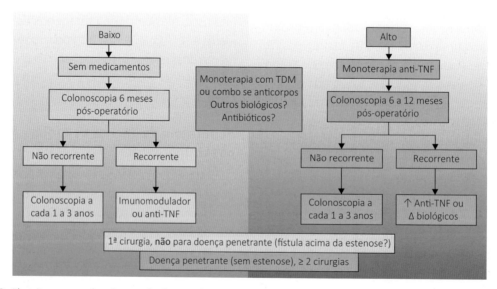

Figura 18.2 Algoritmo para abordagem da doença de Crohn pós-cirúrgica.
Fonte: Desenvolvida pela autoria do capítulo.

Tabela 18.1 Taxas de recorrência endoscópica com terapia anti-TNF para a prevenção da doença de Crohn pós-cirúrgica.

	Anti-TNF (%)	Controle (%)
MTX/IFX × 5-ASA – 2 anos (Sorrentino et al.)	0	100 (5-ASA)
IFX × PBO RCT – 1 ano (Regueiro et al.)	9	85 (PBO)
IFX × PBO Open – 1 ano (Yoshida et al.)	21	81 (5-ASA)
IFX × AZA Open – 1 ano (Armuzzi et al.)	9	40 (AZA)
ADA (Fernandez-Blanco et al.)	10	N/A
ADA – 6 meses (Papamichael et al.)	0	N/A
ADA – 3 anos (Savarino et al.)	0	N/A
ADA – 1 ano (Águas et al.)	21	N/A
ADA × AZA – 6 meses (De Cruz et al.)	6	38 (AZA)
ADA × AZA × 5-ASA – 2 anos (Savarino et al.)	6	65 (AZA), 83 (5-ASA)

MTX: metotrexato; PBO: placebo; 5-ASA: aminosalicilatos.
Fonte: Adaptada de Regueiro M, Schraut W, Baidoo L et al., 2009; Yoshida K, Fukunaga K, Ikeuchi H et al., 2012; Águas M, Bastida G, Cerrillo E et al., 2012; Papamichael K, Archavlis E, Lariou C et al., 2012; Savarino E, Bodini G, Dulbecco P et al., 2012, 2013; Armuzzi A, Felice C, Papa A et al., 2013; De Cruz P, Kamm MA, Hamilton AL et al., 2015 e Sorrentino D, Marino M, Dassopoulos T et al., 2015.

Independentemente do uso ou não do tratamento clínico e do tipo de medicação utilizada, todos os pacientes devem se submeter a uma ileocolonoscopia 6 meses após a cirurgia.

Considerações finais

Apesar do crescente armamentário terapêutico e da melhoria dos métodos diagnósticos que resultam na detecção precoce da DC, 30% dos pacientes ainda necessitarão de cirurgia intestinal durante a vida. O risco de recidiva pós-cirúrgica é influenciado por vários fatores, incluindo tabagismo, fenótipo da doença penetrante, bem como cirurgias intestinais anteriores relacionadas à DC. A recidiva pós-cirúrgica é silenciosa inicialmente, pois os sintomas clínicos seguem a recidiva histológica e endoscópica. Recomenda-se que todos os pacientes sejam submetidos a uma ileocolonoscopia 6 a 12 meses após a cirurgia para avaliar o neoíleo terminal quanto à recidiva, independentemente do regime de tratamento clínico que estejam recebendo. Há várias abordagens para a prevenção e tratamento da DC pós-cirúrgica, sendo algumas mais agressivas do que outras. A estratificação de risco dos pacientes e a avaliação de seu risco para a doença recorrente de Crohn, bem como seu uso prévio de medicamentos, ajudam a determinar o regime de tratamento no período pós-cirúrgico.

Referências bibliográficas

1. Gajendran M, Loganathan P, Catinella AP et al. A comprehensive review and update on Crohn's disease. Dis Mon. 2018 Feb;64(2):20-57 [Epub 2017 Aug 18]. Doi: 10.1016/j.disamonth.2017.07.001PMID: 28826742.
2. Rungoe C, Langholz E, Andersson M et al. Changes in medical treatment and surgery rates in inflammatory bowel disease: a nationwide cohort study 1979-2011. Gut. 2014;63(10):1607-16. Doi: 10.1136/gutjnl-2013-305607.
3. Cosnes J, Nion-Larmurier I, Beaugerie L et al. Impact of the increasing use of immunosuppressants in Crohn's disease on the need for intestinal surgery. Gut. 2005;54(2):237-41.
4. Hashash JG, Regueiro M. A practical approach to preventing postoperative recurrence in Crohn's disease. Curr Gastroenterol Rep. 2016 May;18(5):25. Doi: 10.1007/s11894-016-0499-8.
5. D'Haens GR, Geboes K, Peeters M et al. Early lesions of recurrent Crohn's disease caused by infusion of intestinal contents in excluded ileum. Gastroenterology. 1998;114(2):262-7.
6. Olaison G, Smedh K, Sjodahl R. Natural course of Crohn's disease after ileocolic resection: endoscopically visualized ileal ulcers preceding symptoms. Gut. 1992;33(3):331-5.
7. Rutgeerts P, Geboes K, Vantrappen G et al. Predictability of the postoperative course of Crohn's disease. Gastroenterology. 1990;99(4):956-63. Doi: 10.1016/0016-5085(90)90613-6.
8. Sachar DB. The problem of postoperative recurrence of Crohn's disease. Med Clin North Am. 1990;74(1):183-8. Doi: 10.1016/s0025-7125(16)30594-6.
9. Rutgeerts P. Review article: recurrence of Crohn's disease after surgery: the need for treatment of new lesions. Aliment Pharmacol Ther. 2006;24(Suppl 3):29-32.
10. Nguyen GC, Loftus Jr EV, Hirano I et al.; AGA Institute Clinical Guidelines Committee. American Gastroenterological Association Institute guideline on the management of Crohn's disease after surgical resection. Gastroenterology. 2017 Jan;152(1):271-5 [Epub 2016 Nov 10]. Doi: 10.1053/j.gastro.2016.10.038. PMID: 27840074.
11. Hashash JG, Binion DG. Endoscopic evaluation and management of the postoperative Crohn's disease patient. Gastrointest Endosc Clin N Am. 2016 Oct;26(4):679-92. Doi: 10.1016/j.giec.2016.06.003. PMID: 27633596.
12. Lasson A, Strid H, Ohman L et al. Fecal calprotectin one year after ileocaecal resection for Crohn's disease: a comparison with findings at ileocolonoscopy. J Crohns Colitis. 2014;8(8):789-95. Doi: 10.1016/j.crohns.2013.12.015.
13. Boschetti G, Laidet M, Moussata D et al. Levels of fecal calprotectin are associated with the severity of postoperative endoscopic recurrence in asymptomatic patients with Crohn's disease. Am J Gastroenterol. 2015;110(6):865-72. Doi: 10.1038/ajg.2015.30.
14. Lopes S, Andrade P, Afonso J et al. Correlation between calprotectin and modified Rutgeerts score. Inflamm Bowel Dis. 2016;22(9):2173-81. Doi: 10.1097/mib.0000000000000850.
15. Hukkinen M, Pakarinen MP, Merras-Salmio L et al. Fecal calprotectin in the prediction of postoperative recurrence of Crohn's disease in children and adolescents. J Pediatr Surg. 2016;51(9):1467-72. Doi: 10.1016/j.jpedsurg.2016.01.017.
16. Qiu Y, Mao R, Chen BL et al. Fecal calprotectin for evaluating postoperative recurrence of Crohn's disease: a meta-analysis of prospective studies. Inflamm Bowel Dis. 2015;21(2):315-22. Doi: 10.1097/mib.0000000000000262.

17. Lobatón T, López-García A, Rodríguez-Moranta F et al. A new rapid test for fecal calprotectin predicts endoscopic remission and postoperative recurrence in Crohn's disease. J Crohns Colitis. 2013;7(12):e641-51. Doi: 10.1016/j.crohns.2013.05.005.

18. Wright EK, Kamm MA, De Cruz P et al. Measurement of fecal calprotectin improves monitoring and detection of recurrence of Crohn's disease after surgery. Gastroenterology. 2015;148(5):938-47.e1. Doi: 10.1053/j.gastro.2015.01.026.

19. Boube M, Laharie D, Nancey S et al. Variation of faecal calprotectin level within the first three months after bowel resection is predictive of endoscopic postoperative recurrence in Crohn's disease. Dig Liver Dis. 2020;52(7):740-4. Doi: 10.1016/j.dld.2020.03.020.

20. Liu R, Guo Z, Cao L et al. Profile of consecutive fecal calprotectin levels in the perioperative period and its predictive capacity for early endoscopic recurrence in Crohn's disease. Dis Colon Rectum. 2019;62(3):318-26. Doi: 10.1097/dcr.0000000000001263.

21. Baillet P, Cadiot G, Goutte M et al. Faecal calprotectin and magnetic resonance imaging in detecting Crohn's disease endoscopic postoperative recurrence. World J Gastroenterol. 2018;24(5):641-50. Doi: 10.3748/wjg.v24.i5.641.

22. Foster AJ, Smyth M, Lakhani A et al. Consecutive fecal calprotectin measurements for predicting relapse in pediatric Crohn's disease patients. World J Gastroenterol. 2019;25(10):1266-77. Doi: 10.3748/wjg.v25.i10.1266.

23. Hashash JG, Regueiro MD. The evolving management of postoperative Crohn's disease. Expert Rev Gastroenterol Hepatol. 2012 Sep;6(5):637-48. Doi: 10.1586/egh.12.45. PMID: 23061713.

24. Vuitton L, Marteau P, Sandborn WJ et al. IOIBD technical review on endoscopic indices for Crohn's disease clinical trials. Gut. 2016;65(9):1447-55. Doi: 10.1136/gutjnl-2015-309903.

25. Hirten RP, Ungaro RC, Castaneda D et al. Anastomotic ulcers after ileocolic resection for Crohn's disease are common and predict recurrence. Inflamm Bowel Dis. 2020;26(7):1050-8. Doi: 10.1093/ibd/izz224.

26. Rivière P, Vermeire S, Irles-Depe M et al. No change in determining Crohn's disease recurrence or need for endoscopic or surgical intervention with modification of the Rutgeerts' Scoring System. Clin Gastroenterol Hepatol. 2019;17(8):1643-5. Doi: 10.1016/j.cgh.2018.09.047.

27. Yamamoto T. Factors affecting recurrence after surgery for Crohn's disease. World J Gastroenterol. 2005;11(26):3971-9.

28. Cottone M, Rosselli M, Orlando A et al. Smoking habits and recurrence in Crohn's disease. Gastroenterology. 1994;106(3):643-8.

29. Reese GE, Nanidis T, Borysiewicz C et al. The effect of smoking after surgery for Crohn's disease: a meta-analysis of observational studies. Int J Color Dis. 2008;23(12):1213-21.

30. De Cruz P, Kamm MA, Prideaux L et al. Postoperative recurrent luminal Crohn's disease: a systematic review. Inflamm Bowel Dis. 2012;18(4):758-77. Doi: 10.1002/ibd.21825.

31. Alvarez-Lobos M, Arostegui JI, Sans M et al. Crohn's disease patients carrying Nod2/CARD15 gene variants have an increased and early need for first surgery due to stricturing disease and higher rate of surgical recurrence. Ann Surg. 2005;242(5):693-700. Doi: 10.1097/01.sla.0000186173.14696.ea.

32. Russell RK, Drummond HE, Nimmo EE et al. Genotype-phenotype analysis in childhood-onset Crohn's disease: NOD2/CARD15 variants consistently predict phenotypic characteristics of severe disease. Inflamm Bowel Dis. 2005;11(11):955-64. Doi: 10.1097/01.mib.0000183423.38037.f3.

33. Germain A, Guéant RM, Chamaillard M et al. CARD8 gene variant is a risk factor for recurrent surgery in patients with Crohn's disease. Dig Liver Dis. 2015;47(11):938-42. Doi: 10.1016/j.dld.2015.07.013.

34. Chardavoyne R, Flint GW, Pollack S et al. Factors affecting recurrence following resection for Crohn's disease. Dis Colon Rectum. 1986;29(8):495-502. Doi: 10.1007/bf02562601.

35. Simillis C, Yamamoto T, Reese GE et al. A meta-analysis comparing incidence of recurrence and indication for reoperation after surgery for perforating versus nonperforating Crohn's disease. Am J Gastroenterol. 2008;103(1):196-205. Doi: 10.1111/j.1572-0241.2007.01548.x.

36. Poggioli G, Laureti S, Selleri S et al. Factors affecting recurrence in Crohn's disease: results of a prospective audit. Int J Color Dis. 1996;11(6):294-8.

37. Gajendran M, Bauer AJ, Buchholz BM et al. Ileocecal anastomosis type significantly influences long-term functional status, quality of life and healthcare utilization in postoperative Crohn's disease patients independent of inflammation recurrence. Am J Gastroenterol. 2018 Apr;113(4):576-83 [Epub 2018 Mar 6]. Doi: 10.1038/ajg.2018.13. PMID: 29610509.

38. Yamamoto T, Bain IM, Mylonakis E et al. Stapled functional end-to-end anastomosis versus sutured end-to-end anastomosis after ileocolonic resection in Crohn's disease. Scand J Gastroenterol. 1999;34(7):708-13.

39. Coffey CJ, Kiernan MG, Sahebally SM et al. Inclusion of the mesentery in ileocolic resection for Crohn's disease is associated with reduced surgical recurrence. J Crohn's Colitis. 2018 Nov 9;12(10):1139-50. Doi: 10.1093/ecco-jcc/jjx187. PMID: 29309546; PMCID: PMC6225977.

40. Katsuno H, Maeda K, Hanai T et al. Novel antimesenteric functional end-to-end handsewn (Kono-S) anastomoses for Crohn's disease: a report of surgical procedure and short-term outcomes. Dig Surg. 2015;32(1):39-44. Doi: 10.1159/000371857.

41. Shimada N, Ohge H, Kono T et al. Surgical recurrence at anastomotic site after bowel resection in Crohn's disease: comparison of Kono-S and end-to-end anastomosis. J Gastrointest Surg. 2019;23(2):312-9. Doi: 10.1007/s11605-018-4012-6.

42. Luglio G, Rispo A, Imperatore N et al. Surgical prevention of anastomotic recurrence by excluding mesentery in Crohn's disease – The SuPREMe-CD study: a randomized clinical trial. Ann Surg. 2020;272(2):210-7. Doi: 10.1097/sla.0000000000003821.

43. Ryan JM, Rogers AC, O'Toole A et al. Meta-analysis of histological margin positivity in the prediction of recurrence after Crohn's resection. Dis Colon Rectum. 2019;62(7):882-92. Doi: 10.1097/dcr.0000000000001407.

44. De Buck van Overstraeten A, Eshuis EJ, Vermeire S et al. Short- and medium-term outcomes following primary ileocaecal resection for Crohn's disease in two specialist centres. Br J Surg. 2017;104(12):1713-22. Doi: 10.1002/bjs.10595.

45. De Cruz P, Kamm MA, Hamilton AL et al. Crohn's disease management after intestinal resection: a randomised trial. Lancet. 2015;385(9976):1406-17. Doi: 10.1016/s0140-6736(14)61908-5.

46. Luceri C, Bigagli E, Agostiniani S et al. Analysis of oxidative stress-related markers in Crohn's disease patients at surgery and correlations with clinical findings. Antioxidants (Basel). 2019;8(9). Doi: 10.3390/antiox8090378.

47. Águas M, Bastida G, Cerrillo E et al. Adalimumab in prevention of postoperative recurrence of Crohn's disease in high-risk patients. World J Gastroenterol. 2012;18(32):4391-8. Doi: 10.3748/wjg. v18.i32.4391.

48. Armuzzi A, Felice C, Papa A et al. Prevention of postoperative recurrence with azathioprine or infliximab in patients with Crohn's disease: an open-label pilot study. J Crohns Colitis. 2013;7(12):e623-9. Doi: 10.1016/j.crohns.2013.04.020.

49. Papamichael K, Archavlis E, Lariou C et al. Adalimumab for the prevention and/or treatment of post-operative recurrence of Crohn's disease: a prospective, two-year, single center, pilot study. J Crohns Colitis. 2012;6(9):924-31. Doi: 10.1016/j.crohns.2012.02.012.

50. Regueiro M, Schraut W, Baidoo L et al. Infliximab prevents Crohn's disease recurrence after ileal resection. Gastroenterology. 2009;136(2):441-50.e1; quiz 716. Doi: 10.1053/j.gastro.2008.10.051.

51. Savarino E, Bodini G, Dulbecco P et al. Adalimumab is more effective than azathioprine and mesalamine at preventing postoperative recurrence of Crohn's disease: a randomized controlled trial. Am J Gastroenterol. 2013;108(11):1731-42. Doi: 10.1038/ajg.2013.287.

52. Savarino E, Dulbecco P, Bodini G et al. Prevention of postoperative recurrence of Crohn's disease by adalimumab: a case series. Eur J Gastroenterol Hepatol. 2012;24(4):468-70. Doi: 10.1097/MEG.0b013e3283500849.

53. Sorrentino D, Marino M, Dassopoulos T et al. Low dose infliximab for prevention of postoperative recurrence of Crohn's disease: long term follow-up and impact of infliximab trough levels and antibodies to infliximab. PLoS One. 2015;10(12):e0144900. Doi: 10.1371/journal.pone.0144900.

54. Yoshida K, Fukunaga K, Ikeuchi H et al. Scheduled infliximab monotherapy to prevent recurrence of Crohn's disease following ileocolic or ileal resection: a 3-year prospective randomized open trial. Inflamm Bowel Dis. 2012;18(9):1617-23. Doi: 10.1002/ibd.21928.

55. Buisson A, Nancey S, Manlay L et al.; USTEK Post-op Study Group. Ustekinumab is more effective than azathioprine to prevent endoscopic postoperative recurrence in Crohn's disease. United European Gastroenterol J. 2021 Jun;9(5):552-60 [Epub 2021 May 5]. Doi: 10.1002/ueg2.12068. PMID: 33951350; PMCID: PMC8259431.

56. Yamada A, Komaki Y, Patel N et al. The use of vedolizumab in preventing postoperative recurrence of Crohn's disease. Inflamm Bowel Dis. 2018;24:502-9.

57. Macaluso FS, Cappello M, Crispino F et al.; Sicilian Network for Inflammatory Bowel Disease (SN-IBD). Vedolizumab may be an effective option for the treatment of postoperative recurrence of Crohn's disease. Dig Liver Dis. 2022 May;54(5):629-34 [Epub 2021 Dec 16]. Doi: 10.1016/j.dld.2021.11.021. PMID: 34924320.

# Seção 6

Urgências

19 Urgências Clínicas e Cirúrgicas na Retocolite Ulcerativa

Roberto Luiz Kaiser Junior
Mikaell Alexandre Gouvêa Faria
Carlos Walter Sobrado Junior
Arceu Scanavini Neto

Introdução

A retocolite ulcerativa (RCU) é uma afecção crônica em que cerca de um terço dos pacientes necessita ser submetido a tratamento cirúrgico, ou seja, não pôde ser compensado com medicamentos. Vale ressaltar que a maioria dos pacientes tem quadro crônico moderado ou leve que exige uso de medicamentos que possibilitam controle dos sintomas e boa ou excelente qualidade de vida. Entretanto, episódios de descompensação aguda acometem cerca de 15% dos pacientes com RCU e colocam-nos sob risco de escalonamento de tratamento clínico de maneira dramática e eventual necessidade de operação em caráter de urgência.

Trataremos inicialmente das situações clínicas de urgência relacionadas à retocolite ulcerativa e, em seguida, abordaremos a estratégia cirúrgica envolvida no manejo destes casos.

Colite aguda

A colite aguda que, como mencionamos, acomete até 15% dos pacientes, culmina na cirurgia de urgência em torno de 30% destes. A mortalidade associada a esta situação varia entre 1% e 5%, mais alta em pacientes com mais que 60 anos.[1] Séries de casos apontam mortalidade de até 39% em pacientes acima de 65 anos.[2]

Sintomas da colite aguda[3-6]

- 6 a 10 evacuações sanguinolentas;
- febre (> 37,5 °C);
- taquicardia 90 bpm;
- anemia (< 75% basal → necessidade de transfusão);
- velocidade de hemossedimentação (VHS) > 30 mg/L;
- radiologia (dilatação de 6 cm transverso).

Fatores de risco na colite aguda

A ocorrência de perfuração também é fator de aumento de mortalidade atingindo 30% a 60% e, somando-se a outros fatores, como dilatação persistente, pneumatose, piora da peritonite local e progressão para insuficiência de múltiplos órgãos, atinge 80% de mortalidade.[7-10]

Urgências clínicas na RCU

Quando nos deparamos, em um pronto atendimento, com pacientes com suspeita de um quadro agudo de retocolite, necessitamos investigar com cuidado para conseguir delimitar a gravidade em que estes pacientes se encontram e, se possível, entendermos se estamos diante de uma agudização por falência de tratamento ou por agente causal infeccioso e quão grave pode ser a evolução dessa agudização. É necessário sabermos se os pacientes apresentam fatores que podem aumentar os riscos de complicações, assim como se há indicação cirúrgica.

Após essa avaliação inicial, exames serão delimitados de acordo com cada caso, mas alguns essenciais podem ser seguidos: hemograma completo; testes de função hepática (TGO, TGP, GGT, FA, BTF) e renal (creatinina); albumina; sódio; potássio; magnésio; cálcio; e marcadores inflamatórios como PCR, VHS e DHL. Colher amostras de fezes para a toxina *Clostridium difficile*, para excluir colite pseudomembranosa, coprocultura e calprotectina fecal.[11-16]

Uma radiografia abdominal simples ou abdome agudo deve ser feito para excluir megacólon tóxico e perfurações. A radiografia também pode fornecer informações sobre a extensão da doença e pode prever a resposta ao tratamento. Nos maiores centros que contam com a tomografia computadorizada, esta pode substituir a radiografia de abdome.

Retossigmoidoscopia flexível, com insuflação mínima de ar, sem preparo intestinal, deve ser realizada para complementar o diagnóstico e ainda pode ajudar a verificar a presença ou não de infecção por citomegalovírus (CMV), que pode ser a causa ou coadjuvante do quadro agudo.[11-16]

Juntamente com os exames (físico, laboratorial e radiológicos) iniciais, podemos já instituir medidas de suporte clínico de acordo com os sinais encontrados para manter a estabilidade do paciente. Muitas vezes, no início das avaliações, encontramos pacientes desidratados, desnutridos, anêmicos e com sangramentos ativos.

Tratamentos farmacológicos

No tratamento farmacológico para retocolite ulcerativa, há os corticosteroides, os ácido 5-aminossalicílicos (mesalazina e sulfassalazina), os inibidores calcineurina (ciclosporinas), tiopurinas (azatioprina e 6-mercaptopurina), imunobiológicos e inibidores da JAK. No cenário de urgência, a evidência científica recomenda os que discutiremos a seguir.[11-16]

Antibióticos

Têm seu uso mais direcionado se encontramos processo infeccioso associado, como infecções por *Clostridium difficile* e em **possível choque séptico**. O seu uso para resgate da colite isoladamente não apresenta resultados significativos. Entretanto, deve ser avaliado caso a caso, especialmente em pacientes graves, pois a translocação bacteriana pode estar envolvida na instabilidade, já que quebra de barreira intestinal está presente.[11-16]

Corticosteroides

Os corticosteroides endovenosos formam a 1ª linha de tratamento e, após o início do seu uso, verificou-se diminuição da morbidade e da mortalidade nos casos mais graves. A dose usual quando escolhemos metilprednisolona é de 60 mg a cada 24 horas e, quando hidrocortisona, na de 100 mg 4 vezes por dia. Não foi verificado aumento significativo na eficácia com o uso de doses mais altas. O tratamento com corticosteroides deve ser estipulado por 7 a 10 dias, devendo os pacientes serem avaliados após 2 a 3 dias de corticosteroide intravenosa (IV) e aqueles que não respondem devem ser avaliados quanto à progressão da terapia ou quanto à mudança para indicação cirúrgica.[17-23]

Ciclosporinas

Quando a opção é ciclosporina, diversos estudos mostram que a dose de 2 mg/kg de ciclosporina IV era tão eficaz quanto 4 mg/kg, com taxas de resposta no dia 8 de 8% e 82%, respectivamente, não mostrando diferença significativa nas taxas de colectomia. Devendo os pacientes que responderem ao tratamento endovenoso até o dia 8 serem convertidos para tratamento oral sequencial, que normalmente é maior do que a dose endovenosa (EV), objetivando-se a meta de concentração de 100 a 200 mg/mL.[15,24]

Durante o tratamento, encontraram-se, em alguns estudos, toxicidade e infecções graves em 5% dos pacientes e mortalidade em 1% a 3%. Os principais eventos adversos associados ao uso da ciclosporina incluíram nefrotoxicidade (6,3%), convulsões (3,6%), anafilaxia (0,9%) e óbito (1,8%).[15,25,26]

Imunobiológicos

O principal nesse grupo, quando pensamos no cenário de urgência, é o infliximabe. O medicamento demonstrou, com seu uso, menores taxas de colectomia e esse benefício se estendeu por alguns anos quando comparamos com placebo.[27-30]

Sua indicação não deve aparecer como 2ª opção à falha da ciclosporina, ou vice-versa, sendo esta uma observação importantíssima que não deve ser justificativa para postergar indicação cirúrgica.[27-30]

A dose-padrão de indução para infliximabe deve ser de 5 mg/kg nas semanas 0, 2 e 6 e a terapia combinada com uma tiopurina pode ser avaliada, pois pode aumentar os níveis séricos de infliximabe mesmo naqueles pacientes já falhados com monoterapia de tiopurina em virtude da diminuição da imunogenicidade gerada contra o infliximabe. Deve-se tomar cuidado especial com risco de infecções quanto mais associações de imunossupressores forem feitas. O uso de doses de 10 mg/kg vem sendo avaliado e não se provou válido até o momento.[27-30]

Outros agentes, como adalimumabe, golimumabe, vedolizumabe, ustequinube e tofacitnibe, demonstraram eficácia em pacientes com retocolite moderada a grave, e podem eventualmente serem usados, mas necessitam de mais estudos em pacientes com esse perfil durante o resgate no cenário de urgência. A exceção seria o ustequinumabe, que, para pacientes com falha prévia ao infliximabe, ressaltando que não na mesma internação em que estamos discutindo a situação de urgência, pode ser utilizado.

Identificação dos pacientes candidatos à cirurgia e minimização dos riscos

A introdução de medicamentos biológicos não conseguiu evitar a necessidade de operação de urgência e estima-se que ainda 10% a 15% dos pacientes sejam operados na mesma internação e outra parcela seja operada no seguimento pós-alta.[31,32]

Acompanhando-se pacientes no período 1, 3 e 5 anos após o quadro agudo, 93%, 81% e 79% não foram operados, tendo o risco de operação aumentado em 3X (RR: 3) para aqueles que utilizaram infliximabe como medicamento que conseguiu compensar o quadro, ao passo que os corticosteroides reduziram o risco (RR: 0,5).[33]

A extensão da doença também foi fator de maior risco para cirurgia: pancolite (32%, 42% e 65%) e proctite (14%, 21% e 34%) em 1, 3 e 5 anos.

Outro fator fortemente relacionado com o aumento das taxas de morbidade é o tempo entre a admissão do paciente e a operação. Análise de 69.936 pacientes observou, como ponto de inflexão para a redução de complicações, o limite de 24 horas para a operação. Assim, o grupo de 20% desses pacientes que foram operados em até 24 horas apresentou melhores resultados. Foram operados por laparoscopia 28% versus 23% no grupo de pacientes operados após 24 horas; teve custo de internação significativamente menor, o grupo que fez cirurgia em menos de 24 horas, US$ 20 mil versus US$ 33 mil e o grupo que aguardou > de 24 horas para a operação teve aumento do risco relativo (RR: 1,46) para complicações.[34]

Tática operatória

Temos a laparoscopia como a via de acesso preferencial, desde que a equipe seja totalmente treinada, o paciente esteja em condições hemodinâmicas que possibilitem a criação e a manutenção do pneumoperitônio e tenhamos à disposição equipamento de primeira linha com a incorporação de pinças de energia que abreviam consideravelmente o tempo cirúrgico.[35]

Uma forma de padronizar e trazer cadência à colectomia total neste cenário é a sistematização da cirurgia. Sampietro et al., 2020, como exemplo, dividiram a colectomia total em dez etapas a serem cumpridas, sendo que esta opção reduziu o tempo cirúrgico de 224 minutos (várias técnicas combinadas) para 144 minutos, entre outros resultados significativamente positivos, como menos readmissões e redução do tempo de internação.[36]

Devemos ter o cuidado de mencionar a atenção especial com o nível da secção do reto, em nossa preferência, que seja realizada no promontório com a obrigatoriedade da drenagem do coto retal com sonda retal exteriorizada por via transanal e fixada na pele no períneo por 3 a 5 dias no pós-operatório.

*Outros preferem a confecção de fístula mucosa com o reto exteriorizado em incisão suprapúbica,** ou simplesmente o sepultamento do reto e a drenagem abdominal do coto.

Apesar de consagrada a colectomia subtotal, alguns autores sugerem alternativas, que, para efeito de divulgação dos trabalhos, e não encorajamento da adoção destas táticas, por não termos experiência pessoal com essas propostas, relatamos a seguir.

Ileostomia em alça para derivação em casos graves com intuito de se evitar a colectomia ou, ao menos, de se otimizar a condição clínica dos pacientes é a proposta dos autores deste capítulo que a utilizaram em 33 pacientes com colite aguda, embora somente 19 fossem portadores de RCU.[37]

---

* Preferência do autor Arceu Scanavini Neto.
** Preferência do autor Carlos Walter Sobrado Junior.

Colectomia total mais curta, interrompida no nível do sigmoide em ponto em que seja possível exteriorizá-lo na FID junto com a ileostomia terminal, é a proposta do grupo que conduziu essa técnica em 35 casos consecutivos com resultados bastante convincentes;[38] e, posteriormente, acumulando 213 casos semelhantes, sendo 74 em caráter de urgência.[39,40] Evitar-se-iam, desta forma, duas incisões, uma para a ileostomia na FID e outra para a exteriorização do reto, suprapúbica, além de reduzir a extensão da dissecção distalmente, encurtando-se o tempo para a execução do caso.

Considerações finais

Acreditamos que tenhamos de modo prático elencado brevemente os tópicos atuais que podem estar envolvidos com o correto manejo clínico e cirúrgico desta grave condição que é a descompensação aguda da retocolite ulcerativa. Esperamos ter contribuído para o entendimento do leitor sobre este tópico e ressaltamos a importância do trabalho próximo entre a equipe de gastroenterologia clínica e a equipe cirúrgica de modo que estes casos tenham sempre acompanhamento multidisciplinar, desde a admissão, tendo em vista as nuances de detalhes em momentos críticos que podem fazer grande diferença no desfecho destes pacientes.

Referências bibliográficas

1. Watts JM, De Dombal FT, Watkinson G et al. Long-term prognosis of ulcerative colitis. Br Med J. 1966 Jun 11;1(5501):1447-53. Doi: 10.1136/bmj.1.5501.1447. PMID: 5935049; PMCID: PMC1844648.
2. Nicholls RJ, Clark DN, Kelso L et al. Nationwide linkage analysis in Scotland implicates age as the critical overall determinant of mortality in ulcerative colitis. Aliment Pharmacol Ther. 2010;31:1310-21.
3. Truelove SC, Witts LJ. Cortisone in ulcerative colitis: final report on a therapeutic trial. Br Med J. 1955;2(4947):1041-8. Doi: 10.1136/bmj.2.4947.1041.
4. Hanauer SB. Inflammatory bowel disease. N Engl J Med. 1996 Mar 28;334(13):841-8. Doi: 10.1056/NEJM199603283341307. Erratum in: N Engl J Med. 1996 Jul 11;335(2):143. PMID: 8596552.
5. Jones JH, Chapman M. Definition of megacolon in colitis. Gut. 1969 Jul;10(7):562-4. Doi: 10.1136/gut.10.7.562. PMID: 5806937; PMCID: PMC1552943.
6. Katz JA. Medical and surgical management of severe colitis. Semin Gastrointest Dis. 2000 Jan;11(1):18-32. PMID: 10706226.
7. Greenstein AJ, Aufses Jr AH. Differences in pathogenesis, incidence and outcome of perforation in inflammatory bowel disease. Surg Gynecol Obstet. 1985 Jan;160(1):63-9. PMID: 3871126.
8. Berg DF, Bahadursingh AM, Kaminski DL et al. Acute surgical emergencies in inflammatory bowel disease. Am J Surg. 2002 Jul;184(1):45-51. Doi: 10.1016/s0002-9610(02)00879-6. PMID: 12135718.
9. Heppell J, Farkouh E, Dubé S et al. Toxic megacolon. Diseases of the Colon & Rectum. 1986 Dec;29(12):789-92. Doi: 10.1007/BF02555345.
10. St. Peter SD, Abbas MA, Kelly KA. The spectrum of pneumatosis intestinalis. Arch Surg. 2003 Jan;138(1):68-75. Doi: 10.1001/archsurg.138.1.68. PMID: 12511155.
11. Mylonaki M, Langmead L, Pantes A et al. Enteric infection in relapse of inflammatory bowel disease: importance of microbiological examination of stool. Eur J Gastroenterol Hepatol. 2004;16:775-8.
12. Carbonnel F, Lavergne A, Lemann M et al. Colonoscopy of acute colitis: a safe and reliable tool for assessment of severity. Dig Dis Sci. 1994;39:1550-7.
13. Ben-Horin S, Margalit M, Bossuyt P et al. Prevalence and clinical impact of endoscopic pseudomembranes in patients with inflammatory bowel disease and Clostridium difficile infection. J Crohn's Colitis. 2010;4:194-8.
14. Rosiou K, Selinger CP. Acute severe ulcerative colitis: management advice for internal medicine and emergency physicians. Intern Emerg Med. 2021 Sep;16(6):1433-42 [Epub 2021 Mar 22]. Doi: 10.1007/s11739-021-02704-0. PMID: 33754227; PMCID: PMC8354863.
15. Lamb CA, Kennedy NA, Raine T et al. British Society of Gastroenterology consensus guidelines on the management of inflammatory bowel disease in adults. Gut. 2019:318484. Doi: 10.1136/gutjnl-2019-318484.
16. Harbord M, Eliakim R, Bettenworth D et al.; European Crohn's and Colitis Organisation [ECCO]. 3rd European evidence-based consensus on diagnosis and management of ulcerative colitis – Part II: Current management. J Crohns Colitis. 2017 Jul 1;11(7):769-84. Doi: 10.1093/ecco-jcc/jjx009. Erratum in: J Crohn's Colitis. 2017 Dec 4;11(12):1512. PMID: 28513805.
17. Turner D, Walsh CM, Steinhart AH et al. Response to corticosteroids in severe ulcerative colitis: a systematic review of the literature and a meta-regression. Clin Gastroenterol Hepatol. 2007;5(1):103-10. Doi: 10.1016/j.cgh.2006.09.033.
18. Bitton A, Buie D, Enns R et al.; Canadian Association of Gastroenterology Severe Ulcerative Colitis Consensus Group. Treatment of hospitalized adult patients with severe ulcerative colitis: Toronto consensus statements. Am J Gastroenterol. 2012;107(2):179-94. Doi: 10.1038/ajg.2011.386.
19. Dignass AU, Gasche C, Bettenworth D et al.; European Crohn's and Colitis Organisation [ECCO]. European consensus on the diagnosis and management of iron deficiency and anaemia in inflammatory bowel diseases. J Crohns Colitis. 2015;9(3):211-22. Doi: 10.1093/ecco-jcc/jju009.
20. Sonnenberg A. Time trends of mortality from Crohn's disease and ulcerative colitis. Int J Epidemiol. 2007;36(4):890-9. Doi: 10.1093/ije/dym034.
21. Rosenberg W, Ireland A, Jewell DP. High-dose methylprednisolone in the treatment of active ulcerative colitis. J Clin Gastroenterol. 1990;12(1):40-1. Doi: 10.1097/00004836-199002000-00011.
22. Bossa F, Fiorella S, Caruso N et al. Continuous infusion versus bolus administration of steroids in severe attacks of ulcerative colitis: a randomized, double-blind trial. Am J Gastroenterol. 2007;102(3):601-8. Doi: 10.1111/j.1572-0241.2006.01007.x.

23. Randall J, Singh B, Warren BF et al. Delayed surgery for acute severe colitis is associated with increased risk of postoperative complications. Br J Surg. 2010;97(3):404-9. Doi: 10.1002/bjs.6874.
24. Van Assche G, D'Haens G, Noman M et al. Randomized, double-blind comparison of 4 mg/kg versus 2 mg/kg intravenous cyclosporine in severe ulcerative colitis. Gastroenterology. 2003;125:1025-31.
25. Moskovitz DN, Van Assche G, Maenhout B et al. Incidence of colectomy during long-term follow-up after cyclosporine-induced remission of severe ulcerative colitis. Clin Gastroenterol Hepatol. 2006;4:760-5.
26. Sternthal MB, Murphy SJ, George J et al. Adverse events associated with the use of cyclosporine in patients with inflammatory bowel disease. Am J Gastroenterol. 2008;103:937-43.
27. Lees CW, Heys D, Ho GT et al.; Scottish Society of Gastroenterology Infiximab Group. A retrospective analysis of the efficacy and safety of infliximab as rescue therapy in acute severe ulcerative colitis. Aliment Pharmacol Ther. 2007 Aug 1;26(3):411-9. Doi: 10.1111/j.1365-2036.2007.03383.x.
28. Järnerot G, Hertervig E, Friis-Liby I et al. Infiximab as rescue therapy in severe to moderately severe ulcerative colitis: a randomized, placebo-controlled study. Gastroenterology. 2005;128(7):1805-11. Doi: 10.1053/j.gastro.2005.03.003.
29. Gustavsson A, Järnerot G, Hertervig E et al. Clinical trial: colectomy after rescue therapy in ulcerative colitis: 3-year follow-up of the Swedish-Danish controlled infiximab study. Aliment Pharmacol Ther. 2010;32(8):984-9. Doi: 10.1111/j.1365-2036.2010.04435.x.
30. Hayes MJ, Stein AC, Sakuraba A. Comparison of efficacy, pharmacokinetics and immunogenicity between infiximab mono versus combination therapy in ulcerative colitis. J Gastroenterol Hepatol. 2014;29(6):1177-85. Doi: 10.1111/jgh.12517.
31. Aratari A, Papi C, Clemente V et al. Colectomy rate in acute severe ulcerative colitis in the infliximab era. Dig Liver Dis. 2008 Oct;40(10):821-6 [Epub 2008 May 9]. Doi: 10.1016/j.dld.2008.03.014. PMID: 18472316.
32. Clemente V, Aratari A, Papi C et al. Short term colectomy rate and mortality for severe ulcerative colitis in the last 40 years: has something changed? Dig Liver Dis. 2016 Apr;48(4):371-5 [Epub 2016 Jan 16]. Doi: 10.1016/j.dld.2015.12.014. PMID: 26854257.
33. Festa S, Scribano ML, Pugliese D et al. Long-term outcomes of acute severe ulcerative colitis in the rescue therapy era: a multicentre cohort study. United European Gastroenterol J. 2021 May;9(4):507-16 [Epub 2021 Feb 16]. Doi: 10.1177/2050640620977405. PMID: 33259773; PMCID: PMC8259429.
34. Leeds IL, Truta B, Parian AM et al. Early surgical intervention for acute ulcerative colitis is associated with improved postoperative outcomes. J Gastrointest Surg. 2017 Oct;21(10):1675-82 [Epub 2017 Aug 17]. Doi: 10.1007/s11605-017-3538-3. PMID: 28819916; PMCID: PMC6201293.
35. Garfinkle R, Boutros M, Hippalgaonkar N et al. Electrothermal bipolar vessel ligation improves operative time during laparoscopic total proctocolectomy: a large single-center experience. Surg Endosc. 2016 Jul;30(7):2840-7 [Epub 2015 Oct 28]. Doi: 10.1007/s00464-015-4565-3. PMID: 26511115.
36. Sampietro GM, Colombo F, Corsi F. Sequential Approach for a Critical-view COlectomy (SACCO): a laparoscopic technique to reduce operative time and complications in IBD acute severe colitis. J Clin Med. 2020 Oct 21;9(10):3382. Doi: 10.3390/jcm9103382. PMID: 33096913; PMCID: PMC7589891.
37. Russell TA, Dawes AJ, Graham DS et al. Rescue diverting loop ileostomy: an alternative to emergent colectomy in the setting of severe acute refractory IBD: colitis. Dis Colon Rectum. 2018 Feb;61(2):214-20. Doi: 10.1097/DCR.0000000000000985. PMID: 29337777.
38. Marceau C, Alves A, Ouaissi M et al. Laparoscopic subtotal colectomy for acute or severe colitis complicating inflammatory bowel disease: a case-matched study in 88 patients. Surgery. 2007 May;141(5):640-4 [Epub 2007 Mar 23]. Doi: 10.1016/j.surg.2006.12.012. PMID: 17462464.
39. Maggiori L, Bretagnol F, Alves A et al. Laparoscopic subtotal colectomy for acute or severe colitis with double-end ileo-sigmoidostomy in right iliac fossa. Surg Laparosc Endosc Percutan Tech. 2010 Feb;20(1):27-9. Doi: 10.1097/SLE.0b013e3181cda0f8. PMID: 20173617.
40. Mege D, Frontali A, Pellino G et al. Laparoscopic subtotal colectomy with double-end ileosigmoidostomy in right iliac fossa facilitates second-stage surgery in patients with inflammatory bowel disease. Surg Endosc. 2020 Jan;34(1):186-91 [Epub 2019 Mar 14]. Doi: 10.1007/s00464-019-06749-3. PMID: 30877564.

20 Urgências Clínicas e Cirúrgicas na Doença de Crohn

Alexander de Sá Rolim
Alexandre Medeiros do Carmo
Daniel de Castilho da Silva
Eron Miranda

Introdução

A doença de Crohn (DC) é uma afecção inflamatória crônica do aparelho digestório, em que todo o trato gastrointestinal (TGI) pode ser acometido, sendo a inflamação tipicamente segmentar e transmural, e o íleo terminal e o cólon são os locais mais acometidos. A DC pode se apresentar variando entre quadros indolentes, progressivos ou graves e costuma evoluir com períodos de remissão e exacerbação da atividade inflamatória da doença. A melhor compreensão da fisiopatologia da doença e o surgimento de novas terapias medicamentosas e de estratégias terapêuticas tornaram a remissão profunda e prolongada como alvo a ser alcançado.[1,2]

Porém, mesmo com todos os avanços médicos e uso dos biológicos, os pacientes continuam apresentando complicações graves e urgências médicas. Apesar da melhoria do tratamento clínico na DC, não parece ter ocorrido um grande impacto na redução da probabilidade de um paciente ser submetido à cirurgia. As taxas de intervenções cirúrgicas permanecem altas, com 47% dos pacientes com DC necessitando de ressecção após 10 anos do diagnóstico e as taxas de cirurgia de emergência permaneceram inalteradas ou com algum grau de diminuição.[3,4]

As urgências na DC estão associadas com morbimortalidade elevada, necessidade de cirurgia e dano orgânico permanente. O paciente, que tem DC com indicação cirúrgica, apresenta uma chance significativa de recidiva da doença e a necessidade de novas intervenções cirúrgicas.[5] Neste capítulo, abordaremos as principais urgências na DC: hemorragias, abscessos e fístulas; obstrução e perfuração intestinal; eventos tromboembólicos; infecções oportunistas; e apendicite aguda.

Hemorragias

Sangramento agudo do TGI é uma condição de emergência com mortalidade entre 2% e 10%. São raros os casos de sangramento do TGI baixo na DC – 0,6% a 6% –, porém com potencial risco de morte. A fisiopatologia do sangramento agudo em pacientes com DC ocorre provavelmente pela erosão dos vasos sanguíneos nas úlceras intestinais profundas. Os dados da literatura são contraditórios quando comparados os locais de maior incidência de sangramento, ileal ou colônico e o risco de ressangramento varia entre 19% e 41%.[6] A localização do local de sangramento na DC é um desafio em virtude das múltiplas áreas inflamadas. Quando a ileocolonoscopia e a endoscopia digestiva alta não conseguem determinar o local preciso, pacientes com estenoses de delgado apresentam dificuldades para realizar cápsula endoscópica e enteroscopia. Exames de imagem apresentam baixa acurácia para determinar com precisão o local de sangramento.[7] Na literatura, colonoscopia identificou o local da hemorragia em 11%, angiografia em 26% e tomografia computadorizada (TC) de abdome com contraste em 20%.[8]

Na maioria dos casos, o sangramento é controlado com medidas clínicas, intervenções cirúrgicas, endoscópicas e vasculares são reservadas quando o tratamento conservador não apresenta resposta. A terapêutica utilizada deve propiciar a cicatrização da mucosa, os corticosteroides são efetivos para induzirem a remissão clínica; porém, apenas 29% desses pacientes apresentam remissão endoscópica. Os salicilatos apresentam efeito na cicatrização da mucosa após 6 semanas e as tiopurinas apresentam maiores índices de cicatrização de mucosa quanto utilizadas por no mínimo 6 meses. O uso de biológicos na fase de indução não interrompe o sangramento ativo. Estudos demonstraram menor risco de sangramento em pacientes em uso de biológico na fase de manutenção.[9]

Inúmeras vezes o tratamento para interromper o sangramento é ineficiente e pode ter um desfecho desfavorável. Terapias por endoscopia e angioembolização podem ser efetivas para interromper o sangramento, no entanto não promovem a cicatrização da mucosa, propiciando o ressangramento. Angioembolização agressiva pode ocasionar isquemia intestinal no intestino inflamado e risco de 33% de ressangramento. Estudos retrospectivos demonstram que pacientes masculinos apresentam maior risco de sangramento e o uso de tiopurinas e biológicos aparentemente diminuem o risco.[6,9] A necessidade de intervenção cirúrgica na literatura varia entre 7,1% e 39,7%, com elevado risco de ressangramento, pois o foco da hemorragia pode estar em área que não foi ressecada.[6,9,10]

Estudos sobre o ácido tranexâmico, agente farmacológico antifibrinolítico, são reservados sobre o uso deste para sangramentos após cirurgias e traumas e consideram-no mais eficaz para o sangramento do TGI alto; os dados da literatura são escassos para o tratamento de sangramento do TGI baixo, sobretudo na DC.[11]

Abscessos e fístulas intra-abdominais

A DC, por ser uma doença inflamatória intestinal de acometimento transmural, pode acarretar perfuração intestinal, com possível formação de abscesso ou de trajeto fistuloso. Os abscessos e fístulas intra-abdominais estão mais propensos a ocorrer por causa da combinação do aumento da pressão intraluminal em decorrência de estenoses, da inflamação transmural e das ulcerações profundas. A localização mais comum para a formação de abscessos intra-abdominais é o quadrante inferior direito do abdome adjacente ao íleo terminal e ceco. Esses abscessos podem ser intraperitoneais, extraperitoneais ou intramesentéricos.[4]

O quadro clínico pode se apresentar com dor abdominal, adinamia, náuseas, febre, sudorese, mal-estar e provas inflamatórias elevadas. No entanto, diante de um paciente utilizando medicação imunossupressora e muitas vezes desnutrido, nem sempre o quadro clínico se apresenta de forma exuberante e muitas vezes pode ser oligossintomático e, na maioria delas, inespecífico. Desta forma, para um diagnóstico precoce, é imperiosa a realização de anamnese, exames físico e proctológico minuciosos, exames laboratoriais e de imagem para melhor avaliação destes pacientes.[12]

O diagnóstico radiológico geralmente é feito com TC ou ressonância nuclear magnética (RNM), de preferência com enterografia, para um melhor estudo do intestino delgado.[13] A ultrassonografia (US) de abdome também pode ser utilizada, principalmente para avaliar coleção, estenose, ou fibrose, porém é um exame que necessita de médicos bastante treinados no método.[4]

Os objetivos dos exames de imagem, além de confirmar o diagnóstico, são avaliar o tamanho, a localização e as características do abscesso; determinar a presença de fístula; se existe estenose a jusante e se a estenose está relacionada com fibrose e/ou com processo inflamatório.

Há algumas décadas, o tratamento dos abscessos intra-abdominais (AI) se fazia com laparotomia exploradora, drenagem ampla e ressecção dos segmentos acometidos. Com a melhor compreensão da doença e melhores qualidade e precisão dos exames de imagem, a abordagem inicial tornou-se a drenagem percutânea guiada por exames de imagem (DPGI), nos casos de abscessos únicos e bem definidos, que são acessíveis à radiologia intervencionista.[13]

A DPGI, quando bem-sucedida, evita a cirurgia de emergência em 14% a 85% dos casos, e em até 30% destes pacientes pode evitar cirurgia. Mas identificar quem pode ser tratado sem cirurgia adicional é difícil. Há limitadas evidências sobre o melhor manejo dos pacientes submetidos DPGI, o melhor momento de uma abordagem cirúrgica após a drenagem ainda é desconhecido. A recorrência do abscesso é até 6,5 vezes maior nos casos de DPGI isolada do que DPGI seguida de ressecção cirúrgica. Por isso, a cirurgia eletiva deve ser considerada após o controle da sepse com DPGI e antibioticoterapia. DC clinicamente refratária, presença de estenose ou fístula enterocutânea, seja ela primária, seja como consequência da DPGI, aumentam a probabilidade de cirurgia. Contudo, a cirurgia de emergência sem DPGI e controle da sepse está associada a mais complicações e estomias do que a DPGI inicial seguida de cirurgia eletiva. A DPGI bem-sucedida pode ser considerada uma ponte para a cirurgia eletiva, permitindo otimização nutricional e médica e, consequentemente, melhores resultados.[13]

A utilização de antibioticoterapia intravenosa (IV) com cobertura para bactérias Gram-negativas e anaeróbios é preconizada. Abscessos pequenos (menores do que 4 cm) e sem fístulas respondem bem ao tratamento isolado com antibióticos. A utilização de corticosteroide está associada com um aumento do risco de complicações pós-operatórias e a redução pré-operatória das doses de corticosteroides pode reduzir as complicações pós-operatórias, mas deve ser monitorada cuidadosamente para evitar o aumento da carga da doença. Evidência sugerem que o tratamento pré-operatório com anti-TNF-α, anti-integrinas ou anti-interleucinas não aumenta o risco de complicações pós-operatórias em pacientes com DC submetidos à cirurgia abdominal. A suspensão desses medicamentos antes da cirurgia não é obrigatória.[12,13]

Resumindo, inicialmente, nos abscessos intra-abdominais pequenos, tenta-se a antibioticoterapia; e nos abscessos maiores, a drenagem percutânea; e mantendo-se a indicação cirúrgica na urgência para os casos de múltiplos abscessos, peritonite e pacientes que não respondam ou impossibilitados das terapêuticas iniciais. Mas a maioria dos pacientes com abscessos não operados inicialmente precisarão de uma cirurgia, por isso é de extrema importância seguir estes pacientes, vislumbrando uma cirurgia eletiva. Buscando ressecções econômicas imaginando que este paciente poderá ter de ser submetido a outras intervenções cirúrgicas.

As principais fístulas intra-abdominais são entero-entéricas, enterocolônicas, enterocutâneas, enterovesicais e enterovaginais. Sua prevalência estimada é de 12% após 10 anos e 24% após 20 anos de doença.[14]

O tratamento das fístulas intra-abdominais sintomáticas é, na maioria das vezes, cirúrgico. Como nos abscessos; quando possível, a abordagem cirúrgica deve ser eletiva. O tratamento consiste na ressecção do segmento acometido e sutura do órgão secundariamente acometido. Nos casos de fístulas enteroentéricas sintomáticas, é indicada a ressecção de um curto segmento da alça intestinal, de delgado ou cólon, pois a sutura simples tem uma elevada taxa de deiscência. Nos casos de fístulas enterocutâneas, pode se tentar um tratamento clínico: melhora do tratamento específico para DC e do aporte nutricional enteral e/ou parenteral. Nas fístulas enteroentéricas assintomáticas (achado incidental em exames de imagem), a cirurgia não é uma indicação absoluta.[15]

Abscessos e fístulas perianais

A DC perianal fistulizante (fístulas, abscessos e fístulas retovaginais) é um fator preditivo para o curso da doença incapacitante, além de prejudicar drasticamente a vida social e sexual desses pacientes, prejudicando, e muito, a qualidade de vida e ser um indicativo de um fenótipo mais agressivo (Figura 20.1).

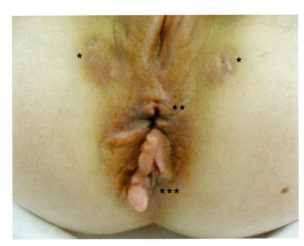

Figura 20.1 Paciente com doença de Crohn perianal apresentando dois orifícios fistulosos externos (*), fissura anal (**) e plicomas anais exuberantes (***).
Fonte: Acervo da autoria do capítulo.

As s perianais são as fístulas mais comuns na DC, compreendem 54% dos casos de fístulas, com uma incidência aproximada de 15% a 30%, e podem ser a manifestação inicial em 20% dos casos e, em 5%, será a única manifestação.[14,16,17]

O diagnóstico do abscesso anorretal, na maioria das vezes, pode ser clínico. A proctalgia e o abaulamento na região perianal são a apresentação clínica mais típica (Figura 20.2), podendo ou não apresentar calor local, hiperemia e febre. Quando já existe fístula, pode apresentar drenagem de secreção piossanguinolenta. Em alguns casos, um exame de RNM da pelve se faz necessário para elucidar o diagnóstico, principalmente nos casos de abscessos mais profundos. A US endoanal faz parte do arsenal de exames diagnósticos, porém a dor e as estenoses podem ser impeditivas desse exame. Tanto a RNM como a US são de grande valia no estudo prévio das fístulas para decisão da técnica cirúrgica, sendo inclusive recomendadas em fístulas complexas. Mas esses exames não são imprescindíveis na urgência.[18]

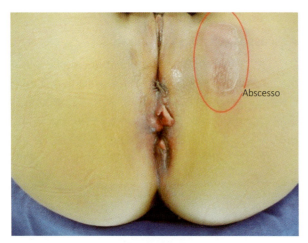

Figura 20.2 Paciente com doença de Crohn apresentando abscesso volumoso em quadrante anterior esquerdo, além de plicomas anais e fissura anal anterior.
Fonte: Acervo da autoria do capítulo.

Muitas vezes, não dispomos desses métodos de imagem, principalmente nas emergências, e uma grande ferramenta é a realização de um exame sob analgesia (ESA) ou exame sob narcose. O ESA sozinho apresenta uma sensibilidade diagnóstica de 90% e, quando associado à US ou à RNM, se aproxima de 100%. Nesse mesmo momento, pode se avaliar e já realizar o procedimento cirúrgico: drenagem nos abscessos ou tratamento das fístulas nas fístulas anorretais.[14]

A incidência de formação de fístulas em pacientes com DC que apresentam abscessos anorretais é 47,2%; e destes, a progressão de abscesso para fístula em 1 ano ocorre em 84,1%.[19]

O manejo do tratamento da DC perianal fistulizante baseia-se na combinação da cirurgia com o uso de medicações; para controle da infecção e evitar a atividade inflamatória luminal. Na abordagem cirúrgica do abscesso anorretal, é importante lembrar que a DC perianal fistulizante pode ser recorrente, além de poder apresentar dificuldade de cicatrização. Por isso, evitam-se incisões amplas e grandes dissecções no intuito de encontrar trajetos fistulosos. O objetivo do tratamento é identificar o abscesso, drenar toda a secreção com incisão mais próxima possível da borda anal e curetar a loja do abscesso. A utilização de antibióticos no perioperatório reduz a taxa de formação de fístula. Nos casos com trajetos fistulosos de fácil identificação, pode-se tentar o tratamento da fístula buscando-se evitar drenagens amplas e profundas para coibir riscos de incontinência e dificuldade de cicatrização.[15]

O paciente com DC perianal que busca o tratamento de urgência geralmente o faz por conta da dor decorrente de um abscesso e, como comentado anteriormente, o ESA é uma excelente opção tanto diagnóstica como terapêutica. Ele intenta exatamente elucidar o diagnóstico e, se possível, tratar o paciente. Muitas vezes, o médico que abordará o paciente na urgência não tem experiência em DII; nestes casos, o ideal seria tirar o paciente da urgência e encaminhar a um especialista para adequado tratamento.

A American Gastroenterological Association (AGA) classifica as fístulas perianais em simples e complexas. As fístulas simples são as superficiais, interesfincterianas ou transesfincterianas baixas, com abertura única, não associadas a abscessos ou a outros órgãos. Já as complexas são as supraesfincterianas, extraesfincterianas ou transesfincterianas altas, com múltiplas aberturas, fístulas em ferradura, associadas a abscessos ou a outros órgãos.[20]

O tratamento cirúrgico das fístulas anorretais nos pacientes com DC se faz por várias técnicas cirúrgicas: cola de fibrina; *plug* anal; fistulotomia; avanço mucoso; Ligadura Interesfincteriana LIFT (*ligation of intesphincteric fistula tract*); Tratamento vídeoassistido de fístula anal VAAFT (*video-assisted anal fistula treatment*); células-tronco; e fistulectomia com uso de sedenho não cortantes (FSNC).[13,15]

A **cola de fibrina** e o ***plug*** **anal** apresentam eficácia limitada para fístulas anorretais complexas; e o uso do *plug* não deve ser considerado como tratamento de rotina para fechamento de fístulas na DC.[13]

A **fistulotomia** convencional, acompanhada de desbridamento, com ou sem marsupialização, pode ser utilizada nos casos de fístulas anais simples baixas não complicadas, subcutâneas ou superficiais. Alguns trabalhos sugerem que valores do Índice de Atividade da Doença de Crohn (IADC) maiores que 150 e evidências de envolvimento perineal contraindiquem esta técnica. Em virtude de sua assimetria anatômica e, consequentemente, da parte anterior curta do esfíncter anal no sexo feminino, a fistulotomia anterior tem grande chance de comprometer a continência fecal em paciente do sexo feminino e, por isso, nesses casos, deve ser evitada.[13,15]

O **avanço de retalho** é uma boa opção cirúrgica para fístulas não passíveis da fistulotomia, mas antes do procedimento deve-se simplificar o trajeto, controlar a sepse local e não haver inflamação retal associada. Geralmente, o avanço é realizado em um segundo estágio para fístulas altas. É também o procedimento mais comum e bem-sucedido realizado para fístulas retovaginais relacionadas à DC. As taxas de sucesso para as fístulas na DC são de 64%. A má cicatrização e o insucesso estão relacionados com pacientes com doença ativa no reto e tabagismo. A experiência do cirurgião, detalhes técnicos como desepitelização da abertura interna, fechamento da abertura interna, drenagem ou excisão da parte extraesfincteriana do trajeto da fístula, administração perioperatória de antibióticos, preparo intestinal e repouso no leito e tipo de retalho são fatores que contribuem para o sucesso. A incontinência é descrita em 9,5% a 13% dos pacientes submetidos a esta técnica.[13,15]

O **LIFT** também é uma opção para o tratamento dos pacientes com DC perianal com fístulas complexas, como a abordagem é interesfincteriana, acredita-se que não prejudique a continência. Porém, faz-se necessário organizar e adequar o trajeto para a ligadura, necessitando-se de certo grau de cronicidade, como no retalho.[13,15]

O **VAAFT** também é uma opção na DC. Com indicações descritas para fístulas trans ou supraesfincterianas e retovaginais, mas contraindicado em casos com proctite, estenose retal ou sepse perianal.[15]

A utilização de **células-tronco** derivadas de adipócitos, tanto por transplante autólogo como pelo alogênico, parece ser uma técnica efetiva e segura no tratamento da DC fistulizante. Ainda há poucas revisões sistêmicas de trabalhos randomizados e controlados sobre este tema, custo elevado e certamente não será uma técnica para utilizar em todos os pacientes, mas é uma promissora opção cirúrgica que necessita de mais estudos comprobatórios.[13]

Fistulectomia com uso de sedenho (setons) não cortantes é uma excelente opção cirúrgica no tratamento da fístula na urgência. Os setons não cortantes são usados com o intuito de estabelecer a drenagem da fístula, minimizar o risco de futuros abscessos associados, evitar grandes incisões, facilitar a higiene pessoal, tirando o paciente da urgência e permitindo uma reavaliação da terapêutica clínica empregada. Se houver uma proctite moderada a grave associada à fístula, a colocação do sedenho é a melhor opção.[15]

No tratamento na urgência, das fístulas anorretais nos pacientes com DC, dispomos basicamente da FSNC e da fistulotomia. A FSNC pode ser uma ponte para uma nova abordagem cirúrgica ou um tratamento definitivo quando usado em combinação com a terapia medicamentosa, pois, na ausência de abscesso, proctite ou estenose, existe uma probabilidade real de um fechamento da fístula após a remoção do sedenho.[15]

Na prática clínica, no paciente com DC que procura o serviço de urgência médica com um abscesso e/ou fístula anorretal, inicia-se antibioticoterapia (ciprofloxacino e metronidazol de preferência, pois estudos controlados randomizados demonstraram superioridade na combinação do ciprofloxacino e anti-TNF-α) e analgesia, solicitam-se exames laboratoriais gerais e os últimos exames para avaliar o grau de acometimento da DC, e avalia-se a possibilidade de se realizarem exames de imagem (RNM ou US endoanal); exames que auxiliam na confirmação diagnóstica, tipo de abscesso/fístula e na avaliação de trajetos fistulosos. E segue-se com o ESA.[21]

O ESA é usado para o diagnóstico e tratamento e como ferramenta de monitorização. Se não se observarem trajetos fistulosos com facilidade, a conduta é uma incisão próxima ao canal anal, drenagem do abscesso e curetagem, mantendo-se a antibioticoterapia por 2 semanas. Se se evidenciar uma fístula anorretal, o trajeto da fístula que passa pelo complexo esfincteriano terminando na abertura interna deve ser identificado. Avalia-se e decide-se se o caso requer uma fistulotomia simples ou uma FSNC. Na FSNC após a identificação do(s) trajeto(s) e orifício(s) externo(s) e interno(s), passamos o(s) seton(s) (dreno de Nelaton, *vessel loop*, SURG-I-LOOP, dreno elástico de silicone, sonda de Foley infantil ou até mesmo a base da luva cirúrgica) (Figura 20.3) para manter a drenagem, prevenir o desenvolvimento de uma fístula mais complexa, tirar o paciente da urgência e poder encaminhá-lo ao especialista.

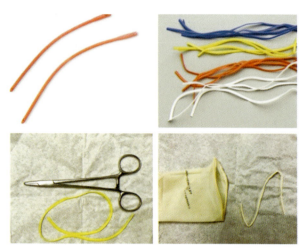

Figura 20.3 Tipos de setons não cortantes (dreno de Nelaton, *vessel loop*, dreno elástico de silicone e base da luva cirúrgica).
Fonte: Acervo da autoria do capítulo.

Não existe consenso sobre o momento ideal para remoção dos setons. Se for iniciar terapia biológica, seria interessante aguardar, pelo menos, o período da indução. Se a utilização do seton for como ponte para utilização de outra técnica cirúrgica, é importante aguardar até que se tenha uma expressiva redução da drenagem de secreção pelo seton.

A DC perianal fistulizante é um grande desafio e pode acarretar um enorme prejuízo na qualidade de vida dos pacientes, algumas vezes irreversível. Por isso, o acompanhamento multiprofissional do paciente, visando um adequado tratamento da DC, deve ser buscado como padrão de atendimento e seguimento.[21]

Obstrução intestinal e perfuração

O abdome agudo obstrutivo talvez seja a complicação mais urgente para os pacientes com DII que procuram o pronto-socorro.

O termo "abdome agudo" denota um achado abdominal grave, caracterizado por um início repentino, dor, resistência e rigidez muscular, que pode requerer cirurgia de emergência e, embora descreva um quadro clínico, não constitui um diagnóstico específico. Na maior parte dos casos, estes pacientes apresentam quadro de dor abdominal associada à paralisação do trânsito intestinal acompanhada de náuseas e vômitos. A maioria deles já tem o diagnóstico de DII definido, contudo, em casos específicos, pode ser a primeira manifestação da doença.[22]

A abordagem destes pacientes deve ser minuciosa e individualizada respeitando-se a evolução da doença, o tempo de história e o tratamento instituído. Eventualmente, a abordagem pode ser dificultada, pois o paciente pode apresentar sintomas leves, como dor localizada em casos iniciais; em casos mais graves, dor difusa com sinais de peritonite; e sepse, em casos de perfuração para cavidade livre.

A DC pode afetar todo o TGI e, portanto, envolve uma ampla gama de sintomas e doenças associadas. Em casos de abdome agudo obstrutivo, é necessária abordagem individual em cooperação com a equipe multidisciplinar, incluindo cirurgiões, gastroenterologistas, radiologistas e nutrologia para otimizar o atendimento e decidir o melhor tratamento. O gerenciamento de cada emergência deve ser individualizado com base no paciente, idade, tipo e duração da doença e objetivos de atendimento do paciente.

Obstruções intestinais são doenças frequentes, representando cerca de 15% de todas as visitas de emergência por dor abdominal aguda e causando aproximadamente 300 mil internações por ano na América do Norte.[4]

Embora ocorra obstrução intestinal em pacientes com RCU, é muito mais comum em pacientes com DC, sendo responsável por aproximadamente 20% a 25% das intervenções cirúrgicas nestes pacientes.[23,24] A obstrução na DC geralmente ocorre de forma intermitente ao longo do tempo, secundária à inflamação aguda durante crises em regiões de fibrose intestinal decorrente de cicatrizes do processo de doença transmural crônica.[25]

O local mais comum para obstrução intestinal na DC é o íleo terminal, embora também ocorra obstrução no cólon ou no reto, com incidência de 5% dos casos em algumas análises.[26] Se a obstrução for secundária à estenose inflamatória, os pacientes normalmente melhoram com o tratamento medicamentoso com esteroides ou início e otimização de terapia biológica. Aproximadamente 75% dos pacientes diagnosticados com estenose intestinal a partir da DC necessitam de dilatação endoscópica ou ressecção cirúrgica.[27]

A presença e a gravidade dos sintomas variam de acordo com o grau de obstrução e sua localização anatômica. Obstruções distais permitem maior reservatório intestinal e podem apresentar dor e distensão mais significativas do que vômitos, enquanto o oposto pode ser verdadeiro para pacientes com obstruções proximais. Obstruções muito precoces podem apresentar sintomas leves e vagos, como inchaço e desconforto abdominal. Os pacientes devem ser questionados sobre sua história de cirurgia abdominal ou pélvica, neoplasia intra-abdominal, hérnia e doença inflamatória intestinal.

Os sintomas de obstrução entérica ou colônica podem simular uma doença peculiar denominada "pseudo-obstrução" intestinal. Esse termo foi introduzido por Dudley et al., que investigaram uma pequena série de casos de pacientes com obstrução inexplicável por qualquer causa mecânica; portanto, as doenças foram referidas como íleo espástico. Atualmente, uma pseudo-obstrução ou suboclusão intestinal é definida como uma doença caracterizada por sintomas radiológicos e sinais de obstrução intestinal, sem evidência de lesões oclusivas do lúmen intestinal.[28]

Taquicardia e hipotensão podem indicar desidratação grave, mas também podem ser sinais de síndrome da resposta inflamatória sistêmica ou sepse. O exame abdominal pode revelar um abdome distendido, timpânico, com sons intestinais agudos em pacientes com obstrução precoce ou sons ausentes em pacientes com obstrução avançada à medida que o trato intestinal se torna hipotônico.[29,30]

O exame radiológico ocupa um papel significativo no diagnóstico dos quadros de abdome agudo na DC. Enquanto o uso de estudos com contraste de bário é progressivamente reduzido e contraindicado em casos de obstrução intestinal, a radiografia simples confirma sua utilidade como uma ferramenta de imagem de 1ª linha para o abdome agudo.[31] A TC continua sendo um método facilmente acessível e eficaz para demonstrar a atividade da doença e as manifestações extraintestinais. No entanto, a exposição à radiação relacionada reduz sua aplicabilidade a situações urgentes.

A ultrassonografia e a RNM, com a grande vantagem de evitarem a radiação ionizante, são altamente recomendadas para apresentar as complicações da DII. O uso de contraste oral e IV na enterografia por TC e na rRNM demonstra o envolvimento da DII na parede do intestino delgado, apesar da impossibilidade do uso de contraste oral em casos de obstrução, auxiliando no diagnóstico de difícil avaliação com outros exames radiológicos e endoscópicos.

No pronto-socorro, a TC é a 1ª linha de diagnóstico por imagem para pacientes com dor abdominal em DII, pois permite uma aquisição de imagens rápida, econômica e eficiente. Desempenha papel fundamental no diagnóstico de pacientes com doença de Crohn, que frequentemente apresentam queixas abdominais inespecíficas.

Apesar de utilizada no reconhecimento de complicações extraluminais, como fístulas ou abscessos e manifestações extraintestinais como colelitíase, pancreatite, nefrolitíase, sacroileíte e colangite esclerosante primária, a TC também pode ser realizada quando há suspeita de obstrução intestinal. As patologias da parede intestinal detectadas pela TC com contraste IV são o espessamento, a melhora da mucosa e a estratificação.

Para aumentar a visibilidade das lesões do intestino delgado, foi introduzida a técnica de enterografia por TC (ETC). O método baseia-se na TC com contraste IV e enteral. Enquanto a TC de rotina é usada especialmente para detectar as complicações extraluminais da DII, a enterografia por TC apresenta efetivamente visualização da inflamação intestinal. Um contraste intravenoso fornece melhor ilustração das características da doença inflamatória intestinal: hiperaprimoramento e espessamento da parede intestinal, enquanto agentes de contraste oral neutro ou de baixa densidade (polietilenoglicol, solução de água-metilcelulose ou solução de manitol) estimulam a distensão luminal.[32]

O objetivo do tratamento da obstrução intestinal aguda deve ser priorizado em criticidades: a correção de desordens fisiológicas; a descompressão do trato digestivo; o repouso do intestino; e a remoção da fonte de obstrução. Os pacientes que procuram a emergência com esse quadro devem ser admitidos e acompanhados com a equipe cirúrgica.

A terapia conservadora inicial inclui administração, hidratação endovenosa, nutrição parenteral e descompressão com sonda gástrica; com isso, observamos melhora dos sintomas em 24 a 48 horas.

Em pacientes clinicamente estáveis com diagnóstico de obstrução intestinal e histórico de cirurgia abdominal, deve-se tentar um tratamento não cirúrgico.

Ingestão oral deve ser restrita, intubação nasogástrica deve ser realizada para descompressão na maioria dos pacientes, reposição hidroeletrolítica agressiva, baseada nos controles bioquímicos laboratoriais; cateterismo vesical para monitorização da reposição hidroeletrolítica e controle do débito urinário e antibióticos usados para tratar o crescimento intestinal de bactérias e translocação através da parede intestinal. Contudo, utilizamos a terapia conservadora apenas com a presença de febre e leucocitose. Nesse caso, deve haver a inclusão de antibióticos no regime inicial de tratamento, com cobertura contra organismos Gram-negativos e anaeróbios.[33]

O tratamento conservador é bem-sucedido em 40% a 70% dos pacientes clinicamente estáveis com obstrução intestinal aguda e está associado a menor hospitalização inicial (4,9 versus 12 dias comparados aos submetidos à cirurgia) e a uma taxa mais alta de recorrência em pacientes tratados não cirúrgicos em virtude da causa da obstrução por aderências. Nesses casos ou nos casos de obstrução parcial, a administração oral de contrastes hidrossolúveis para exames de imagem (manitol ou polietilenoglicol) pode ter efeitos terapêuticos e auxiliar na resolução.

Após a internação do paciente, outras medidas, como analgesia, transfusão de sangue, profilaxia do tromboembolismo venoso e suporte nutricional, devem ser levadas em consideração e decididas em uma análise caso a caso. Os cirurgiões devem estar envolvidos no atendimento de pacientes hospitalizados desde a admissão, e estes pacientes geralmente devem ser vistos várias vezes ao dia para se reconhecerem com precisão as indicações cirúrgicas, pois a rápida deterioração do estado clínico pode ocorrer em questão de horas.[34]

Opções cirúrgicas em doença de Crohn
Intestino delgado
Estenose e obstrução

Os dois procedimentos principais para o tratamento cirúrgico da obstrução do intestino delgado em DC são ressecção intestinal e enteroplastias. Normalmente, a ressecção intestinal com anastomose primária é realizada no ambiente eletivo para estenose inflamatória, fibrótica ou mista quando o intestino limitado está envolvido.

Contudo, a enteroplastia continua sendo uma opção para pacientes com doença fibroestenosante extensa para a qual a ressecção intestinal é considerada inadequada em razão do risco de síndrome do intestino curto. Este procedimento foi demonstrado ser durável e eficaz em estudos de longo prazo.

Na DC estenosante, quando associada à fístula interna, a obstrução do intestino delgado, a dilatação do intestino > 3 cm ou flegmão/abscesso inflamatório são considerados fatores de risco para complicações das enteroplastias e que geralmente requerem ressecção. Pacientes com estenose fibrótica de enteroplastia ou cirurgias anteriores também têm maior probabilidade de precisar de cirurgia. As opções cirúrgicas incluem ressecção de estenose com anastomose primária ou estricturoplastia, esta última resultando em maior recorrência cirúrgica do que a ressecção.[35]

Doença ileocecal

A cirurgia mais comum para o estreitamento da doença na DC é a ressecção ileocólica. Aproximadamente 87% dos pacientes com doença ileocecal eventualmente necessitam de ressecção. Uma proporção significativa de ressecções ileocólicas para DC é realizada em situações de emergência.[36]

Embora não haja benefício do início da terapia anti-TNF antes da cirurgia para pacientes com DC ileocecal grave, há evidências de que a drenagem percutânea do abscesso antes da cirurgia reduz o risco de vazamento anastomótico e as taxas de desvio fecal, e isso deve ser considerado em pacientes estáveis sem peritonite generalizada ou deterioração clínica. Se um paciente com DC é dependente de esteroides, tem um abscesso pré-operatório e requer cirurgia imediata, o risco de complicações anastomóticas é de 40% e um estoma deve ser fortemente considerado.[37]

Aproximadamente 30% dos pacientes pós-ressecção ileocólica desenvolvem estenose da anastomose. Lidar com uma estenose anastomótica associada à DC recorrente é difícil e geralmente requer ressecção se a dilatação endoscópica por balão falhar. As estricturoplastias estão associadas à resolução dos sintomas a curto prazo, mas a uma taxa de recorrência mais alta do que na ressecção, principalmente em crianças e adolescentes com DC.[38]

Ileal

As estricturoplastias são consideradas uma alternativa segura à ressecção e constituem uma estratégia importante para preservar o comprimento do intestino.

As técnicas de Heineke-Mikulicz e Finney são os tipos mais comuns de procedimentos de enteroplastias. Outras técnicas de estricturoplastias, como a técnica de Michelassi e abordagens modificadas, também foram revisadas em metanálises e são consideradas seguras.[39]

Perfuração ileocecal

A perfuração pode ser considerada indicação absoluta para cirurgia. O manejo cirúrgico dependerá do local da perfuração. O fechamento simples da perfuração com sutura está associado a uma alta taxa de complicações e de mortalidade, sendo necessária a ressecção intestinal da víscera perfurada. Se houver contaminação fecal, abscesso ou o paciente estiver em uso de esteroides em altas doses, a anastomose primária está associada a risco significativo de complicações da anastomose. Se a perfuração estiver associada à ileíte grave, uma ileostomia temporária pode ser mais segura do que a anastomose primária. Se a perfuração estiver associada a paciente com colite ulcerativa grave ou fulminante, uma ressecção segmentar, colectomia subtotal ou total, com confecção de ileostomia terminal podem ser realizadas. O coto retal poderá ser exteriorizado como fístula mucosa ou manter fechado no intraperitônio.

Contudo, caso a perfuração esteja bloqueada, com formação de abscesso intracavitário, pode-se optar por drenagem percutânea combinada com terapia medicamentosa e, quando necessário, ressecção em segundo tempo. A ressecção tardia, em vez de imediata, deve ser buscada, pois isso permite que os pacientes melhorem sua condição e está associado a menos complicações sépticas pós-operatórias, menor taxa de ostomizados, maior taxa de cirurgia laparoscópica e ressecção mais limitada.[39,40]

Colônica

Para estenose do intestino grosso não complicada por colite fulminante, megacólon ou câncer, a ressecção segmentar e a anastomose com ou sem desvio para doença localizada oferecem melhor qualidade de vida, embora esteja associada a maior risco de recorrência. Uma metanálise de Tekkis et al. relatou que a colectomia segmentar com anastomose primária foi tão boa quanto a colectomia com anastomose ileorretal para DC colônica de segmento único sem aumento na recorrência. As taxas de recorrência aumentaram apenas quando foram realizadas colectomias segmentares em pacientes com DC que tinham dois ou mais segmentos do cólon envolvidos. Por esse motivo, ressecções segmentares para estenose ou colite localizada de DC colônica são uma opção razoável. A colectomia total é reservada para pacientes com estenoses múltiplas, pancolite grave, colite fulminante, megacólon tóxico ou câncer.[41]

Estricturoplastias podem ser realizadas para estenose de intestino grosso com bons resultados funcionais. Contudo, essa cirurgia não é realizada rotineiramente, pois está associada ao aumento das taxas de recorrência quando comparada à ressecção. No entanto, não há evidências de que esse procedimento do intestino grosso aumente a taxa de fístula da anastomose em comparação à ressecção.[42]

Tratamento endoscópico

A estricturotomia é uma nova terapia em evolução, para a qual alguns estudos retrospectivos de curto prazo demonstram sua segurança e eficácia em comparação com o balão endoscópico, dilatação ou ressecção ileocólica.[43]

As abordagens endoscópicas, incluindo dilatação com balão ou estriturotomia, também provaram-se bem-sucedidas no tratamento de estenoses intestinais primárias ou estenoses anastomóticas na DC. Para estenoses fibróticas, a dilatação endoscópica com balão tem sucesso técnico em 89% a 92%, com 70% a 81% dos pacientes experimentando alívio a curto prazo dos sintomas. Os resultados a longo prazo são menos impressionantes, com 73,5% dos pacientes necessitando de dilatação repetida e 43% que requerem intervenção cirúrgica dentro de 2 anos.[27,44]

Eventos tromboembólicos

As DII são fator de risco independente para o tromboembolismo venoso. A incidência global de trombose em pacientes com DII é estimada entre 1% e 8%.[45] Os mecanismos ainda não estão totalmente esclarecidos, mas acredita-se que pacientes portadores de DII apresentem redução dos fatores anticoagulantes naturais e a inflamação crônica ativa o gatilho do estado de hipercoagulabilidade, caracterizado pelas disfunções endotelial, plaquetária e fibrinolítica. Embora o aumento da homocisteína seja frequente em pacientes com DII e trombose, a correlação entre os eventos não está totalmente esclarecida.[45,46] Cirurgias abdominais extensas, doença colônica, fístulas, comportamento estenosante, cateterismo venoso central prolongado, imobilização, gravidez, medicamentos imunossupressores e fatores hereditários aumentam o risco de trombose.[47] A elevação de proteína C-reativa e de interleucina-6 está relacionada a doenças arteriais coronarianas e à isquemia mesentérica.[47,48] Durante internações hospitalares por agudização da DC, os pacientes devem receber profilaxia para trombose venosa profunda, porém, após alta hospitalar, mesmo com risco de eventos tromboembólicos, não há indicação formal de se manter a profilaxia. A decisão em manter a anticoagulação deve ser individualizada.[48,49] Em 80% dos casos de trombose em pacientes com doenças inflamatórias intestinais, a agudização ocorre fora do ambiente hospitalar, por isso, pacientes ambulatoriais com agudização da doença devem ser individualizados quanto aos fatores de risco: história prévia de trombose; idade avançada; ou mobilização prejudicada.[50,51] A decisão em administrar heparina profilática é mediada pelo risco de eventos tromboembólicos, assim como o risco de hemorragia.[52] Trombofilaxia farmacológica é segura em pacientes com DC agudizada, mesmo com sangramento do TGI.[46,48,52]

O tromboembolismo pode ocorrer de forma primária ou recorrente, em ambas as formas associado à alta mortalidade. O risco na DC em comparação com a população geral é quatro vezes maior e aumenta para oito quando o paciente está em agudização da doença. Como a DC acomete pacientes jovens, a trombose acomete pacientes mais jovens em relação à população geral.[46,47] Os dados da literatura não são claros sobre a maior incidência na DC ou na RCU. Os locais comumente acometidos são tromboembolismo venoso profundo e tromboembolismo pulmonar, entretanto podem acometer celebrovascular, portal, mesentérica e vasos da retina.[50] O uso de corticosteroides está associado ao aumento do risco de trombose, enquanto a terapia com anti-TNF-α está associada à diminuição do risco de trombose.[53] O tratamento deverá ser realizado com heparina ou suas variações na forma profilática ou terapêutica. Em paciente pediátricos, o risco de evento tromboembólico é raro, novos estudos sobre os riscos e benefícios da trombofilaxia são necessários.[54]

Infecções oportunistas

Pacientes imunossuprimidos são porta de entrada para agentes oportunistas, ocasionando quadros infecciosos que, em geral, são potencialmente sérios, de difícil reconhecimento, elevada morbidade e mortalidade e dificuldade no tratamento efetivo. Pacientes com DC e imunossuprimidos devem ser vacinados, e atenção especial deve ser dada para infecções oportunistas como as virais, as por mycobactérias, as bacterianas, fúngicas e parasitárias.[55] Os principais fatores de risco são desnutrição, aumento de IMC (índice de massa corpórea), comorbidades, doença em atividade e idade avançada.

As combinações entre corticosteroides, tiopurinas e biológicos aumentam o risco para infecções oportunistas. Um imunossupressor apresenta risco de 2,9 vezes de infecção oportunista e, quando adicionado mais de um imunossupressor, o risco aumenta para 14,5 vezes. Os corticosteroides propiciam infecções fúngicas; as tipurinas, infecções virais; e os anti-TNF-α, infecções fúngicas e micobacterianas.[55] Quando internados, 8,1% dos pacientes imunossuprimidos apresentam *Clostridium difficile*. Infecções oportunistas podem imitar ou, então, estar sobrepostas aos quadros de agudização na DC. Devem-se sempre consultar os protocolos para o diagnóstico e tratamento adequados.[55,56]

Apendicite aguda

Em 1959, Barbier[57] descreveu a ileíte terminal como diagnóstico diferencial de apendicite aguda. Dois anos depois, Leigh,[58] em um artigo semelhante, já com o nome "doença de Crohn", confirmou a dificuldade de diferenciar ambas as doenças, principalmente na urgência e emergência.

A DC tem uma heterogeneidade individual e fenotípica que, apesar do arsenal diagnóstico – clínico, endoscópico, radiológico e histológico –, torna seu diagnóstico complexo em muitos casos. Se isso ocorre em pacientes eletivos, na urgência o desafio é muito maior, pois pacientes com DC ileocecal não previamente diagnosticada podem, muitas vezes, apresentar a dor na fossa ilíaca direita (FID) como manifestação inicial da sua doença assim como ter alterações laboratoriais compatíveis com apendicite aguda.[59] Massas cecais inflamatórias inesperadas, de etiologia incerta e aparência indistinguível também podem ser encontradas na cirurgia de emergência, complicando mais ainda o trabalho do cirurgião.[60]

Em muitos pacientes, o diagnóstico de DC é realizado durante o procedimento operatório de suposta apendicite aguda. Por vezes, um quadro inflamatório intenso atingindo o apêndice e a região ileocecal pode fazer o cirurgião pensar em DC. O diagnóstico intraoperatório pode ser desafiador, principalmente para cirurgiões iniciantes.[60-62] Frente a um quadro de dúvida, o cirurgião tem o poder de decidir o que fazer, mas, principalmente, precisa ter a capacidade de decidir o que não fazer.

Em revisão sistemática PRISMA (*Preferred Items of Reports for Systematic Reviews and Meta-Analysis*) sobre o tema,[63] em que foram avaliados 313 artigos, dos quais 55 foram eleitos e, por fim, restaram apenas seis para análise, percebem-se carência de dados e a evidência científica de baixa qualidade (Figura 20.4).

A apendicite aguda continua sendo a causa mais comum de cirurgia de urgência.[64] A DC afeta comumente uma faixa etária semelhante e, muitas vezes, manifesta quadro clínico inicial parecido.[65] Torna-se fundamental estabelecer-se rapidamente o diagnóstico para que o tratamento correto seja iniciado o mais precocemente possível. Pacientes com história de dor abdominal ou diarreia recorrente, resultados de coleta laboratorial compatíveis com a existência de doença crônica (anemia microcítica, hipoproteinemia, hipoalbuminemia, hipocolesterolemia)[66] e aumento da contagem de plaquetas podem representar indícios de DC em vez de apendicite aguda.[65]

Em um estudo retrospectivo chinês,[67] avaliando 74 artigos com 2.007 pacientes, as taxas de diagnósticos incorretos e de complicações pós-operatórias nas últimas duas décadas permaneceram altas. A porcentagem de pacientes com DC diagnosticados incorretamente antes da cirurgia foi de 50,8% ± 30,9% (578/1.268). Os autores referiram que grandes centros de pesquisa têm capacidade relativamente melhor de tratamento cirúrgico do que os menores.

Ao indicar cirurgia, o médico deve estar ciente da possibilidade de erros diagnósticos e complicações por uma cirurgia mal indicada ou não devidamente conduzida,[68,69] uma vez que, enquanto o tratamento da apendicite é cirúrgico, na DC é, muitas vezes, clínico. Por vezes, adiar a cirurgia em 12 a 24 horas em quadros clínicos compatíveis com apendicite não complicada não aumenta o percentual de complicações e pode auxiliar na diminuição de erros diagnósticos.[70]

Investigação radiológica

Pacientes com dor abdominal aguda são um grande desafio para o radiologista. O diagnóstico clínico é classicamente não confiável, resultando tanto em laparotomias negativas como em atrasos cirúrgicos imprudentes em muitos pacientes. Diminuir os diagnósticos falso-negativos e falso-positivos nessa categoria de pacientes é essencial.[71]

Embora a TC seja comumente usada em urgências abdominais em geral e particularmente em quadros clínicos de infecção da FID, a US permanece recomendada como imagem de 1ª linha.[69]

A US é um método rápido, não invasivo, barato e não requer preparo do paciente ou administração de meio de contraste, porém é extremamente operador-dependente. Por não emitir radiação ionizante e

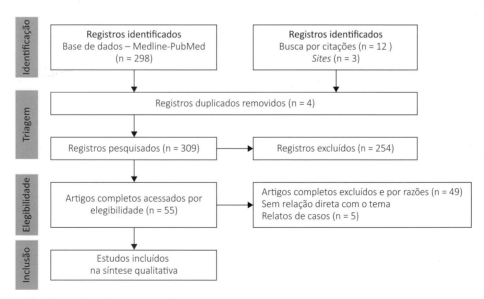

Figura 20.4 Revisão sistemática, diagrama de fluxo PRISMA.
Fonte: Desenvolvida pela autoria do capítulo.

representar bom método em condições ginecológicas agudas, é recomendada como estudo de imagem inicial em crianças, mulheres jovens e gestantes.[72-74]

O envolvimento apendicular na DC é um evento relativamente frequente (21%).[75] A ultrassonografia e a ultrassonografia com *doppler* colorido podem ser úteis para diferenciar a DC com envolvimento apendicular da apendicite aguda.

A TC representa excelente alternativa diagnóstica em todos os demais pacientes, principalmente nos pacientes idosos, obesos e para avaliação de complicações da doença, como perfuração e abscesso,[76] sendo também realizada em imagens de 2ª linha, se a US não for bem-sucedida. A precisão geral no diagnóstico de apendicite aguda é de aproximadamente 80%, ou seja, qualquer outra alteração que difira do padrão usual, deve chamar atenção para DC, além de outras alterações que também podem ocorrer na região ileocólica, como linfadenite mesentérica, enterocolite infecciosa e parasitária, apendagite, diverticulite de intestino delgado ou colônica, colite isquêmica e câncer.[69,76]

No exame de imagem na urgência, a possibilidade de se tratar de DC, e não de apendicite aguda, deve ser sugerida quando houver espessamento circunferencial simétrico do íleo terminal e/ou do cólon direito, às vezes associado a imagens de ulcerações transmurais, que são mais bem visibilizadas à US. Esse exame avalia bem o dano parietal gastrointestinal que ocorre na DC, por meio da diferenciação das camadas do intestino. A manutenção da diferenciação parietal, com edema da camada muscular é mais um sinal de doença ativa. O exame mostra esclerolipomatose, com a aparência de "dente de pente" dos vasos mesentéricos direitos relacionados à "jejunização vascular" do íleo.[70] Nas formas mais evoluídas, pode ocorrer em associação à atividade inflamatória, abscesso, fleuma ou fístulas.

Cenário intraoperatório
Inflamação ou massa

Mesmo após o diagnóstico pré-operatório de apendicite aguda, o achado intraoperatório de processo inflamatório na região cecal é, por vezes, de difícil diferenciação, haja vista que a apendicite aguda complicada também pode provocar processo inflamatório intenso. Cabe ao cirurgião considerar a hipótese diagnóstica de DC, assim como de outras doenças que acometem o íleo terminal, a exemplo das enterites infecciosas ou parasitárias (citomegalovirose, salmonelose, tuberculose, actinomicose, yersiniose).[43,77] A presença de massa na região cecal e apendicular deve fazer o cirurgião pensar também na possibilidade de neoplasia, seja do ceco, seja do apêndice.[78] Abscessos periapendiculares também podem ser encontrados nas neoplasias.[79] Nessas situações de dúvida (principalmente na vigência de sepse ou perfuração), pode ser necessária a ressecção intestinal por videolaparoscopia ou até haver necessidade de conversão para laparotomia, e o diagnóstico só será estabelecido no laudo anatomopatológico.[80]

Ileíte

Quando se identifica ileíte e o apêndice não está acometido, o intestino ou mesmo o apêndice não devem ser ressecados, uma vez que a DC, sem sinais de dilatação ou de doença penetrante no ato operatório, é passível de tratamento clínico. Apendicectomia, nesses casos, é fortemente contraindicada em razão do elevado risco de complicações sépticas intra-abdominais e fístulas.[15]

Dilatação, isquemia ou obstrução intestinal

No caso de o paciente no pré-operatório apresentar sinais e sintomas de obstrução intestinal e no intraoperatório houver dilatação intestinal, além de achados inflamatórios no mesentério característicos de DC, a melhor conduta é a ressecção intestinal, desde que por cirurgião experiente.[81] Sempre que possível, deve-se optar por anastomose primária, porém, muitas vezes pode ser necessária derivação intestinal naqueles pacientes com más condições clínicas (sepse, instabilidade hemodinâmica, uso de corticosteroides, suspeita de desnutrição) e de achados intraoperatórios desfavoráveis (peritonite e dificuldade técnicas locais).

Preditores diagnósticos

Em um dos estudos já descritos anteriormente, Chen et al. procuraram identificar fatores preditivos diagnósticos independentes para DC inicialmente diagnosticada como apendicite e tratada por cirurgia. Dos 112 pacientes incluídos, não foram encontradas diferenças significativas em gênero, idade e temperatura corporal entre o grupo DC e o grupo apendicite (todos p > 0,05). Entretanto, mudança do hábito intestinal e consistência das fezes, histórico médico de dor abdominal crônica ou diarreia, anemia e aumento da contagem de plaquetas foram implicados como fatores diagnósticos predisponentes (todos com p < 0,05).[82]

Por que manter o apêndice em um abdome inflamado?

O apêndice é uma estrutura presente em apenas alguns mamíferos; no homem, até recentemente, a função desse órgão não era valorizada, pensava-se que o apêndice não passava de um remanescente vestigial e rudimentar.[83] No entanto, isso mudou com a publicação de alguns estudos propondo que a apendicectomia estava associada ao desenvolvimento e evolução da DII.

O apêndice é importante na homeostasia intestinal e sua ressecção, independentemente do fato de haver ou não inflamação quando da cirurgia, aumenta o risco de DC e piora o prognóstico desta. Estudos recentes mostram que o apêndice é importante na produção de imunoglobulina A (IgA), há presença significativa de células T *natural-killer* (NK), e a ação das células Th17 secretoras de interleucina 17 (IL-17) é influenciada negativamente pela apendicectomia. Outra importância do apêndice é a capacidade de recolonização da flora intestinal pós-diarreia que parece exclusiva do apêndice. Isso ocorre graças às suas características estruturais particulares como um lúmen estreito e em virtude de sua localização que torna esse órgão relativamente protegido dos patógenos presentes no material fecal, preservando, assim, a flora anterior à infecção e possibilitando a sua recuperação.[84]

Quando existe um processo inflamatório do íleo terminal, mesmo com o ceco envolvido, o apêndice não deve ser retirado se não estiver comprometido. Ocasionalmente, pode-se encontrar uma situação em que o íleo, ceco e apêndice estejam envolvidos num processo inflamatório com segmentos isquêmicos, com fístulas ou obstruídos. É necessário, também, lembrar que alguns processos neoplásicos podem mimetizar processo inflamatório, inclusive com a formação de abscesso. Nessas situações, a realização de ileocolectomia direita deve ser preferida e a realização de anastomose primária ou de estoma dependerá de avaliação caso a caso, levando-se em consideração as condições intraoperatórias, a parte nutricional e as condições sépticas do paciente.

A Figura 20.5 resume as orientações de tratamento.

Cuidados importantes no preparo e na indicação cirúrgica na urgência

A caraterística heterogênea e evolutiva da DC, muitas vezes, resulta na necessidade de tratamento cirúrgico de urgência em 6% a 16% dos pacientes[25,85] que pode ser decorrente de complicações multifatoriais relativas à doença em si (agudização da atividade inflamatória, infecções virais, bacterianas e fúngicas), de suas manifestações extraintestinais, de eventos adversos da medicação utilizada, assim como por situações não relacionadas à doença de base (p. ex., apendicite aguda, diverticulite, colecistite). Nas cirurgias eletivas, por norma, deve-se fazer profilaxia para eventos tromboembólicos, reposição da deficiência de ferro, otimização nutricional, manejo farmacológico e planejamento do acesso operatório minimamente invasivo. No cenário da urgência, como nas peritonites, na hemorragia massiva, na oclusão intestinal e na isquemia, haverá pouco tempo para estabilização ou manejo medicamentoso. Neste caso, o preparo pré-operatório deve ser objetivo e ágil, quanto ao *status* do paciente (anemia, desnutrição, infecção, desidratação, distúrbios da coagulação), para a melhor otimização e estabilização, dentro do

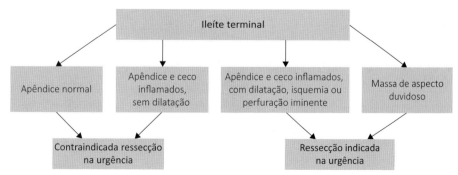

Figura 20.5 Fluxograma de tratamento.
Fonte: Desenvolvida pela autoria do capítulo.

tempo hábil, antes de o paciente ser encaminhado para o centro cirúrgico. Frente a um paciente com DC em emergência cirúrgica, deve ser dada atenção à estrutura hospitalar e à da equipe assistencial envolvida, uma vez que o manejo das complexidades associadas à DII por ser desafiador. Nos casos cirúrgicos não emergenciais, é aconselhável avaliar a possibilidade de transferência para hospital terciário ou, até mesmo, quando possível, para centro de referência no tratamento das DII, onde os cuidados por equipe multidisciplinar especializada poderão levar a melhores desfechos.

A anamnese do paciente com DC que dá entrada na emergência deve ser rigorosa, acerca do início dos sintomas, data do diagnóstico e tratamentos clínicos e cirúrgicos já realizados. Deve-se buscar o máximo de informações a respeito dos exames endoscópicos, laboratoriais e de imagem já realizados. Nos pacientes com cirurgias prévias, deve-se buscar pelo maior detalhamento possível dos procedimentos realizados (drenagens, ressecções, estomias) e suas eventuais complicações, de forma a preparar melhor a equipe cirúrgica para situações do intraoperatório.

Com relação à terapia medicamentosa, atenção especial deve ser dada a fármacos já utilizados e à sua data de início, se houve troca ou otimização recente, assim como se houve efeitos adversos. É necessário avaliar se há aderência ao tratamento e o devido acompanhamento ambulatorial a fim de prever maiores complicações pós-operatórias. É sabido que a utilização de prednisolona na dose de 20 mg ou equivalente, por mais de 6 semanas antes da cirurgia, é fator de risco para complicações pós-operatórias e, no cenário da urgência, deve-se considerar mais ainda a realização de estomia.[86,87] Pacientes em uso de imunossupressores não estão relacionados a piores resultados no pós-operatório.[88] A participação dos anti-TNF como elementos envolvidos nas complicações pós-operatórias ainda é controversa, embora estudos e metanálises recentes não apontem diferenças para taxas de sepse, deiscência anastomótica, abscessos intra-abdominais, infecção de parede abdominal e readmissões hospitalares. Permanece indefinido qual seria o momento mais seguro para cirurgia, após a data da última infusão.[89] Da mesma forma, pacientes em uso de vedolizumabe e ustequinumabe não apresentam maior risco de complicações pós-operatórias.[90,91]

Os exames de imagem na urgência são têm importância para auxílio diagnóstico entre os casos de urgência clínica (decorrentes de agudização da DC) e daqueles de conduta cirúrgica, relacionados ao não à DC. Equipamentos de raio X, US e TC devem fazer parte de uma unidade cirúrgica básica, sendo a RNM, no cenário de urgência, pouco versátil. A US é método acessível, embora a TC seja a mais utilizada por ser exame de rápida realização, pela sua confiabilidade e detalhamento de abscessos, perfurações e de obstruções e no diagnóstico diferencial de outras doenças, associadas ou não à DC.

É mandatório informar ao paciente com DC da possibilidade de realização de estomia e a demarcação de seus possíveis locais de construção na parede abdominal. Mesmo na urgência, a realização de estomia de qualidade merece atenção especial, seja por reduzir complicações dermatológicas e isquêmicas, seja pelo risco de impossibilidade de reversão futura.

Referências bibliográficas

1. De Simone B, Davies J, Chouillard E et al. WSES-AAST guidelines: management of inflammatory bowel disease in the emergency setting. World J Emerg Surg. 2021 May 11; 16(1):23.
2. Torres J, Mehandru S, Colombel JF et al. Crohn's disease. Lancet. 2017 Apr 29;389(10080):1741-55.
3. Stöss C, Berlet M, Reischl S et al. Crohn's disease: a population-based study of surgery in the age of biological therapy. Int J Colorectal Dis. 2021 Nov;36(11):2419-26.
4. Goldstone RN, Steinhagen RM. Abdominal emergencies in inflammatory bowel disease. Surg Clin North Am. 2019 Dec;99(6):1141-50 [Epub 2019 Sep 23]. Doi: 10.1016/j.suc.2019.08.007.
5. Smida M, Miloudi N, Hefaiedh R et al. Emergency surgery for Crohn's disease. Tunis Med. 2016 Mar;94(3):210-5.
6. Yoon J, Kim DS, Kim YJ et al. Risk factors and prognostic value of acute severe lower gastrointestinal bleeding in Crohn's disease. World Journal of Gastroenterology. 2021;27(19):2353-65. Doi: 10.3748/wjg.v27.i19.2353.
7. Lee S, Ye BD, Park SH et al. Diagnostic value of computed tomography in Crohn's disease patients presenting with acute severe lower gastrointestinal bleeding. Korean Journal of Radiology. 2018;19(6):1089-98. Doi: 10.3348/kjr.2018.19.6.1089.
8. Daperno M, Sostegni R, Rocca R. Lower gastrointestinal bleeding in Crohn's disease: how (un)common is it and how to tackle it? Digestive and Liver Disease. 2012;44(9):721-2). Doi: 10.1016/j.dld.2012.06.006.
9. Kim DS, Yoon J, Kim YJ et al. Risk factors for rebleeding in Crohn's disease patients with acute severe lower gastrointestinal bleeding: with special reference to the role of anti-tumor necrosis factor therapy. Journal of Gastroenterology and Hepatology (Australia). 2021;36(9):2455-62. Doi: 10.1111/jgh.15495.

10. Alla VMB, Ojili V, Gorthi J et al. Revisiting the past: intra-arterial vasopressin for severe gastrointestinal bleeding in Crohn's disease. Journal of Crohn's and Colitis. 2010;4(4):479-82. Doi: 10.1016/j.crohns.2010.02.011.

11. Lee PL, Yang KS, Tsai HW et al. Tranexamic acid for gastrointestinal bleeding: a systematic review with meta-analysis of randomized clinical trials. American Journal of Emergency Medicine. 2021;45:269-79. Doi: 10.1016/j.ajem.2020.08.062.

12. Moraes AC, Mourão F. DII na urgência: como conduzir. In: Hossne RS, Coy CSR (ed.). Atualização em doenças inflamatórias intestinais: conectando ciência à prática diária. Fortaleza (CE): Grupo de Estudos da Doença Inflamatória Intestinal do Brasil (GEDIIB), 2019. p. 148-177. Disponível em: https://gediib.org.br/wp-content/uploads/2020/09/Livro_GEEDIB_2019_Rev2-2.pdf.

13. Adamina M, Bonovas S, Raine T et al. ECCO guidelines on therapeutics in Crohn's disease: surgical treatment. J Crohns Colitis. 2020 Feb 10;14(2):155-68.

14. Schwartz DA, Loftus EV, Tremaine WJ et al. The natural history of fistulizing Crohn's disease in Olmsted County, Minnesota. Gastroenterology. 2002;122:875-80.

15. Bemelman WA, Warusavitarne J, Sampietro GM et al. ECCO-ESCP consensus on surgery for Crohn's disease. J Crohns Colitis. 2018;12(1):1-16.

16. Brochard C, Rabilloud ML, Hamonic S et al.; ABERMAD Group. Natural history of perianal Crohn's disease: long-term follow-up of a population-based cohort. Clin Gastroenterol Hepatol. 2022 Feb;20(2):e102-10.

17. Wewer MD, Zhao M, Nordholm-Carstensen A et al. The incidence and disease course of perianal Crohn's disease: a Danish nationwide cohort study, 1997-2015. J Crohn's Colitis. 2021 Jan 13;15(1):5-13.

18. Lacerda Filho A, Leite SMO, Campos-Lobato LF. Advanced Inflammatory Bowel Disease Life Support (AIBDLS): manual focado no atendimento inicial dos pacientes com DII na sala de emergência. In: Kaiser Junior RL, Cassol OS, Zabot GP et al. (ed.). Mazzoni, 2020. p. 91-104.

19. Sahnan K, Askari A, Adegbola SO et al. Natural history of anorectal sepsis. Br J Surg. 2017 Dec;104(13):1857-65.

20. American Gastroenterological Association Clinical Practice Committee. American Gastroenterological Association medical position statement: perianal Crohn's disease. Gastroenterology. 2003 Nov;125(5):1503-7.

21. Adegbola SO, Sahnan K, Twum-Barima C et al. Current review of the management of fistulising perianal Crohn's disease. Frontline Gastroenterol. 2020 Aug 13;12(6):515-23.

22. Latella G, Cocco A, Angelucci E et al. Clinical course of Crohn's disease first diagnosed at surgery for acute abdomen. Dig Liver Dis. 2009;41(4):269-76.

23. Muldoon R, Herline AJ. Crohn's disease: surgical management. In: Steele SR, Hull TL, Read TE et al (ed.). The ASCRS textbook of colon and rectal surgery. 3rd ed. New York: Springer, 2016. p. 843-68.

24. Alos R, Hinojosa J. Timing of surgery in Crohn's disease: a key issue in the management. World J Gastroenterol. 2008;14(36):5532-9.

25. Berg DF, Bahadursingh AM, Kaminski DL et al. Acute surgical emergencies in inflammatory bowel disease. Am J Surg. 2002 Jul;184(1):45-51.

26. Aniwan S, Park SH, Loftus Jr EV. Epidemiology, natural history and risk stratification of Crohn's disease. Gastroenterol Clin North Am. 2017 Sep;46(3):463-80.

27. Bessissow T, Reinglas J, Aruljothy A et al. Endoscopic management of Crohn's strictures. World J Gastroenterol. 2018;24(17):1859-67.

28. Bruining DH, Zimmermann EM, Loftus Jr EV et al.; Society of Abdominal Radiology Crohn's Disease-Focused Panel. Consensus recommendations for evaluation, interpretation and utilization of computed tomography and magnetic resonance enterography in patients with small bowel Crohn's disease. Radiology. 2018 Mar;286(3):776-99.

29. Ahn SH, Mayo-Smith WW, Murphy BL et al. Acute nontraumatic abdominal pain in adult patients: abdominal radiography compared with CT evaluation. Radiology. 2002 Oct;225(1):159-64.

30. Markogiannakis H, Messaris E, Dardamanis D et al. Acute mechanical bowel obstruction: clinical presentation, etiology, management and outcome. World J Gastroenterol. 2007 Jan 21;13(3):432-7.

31. Jackson P, Cruz MV. Intestinal obstruction: evaluation and management. Am Fam Physician. 2018;98(6):362-7.

32. Spektor M, Mathur M, Santacana G et al. Does MR enterography offer added value after a recent CT in the evaluation of abdominal pain in Crohn's disease patients? Clin Imaging. 2019 Mar-Apr;54:78-83.

33. Bettenworth D, Nowacki TM, Cordes F et al. Assessment of stricturing Crohn's disease: current clinical practice and future avenues. World J Gastroenterol. 2016;22:1008-16.

34. Annese V, Daperno M, Rutter MD et al.; European Crohn's and Colitis Organisation (ECCO). European evidence based consensus for endoscopy in inflammatory bowel disease. J Crohns Colitis. 2013 Dec;7(12):982-1018.

35. Michelassi F, Mege D, Rubin M et al. Long-term results of the side-to-side isoperistaltic strictureplasty in Crohn disease: 25-year follow-up and outcomes. Ann Surg. 2020 Jul;272(1):130-7.

36. Birindelli A, Tugnoli G, Beghelli D et al. Emergency laparoscopic ileo-colic resection and primary intracorporeal anastomosis for Crohn's acute ileitis with free perforation and faecal peritonitis: first ever reported laparoscopic treatment. Springerplus. 2016;5:16. Doi: 10.1186/s40064-015-1619-x.

37. Salem A, Saber K, Elnaamei H et al. Surgery for isolated terminal ileum Crohn's disease. J Gastroenterol Hepatol. 2013;28:365.

38. Broering DC, Eisenberger CF, Koch A et al. Strictureplasty for large bowel stenosis in Crohn's disease: quality of life after surgical therapy. Int J Colorectal Dis. 2001;16:81.

39. Campbell L, Ambe R, Weaver J et al. Abdominal abscess in Crohn's disease: multidisciplinary management. Dig Dis. 2014;32(Suppl 1):103-9.

40. Campbell L, Ambe R, Weaver J et al. Comparison of conventional and nonconventional strictureplasties in Crohn's disease: a systematic review and meta-analysis. Dis Colon Rectum. 2012;55:714-26.

41. Tekkis PP, Purkayastha S, Lanitis S et al. A comparison of segmental vs. subtotal/total colectomy for colonic Crohn's disease: a meta-analysis. Colorectal Dis. 2006 Feb;8(2):82-90.

42. Toh JW, Stewart P, Rickard MJ et al. Indications and surgical options for small bowel, large bowel and perianal Crohn's disease. World J Gastroenterol. 2016;22(40):8892-904.

43. Gionchetti P, Dignass A, Danese S et al.; European Crohn's and Colitis Organisation (ECCO). 3. European evidence-based consensus on the diagnosis and management of Crohn's disease 2016 – Part II: Surgical management and special situations. J Crohns Colitis. 2017 Feb;11(2):135-49.

44. Shen B, Kochhar G, Navaneethan U, Farraye FA et al. Practical guidelines on endoscopic treatment for Crohn's disease strictures: a consensus statement from the Global Interventional Inflammatory Bowel Disease Group. Lancet Gastroenterol Hepatol. 2020 Apr;5(4):393-405.

45. Giannotta M, Tapete G, Emmi G et al. Thrombosis in inflammatory bowel diseases: what's the link? Thrombosis Journal. 2015;13(1). Doi: 10.1186/s12959-015-0044-2.

46. Bryant R, Jairath V, Curry N et al. Thrombosis in inflammatory bowel disease: are we tailoring prophylaxis to those most at risk? Journal of Crohn's and Colitis. 2014;8(2):166-71. Doi: 10.1016/j.crohns.2013.09.007.

47. Cheng K, Faye AS. Venous thromboembolism in inflammatory bowel disease. World Journal of Gastroenterology. 2020;26(12):1231-41. Doi: 10.3748/WJG.V26.I12.1231.

48. Fumery M, Xiaocang C, Dauchet L et al. Thromboembolic events and cardiovascular mortality in inflammatory bowel diseases: a meta-analysis of observational studies. Journal of Crohn's and Colitis. 2014;8(6):469-79. Doi: 10.1016/j.crohns.2013.09.021.

49. Murthy SK, Carrier M, McCurdy JD et al. Venous thromboembolic events in inflammatory bowel diseases: a review of current evidence and guidance on risk in the post-hospitalization setting. Thrombosis Research. 2020;194:26-32. Doi: 10.1016/j.thromres.2020.06.005.

50. Papay P, Miehsler W, Tilg H et al. Clinical presentation of venous thromboembolism in inflammatory bowel disease. Journal of Crohn's and Colitis. 2013;7(9):723-9. Doi: 10.1016/j.crohns.2012.10.008.

51. Yurekli OT, Buyukasik NS, Ersoy O. Arterial thromboembolic complications may be more common than expected in inflammatory bowel diseases. Journal of Crohn's and Colitis. 2014;8(12):1740-1. Doi: 10.1016/j.crohns.2014.07.008.

52. Ra G, Thanabalan R, Ratneswaran S et al. Predictors and safety of venous thromboembolism prophylaxis among hospitalized inflammatory bowel disease patients. Journal of Crohn's and Colitis. 2013;7(10). Doi: 10.1016/j.crohns.2013.03.002.

53. Sarlos P, Szemes K, Hegyi P et al. Steroid but not biological therapy elevates the risk of venous thromboembolic events in inflammatory bowel disease: a meta-analysis. Journal of Crohn's and Colitis. 2018;12(4):489-98. Doi: 10.1093/ecco-jcc/jjx162.

54. Kuenzig ME, Bitton A, Carroll MW et al. Inflammatory bowel disease increases the risk of venous thromboembolism in children: a population-based matched cohort study. Journal of Crohn's & Colitis. 2021;15(12):2031-40. Doi: 10.1093/ecco-jcc/jjab113.

55. Kucharzik T, Ellul P, Greuter T et al. ECCO guidelines on the prevention, diagnosis and management of infections in inflammatory bowel disease. Journal of Crohn's and Colitis. 2021;15(6):879-913. Doi: 10.1093/ecco-jcc/jjab052.

56. Sheriff MZ, Mansoor E, Luther J et al. Opportunistic infections are more prevalent in Crohn's disease and ulcerative colitis: a large population-based study. Inflammatory Bowel Diseases. 2020;26(2):291-300. Doi: 10.1093/ibd/izz147.

57. Barbier H. Acute terminal ileitis: a contribution to the differential diagnosis of acute appendicitis. Zentralbl Chir. 1959;84:1060-5.

58. Leigh B. Appendicitis simulating Crohn's disease. Med J Aust. 1961 Aug 5;48(2):217. PMID: 13760546.

59. Gomollón F, Dignass A, Annese V et al.; European Crohn's and Colitis Organisation [ECCO]. 3. ed. European evidence-based consensus on the diagnosis and management of Crohn's disease 2016 – Part I: Diagnosis and medical management. J Crohn's Colitis. 2017;11:3-25.

60. Guven H, Koc B, Saglam F et al. Emergency right hemicolectomy for inflammatory cecal masses mimicking acute appendicitis. World J Emerg Surg. 2014;9(1):7. Doi: 10.1186/1749-7922-9-7.

61. Yang SS, Gibson P, McCaughey RS et al. Primary Crohn's disease of the appendix: report of 14 cases and review of the literature. Ann Surg. 1979;189(3):334-9.

62. Agha FP, Ghahremani GG, Panella JS et al. Appendicitis as the initial manifestation of Crohn's disease: radiologic features and prognosis. AJR Am J Roentgenol. 1987 Sep;149(3):515-8. Doi: 10.2214/ajr.149.3.515. PMID: 3497535.

63. Quaresma AB, Miranda EF, Kotze PG. Management of ileocecal Crohn's disease during surgical treatment for acute appendicitis: a systematic review. Arquivos de Gastroenterologia [Online]. 2021;58(4):560-5 [Epub 10 Dec 2021]. Doi: 10.1590/S0004-2803.202100000-98. ISSN: 1678-4219.

64. Cheluvappa R. Experimental appendicitis and appendectomy modulate the CCL20-CCR6 axis to limit inflammatory colitis pathology. Int J Colorectal Dis. 2014;29:1181-8.

65. Bass JA, Goldman J, Jackson MA et al. Pediatric Crohn's disease presenting as appendicitis: differentiating features from typical appendicitis. Eur J Pediatr Surg. 2012;22:274-8.

66. Oren R, Rachmilewitz D. Preoperative clues to Crohn's disease in suspected, acute appendicitis: report of 12 cases and review of the literature. J Clin Gastroenterol. 1992 Dec;15(4):306-10. Doi: 10.1097/00004836-199212000-00008. PMID: 1294636.

67. Yu Q, Mao R, Lian L et al. Surgical management of inflammatory bowel disease in China: a systematic review of two decades. Intest Res. 2016 Oct;14(4):322-32 [Epub 2016 Oct 17]. Doi: 10.5217/ir.2016.14.4.322. PMID: 27799883; PMCID: PMC5083261.

68. Hsu WF, Wu CS, Wu JM et al. Ileal Crohn's disease with perforation misdiagnosed as ruptured appendicitis: a case report. J Formos Med Assoc. 2013;112:652-3.

69. Millet I, Alili C, Pages E et al. Infection of the right iliac fossa. Diagn Interv Imaging. 2012 Jun;93(6):441-52 [Epub 2012 Jun 1]. Doi: 10.1016/j.diii.2012.04.026. PMID: 22658341.

70. Di Saverio S, Birindelli A, Kelly MD et al. WSES Jerusalem guidelines for diagnosis and treatment of acute appendicitis. World J Emerg Surg. 2016;11:34.

71. Puylaert JB. Ultrasonography of the acute abdomen: gastrointestinal conditions. Radiol Clin North Am. 2003 Nov;41(6):1227-42. Doi: 10.1016/s0033-8389(03)00120-9. PMID: 14661668.

72. Ooms HW, Koumans RK, Puylaert JB et al. Ultrasonography in the diagnosis of acute appendicitis. Br J Surg. 1991 Mar;78(3):315-8. Doi: 10.1002/bjs.1800780316. PMID: 2021847.

73. Ripollés T, Martinez-Perez MJ, Morote V et al. Diseases that simulate acute appendicitis on ultrasound. Br J Radiol. 1998 Jan;71(841):94-8. Doi: 10.1259/bjr.71.841.9534708. PMID: 9534708.

74. Wale A, Pilcher J. Current role of ultrasound in small bowel imaging. Semin Ultrasound CT MR. 2016 Aug;37(4):301-12 [Epub 2016 Mar 3]. Doi: 10.1053/j.sult.2016.03.001. PMID: 27342894.

75. Ripollés T, Martínez-Perez MJ, Morote V et al. Appendiceal involvement in Crohn's disease: gray-scale sonography and color doppler flow features. AJR Am J Roentgenol. 2006 Apr;186(4):1071-8. Doi: 10.2214/AJR.04.1839. PMID: 16554581.
76. Montandon Júnior ME, Montandon C, Fiori GR et al. Apendicite aguda – Achados na tomografia computadorizada: ensaio iconográfico. Radiol Bras. 2007;40(3):193-9.
77. Sung YN, Kim J. Appendiceal actinomycosis mimicking appendiceal tumor, appendicitis or inflammatory bowel disease. J Pathol Transl Med. 2020 Jun 26 [Epub ahead of print]. Doi: 10.4132/jptm.2020.05.17. PMID: 32580538.
78. West NE, Wise PE, Herline AJ et al. Carcinoid tumors are 15 times more common in patients with Crohn's disease. Inflamm Bowel Dis. 2007;13:1129-34.
79. Mällinen J, Rautio T, Grönroos J et al. Risk of appendiceal neoplasm in periappendicular abscess in patients treated with interval appendectomy vs. follow-up with magnetic resonance imaging: 1-year outcomes of the peri-appendicitis acuta randomized clinical trial. JAMA Surg. 2019;154:200-7.
80. Shindholimath VV, Thinakaran K, Rao TN et al. Laparoscopic management of appendicular mass. J Minim Access Surg. 2011;7:136-40.
81. Benoist S, Panis Y, Beaufour A et al. Laparoscopic ileocecal resection in Crohn's disease: a case-matched comparison with open resection. Surgical Endoscopy and Other Interventional Techniques. 2003;17(5):814-8.
82. Chen F, Wu H, Wu Y et al. Clinical manifestations of Crohn's disease misdiagnosed as appendicitis. Zhonghua Yi Xue Za Zhi. 2016 Mar 15;96(10):792-5. Doi: 10.3760/cma.j.issn.0376-2491.2016.10.009.
83. Bollinger RR, Barbas AS, Bush EL et al. Biofilms in the large bowel suggest an apparent function of the human vermiform appendix. J Theor Biol. 2007;249:826-31.
84. Loureiro ACCF, Barbosa LER. Appendectomy and Crohn's disease. J Coloproctol (Rio de Janeiro). 2019 Dec;39(4):373-80.
85. Strong SA, Koltun WA, Hyman NH et al.; Standards Practice Task Force of the American Society of Colon and Rectal Surgeons. Practice parameters for the surgical management of Crohn's disease. Dis Colon Rectum. 2007;50(11):1735-46.
86. Subramanian V, Saxena S, Kang JY et al. Preoperative steroid use and risk of postoperative complications in patients with inflammatory bowel disease undergoing abdominal surgery. Am J Gastroenterol. 2008;103:2373-81.
87. Huang W, Tang Y, Nong L et al. Risk factors for postoperative intra-abdominal septic complications after surgery in Crohn's disease: a meta-analysis of observational studies. J Crohns Colitis. 2015;9:293-301.
88. Pattel KV, Darakhshan AA, Griffin N et al. Patioent optimization for surgery relating to Crohn's disease. Nat Rev Gastroenterol Hepatol. 2016. Doi: 10.1038/nrgastro.2016.158.
89. Xu Y, Yang L, An P et al. Meta-analysis: the influence of pre-operative infliximab use on postoperative complications of Crohn's disease. Inflamm Bowel Dis. 2019;25:261-9.
90. Law CCY, Narula A, Lightner AL et al. Systematic review and meta-analysis: preoperative vedolizumab treatment and postoperative complications in patients with inflammatory bowel disease. J Crohn's Colitis. 2018;12:538-45.
91. Lightner AL, McKenna NP, Tse CS et al. Postoperative outcomes in ustekinumab-treated patients undergoing abdominal operations for Crohn's disease. J Crohns Colitis. 2018;12:402-7.

Seção 7

Manifestações Extraintestinais

21 Manifestações Extraintestinais das Doenças Inflamatórias Intestinais

Luísa Leite Barros

Introdução

As doenças inflamatórias intestinais (DII), doença de Crohn (DC) e retocolite ulcerativa (RCU), são desordens sistêmicas caracterizadas por uma hiperativação imune em resposta a antígenos próprios ou ambientais, em indivíduos geneticamente predispostos.[1,2] Além dos sintomas cardinais de diarreia mucossanguinolenta, dor abdominal e perda de peso, até metade dos pacientes com DII apresenta acometimento extraintestinal durante a história natural da doença.[3,4]

As manifestações extraintestinais (MEI) comprometem a qualidade de vida e a funcionalidade do paciente. A sua incidência está diretamente relacionada ao tempo de doença e em até 26% dos casos antecipa o quadro intestinal. Os órgãos mais acometidos são as articulações, a pele, os olhos e o fígado. As MEI são mais frequentes na doença de Crohn colônica e o antecedente familiar de DII é um fator de risco importante para o surgimento de MEI.[5]

Alguns mecanismos fisiopatológicos sugerem que as MEI estão relacionadas à presença de complexos antígeno-anticorpo circulantes e à produção de autoanticorpos contra antígenos celulares compartilhados pelo cólon e demais órgãos. O dano ao epitélio intestinal permite que bactérias ou proteínas atravessem a barreira intestinal e induzam uma resposta inflamatória sistêmica.[6]

O curso clínico de cada MEI pode ou não se correlacionar com atividade inflamatória intestinal. Enquanto a artrite periférica, o eritema nodoso e a episclerite acompanham a exacerbação dos sintomas intestinais, a colangite esclerosante primária, o pioderma gangrenoso e a uveíte independem da atividade das DII.[7]

O presente capítulo tem como objetivo discutir de forma sucinta as principais MEI apresentadas pelos portadores de DII. As MEI serão discutidas mais detalhadamente em outros capítulos.

Quadro 21.1 Tratamento das manifestações extraintestinais das doenças inflamatórias intestinais.

Manifestação	Tratamento
Osteoarticular	
Espondiloartrite periférica	• Tratar a doença intestinal • Curso limitado de AINE (COX-2) • Corticosteroide oral ou tópico • Sulfassalazina • Metotrexato • Inibidores da JAK (RCU)
Espondiloartrite axial	• Anti-TNF • Inibidores da JAK (ainda em estudo)
Dermatológica	
Eritema nodoso	• Tratar a doença intestinal • Analgésico comum • Curso limitado de AINE (COX-2) • Corticosteroide oral
Pioderma gangrenoso	• Corticosteroide oral • Anti-TNF • Tacrolimus • Ciclosporina

(Continua)

Quadro 21.1 Tratamento das manifestações extraintestinais das doenças inflamatórias intestinais. *(Continuação)*

Manifestação	Tratamento
Oftalmológica	
Episclerite	• Tratar a doença intestinal • Corticosteroide tópico
Uveíte	• Corticosteroide oral • Azatioprina • Anti-TNF
Hepatobiliar	
Colangite esclerosante primária	• Antibióticos quando necessário • CPRE e dilatação por balão • Prótese biliar • Transplante hepático
Sobreposição CEP e HAI	• Corticosteroide oral • Azatioprina

Fonte: Desenvolvido pela autoria do capítulo.

Manifestações osteoarticulares

As manifestações osteoarticulares são as mais frequentes e encontradas em até 60% dos pacientes com DII.[8] São mais comuns no sexo feminino e em indivíduos jovens em comparação à faixa etária de 50 a 60 anos.[9,10]

A artrite enteropática é um subtipo de espondiloartrite soronegativa, também representada pela artrite psoriásica, espondiloartrite axial, entesite, artrite reativa e uveíte anterior idiopática. São consideradas soronegativas por não apresentarem fator reumatoide, apesar de estarem presentes em 15% dos casos em relação à população geral. Nas DII, as articulações periféricas são as mais acometidas, seguidas da forma axial.[11]

A prevalência da artrite periférica é de 10% a 20% na DC e 5% a 14% na RCU. O seu diagnóstico é essencialmente clínico e baseado em achados objetivos de inflamação articular como edema e calor local.[12] A artrite periférica é subdividida em oligoarticular e poliarticular. A forma poliarticular reserva um pior prognóstico e segue um curso independente das DII. Casos raros de erosão e de deformidade em articulações metacarpofalangeanas, metatarsofalangeanas, quadris e cotovelos já foram descritos na literatura.[5]

Classicamente, a artrite periférica é subdividida em dois grupos. A artrite tipo 1 é oligoarticular (menos de cinco articulações envolvidas), assimétrica e afeta principalmente grandes articulações como ombro, cotovelo, quadril, joelho e tornozelo. Está associada à atividade inflamatória das DII e a outras MEI como eritema nodoso e uveíte. Apresenta curso autolimitado com duração inferior a 10 semanas.[13] A artrite tipo 2 é poliarticular (5 ou mais articulações envolvidas), simétrica e acomete pequenas

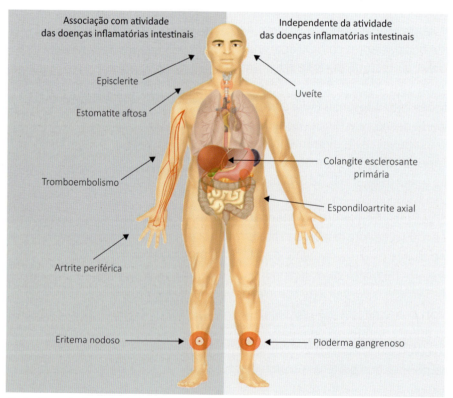

Figura 21.1 Manifestações extraintestinais das doenças inflamatórias intestinais e relação com a atividade da doença.
Fonte: Desenvolvida pela autoria do capítulo.

articulações das mãos. Segue um curso independente das DII e pode persistir por meses ou anos. Pode estar associada à uveíte anterior. Nos últimos anos, os dois grupos têm sido considerados parte do mesmo espectro de doença, inicialmente com envolvimento oligoarticular e progressão para um padrão poliarticular. Entesite, tenossinovite e dactilite ocorrem com frequência e podem progredir para dano estrutural como osteopenia, erosão, calcificação e formação óssea anormal.[14]

A forma axial é representada pela sacroileíte e espondilite anquilosante. A prevalência nas DII é de 8%. Apesar de o HLA-B27 estar presente em mais de 90% dos casos de espondiloartrite axial; nas DII, ele é positivo em 50% a 70% dos pacientes.[15] A principal manifestação clínica é a presença de dor lombar de caráter inflamatório, com rigidez matinal superior a 1 hora e melhora com exercício. Acomete indivíduos jovens, com idade inferior a 45 anos e o início dos sintomas é insidioso. Nas DII, a sacroileíte é geralmente bilateral e assintomática em até metade dos pacientes.[7,16] O diagnóstico é estabelecido por ressonância nuclear magnética (RNM) com sequência STIR por meio de achados de inflamação, edema e erosão óssea. A radiografia simples detecta a doença grave com presença de sindesmófitos e proliferação óssea.[17]

Doença óssea metabólica

Osteopenia e osteoporose são complicações comuns às DII e encontradas em 20% a 50% dos pacientes, independentemente do sexo. Entre seus principais fatores de risco, estão o uso prolongado de corticosteroide, acometimento extenso de intestino delgado, enterectomia prévia, deficiências nutricionais, tabagismo e sedentarismo. O grau de atividade inflamatória intestinal também contribui para a perda progressiva de massa óssea.[18]

A densitometria óssea de coluna lombar e de fêmur é o exame de escolha para o diagnóstico de osteoporose e é positiva em resultados de T-escore ≤ –2,5. Em crianças, valores de Z-escore < –2 são considerados abaixo do esperado para a idade e o tratamento deve ser avaliado na presença de atividade inflamatória intestinal, baixo peso, uso de corticosteroide e fratura prévia.[19] O rastreio anual está indicado em indivíduos expostos à corticosteroideterapia por tempo superior a 3 meses, com história de fratura óssea e em mulheres na pós menopausa.

O controle da atividade das DII é essencial para garantir estabilidade óssea. Os pacientes devem ser orientados a praticar atividade física resistida e a cessar o tabagismo e o consumo de álcool. A dieta deve conter 1 g de cálcio ao dia ou suplementada caso a ingesta seja inferior a 800 mg ao dia. A deficiência de vitamina D deve ser tratada com doses de ataque de 50.000 UI por semana por 2 a 3 meses, e a dose de manutenção recomendada é de 1.000 UI ao dia. Pacientes em uso de corticosteroides devem receber cálcio e vitamina D profiláticos.[4]

Manifestações dermatológicas

O eritema nodoso é a manifestação dermatológica mais comum das DII. É conhecido como paniculite migratória nodular e caracterizado por nódulos subcutâneos medindo entre 1 e 5 cm ou placas eritematosas dolorosas, avermelhadas e endurecidas, localizadas em região extensora dos membros, principalmente inferiores. É raro acometer tronco e face. Em alguns pacientes, o seu padrão é difuso e pode recorrer em até 20% dos casos.[20] A prevalência do eritema nodoso é de 5% a 15% na DC e de 2% a 10% na RCU.[5] Acontece com maior frequência em mulheres, em associação com artrite periférica e está relacionado à atividade inflamatória intestinal. Na doença de Crohn, está mais associado ao acometimento colônico. Apesar da sua correlação com a atividade das DII, o eritema nodoso não está associado à gravidade ou à extensão da doença. Sintomas sistêmicos como febre, fadiga e dor articular podem estar presentes.[7,21] O diagnóstico é clínico e a biópsia de pele raramente é necessária. Os achados histopatológicos evidenciam um infiltrado linfo-histiocítico da derme. O seu curso clínico dura de 3 a 6 semanas e geralmente cicatriza sem sequelas.[22] A maioria dos casos é autolimitada e não necessita de tratamento direcionado. Em casos leves, analgésicos comuns e elevação dos membros inferiores são recomendados. Nos casos persistentes ou refratários, é mandatório o diagnóstico diferencial com sífilis, sarcoidose, doença de Behçet, infecções bacterianas por estreptococos, *Yersinia pseudotuberculosis*, *Yersinia enterocolitica* ou uso de medicações como contraceptivos orais.

O pioderma gangrenoso é a segunda manifestação dermatológica mais frequente das DII. A sua prevalência é de 0,4% a 2%, maior em mulheres e está associado à gravidade da DII, acometimento colônico, etnia africana, história familiar de RCU, uveíte e eritema nodoso. Ocorre principalmente em membros inferiores, mas pode surgir em regiões periostomia ou cicatrizes abdominais. Apesar de menos prevalente, o pioderma gangrenoso é extremamente grave e associado a piores desfechos de qualidade de vida.[23] A apresentação clínica é marcada por pápula ou pústula isoladas que progridem para ulceração e necrose. As lesões exibem bordos escavados e azulados, por vezes dolorosos, com formação de cicatriz atrófica ou cribiforme, recobertas por conteúdo de aspecto purulento e estéril. Variam de tamanho entre centímetros a grandes extensões. O pioderma gangrenoso pode resultar de um trauma cutâneo, conhecido como "fenômeno de patergia". A biópsia deve ser evitada sempre que possível por agravar o aspecto da lesão. O achado anatomopatológico é consistente com infiltrado neutrofílico difuso, ulceração e vasculite.[24,25] O curso clínico do pioderma gangrenoso não se correlaciona com a atividade da DII de base. Apesar disso, o seu manejo também requer o controle da inflamação intestinal.

A síndrome de Sweet é uma dermatose neutrofílica aguda febril caracterizada por febre, leucocitose e placas elevadas eritematosas ou violáceas, bem delimitadas e frequentemente dolorosas. Os locais mais acometidos são face, pescoço, tórax, dorso e membros superiores. É uma condição rara e mais comum no sexo feminino. Histologicamente, é definida por um denso infiltrado de neutrófilos maduros na derme.

Manifestações oftalmológicas

As manifestações oftalmológicas são o terceiro grupo em prevalência e acomete de 2% a 7% dos pacientes com DII. São representadas principalmente pela esclerite, episclerite e uveíte anterior. Alguns fatores estão associados ao maior risco de manifestações oflatmológicas como a presença de pancolite e o envolvimento sistêmico de outros órgãos.[26]

A episclera é a camada entre a esclera e a conjuntiva formada de tecido conjuntivo vascular denso que recobre a túnica externa do globo ocular, desde a córnea ao nervo óptico. A episclerite, inflamação da episclera, é a manifestação oftalmológica mais comum das DII e acomete 2% a 5% dos pacientes. As principais manifestações clínicas são hiperemia conjuntival em um ou ambos os olhos, prurido ocular, irritação, queimação e sensação de corpo estranho. Nódulos episclerais raramente são encontrados. Dor leve a moderada e sensibilidade à palpação são comuns ao exame físico. Além disso, os vasos episclerais podem se apresentar dilatados. Não se observam redução da acuidade visual, perda de visão, alteração na resposta pupilar à luz, envolvimento da córnea ou fotossensibilidade. A conjuntivite é um diagnóstico diferencial frequente, porém com menor desconforto ocular e presença de secreção purulenta.[27]

O termo "uveíte" descreve um grupo heterogêneo de doenças caracterizadas por inflamação das estruturas intraoculares. Ocorre em 0,5% a 3% dos indivíduos com DII e pode preceder o diagnóstico intestinal. É agrupada em uveíte anterior (irite e iridociclite), intermediária (vítreo) e uveíte posterior quando acomete a retina. A uveíte anterior é definida por inflamação na camada média do globo ocular que inclui a íris, o corpo ciliar e a coroide. É mais comum na doença de Crohn e no sexo feminino e está associada às espondiloartrites periférica e axial.[28] Clinicamente, manifesta-se por hiperemia conjuntival, dor ocular, turvação e perda da acuidade visual. Fotofobia é frequentemente a queixa inicial. O quadro clínico é insidioso e geralmente unilateral, mas pode recorrer no olho contralateral. O diagnóstico se baseia na presença de inflamação do trato uveal em exame de fundo de olho. A uveíte segue um curso clínico independente da presença de inflamação intestinal. É comumente associada ao eritema nodoso e à artralgia. Existe uma associação bem estabelecida entre DC, sacroileíte e uveíte aguda. Esses pacientes podem apresentar HLA-B27 positivo.[29]

A esclera é constituída por um tecido fibroso e representa a membrana externa do globo ocular. A esclerite é uma condição rara e com potencial de progressão para perda visual definitiva. Ocorre em menos de 1% dos casos e o seu principal sintoma é dor ocular com irradiação para a face e a região periorbitária. A inserção da musculatura extraocular na esclera justifica a presença de dor durante o movimento ocular. A dor é constante, mais intensa quando comparada à episclerite e usualmente piora à noite. Além disso, hiperemia ocular, lacrimejamento, fotofobia, turvação visual e cefaleia também são comuns. À luz ambiente, a esclera pode se apresentar com cor azul ou violeta. Atualmente, é classificada em esclerite anterior difusa, esclerite nodular, necrosante com ou sem inflamação e esclerite posterior. Enquanto a episclerite acomete pacientes jovens, é menos dolorosa e mantém a coloração do globo ocular, a esclerite é mais comum em faixa etária avançada, a dor é mais intensa e profunda e a cor azulada do olho é característica.[28]

Manifestações hepáticas

A colangite esclerosante primária (CEP) é uma doença colestática crônica e progressiva, associada às DII em 60% a 80% dos casos.[30,31] Quando combinadas, apresentam um padrão fenotípico característico com acometimento pancolônico e aumento do risco de neoplasias. É a manifestação hepática mais comum das DII, com prevalência estimada de 5% dos pacientes com DII. A CEP é mais frequente na RCU, enquanto na doença de Crohn está associada ao acometimento colônico e comportamento inflamatório. É mais prevalente em adultos em relação à faixa etária pediátrica.[32]

Os principais fatores de risco são sexo masculino, presença de pancolite, não expostos ao tabagismo e antecedente pessoal de apendicectomia. Outras desordens autoimunes como hipotireoidismo, diabetes *mellitus* tipo 1 e doença celíaca são mais frequentes em pacientes com CEP.[33] Alguns *loci* gênicos têm sido relacionados à CEP como UBASH3A, BCL2L11, FOXO1, IRF8, SOCS1, JAK2, STAT3 e TYK2, o que sugere um componente hereditário na sua fisiopatologia.[32]

As principais manifestações clínicas incluem dor em quadrante superior direito do abdome, fadiga, prurido, febre, icterícia e perda de peso. A doença avançada se manifesta com cirrose, hipertensão portal, colangite de repetição e insuficiência hepática. Além disso, existe um risco absoluto aumentado de colangiocarcinoma, carcinoma de vesícula biliar, carcinoma hepatocelular e de câncer colorretal. O risco de progressão para adenocarcinoma de cólon é 10 vezes superior em relação à população geral e, por esse motivo, a colonoscopia anual é recomendada a partir do diagnóstico de CEP.[30]

Os pacientes com DII-CEP apresentam características clínicas marcadas por predomínio inflamatório em cólon ascendente, ileíte de refluxo, reto poupado, maior risco de bolsite e complicações da bolsa ileoanal.[34]

A investigação diagnóstica deve ser realizada na vigência de sintomas ou de níveis elevados de enzimas colestáticas. O diagnóstico é estabelecido por meio da associação de exames laboratoriais com achados radiológicos. A fosfatase alcalina e a gama-GT usualmente se encontram aumentadas, enquanto o valor das aminotransferases costuma ser inferior a 10 vezes o limite superior da normalidade. O anticorpo anticitoplasma de neutrófilo padrão perinuclear (p-ANCA) é encontrado em 30% a 80% dos casos. Um terço dos casos de CEP apresenta hipergamaglobulinemia. Entretanto, na presença de autoanticorpos como FAN, antimúsculo liso ou anti-LKM, a hipótese de sobreposição com hepatite autoimune deve ser afastada.[35]

A colangiografia por RNM é o exame inicial de escolha e evidencia múltiplas estenoses segmentares e dilatações na árvore biliar, de aspecto compatível com "colar em contas". A colangiopancreatografia retrógrada endoscópica (CPRE) deve ser reservada para os casos em que a ressonância magnética é inconclusiva, nos pacientes candidatos a dilatação endoscópica de estenoses ou na suspeita de neoplasia.[35]

A biópsia hepática está indicada para o diagnóstico da doença biliar de pequenos ductos ou na sobreposição com hepatite autoimune. Histologicamente, a CEP é caracterizada pela infiltração de linfócitos na árvore biliar intra e extra-hepática, processo inflamatório crônico, fibrose e estenose dos ductos biliares. Causas secundárias de CEP como infecção, HIV, isquemia, doenças pancreáticas e colangiopatia por IgG4 devem ser consideradas no diagnóstico diferencial.[36]

A CEP progride de forma independente das DII e, em alguns casos, pode anteceder o diagnóstico intestinal. É classificada de acordo com o padrão de acometimento em pequenos e grandes ductos biliares. A doença de pequenos ductos biliares apresenta melhor prognóstico, menor progressão para cirrose e menor risco de neoplasias.

A hepatite autoimune (HAI) é uma doença crônica imunomediada caracterizada por inflamação hepatocelular, necrose e progressão para cirrose. A sua prevalência é aumentada em pacientes com DII, principalmente nos casos de sobreposição com CEP. O padrão etário de acometimento é bimodal com um pico durante a infância e a adolescência e outro entre as 4ª e 6ª décadas de vida.[37] A apresentação clínica varia entre elevação persistente de aminotransferases a formas fulminantes de hepatite aguda. O diagnóstico de HAI deve ser suspeitado na presença de autoanticorpos como FAN, antimúsculo liso, anti-LKM, além de aumento dos níveis séricos de gamaglobulina. A biópsia hepática pode ser indicada para confirmar o diagnóstico, orientar a decisão terapêutica e na suspeita de sobreposição CEP e HAI. Os achados típicos são hepatite de interface, infiltrado linfoplasmocitário e a presença de rosetas hepatocitárias. Inflamação lobular e necrose em ponte ou multiacinar podem estar presentes. O tratamento recomendado é a associação de corticosteroide a um imunossupressor.[31]

Referências bibliográficas

1. Roda G, Kotze PG, Argollo M et al. Crohn's disease. Nat Rev Dis Primers. 2020;6(1):22.
2. Kobayashi T, Siegmund B, Le Berre C et al. Ulcerative colitis. Nat Rev Dis Primers. 2020;6(1):74.
3. Ott C, Scholmerich J. Extraintestinal manifestations and complications in IBD. Nat Rev Gastroenterol Hepatol. 2013;10(10):585-95.
4. Harbord M, Annese V, Vavricka SR et al. 1st European evidence-based consensus on extra-intestinal manifestations in inflammatory bowel disease. J Crohns Colitis. 2016;10(3):239-54.
5. Vavricka SR, Rogler G, Gantenbein C et al. Chronological order of appearance of extraintestinal manifestations relative to the time of IBD diagnosis in the swiss inflammatory bowel disease cohort. Inflamm Bowel Dis. 2015;21(8):1794-800.
6. Hedin CRH, Vavricka SR, Stagg AJ et al. The pathogenesis of extraintestinal manifestations: implications for IBD research, diagnosis and therapy. J Crohns Colitis. 2019;13(5):541-54.
7. Rogler G, Singh A, Kavanaugh A et al. Extraintestinal manifestations of inflammatory bowel disease: current concepts, treatment and implications for disease management. Gastroenterology. 2021;161(4):1118-32.
8. Algaba A, Guerra I, Ricart E et al. Extraintestinal manifestations in patients with inflammatory bowel disease: study based on the ENEIDA registry. Dig Dis Sci. 2021;66(6):2014-23.
9. Karreman MC, Luime JJ, Hazes JMW et al. The prevalence and incidence of axial and peripheral spondyloarthritis in inflammatory bowel disease: a systematic review and meta-analysis. J Crohns Colitis. 2017;11(5):631-42.
10. Guillo L, Abreu M, Panaccione R et al. Endpoints for extraintestinal manifestations in inflammatory bowel disease trials: the EXTRA consensus from the International Organization for the Study of Inflammatory Bowel Diseases. Lancet Gastroenterol Hepatol. 2022;7(3):254-61.
11. Fragoulis GE, Liava C, Daoussis D et al. Inflammatory bowel diseases and spondyloarthropathies: from pathogenesis to treatment. World J Gastroenterol. 2019;25(18):2162-76.
12. Annese V. A review of extraintestinal manifestations and complications of inflammatory bowel disease. Saudi J Med Med Sci. 2019;7(2):66-73.
13. Fornaciari G, Salvarani C, Beltrami M et al. Muscoloskeletal manifestations in inflammatory bowel disease. Can J Gastroenterol. 2001;15(6):399-403.
14. Vavricka SR, Schoepfer A, Scharl M et al. Extraintestinal manifestations of inflammatory bowel disease. Inflamm Bowel Dis. 2015;21(8):1982-92.
15. Ossum AM, Palm O, Lunder AK et al. Ankylosing spondylitis and axial spondyloarthritis in patients with long-term inflammatory bowel disease: results from 20 years of follow-up in the IBSEN study. J Crohns Colitis. 2018;12(1):96-104.
16. Bourikas LA, Papadakis KA. Musculoskeletal manifestations of inflammatory bowel disease. Inflamm Bowel Dis. 2009;15(12):1915-24.
17. Rudwaleit M, Baeten D. Ankylosing spondylitis and bowel disease. Best Pract Res Clin Rheumatol. 2006;20(3):451-71.
18. Schule S, Rossel JB, Frey D et al. Widely differing screening and treatment practice for osteoporosis in patients with inflammatory bowel diseases in the Swiss IBD cohort study. Medicine (Baltimore). 2017;96(22):e6788.
19. Farraye FA, Melmed GY, Lichtenstein GR et al. ACG clinical guideline: preventive care in inflammatory bowel disease. Am J Gastroenterol. 2017;112(2):241-58.
20. Antonelli E, Bassotti G, Tramontana M et al. Dermatological manifestations in inflammatory bowel diseases. J Clin Med. 2021;10(2).
21. Greuter T, Navarini A, Vavricka SR. Skin manifestations of inflammatory bowel disease. Clin Rev Allergy Immunol. 2017;53(3):413-27.
22. Perez-Garza DM, Chavez-Alvarez S, Ocampo-Candiani J et al. Erythema nodosum: a practical approach and diagnostic algorithm. Am J Clin Dermatol. 2021;22(3):367-78.
23. States V, O'Brien S, Rai JP et al. Pyoderma gangrenosum in inflammatory bowel disease: a systematic review and meta-analysis. Dig Dis Sci. 2020;65(9):2675-85.
24. Plumptre I, Knabel D, Tomecki K. Pyoderma gangrenosum: a review for the gastroenterologist. Inflamm Bowel Dis. 2018;24(12):2510-7.
25. Ahn C, Negus D, Huang W. Pyoderma gangrenosum: a review of pathogenesis and treatment. Expert Rev Clin Immunol. 2018;14(3):225-33.
26. Shah J, Shah A, Hassman L et al. Ocular manifestations of inflammatory bowel disease. Inflamm Bowel Dis. 2021;27(11):1832-8.
27. Castellano F, Alessio G, Palmisano C. Ocular manifestations of inflammatory bowel diseases: an update for gastroenterologists. Minerva Gastroenterol (Torino). 2021;67(1):91-100.
28. Janardhana P, Al-Kadhi S. A review of ophthalmic manifestations of inflammatory bowel disease and associated treatments. Curr Opin Ophthalmol. 2021;32(6):549-54.
29. Troncoso LL, Biancardi AL, Zaltman C et al. Ophthalmic manifestations in patients with inflammatory bowel disease: a review. World J Gastroenterol. 2017;23(32):5836-48.
30. Karlsen TH, Folseraas T, Thorburn D et al. Primary sclerosing cholangitis: a comprehensive review. J Hepatol. 2017;67(6):1298-323.
31. Mazza S, Soro S, Verga MC et al. Liver-side of inflammatory bowel diseases: hepatobiliary and drug-induced disorders. World J Hepatol. 2021;13(12):1828-49.
32. Beheshti-Maal A, Tamimi A, Iravani S et al. PSC associated inflammatory bowel disease: a distinct entity. Expert Rev Gastroenterol Hepatol. 2022;16(2):129-39.
33. Rossi RE, Conte D, Massironi S. Primary sclerosing cholangitis associated with inflammatory bowel disease: an update. Eur J Gastroenterol Hepatol. 2016;28(2):123-31.
34. Ricciuto A, Kamath BM, Griffiths AM. The IBD and PSC phenotypes of PSC-IBD. Curr Gastroenterol Rep. 2018;20(4):16.
35. Chapman MH, Thorburn D, Hirschfield GM et al. British Society of Gastroenterology and UK-PSC guidelines for the diagnosis and management of primary sclerosing cholangitis. Gut. 2019;68(8):1356-78.
36. Rabiee A, Silveira MG. Primary sclerosing cholangitis. Transl Gastroenterol Hepatol. 2021;6:29.
37. Gaspar R, Branco CC, Macedo G. Liver manifestations and complications in inflammatory bowel disease: a review. World J Hepatol. 2021;13(12):1956-67.

22 Manifestações Reumatológicas

Júlio Pinheiro Baima
Cintia Zumstein Camargo

Conceito e epidemiologia

Doença inflamatória intestinal (DII) deve ser considerada um distúrbio sistêmico não limitado ao trato gastrointestinal (GTI), uma vez que muitos pacientes desenvolvem sintomas extraintestinais ao curso de sua enfermidade. Esses sintomas podem envolver qualquer órgão, impactando negativamente a qualidade de vida e a resposta terapêutica.[1]

Até 50% dos pacientes com DII vivenciam ao menos uma manifestação extraintestinal (MEI),[2] podendo variar entre 6% e 47%.[3] A primeira MEI pode ocorrer antes do surgimento de qualquer sintoma intestinal, porém, em cerca de 75% dos casos, ocorre após o diagnóstico de DII ser estabelecido.[1] Aumentam a possibilidade de ocorrência de MEI: portadores de doença de Crohn (DC) quando comparados à retocolite ulcerativa (RCU); longa duração da doença; sexo feminino; doença em atividade; colite extensa em portadores de RCU; entre outros.[3]

Das manifestações extraintestinais, as articulares são as mais comuns,[3] assim como a DC e a RCU são as doenças inflamatórias intestinais que mais se associam ao acometimento articular. A artrite tanto a de esqueleto axial (coluna e articulações sacroilíacas) como a de articulações periféricas associada às DII é mais frequente na DC em comparação à RCU e pertence ao grupo das espondiloartrites, que são doenças autoimunes com manifestações clínicas articulares e extra-articulares.[4,5] Cerca de 1,5% a 19,4% dos pacientes com DII apresentam acometimento de esqueleto axial e 1% a 50% apresentam artrite periférica.[6] No Brasil, um estudo identificou prevalência de acometimento articular periférico em 16,9%, acometimento axial em 3,8% e misto em 10,8% dos pacientes com DII.[7] A proporção de pacientes com DII com envolvimento articular é semelhante entre os gêneros masculino e feminino, com pico de incidência ao redor das terceira e quarta décadas de vida.[6]

Etiologia e fisiopatologia

A fisiopatologia da artrite relacionada à DII ainda não é completamente esclarecida. A hipótese mais aceita sinaliza que as manifestações clínicas desenvolvam-se em indivíduos geneticamente predispostos submetidos a um estímulo ambiental.[4,8] Estima-se que haja uma alteração do microbioma intestinal associada à migração de antígenos bacterianos e células T da mucosa intestinal para as articulações, compondo o que se denomina "eixo intestino-sinóvia".[5]

O antígeno leucocitário humano (HLA, do inglês *human leukocyte antigen*) tem sido associado ao fenótipo das manifestações articulares na DII, em especial ao acometimento do esqueleto axial. Cerca de 7% a 15% dos pacientes com sacroileíte e 25% a 78% dos pacientes com espondilite associadas à DII apresentam HLA-B27 positivo. Além disso, os alelos DRB1 0103, HLA-B35 e HLA-B27 foram associados à oligoartrite periférica, assim como o alelo HLA-B44 foi associado à poliartrite nesse grupo de pacientes com DII.[5]

Outros polimorfismos com mutações do gene CARD15, codificador do receptor NOD2 que reconhece moléculas bacterianas, foram associados a maior risco de desenvolvimento de sacroileíte em pacientes com DII. A proteína NOD2 apresenta um papel importante na deflagração da resposta imune inata no intestino, levando a um estado pró-inflamatório.[5]

O eixo controlado pelas interleucinas (IL) 23 e 17, importante na resposta inflamatória de pacientes com DII, principalmente DC, tem igual relevância também nas espondiloartrites axiais. Polimorfismos dos genes IL-23R, IL-12B, STAT3 e CARD9, que codificam proteínas envolvidas no eixo IL-23/17, já foram associados à DC e à espondilite anquilosante.[5]

Disbiose intestinal constitui uma das hipóteses que explicam o desenvolvimento de espondiloartrite em pacientes com DII. O desequilíbrio do microbioma intestinal com presença de bactérias como *Faecalibacterium prausnitzii*, *Dialister* e *Ruminococcus gnavus* tem sido relacionado às espondiloartrites. Adicionalmente, estima-se que haja uma estimulação antigênica com migração de células T da mucosa intestinal para a sinóvia em pacientes com acometimento articular da DII, por meio de uma expressão anormal de moléculas de adesão, citocinas e receptores. Sabe-se que linfócitos da mucosa intestinal podem ligar-se também à sinóvia por meio da expressão das integrinas β-7 e outras moléculas de adesão.[5,9]

Quadro clínico

O envolvimento articular da DII pode ocorrer sob a forma de manifestações clínicas em esqueleto axial (coluna e articulações sacroilíacas), em esqueleto periférico (articulações periféricas), ou em ambos. De forma geral, a artrite periférica relacionada à DII é não erosiva e pode assumir um comportamento sob duas formas distintas. Uma delas é a oligoartrite assimétrica aguda e recorrente, classificada como tipo I, que incide durante episódios de exacerbação da DII e costuma acometer grandes articulações de membros inferiores. Outra forma de apresentação é a poliartrite crônica e intermitente, classificada como tipo II, não relacionada temporalmente às exacerbações da DII, que acomete predominantemente pequenas e grandes articulações de membros superiores. A artrite periférica tipo I afeta cerca de 5% dos pacientes com DII e a tipo II, cerca de 3% a 4%. O envolvimento axial manifesta-se como dor em coluna de caráter inflamatório, com piora da dor ao repouso e melhora aos movimentos e acompanha sintomas de rigidez matinal em coluna. No envolvimento de articulações sacroilíacas, o paciente pode apresentar dor em região glútea uni ou bilateral, também de caráter inflamatório. Sintomas axiais geralmente não se relacionam à atividade da DII. Em situações de longa evolução da espondiloartrite, em que o processo inflamatório crônico resulta na calcificação ligamentar, podem ser evidenciadas, ao exame físico, a redução da amplitude de movimento em coluna e a redução da expansão torácica.[10,11]

Podem ocorrer também manifestações do tipo entesite ou dactilite. A entesite constitui-se na inflamação da inserção tendinosa no osso, gerando dor e eventualmente edema local. As formas mais comuns de entesite são fasciíte plantar e tendinite do Aquileu. A dactilite, ou também denominada "dedo em salsicha", ocorre por inflamação de articulações, tendões e outros tecidos moles em quirodáctilos ou pododáctilos, manifestando-se sob a forma de edema difuso do dedo.[12,13]

Exames complementares
Exames laboratoriais

A atividade articular cursa geralmente com elevação de provas de atividade inflamatória, como a velocidade de hemossedimentação (VHS) e a proteína C-reativa (PCR). Embora não específicas, podem ser utilizadas como parâmetro objetivo na indicação do tratamento da atividade articular. No hemograma, pode ser observada anemia de doença crônica relacionada à espondiloartrite e à DII, ou anemia por perda de ferro, mais relacionada à DII. Na artrite relacionada à DII, o fator reumatoide é geralmente negativo. A análise do líquido sinovial evidencia contagem de leucócitos em torno de 5 a 12 mil por microlitro (líquido sinovial inflamatório), com predomínio de polimorfonucleares. Achados não específicos de proliferação de células sinoviais e infiltrado de células mononucleares são obtidos na biópsia.[14]

Exames de imagem
Radiografia

A radiografia do esqueleto axial nos pacientes com espondiloartrite associada às DII pode apresentar achados semelhantes aos encontrados na espondilite anquilosante. A radiografia de articulações sacroilíacas pode apresentar alterações estruturais (Figura 22.1), graduadas de acordo com o critério proposto pela Sociedade Internacional para Avaliação das Espondiloartrites (ASAS, do inglês Assessment in SpondyloArthritis International Society),[15] conforme Quadro 22.1.

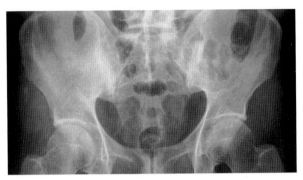

Figura 22.1 Radiografia de bacia evidenciando sacroileíte grau 3, bilateral, segundo critério proposto pela ASAS.
Fonte: Acervo da autoria do capítulo.

Quadro 22.1 Graduação de sacroileíte na radiografia segundo critério proposto pela ASAS.

Grau	Alterações radiográficas
0	Normal
1	Alterações suspeitas
2	Alterações mínimas: pequenas áreas localizadas de erosão ou esclerose óssea, sem alteração do espaço articular
3	Sacroileíte moderada ou acentuada com pelo menos um sinal de erosão, alargamento ou redução do espaço articular, esclerose óssea ou anquilose parcial
4	Alterações graves, anquilose total

Fonte: Linden S, Valkenburg HA, Cats A, 1984.

Na coluna, podem-se observar precocemente quadratura de corpos vertebrais, erosões em ângulos vertebrais, sindesmófitos (calcificação do ligamento longitudinal anterior da coluna) e até fusão de corpos vertebrais (anquilose) em estágios avançados da doença axial, também denominada "coluna em bambu".[16,17]

Nas articulações periféricas, os achados radiográficos mais frequentemente encontrados são edema de partes moles, osteopenia periarticular e periostite. Erosões ósseas não são comumente encontradas nas radiografias dos pacientes com artrite relacionada às DII.[18]

Para detecção de atividade inflamatória precoce em esqueleto axial, a ressonância nuclear magnética (RNM) é o método mais indicado.

Ressonância nuclear magnética

A sacroileíte apresenta-se na RNM sob a forma de edema medular ósseo subcondral ou periarticular nas incidências em STIR (*short tau inversion recovery*) ou ponderada em T2 com saturação de gordura (Figura 22.2). Outros achados inflamatórios podem ser evidenciados em sacroilíacas como sinovite, entesite ou capsulite.[19,20] Durante a evolução da doença, alterações estruturais podem ser encontradas: erosões ósseas; metaplasia gordurosa; e anquilose.[21]

O acometimento em coluna costuma manifestar-se na RNM sob a forma de edema medular ósseo vertebral, geralmente em ângulos vertebrais anteriores ou posteriores, realçado nas incidências em STIR ou ponderada em T2 com saturação de gordura. No curso da doença, as áreas com edema ósseo podem evoluir para áreas de deposição gordurosa.[21,22]

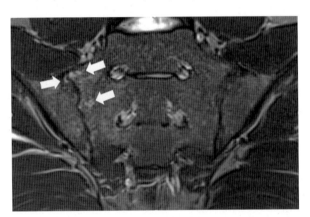

Figura 22.2 RNM de sacroilíacas evidenciando edema medular ósseo subcondral, à direita (sacroileíte), na incidência em STIR.
Fonte: Acervo da autoria do capítulo.

Diagnóstico

A suspeita de espondiloartrite associada à DII deve ser levantada quando um paciente com DII apresenta sintomas de dor em articulações periféricas, coluna e/ou sacroilíacas, de característica inflamatória com piora da dor ao repouso e melhora aos movimentos, podendo, nos casos de acometimento da coluna, estar acompanhada do sintoma de rigidez matinal.

De acordo com o critério ASAS, as espondiloartrites podem ser classificadas em: axiais, quando há envolvimento predominante de coluna e articulações sacroilíacas; e periféricas, quando há predominantemente acometimento das demais articulações. A artrite relacionada à DII está inserida no grupo das espondiloartrites periféricas, classificadas de acordo com parâmetros clínicos e laboratoriais. Assim, indivíduos com DII e artrite, dactilite ou entesite já podem ser diagnosticados com espondiloartrite. Outros parâmetros como presença de uveíte, HLA-B27 positivo e presença de sacroileíte na imagem reforçam o diagnóstico das artropatias relacionadas às DII.[23]

Diagnóstico diferencial

A artrite relacionada à DII pode mimetizar algumas situações clínicas. A artrite reativa manifesta-se por sintomas articulares que se iniciam por volta de 1 a 4 semanas após infecção intestinal por Salmonella, Shigella, Campylobacter e Yersinia. Na artrite reativa, tornozelos, joelhos, punhos e articulações sacroilíacas são comumente afetados, e há maior risco para cronicidade na presença de HLA-B27.[24] A doença de Whipple (infecção intestinal pela *Troferyma whipplei*) pode cursar com sintomas como diarreia e perda de peso, além de sintomas articulares predominantemente em punhos, joelhos e tornozelos. É raro afetar o esqueleto axial.[25] A doença celíaca pode manifestar oligo ou poliartrite periférica, com envolvimento axial em alguns pacientes. Os sintomas articulares geralmente precedem as manifestações clínicas em TGI e melhoram com adequação dietética.[26] A doença de Behçet é uma vasculite sistêmica caracterizada por ulcerações orais e genitais, podendo também cursar com úlceras em mucosa de intestino delgado provocando diarreia, náuseas e dor abdominal. Por se tratar de uma doença sistêmica, pode acometer outros órgãos como olho (uveíte) e sistema nervoso central (SNC). Na doença de Behçet, pode haver envolvimento oligoarticular principalmente de punhos, cotovelos, joelhos e tornozelos.[27] A infecção por *Clostridium difficile* pode manifestar-se sob a forma de artrite asséptica durante ou logo após colite pseudomembranosa e acomete geralmente grandes articulações de membros inferiores.[28] A artrite por *bypass* intestinal geralmente é poliarticular e não erosiva. Os sintomas articulares costumam durar meses após a cirurgia e podem acometer mãos, punhos e tornozelos.[29] A artrite associada a parasitoses intestinais apresenta característica polimórfica varia entre comprometimento mono, oligo ou poliarticular e envolve pequenas ou grandes articulações. Geralmente inicia-se após infecção por agentes como *Cyclospora cayetanensis*, *Giardia lamblia*, *Blastocystis hominis*, *Entamoeba histolytica*, *Schistosoma mansoni*, *Ascaris lumbricoides* e *Strongyloides stercoralis*.[30]

Prognóstico

A artrite periférica relacionada à DII apresenta geralmente prognóstico favorável, já que apenas uma minoria dos pacientes evolui para artropatia crônica ou erosiva. Em comparação à artrite periférica, o acometimento axial costuma apresentar pior prognóstico, podendo progredir para um quadro sequelar com anquilose de coluna e de articulações sacroilíacas. Dados do Registro Brasileiro de Espondiloartrites (RBE) mostram que pacientes com acometimento articular relacionado à DII apresentam menor prevalência de dor axial inflamatória, melhor mobilidade em coluna lombossacra e menor frequência de alterações radiográficas em esqueleto axial em comparação às demais espondiloartrites; entretanto, menor tempo de doença foi observado na amostra selecionada dos indivíduos com enteropatia. Pacientes com espondiloartrite associada às DII apresentam menor prevalência do HLA-B27 em comparação às demais espondiloartrites. Além disso, a frequência do HLA-B27 é maior nos casos com acometimento axial em comparação ao acometimento periférico.[31]

Tratamento

De maneira geral, o tratamento da artrite associada às DII segue as recomendações das demais espondiloartrites, com o objetivo de máxima remissão da doença. Entretanto, deve-se ter especial atenção ao uso de medicações com potencial risco de efeitos colaterais em TGI.

Os anti-inflamatórios não esteroidais (AINE), bastante utilizados nas espondiloartrites, devem ser prescritos com cautela em pacientes com DII, preferencialmente por curto período e em baixas doses, uma vez que já foram associados à reativação da doença intestinal. Não há estudos robustos que demonstrem superioridade entre as diferentes classes de AINE.

Os corticosteroides representam uma boa opção de tratamento e são úteis no controle da artrite periférica, mas geralmente sem efeito na doença axial e na entesite. Deve-se evitar seu uso prolongado quando em via sistêmica sob risco de efeitos colaterais. Sua administração intra-articular pode ser benéfica no controle da mono e oligoartrite periférica.[32]

No tratamento do acometimento articular periférico, drogas imunossupressoras como o metotrexato e A sulfassalazina apresentaram eficácia, além de atuarem como poupadores de corticosteroides. O uso do metotrexato pode cursar com hepatotoxicidade e teratogenicidade, por isso requer controle clínico e laboratorial. Outros imunossupressores mostraram algum benefício no controle da artropatia periférica em estudos menores, como a azatioprina, a leflunomida e a ciclosporina.[33]

Nos casos de ineficácia ou intolerância às classes medicamentosas citadas, ou em situação de acometimento do esqueleto axial, as drogas imunobiológicas estão indicadas. Os imunobiológicos anti-TNF-α monoclonais (infliximabe, adalimumabe, golimumabe, certolizumabe pegol) demonstraram eficácia no tratamento dos sintomas articulares e intestinais.[33] Já o anti-TNF-α receptor solúvel etanercepte e os anti-IL-17 secuquinumabe e ixequizumabe apresentaram eficácia apenas para as manifestações articulares.[32] As doses dos anti-TNF-α utilizadas no tratamento das espondiloartrites associadas às DII são geralmente maiores em comparação às demais espondiloartrites. O infliximabe pode ser utilizado na dose de 5 mg/kg em infusão endovenosa (EV) na dose de ataque em 0, 2 e 6 semanas, seguida pela dose de manutenção a cada 8 semanas. O adalimumabe segue a posologia de 160 mg via subcutânea (SC) na semana zero, 80 mg na semana 2 e, depois, 40 mg a cada 2 semanas a partir da semana 4. O golimumabe é aplicado em dose subcutânea inicial de 200 mg seguida por 100 mg na semana 2; depois de 1 mês, inicia-se manutenção de 50 a 100 mg a cada 4 semanas. A dose de ataque do certolizumabe pegol corresponde a 400 mg via SC nas semanas 0, 2 e 4, seguida de dose de manutenção de 400 mg a cada 4 semanas.[33]

Outros imunobiológicos também têm sido estudados nas espondiloartrites relacionadas às DII. O ustequinumabe, um anticorpo monoclonal inibidor do receptor de IL-12/23 aprovado para o tratamento da DC e RCU, também demonstrou eficácia terapêutica na artrite periférica, mas não no acometimento axial. Mais recentemente, pequenas moléculas inibidoras da enzima sinalizadora intracelular *Janus kinase* (JAK) têm sido estudadas. O tofacitinibe é um inibidor de JAK1 e JAK3 aprovado para o tratamento da RCU, artrite reumatoide e artrite psoriásica cujas eficácia e segurança têm sido estudadas nas espondiloartrites. Outros inibidores de JAK como filgotinibe, peficitinibe e upadacitinibe já demonstraram eficácia no acometimento axial das espondiloartrites e na DII.[32,34]

Também de grande importância no tratamento das espondiloartrites relacionadas às DII, ressalta-se a atividade física, com efeito na melhora da mobilidade de coluna e prevenção de deformidades articulares. Fortalecimento e alongamento de coluna, exercícios respiratórios e natação devem ser estimulados.[33] Dessa forma, a combinação de terapia física e medicamentosa apresenta como objetivo melhora dos sintomas articulares e da qualidade de vida.

Referências bibliográficas

1. Vavricka SR, Schoepfer A, Scharl M et al. Extraintestinal manifestations of inflammatory bowel disease. Inflamm Bowel Dis. 2015;21:1982-92.
2. Harbord M, Annese V, Vavricka SR et al. 1st European evidence-based consensus on extra-intestinal manifestations in inflammatory bowel disease. Journal of Crohn's and Colitis. 2016:239-54. Doi: 10.1093/ecco-jcc/jjv213.
3. Greuter T, Vavricka SR. Extraintestinal manifestations in inflammatory bowel disease-epidemiology, genetics and pathogenesis. Expert Review of Gastroenterology & Hepatology. 2019. Doi: 10.1080/17474124.2019.1574569.
4. Gracey E, Dumas E, Yerushalmi M et al. The ties that bind: skin, gut and spondyloarthritis. Curr Opin Rheumatol. 2019;31(1):62-9.
5. Fragoulis GE, Liava C, Daoussis D et al. Inflammatory bowel diseases and spondyloarthropathies: from pathogenesis to treatment. World J Gastroenterol. 2019;25(18):2162-76.
6. Karreman MC, Luime JJ, Hazes JMW et al. The prevalence and incidence of axial and peripheral spondyloarthritis in inflammatory bowel disease: a systematic review and meta-analysis. J Crohns Colitis. 2017;11(5):631-42.
7. Lanna CC, Ferrari ML, Rocha SL et al. A cross-sectional study of 130 Brazilian patients with Crohn's disease and ulcerative colitis: analysis of articular and ophthalmologic manifestations. Clin Rheumatol. 2008;27(4):503-9.
8. Said-Nahal R, Miceli-Richard C, Berthelot JM et al. The familial form of spondylarthropathy: a clinical study of 115 multiplex families. Groupe Français d'Etude Génétique des Spondylarthropathies. Arthritis Rheum. 2000;43(6):1356-65.
9. Qaiyum Z, Gracey E, Yao Y et al. Integrin and transcriptomic profiles identify a distinctive synovial CD8+ T cell subpopulation in spondyloarthritis. Ann Rheum Dis. 2019;78(11):1566-75.
10. Wordsworth P. Arthritis and inflammatory bowel disease. Curr Rheumatol Rep. 2000;2(2):87-8.
11. Orchard TR, Wordsworth BP, Jewell DP. Peripheral arthropathies in inflammatory bowel disease: their articular distribution and natural history. Gut. 1998;42(3):387-91.
12. Schwartzman M, Ermann J, Kuhn KA et al. Spondyloarthritis in inflammatory bowel disease cohorts: systematic literature review and critical appraisal of study designs. RMD Open. 2022;8(1).

13. Fornaciari G, Salvarani C, Beltrami M et al. Musculoskeletal manifestations in inflammatory bowel disease. Can J Gastroenterol. 2001;15(6):399-403.
14. Weiner SR, Clarke J, Taggart NA et al. Rheumatic manifestations of inflammatory bowel disease. Seminars in Arthritis and Rheumatism. 1991;20(6):353-66.
15. Linden S, Valkenburg HA, Cats A. Evaluation of diagnostic criteria for ankylosing spondylitis: a proposal for modification of the New York criteria. Arthritis Rheum. 1984;27(4):361-8.
16. Jang JH, Ward MM, Rucker AN et al. Ankylosing spondylitis: patterns of radiographic involvement: a re-examination of accepted principles in a cohort of 769 patients. Radiology. 2011;258(1):192-8.
17. Baraliakos X, Braun J. Imaging scoring methods in axial spondyloarthritis. Rheum Dis Clin North Am. 2016;42(4):663-78.
18. Voulgari PV. Rheumatological manifestations in inflammatory bowel disease. Ann Gastroenterol. 2011;24(3):173-80.
19. Weber U, Lambert RG, Hodler J et al. The diagnostic utility of magnetic resonance imaging in spondylarthritis: an international multicenter evaluation of one hundred eighty-seven subjects. Arthritis Rheum. 2010;62(10):3048-58.
20. Arnbak B, Grethe Jurik A et al. Associations between spondyloarthritis features and magnetic resonance imaging findings: a cross-sectional analysis of 1,020 patients with persistent low back pain. Arthritis Rheumatol. 2016;68(4):892-900.
21. De Hooge M, Berg R, Navarro-Compán V et al. Patients with chronic back pain of short duration from the SPACE cohort: which MRI structural lesions in the sacroiliac joints and inflammatory and structural lesions in the spine are most specific for axial spondyloarthritis? Ann Rheum Dis. 2016;75(7):1308-14.
22. Hermann KG, Baraliakos X, Heijde DM et al. Descriptions of spinal MRI lesions and definition of a positive MRI of the spine in axial spondyloarthritis: a consensual approach by the ASAS/OMERACT MRI study group. Ann Rheum Dis. 2012;71(8):1278-88.
23. Rudwaleit M, Heijde D, Landewé R et al. The Assessment of SpondyloArthritis International Society classification criteria for peripheral spondyloarthritis and for spondyloarthritis in general. Ann Rheum Dis. 2011;70(1):25-31.
24. Hannu T. Reactive arthritis. Best Pract Res Clin Rheumatol. 2011;25(3):347-57.
25. Obst W, Arnim U, Malfertheiner P. Whipple's disease. Viszeralmedizin. 2014;30(3):167-72.
26. Lubrano E, Ciacci C, Ames PR et al. The arthritis of coeliac disease: prevalence and pattern in 200 adult patients. Br J Rheumatol. 1996;35(12):1314-8.
27. Kim HA, Choi KW, Song YW. Arthropathy in Behçet's disease. Scand J Rheumatol. 1997;26(2):125-9.
28. Zeidler H, Hudson AP. Reactive arthritis update: spotlight on new and rare infectious agents implicated as pathogens. Curr Rheumatol Rep. 2021;23(7):53.
29. Shagrin JW, Frame B, Duncan H. Polyarthritis in obese patients with intestinal bypass. Ann Intern Med. 1971;75(3):377-80.
30. Hussein EM, El-Hamshary EM, Omar AS et al. Parasitic rheumatism among patients infected with intestinal parasites. Acta Scientific Gastrointestinal Disorders. 2019;2(6):19-23.
31. Resende GG, Lanna CC, Bortoluzzo AB et al. Enteropathic arthritis in Brazil: data from the Brazilian Registry of Spondyloarthritis. Rev Bras Reumatol. 2013;53(6):452-9.
32. Rogler G, Singh A, Kavanaugh A et al. Extraintestinal manifestations of inflammatory bowel disease: current concepts, treatment and implications for disease management. Gastroenterology. 2021;161(4):1118-32.
33. Peluso R, Manguso F, Vitiello M et al. Management of arthropathy in inflammatory bowel diseases. Ther Adv Chronic Dis. 2015;6(2):65-77.
34. Ma C, Lee JK, Mitra AR et al. Systematic review with meta-analysis: efficacy and safety of oral Janus kinase inhibitors for inflammatory bowel disease. Aliment Pharmacol Ther. 2019;50(1):5-23.

23 Manifestações Dermatológicas

Andrea Vieira
Ricardo Romiti

Introdução

As manifestações dermatológicas são relatadas em 5% a 15% dos pacientes com doença inflamatória intestinal (DII).[1] Destacam-se por sua alta frequência, podendo preceder, acompanhar ou suceder o diagnóstico da DII e, por vezes, refletir atividade do quadro intestinal, servindo de alerta para o especialista. No momento do diagnóstico da doença intestinal, a incidência média de manifestações cutâneas fica em torno de 10%.[2,3] Em um estudo de coorte suíço publicado em 2019 com 3.266 pacientes, 6,6% tinham pelo menos uma manifestação na pele.[4]

As principais afecções cutâneas descritas são eritema nodoso, pioderma gangrenoso, síndrome de Sweet, úlceras orais e as manifestações relacionadas à terapia biológica, em especial os bloqueadores do TNF-α (Quadro 23.1).[5-7] O acometimento da região perineal com fissuras, fístulas e plicomas inflamatórios não é considerado manifestação cutânea, e sim complicação da doença de Crohn (DC), segundo as diretrizes da Organização Europeia da Doença de Crohn (European Crohn's Colitis Organisation – ECCO).[8]

Quadro 23.1 Resumo das manifestações cutâneas.

Manifestação	Sintomas	Incidência DC	Incidência RCU	Patogênese
Eritema nodoso	• Nódulos avermelhados ou violáceos, dolorosos, sensíveis, com calor local e aparência de hematoma • Localização: superfície extensora dos membros inferiores	• 4% a 15%, mais frequente em mulheres	• 3% a 10%	• Paniculite, depósitos perivasculares de imunoglobulinas e complemento reacional aos antígenos da pele • Hipersensibilidade tipo IV
Pioderma gangrenoso	• Nódulos não infecciosos que evoluem para úlceras profundas e dolorosas, com necrose e material purulento • Localização: extremidades inferiores, lesões periestomas	• 1% a 2%	• 5% a 12%, mais frequente em mulheres	• Dermatose neutrofílica • Superexpressão de citocinas pró-inflamatórias (IL-8, IL-16, TNF-α) • Patergia
Síndrome de Sweet	• Febre, neutrofilia periférica, nódulos/pápulas dolorosas, exantema papuloescamoso • Localização: membros superiores e inferiores, face, pescoço, mão	• Rara	• Rara	• Associação com antígeno de histocompatibilidade • Reação de hipersensibilidade do tipo III
Úlceras orais	• Estomatite aftosa: úlceras redondas ou ovais, dolorosas. Periodontite e periestomatite vegetante	• 10%	• 4%	• Granuloma não caseoso • Imunocomplexos
Lesões cutâneas induzidas por anti-TNF	• Eczema: xerose e placas eritemato pruriginosas com vesículas • Psoríase	• 5% a 10%	• 5% a 10%	• Via interferon-α, citocinas pró-inflamatórias, resposta Th1 e Th17, superinfecção

Fonte: Desenvolvido pela autoria do capítulo.

Vale a pena ressaltar que as deficiências nutricionais que podem ocorrer na DII podem ocasionar enfermidades cutâneas como pelagra, queilite e a acrodermatite enteropática (deficiência de zinco). Outras desordens como vitiligo e psoríase também podem estar associadas à DII.[7]

Mais recentemente, tem sido descrita a vasculite leucocitoclástica como uma manifestação cutânea rara da retocolite ulcerativa (RCU). Uma revisão sistemática publicada em janeiro de 2022 (PRISMA) descreveu que, ao contrário da DC, a vasculite pode ser secundária às terapias biológicas utilizadas para o tratamento; na RCU, a vasculite é uma verdadeira manifestação cutânea reativa. Ambos os sexos são afetados e as manifestações mais comum são púrpuras palpável (41%) e placas eritematosas (27%). Em 41% dos pacientes, a erupção é dolorosa. As extremidades inferiores são mais comumente envolvidas (73%). Sintomas sistêmicos como febre, artralgias, fadiga e mal-estar são observados em 60% dos pacientes. A vasculite ocorre mais comumente após o diagnóstico da RCU (59%) e 68% dos pacientes têm doença intestinal ativa no momento do diagnóstico da vasculite leucocitoclástica.[9]

Fisiopatogenia

Há descrição de várias vias imunes envolvidas na gênese das lesões cutâneas, Th1, Th2 e Th17 mediada pela interleucina 17 que têm sido descritas em várias doenças crônicas da pele, incluindo psoríase, dermatite de contato ou atópica, esclerodermia, lúpus, doença de Beçhet. A interleucina (IL) 23 também tem sido relacionada a diferentes doenças inflamatórias cutâneas.[10]

Com base na patogênese, as manifestações cutâneas da DII são categorizadas como específicas, reativas, associadas ou induzidas pelo tratamento.[11]

As reações específicas mostram as mesmas características histopatológicas que a doença intestinal (granuloma), por exemplo, a doença de Crohn metastática, mas não são consideradas manifestações extraintestinais reais.[7]

Acredita-se que as manifestações reativas compartilham mecanismos patogênicos comuns, mas sem exibir as mesmas características histopatológicas da DII. A patogenia está relacionada ao envolvimento anormal dos neutrófilos na sua função ou imunidade celular prejudicada. Trata-se de uma inflamação imunomediada por neutrófilos. Isso é visto no pioderma gangrenoso.[11]

As reações cutâneas associadas não compartilham essas ligações patogênicas, mas são mais frequentes, como o eritema nodoso ou úlceras orais. No entanto, ainda não foi determinado se eles compartilham os mesmos fatores de risco, como a ligação do antígeno leucocitário humano.[11]

As manifestações cutâneas induzidas pelo tratamento da DII, em especial aquelas associadas aos antagonistas do TNF-α, são reações adversas imunomediadas, e não são associadas à atividade da doença intestinal.[6,7,10]

A categorização das manifestações cutâneas pode ser simplificada com base nas observações clínicas e a associação com a atividade da doença. Assim, enquanto o eritema nodoso e as úlceras orais são tipicamente associadas à atividade da doença intestinal, as lesões cutâneas induzidas por anti-TNF não são. Por sua vez, a associação do pioderma gangrenoso com a atividade da doença é bastante controversa, pois pode ser paralela à atividade da doença ou ter um curso independente.[7]

Essas observações clínicas têm implicações terapêuticas diretas, pois as manifestações associadas à inflamação intestinal podem ser simplesmente tratadas visando a inflamação intestinal em curso. Além disso, a presença das manifestações cutâneas associadas à atividade da doença, na suspeita de remissão da doença, implica investigar a atividade intestinal mesmo nos pacientes assintomáticos. No entanto, a doença intestinal ativa tem sido considerada um fator preditivo independente para a presença de manifestação cutânea na DC.[11]

Além da associação da manifestação cutânea e da doença intestinal em atividade, diferentes reações na pele parecem estar associadas entre si. O eritema nodoso e o pioderma podem estar associados entre si e à artrite periférica.[10]

As DII e a eficácia do anti-TNF no manejo de diferentes manifestações extraintestinais formam hipótese de um elo patogênico comum compartilhado pelo TNF. No entanto, os mecanismos patogênicos exatos das manifestações cutâneas e não cutâneas são pouco compreendidos.[6,7,10,11]

Manifestações cutâneas reativas
Pioderma grangrenoso

O pioderma gangrenoso (Figura 23.1) é uma lesão cutânea grave e debilitante, ocorre mais frequentemente na RCU do que na DC e nas mulheres e em negros de origem africana. A busca pelos diagnósticos diferenciais se faz necessária, como úlceras arteriais ou venosas, leishmaniose cutânea, malignidade e vasculites (Figura 23.2).[6,7]

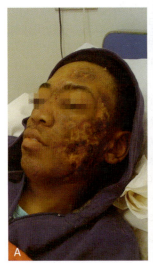 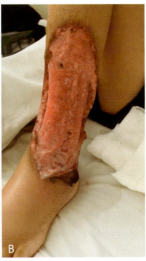

Figura 23.1 (A) Pioderma gangrenoso em face. (B) Pioderma em membro inferior.
Fonte: Acervo da autoria do capítulo.

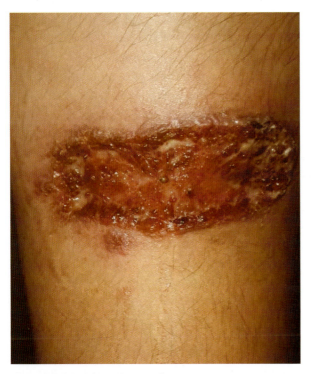

Figura 23.2 Leishmaniose cutânea.
Fonte: Acervo da autoria do capítulo.

Os mecanismos patogênicos do pioderma ainda são pouco conhecidos, mas sabe-se que existe uma função anormal dos neutrófilos e imunidade celular aumentada. A associação com trauma prévio e patergia são também descritos.[7]

O tratamento precoce e proativo traz resultados melhores na cicatrização das feridas, porém 25% dos casos apresentam recidiva após a remissão inicial.[6]

Nos casos leves, tratamento tópico com corticosteroides, tacrolimo ou cromoglicato de sódio é eficaz, mas na maioria dos casos há necessidade de corticosteroides orais sistêmicos, tacrolimo oral, ciclosporina intravenosa e/ou a terapia com imunobiológicos, que, sem dúvida, trouxeram resultados surpreendentes na remissão completa.[6,7,10]

Síndrome de Sweet

A síndrome de Sweet, também conhecida como "dermatose neutrofílica febril aguda", é uma manifestação cutânea rara em pacientes com DII. Sua associação com DII foi descrita pela primeira vez por Becuwe et al. em 1989. Em virtude de sua raridade, faltam dados sobre prevalência. No entanto, a DII é considerada a terceira doença mais comum associada à síndrome de Sweet (depois de neoplasias e infecções). As mulheres parecem ser mais frequentemente afetadas.[6,7,11]

Vários mecanismos patogênicos têm sido descritos, como associação com disfunção de linfócitos T ou reação de hipersensibilidade tipo III. A patogênese exata, entretanto, permanece desconhecida.[6]

A apresentação clínica desta afecção é exantema doloroso ou papuloescamoso ou nódulos localizados nos braços, pernas, tronco, mãos ou face. É frequentemente associada a manifestações sistêmicas, como artrite, febre ou sintomas oculares (p. ex., conjuntivite). A leucocitose está frequentemente presente. A síndrome ocorre em paralelo à atividade da doença intestinal e pode aparecer antes (20%), juntamente com (28%) ou após (52%) o diagnóstico de DII ser estabelecido. O diagnóstico é feito com base na apresentação clínica. O exame anatomopatológico de biopsia de pele geralmente evidencia infiltrados de neutrófilos na derme.[7]

Essa manifestação cutânea pode estar associada a malignidades, drogas, infecções, gravidez, doenças sistêmicas que não a DII, como lúpus eritematoso sistêmico ou artrite reumatoide, ou mesmo ocorrer de forma idiopática. Os principais diagnósticos diferenciais são as farmacodermias, lúpus eritematoso, infecções cutâneas, malignidades da pele e a hanseníase reacional.[6]

As recomendações de tratamento se baseiam apenas em relatos de caso e incluem corticosteroides tópicos ou sistêmicos e imunomoduladores em casos refratários. As lesões geralmente curam sem deixar cicatrizes. No entanto, a recorrência é observada com frequência. Como a síndrome ocorre paralelamente à atividade da doença intestinal, o tratamento da DII é fundamental.[6,7,10,11]

Manifestações cutâneas associadas
Eritema nodoso

O eritema nodoso é a manifestação cutânea mais comumente relatada na DII. A prevalência parece ser maior na DC do que na RCU (Figura 23.3). Ocorre com maior frequência nas mulheres, embora as razões para essa diferença específica de gênero permaneçam obscuras. Essa afecção geralmente se manifesta após o diagnóstico de DII ter sido estabelecido, ocorrendo antes do diagnóstico de DII em menos de 15% dos casos.[6]

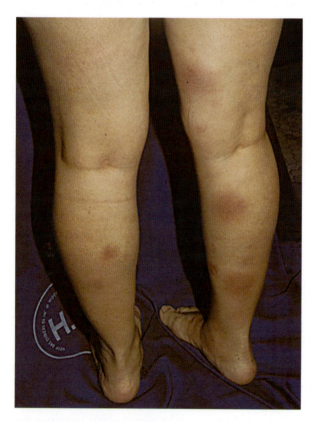

Figura 23.3 Eritema nodoso.
Fonte: Acervo da autoria do capítulo.

Os mecanismos patogênicos do eritema permanecem indefinidos, uma vez que gatilho como infecções, malignidades, drogas ou DII pode ser identificado em até 40%, mas destaque-se que existe reação de hipersensibilidade tipo IV tardia.[7]

O diagnóstico se baseia na apresentação clínica típica. Na maioria dos casos, a lesão pode ser facilmente reconhecida como nódulos subcutâneos simétricos, elevados, sensíveis, vermelhos ou violáceos de 1 a 5 cm de diâmetro, nas superfícies extensoras das extremidades inferiores, com maior frequência na área tibial anterior. A face, o tronco e os membros superiores raramente são afetados. A biópsia da área, que, na fase aguda, demonstra uma paniculite predominantemente septal, pode ser necessária na diferenciação com outras paniculites.[6]

Os principais diagnósticos diferenciais são as infecções cutâneas causadas por estreptococos, *Yersinia pseudotuberculosis* ou enterocolítica, sífilis, hanseníase, sarcoidose, vasculite secundária, DC metastática e outras paniculites.[7]

Vale ressaltar que o eritema nodoso pode estar associado a outras afecções que não a DII como linfoma, infecções, sarcoidose, hanseníase, gravidez, uso de fármacos como anticoncepcionais, sulfonamidas.[7]

O eritema nodoso surge paralelamente à atividade da doença intestinal subjacente e, portanto, está associada a surtos de DII. No entanto, a gravidade não é necessariamente paralela à das crises intestinais.[10]

Na maioria dos casos, essa manifestação cutânea é autolimitada ou melhora com o tratamento da DII e cicatriza sem cicatrizes. Portanto, se o tratamento tiver de ser iniciado, o objetivo principal deve ser controlar a atividade da doença intestinal subjacente. As opções de tratamento de suporte são repouso, elevação dos membros inferiores, analgésicos, iodeto de potássio ou meias de compressão. Nos casos mais graves, os corticosteroides sistêmicos são o tratamento de 1ª linha. No entanto, infecções devem ser excluídas antes do início dos corticosteroides, e a biópsia deve ser realizada, se o diagnóstico clínico não for claro. O anti-TNF pode servir como terapia de resgate e há vários estudos mostrando excelentes resultados.[10]

Lesões orais

As lesões orais são um achado frequente em pacientes com DII, variando de periodontite a estomatite aftosa, e pioestomatite vegetante representando sua forma mais grave. Estudos observacionais relatam uma prevalência de até 10%. Elas parecem ser mais comuns na DC do que na RCU. Em mais de 25% dos pacientes, eles aparecem antes que o diagnóstico de DII seja estabelecido.[6,7,12,13]

A estomatite aftosa apresenta-se com múltiplas úlceras dolorosas redondas ou ovais com base pseudomembranosa amarela e bordas eritematosas. As úlceras geralmente localizam-se na mucosa bucal ou labial (Figura 23.4). A periodontite é uma resposta inflamatória crônica do hospedeiro às placas bacterianas que ocasiona a destruição do osso de ancoragem e do tecido mole, e o paciente se apresenta com vermelhidão gengival, sangramento, inchaço ou dentes soltos em casos mais graves. Demonstrou-se que a periodontite está associada à doença perianal. No entanto, ela é uma condição frequente não específica para DII. A periestomatite vegetante manifesta-se com pústulas friáveis, que produzem ulcerações e erosões hemorrágicas.[1,6,7,13]

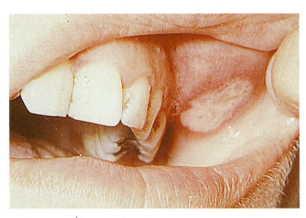

Figura 23.4 Úlcera oral.
Fonte: Acervo da autoria do capítulo.

Os achados de vasculite com fluorescência vascular em aproximadamente um terço dos pacientes com estomatite aftosa recorrente, deposição de C3 ao longo da membrana basal e os complexos imunes parecem desempenhar um papel patogênico importante nas úlceras orais. A periodontite pode ser causada por uma resposta imune aberrante ao microbioma oral; no entanto, mecanismos exatos ainda não foram determinados. A periodontite associada à DII parece ser mais grave e mais extensa do que a periodontite não associada à DII.[1,7,13]

O diagnóstico das úlceras orais geralmente é estabelecido com base na apresentação clínica. No entanto, doenças infecciosas como por herpesvírus simples (HSV) ou HIV devem ser excluídas. Cultura ou PCR podem ser úteis no diagnóstico de HSV. Em situações pouco claras, a biópsia pode ser necessária para excluir vasculite. As úlceras aftosas geralmente mostram infiltração da lâmina própria e da submucosa com linfócitos e histiócitos e, em menor grau, com plasmócitos, neutrófilos e eosinófilos. Tanto a estomatite aftosa como a periodontite têm atividade paralela à doença intestinal.[10,12]

Existem inúmeros diagnósticos diferenciais para estomatite aftosa, entre os quais se destacam infecções virais como HSV ou citomegalovírus, HIV, vasculites como doença de Behçet, deficiências minerais ou vitamínicas e neutropenia no contexto da quimioterapia. As lesões orais devem ser diferenciadas da DC contínua/contígua, nas quais, no entanto, a biópsia revela uma histologia específica da DC, geralmente com granulomas não caseosos.[11]

Como as lesões orais estão associadas à atividade da doença intestinal, o controle da atividade da DII deve ser priorizado. As opções de tratamento tópico são bochechos antissépticos e esteroides locais. Os anti-TNF são uma alternativa de tratamento eficaz.[1,12,13]

Manifestações cutâneas induzidas pelo tratamento

A prevalência de reações cutâneas induzidas por agentes anti-TNF-α entre os pacientes com DII variam de 5% a 10%. Essas reações podem ser leves ou até mais graves.[14,15]

Comumente, podem ocorrer, em geral nos primeiros meses de tratamento, reações no local de injeção da medicação como lesões eritematomas, edematosas ou eczematosas, associadas à coceira ou dor, que normalmente desaparecem após 3 a 5 dias, não sendo necessária a descontinuação do medicamento.[15]

Sabe-se que as reações infusionais ocorrem por reação de hipersensibilidade imediata ou tardia. As tardias são mais frequentes, ocorrem de 1 a 2 semanas após a aplicação do anti-TNF e são caracterizadas por edema facial e das mãos, *rush* eritematoso, febre e artralgia. Já as imediatas podem ocorrem nas primeiras 2 horas após o início da infusão e são caracterizadas pelo aparecimento de lesões urticariformes, erupção eritematosa difusa e anafilaxia.[15]

Os anti-TNF-α também podem causar reações paradoxais definidas como início ou exacerbação de dermatoses preexistentes como psoríase, hidradenite supurativa, dermatomiosite, vasculite, dermatose bolhosa, líquen plano, alopécia areata, vitiligo, sarcoidose, lúpus eritematoso, granuloma anular.[14,15]

Os mecanismos patogênicos das reações paradoxais ainda são poucos compreendidos e várias hipóteses são descritas como disfunção da barreira epitelial, aumento da susceptibilidade de superinfecção bacteriana, aumento da resposta Th1 e Th17, ativação de plasmócitos, células dendrídicas e queratinócitos. O sexo feminino, história pessoal ou familiar de inflamação na pele, tabagismo, obesidade e tratamento com adalimumabe são identificados como fatores preditivos independentes para o desenvolvimento das reações paradoxais. Alguns trabalhos comprovaram esses fatores de risco em especial para o efeito paradoxal de desenvolvimento da psoríase, inclusive alguns autores observaram que o adalimumabe pode induzir lesões psoriasiformes mais precocemente do que o infliximabe.[7]

A psoríase pustulosa (mais comum na palma das mãos e plantas dos pés) é relatada em 56%; a forma em placas, em 55% (Figura 23.5); e a gotada, em 15% dos pacientes tratados com agentes anti-TNF-α. Em uma coorte de 1.004 pacientes com DII previamente tratados com anti-TNF-α incluindo infliximabe, adalimumabe e certolizumabe, as lesões psoríasiformes foram reportadas em 27 pacientes. O tempo de aparecimento das lesões após o início do tratamento foi de 40,7 semanas no grupo de pacientes que recebeu adalimumabe; 63,5 semanas, no de certolizumabe; e 126,9 semanas, no de infliximabe.[16-18]

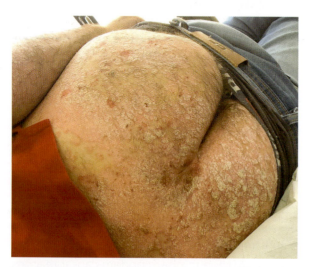

Figura 23.5 Psoríase em placas após uso de adalimumabe.
Fonte: Acervo da autoria do capítulo.

O manejo da psoríase paradoxal é feito de forma convencional de acordo com a gravidade do quadro, da mesma forma que são abordadas as formas clássicas de psoríase. Os pacientes devem ser encaminhados para o dermatologista que fará, quando necessário, a mudança do anti-TNF para fármacos de outra classe, em especial anti-IL12/23 (ustequinumabe), em decisão compartilhada com o gastroenterologista.[17]

Outras manifestações que podem ocorrer em decorrência da terapia biológica são as infecções. Destacam-se infecções bacterianas (erisipela, celulite, abscessos) descritas em cerca de 0,1% a 7% dos pacientes, virais (reativação da família do herpesvírus, em especial varicela-zóster, citomegalovírus) documentadas em cerca de 3 % dos pacientes e fúngicas. Diante de uma infecção de maior gravidade, a terapia biológica necessita ser interrompida.[18]

Por fim, vale ressaltar que existe aumento da incidência de câncer de pele, em especial de carcinoma basocelular, em pacientes tratados com a terapia anti-TNF-α. Apesar de o tema ser controverso, há dados na literatura pontuando esta associação que pode ser ainda maior na terapia combinada anti-TNF e tiopurinas.[7]

Considerações finais

As manifestações cutâneas da DII são frequentemente encontradas e variam de lesões leves e fáceis de tratar, como o eritema nodoso, a formas graves e às vezes debilitantes, como pioderma. A presença de lesões cutâneas relacionadas à DII nos leva a pensar em duas considerações: primeiro, como as manifestações cutâneas podem aparecer antes dos sintomas da DII em uma proporção não desprezível, os pacientes devem ser rastreados para DII não detectada mesmo na ausência de sintomas; segundo, como a maioria das manifestações ocorre paralelamente à atividade da doença intestinal, os pacientes devem ser examinados quanto à atividade da doença intestinal mesmo na ausência de sintomas. Nesses casos, o tratamento da DII é fundamental; enquanto para outros e especialmente para as formas graves, o início da terapia anti-TNF (para tratar diretamente as manifestações cutâneas) tornou-se uma alternativa terapêutica. No entanto, a reação cutânea paradoxal pode ocorrer em resposta ao tratamento anti-TNF; assim, é fundamental a abordagem integrada do especialista em DII e do dermatologista.

Referências bibliográficas

1. Ott C, Schölmerich J. Extraintestinal manifestations and complications in IBD. Nat Rev Gastroenterol Hepatol. 2013 Oct;10(10):585-95 [PubMed: 23835489].
2. Tromm A, May D, Almus E et al. Cutaneous manifestations in inflammatory bowel disease. Gastrointerol. 2001;39(2):137-44.
3. Veloso RV. Review article: skin complications associated with inflammatory bowel disease. Aliment Pharmacol Ther. 2004;20(Suppl 4):50-3.
4. Roth N, Biedermann L, Fournier N et al. Occurrence of skin manifestations in patients of Swiss inflammatory bowel disease cohort study. PLoS One. 2019;14(1):e0210436. Doi: 10.1371/journal.pone.0210436.
5. Vavricka SR, Brun L, Ballabeni P et al. Frequency and risk factors for extraintestinal manifestations in the Swiss inflammatory bowel disease cohort. Am J Gastroenterol. 2011 Jan;106(1):110-9 [PubMed: 20808297].
6. Vavricka SR, Schoepfer A, Scharl M et al. Extraintestinal manifestations of inflammatory bowel disease. Inflamm Bowel Dis. 2015 Aug;21(8):1982-92 [PubMed: 26154136]. PMC free article: PMC4511685.
7. Antoneli E, Bassotti G, Tramontana M et al. Dermatological manifestations in inflammatory bowel disease. J Clin Med. 2021;10:364.
8. Harbord M, Annese V, Vavricka SR et al. 1st European evidence-based consensus on extra-intestinal manifestations in inflammatory bow-el disease. J Crohns Colitis. 2016;10(3):239-54.
9. Pantic I, Jevtic D, Nordstrom CW et al. Clinical manifestations of leukocytoclastic vasculitis, treatment and outcome in patients with ulcerative colitis: a systematic review of the literature. J Clin Med. 2022;11:739.
10. Greuter T, Navarini A, Vavricka SR. Skin manifestations of inflammatory bowel disease. Clin Rev Allerg Immunol. Doi: 10.1007/s12016-017-8617-4.
11. Marzano AV, Borghi A, Stadnicki A et al. Cutaneous manifestations in patients with inflammatory bowel diseases: pathophysiology, clinical features and therapy. Inflamm Bowel Dis. 2014;20:213-27.
12. Keyal U, Liu Y, Bhatta AK. Dermatologic manifestations of inflammatory bowel disease: a review. Discov Med. 2018;25(139):225-33.
13. Sbeit W, Kadah A, Mahamid M et al. Oral manifestations of inflammatory bowel disease: the neglected piece of the puzzle. Eur J Gastroenterol Hepatol. 2020;32:1422-31.
14. Steinwurz F, Carvalho NS, Vieira A et al. Dermatological manifestations associated to the use of anti-tumor necrosis factor therapy. IBD REV. 2018;4:99-105.
15. Sehgal P, Colombel JF, Narula N. Adverse events during anti-T-NF-α therapies in IBD (excluding infections and malignancies): when to stop, continue or switch therapies. Inflamm Bowel Dis. 2016;22:1239-45.
16. Afzali A, Wheat CL, Hu JK et al. The association of psoriasiform rash with anti-tumor necrosis factor (anti-TNF) therapy in inflammatory bowel disease: a single academic center case series. J Crohn's Colitis. 2014;8:480-8.
17. Puig L. Paradoxical reactions: anti-tumor necrosis factor alpha agents, ustekinumab, secukinumab, ixekizumab and others. Curr Probl Dermatol. 2018;53:49-63.
18. Tillack C, Ehmann LM, Friedrich M et al. Anti-TNF antibody-induced psoriasiform skin lesions in patients with inflammatory bowel disease are characterized by interferon: expressing Th1 cells and IL-17A/IL-22-expressing Th17 cells and respond to anti-IL-12/IL-23 antibody treatment. Gut. 2014;63:567-77.

24 Manifestações Oculares

Wilson Roberto Catapani
Denise de Freitas

As doenças inflamatórias intestinais (DII) são moléstias sistêmicas, de patogênese complexa. Embora suas manifestações clínicas principais ocorram por inflamação de diferentes segmentos do tubo digestivo, pode haver também comprometimento extraintestinal de diferentes órgãos, como pele, fígado, articulações axiais e periféricas e olhos. Essas manifestações extraintestinais (MEI), embora relativamente pouco frequentes, podem impactar muito o prognóstico e a qualidade de vida dos pacientes. Mais importante ainda, algumas MEI podem preceder o surgimento dos sintomas intestinais, principalmente a artrite periférica e a uveíte.[1] As MEI das doenças inflamatórias intestinais contribuem consideravelmente para a morbidade dessas doenças. Entretanto, sua patogênese ainda não é bem compreendida, com diversas teorias propondo vias; entre estas, a expressão ectópica de moléculas de adesão específicas do intestino, translocação de antígenos microbianos, anticorpos circulantes, alterações no sistema imune inato, disbiose e fatores genéticos.[2] A melhor compreensão dessa patogênese deve contribuir para a melhoria no tratamento dessas moléstias.

Em torno de 4% a 12% dos pacientes com DII têm manifestações oculares, sendo estas mais frequentes nos pacientes com doença de Crohn (DC) do que naqueles com colite ulcerativa.[3-6] As manifestações oculares são as terceiras MEI mais frequentes, precedidas pelas articulares e dermatológicas.[7]

As manifestações oculares da DII podem ser ignoradas, apresentar-se de formas mascaradas ou ser confundidas como uma manifestação não relacionada à doença, resultando em prognóstico mais reservado pelo atraso no diagnóstico, algumas vezes com perda de visão.[8] Sua prevalência varia entre 2% e 13% dos casos dos casos de DII. Há poucos estudos formais sobre prevalência dessas lesões, sendo a maioria das comunicações feita na forma de relatos de caso. Porém, desses relatos, pode-se apreciar que essas manifestações ocorrem tanto em crianças e adolescentes como em adultos.[9,10]

Os sintomas e sinais oculares devem ser conhecidos por quem trata a DII e incluem mais frequentemente o embaçamento visual, lacrimejamento, hiperemia ocular, dor e fotofobia.

Possíveis doenças oculares da DII incluem a episclerite, esclerite, uveíte, a ceratite (inflamação da córnea) e outras doenças da superfície ocular (olho seco e conjuntivite), a retinite, vasculite e ou oclusão de artérias e veias da retina, inflamação orbitária e neurite óptica. Entre elas, a episclerite e a uveíte são as mais comuns.

Uma revisão sistemática recente abordou os principais aspectos relacionados às MEI oculares nas doenças inflamatórias intestinais.[11] Para essa revisão, 45 trabalhos foram incluídos, representando 7.994 pacientes com doença inflamatória intestinal. Onze estudos abordaram manifestações oculares, sendo a uveíte e a episclerite as mais comuns (88,5%). Os tratamentos mais frequentes utilizaram adalimumabe, infliximabe, vedolizumabe e certolizumabe pegol, sendo a resposta obtida variando entre 72% e 88,9% em 25 pacientes com uveíte tratados com agentes anti-TNF. Além dos medicamentos biológicos, outras condutas podem ser adotadas, como descreveremos a seguir.

A episclerite é uma causa benigna e autolimitada de olho vermelho em decorrência de inflamação dos tecidos episclerais (camada fibroelástica vascular, localizada entre a cápsula de Tenon/esclera e a conjuntiva) (Figura 24.1). A episclerite é a MEI mais comum e parece estar mais associada à atividade da DII quando comparada a outras MEI oculares.[12] As esclerites podem ser difusas, setoriais ou nodulares e podem vir acompanhadas de edema da conjuntiva e das pálpebras. Pacientes com episclerite relatam o início agudo ou gradual de vermelhidão ocular difusa ou localizada. Os sintomas tendem a ser amenos e incluem desconforto, fotofobia ou sensibilidade. Em pacientes que se queixam de dor intensa ou secreção ocular, deve-se pensar em esclerite e conjuntivite, respectivamente, como provável diagnóstico. A dor intensa faz o diagnóstico diferencial com esclerite. O tratamento da episclerite varia com a sua severidade, mas é geralmente de suporte com compressas de água gelada. Eventualmente, nos casos mais graves, podem-se usar colírios corticosteroides leves ou de baixa penetração ocular.

A esclerite é a inflamação nos tecidos esclerais que pode envolver perda de tecido, sendo, portanto, uma condição que pode ameaçar a visão. As esclerites apresentam-se com hiperemia ocular mais intensa e frequentemente acompanhada com dor significativa, podendo o olho ser dolorido como um todo. As esclerites podem ser anteriores e posteriores (mais raras), em relação à anatomia do olho, e são classificadas em difusas, nodulares ou necrosantes. Apresentam-se com hiperemia que pode ter tonalidade violeta-azulada e com edema dos tecidos. Há dilatação importante de vasos (Figura 24.2). Os vasos não se movem na manipulação com cotonete e, como são vasos mais profundos, não sofrem vasoconstrição e consequente clareamento do local quando se instila fenilefrina. Uma forma rara de esclerite anterior necrosante sem dor é a escleromalácia perfurante (*scleromalacia perforans*). Esclerites com perda significativa de tecido podem resultar na exposição coroidal e ou na formação de estafiloma (Figura 24.3). O objetivo principal do

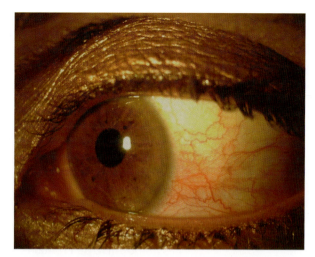

Figura 24.1 Episclerite com área localizada de hiperemia ocular.
Fonte: Acervo da autoria do capítulo.

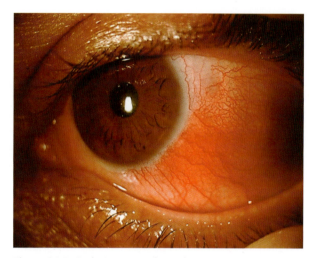

Figura 24.2 Esclerite setorial com hiperemia e engurgitamento de vasos profundos.
Fonte: Acervo da autoria do capítulo.

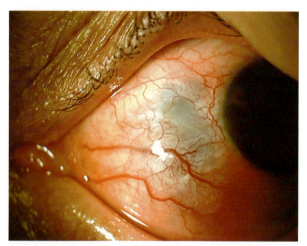

Figura 24.3 Esclerite pós-fase inflamatória com perda de tecido e visibilização da coroide em tom escurecido.
Fonte: Acervo da autoria do capítulo.

tratamento da esclerite é minimizar a inflamação e, assim, reduzir os danos às estruturas oculares. Para tanto, podem ser usados sistemicamente anti-inflamatórios não hormonais, corticosteroides ou agentes imunomoduladores.

O envolvimento da córnea na DII inclui os afinamentos corneanos periféricos, com perda de substância corneana, ceratopatia e infiltrados imunes. Pacientes podem apresentar fotofobia, lacrimejamento, dor e embaçamento visual. O tratamento pode ser clínico, com uso de corticosteroides e imunomoduladores tópicos; ou cirúrgico, com a aplicação de tecido adesivo no local do afinamento ou, até mesmo, enxertos corneanos, dependendo da severidade do afinamento. A córnea e a superfície ocular podem sofrer secura por acometimento da glândula lacrimal pelo processo imunológico da DII. Esses olhos são tratados com uso intensivo de medicação tópica lubrificante, obstrução dos pontos lacrimais para represamento da lágrima produzida, uso de pilocarpina oral, entre outros. Olhos com secura significativa, assim como aqueles com lesões corneanas, quer sejam ponteadas, quer sejam de afinamento, podem estar predispostos a infecções secundárias. Portanto, sempre quando houver mudança aguda de sintomas e sinais como dor, visibilização de manchas brancas na córnea, secreção, deve-se procurar o oftalmologista com urgência.

A uveíte é uma inflamação intraocular que afeta as camadas do tecido uveal que inclui a íris, o corpo ciliar e a coroide. As uveítes são classificadas em anterior, intermediária, posterior e difusa (panuveíte), dependendo da parte anatômica do tecido uveal que está afetada. As uveítes podem acometer um ou os dois olhos, apresentar-se de maneira aguda ou insidiosa e ter padrão de recorrência. As manifestações clínicas incluem hiperemia ocular, fotofobia, dor, embaçamento visual e presença de moscas volantes (*floaters*), que são manchas ou nuvens em movimento no campo de visão. O exame oftalmológico revela sinais de inflamação do humor aquoso, na câmara anterior do olho, por meio da presença de células inflamatórias e de turvação. Também podem ser observados precipitados ceráticos, que são acúmulos de células inflamatórias que se aderem à fase posterior da córnea. Os achados de retina podem incluir edema, vasculites, hemorragias, obliterações de vasos, entre outros. Eventualmente, a uveíte pode ser assintomática, sendo um achado de exame de rotina. Portanto, é importante o paciente ser orientado a sempre comunicar, ao seu oftalmologista, que é portador de DII, assim como comunicar, ao seu médico primário, possíveis sintomas e sinais de doenças oculares de maneira a ter a orientação de procurar urgente a avaliação de um oftalmologista. É importante que o médico não oftalmologista como os gastroenterologistas e médicos de medicina interna sejam capazes de reconhecer e fazer a triagem das queixas oculares adequadamente.[13] O tratamento das uveítes inclui o uso de colírios de corticosteroide para conter a inflamação intraocular, uso de colírios midriáticos para dilatação da pupila (p. ex., para impedir que a íris faça aderência ao cristalino) e, também, relaxamento do corpo ciliar (para controle da dor). Dependendo da gravidade da inflamação, pode haver a necessidade de uso de corticosteroides sistêmicos ou mesmo intraoculares, através de injeção ou colocação de implantes diretamente dentro do olho. É de grande importância ressaltar que os corticosteroides podem ter efeitos colaterais como aumento do risco de desenvolver catarata e glaucoma. Se não for tratada, a uveíte pode causar complicações graves, que podem culminar na perda irreversível de visão, como inflamação e edema grave da retina, com consequente desenvolvimento de cicatrizes, descolamento de retina, aumento da pressão intraocular (glaucoma), lesões de nervo óptico, entre outros. As uveítes anteriores na DII têm início insidioso, são de longa duração e bilaterais, e não estão relacionadas à atividade da doença intestinal.[12]

Ainda, especificamente para a população pediátrica, apesar de os dados serem escassos, a prevalência geral de alterações oftalmológicas nas MEI parece ser de 0,62% a 1,82%. Crianças com doença de Crohn, como os adultos, podem ter risco aumentado de manifestações oculares MEI em comparação com crianças com colite ulcerativa e doença inflamatória intestinal não classificada. A uveíte tem sido a mais comumente descrita e estudos mostram ser também assintomática na criança.

É importante ressaltar que as manifestações oculares das DII podem ou não depender da atividade da doença.

Em todas as formas de manifestação ocular das DII, é mandatória a pronta reavaliação da atividade da doença e, consequentemente, do tratamento.

É também importante ressaltar que pacientes que usam corticosteroide sistêmico para tratamento de DII devem ter acompanhamento pelo oftalmologista por causa dos efeitos colaterais oculares destes anteriormente citados. Ainda, outros tratamentos da DII estão associados a efeitos colaterais oculares como o uso de agentes anticolinérgicos em cólicas abdominais que pode causar distúrbios pupilares e acomodação e dilatação das pupilas; excepcionalmente, a dilatação das pupilas podem causar glaucoma agudo em olhos com câmara anterior do olho estreita. Portanto, é sempre importante monitorar pacientes com DII em uso crônico de medicamentos sistêmicos quanto a possíveis efeitos colaterais oculares.[14]

Referências bibliográficas

1. Vavricka SR, Rogler G, Gantenbein C et al. Chronological order of appearance of extraintestinal manifestations relative to the time of IBD diagnosis in the Swiss inflammatory bowel disease cohort. Inflamm Bowel Dis. 2015;21(8):1794-800.
2. Hedin CRH, Vavricka SR, Stagg AJ et al. The pathogenesis of extraintestinal manifestations: implications for IBD research, diagnosis and therapy. J Crohns Colitis. 2019 Apr 26;13(5):541-54.
3. Vavricka SR, Brun L, Ballabeni P et al. Frequency and risk factors for extraintestinal manifestations in the Swiss inflammatory bowel disease cohort. Am J Gastroenterol. 2011;106(1):110-9.
4. Monsén U, Sorstad J, Hellers G et al. Extracolonic diagnoses in ulcerative colitis: an epidemiological study. Am J Gastroenterol. 1990;85(6):711-6.
5. Rankin GB, Watts HD, Melnyk CS et al. National cooperative Crohn's disease study: extraintestinal manifestations and perianal complications. Gastroenterology. 1979;77(4 Pt 2):914-20.
6. Veloso FT, Carvalho J, Magro F. Immune-related systemic manifestations of inflammatory bowel disease: a prospective study of 792 patients. J Clin Gastroenterol. 1996;23(1):29-34.
7. Castellano F, Alessio G, Palmisano C. Ocular manifestations of inflammatory bowel diseases: an update for gastroenterologists. Minerva Gastroenterol (Torino). 2021;67:91-100.
8. Mintz R, Feller ER, Bahr RL et al. Ocular manifestations of inflammatory bowel disease. Inflamm Bowel Dis. 2004;10:135-9.
9. Senthamizh T, Senthamizhselvan K, Sahoo NK et al. Panuveitis in a patient with active Crohn's disease. BMJ Case Rep. 2021 Feb 4;14(2):e239058.
10. Kilgore DA, Behrens AW, Siddiqui MZ et al. Inflammatory choroiditis and papillitis from Crohn's disease in a child. J AAPOS. 2021 Feb;25(1):37-40.
11. Guillo L, D'Amico F, Serrero M et al. Assessment of extraintestinal manifestations in inflammatory bowel diseases: a systematic review and a proposed guide for clinical trials. United European Gastroenterology Journal. 2020;8(9):1013-30.
12. Troncoso LL, Biancardi AL, Moraes Jr HV et al. Ophthalmic manifestations in patients with inflammatory bowel disease: a review. World J Gastroenterol. 2017;23:5836-48.
13. Shah J, Shah A, Hassman L et al. Ocular manifestations of inflammatory bowel disease. Inflamm Bowel Dis. 2021;27:1832-38.
14. Janardhana P, Al-Kadhi S. A review of ophthalmic manifestations of inflammatory bowel disease and associated treatments. Curr Opin Ophthalmol. 2021;32:549-54.

25 Manifestações Hepatobiliares e Pancreáticas

Eduardo Garcia Vilela
Henrique Carvalho Rocha

Introdução e epidemiologia

As manifestações extraintestinais são frequentes e estão presentes entre 21% e 47% dos pacientes com doença inflamatória intestinal (DII).[1] Mais comumente, envolvem sistema musculoesquelético, pele, olhos e trato hepatobiliar.[2] As afecções pancreáticas são menos prevalentes do que as afecções hepatobiliares.

Durante algum momento da evolução da DII, cerca de 30% dos pacientes apresentam-se com alterações de enzimas hepáticas; contudo, formas crônicas da doença hepática não são diagnosticadas em mais de 5% dos casos.[3] Ainda que sintomas como náuseas, vômitos, prurido e icterícia possam estar presentes, a maior parte dos indivíduos é assintomática e o diagnóstico é feito a partir de alterações laboratoriais ou de imagem ou, ainda, em uma fase mais avançada da doença, por meio de marcadores da síntese hepática fora dos parâmetros de referência. A realização de exames laboratoriais que incluem enzimas e marcadores de síntese hepática é mandatória durante a abordagem inicial da DII, assim como também é importante indagar sobre uso de álcool e medicamentos de maneira geral e estar atento à presença de algum sinal de doença hepática crônica no exame físico.[4]

Acredita-se que, de modo geral, as manifestações hepatobiliares apresentem curso evolutivo independente da atividade intestinal, seja na retocolite ulcerativa (RCU), seja na doença de Crohn (DC).[5] Sob o ponto de vista fisiopatológico, a associação entre DII e doenças hepatobiliares pode ocorrer por meio de três formas: 1) compartilhamento de mecanismos patogênicos secundários à ação de linfócitos T, à semelhança do que ocorre na colangite esclerosante primária (CEP), colangite biliar primária (CBP), hepatite autoimune (HAI) e nas síndromes de sobreposição; 2) resultado de efeitos adversos do tratamento da DII (hepatite induzida por medicamentos e reativação de hepatite B); 3) consequência da extensão de dano fisiopatológico da DII, como é o caso da colelitíase e da trombose de veia porta.[4]

Com relação às afecções pancreáticas, a pancreatite crônica é mais prevalente do que a pancreatite aguda e acomete entre 8% e 16% dos pacientes com DII quando pesquisada por métodos de imagem que avaliam adequadamente árvore ductal pancreática. A pancreatite aguda pode acometer até 4% destes pacientes e, entre outras causas, está associada ao uso de azatioprina e 6-mercaptopurina.[5]

Manifestações hepatobiliares autoimunes
Colangite esclerosante primária

A CEP é uma doença crônica e progressiva das vias biliares, caracterizada por fibrose concêntrica e obliterativa, que gera estenose dos ductos biliares e, consequentemente, cirrose hepática. Cerca de 5%

dos pacientes com DII apresentam CEP. Por sua vez, a prevalência de DII pode chegar a 80% dos pacientes com CEP. Habitualmente, o diagnóstico da DII é feito antes do diagnóstico de CEP; contudo, se a CEP preceder a doença inflamatória, a colonoscopia é mandatória, independente da presença de sintomas gastrointestinais.[6]

A associação entre DII e CEP determina um fenótipo distinto.[7] A RCU tem comportamento tipicamente mais quiescente, o reto tende a permanecer preservado e a ileíte de refluxo torna-se mais frequente.[6,8] Após realização de colectomia, há maior prevalência de bolsite.[2] A incidência de tumores hepatobiliares e colônicos é maior e, em relação ao transplante hepático, observa-se maior risco de rejeição e de complicações vasculares no enxerto hepático. Outra questão envolve a recorrência da CEP pós-transplante, o que pode justificar protocolos de imunossupressão diferentes.[7] Com relação à DC, o acometimento é tipicamente colônico.[6]

O diagnóstico da CEP baseia-se nos seguintes achados: 1) colestase ou elevação de fosfatase alcalina (FA), gamaglutamil transferase (GGT), aspartato aminotransferase (AST) e/ou alanina aminotransferase (ALT); 2) presença de irregularidades e/ou estenoses na árvore biliar intra e/ou extra-hepática intercaladas por segmentos normais ou dilatados evidenciados pela colangiopancreatografia endoscópica ou por colangiorressonância magnética; 3) alterações não patognomônicas presentes em fragmentos de tecido hepático caracterizado por graus variáveis de hepatite periportal associada à fibrose ductular obliterativa, ductopenia ou mesmo cirrose de padrão biliar.[9]

O tratamento medicamentoso da CEP independe da associação com a DII e, vice-versa, exceto quando a doença hepática se apresenta sob a forma de cirrose descompensada. Nessa situação, os corticosteroides, assim como as drogas antifator de necrose tumoral alfa (anti-TNF-α) devem ser evitadas. Os alvos terapêuticos são o controle de sintomas e o manejo das complicações. A sobrevida média dos pacientes com CEP após o diagnóstico é de 12 anos livre de transplante. Uma vez com diagnóstico de cirrose, o transplante hepático passa a ser o tratamento definitivo.[10]

O ácido ursodesoxicólico (AUDC) não resultou em melhora histológica e também não diminuiu as taxas de prurido, fadiga e incidência de colangiocarcinoma na maioria dos estudos, a despeito de os pacientes envolvidos apresentarem graus mais avançados de fibrose. Há de se ressaltar ainda que a dose utilizada foi mais baixa, entre 10 e 15 mg/kg/dia.[11] Em um único ensaio clínico com tempo de acompanhamento de 5 anos, no qual foram utilizadas doses entre 17 e 23 mg/kg/dia, foi evidenciada a tendência de aumentar a sobrevida sem o transplante; porém, o número de indivíduos a partir do cálculo do poder estatístico não foi suficiente para extrapolar os resultados.[12] Em relação à triagem para câncer colorretal, a colonoscopia deve ser realizada anualmente a partir do primeiro ano após seu diagnóstico.[13]

Colangite biliar primária

A CBP, assim como a CEP, é caracterizada como doença autoimune colestática cujo componente inflamatório promove agressão aos ductos biliares e ductopenia e, secundariamente cirrose hepática. O diagnóstico é feito a partir da colestase caracterizada pela elevação ≥ 1,5 vez os valores de referência da FA, por, no mínimo, 6 meses, associado a títulos do anticorpo antimitocôndria (AAM) ≥ 1/40. A biópsia hepática deve ser realizada na ausência de um dos dois critérios mencionados. Sob aspecto histopatológico, é caracterizada pela presença de inflamação crônica, que tipicamente expressa-se por meio de colangite crônica não supurativa.[14]

O AUDC, na dose de 13 a 15 mg/kg/dia, retarda a progressão da doença em casos nos quais a fibrose não é avançada.[15] O ácido obeticólico (não disponível no Brasil) está reservado para falha terapêutica.[16] Mais recentemente, o bezafibrato associado ao AUDC esteve relacionado à resposta bioquímica naqueles pacientes que não responderam ao AUDC, isoladamente.[17]

A associação entre CBP e DII é rara e a maioria dos casos descritos é mais frequentemente associada à RCU.[18] O tratamento da DII segue os mesmos preceitos; no entanto, na fase de cirrose descompensada, assim como acontece com qualquer doença hepática nessa fase evolutiva, os corticosteroides e as drogas anti-TNF-α devem ser evitados.

Hepatite autoimune (HAI)

A HAI é uma doença hepática crônica caracterizada por hepatite de interface associada à hipergamaglobulinemia e à reatividade de autoanticorpos. Na maioria dos casos, é responsiva à terapia com corticosteroides e imunossupressores. O diagnóstico da doença se baseia em aspectos clínicos, laboratoriais e histológicos.[19] A elevação das transaminases pode atingir valores acima de 50 vezes o limite superior da normalidade. O Grupo Internacional de Hepatite Autoimune publicou, em 2008, o escore simplificado para seu diagnóstico e fundamenta-se em quatro variáveis: alterações histológicas; reatividade de autoanticorpos; níveis de imunoglobulina G; e exclusão de hepatites virais. As variáveis histológicas que fazem parte dos critérios diagnósticos são hepatite de interface com infiltrado linfoplasmocitário, formação de rosetas e a emperipolese.[20]

A associação entre DII e HAI, assim como acontece com a associação entre DII e CEP, concorre com fenótipo distinto. Habitualmente, o diagnóstico de HAI ocorre em idade mais precoce, a doença tende a ser mais refratária ao tratamento com imunossupressores e há maior taxa de proctocolectomia. A taxa de mortalidade e a necessidade de realização de transplante hepático também são maiores.[18,21] O tratamento convencional da DII assemelha-se muito ao tratamento da HAI; contudo, as doses de azatioprina são maiores no primeiro grupo de pacientes.

Síndrome de sobreposição

A síndrome de sobreposição refere a presença simultânea, em um mesmo paciente, de características de duas doenças hepáticas autoimunes distintas. As duas doenças podem já estar presentes no diagnóstico ou surgir de forma sequencial durante o tratamento. A maioria dos casos de sobreposição em adultos ocorre entre CBP e HAI, enquanto a sobreposição de CEP e HAI é mais comum em crianças, adolescentes e adultos jovens. A sobreposição de CBP e CEP no mesmo paciente é raramente encontrada.[22]

Manifestações hepatobiliares não autoimunes

Trombose do sistema porta e síndrome de Budd-Chiari

Um estado pró-inflamatório contínuo está relacionado à hipercoagulabilidade na DII, o que aumenta o risco de trombose das veias porta e mesentérica. A incidência estimada é de 1% a 2%. A trombose de veia porta tem sido descrita mais frequentemente após proctocolectomia nos pacientes com RCU. A síndrome de Budd-Chiari tem sua incidência aumentada em até 8 vezes nos episódios de agudização da DII. Na sua etiopatogenia, podem ser citados o aumento da contagem de plaquetas, níveis elevados de fibrinogênio e de fatores de coagulação (V e VIII), além de fatores protrombóticos adquiridos (cirurgia, extensão da doença colônica, imobilização, inflamação, uso de corticosteroide e tabagismo).[1,2,23]

A anticoagulação é o tratamento de escolha, mesmo nos pacientes que já apresentaram algum sangramento gastrointestinal. Além disso, é importante manter a tromboprofilaxia nos pacientes quando estiverem internados.[24]

Hepatite granulomatosa

A hepatite granulomatosa é uma complicação rara da DII, acometendo menos de 1% dos pacientes, sendo a maioria deles com DC. É suspeitada quando há elevação da FA e o diagnóstico é realizado a partir da identificação de granulomas na biópsia hepática. Caracteriza-se por não gerar sintomas e raramente requer tratamento (corticosteroides e imunossupressores). Pode estar associada ao uso dos derivados do ácido 5-aminossalicílico e fazem parte do seu diagnóstico diferencial a tuberculose, a sarcoidose e as malignidades.[24]

Abscesso hepático

Também é uma complicação rara da DII. Geralmente são múltiplos e localizam-se no lobo hepático direito. O paciente pode apresentar-se com febre, dor abdominal, icterícia, diarreia, hepatoesplenomegalia e elevação de marcadores inflamatórios. A fisiopatologia não está completamente esclarecida, mas pode estar associada à extensão direta de processo infeccioso intra-abdominal ou ter como mecanismo inicial infecção oriunda do sistema porta secundária à alteração da permeabilidade intestinal. Outros fatores que podem estar envolvidos são o uso de corticosteroide, fenótipo fistulizante e cirurgias abdominais.[24,25]

O diagnóstico é feito a partir de métodos seccionais de imagem. O tratamento consiste no uso prolongado de antimicrobianos, associado ou não à drenagem do abscesso, dependendo do tamanho das lesões.

Amiloidose hepática

A amiloidose hepática secundária acomete menos de 1% dos pacientes com DII. É mais frequente em homens e nos pacientes com doença predominantemente colônica. A persistência de períodos de atividade da doença intestinal pode resultar na deposição de fibras amiloides nos vasos hepáticos e nos sinusoides. Não há tratamento específico, a não ser o próprio controle da DII. Contudo, supõe-se que o anti-TNF-α possa ter um efeito sobre a proteína amiloide.[26]

Colelitíase

A colelitíase é encontrada entre 13% e 34% dos pacientes com DII, principalmente nos pacientes com DC com doença ileal ou submetidos à ressecção ileal.[5] O desenvolvimento dos cálculos biliares está associado à má absorção dos ácidos biliares, o que interfere na circulação entero-hepática e favorece a formação dos mesmos. O uso prolongado de nutrição parenteral, que não é incomum nos pacientes com DII, também é um fator de risco para a doença. A falta do estímulo enteral faz a bile aumentar seu tempo de estase na vesícula biliar, aumentando também sua concentração de colesterol, promovendo, então, a formação de cálculos.[5]

Doença hepática gordurosa não alcoólica

A doença hepática gordurosa não alcoólica (DHGNA) está presente em cerca de 25% na população geral, sendo mais frequente em alguns grupos de pacientes como os diabéticos tipo 2 e obesos. Nos pacientes com DII, essa prevalência pode chegar a 30%. A associação DHGNA e DII pode aumentar o risco de eventos cardiovasculares e doença renal crônica, com maior mortalidade global nesses pacientes.[24] A atividade física regular e a dieta com menor teor de carboidratos tem papel importante no controle do avanço da doença. Ainda não há indicação de realizar rastreio de DHGNA em pacientes com DII.[27]

Lesão hepática induzida por medicações

As medicações utilizadas no tratamento da DII podem causar toxicidade aguda e/ou crônica. A monitorização das enzimas hepáticas deve ser realizada periodicamente. O mecanismo da hepatotoxicidade é complexo e multifatorial, sendo a causalidade, por vezes, de difícil determinação.[4]

Derivados do ácido 5-aminossalicílico

A toxicidade hepática pode ser idiossincrásica, secundária à hipersensibilidade ou por meio da formação de granulomas. A retirada precoce da droga associa-se à involução do quadro na maioria das vezes.[24,25]

Tiopurinas

A azatioprina e seu metabólito principal, 6-mercaptopurina, podem causar alterações tanto hepatocelulares como colestáticas no fígado. A incidência pode chegar a 15%.[24] A toxicidade pode se manifestar por meio de um processo reacional leve ou por um quadro colestático grave, com necessidade de suspender a medicação. Mais raramente, pode ocorrer lesão no endotélio hepático e gerar dilatação sinusoidal, síndrome de obstrução sinusoidal, peliose hepática e hiperplasia nodular regenerativa, via de regra, não reversíveis.

Metotrexato

A elevação das enzimas hepáticas associada ao uso do metotrexato não é pouco frequente, principalmente em obesos e etilistas. Quando ocorre elevação das enzimas hepáticas, torna-se necessário reajuste da dose ou mesmo sua suspensão.[24] É recomendado que se faça acompanhamento periódico das enzimas hepáticas. A biópsia hepática não deve ser indicada rotineiramente.[24]

Tofacitinibe

Elevação das enzimas hepáticas de padrão hepatocelular tem sido raramente descritas. Monitoramento periódico das enzimas hepáticas também é recomendado.[24]

Biológicos
Anti-TNF-α

O risco de hepatotoxicidade associado aos anti-TNF-α é baixo e o mecanismo envolvido ainda não está totalmente esclarecido.[28]

A toxicidade relacionada ao uso do infliximabe pode manifestar-se por meio de lesão hepatocelular, colestase ou, em raros casos, falência hepática aguda. Alguns pacientes desenvolvem marcadores de autoimunidade, como fator antinúcleo (FAN) e anticorpo antimúsculo liso. Em alguns pacientes, alterações histológicas típicas de hepatite autoimune podem ser encontradas. Nem sempre é necessário uso de corticoterapia.[24,25]

Os estudos iniciais realizados com o certolizumabe pegol não evidenciaram taxas maiores de hipertransaminasemia quando comparado ao placebo, diferentemente do adalimumabe e do golimumabe.

Essas duas drogas estão associadas a taxas maiores de hipertransaminasemia, contudo não há registros de casos com dano hepatocelular maior.

Vedolizumabe

A hepatotoxicidade secundária à medicação é rara, acometendo menos de 2% dos pacientes. O padrão de acometimento pode ser tanto hepatocelular como colestático. Em geral, não há necessidade de suspender o tratamento.[23]

Ustequinumabe

A maioria dos estudos com relatos de hepatotoxicidade está relacionada ao tratamento de doenças dermatológicas. Alterações das enzimas hepáticas têm sido descritas, mas, até o momento não há registro de evolução para casos graves.[24]

Infecção pelo HBV

Pacientes com infecção prévia pelo vírus B (HBV), que recebem corticosteroide, imunossupressor ou biológicos têm risco de reativar o HBV e de apresentar um quadro agudo da doença. Aqueles com infecção crônica pode apresentar *flare* da doença.[23] Antes de se iniciar o tratamento, a infecção pelo HBV deve ser rastreada. Quando indicado, o tenofovir ou o entecavir são drogas de eleição. A Figura 25.1 estratifica o risco de reativação a partir da medicação a ser prescrita e do estado sorológico.

Manifestações pancreáticas
Pancreatite aguda

É importante fazer distinção entre pancreatite aguda como manifestação extraintestinal da DII e pancreatite aguda associada a efeitos adversos de medicações utilizadas no tratamento ou de complicações de outras manifestações na DII. A pancreatite aguda como manifestação extraintestinal da DII é algo pouco frequente e sua prevalência é menor que 0,5%.[23]

As etiologias mais frequentes estão associadas à presença de cálculo biliar, consumo de bebida alcoólica, efeitos adversos das medicações (especialmente tiopurinas) e a DC com acometimento duodenal. A apresentação clínica e a evolução do quadro são semelhantes às da população geral. O diagnóstico se baseia na presença de pelo menos dois de três critérios: dor abdominal; elevação de enzimas pancreáticas acima de três vezes o limite superior da normalidade; e alterações em exame de imagem sugestivas de pancreatite aguda. O tratamento consiste inicialmente no jejum e na hidratação venosa vigorosa. Na suspeita de que a etiologia esteja relacionada a alguma droga, esta deve ser suspensa.[29]

Pancreatite crônica

Os autoanticorpos pancreáticos direcionados contra o pâncreas exócrino são encontrados em um terço dos pacientes com DC e em cerca de 5% dos pacientes com RCU. As alterações morfológicas tipicamente evidenciadas na pancreatite crônica, como irregularidades e/ou dilatações nos ductos pancreáticos e defeitos de enchimentos no seu interior estão presentes em 8% e 16% nos pacientes com DC e RCU, respectivamente.[30]

Considerações finais

As afecções hepatobiliares e pancreáticas geram impacto na qualidade de vida dos pacientes com DII

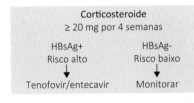
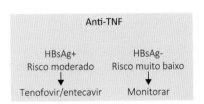
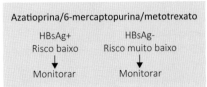

Figura 25.1 Risco de reativação a partir da medicação a ser prescrita e do estado sorológico. O risco de reativação relacionado ao uso do vedolizumabe e do ustequinumabe ainda é incerto, mas possivelmente esses agentes devem se comportar como os demais biológicos.
Fonte: Desenvolvida pela autoria do capítulo.

e estão associadas ao aumento da morbimortalidade destes pacientes. A anamnese cuidadosa e i exame físico detalhado são de suma importância, assim como revisão laboratorial, que inclua as enzimas e as provas de função hepática, e o ultrassom de abdome na avaliação inicial. Deve-se evitar a realização de enzimas pancreáticas na ausência de manifestações compatíveis com pancreatite. Atenção especial também deve ser dada a qualquer manifestação que sugira má absorção, pois não necessariamente estará relacionada à manifestação intestinal da DII. O direcionamento de perguntas acerca do uso abusivo de álcool e de quaisquer medicamentos também deve fazer parte rotineira da avaliação.

Referências bibliográficas

1. Ordás I, Eckmann L, Talamini M et al. Ulcerative colitis. Lancet. 2012;380:1606-19.
2. Baumgart DC, Sandborn WJ. Crohn's disease. Lancet. 2012;380:1590-605.
3. Restellini S, Chazouillères O, Frossard JL. Hepatic manifestations of inflammatory bowel diseases. Liver International. 2017;37:475-89.
4. Rojas-Feria M, Castro M, Suárez E et al. Hepatobiliary manifestations in inflammatory bowel disease: the gut, the drugs and the liver. World J Gastroenterol. 2013;19:7327-40.
5. Harbord M, Annese V, Vavricka SR et al. 1st European evidence-based consensus on extra-intestinal manifestations in inflammatory bowel disease. J Crohns Colitis. 2016;10:239-54.
6. Palmela C, Peerani F, Castaneda D et al. Inflammatory bowel disease and primary sclerosing cholangitis: a review of the phenotype and associated specific features. Gut Liver. 2017;12:17-29.
7. Weismüller TJ, Trivedi PJ, Bergquist A et al. Patient age, sex and inflammatory bowel disease phenotype associate with course of primary sclerosing cholangitis. Gastroenterology. 2017;152:1975-84.e8.
8. Liu K, Strasser SI, Koorey DJ et al. Interactions between primary sclerosing cholangitis and inflammatory bowel disease: implications in the adult liver transplant setting. Expert Rev Gastroenterol Hepatol. 2017;11:949-60.
9. Venkatesh PGK, Navaneethan U, Shen B. Hepatobiliary disorders and complications of inflammatory bowel disease. J Dig Dis. 2011;12:245-56.
10. Dyson JK, Beuers U, Jones DEJ et al. Primary sclerosing cholangitis. Lancet. 2018;391:2547-59.
11. Triantos CK, Koukias NM, Nikolopoulou VN et al. Alimentary pharmacology and therapeutics meta-analysis: ursodeoxycholic acid for primary sclerosing cholangitis. Aliment Pharmacol Ther. 2011;34:901-10.
12. Lindgren S, Hultcrantz R, Folvik G et al. High-dose ursodeoxycholic acid in primary sclerosing cholangitis: a 5-year multicenter, randomized, controlled study. Gastroenterology. 2005;129:1464-72.
13. European Association for the Study of the Liver (EASL). EASL clinical practice guidelines: management of cholestatic liver diseases. J Hepatol. 2009;51:237-67.
14. Lindor KD, Bowlus CL, Boyer J et al. Primary biliary cholangitis: 2018 practice guidance from the American Association for the Study of Liver Diseases. Hepatology. 2019;69:1-26.
15. Lindor KD, Gershwin ME, Poupon R et al. Primary biliary cirrhosis. Hepatology. 2009;50:291-308.
16. Hirschfield GM, Mason A, Luketic V et al. Efficacy of obeticholic acid in patients with primary biliary cirrhosis and inadequate response to ursodeoxycholic acid. Gastroenterology. 2015;148:751-61.e8.
17. Reig A, Sesé P, Parés A. Effects of bezafibrate on outcome and pruritus in primary biliary cholangitis with suboptimal ursodeoxycholic acid response. Am J Gastroenterol. 2017; 113:49-55.
18. Rocha HC, Vilela EG. Clinical aspects and prognosis of patients with inflammatory bowel disease associated with autoimmune liver diseases. Gastroenterol Hepatol. 2022;45:83-90.
19. Krawitt EL. Autoimmune hepatitis. N Engl J Med. 2006;354:54-66.
20. Lohse AW, Chazouillères O, Dalekos G et al. EASL clinical practice guidelines: autoimmune hepatitis. J Hepatol. 2015;63:971-1004.
21. De Filippis EM, Kumar S. Clinical presentation and outcomes of autoimmune hepatitis in inflammatory bowel disease. Dig Dis Sci. 2015;60:2873-80.
22. Boberg KM, Chapman RW, Hirschfield GM et al. Overlap syndromes: the International Autoimmune Hepatitis Group (IAIHG) position statement on a controversial issue. J Hepatology. 2011;54:374-85.
23. Rogler G, Singh A, Kavanaugh A et al. Extraintestinal manifestations of inflammatory bowel disease: current concepts, treatment and implications for disease management. Gastroenterology. 2021;161:1118-32.
24. Gaspar R, Branco CC, Macedo G et al. Liver manifestations and complications in inflammatory bowel disease: a review. World J Hepatol. 2021;13:1956-67.
25. Harbord M, Annese V, Vavricka SR et al. ECCO guideline/consensus paper: 1st European evidence-based consensus on extra-intestinal manifestations in inflammatory bowel disease. J Crohns Colitis. 2016;10:239-54.
26. Serra I, Oller B, Mañosa M et al. Systemic amyloidosis in IBD: retrospective study on its prevalence, clinical presentation and outcome. J Crohns Colitis. 2010;4:269-74.
27. Younossi ZM, Corey KE, Lim JK. AGA clinical practice update on lifestyle modification using diet and exercise to achieve weight loss in the management of nonalcoholic fatty liver disease: expert review. Gastroenterology. 2021; 160:912-8.
28. Shelton E, Chaudrey K, Sauk J et al. New onset idiosyncratic liver enzyme elevations with biological therapy in inflammatory bowel disease. Aliment Pharmacol Ther. 2015;41:972-9.
29. Boxhoorn L, Voermans RP, Bouwense SA et al. Acute pancreatitis. Lancet, 2020;396:726-34.
30. Crockett SD, Wani S, Gardner TB et al. American Gastroenterological Association Institute guideline on initial management of acute pancreatitis. Gastroenterology. 2018; 154:1096-101.

26 Manifestações Pulmonares

Genoile Oliveira Santana
Flora Maria Lorenzo Fortes

Introdução

As manifestações extraintestinais podem aparecer antes ou após o diagnóstico da doença inflamatória intestinal (DII), sendo as mais comuns o envolvimento das articulações, da pele, do sistema hepatobiliar (colangite esclerosante primária) e dos olhos.[1,2] As alterações pulmonares nos pacientes com doença inflamatória intestinal, apesar de mais raras, vêm ganhando reconhecimento clínico.[2,3] Os sintomas podem ser inespecíficos, como tosse, astenia, febre, perda ponderal e dispneia; mas em uma grande parte dos pacientes, ela pode permanecer assintomática, o que, por muitas vezes, dificulta o diagnóstico precoce.[4] A avaliação clínica detalhada e a exclusão de causas infecciosas auxiliam no diagnóstico e, por vezes, procedimentos mais específicos, como espirometria/pletismografia e tomografia computadorizada (TC) de tórax permitem a detecção de alterações restritivas e obstrutivas.[1,5]

Os distúrbios pulmonares em pacientes com DII afetam principalmente as vias aéreas, mas podem acometer o parênquima. Além disso, o surgimento de sintomas respiratórios ou de anormalidades em exames de imagem podem estar associados aos medicamentos utilizados como mesalazina, sulfassalazina, azatioprina, metotrexato, anticorpos monoclonais anti-TNF e vedolizumabe.[6,7]

O tabagismo é um fator de risco importante que deve ser avaliado. Sabe-se que a fumaça do cigarro é o fator de risco mais importante para doença pulmonar obstrutiva crônica (DPOC), com aproximadamente 80% dos pacientes com DPOC sendo tabagistas atuais ou abstêmios. O tabagismo pode ter efeitos prolongados na inflamação pulmonar que podem persistir anos após a cessação do fumo.[8]

Fisiopatologia do acometimento pulmonar

Tanto a DC como a RCU são comumente associadas a manifestações extraintestinais que podem ser definidas como lesões localizadas em sistemas fora do intestino, mas causadas pelo mesmo processo que gera a inflamação intestinal.[9,10]

Com relação às doenças pulmonares como manifestação extraintestinal, a origem embriogênica em comum entre o intestino e os pulmões e a coexistência de mucosa rica em tecido linfoide nesses dois sistemas são considerados os principais fatores envolvidos na patogênese dessa disfunção pulmonar na DII.[11]

Essa semelhança pode ser percebida nas suas características estruturais em comum: superfície luminal extensa protegida por uma barreira epitelial que cobre a camada submucosa, rica em células caliciformes, glândulas e tecido linfoide.[12] Os mecanismos fisiopatológicos não são totalmente compreendidos e alguns estudos sugerem que há um eixo pulmão-intestino.[4] O pulmão e o intestino podem desencadear focos inflamatórios similares em razão dessas características anatômicas compartilhadas. Outra possibilidade é a do antígeno compartilhado, pois, observa-se que o intestino e o epitélio pulmonar são expostos aos mesmos antígenos e, essa exposição compartilhada pode induzir inflamação simultânea.[4,13] A doença pulmonar relacionada à DII pode ser subclassificada em doenças das vias aéreas, doença autoimune, doença pulmonar intersticial, doença granulomatosa e fístulas (Quadro 26.1).[1]

Quadro 26.1 Classificação de alterações pulmonares em associação com a DII (não medicamentosa).

1. Vias áreas superiores
• Epiglotite
• Traqueobronquite
2. Grandes vias aéreas
• Bronquiectasias
• Bronquite aguda ou crônica
3. Pequenas vias aéreas
• Bronquiolite
• Bronquiolite obliterante
4. Doença intersticial
• Pneumonia intersticial não especificada
• Pneumonia intersticial aguda
• Pneumonia em organização criptogênica
5. Doença autoimune
• Granulomatose de Wegener
• Vasculite pulmonar
• Síndrome de Churg-Strauss
6. Doença vascular
• Embolia pulmonar
7. Outras manifestações pulmonares
• Nódulos necrobióticos
• Pleurite
• Fístulas

Fonte: Adaptado de Eliadou E et al., 2020.

Quadro clínico

Primeiramente descrito por Kraft et al., o envolvimento dos pulmões em decorrência da DII é, comumente, classificado como um evento de extrema raridade.[3] A despeito disso, hoje em dia, sabe-se que as alterações pulmonares nos pacientes com DII apresentam fenótipos diversificados, com acometimentos que vão desde as vias aéreas, atingindo o parênquima e, por vezes, a pleura.[4]

A inflamação da via aérea é a manifestação mais comum da DII nos pulmões, sendo responsável por 40% a 63% do total de queixas pulmonares clinicamente significativas.[11,14] A doença é mais comum nas vias aéreas inferiores do que nas superiores e esta inflamação pode atingir qualquer segmento da árvore brônquica, podendo se apresentar como bronquiectasias e, mais raramente, bronquite crônica.[12] As "pequenas vias aéreas" (*small airways*), que vão desde os bronquíolos terminais até os ductos alveolares, também podem ser afetadas, causando bronquiolite. A maioria dos pacientes com acometimento das vias aéreas pode apresentar tosse seca ou produtiva, dispneia, estridor, sibilos e/ou dor torácica. Outros sintomas podem estar presentes, como dor pleurítica, febre, calafrios e perda ponderal.[15] Grande parte dos pacientes é assintomática e descobre alguma alteração após a realização de exames.

As manifestações pulmonares da DII podem ser divididas em doenças das vias aéreas, intersticiais, serosite, vasculite pulmonar, nódulos necrobióticos, disfunção pulmonar induzida por drogas, doenças tromboembólicas e fístulas enteropulmonares.[11]

As grandes vias aéreas, que incluem faringe, laringe, traqueia e brônquios principais, embora sejam raramente afetadas, podem ser alvo de inflamação, resultando em estenose e traqueobronquite.[11] Por não serem amplamente reconhecidas, podem simular doenças comuns, como asma, com resposta insatisfatória ao tratamento.[16] As principais manifestações do acometimento desta área são rouquidão, taquipneia, aumento do esforço respiratório e estridor.[17]

As pequenas vias aéreas, que vão dos brônquios lobares aos bronquíolos, são as mais afetadas, sendo responsáveis por cerca de 50% das manifestações pulmonares.[11] A bronquiectasia é a principal manifestação, caracterizada por uma dilatação progressiva e potencialmente permanente da árvore brônquica. A bronquite crônica, por sua vez, distinta da bronquiectasia apenas pelo grau e extensão da lesão, é a segunda manifestação pulmonar mais frequente nos pacientes com DII. Seu principal sintoma é tosse crônica com expectoração purulenta e pouco responsiva aos antibióticos.[4] Caso não tratada, pode resultar em destruição irreversível das vias aéreas. Bronquite supurativa e impactação mucoide são possíveis manifestações.[11]

Avaliação diagnóstica

O diagnóstico consiste em avaliar alterações laboratoriais bioquímicas, com hemograma, velocidade de hemossedimentação (VHS), proteína C-reativa (PCR), além de função pulmonar e exame de imagem (radiografia de tórax e TC de alta resolução). Um estudo de caso-controle realizado na China com 114 pacientes com DII ativa e 120 pacientes saudáveis evidenciou alterações no teste de função pulmonar (pletismografia) em 107 pacientes, incluindo 46 com RCU e 61 com DC, em contraste com alterações pulmonares em 27 controles. Entre as alterações, observou-se redução no volume residual, disfunção ventilatória e diminuição da capacidade de difusão pulmonar.[18]

Poucas são as informações acerca da associação entre a atividade da DII e as manifestações pulmonares relacionadas a ela. Foi observado, no entanto, que os pacientes com DII podem apresentar função pulmonar significativamente reduzida e alterações características na TC.[2] Embora seja possível encontrar alterações que vão desde a traqueia até os bronquíolos, a inflamação das vias aéreas (VA) superiores apresenta grande relevância entre as manifestações pulmonares em pacientes com DII, seguida de acometimento do parênquima pulmonar.[4]

A espirometria é considerada o método de escolha para detectar limitação do fluxo de ar causada por doença pulmonar obstrutiva. No entanto, a limitação do fluxo de ar é multifatorial. Doença pulmonar restritiva (DPR) é definida como uma redução na capacidade pulmonar total (CPT) abaixo do percentil 5 do valor previsto e uma relação VEF1/VC normal. Doença pulmonar obstrutiva (DPO) é definida como uma relação VEF1/VC abaixo do percentil 5 do valor previsto. Doença pulmonar mista ou combinada é caracterizada por VEF1/VC e CPT abaixo do 5º percentil dos valores previstos.[19]

Estes pacientes são mais propensos a anormalidades assintomáticas em seus testes de função sugestivos de doença das pequenas vias aéreas, incluindo diminuição do volume expiratório forçado no primeiro segundo (VEF1), relação VEF1/capacidade vital forçada, fluxo expiratório forçado em 25% a 75%, ou uma diminuição na capacidade de difusão de monóxido de carbono.[4,20] Em um estudo avaliando pacientes com RCU, a obstrução das pequenas vias aéreas caracterizada em 25% a 75% diminuiu o volume expiratório final (VEF) em 57,6% dos pacientes, 30,7% com disfunção restritiva e 11,5% com disfunção obstrutiva.[21]

A tomografia computadorizada de alta resolução (TCAR) tem se mostrado o método de imagem de escolha para detectar acometimento pulmonar em pacientes com DII, sendo capaz de identificar alterações parenquimatosas, vasculares, das vias aéreas e das pleuras, antes mesmo do surgimento de sintomas clínicos.[12,22,23]

Diante da ausência de sintomas característicos e da ampla variedade de manifestações, a tecnologia exerce importante papel na devida apuração do acometimento pulmonar em decorrência da DII. Apenas recentemente, com a disseminação de métodos de imagem avançados, como a TCAR, a extensão e a severidade das anormalidades respiratórias em pacientes com inflamação no intestino passaram a ser clinicamente reconhecidas.[11,22]

A TC dos pacientes que apresentam acometimento das vias aéreas superiores geralmente evidencia espessamento circunferencial definitivo ou nodular da parede traqueobrônquica. Já o comprometimento das vias aéreas inferiores é evidenciado por espessamento da parede bronquiolar, impactação mucoide, nódulos em vidro fosco centrolobulares, padrão de árvore em brotamento e em mosaico em virtude do aprisionamento de ar.[23]

No caso da pneumonia em organização, anormalidade do parênquima pulmonar mais comum entre pacientes com DII, a TC demonstra consolidação assimétrica, uni ou bilateral, em uma distribuição periférica ou peribroncovascular, bem como grandes nódulos irregulares, opacidades em vidro fosco e padrão em mosaico.[22,23]

Nos pacientes com envolvimento respiratório, os achados mais comuns da TC são espessamento da parede brônquica, bronquiectasia, opacidades pulmonares, enfisema e lesões em padrão de vidro fosco.[23]

Mahadeva et al., em 2000, analisaram os achados da TCAR de 17 pacientes que apresentavam sintomas respiratórios, incluindo expectoração em 10 deles. Nesse estudo, 13 pacientes tinham bronquiectasia e cinco tinham nódulos centrolobulares com padrão de árvore em brotamento, indicativo de espessamento da parede bronquiolar.[24]

Estudo prospectivo realizado em 2018 analisou 601 pacientes com DII (350 com RCU e 251 com DC) sem sintomas respiratórios.[25] Eles foram submetidos à TCAR em posição supina e janela pulmonar a fim de se avaliarem o parênquima e mediastino. No total, 167 pacientes com RCU e 93 com DC apresentaram anormalidades. Destes, apenas 27 apresentavam sintomas respiratórios, incluindo tosse (14 com RCU e 5 com DC), dispneia (2 com RCU) e os dois sintomas (3 com RCU e 3 com DC). Nos pacientes com RCU, nódulos centrolobulares foram as anormalidades mais observadas (82 pacientes), seguido por espessamento da parede brônquica (53 pacientes), opacidades em vidro fosco (24) e nódulos (17). Já nos pacientes com DC, o principal achado foi o espessamento da parede brônquica (51 pacientes), seguido por nódulos centrolobulares (42) e opacidades em vidro fosco (8). O padrão diagnóstico mais observado foi pneumonia em organização em ambas as doenças.

Em coorte prospectiva envolvendo 39 pacientes com diagnóstico de DII confirmado submetidos à TCAR em inspiração, 25 apresentaram anormalidades ao exame. Entre elas, o espessamento da parede brônquica, característico da inflamação das vias aéreas, foi o achado mais comum (15 pacientes), seguido por enfisema (9), opacidade em vidro fosco (8), bronquiectasia (2), cistos (1) e opacidade reticulonodular (1).[26]

Doença pulmonar relacionada à medicação

A disfunção pulmonar em pacientes com DII pode ocorrer em qualquer estágio da doença.[18] O acometimento intersticial pulmonar e a doença granulomatosa podem estar associados ao uso de medicamentos utilizados na terapêutica da DII. Levantamento realizado por Eliadou et al. evidenciou que mais de 50% dos pacientes com DII e que evoluíram para alteração pulmonar tinham correlação com o medicamento em uso, entre eles a mesalazina, sulfassalazina, metotrexato, golimumabe, infliximabe e o vedolizumabe.[1] Por isso, uma anamnese completa, relacionando início dos medicamentos, com o desenvolvimento dos sintomas respiratórios, ou alterações de exame, deve ser observada e valorizada para uma adequada conduta diagnóstica e, consequentemente, terapêutica.[6]

Embora não seja um efeito direto da DII, a lesão pulmonar relacionada a medicamentos é a causa não infecciosa mais comum de doença pulmonar nesses pacientes. Pode ser suficiente para a resolução do quadro, atentar para o desenvolvimento de novos sintomas respiratórios ou anormalidades inexplicáveis nos exames de imagem, que podem ser causadas pelos medicamentos em uso, e a suspensão destes.[4,27] A diferenciação da possível causa da alteração pulmonar, se inflamatória ou medicamentosa, pode ser difícil. Existem diversos relatos de casos de acometimento pulmonar em decorrência do uso da mesalazina e sulfassalazina, com início da apresentação dos sintomas de 5 dias até vários anos após início do medicamento. Os sintomas mais comuns são dispneia, febre e tosse.[28,29]

Os análogos de purina, azatioprina e 6-mercaptopurina (6MP), são menos associados a lesões pulmonares, mas em uma pequena parcela podem desencadear lesões intersticiais ou bronquiolites obliterantes com pneumonia.[6]

O uso mais frequente dos anti-TNF-α traz consigo um aumento dos efeitos colaterais. A lesão pode surgir após as primeiras infusões, e o paciente pode apresentar dispneia, tosse, febre.[29]

Considerações finais

Nos pacientes com doença inflamatória intestinal que cursam com quadro respiratório, como tosse, dispneia, febre ou dor torácica, as causas infecciosas devem ser primeiramente afastadas. A depender do grau de imunossupressão, lembrar de patógenos mais atípicos, como lesões virais, fúngicas e micobactérias. Atentar em quadro extremamente agudo para tromboembolismo pulmonar, principalmente naqueles pacientes internados. Medicamentos potencialmente causadores do quadro pulmonar devem ser suspensos. A conduta e o seguimento desses casos, que necessitam de abordagem por equipe interdisciplinar, não devem ser retardados.

Referências bibliográficas

1. Eliadou E et al.; ECCO Confer Committee. Interstitial and granulomatous lung disease in inflammatory bowel disease patients. J CrohnsColitis. 2020;14(4):480-9. Doi: 10.1093/ecco-jcc/jjz165.
2. Herrlinger KR, Noftz MK, Dalhoff K et al. Alterations in pulmonary function in inflammatory bowel disease are frequent and persist during remission. American Journal of Gastroenterology. 2002;97(2). Doi: 10.1111/j.1572-0241.2002.05473.x. PII: S0002-9270(01)04035-7.
3. Kraft SC, Earle RH, Roesler M et at. Unexplained bronchopulmonary disease with inflammatory bowel disease. Arch Intern Med. 1976;136.
4. Massart A, Hunt DP. Pulmonary manifestations of inflammatory bowel disease. Front Immunol. 2020;11:2144. Doi: 10.1016/j.amjmed.2019.07.007.
5. Basseri B, Enayati P, Marchevsky A et al. Pulmonary manifestations of inflammatory bowel disease: case presentations and review. Journal of Crohn's and Colitis, 2010;4:390-7. Doi: 10.1016/j.crohns.2010.03.008.
6. Conway R et al. Methotrexate use and risk of lung disease in psoriasis, psoriatic arthritis and inflammatory bowel disease: systematic literature review and meta-analysis of randomized controlled trials. Doi: 10.1136/bmj.h1269. BMJ 2015; 350:h1269.
7. De-Gan L, Xiao-Qing J, Xun L et al. Pulmonary manifestations of Crohn's disease. World J Gastroenterol. 2014 Jan 7;20(1):133-41. Doi: 10.3748/wjg.v20.i1.133.

8. Raftery AL, Tsantikos E, Harriset NL et al. Links between inflammatory bowel disease and chronic obstructive pulmonary disease. Front Immunol. 2020;11:2144. Doi: 10.3389/fimmu.2020.02144.

9. Hedin CRH, Vavricka SR, Stagg AJ et al. The pathogenesis of extraintestinal manifestations: implications for IBD research, diagnosis and therapy. Journal of Crohn's and Colitis. 2019:541-54. Doi: 10.1093/ecco-jcc/jjy191.

10. Vavricka SR, Schoepfer A, Scharl M et al. Extraintestinal manifestations of inflammatory bowel disease. Inflamm Bowel Dis. 2015;21:1982-92. Doi: 10.1097/MIB.0000000000000392.

11. Papanikolaou I, Kagouridis K, Papiris SA. Patterns of airway involvement in inflammatory bowel diseases. World J Gastrointest Pathophysiol. 2014;5(4):560-9. Doi: 10.4291/wjgp.v5.i4.560.

12. Black H, Mendoza M, Murin S. Thoracic manifestations of inflammatory bowel disease. Chest. 2007;131:524-32. Doi: 10.1378/chest.06-1074.

13. Keely S et al. Pulmonary-intestinal cross-talk in mucosal inflammatory disease. Mucosal Immunol. 2012 Jan;5(1):7-18. Doi: 10.1038/mi.2011.55.

14. Camus P, Colby TV. The lung in inflammatory bowel disease. Eur Respir J. 2000;15:5-10. Doi: 10.1183/09031936.00.15100500.

15. Kröner PT, Lee A, Farraye FA. Respiratory tract manifestations of inflammatory bowel disease. Inflamm Bowel Dis. 2021 Mar 15;27(4):563-74. Doi: 10.1093/ibd/izaa112.

16. Kar S, Thomas SG. A case of tracheobronchitis in ulcerative colitis: a review of literature. Clinical Respiratory Journal. 2009;3:51-4. Doi: 10.1111/j.1752-699X.2008.00053.x.

17. Kuzaniar T et al. Severe tracheobronchial stenosis in a patient with Crohn's disease. Eur Respir J. 2000;15:209-12.

18. Zhao Y, Junshan W, Zhanju L et al. Pulmonary dysfunction in 114 patients with inflammatory bowel disease. Medicine. 2017;96:18. Doi: 10.1097/MD.0000000000006808.

19. Pereira CAC, Soares MR, Gimenez A et al. Lung volumes and airway resistance in patients with a possible restrictive pattern on spirometry. J Bras Pneumol. 2016;42(5):341-7. Doi: 10.1590/S1806-37562016000000091.

20. Vutcovici M, Brassard P, Bitton A. Inflammatory bowel disease and airway diseases. World J Gastroenterol. 2016;22(34):7735-41. Doi: 10.3748/wjg.v22.i34.7735.

21. Mohamed-Hussein AA, Mohamed NA, Ibrahim ME. Changes in pulmonary function in patients with ulcerative colitis. Respir Med. 2007;101:977-82. Doi: 10.1016/j.rmed.2006.09.005.

22. Olpin JD et al. Beyond the bowel: extraintestinal manifestations of inflammatory bowel disease. RadioGraphics. 2017;37. Doi: 10.1148/rg.2017160121.

23. Cozzi D, Moroni C, Addeo G et al. Radiological patterns of lung involvement in inflammatory bowel disease. Gastroenterology Research and Practice. 2018;2018:5697846. Doi: 10.1155/2018/5697846.

24. Mahadeva R et al. Clinical and radiological characteristics of lung disease in inflammatory bowel disease. Eur Respir J. 2000;15:41-58.

25. Sato H, Okada F, Matsumoto S et al. Chest high-resolution computed tomography findings in 601 patients with inflammatory bowel diseases. Academic Radiology. 2017. Doi: 10.1016/j.acra.2017.10.010.

26. Yilmaz A et al. Pulmonary involvement in inflammatory bowel disease. World J Gastroenterol. 2010;16(39):4952-7.

27. Harbord M, Annese V, Vavricka SR et al. 1st European evidence-based consensus on extra-intestinal manifestations of inflammatory bowel disease. J Crohn's Colitis. 2016:239-54. Doi: 10.1093/ecco-jcc/jjv213.

28. Foster RA, Zander DS, Mergo PJ et al. Mesalamine-related lung disease: clinical, radiographic and pathologic manifestations. Inflamm Bowel Dis. 2003;9(5):308-15. Doi: 10.1097/00054725-200309000-00004.

29. Lee HS, Jo KW, Shim TS et al. Six cases of lung injury following antitumour necrosis factor therapy for inflammatory bowel disease. J Crohn's Colitis. 2015;9(11):1053-7. Doi: 10.1093/ecco-jcc/jjv135.

27 Manifestações Hematológicas

Antônio Carlos Moraes

A anemia pode ser considerada a complicação mais comum das doenças inflamatórias intestinais (DII).[1] Os dados de prevalência da anemia nesse grupo de pacientes variam entre 6% e 74% na literatura.[2] Apesar dos inúmeros estudos, a taxa de ocorrência de anemia nas DII ainda é incerta, pois a maioria dos dados vem de populações selecionadas, como pacientes em centros de referência terciários ou pacientes internados em hospital. Nessas populações, a prevalência parece ser maior nos pacientes internados ($\approx$ 70%) e em pacientes recém-diagnosticados ($\approx$ 65%), enquanto a ocorrência parece ser menor em pacientes ambulatoriais ($\approx$ 20%) e em pacientes com DII já diagnosticada ($\approx$ 35%).

Erikkson et al. encontraram, em estudo de 2018, uma média anual na taxa de incidência de anemia de 15,9 por 100 pessoas por ano e prevalência de 22,6%. Levando em conta a longa duração média da doença da coorte (19 anos), os dados indicam que a anemia é uma importante manifestação das DII mesmo após os primeiros anos de diagnóstico. Tanto a incidência como a prevalência da anemia foram maiores na DC do que na RCU. No período de 1 ano, 28,7% dos pacientes com DC e 16,5% com RCU tiveram anemia.[3]

Na maioria dos casos, a anemia associada à DII é um exemplo único da combinação de deficiência crônica de ferro e anemia de doença crônica (ADC).[4]

Outras causas menos frequentes incluem a deficiência por vitamina B12, déficit de ácido fólico e o efeito tóxico de alguns medicamentos utilizados nas DII.

A anemia foi considerada uma complicação inevitável das DII até recentemente e seu tratamento só nos últimos anos tornou-se um objetivo específico para estes indivíduos. É importante ressaltar que essa manifestação tem um impacto significativo na qualidade de vida dos pacientes com DII, pois promove astenia, depressão e sonolência, diminuição da capacidade cognitiva, absenteísmo, além de aumentar o número de internações e, consequentemente, o custo socioeconômico da doença de Crohn (DC) e da RCU (retocolite ulcerativa).[5]

É fundamental ressaltar que a anemia nas DII não é apenas um marcador laboratorial. É uma importante manifestação clínica e deve ser corretamente diagnosticada e tratada.[6] A prevenção da anemia e a manutenção dos estoques de ferro e vitaminas são fundamentais no equilíbrio dos pacientes com DII.

A deficiência de ferro é o tipo mais comum de anemia e geralmente é subdiagnosticada. Perda de sangue crônica e oculta através do trato gastrointestinal (TGI) é a causa mais frequente de deficiência de ferro. A má absorção de ferro é incomum, a menos que o comprometimento do intestino delgado, pela DC, seja muito extenso e grave.[7]

A denominada "anemia de doença crônica" é a segunda causa mais frequente de anemia nos pacientes com DII. Essa condição é caracterizada pela deficiência relativa de eritropoietina que é ligeiramente maior, embora ainda muito pouco em relação ao grau de anemia, quando comparado com anemia da mesma intensidade observada em outras etiologias. As citocinas como interleucina 1 (IL-1), fator de necrose tumoral (TNF) e interferon-γ, são produzidos em maior quantidade por monócitos e células mononucleares da lâmina própria intestinal. A IL-1 e o interferon-γ diminuem a produção de eritropoietina e inibe a eritropoiese. O TNF e a IL-1 aumentam a produção de ferritina, reduzindo, assim, a quantidade de ferro disponível para a eritropoiese.[8]

A hepcidina é uma das principais proteínas envolvidas e está quase sempre aumentada nos quadros inflamatórios. Ela reduz a liberação de ferro dos macrófagos do sistema reticuloendotelial produzindo diminuição da sua absorção, criando, assim, uma deficiência funcional de ferro, definida como estoques normais aumentados desse elemento, mas com redução da saturação de transferrina e da sua disponibilidade para medula óssea, reduzindo a eritropoiese.[9]

Existem outras causas de anemia nas DII que podem ocorrer com as deficiências de ácido fólico e vitamina B12. A deficiência de ácido fólico pode acontecer pelo uso de medicamentos comumente utilizados nas DII, como sulfasalazina e metotrexato.[8] O comprometimento extenso do íleo terminal assim como a enterectomia desse segmento podem promover dificuldade na absorção de vitamina B12. As tiopurinas estão frequentemente associadas à supressão medular, que ocasiona pancitopenia, aplasia de glóbulos vermelhos e síndrome mielodisplásica. A sulfasalazina, que pode promover deficiência de folato como já descrito aqui, também pode gerar anemia hemolítica e aplasia medular, especialmente em pacientes idosos.[10]

Outro problema não raramente encontrado é a deficiência nutricional promovida por dietas muito restritivas adotadas por alguns pacientes ou prescritas por nutricionistas não afeitos às DII.

Em estudo publicado por Akhuemonkhan et al., conclui-se que a maioria dos pacientes com DII (67%) é rastreada para anemia pelo menos uma vez durante o período médio de acompanhamento de 2 anos. No entanto, poucos pacientes foram acompanhados anualmente, seguimento este recomendado pelas diretrizes internacionais. Além disso, a maioria dos pacientes com anemia não realizou exames laboratoriais (ou seja, ferritina) para diagnosticar anemia por deficiência de ferro conforme recomendado.[11]

Importante estudo brasileiro da Faculdade de Medicina da Universidade de São Paulo de Ribeirão Preto (FMUSP-Ribeirão Preto) levantou importantes dados sobre anemia e DII numa região do Brasil. Um total de 529 (91%) pacientes tinham hemogramas completos disponíveis em seus prontuários. Apenas 35,5% dos pacientes com DII foram totalmente rastreados para anemia. A prevalência de anemia em pacientes com DII foi de 24,6% (29,1% em DC e 19,1% em RCU, p = 0,008). A anemia foi moderada a grave em 16,9% (19,8% na DC e 11,4% na RCU, p = 0,34). A prevalência de deficiência de ferro foi de 52,3% (53,6% na DC e 51,2% em RCU, p = 0,95). Anemia de doença crônica esteve presente em 14,1% dos pacientes com DII. Dos pacientes com anemia, 53,8% estavam em remissão. A DC foi associada a aumento da prevalência de anemia (p = 0,008; OR: 1,76; IC: 95%, 1,16 a 2,66) em comparação com RCU. O fenótipo da doença penetrante na DC foi associado a menor risco de anemia (p < 0,0001; OR: 0,25; IC: 95%, 0,14 a 0,43). Doença ativa comparada com a doença em remissão clínica foi associada a um risco aumentado de anemia (p = 0,0003; OR: 2,61; IC: 95%, 1,56 a 4,36) na DC. A presença de anemia foi menos frequente em pacientes com DC submetidos à ressecção intestinal cirúrgica em comparação aos que não foram submetidos à cirurgia (p < 0,0001; OR: 0,24; IC: 95%, 0,14 a 0,4). Não foram observadas diferenças na prevalência de anemia em relação à localização da DC, idade ao diagnóstico, extensão da RCU ou terapia biológica (p > 0,05).[12,13]

Quadro 27.1 Etiologia da anemia nas doenças inflamatórias intestinais.

Frequência	Etiologia
Comum	- Ferropenia - Anemia de doença crônica
Ocasional	- Deficiência de cobalamina - Deficiência de ácido fólico - Induzida por medicamentos
Rara	- Hemólise - Síndrome mielodisplásica - Anemia aplástica - Deficiência de G6PD

Fonte: Kaitha S et al., 2015.

Com relação à abordagem diagnóstica da anemia nas DII, ela deve ser feita de forma objetiva e com o menor custo possível. O diagnóstico deve ser feito por meio de exames laboratoriais de rotina que devem ser repetidos a cada 6 a 12 meses, dependendo da resposta clínica do paciente ao tratamento. Em pacientes com forma grave de doença ou que usem drogas mielotóxicas, os exames devem ser repetidos trimestralmente.

Diante da identificação de anemia, a sua classificação conforme seu volume corpuscular médio (VCM) e contagem de reticulócitos é o passo inicial na investigação etiológica. Com base no VCM, a anemia pode ser classificada em microcítica, normocítica ou macrocítica. Já o índice reticulocitário auxilia na determinação entre anemia hipoproliferativa e hiperproliferativa[14] (Figura 27.1).

A anemia ferropriva e a anemia de doença crônica (ADC) se apresentam como microcítica e normocítica, porém a presença de outros fatores associados, como a deficiência de vitamina B12, a deficiência de ácido fólico, além do tratamento com tiopurinas ou atividade inflamatória intensa, pode alterar esta característica. Por isso, é fundamental solicitar a cinética do ferro completa, que inclui ferritina, índice de saturação de transferrina (IST), capacidade total de ligação do ferro e ferro sérico. A avaliação de marcadores inflamatórios é fundamental nesta diferenciação e, por isso, devemos sempre solicitar a proteína C-reativa (PCR) e a calprotectina (Quadro 27.2).

A ferropenia está presente caso a ferritina seja menor do que 30 μg/L. No entanto, nos casos de inflamação ativa, o valor de até 100 μg/L pode indicar deficiência de ferro. Nestes casos, o índice de transferrina deve ser avaliado e, se abaixo de 20%, indica anemia ferropriva.

A presença de macrocitose geralmente está associada à deficiência de vitamina B12 ou à de ácido fólico. Se os níveis estiverem no limite, pode ser necessária a realização de exames adicionais, como a dosagem de ácido metilmalônico e de homocisteína.

A tiopurina é uma droga que sempre deve ser acompanhada e avaliada com cuidado em função de seus efeitos tóxicos. Seu uso pode gerar elevação de VCM, mesmo que não haja deficiência de vitaminas. O VCM pode, inclusive, ser utilizado como marcador de acompanhamento terapêutico desta droga.

Após eliminação dos diversos fatores causais possíveis de anemia, inclusive o uso de drogas mielotóxicas, pode-se pensar na possibilidade de realização de biópsia de medula para mielograma.[9]

Ressaltamos, como sempre, que a abordagem diagnóstica e terapêutica das DII deve ser multidisciplinar e que a solicitação de parecer e acompanhamento de hematologista se torna fundamental nos casos mais graves de anemia ou aplasia medular.

A presença de anemia apresenta importante impacto na qualidade vida. Os sinais e sintomas clínicos são variados como cefaleia, tontura, vertigem, anorexia, perda de peso, náuseas, adinamia e redução da capacidade cognitiva. Portanto, a identificação precoce e a correção da causa de base tornam-se fundamentais no acompanhamento destes pacientes pela equipe assistencial.

Ocorre principalmente nos pacientes que apresentam comprometimento ileocolônico, no fenótipo

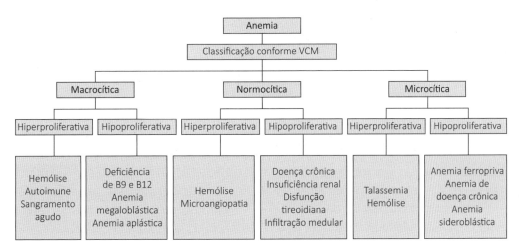

Figura 27.1 Determinação entre anemia hipoproliferativa e hiperproliferativa.
Fonte: Adaptada de Erichsen ES, Viana LG, Faria RMD et al., 2009.

Quadro 27.2 Avaliação dos parâmetros de anemia ferropriva *versus* doença crônica.

Marcadores	Ferropriva	ADC	Mista
Hemoglobina	Baixa	Baixa	Baixa
VCM	Normal ou baixo	Normal ou baixo	Normal ou baixo
Reticulócito	Reduzido	Reduzido	Reduzido
Ferro	Baixo	Baixo	Baixo
Ferritina	Baixa	Normal a elevada	Reduzida a normal
IST	Reduzido	Reduzido	Reduzido
CTLF	Aumentada	Reduzida a normal	Reduzida
PCR	Normal ou alta	Elevada	Elevada
Atividade de DII	Não ou sim	Sim	Sim
Hepcidina	Baixa	Elevada	Elevada

CTLF: capacidade total de ligação do ferro.
Fonte: Desenvolvido pela autoria do capítulo.

inflamatório e nos casos de pancolite. Vale ressaltar que os pacientes não tratados apresentam mais anemia do que os adequadamente tratados, ou seja, o tratamento inadequado é causa de anemia.

Não se pode aceitar níveis hematimétricos inadequados pelo fato de o paciente ser portador de DII. O alvo terapêutico, além da cicatrização da mucosa tanto na RCU como na DC, deve incluir a correção da anemia, com níveis normais de hemoglobina, ferro, ferritina, vitamina B12 e ácido fólico.

O consenso da Organização Europeia da Doença de Crohn (European Crohn's and Colitis Organisation – ECCO)[11] determina os parâmetros de normalidade para os índices hematimétricos sistematizados na Tabela 27.1.

Tabela 27.1 Parâmetros de normalidade para os índices hematimétricos sistematizados.

	Hemoglobina (g/dL)	Hematócrito
Mulher	12	36
Gestante	11	33
Homem	13	39

Fonte: Dignass AU et al., 2015.

A reposição de ferro é recomendada em todos os pacientes com deficiência de ferro. A meta na suplementação de ferro é normalização dos níveis de hemoglobina e ferro.

Ferro intravenoso deve ser a primeira opção nos seguintes pacientes: DII em atividade; intolerância prévia a ferro oral; hemoglobin abaixo de 10 g/dL; e que necessitem de estimuladores da eritropoiese. Além disso, o ferro intravenoso (IV) não apresenta intolerância gastrointestinal e tem efeito mais rápido.

A via oral só deve ser escolhida em casos de anemia leve (Hb ≥ 10 g/dL) com atividade leve de doença e contraindicação para as formulações venosas. A quantidade de ferro elementar na apresentação oral equivale a 20% da dosagem total da preparação. O sulfato ferroso de 300 mg corresponde a 60 mg de ferro elementar. Isso determina um tempo prolongado de tratamento que, em geral, não é inferior a 90 dias.

Existem diversas formulações disponíveis no mercado. O recomendado é o uso de 100 mg de ferro elementar ao dia, pois doses maiores não são absorvidas e aumentam a chance de efeitos adversos, inclusive aumentam a frequência da diarreia.[15] O ideal é se iniciar com doses pequenas para avaliar a tolerabilidade.

Outro efeito negativo das formulações orais é que aumentam o nível sérico da hepcidina e, com isso, diminuem a absorção de ferro intestinal. Por isso, a reposição de ferro enteral em dias alternados parece ser uma melhor opção, além de mais bem tolerado.[16] O comprimido deve ser ingerido, pelo menos, 30 a 60 minutos após as refeições e sem uso de antiácidos simultaneamente, uma vez que é mais bem absorvido na forma ferrosa e em meio moderadamente ácido, podendo ser ingerido com alimentos ricos em ácido ascórbico para facilitar a sua absorção.

Estudos que empregaram técnica de isótopos (55Fe e 59Fe) demonstram que a absorção de ferro medida como hemoglobina em eritrócitos é inversamente proporcional à dose administrada (quanto maior a dose, menor a absorção). Estatisticamente, há uma correlação negativa entre a extensão da deficiência de ferro e a quantidade de ferro absorvida (quanto maior a deficiência de ferro, melhor a absorção). A maior absorção de ferro ocorre no duodeno e no jejuno. O ferro não absorvido é excretado nas fezes. Devem ser consideradas as situações de maior necessidade de ferro. Fisiologicamente, a excreção via esfoliação das células epiteliais do TGU e da pele, assim como na transpiração, na bile e na urina chega, a apenas cerca de 1 mg de ferro ao dia; em mulheres, deve-se levar em consideração a perda de ferro durante a menstruação. O ácido fólico é absorvido principalmente no intestino delgado, em particular no duodeno e no jejuno. Em 30 a 60 minutos, são atingidas altas concentrações no sangue. Pode-se esperar absorção de cerca de 80% com uma dose de 0,35 mg. O ácido fólico é metabolizado nas células hepáticas e no intestino, além de em outras. Esses folatos, ligados a proteínas transportadoras, são distribuídos a todos os órgãos. A eliminação ocorre principalmente nos rins e no trato digestivo.

As interações da ferripolimaltose com tetraciclina ou hidróxido de alumínio foram investigadas em três estudos em humanos (desenho cruzado, 22 pacientes por estudo). Não foi observada uma redução significativa na absorção de tetraciclina. A concentração plasmática de tetraciclina não se reduziu abaixo da concentração inibitória mínima necessária para bacteriostase. A absorção de ferro da ferripolimaltose não foi reduzida pelo hidróxido de alumínio ou tetraciclina. A ferripolimaltose pode, portanto, ser administrada ao mesmo tempo que a tetraciclina ou outros compostos fenólicos, bem como com hidróxido de alumínio. Estudos não clínicos *in vitro* não mostraram interação de ferripolimaltose com drogas comumente usadas, como ácido acetilsalicílico, cloridrato de tetraciclina, metildopa sesqui-hidratada, aspartato de magnésio e hormônios esteroides. Estudos em ratos com tetraciclina, hidróxido de alumínio, acetilsalicilato, sulfassalazina, carbonato de cálcio, acetato de cálcio e fosfato de cálcio em combinação com a vitamina D3, bromazepam, aspartato de magnésio, D-penicilamina, metildopa, paracetamol e auranofina não mostraram nenhuma interação com a ferripolimaltose. Do mesmo modo, não foram observadas interações com ingredientes de alimentos como ácido fítico, ácido oxálico, tanino, alginato de sódio, colina e sais de colina, vitamina A, vitamina D3 e vitamina E, óleo de soja e farinha de soja em estudos *in vitro* com ferripolimaltose. Esses resultados sugerem que a ferripolimaltose pode ser tomada durante ou imediatamente após a ingestão de alimentos. O teste hemocrítico (seletivo para Hb) para a detecção de sangue oculto não é prejudicado e, portanto, não há necessidade de interromper a terapia. A administração concomitante de ferro parenteral e oral não é recomendada uma vez que a absorção de ferro oral seria reduzida. A ingestão excessiva de álcool causa incremento do depósito hepático de ferro, razão por que aumenta a probabilidade de efeitos adversos e até tóxicos do ferro quando em uso prolongado. O tratamento com ácido fólico pode aumentar o metabolismo da fenitoína, resultando na diminuição das concentrações séricas de fenitoína, particularmente em pacientes com deficiência de folato. Embora normalmente essa interação não seja relevante na prática clínica, pode ocorrer aumento na frequência das crises em alguns pacientes. Pacientes em tratamento com fenitoína ou com qualquer medicação anticonvulsivante devem consultar um médico antes de usar suplementação com ácido fólico.

Em nosso meio, a apresentação oral mais frequentemente prescrita é composta por comprimidos mastigáveis de 100 mg (ferro III) + 0,35 mg (ácido fólico), e cada comprimido mastigável contém 363,7 mg de ferripolimaltose (que equivalem a 100 mg de ferro III) e 0,35 mg de ácido fólico. Na própria bula do medicamento registrada na Anvisa (Agência Nacional de Vigilância Sanitária), são descritas as seguintes contraindicações: processos que impedem a absorção de ferro ou ácido fólico por via oral, como diarreias crônicas ou retocolite ulcerativa.[17] Essa contraindicação referente à RCU reforça a preferência por formulações venosas nas DII.

Assim como as formulações enterais, também existem diversas apresentações parenterais, como sacarato de hidróxido férrico, carboximaltose férrica e derisomaltose férrica.

A estimativa da necessidade de ferro baseia-se geralmente na hemoglobina basal e no peso corporal. Isso é mais eficaz no tratamento da anemia por deficiência de ferro em pacientes com DII do que a dosagem individualizada com base na fórmula tradicional de Ganzoni.[11] A dose utilizada na reposição venosa deve estar baseada nesta relação.

O sacarato de fidróxido férrico tem como grande desvantagem a necessidade de infusão de 4 a 6 doses, o que implica maior número de punções venosas e maior tempo gasto pelo paciente na soma das infusões.

A suplementação intravenosa de ferro com ferrossacarose em pacientes intolerantes à terapia de ferro por via oral (VO) ou não aderentes foi estudada em 121 pacientes (Ahsan et al., 1996) divididos em dois grupos (grupo gluconato de ferro = 50 pacientes e grupo ferrossacarose = 71 pacientes) com má absorção ou intolerância ao ferro oral, a eficácia do gluconato de ferro por via endovenosa (EV) foi comparada com a do ferro-sacarose por via EV. Quanto à eficácia, os preparados de ferro parenteral foram igualmente eficazes na correção da anemia ferropriva e na repleção das reservas de ferro em pacientes com intolerância ao ferro oral.[18]

Em dois estudos, Gasché et al. investigaram a eficácia e a segurança da ferrossacarose em pacientes com doença inflamatória intestinal intolerantes aos preparados de ferro oral ou com má absorção de ferro. Com base nos resultados do primeiro estudo conduzido em 40 pacientes anêmicos com doença de Crohn, pode-se concluir que 75% dos pacientes com essa condição respondem significativamente ao ferro isolado por via EV. A eritropoetina humana recombinante (r-HuEPO) exerce um efeito adicional sobre a concentração de hemoglobina, como se observa nos estudos anteriores. Os resultados mostraram que a combinação de r-HuEPO e sacarato de hidróxido férrico se associa com uma elevação maior e mais rápida das concentrações de hemoglobina em comparação à dos pacientes tratados apenas com sacarato de hidróxido férrico. Conclusões muito semelhantes podem ser tiradas dos achados do segundo estudo realizado em 20 pacientes com colite ulcerativa, no qual 15 deles (75%) apresentaram resposta completa (aumento médio de hemoglobina de 4,5 ± 1,5 g/dL) apenas com suplementação de ferro EV. A adição de r-HuEPO foi altamente eficaz nos pacientes sem resposta prévia.[9]

A eficácia terapêutica da carboximaltose férrica foi avaliada em estudos clínicos randomizados, multicêntricos, abertos e comparativos, em população adulta com anemia ferropênica, incluindo pacientes com doença inflamatória intestinal. Na maioria dos estudos, a eficácia de FERINJECT em uma dose de ferro ≤ 1.000 mg administrada durante 15 minutos (doses subsequentes administradas em intervalos de 1 semana) foi comparada com um regime posológico de 6 a 12 semanas de sulfato ferroso oral, equivalente a 65 mg de ferro, 3 vezes ao dia, ou a 100 mg de ferro, 2 vezes ao dia.[19]

A administração intravenosa de carboximaltose férrica foi eficaz na melhora dos níveis de hemoglobina e associada com maior rapidez de aumento estatisticamente significativo desses níveis em relação aos valores basais do que com sulfato ferroso. Na 4ª semana de terapia, 34,2% dos pacientes tratados com carboximaltose férrica versus 18,2% do grupo tratado com sulfato ferroso oral obtiveram aumento da hemoglobina ≥ 2 g/dL. O nível máximo da capacidade de reticulócitos em ambos os grupos de tratamento foi observado na 2ª semana de tratamento. A partir da 2ª semana de terapia, alcançaram-se taxas de ferritina significativamente superiores com carboximaltose férrica comparadas às do grupo tratado com sulfato ferroso.[20]

A dose da carboximaltose férrica deve ser calculada de acordo com o peso e nível de hemoglobina (Tabela 27.2).

Tabela 27.2 Indicação de dose da carboximaltose férrica.

Hb (g/dL)	Peso corporal de 35 a 70 kg	Peso corporal ≥ 71 kg
≤ 10	1.500 mg	2.000 mg
≥ 10	1.000 mg	1.500 mg

Fonte: Desenvolvida pela autoria do capítulo.

Não se devem administrar 1.000 mg de ferro (20 mL) mais de 1 vez por semana.

Evistatiev et al. compararam a eficácia e a segurança de um novo esquema de dose única (1.000 mg semanal) de carboximaltose férrica com doses de sacarose férrica calculadas individualmente em pacientes com DII e anemia por deficiência de ferro. Analisaram-se os resultados dos 240 pacientes tratados com carboximaltose férrica e dos 235 pacientes tratados com sacarose férrica. Mais pacientes com carboximaltose férrica do que com sacarose férrica alcançaram resposta de hemoglobina (Hb) (150 [65,8%] versus 118 [53,6%]; diferença de 12,2%; p = 0,004) ou normalização da Hb (166 [72,8%] versus 136 [61,8%]; diferença de 11%; p = 0,015). As drogas em estudo foram bem toleradas e os eventos adversos relacionados a elas estavam alinhados com a experiência clínica. O estudo demonstrou melhor eficácia e aderência ao tratamento com um esquema posológico mais simples com CMF, assim como um bom perfil de segurança em comparação com o esquema posológico com SF calculado pela fórmula de Ganzoni.[21]

A derisomaltose férrica foi estudada nas diferentes áreas terapêuticas que necessitam de ferro intravenoso para corrigir a deficiência de ferro.

Sua aplicação na DII foi constatada por meio de um estudo aberto, comparativo, randomizado e multicêntrico de não inferioridade, conduzido em 338 pacientes com DII e anemia ferropriva, randomizados a 2:1 para derisomaltose férrica ou sulfato de ferro. O principal objetivo do estudo foi demonstrar que o tratamento com derisomaltose férrica IV não era inferior ao tratamento com sulfato VO, na diminuição da anemia ferropriva em pacientes com DII, sendo avaliada a capacidade de estimular o aumento da concentração de hemoglobina. Os pacientes do grupo derisomaltose férrica foram randomizados para infusão de doses únicas máximas de 1.000 mg ao longo de 15 minutos. A fórmula de Ganzoni modificada foi usada para calcular a necessidade de ferro IV com uma concentração de Hb pretendida de apenas 13 g/dL, resultando em uma dose média de ferro de 884 mg de ferro elementar em comparação ao ferro de VO administrado na forma de 100 mg de ferro elementar por VO, 2 vezes ao dia, por 8 semanas (11.200 mg de ferro elementar por VO no total). O parâmetro de avaliação primário foi a mudança nas concentrações de Hb do valor basal até a 8ª semana. O estudo demonstrou, na 8ª semana, um aumento na concentração de Hb de uma média de 9,64 g/dL basal para 12,23 g/dL em indivíduos tratados com derisomaltose férrica e um aumento de 9,61 g/dL basal até 12,59 g/dL em indivíduos tratados com sulfato ferroso por VO. O sulfato de ferro demonstrou uma tendência a um aumento mais elevado desde a concentração basal até a 8ª semana neste estudo. Assim, a não inferioridade não poderia ser estatisticamente demonstrada no parâmetro de avaliação primário. No entanto, o presente estudo relatou que o tratamento com derisomaltose férrica foi seguro e eficaz no aumento da Hb (64% dos indivíduos tiveram um aumento de > 2 g/dL). Foi observado um maior aumento na concentração de Hb com doses mais altas de 1.000 mg sem comprometer a segurança. Assim, em indivíduos com DII, a relação dose/resposta observada com o derisomaltose férrica sugere que a demanda real do ferro IV foi subestimada pela fórmula de Ganzoni modificada.

Após a administração IV, a derisomaltose férrica é rapidamente absorvida pelas células do sistema reticuloendotelial (SRE), particularmente no fígado e no baço, de onde o ferro é liberado lentamente. O ferro circulante é removido do plasma pelas células do sistema reticuloendotelial que dividem o complexo em seus componentes de derisomaltose férrica. O ferro liga-se imediatamente às frações proteicas disponíveis para formar hemossiderina ou ferritina, formas de armazenamento fisiológico do ferro, ou, em menor grau, à molécula de transporte transferrina. Esse ferro, que está sujeito ao controle fisiológico, repõe a hemoglobina e as reservas de ferro esgotadas.

Preparações de ferro administradas por via parenteral podem causar hipofosfatemia que, na maioria dos casos, é transitória e sem sintomas clínicos. Casos eventuais de hipofosfatemia necessitando de atenção médica foram reportados, principalmente em pacientes com fatores de risco preexistentes e após exposição prolongada a altas doses de ferro intravenoso. No período pós-comercialização, foram relatados casos de hipofosfatemia causando osteomalácia hipofosfatêmica e fraturas que exigiram intervenção clínica, incluindo cirurgia. Os pacientes devem ser encaminhados a consultar um médico se sentirem artralgia ou dor óssea. Pacientes que recebem várias doses elevadas para um tratamento de longo prazo e com fatores de risco subjacentes (como deficiência de vitamina D, má absorção de cálcio e fosfato, hiperparatireoidismo secundário, telangiectasia hemorrágica hereditária, doença inflamatória intestinal e osteoporose) devem ser monitorados para osteomalácia.

Em pacientes com insuficiência hepática, administração parenteral de ferro só deve ser realizada após cuidadosa avaliação de risco/benefício. A administração parenteral de ferro deve ser evitada em pacientes com disfunção hepática, em particular a pacientes com porfiria cutânea tardia, na qual a sobrecarga de ferro é um fator precipitante. É recomendado monitoramento cuidadoso dos níveis de ferro para se evitar a sobrecarga de ferro.

A transfusão sanguínea, no tratamento da anemia, pode ser considerada quando Hb < 7 g/dL ou acima, caso os sintomas ou fatores de risco justifiquem e deve ser seguida de suplementação venosa de ferro.

Como conclusão do capítulo, ficam estas importantes observações:

- Anemia é a complicação sistêmica mais comum das doenças inflamatórias intestinais.
- Pacientes com pancolite e não tratados são os que têm mais anemia.
- Combinação de deficiência crônica de ferro e anemia por doença crônica.
- Anemia **não** é apenas um marcador laboratorial.
- Pacientes com doença ativa, repetir a cinética de ferro a cada 3 meses.
- A reposição de ferro é recomendada em todos os pacientes com deficiência de ferro.
- O ferro intravenoso deve ser a primeira opção nos pacientes com DII.

Referências bibliográficas

1. Gasche C. Anemia in IBD: the overlooked villain. Inflamm Bowel Dis. 2000;6:142-50.
2. Atug O, Kani HT, Banzragch M et al. Incidence rate of anemia in inflammatory bowel diseases. Turk J Gastroenterol. 2016;27:143-8.
3. Eriksson C et al. Incidence, prevalence and clinical outcome of anaemia in inflammatory bowel disease: a population-based cohort study. Aliment Pharmacol Ther. 2018;48:638-45.
4. Dignass AU, Gasche C, Bettenworth D et al. European consensus on the diagnosis and management of iron deficiency and anaemia in inflammatory bowel diseases. Journal of Crohn's and Colitis. J Crohns Colitis. 2015 Mar;9(3):211-22. Doi: 10.1093/ecco-jcc/jju009.
5. Ershler WB, Chen K, Reyes EB et al. Economic burden of patients with anemia in selected diseases. Value Health. 2005;8:629-38.
6. Gisbert JP, Gomollon F. Common misconceptions in the diagnosis and management of anemia in inflammatory bowel disease. Am J Gastroenterol. 2008;103:1299-307.
7. Kulnigg S, Gasche C. Systematic review: managing anaemia in Crohn's disease. Aliment Pharmacol Ther. 2006;24(11-12):1507-23.
8. Oldenburg B, Koningsberger JC, Marx JJ et al. Iron and inflammatory bowel disease. Aliment Pharmacol Ther. 2001;15(4):429-3.
9. Gasche C, Lomer MCE, Cavill I et al. Iron, anaemia and inflammatory bowel diseases. Gut. 2004 Aug;53(8):1190-7. Doi: 10.1136/gut.2003.035758.
10. Patel D, Trivedi C, Khan N et al. Management of anemia in patients with inflammatory bowel disease (IBD). Curr Treat Options Gastroenterol. 2018 Mar;16(1):112-28.
11. Dignass AU, Gasche C, Bettenworth D et al. European consensus on the diagnosis and management of iron deficiency and anaemia in inflammatory bowel diseases. J Crohns Colitis. 2015;9:211-22.
12. Parra R et al. Anemia and iron deficiency in inflammatory bowel disease patients in a referral center in Brazil: prevalence and risk fator. Arq Gastroenterol. 2020 Jul/Sep;57(3).
13. Kaitha S, Bashir M, Ali T. Iron deficiency anemia in inflammatory bowel disease. World J Gastrointest Pathophysiol. 2015 Aug 15;6(3):62-72. Doi: 10.4291/wjgp.v6.i3.62.
14. Penna FGC et al. Anemia nas DII – Não podemos menosprezar: o que eu faço, então? *In*: GEDIIB (ed.). Atualização em DII. Doi: 10.19122/9786588475027000011.
15. Lamb CA, Kennedy NA, Raineet T et al. British Society of Gastroenterology consensus guidelines on the management of inflammatory bowel disease in adults. Gut. 2019 Dec;68(Suppl 3):S1-106. Doi: 10.1136/gutjnl-2019-318484.
16. Stoffel NU, Cercamondi CI, Brittenhamet G et al. Iron absorption from oral iron supplements given on consecutive versus alternate days and as single morning doses versus twice-daily split dosing in iron-depleted women: two open-label, randomised controlled trials. Lancet Haematol. 2017 Nov; 4(11):e524-33.
17. Bula do medicamento Noripurum® Fólico. Anvisa registro n. 1063901310054 [Última publicação: 03/11/2000].
18. Ahsan N. Intravenous infusion of total dose iron is superior to oral iron in treatment of anemia in peritoneal dialysis patients: a single center comparative study. JASN. 1998 Apr;9(4)664-8. Doi: 10.1681/ASN.V9466.
19. Kulnigg S et al. A novel intravenous iron formulation for treatment of anemia in inflammatory bowel disease: the ferric carboxymaltose randomized controlled trial. Am J Gastroenterol. 2008;103(5):1182-92.
20. Seid M et al. Ferric carboxymaltose injection in the treatment of postpartum iron deficiency anemia: a randomized controlled clinical trial. Am J Obstet Gynecol. 2008;199(4):435.e1-7.
21. Evstatiev R et al. A randomized controlled trial on ferric carboxymaltose for iron deficiency anemia in inflammatory bowel disease. Gastroenterology. 2011;141(3):846-53.

28 Manifestações Neurológicas

Francisco de Assis Aquino Gondim
Marcellus Henrique Loiola Ponte de Souza
Lucia Libanez Campelo Braga

Introdução

Ao longo do presente livro, ficou evidente que o espectro das manifestações extraintestinais na doença inflamatória intestinal (DII) é bastante variado e sua prevalência, maior do que se acreditava inicialmente. Diagnóstico mais precoce e preciso, aumento da sobrevida dos pacientes com DII e avanços na terapêutica são possíveis explicações. Os mecanismos das complicações extraintestinais são diversos, não estando necessariamente ligados à atividade da doença intestinal. Destacam-se disfunção imunomediada, distúrbios nutricionais e iatrogenias/efeito colaterais de fármacos. A prevalência de doenças neurológicas em pacientes com DII pode ser elevada, pelo menos em alguns populações, comprometendo a qualidade de vida do paciente com DII, apesar de persistirem divergências na literatura e escassez de estudos prospectivos sobre o assunto. Essas discrepâncias resultam de diferenças nos critérios de inclusão, desenhos experimentais (retrospectivo *versus* prospectivo), na metodologia de *screening* neurológico e do profissional responsável pelo *screening* (neurologista *versus* gastrenterologista *versus* clínico). Como regra geral, essas entidades são frequentemente pouco reconhecidas e subnotificadas. Como veremos a seguir, ao longo das últimas duas décadas, aprofundamos os estudos sobre esse tema mediante um estudo prospectivo de colaboração entre os serviços de neurologia e gastroenterologia na Universidade Federal do Ceará. Um conjunto das principais referências sobre o tema do capítulo foi selecionado para o leitor e está disponível na seção de referências bibliográficas. Para um maior aprofundamento sobre o tema, sugerimos a leitura do livro *A Neurologia da Doença Inflamatória Intestinal* (Editora EdUnichristus, 2016, 160 páginas, ISBN 978-85-99562-85-7), editado por um dos autores e tendo parte do seu conteúdo adaptado e atualizado para o presente capítulo.

Prevalência geral de doenças neurológicas na DII

Poucos estudos avaliaram a incidência e a prevalência das doenças neurológicas (em grupo) em pacientes com DII, sobretudo prospectivamente. Em tempos mais recentes, destacam-se estudos epidemiológicos gerais visando estabelecer a associação entre entidades neurológicas específicas e DII. Estudos da década de 1970 e início da década de 1980 relataram baixa prevalência (de 0,2%) ou mesmo não citavam as doenças neurológicas como manifestação extraintestinal. Greenstein et al., em 1976, observaram envolvimento articular em 23% e ocular em 4% de 700 pacientes com DII. Rankin et al. (1979) observaram manifestações extraintestinais em 24% de 569 pacientes com doença de Crohn. Nesses estudos retrospectivos, com base em revisão de prontuário, doenças neurológicas foram negligenciadas. Em 1976, Coxon e Palis afirmaram que "neuropatia periférica não é consequência da doença de Crohn e nós só encontramos uma referência duvidosa sobre a sua ocorrência" (*neuropathy is not a feature of Crohn's disease and we have found only one dubious reference to its occurrence*).

Estudos retrospectivos posteriores realizados por neurologistas descreveram prevalências mais significativas. Lossos et al., em 1995, descreveram retrospectivamente prevalência de 3% de doenças neurológicas significativas em 638 pacientes com DC ou RCU: neuropatias periféricas; miopatias; miastenia *gravis*; mielopatias; e doença cerebrovascular. Além de retrospectivo, os autores excluíram pacientes com doenças neurológicas "secundárias a causas sistêmicas definidas ou iatrogênicas". Esse critério de exclusão pode limitar, pelo menos em estudos retrospectivos, o julgamento se uma eventual anormalidade metabólica transitória era fator causal ou comorbidade. Comorbidades diversas, por exemplo, deficiência de vitamina B12, são frequentes na DII e, nesse estudo, a exclusão de pacientes com doenças neurológicas diagnosticadas 15 anos antes do início da sintomatologia da DII também pode limitar a interpretação dos achados, visto que o tempo de doença da própria DII pode ser de difícil determinação.

A série retrospectiva, publicada por Elsehety e Bertorini, em 1997, destacou prevalência de 33,2% de doenças neuropsiquiátricas em pacientes com doença de Crohn: epilepsia; acidentes vasculares encefálicos; miopatias; neuropatias periféricas; cefaleia; e depressão maior. Em um estudo retrospectivo sobre as características das neuropatias periféricas em pacientes com DII (n = 33), Gondim et al. (2005) observaram que 67% dos pacientes com doença de Crohn e 53% dos pacientes com retocolite ulcerativa apresentavam outra doença neurológica associada, incluindo doença cerebrovascular, epilepsia e enxaqueca.

Em nosso estudo epidemiológico de coorte dedicado à avaliação das manifestações neurológicas na DII, observamos inicialmente que 16,1% dos pacientes com DC e 19,6% dos pacientes com RCU apresentavam neuropatia periférica (Oliveira et al., 2008).

Entretanto, 54,8% dos pacientes com DC e 56,9% dos pacientes com RCU apresentavam cefaleia e várias outras complicações neurológicas, destacando-se epilepsia (6,1%) e doença cerebrovascular e paralisia de Bell (3,7% para cada). Nesse primeiro estudo, os 82 pacientes inicialmente avaliados tinham DII de maior gravidade e foram tratados com mesalazina, prednisona e azatioprina, praticamente sem uso das modernas terapias para o tratamento da DII.

Uma extensão do estudo em 121 pacientes (50 por DC e 71 por RCUI) comparou essas manifestações neurológicas com 50 pacientes acometidos por gastrite/dispepsia (controles da doença). Conforme se pode constatar nas Tabelas 28.1 e 28.2 (Gondim et al., 2015), pacientes com DC apresentaram maior risco de desenvolver várias manifestações neurológicas em comparação com o grupo-controle. Indivíduos com DC apresentaram uma probabilidade 7,4 vezes maior do que os pacientes do grupo controle em desenvolver polineuropatia de fibras grossas, além de um aumento do risco para o desenvolvimento de algum (qualquer) transtorno neuromuscular de aproximadamente sete vezes. Queixas autonômicas foram também cinco vezes mais prevalentes em pacientes com DC do que no grupo controle. Apesar de termos observado tendências de maior risco para outras manifestações neurológicas nos pacientes com DC, não houve diferença significativa para as demais manifestações. Pacientes com RCU apresentaram também um risco três vezes maior de desenvolver qualquer transtorno neuromuscular em comparação com o grupo-controle, bem como um risco cinco vezes maior do que os pacientes do grupo-controle em desenvolver polineuropatia de fibras grossas. Apesar da tendência de maior prevalência de várias outras manifestações neurológicas em pacientes com RCU, não houve diferença para as demais manifestações.

Tabela 28.1 Prevalência das várias manifestações neurológicas em pacientes com DC (n = 51) e quantificação do risco de desenvolvimento das diversas manifestações em relação aos valores do grupo controle (cont. n = 50), por meio do cálculo do *odds ratio* (OR) com respectivo intervalo de confiança (IC) e nível de significância (p).

Manifestação	DC (n)	Cont. (n)	OR	IC	p
Acidente vascular encefálico	3	–	–	–	–
Epilepsia	2	1	2	0,1 a 120,4	0,5695
Queixas autonômicas	9	2	5,1	1,05 a 25,15	0,0277
Polineuropatia de fibras grossas	12	2	7,4	1,5 a 70,6	0,045
Polineuropatia de fibras finas	7	3	2,5	0,5 a 15,7	0,1937
Síndrome do túnel do carpo	1	2	0,5	0,01 a 9,6	0,55
Qualquer transtorno neuromuscular	25	6	7,1	2,4 a 23,4	0,0001
Hipoacusia	4	1	4,2	0,4 a 209,5	0,1759
Paralisia facial	2	1	2	0,1 a 120,4	0,5695
Miastenia *gravis*	1	–	–	–	–

Fonte: Desenvolvida pelos autores do capítulo, tendo como base quadros e tabelas do livro *A Neurologia da Doença Inflamatória Intestinal* (Editora EdUnichristus, 2016, 160 páginas, ISBN 978-85-99562-85-7).

Tabela 28.2 Prevalência das várias manifestações neurológicas em pacientes com retocolite ulcerativa (RCU, n = 70) e quantificação do risco de desenvolvimento das diversas manifestações em relação aos valores do grupo controle (cont. n. = 51), por meio do cálculo do *odds ratio* (OR) com intervalo de confiança (IC) e nível de significância (p).

Manifestação	RCU (n)	Cont. (n)	OR	IC	p
Acidente vascular encefálico	2	–	–	–	–
Coreia transitória	1	–	–	–	–
Epilepsia	2	1	1,6	0,08 a 93,6	0,7195
Queixas autonômicas	5	2	1,8	0,3 a 20,1	0,4689
Polineuropatia de fibras grossas	12	2	5	1,3 a 63,2	0,027
Polineuropatia de fibras finas	8	3	2	0,5 a 12,4	0,3096
Síndrome do túnel do carpo	6	2	2,3	0,4 a 23,6	0,32
Hipoacusia	3	1	2,2	0,2 a 1.147,5	0,4917
Paralisia facial	3	1	2,2	0,2 a 117,5	0,4917
Qualquer problema neuromuscular	30	6	3,1	1,2 a 9,9	0,015

Fonte: Desenvolvida pelos autores do capítulo, tendo como base quadros e tabelas do livro *A Neurologia da Doença Inflamatória Intestinal* (Editora EdUnichristus, 2016, 160 páginas, ISBN 978-85-99562-85-7).

Etiopatogenia das manifestações neurológicas na DII

Apesar do destaque dado à autoimunidade, há um grande número de outros fatores envolvidos na gênese das manifestações neurológicas na DII. Para efeito didático, dividiremos os subtipos em centrais e periféricas. Podemos classificar os mecanismos fisiopatológicos não imunes em pelo menos seis subtipos:

1. Doenças por deficiência nutricional: as principais deficiências de micronutrientes descritas em pacientes com DII são as de ácido fólico, tiamina, vitamina B12, vitamina E e de cobre. Em situações de extrema desnutrição, semelhante a doenças epidêmicas nutricionais como *konzo* e latirismo, pode ser difícil comprovar o padrão de deficiência.
2. Produtos metabólicos tóxicos diversos.
3. Infecções decorrentes da imunossupressão.
4. Efeitos colaterais dos medicamentos: alguns fármacos utilizados no manejo da DII podem apresentar neurotoxicidade, por exemplo, metronidazol, infliximabe, talidomida, ciclosporina. É importante notar a possibilidade de piora de doenças neurológicas desmielinizantes do sistema nervoso central (SNC) ou periférico (SNP) mediante uso de inibidores do TNF-α.
5. Tromboembolismo.
6. Alterações no eixo encefalointestinal.

Prevalência de doenças neurológicas específicas na DII

Doenças do sistema nervoso central

O repertório das manifestações neurológicas afetando o SNC é variado na DII. Apesar de, regra geral, serem mais evidentes e prontamente diagnosticadas, as manifestações neurológicas podem também passar despercebidas diante da gravidade da atividade da própria DII. O Quadro 28.1 lista as principais doenças do SNC associadas com DII. Algumas dessas entidades têm fisiopatologia duvidosa, como a síndrome das pernas inquietas.

Quadro 28.1 Principais manifestações neurológicas centrais em pacientes com doença inflamatória intestinal, classificadas de acordo com o sítio de envolvimento.

A. Doenças cerebrovasculares
- Acidentes vasculares encefálicos isquêmicos
- Doença dos grandes vasos cerebrais
- Doença de pequenos vasos
- Cardioembolismo
- Vasculites cerebrais
- Associadas à farmacoterapia da DII: por exemplo, anti-TNF-α
- Trombose venosa cerebral

B. Doenças desmielinizantes
- Esclerose múltipla
- Síndrome clinicamente isolada
- Encefalomielite disseminada aguda
- Associadas à farmacoterapia da DII: agentes anti-TNF-α

C. Mielopatias
- Mielopatias nutricionais
- Mielite transversa
- Empiema espinhal

D. Miscelânea
- Epilepsia
- Cefaleias (principalmente enxaqueca)
- Encefalopatias metabólicas
- Síndrome das pernas inquietas (localização incerta)
- *Pseudotumor cerebri*
- Queixas de atenção/cognitivas diversas
- Transtornos neuropsiquiátricos (p. ex., depressão)

Fonte: Desenvolvido pela autoria do capítulo.

Há controvérsia na literatura sobre a associação da DII com demência/disfunção cognitiva e doença de

Parkinson. Em ambos os casos, demência e doença de Parkinson têm resultado de estudos epidemiológicos bastante divergentes. Apesar de algumas metanálises descreverem aumento da prevalência de doenças neurodegenerativas em pacientes com DII, há estudos epidemiológicos mostrando, inclusive, proteção contra doença de Parkinson e mesmo demência. Na nossa experiência prática do estudo brasileiro, não observamos tendência de aumento dessas condições, havendo apenas um paciente com doença de Parkinson e RCU entre 700 pacientes com DII estudados. Disfunção cognitiva de grau moderado a grave também não parece ser evidente em nosso experiência, apesar da possibilidade de viés de menor idade na nossa amostra.

A literatura sobre o aumento de doença cardiovascular aterosclerótica em pacientes com DII tende a confirmá-lo. Os primeiros relatos sobre tromboses venosas e arteriais em pacientes com DII parecem ser oriundos da década de 1930. Há extensa literatura sobre o aumento do risco de acidentes vasculares encefálicos (AVE) isquêmicos e tromboses venosas cerebrais (TVC). Estudos de autópsias mostram cifras elevadas de trombose venosa, sendo que as complicações tromboembólicas representam a terceira *causa mortis* em pacientes com DII, parecendo haver predomínio em homens com RCU.

AVE isquêmicos parecem afetar principalmente mulheres jovens com DII (a partir dos 40 anos). Os padrões de AVE isquêmico na DII são variados, incluindo infartos lacunares e de grandes artérias, tanto da circulação anterior como da posterior, além de vasculites e trombose cerebral venosa. Em nossa experiência inicial em 121 pacientes, diagnosticamos cinco pacientes com AVE isquêmico e DII, três com DC e dois com RCU (4,1% do total) e em nenhum paciente do grupo controle. A maior parte dos eventos foi de infartos lacunares. Pelo menos uma paciente apresentou AVE isquêmico por causas não relacionadas à DII: doença valvular cardíaca. Um desses pacientes apresentou múltiplos AVE isquêmicos e demência vascular com idade inferior a 50 anos e outra paciente desenvolveu trombose venosa cerebral.

A tendência para aumento de doença cerebrovascular parece estar presente mesmo em pacientes com formas inativas/quiescentes da doença. Elevação dos níveis de homocisteína por deficiência de vitamina B12 e ácido fólico também é outro importante fator de risco para doença cerebrovascular em pacientes com DII. Outras associações podem incluir endocardites, embolismo paradoxal em pacientes com TVP e forâmen oval patente e AVE secundários à terapia com anti-TNF-α, em geral isquêmicos.

Várias formas de vasculite foram relatadas na DII, incluindo vasculites cutâneas ou pulmonares ANCA-positivas, padrão de arterite de Takayasu, aortite abdominal, vasculite associada à farmacoterapia, entre outras. As vasculites na DII podem resultar de mecanismos imunomediados (tanto celular como humoral) e susceptibilidade HLA-específica. O envolvimento cerebral pode ocorrer no curso de uma vasculite sistêmica. Raramente, vasculite primária do SNC pode acometer pacientes com DC e RCU. Crianças e adultos jovens são os mais susceptíveis. A apresentação clínica comumente inclui cefaleia (muitas vezes refratária), déficits neurológicos focais diversos e encefalopatia. A angiografia cerebral pode mostrar irregularidade vascular, dilatações arteriais e estenose segmentar das artérias cerebrais.

Diversas variantes de doenças desmielinizantes foram descritas na DII. Esclerose múltipla (EM) é a entidade mais comumente descrita, tanto na DC como na RCU. A doença pode preceder ou suceder o diagnóstico de DII, tendendo a ser mais branda do que em pacientes sem DII. Eventos desmielinizantes também podem ser desencadeados por fármacos utilizados no tratamento da DII, especialmente com os inibidores do TNF-α. Em um número considerável de pacientes com DII, o exame neurológico apresenta alterações, o que somado a lesões de significância incerta, pode dificultar o processo de decisões terapêuticas de tais pacientes. A associação entre mutações genéticas levando a doenças tanto no trato digestivo como no SNC também não foi adequadamente estudada. DII também pode estar associada a patologias imunomediadas monofásicas acometendo o SNC: mielite transversa; encefalomielite disseminada aguda (ADEM); neurite óptica; e síndromes clinicamente isoladas.

Mielopatias e mieloneuropatias nutricionais também são bastante frequentes, apesar de tendência a uma menor prevalência com a adoção de terapias mais eficientes contra a má absorção intestinal na DII. Abscessos/empiemas epidurais na medula espinhal também já foram descritos.

Na série retrospectiva de Elsehety e Bertorini, a epilepsia foi diagnosticada em 5,9% dos pacientes com doença de Crohn. Em nossa série brasileira (estudo NEURODII), a epilepsia foi diagnosticada em 3,3% dos pacientes. Vários fármacos usados no tratamento da DII parecem ter neurotoxicidade e desencadear tendência a crises convulsivas.

Sulfasalazina pode ser causa de encefalopatia em pacientes com DII. Deficiências de vitaminas – tiamina, vitamina B12 – também são importantes, bem como a toxicidade por selênio em pacientes submetidos a tratamento com nutrição parenteral. Queixas menores de atenção, transtornos cognitivos leves, disautonomias, dor e fadiga também são comuns em pacientes com DII. O aumento de comorbidades psiquiátricas pode contribuir para uma parcela significativa de casos, incluindo piora de cefaleia. Cefaleias de diversas etiologias, principalmente enxaqueca, estão associadas à DII. *Pseudotumor cerebri* (hipertensão intracraniana benigna) pode ocorrer como complicação da trombose venosa cerebral ou de ajustes ou retirada do tratamento com corticosteroides. Cefaleia também pode resultar de efeitos colaterais de medicamentos, vasculite ou encefalopatia posterior reversível.

Por fim, a chamada síndrome das pernas inquietas, de etiologia incerta, mas possivelmente com componente central (sensibilização) é mais prevalente em pacientes com doença de Crohn do que na população normal. Dentro do mesmo espectro, apesar de em grande parte dos casos ser secundária à neuropatia de fibras finas, fibromialgia também tem prevalência aumentada em pacientes com DII.

Doenças do sistema nervoso periférico

As manifestações neurológicas periféricas da DII são bastante variadas, mas em grande parte negligenciada por conta do fenótipo relativamente brando. Sintomas de neuropatias periféricas (particularmente de fibras finas) são frequentemente atribuídas à artrite ou fibromialgia. Em nossa série, diversos tipos de neuropatias periféricas foram a principal complicação tanto na DC como na RCU. Os sintomas de doenças como a miastenia *gravis* e neuropatias imunomediadas podem ser mascaradas pelo uso concomitante de imunomoduladores e imunossupressores. Casos graves de desnutrição podem estar associados tanto à neuropatia como à miopatia. O Quadro 28.2 destaca as principais doenças do sistema nervoso periférico (SNP) associadas com a DII.

Quadro 28.2 Principais manifestações neurológicas periféricas em pacientes com doença inflamatória intestinal classificadas de acordo com o sítio de envolvimento.

A. Neuropatias periféricas
• Neuropatias de fibras finas (somáticas e autonômicas)
• Neuropatias sensitivas de fibras grossas (distais simétricas)
• Neuropatias sensitivo-motoras axonais (distais simétricas)
• Neuropatias multifocais mistas (com elementos desmielinizantes)
• Mononeuropatias múltiplas
• Polineuropatia inflamatória desmielinizante crônica
• Polineuropatia inflamatória desmielinizante aguda (síndrome de Guillain-Barré)
• Polirradiculo-plexoneuropatias
• Neuropatia multifocal motora
B. Doenças da junção neuromuscular
• Miastenia *gravis*
C. Miopatias
• Miopatia nutricional (por caquexia)
• Inflamatórias (dermato e polimiosite)
• Miosite granulomatosa
• Miopatias iatrogênicas (induzidas por fármacos)
• Miopatia vacuolar "com aros" (*rimmed vacuolar myopathy*)
• Miosite orbital
D. Neuropatias dos nervos cranianos
• Paralisia de Bell
• Síndrome de Melkersson-Rosenthal
• Perda auditiva crônica
• Neurite óptica

Fonte: Desenvolvido pela autoria do capítulo.

As neuropatias de fibras finas com sintomas sensitivos destacam-se em pacientes com DII, sendo parte de um *continuum* de patologias das fibras sensitivas, relacionadas com autoimunidade e também afetadas por comorbidades: deficiência de vitaminas (principalmente vitamina B12); hipotireoidismo; e intolerância à glicose (diabetes *mellitus*). Muitos de nossos pacientes com neuropatia de fibras finas apresentavam artralgia, e alguns foram diagnosticados com fibromialgia. Uma parcela significativa apresentava achados no exame neurológico sugestivos de mielopatia, como hiperreflexia/reflexos vivos e sinal de Hoffmann, mas sem nível sensitivo, sugerindo mieloneuropatia nutricional.

Rivalizando com as neuropatias de fibras finas, estão as neuropatias de fibras grossas sensitivas ou sensitivo-motoras axonais, distais simétricas. Parecem fazer parte de um *continuum* de disfunção predominante de fibras sensitivas como fenótipo mais comum de neuropatia na DII. Alguns pacientes evoluíram de quadro inicial de neuropatia de fibras finas, mas pode ocorrer melhora do quadro após correção de transtornos como a deficiência de vitamina B12.

Outro grupo complexo de neuropatias associadas com DII, com mecanismos de autoimune mais claramente associados inclui neuropatias multifocais mistas (com elementos desmielinizantes), mononeuropatias múltiplas, polineuropatia inflamatória desmielizante crônica, polineuropatia inflamatória desmielizante aguda (síndrome de Guillain-Barré), polirradiculo-plexopatias e neuropatia multifocal motora.

Em nossa série de pacientes com neuropatia e DII (Gondim et al., 2005), 27,8% (5/18) dos pacientes com neuropatia e DC apresentavam neuropatias desmielinizantes. Desses pacientes, três apresentaram polineuropatia inflamatória desmielinizante crônica e outros dois, neuropatia multifocal motora. Nos pacientes com RCU e neuropatia periférica, 26,7% apresentavam neuropatia desmielinizante, todos com quadro de polineuropatia inflamatória desmielinizante crônica.

Miastenia gravis é outra importante complicação periférica, podendo ser diagnosticada antes ou após o diagnóstico de DII ser confirmado. Em nossos estudos, relatamos dois pacientes com DII que, depois, desenvolveram miastenia *gravis* (Gondim et al., 2014) e recentemente diagnosticamos outro caso. Observamos uma prevalência de 0,9% de miastenia *gravis* ao longo de nove anos, sendo que estimamos que, no Ceará, a prevalência de miastenia *gravis* não seja por sua vez superior a 1:10.000 habitantes. Observa-se, portanto, uma importante associação entre as duas doenças. Muitos pacientes apresentaram outras doenças autoimunes associadas. Sintomas oculares foram os sintomas mais comuns inicialmente e a maioria dos pacientes era anticorpo positivo.

Miopatias podem ser observadas na DII, tendo sido descritas mesmo no estudo retrospectivo de Lossos et al., como uma das manifestações neurológicas mais comuns (n = 3; 15,8% dos pacientes com manifestações neurológicas nessa série). Destacam-se as miopatias inflamatórias, bem como miopatia nutricional (por caquexia), miosite granulomatosa, miopatias iatrogênicas/induzidas por fármacos, miopatia vacuolar "com aros" (*rimmed vacuolar myopathy*) e miosite orbital. De modo geral, acredita-se que as miopatias/miosites na DII são imunomediadas, podendo ser focais, com envolvimento restrito do gastrocnêmio ou tibial anterior. Também já foram descritas formas associadas com hipopotassemia, paralisia hipocalêmica e polimialgia reumática.

Por fim, o envolvimento de nervos cranianos também pode ser observado, destacando-se a paralisia de Bell, síndrome de Melkersson-Rosenthal, perda auditiva crônica e neurite óptica. Em nossa série brasileira, observamos cinco pacientes com história de paralisia de Bell, perfazendo 4,1% dos pacientes (Gondim et al., 2015). Também observamos vários casos de perda ou diminuição auditiva crônica, mas nenhum caso de neurite óptica ou da síndrome de Melkersson-Rosenthal. A síndrome de Melkersson-Rosenthal (paralisia do nervo facial recorrente), associada com edema facial, com fissuras na língua também já foi descrita em pacientes com DII. A neurite óptica pode apresentar resolução espontânea, pode ser desmielinizante, retrobulbar, secundária à isquemia ou, ainda, secundária ao efeito adverso de fármacos dotados de neurotoxicidade ou capazes de alterar a imunidade. A perda auditiva sensitivo-neural é outra entidade controversa, podendo resultar de autoimunidade ou de neurotoxicidade contra o VIII nervo craniano.

Considerações finais e perspectivas

A suspeita, o diagnóstico e o tratamento das manifestações neurológicas associadas à DII necessita de uma cooperação estreita entre gastroenterologistas e neurologistas. A abordagem das manifestações neurológicas nos pacientes com DII, tanto associadas a doenças do SCN como doenças do SNP, pode suscitar a realização de exames especializados como ressonância nuclear magnética (RMN) de encéfalo, medular e eletroneuromiografia, bem como exigir a interrupção de tratamentos específicos para DII. Dificilmente serão realizados ensaios clínicos randomizados para avaliar o tratamento das manifestações neurológicas associadas à DII. Assim, estudos de longo seguimento como o nosso (NEURODII) são fundamentais para avaliar a prevalência, fatores associados e até mesmo a segurança e a eficácia das intervenções para doenças neurológicas. Como perspectivas, acreditamos que o avanço na compreensão do eixo intestino-cérebro pode propiciar o entendimento de como os eventos de sinalização do intestino podem modular a função cerebral por meio da ativação de sinais neurais hormonais, metabólicos, imunológicos e microbianos. Importante salientar a crescente necessidade de avaliação do efeito de novos tratamentos sobre o SNC e SNP. Apesar de terem induzido marcante melhora do controle da DII, principalmente no tocante a aspectos nutricionais, há a possibilidade de desencadeamento ou de piora de várias doenças neurológicas desmielinizantes centrais e periféricas.

Referências bibliográficas

1. Alkhawajah MM et al. Multiple sclerosis and inflammatory bowel diseases: what we know and what we would need to know! Mult Scler. 2013;19:259-65.
2. Benavente L, Morís G. Neurologic disorders associated with inflammatory bowel disease. Eur J Neurol. 2011;18:138-43.
3. Braun-Moscovici Y et al. Inflammatory bowel disease and myositis. Clin Rheumatol. 1999;18:261-3.
4. Coates MD, Ba DM, Liu G, Dalessio S, Leslie DL, Huang X. Revisiting the Association Between Inflammatory Bowel Disease and Parkinson's Disease. Inflamm Bowel Dis. 2022 Jun 3;28(6):850-854. doi: 10.1093/ibd/izab175.
5. Coxon A, Pallis CA. Metronidazole neuropathy. J Neurol Neurosurg Psychiatry. 1976;39:403-5.
6. Dimitrova AK et al. Prevalence of migraine in patients with celiac disease and inflammatory bowel disease. Headache. 2013;53:344-55.
7. Drabble EM, Gani JS. Acute gastrocnemius myositis: another extraintestinal manifestation of Crohn's disease. Med J Aust. 1992;157:318-20.
8. Elsehety A, Bertorini TE. Neurologic and neuropsychiatric complications of Crohn's disease. South Med J. 1997;90:606-10.
9. Ferro JM, Santos MO. Neurology of inflammatory bowel diseases. J Neurol Sci. 2021;424(120):117426.
10. Gendelman S, Present D, Janowitz HD. Neurological complications of inflammatory bowel disease. Gastroenterol. 1982;82:1065.
11. Gondim FAA, Brannagan T, Sander H et al. Peripheral neuropathy in patients with inflammatory bowel disease. Brain (London). 2005;128(4):867-79.
12. Gondim FAA, Oliveira GR, Araújo DF et al. Two patients with co-morbid myasthenia gravis in a Brazilian cohort of inflammatory bowel disease. Neuromuscular Disorders. 2014;24:999-1002.
13. Gondim FAA, Oliveira GR, Teles BCV et al. A case-control study of the prevalence of neurological diseases in inflammatory bowel disease (IBD). Arquivos de Neuropsiquiatria. 2015;73:119-24.
14. Gondim FAA, Oliveira GR, Teles BCV et al. Clinical and electrodiagnostic findings in patients with peripheral neuropathy and inflammatory bowel disease. Inflammatory Bowel Diseases. 2015 Sep;21(9):2123-9.
15. Gondim FAA. Neuropatias periféricas e manifestações neurológicas em duas populações de pacientes com doença inflamatória intestinal de diferentes nacionalidades [Tese de mestrado]. São Paulo: Faculdade de Medicina de Ribeirão Preto, 2009.
16. Greenstein AJ, Janowitz HD, Sachar DB. The extra-intestinal complications of Crohn's disease and ulcerative colitis: a study of 700 patients. Medicine. 1976;55:401-12.
17. Katsanos A et al. Orbital and optic nerve complications of inflammatory bowel disease. J Crohns Colitis. 2013;7:683-93.
18. Leitão AMF, Ribeiro Junior HL, Araújo DF et al. Neuropathy and primary headaches affect different subgroups of inflammatory bowel disease patients. Neurol Sci. 2021 Mar;42(3):935-42.
19. Lindgren S et al. Autonomic vagal nerve dysfunction in patients with ulcerative colitis. Scand J Gastroenterol. 1993;28:638-42.
20. Lindgren S et al. Disturbed autonomic nerve function in patients with Crohn's disease. Scand J Gastroenterol. 1991;26:361-6.
21. Lloyd DA et al. Melkersson-Rosenthal syndrome and Crohn's disease: one disease or two? Report of a case and discussion of the literature. J Clin Gastroenterol. 1994;18:213-7.
22. Lossos A, Eliakim A, Steiner I. Neurologic aspects of inflammatory bowel disease. Neurology. 1995;45:416-21.
23. Oliveira GR, Costa AMC, Aquino PS et al. Tremor in patients with inflammatory bowel disease. Tremor and other hyperkinetic movements. 2012;2:149-50.
24. Oliveira GR, Teles BCV, Brasil EF et al. Peripheral neuropathy and neurological disorders in an unselected Brazilian population-based cohort of IBD patients. Inflammatory Bowel Diseases. 2008;14:389-95.
25. Pimentel R, Lago P, Pedroto I. Recurrent orbital myositis as an extra-intestinal manifestation of Crohn's disease. J Crohns Colitis. 2012;6:958-9.
26. Shimoyama T et al. Immune-mediated myositis in Crohn's disease. Muscle Nerve. 2009;39:101-5.
27. Sing S et al. Neurologic complications in patients with inflammatory bowel disease: increasing relevance in the era of biologics. Inflamm Bowel Dis. 2013;19:864-72.
28. Stahlberg D et al. Neurophysiologic studies of patients with Crohn's disease on long-term treatment with metronidazole. Scand J Gastroenterol. 1991;26:219-24.
29. Zhang MN, Shi YD, Jiang HY. The risk of dementia in patients with inflammatory bowel disease: a systematic review and meta-analysis. Int J Colorectal Dis. 2022 Apr;37(4):769-75.
30. Zhu Y, Yuan M, Liu Y et al. Association between inflammatory bowel diseases and Parkinson's disease: systematic review and meta-analysis. Neural Regen Res. 2022 Feb;17(2):344-53.

29 Manifestações Ósseas

Mauro Bafutto
Ênio Chaves de Oliveira

Introdução

As doenças inflamatórias intestinais (DII) são representadas principalmente pela doença de Crohn (DC) e pela colite ulcerativa (RCU), ambas caracterizadas por uma etiologia multifatorial, parcialmente desconhecida, que envolve fatores genéticos, imunológicos e ambientais, incluindo a microbiota intestinal.[1] Além disso, 10% a 40% dos pacientes com DII podem sofrer de pelo menos uma manifestação extraintestinal (MEI),[2] podendo ocorrer mesmo antes do diagnóstico da doença intestinal.[3] Entre as MEI mais frequentes, estão aquelas que afetam o sistema musculoesquelético e em particular o tecido ósseo.[4]

Na população com DII, existem vários mecanismos patológicos que podem resultar em baixa desmineralização óssea (DMO) e baixa resistência óssea, ocasionando a osteoporose (OP). Este capítulo tem como objetivo descrever a prevalência, a etiopatogenia e a fisiopatologia das alterações metabólicas ósseas em indivíduos com DII, delineando seus principais fatores de risco. Também destacamos o papel do rastreamento diagnóstico e a profilaxia da DMO em pacientes com DC e RCU e a importância do tratamento, de preferência, de forma precoce.

Epidemiologia

Tanto a massa óssea como sua arquitetura são grandemente afetadas na DII. A DC parece afetar mais, tanto o esqueleto pediátrico, inibindo seu crescimento ósseo, como também a massa óssea em adultos, do que a RCU.

Em indivíduos com DII, a prevalência de reduzida DMO varia de 22% a 77% e as fraturas por fragilidade de 17% a 41%.[5] Essas amplas variações em diferentes estudos podem ser explicadas pelo pequeno número de amostras e pela heterogeneidade das populações estudadas.

Outros estudos[2] demostraram que tanto a osteopenia como a OP estão frequentemente associadas à DII, variando de 32% a 36% para osteopenia e de 7% a 15% para OP. Também foi descrito um risco relativo de aumento de fraturas por fragilidade em pacientes com DC, com prevalência estatisticamente significativa para osteonecrose, condição clínica caracterizada pela morte do tecido ósseo, quase sempre descrita como complicação da terapia com esteroides em pacientes com DII.

A OP está fortemente associada à DC em mulheres, sugerindo que o sexo feminino pode ser um dos fatores de risco para perda óssea na DII. Um estudo prospectivo encontrou osteopenia em 48,07% dos pacientes com RCU e em 56,41% dos pacientes com DC, enquanto a OP foi demonstrada em 18,26% dos pacientes com RCU e em 15,38% dos pacientes com DC.[6]

Um estudo de coorte suíço de DII realizado em 877 pacientes mostrou prevalência de alteração da densidade óssea em 20% dos pacientes com DII e identificou, por análise de regressão logística multivariada, o uso de corticosteroides, a longa duração da doença e a doença perianal como fatores de risco independentes.[4]

A prevalência de OP é mais frequente na população ocidental com DII do que na asiática[7] indicando, portanto, que a prevalência de alterações do metabolismo ósseo pode variar de acordo com a população, o local e o desenho do estudo realizado. Da mesma forma que, na maioria dos estudos, o risco de fraturas por fragilidade parece estar aumentado na população com DII,[8] embora a literatura mostre alguns resultados controversos.

Foi demonstrado que crianças com DII apresentam maior risco de baixa DMO.[9] DII pediátricos parecem mostrar uma associação semelhante, com osteopenia e OP como em adultos.

A prevalência geral de osteopenia e de OP em pacientes pediátricos e jovens com DII parece variar de 20% a 50%.[10,11] A incidência de fraturas por fragilidade é maior na população jovem com DII e provavelmente está associada ao uso de glicocorticoides (GC).[12,13] Pacientes pediátricos com DC parecem estar mais comprometidos do que aqueles com RCU, provavelmente porque a DC inibe o crescimento linear com mais frequência do que a RCU.[14]

A DC e a RCU apresentam diferenças consideráveis na localização anatômica e na distribuição das lesões intestinais, bem como nos mecanismos patogênicos subjacentes. Isso poderia ter influência na incidência de alterações ósseas em cada condição. Entretanto, os dados de literatura são controversos em relação ao acometimento ósseo. Alguns estudos[15] não descreveram diferenças significativas nos escores T para coluna ou quadril entre pacientes com DC e aqueles com RCU. Todavia, em outros estudos,[16] a DMO resultou significativamente reduzida em indivíduos com DC, em comparação com pacientes com RCU e indivíduos saudáveis.

A discrepância entre os diferentes estudos pode ser resultado da variabilidade na seleção de pacientes, das diferenças nos métodos usados para avaliar a densidade óssea e dos locais do esqueleto ósseo estudados.

Etiologia

A etiologia da perda óssea na DII é multifatorial e inclui os seguintes fatores:

1. **Variáveis associadas principalmente à saúde esquelética em geral:** como ingestão insuficiente de cálcio, vitamina D, magnésio e potássio; tabagismo; diminuição da exposição solar; baixo pico de massa óssea; baixo índice de massa corporal; e diminuição da atividade física. Além disso, uma dieta desequilibrada e uma microbiota intestinal disbiótica podem contribuir para a saúde óssea prejudicada.
2. **Fatores associados à DII:**
   a) Em razão do tratamento para DII, por um lado, com efeitos prejudiciais principalmente após uso de corticosteroides e, por outro lado, com efeitos benéficos com a terapia anti-TNF.
   b) Em razão de fatores específicos associados à DII, como a deficiência sexual hormonal.
   c) Em razão de danos gastrointestinais provocados pela DII, como resultado de inflamação contínua, o que potencialmente pode acarretar má absorção intestinal.
   d) Em razão dos processos inflamatórios decorrentes da DII.[17]

Patogênese
Efeitos da DII no esqueleto ósseo

A densidade mineral óssea (DMO) apresenta-se, em geral, diminuída em pacientes com DII, especialmente naqueles com DC (Figura 29.1).[18] Essa é uma observação importante sobretudo em crianças com DII e retardo de crescimento, o que pode ser atribuído à redução do crescimento e à espessura óssea.

Pacientes com reduzido índice de massa corporal (IMC), albumina sérica baixa, DII grave em atividade e o uso prolongado de GC, apresentam maior risco de DMO diminuída.

Estudos das arquitetura e geometria ósseas realizados principalmente em crianças com DC revelaram que o volume ósseo trabecular está significativamente reduzido no momento do diagnóstico. A superfície endocortical está expandida, provavelmente em virtude do aumento da reabsorção óssea. A circunferência perióssea também pode estar diminuída, provavelmente como produto da redução na formação óssea. O resultado de todo esse processo é o afilamento do córtex ósseo.

A massa muscular também parece estar reduzida em pacientes com DII. É provável que a DII possa afetar

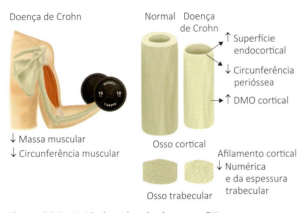

Figura 29.1 Unidade músculo-óssea na DII.
Em pacientes com DII podem ser detectadas redução da DMO e da massa muscular. Especialmente em crianças podem estar presentes sarcopenia, afilamento e encurtamento nos ossos longos. A DMO cortical pode estar aumentada, a superfície endocortical expandida e a circunferência perióssea diminuída.
Fonte: Adaptada de Sylvester FA, 2017.

a capacidade regenerativa do esqueleto muscular, em decorrência da persistência de um processo de inflamação de baixo grau, mesmo em pacientes em remissão. A massa muscular também pode ser prejudicada por puberdade retardada, inatividade física e o uso de GC no tratamento da DII.

Fisiopatologia

Tanto a qualidade como a quantidade óssea (BMD) dependem de mecanismos fisiológicos, como modelagem e remodelação óssea que, por sua vez, são reguladas por fatores bioquímicos e mecânicos, incluindo osteoprotegerina (OPG), receptor ativador do fator nuclear κ-B ligante (RANKL) e o receptor ativador do fator nuclear κ-B (RANK). Em particular, o RANKL secretado pelos osteoblastos liga-se ao receptor RANK, localizado nos pré-osteoclastos e osteoclastos maduros, ele induz a proliferação, a atividade e a sobrevivência dos osteoclastos.

A OPG, uma molécula secretada pelos osteoblastos, modula a renovação óssea inibindo a ligação de RANKL a RANK. O equilíbrio entre a liberação de OPG e RANKL regula a atividade dos osteoclastos, que por sua vez, pode ser influenciada por diversos hormônios e citocinas, incluindo a vitamina D, estrogênios, testosterona, glicocorticoides, paratormônio (PTH), bem como por mediadores pró-inflamatórios, como a interleucina-1 (IL-1) e o fator de necrose tumoral alfa (TNF-α).

Em vários estudos, foi demonstrado que concentrações elevadas de citocinas pró-inflamatórias em circulação, incluindo o fator de necrose tumoral alfa (TNF-α), interleucinas (IL)-1β, IL-6 e IL-17 estão presentes em doentes com DII. A DC está associada a concentrações elevadas de citocinas Th1 pró-inflamatórias como IL-2, IL-17, interferon-γ (IFN-γ) e TNF-α, enquanto a RCU está associada a citocinas de perfil Th2, como IL-4, IL-5, e IL-13.

Citoquinas como TNF-α, IL-1β, e IL-6 são conhecidas por aumentar a produção do RANKL por pré-osteoclastos, promovendo, assim, a osteoclastogênese. Essas citocinas ligam-se a seus respectivos receptores, o que provoca o aumento da ativação da p38 *mitogen-activated protein kinase* (MAPK), fator nuclear κ-B (NF-κB), e c-*Jun*-N *kinase* (JNK) resultando em perda óssea excessiva.

Além disso, o TNF-α inibe a ativação da R-*spondin* 2 (RSPO2), importante para a maturação dos osteoblastos, causando uma diminuição da massa óssea (Figura 29.2).

Foi demonstrado também que a medula óssea de modelos animais com colite apresenta células T efetoras (T_{EF}) e células T da memória (T_M). Essas células T podem, por sua vez, ser ativadas por antígenos microbianos, citocinas circulantes e por padrões moleculares associados ao dano (DAMP) na DII. Uma vez estimuladas, essas células T da medula óssea produzem RANKL e secretam citocinas, que estimulam a formação e a atividade dos osteoclastos. Da mesma forma, também foi verificado que as células T e outras células imunes como macrófagos da medula óssea podem interferir na função dos osteoblastos.[19-22]

Fatores de risco

Vários são os fatores de risco associados à DMO na DII (Figura 29.3). Entre os mais importantes, são destacados os fatores genéticos, a sinalização imune intestino-osso, nutrição e deficiências vitamínicas, os efeitos endócrinos da DII e medicamentos, especialmente o uso de GC.

Fatores genéticos

Alguns locais polimórficos, aparentemente associados ao aumento do risco de perda óssea em pacientes com DII, como IL-6 e IL-1ra, já foram descritos.[23] Foi demonstrado que os polimorfismos identificados em alguns genes como COL1A1 e IL-6 parecem influenciar

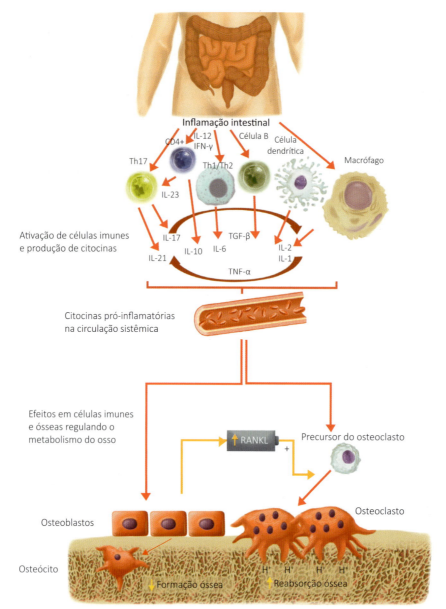

Figura 29.2 Representação do possível mecanismo da perda óssea na DII.
Fonte: Adaptada de Van Bodegraven AA, Bravenboer N, 2020.

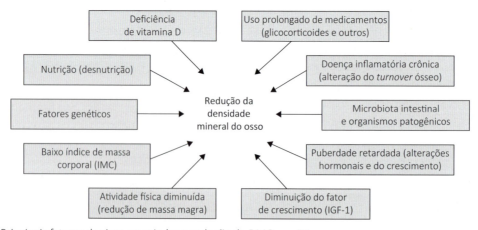

Figura 29.3 Principais fatores de risco associados a redução da DMO nas DII.
Fonte: Adaptada de Gordon RJ, Gordon CM. Bone Health in Pediatric Patients with IBD: What Is New? Curr Osteoporos Rep. 2021;19:429-435. https://doi.org/10.1007/s11914-021-00691-x.

a DMO em pacientes com DII, particularmente naqueles com DC. Além disso, parece haver,[24] também, risco aumentado de perda óssea em pacientes com polimorfismo IL1B (IL1B-511*2) associada à hipersecreção de IL1B.

Uma teoria interessante correlaciona a presença de alterações genéticas que podem afetar a capacidade de resposta ao estresse do retículo endoplasmático (RE) e a fisiologia normal do tecido ósseo em pacientes com DII. Uma metanálise focou na associação entre os genes envolvidos na resposta às proteínas desdobradas (UPR) e estresse do RE, o que poderia se correlacionar diretamente com a patogênese das DII.[25]

Foi sugerido também que os mesmos defeitos nas células de Paneth inerentes à UPR também podem estar presentes nas células ósseas, tanto osteoblastos como osteoclastos.[26] Em conclusão, durante a diferenciação osteoblástica, o estresse do RE é induzido e ativa também a via PERK-eIF2α-ATF4 que aparece como um alvo potencial contra doenças ósseas.[27] Até o momento, a associação entre fatores genéticos e alterações ósseas em pacientes com DII não é clara, e outros fatores de risco devem ser levados em consideração, como os relacionados à nutrição e estilo de vida, além das características etnodemográficas.

Sinalização imune intestino-osso

A estrutura óssea depende do equilíbrio entre a atividade dos osteoblastos, especializados na deposição de nova matriz óssea e os osteoclastos, responsáveis pela reabsorção do tecido ósseo. Evidências crescentes sugerem um envolvimento imunológico na alteração do metabolismo ósseo.[28] As células CD4+ ativadas parecem ser atores importantes na perda óssea relacionada à DII. Foi demonstrado, em modelos de camundongos, que células CD4+ da medula óssea produtoras de IL-17 e TNF-α migram para a medula óssea durante a inflamação, promovendo o recrutamento de monócitos como progenitores de osteoclastos, contribuindo, assim, para a perda óssea.[29] Foi observado ainda que células T ativadas, produtoras de RANKL, são acumuladas na medula óssea durante a inflamação intestinal.

Como já discutido, a osteoclastogênese é guiada pela via RANK-RANKL e pela razão RANKL/OPG. A OPG produzida pelos osteoblastos funciona como um receptor chamariz para o RANKL, interferindo, assim, na ativação dos osteoclastos. Estudos demonstraram que os linfócitos podem funcionar como reguladores-chave do metabolismo ósseo, interferindo nessa via. Em particular, eles descobriram que mais de 60% da OPG é produzida pelos linfócitos B e que os linfócitos T estimulam a produção de OPG pelos osteoblastos via coestimulação CD40L/CD40.[30]

O conhecimento atual sugere fortemente uma interação dinâmica entre o sistema esquelético e o imunológico que é referido como osteoimunologia. Células T auxiliares produtoras de IL-17 [T(H)17] induzem RANKL, estimulando a osteoclastogênese por intermédio do fator nuclear de células T citoplasmáticas 1 ativadas (NFATc1).[31]

Todos esses dados parecem mostrar, na DII, um envolvimento direto do sistema imunológico na perda óssea, principalmente em virtude das células CD4+, que se demonstraram osteoclastogênicas durante a inflamação. Nesse sentido, vários estudos foram realizados na tentativa de se correlacionar a perda óssea com a gravidade e a atividade da DII. Por um lado, os resultados demonstraram que, na maioria dos estudos realizados até o momento, não foi possível correlacionar a atividade da doença, como o principal determinante da alteração da densidade óssea em pacientes com DC e RCU. Por outro lado, a gravidade da doença, esta, sim, parece estar associada à osteopenia em pacientes com DII.[32]

Microbiota e microrganismos patogênicos

A microbiota é constituída por um conjunto de cerca de cem trilhões de microrganismos, pertencentes a diferentes espécies, que expressam um genoma cerca cem vezes maior do que o expresso pelas células do corpo humano. Há evidências de que alterações na composição da microbiota influenciam o estado saudável do organismo humano.[33]

Em particular, uma resposta imune a uma microbiota intestinal alterada ou uma alteração da resposta imune ocasionando sua ativação, em face de uma microbiota intestinal normal, ambas provocando um processo inflamatório sustentado, têm sido sugeridas como os principais mecanismos patogênicos para o desenvolvimento de DII.[34]

Vários estudos sugerem um papel fundamental para a microbiota na alteração da DMO. Foi relatada uma estreita correlação entre infecção por *H. hepaticus* e perda óssea. Estudos utilizando probióticos[35] mostraram que o tratamento de camundongos machos saudáveis com *Lactobacillus reuteri* aumentou a densidade óssea e suprimiu os níveis basais de mRNA de TNF-α em camundongos machos, mas não em fêmeas. Há evidências também que verificaram que a disbiose induzida por antibióticos foi associada à diminuição dos osteoblastos e aumento das atividades dos osteoclastos.[36]

Estudos[37] demonstraram também que a inflamação associada à infecção por *Mycobacterium avium* subespécie para tuberculose (MAP) resulta na elevação da osteocalcina subcarboxilada (ucOC) e na regulação negativa da osteocalcina ativa (OC) em pacientes com DC. Isso sugere que a infecção por MAP pode servir como fator desencadeante no desenvolvimento de OP em pacientes com DC.

Nutrição e deficiência de vitaminas

Alterações nutricionais e deficiência de vitaminas ou minerais por ingestão inadequada de dieta e/ou má absorção correlacionam-se com uma baixa DMO e podem contribuir para o desenvolvimento de osteopenia e OP tanto em pacientes com RCU como na DC. Estudos que avaliaram o estado nutricional de pacientes com DII com ou sem desnutrição mostraram proteína C-reativa (PCR) sérica significativamente mais alta e cálcio sérico mais baixo no grupo desnutrido. Além disso, também foi demonstrada uma correlação significativa entre o IMC e a DMO de pacientes com DII.[38]

Suplementação de cálcio bem como a administração de vitamina D mostraram melhora da DMO na coluna lombar em pacientes osteoporóticos com DII.[39]

A vitamina D, além de papel importante no metabolismo ósseo, tem funções sistêmicas. Atua na regulação das respostas imunes inata e adaptativa e modula a homeostase do cálcio envolvida no metabolismo ósseo. Em pacientes com DII, a vitamina D pode influenciar o curso da doença. Os níveis de vitamina D em pacientes com DII são geralmente baixos por várias razões, como diminuição da absorção intestinal, dieta deficiente e diminuição da exposição solar.

Em pacientes com DII, uma deficiência de vitamina D afeta negativamente o sistema imunológico, induzindo desregulação e perda de DMO associada à inflamação.[40] A deficiência de vitamina D é mais frequente em pacientes com DII do que na população geral.[41] Uma metanálise[42] envolvendo 14 estudos, com 938 pacientes com DII e 953 controles, mostrou que 64% dos pacientes com DII tinham níveis séricos de vitamina D mais baixos do que os controles. Curiosamente, a RCU pareceu estar associada a mais que o dobro das chances de deficiência de vitamina D, em comparação com controles saudáveis. Em outro estudo, com o objetivo de avaliar a absorção de vitamina D, administrada por via oral em pacientes com DC em comparação com controles saudáveis, demostrou-se grande variabilidade na biodisponibilidade de vitamina D (2) em pacientes com DC, embora não haja diferenças significativas entre pacientes com diferentes localizações da doença ou entre aqueles com ou sem cirurgia prévia. Além disso, nesse estudo foi verificado que, 24 horas após uma carga oral de vitamina D (2), a capacidade de absorção em pacientes com DC foi em média 30% menor do que em indivíduos normais ($p < 0,001$).[43]

Com base na maioria dos estudos, parece razoável que a dosagem dos níveis séricos de vitamina D deva ser incluída no acompanhamento de pacientes com DII, tanto adultos como crianças.[44]

Pacientes com DII também podem ter uma absorção reduzida de vitamina K, especialmente aqueles acometidos por DC com envolvimento do íleo distal. Além de desempenhar um papel importante nos processos de coagulação, a vitamina K previne a reabsorção óssea, inibindo a produção de prostaglandina E2 pelos osteoclastos, de modo que sua deficiência pode afetar a DMO, como relatado em pacientes adultos e pediátricos.[40] No entanto, o papel da vitamina K no metabolismo ósseo é controverso e a suplementação de rotina ainda não é amplamente aceita.[45]

Efeitos endócrinos da DII

A puberdade é comumente retardada em crianças com DII, especialmente na DC. A inflamação ativa e a desnutrição são provavelmente as responsáveis. Os atrasos puberais são associados a uma diminuição relativa nos esteroides sexuais, tanto de estrogênio como de testosterona, que são importantes para a formação óssea.

O fator de crescimento semelhante à insulina-1 (IGF-1) é secretado pelo fígado em resposta à estimulação pelo hormônio do crescimento e aumenta a expressão do osteoblasto. O IGF-1 sérico é frequentemente reduzido em crianças com DII ativa consequentemente à pequena estimulação do hormônio do crescimento no fígado e à desnutrição. Por isso, a deficiência relativa de IGF-1 em crianças com DII, pode afetar negativamente a diferenciação e a função dos osteoblastos e a formação óssea.

Terapia com glicocorticoides

Um importante fator de risco, associado às alterações do metabolismo ósseo em pacientes com DII, é a terapia com GC, que em várias ocasiões é administrada sem suplementação adicional de vitamina D ou de cálcio.[4] Os GC ainda são amplamente utilizados em pacientes com DII moderada ou grave.[45] A terapia com GC causa uma perda óssea bifásica; primeiro, com uma rápida diminuição da DMO de cerca de 6% a 12% no 1º ano e, depois, com uma perda anual de cerca de 3% enquanto a terapia for administrada.[46] Está associada também com aumento do risco de fraturas.[47,48]

Os GC causam redução na espessura cortical e aumento da porosidade cortical em modelos de camundongos, associados ao aumento do número de osteoclastos na superfície endocortical. A formação de osteoclastos no osso trabecular depende da produção de RANKL pelos osteócitos, bem como pelo aumento da reabsorção óssea cortical induzida pela descarga mecânica ou pela deficiência de cálcio na dieta. Modelos *in vitro* mostraram que a terapia com GC aumenta diretamente a produção de RANKL e reduz os níveis de expressão de OPG em células estromais e osteoblastos.[49]

Em conclusão, a terapia com GC é um dos principais determinantes da alteração da massa óssea em pacientes com DII. GC de nova geração, como budesonida ou beclometasona, por apresentarem um metabolismo hepático de primeira passagem muito eficiente, podem ser uma alternativa válida aos GC convencionais para tentar minimizar o efeito prejudicial dos GC em geral e na estrutura óssea em particular.[50,51]

Diagnóstico

O diagnóstico deve se basear na história clínica do paciente, exame físico, medidas de avaliação da DMO e investigações laboratoriais. Em geral, a osteoporose é uma doença silenciosa, que costuma apresentar sintomas geralmente já em fase mais avançada. Os sintomas principais são as dores ósseas, principalmente dor lombar, facilidade em ter fraturas e redução da estatura por colapsos das vértebras da coluna. Em particular, como as alterações no metabolismo ósseo estão frequentemente associadas à evolução da DII e podem ter um impacto negativo na qualidade de vida do paciente, a avaliação da DMO em todos os pacientes com DII é essencial para preveni-la e tratá-la adequadamente.

O diagnóstico de osteoporose em adultos baseia-se na avaliação da DMO por absorção de radiografias de dupla energia [DEXA]. De acordo com as Diretrizes da Organização Mundial da Saúde (OMS), o T-escore deve ser utilizado para determinar a baixa densidade mineral óssea.

Os dados são considerados normais quando estão dentro de 1 desvio padrão (DP), enquanto a osteopenia é definida como valores de −1 DP a −2,5 DP e a osteoporose como valores iguais ou inferiores a −2,5 DP em relação à média da população normal [T-escore ≤ −2,5]. Em crianças, a relação entre DMO e risco de fratura não é bem estabelecida e a referência ao escore Z tem sido recomendada. Um Z escore < −2 deve ser relatado como "faixa abaixo do esperado para a idade" e a necessidade de tratamento interpretado no contexto de fatores de risco de fratura, como baixo peso, fratura anterior, medicação em uso e gravidade da DII.[22]

Mudanças nos valores de DMO são determinantes para avaliar a eficácia do tratamento no seguimento. Além disso, o algoritmo FRAX, que combina varáveis para riscos de fratura com o valor da DMO do quadril, pode quantificar o risco de 10 anos de sofrer uma fratura por fragilidade.[52] Exames laboratoriais são necessários não apenas para excluir formas secundárias de OP, mas também para avaliação do metabolismo ósseo. Eles devem incluir marcadores bioquímicos de remodelação óssea e *status* de vitamina D que possam fornecer informações adicionais sobre o risco de fratura do paciente.

O aumento na incidência de perda de DMO reforça a necessidade de rastrear pacientes com DII, em um estágio inicial da doença. A recomendação de triagem da Organização Europeia de Doença de Crohn e Colite (European Crohn and Colitis Organisation – ECCO)[53] não difere daquelas para a população em geral. Considera fatores de risco como estado pós-menopausa, tratamento contínuo com corticosteroides, uso cumulativo de corticosteroides > 3 meses, histórico de fratura por baixo trauma e idade. Além disso, exames de DEXA anuais são recomendados em pacientes que recebem terapia com esteroides a longo prazo (em particular quando há outros fatores de risco) se o T-escore se aproximar do limiar para tratamento com bisfosfonatos (BPs) (T-escore < −1,5 SD).[54]

Tratamento

O objetivo do manejo dos pacientes com DII e sinais de manifestações ósseas é reduzir o risco de fraturas por fragilidade em indivíduos de alto risco. Portanto, os limites de intervenção farmacológica devem se basear na avaliação desse risco decorrente da integração de dados densitométricos com outros fatores clínicos importantes, conforme determinado pelo FRAX.

Os tratamentos farmacológicos aprovados para o manejo podem ser classificados em duas categorias: medicamentos antirreabsorção (ou anticatabólicos); e anabolizantes. Entre as drogas anticatabólicas, os bifosfonatos (BF), bloqueando a atividade osteoclástica, conseguem reduzir o processo de remodelação óssea com consequente aumento da densidade óssea. O alendronato e o risedronato são os mais comumente usados para a prevenção de fraturas vertebrais e não vertebrais (incluindo quadril) com base em fortes evidências científicas de eficácia. No entanto, a adesão à terapia prolongada e a persistência nela são comprometidas em virtude dos regimes de administração diária ou semanal e de possíveis eventos adversos gastrointestinais. O ácido zoledrônico é um BP administrado por via intravenosa com eficácia documentada na redução do risco de fraturas vertebrais, não vertebrais e de quadril.[55] Uma metanálise de estudos sobre o uso de BF em pacientes com DII mostrou que esses medicamentos são eficazes em casos de DMO baixa, reduzindo o risco de fratura vertebral, mas não de fratura não vertebral;[56] assim, os BF devem ser recomendados para prevenção de fraturas em pacientes com DII, sempre levando-se em consideração os possíveis efeitos adversos do tratamento.

Um poderoso inibidor da reabsorção óssea é o denosumabe, um anticorpo monoclonal humano capaz de neutralizar o RANKL, uma citocina que interage com o receptor RANK na membrana de pré-osteoclastos e osteoclastos maduros, afetando seu recrutamento, maturação e sobrevivência. Uma dose de 60 mg por via subcutânea a cada 6 meses é suficiente para inibir fortemente a atividade osteoclástica e reduzir o risco de fraturas vertebrais e não vertebrais (incluindo quadril). Ao contrário dos BF, a descontinuação do denosumabe é seguida por um aumento acentuado na remodelação óssea e uma rápida perda de DMO. Portanto, a descontinuação do denosumabe geralmente requer que o paciente inicie o tratamento com BF em uma dosagem apropriada o mais rápido possível.[57]

Entre os anabolizantes, a teriparatida, o fragmento ativo do PTH (1-34 PTH) é o mais utilizado. Pode estimular tanto a formação como a reabsorção óssea, com efeito predominante na neoformação (janela anabólica) que se evidencia, sobretudo durante os primeiros 12 meses de tratamento. Geralmente é usada como medicamento antiosteoporótico de 2ª linha, em casos de intolerância ou resistência a outros agentes antirreabsorção e como 1ª escolha em caso de OP grave, em pacientes com fraturas por fragilidade múltipla.

Todas as diretrizes clínicas concordam que a terapia farmacológica, independentemente do tratamento prescrito, deve ser sempre complementada pela administração de vitamina D e, em caso de deficiência nutricional, de cálcio.[58]

As diretrizes da ECCO[53] sugerem algumas recomendações sobre o manejo de alterações ósseas na população com DII (Tabela 29.1).

O uso de imunobiológicos é justificado e com expressiva eficácia na DII por ser esta uma condição inflamatória imunomediada, caracterizada pela ativação de diferentes vias inflamatórias e secreção anormal de diferentes citocinas, como TNF-α. O anti-TNF-α foi a primeira terapia biológica disponível para DII e, atualmente, seus efeitos sobre a DMO não são completamente conhecidos. Além disso, não está claro se os efeitos dos agentes anti-TNF-α na saúde óssea são consequência de uma interferência direta no processo de modelagem óssea ou se esses efeitos são simplesmente resultantes da diminuição

Tabela 29.1 Diretrizes da Organização Europeia de Doença de Crohn e Colite para o manejo de alterações ósseas na população de doenças inflamatórias intestinais.

Recomendações de estilo de vida	Exercício físico, parar de fumar e cálcio dietético adequado (1 g/dia)
Suplementos vitamínicos e minerais	Cálcio (500 a 1.000 mg/dia); suplemento de vitamina D (dose de ~ 1.000 UI/dia, ou dose mais alta se houver deficiência de vitamina D conhecida) para profilaxia em pacientes que recebem terapia com esteroides sistêmicos; suplemento de cálcio e vitamina D se a pontuação T for inferior a −1,5
Recomendações de tratamento	Tratamento mais intensivo em pacientes com histórico de fratura preexistente; uso regular de BF e outras terapias em indivíduos com atividade de doença subjacente, particularmente em mulheres jovens e na pós-menopausa ou com fraturas espontâneas anteriores

Fonte: Harbord M, Annese V, Vavricka SR et al., 2016.

da atividade da doença e consequente melhora da absorção mineral.[59]

Como mencionado anteriormente, o RANKL e OPG são os principais reguladores da remodelação óssea. O RANKL, derivado dos osteoblastos, estimula a formação de osteoclastos maduros, enquanto o OPG, produzido pelos osteoblastos, é um competidor que inibe a interação entre o RANKL e seu receptor.[60]

O TNF-α é um ator principal da osteoclastogênese por induzir a ativação da transcrição de NF-κB e, também, reduzir a formação óssea por intermédio da inibição da diferenciação osteoblástica.[61] Além disso, aumenta a sobrevivência dos osteoclastos, protegendo-os contra a apoptose[62] enquanto induz a apoptose dos osteoblastos para reduzir a formação óssea.[63] Portanto, o TNF-α não apenas desempenha um papel central na patogênese da DII, mas também está envolvido no metabolismo ósseo, promovendo a reabsorção óssea mediante a regulação da atividade dos osteoclastos.

Foi descrito que[64] o TNF-α induz diretamente a diferenciação de progenitores de osteoclastos em osteoclastos maduros, desempenhando um papel importante na osteólise local em doenças inflamatórias crônicas. Com base nisso, muitos estudos avaliaram o efeito do infliximabe, um agente anti-TNF quimérico, no metabolismo ósseo investigando marcadores ósseos séricos, DMO ou incidência de fraturas ósseas. Outro estudo avaliou o impacto do adalimumabe, outro agente anti-TNF totalmente humano, no metabolismo ósseo. Os resultados desses estudos demonstraram que o anti-TNF-α aumentou a formação óssea e, na maioria dos pacientes, diminuiu fortemente a reabsorção óssea.[65]

Alguns ensaios[66] descreveram um aumento significativo da fosfatase alcalina óssea, um marcador de formação óssea, e OC, uma proteína de ligação ao cálcio específica do osso produzida por osteoblastos, que persistiu até 4 semanas após o término do tratamento. Conforme destacado por outros autores, os benefícios ocorreram independentemente da resposta clínica da DC ao tratamento biológico.

Todavia, em outro estudo[67] foi dosado o OC sérico e *crosslaps* (bCL), um produto da degradação do colágeno, em 27 pacientes com DC fistulizante, tratados com anti-TNF-α. No grupo de pacientes que responderam à terapia, as concentrações séricas de bCL diminuíram significativamente da semana 0 para a semana 6, enquanto um aumento estatisticamente significativo foi descrito para OC, sugerindo, assim, que o efeito benéfico da terapia anti-TNF foi relacionado à melhora do processo inflamatório subjacente.

Um estudo de coorte prospectivo longitudinal de 7 anos de acompanhamento[68] avaliou o papel do anti-TNF-α na diminuição do risco de fratura ou na modificação da DMO em pacientes com DII. Apesar de os pacientes tratados com biológicos terem recebido terapia com GC por um período maior em comparação com o grupo-controle, novas fraturas foram mais comuns e mais graves no grupo-controle, não tratado com biológico. Após 7 anos de acompanhamento, a massa óssea aumentou significativamente na coluna e no colo do fêmur em pacientes tratados com anti-TNF-α, em comparação com indivíduos que não receberam terapia biológica.

Em conclusão, o uso de anti-TNF parece melhorar a DMO em pacientes com DII, tanto por um efeito benéfico direto no metabolismo ósseo como pela melhora no processo inflamatório intestinal subjacente. A representação das medicações utilizadas, com seu mecanismo de ação direcionado aos efeitos da DII no metabolismo ósseo, é demonstrada na Figura 29.4.

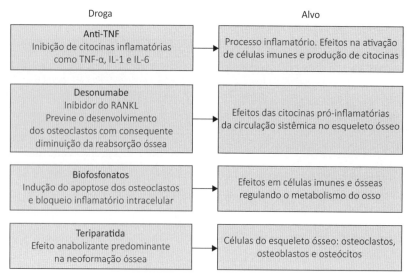

Figura 29.4 Representação do mecanismo de ação dos medicamentos e respectivos alvos terapêuticos, no tratamento das manifestações ósseas da DII.
Fonte: Desenvolvida pela autoria do capítulo.

Referências bibliográficas

1. Ferreira PVALS, Cavalcanti AS, Silva GAPD. Linear growth and bone metabolism in pediatric patients with inflammatory bowel disease. J Pediatr (Rio de Janeiro). 2019;95(Suppl 1):59-65.
2. Sheth T, Pitchumoni CS, Das KM. Musculoskeletal manifestations in inflammatory bowel disease: a revisit in search of immunopathophysiological mechanisms. J Clin Gastroenterol. 2014;48:308-17.
3. Vavricka SR, Rogler G, Gantenbein C et al. Chronological order of appearance of extraintestinal manifestations relative to the time of IBD diagnosis in the Swiss inflammatory bowel disease cohort. Inflamm Bowel Dis. 2015;21:1794-800.
4. Schüle S, Rossel JB, Frey D et al. Swiss IBD cohort study: widely differing screening and treatment practice for osteoporosis in patients with inflammatory bowel diseases in the Swiss IBD cohort study. Medicine (Baltimore). 2017;96:e6788.
5. Ali T, Lam D, Bronze MS et al. Osteoporosis in inflammatory bowel disease. Am J Med. 2009;122:599-604.
6. Dumitrescu G, Mihai C, Dranga M et al. Bone mineral density in patients with inflammatory bowel disease from North-Eastern Romania. Rev Med Chir Soc Med Nat Iasi. 2013;117:23-8.
7. Naito T, Yokoyama N, Kakuta Y et al. Clinical and genetic risk factors for decreased bone mineral density in Japanese patients with inflammatory bowel disease. J Gastroenterol Hepatol. 2018;33:1873-81.
8. Targownik LE, Bernstein CN, Leslie WD. Inflammatory bowel disease and the risk of osteoporosis and fracture. Maturitas. 2013;76:315-9.
9. Lopes LH, Sdepanian VL, Szejnfeld VL et al. Risk factors for low bone mineral density in children and adolescents with inflammatory bowel disease. Dig Dis Sci. 2008;53:2746-53.
10. Bryant RV, Schultz CG, Ooi S et al. Obesity in inflammatory bowel disease: gains in adiposity despite high prevalence of myopenia and osteopenia. Nutrients. 2018:10.
11. Nobile S, Grand RJ, Pappa HM. Risk factors for low bone mineral density in pediatric inflammatory bowel disease: the positive role of physical activity. Eur J Gastroenterol Hepatol. 2018;30:471-6.
12. Ward LM, Ma J, Rauch F et al. Musculoskeletal health in newly diagnosed children with Crohn's disease. Osteoporos Int. 2017;28:3169-77.
13. Huber AM, Gaboury I, Cabral DA et al; Canadian Steroid-Associated Osteoporosis in the Pediatric Population (STOPP) Consortium. Prevalent vertebral fractures among children initiating glucocorticoid therapy for the treatment of rheumatic disorders. Arthritis Care Res (Hoboken). 2010;62:516-26.
14. Sylvester FA, Gordon CM, Thayu M et al. Report of the CCFA pediatric bone, growth and muscle health workshop. *In*: New York, 2011 November 11-12 [with updates]. Inflamm Bowel Dis. 2013;19:2919-26.
15. Bjarnason I, Macpherson A, Mackintosh C et al. Reduced bone density in patients with inflammatory bowel disease. Gut. 1997;40:228-33.
16. Jahnsen J, Falch JA, Aadland E et al. Bone mineral density is reduced in patients with Crohn's disease but not in patients with ulcerative colitis: a population based study. Gut. 1997;40:313-9.
17. Zammit SC, Ellul P, Girardin G et al. Vitamin D deficiency in a European inflammatory bowel disease inception cohort: an epi-IBD study. Eur J Gastroenterol Hepatol. 2018;30:1297-303.
18. Sylvester FA. Inflammatory bowel disease: effects on bone and mechanisms. *In*: McCabe L, Parameswaran N (ed.). Understanding the gut-bone signaling axis: mechanisms and therapeutic implications (Advances in Experimental Medicine and Biology). Switzerland: Springer, 2017. v. 1033.
19. Tilg H, Moschen AR, Kaser A et al. Gut, inflammation and osteoporosis: basic and clinical concepts. Gut. 2008;57:684-94.
20. Agrawal M, Arora S, Li J et al. Bone, inflammation and inflammatory bowel disease. Curr Osteoporos Rep. 2011;9:251-7.
21. Van Bodegraven AA, Bravenboer N. Perspective on skeletal health in inflammatory bowel disease. Osteoporosis International. 2020;31:637-46.
22. Sgambato D, Gimigliano F, De Musis C et al. Bone alterations in inflammatory bowel diseases. World J Clin Cases. 2019;7(15):1908-25. Doi: 10.12998/wjcc.v7.i15.1908.

23. Schulte CM, Dignass AU, Goebell H et al. Genetic factors determine extent of bone loss in inflammatory bowel disease. Gastroenterology. 2000;119:909-20.

24. Nemetz A, Tóth M, García-González MA et al. Allelic variation at the interleukin 1β gene is associated with decreased bone mass in patients with inflammatory bowel diseases. Gut. 2001;49:644-9.

25. Cleynen I, Boucher G, Jostins L et al.; International Inflammatory Bowel Disease Genetics Consortium. Inherited determinants of Crohn's disease and ulcerative colitis phenotypes: a genetic association study. Lancet. 2016;387:156-67.

26. Wu Y, Yang M, Fan J et al. Deficiency of osteoblastic Arl6ip5 impaired osteoblast differentiation and enhanced osteoclastogenesis via disturbance of ER calcium homeostasis and induction of ER stress-mediated apoptosis. Cell Death Dis. 2014;5:e1464.

27. Saito A, Ochiai K, Kondo S et al. Endoplasmic reticulum stress response mediated by the PERK-eIF2α-ATF4 pathway is involved in osteoblast differentiation induced by BMP2. J Biol Chem. 2011;286:4809-18.

28. Arron JR, Choi Y. Bone versus immune system. Nature. 2000;408:535-6.

29. Ciucci T, Ibáñez L, Boucoiran A et al. Bone marrow Th17 TNF-α cells induce osteoclast differentiation and link bone destruction to IBD. Gut. 2015;64:1072-81.

30. Ashcroft AJ, Cruickshank SM, Croucher PI et al. Colonic dendritic cells, intestinal inflammation and T cell-mediated bone destruction are modulated by recombinant osteoprotegerin. Immunity. 2003;19:849-61.

31. Nakashima T, Takayanagi H. Osteoimmunology: crosstalk between the immune and bone systems. J Clin Immunol. 2009;29:555-67.

32. Lima CA, Lyra AC, Mendes CMC et al. Bone mineral density and inflammatory bowel disease severity. Braz J Med Biol Res. 2017;50:e6374.

33. Fukuda S, Ohno H. Gut microbiome and metabolic diseases. Semin Immunopathol. 2014;36:103-14.

34. Tomasello G, Tralongo P, Damiani P et al. Dismicrobism in inflammatory bowel disease and colorectal cancer: changes in response of colocytes. World J Gastroenterol. 2014;20:18121-30.

35. McCabe LR, Irwin R, Schaefer L et al. Probiotic use decreases intestinal inflammation and increases bone density in healthy male but not female mice. J Cell Physiol. 2013;228:1793-8.

36. Schepper JD, Collins FL, Rios-Arce ND et al. Probiotic lactobacillus reuteri prevents postantibiotic bone loss by reducing intestinal dysbiosis and preventing barrier disruption. J Bone Miner Res. 2019;34:681-98.

37. Naser A, Qasem A, Naser SA. Mycobacterial infection influences bone biomarker levels in patients with Crohn's disease. Can J Physiol Pharmacol. 2018;96:662-7.

38. Leslie WD, Miller N, Rogala L et al. Body mass and composition affect bone density in recently diagnosed inflammatory bowel disease: the Manitoba IBD Cohort Study. Inflamm Bowel Dis. 2009;15:39-46.

39. Abitbol V, Mary JY, Roux C et al; Groupe D'etudes Thérapeutiques des Affections Inflammatoires Digestives (GETAID). Osteoporosis in inflammatory bowel disease: effect of calcium and vitamin D with or without fluoride. Aliment Pharmacol Ther. 2002;16:919-27.

40. Ghishan FK, Kiela PR. Vitamins and minerals in inflammatory bowel disease. Gastroenterol Clin North Am. 2017;46:797-808.

41. Zhang YZ, Li YY. Inflammatory bowel disease: pathogenesis. World J Gastroenterol. 2014;20:91-9.

42. Del Pinto R, Pietropaoli D, Chandar AK et al. Association between inflammatory bowel disease and vitamin D deficiency: a systematic review and meta-analysis. Inflamm Bowel Dis. 2015;21:2708-17.

43. Farraye FA, Nimitphong H, Stucchi A et al. Use of a novel vitamin D bioavailability test demonstrates that vitamin D absorption is decreased in patients with quiescent Crohn's disease. Inflamm Bowel Dis. 2011;17:2116-21.

44. Levin AD, Wadhera V, Leach ST et al. Vitamin D deficiency in children with inflammatory bowel disease. Dig Dis Sci. 2011;56:830-6.

45. Palermo A, Tuccinardi D, D'Onofrio L et al. Vitamin K and osteoporosis: myth or reality? Metabolism. 2017;70:57-71.

46. Dubois-Camacho K, Ottum PA, Franco-Muñoz D et al. Glucocorticosteroid therapy in inflammatory bowel diseases: from clinical practice to molecular biology. World J Gastroenterol. 2017;23:6628-38.

47. Lo Cascio V, Bonucci E, Imbimbo B et al. Bone loss in response to long-term glucocorticoid therapy. Bone Miner. 1990;8:39-51.

48. Van Staa TP, Laan RF, Barton IP et al. Bone density threshold and other predictors of vertebral fracture in patients receiving oral glucocorticoid therapy. Arthritis Rheum. 2003;48:3224-9.

49. Hofbauer LC, Gori F, Riggs BL et al. Stimulation of osteoprotegerin ligand and inhibition of osteoprotegerin production by glucocorticoids in human osteoblastic lineage cells: potential paracrine mechanisms of glucocorticoid-induced osteoporosis. Endocrinology. 1999;140:4382-9.

50. Rutgeerts P, Löfberg R, Malchow H et al. A comparison of budesonide with prednisolone for active Crohn's disease. N Engl J Med. 1994;331:842-5.

51. D'Haens G, Verstraete A, Cheyns K et al. Bone turnover during short-term therapy with methylprednisolone or budesonide in Crohn's disease. Aliment Pharmacol Ther. 1998;12:419-24.

52. Kanis JA, Johnell O, Oden A et al. FRAX and the assessment of fracture probability in men and women from the UK. Osteoporos Int. 2008;19:385-97.

53. Harbord M, Annese V, Vavricka SR et al.; European Crohn's and Colitis Organisation. 1st European evidence-based consensus on extra-intestinal manifestations in inflammatory bowel disease. J Crohn's Colitis. 2016;10:239-54.

54. Scott EM, Gaywood I, Scott BB; British Society of Gastroenterology. Guidelines for osteoporosis in coeliac disease and inflammatory bowel disease. Gut. 2000;46(Suppl 1):i1-8.

55. Black DM, Rosen CJ. Postmenopausal osteoporosis. N Engl J Med. 2016;374:2096-7.

56. Melek J, Sakuraba A. Efficacy and safety of medical therapy for low bone mineral density in patients with inflammatory bowel disease: a meta-analysis and systematic review. Clin Gastroenterol Hepatol. 2014;12:32-44.e5.

57. Papapoulos S, Chapurlat R, Libanati C et al. Five years of denosumab exposure in women with postmenopausal osteoporosis: results from the first two years of the FREEDOM extension. J Bone Miner Res. 2012;27:694-701.

58. Nuti R, Brandi ML, Checchia G et al. Guidelines for the management of osteoporosis and fragility fractures. Intern Emerg Med. 2019;14:85-102.

59. Holleran G, Lopetuso L, Petito V et al. The innate and adaptive immune system as targets for biologic therapies in inflammatory bowel disease. Int J Mol Sci. 2017:18.
60. Takahashi N, Udagawa N, Suda T. A new member of tumor necrosis factor ligand family, ODF/OPGL/TRANCE/RANKL, regulates osteoclast differentiation and function. Biochem Biophys Res Commun. 1999;256:449-55.
61. Theill LE, Boyle WJ, Penninger JM. RANK-L and RANK: T cells, bone loss and mammalian evolution. Annu Rev Immunol. 2002;20:795-823.
62. Kaji K, Katogi R, Azuma Y et al. Tumor necrosis factor alpha-induced osteoclastogenesis requires tumor necrosis factor receptor-associated factor 6. J Bone Miner Res. 2001;16:1593-9.
63. Tsuboi M, Kawakami A, Nakashima T et al. Tumor necrosis factor-alpha and interleukin-1β increase the fas-mediated apoptosis of human osteoblasts. J Lab Clin Med. 1999;134:222-31.
64. Azuma Y, Kaji K, Katogi R et al. Tumor necrosis factor-alpha induces differentiation of and bone resorption by osteoclasts. J Biol Chem. 2000;275:4858-64.
65. Franchimont N, Putzeys V, Collette J et al. Rapid improvement of bone metabolism after infliximab treatment in Crohn's disease. Aliment Pharmacol Ther. 2004;20:607-14.
66. Ryan BM, Russel MG, Schurgers L et al. Effect of antitumour necrosis factor-alpha therapy on bone turnover in patients with active Crohn's disease: a prospective study. Aliment Pharmacol Ther. 2004;20:851-7.
67. Miheller P, Muzes G, Zagoni T et al. Infliximab therapy improves the bone metabolism in fistulizing Crohn's disease. Dig Dis. 2006;24:201-6.
68. Maldonado-Pérez MB, Castro-Laria L, Caunedo-Álvarez A et al. Does the antitumor necrosis factor-α therapy decrease the vertebral fractures occurrence in inflammatory bowel disease? J Clin Densitom. 2019;22:195-202.

Seção 8

Pediatria

30 Epidemiologia da Doença de Crohn, Retocolite Ulcerativa e Colite Não Classificada Pediátricas

Silvio da Rocha Carvalho

"Doença inflamatória intestinal" (DII) é o nome geral dado a três subtipos de acometimentos que, em conjunto, apresentam algumas características em comum, porém cada um com suas peculiaridades: doença de Crohn (DC); retocolite ulcerativa (RCU); e colite não classificada (CNC). Aspectos clínicos, endoscópicos e principalmente histopatológicos concorrem para diferenciar as duas primeiras, sendo a última um diagnóstico dado à doença e a diferenciação entre elas não ficou estabelecida pelos critérios endoscópicos, histopatológicos ou em peça cirúrgica.[1]

A etiologia da DII é foco de intensas pesquisas, porém dada a quantidade de fatores concorrentes intrinsecamente relacionados, tem-se conhecimento ainda limitado. É sabido que a interação de fatores locais (microbioma e matabolona), imunológicos (resposta à inflamação), genéticos e ambientais atua de alguma forma, para o desenvolvimento da doença.[2,3]

A incidência e prevalência de DII vêm aumentando nas últimas décadas, tanto em países desenvolvidos como naqueles em desenvolvimento.[4] Considerando-se as últimas três gerações, observou-se aumento nos países desenvolvidos e, aproximadamente nos últimos 25 anos, percebeu-se maior aumento em países em desenvolvimento ou recentemente industrializados.[5] Há também maior incidência em áreas urbanas comparadas a áreas rurais. Não parece haver diferença na gravidade da doença quando comparados os locais considerados de maior prevalência com aqueles de incidência crescente nos últimos anos.[6] No Brasil, estima-se um crescimento anual na incidência de DC na ordem de 11% e de 15% na retocolite ulcerativa. De acordo com esses dados, são urgentes estudos epidemiológicos sobre a doença inflamatória intestinal considerando-se a relação direta entre incidência/prevalência e custo.[7]

A doença parece ter distribuição regional característica. No eixo norte-sul, é maior a incidência nas regiões ao norte no mundo como um todo.[8] Há relatos de essa mesma relação ocorrer entre regiões dentro de um mesmo país, como na Nova Zelândia[9] e na Escócia.[10] No eixo leste-oeste, o leste apresenta maior incidência do que o oeste. Recentemente foi observada estagnação na incidência da doença em alguns países do oeste, enquanto houve crescimento em países do leste.[11] Esses dados mostram o avanço da doença na região que, há algumas décadas, apresentava taxas de incidência menores do que as atuais, podendo se relacionar à ocidentalização do leste.[12] De forma idêntica, a incidência está crescendo bastante na faixa etária pediátrica. Isso é facilmente demonstrado pelo volume de publicações, demonstrando essa evidência em vários locais do mundo.[13]

Em geral, o crescimento da DC é o mais preponderante. No entanto, em alguns locais o crescimento da RCU e da CNC é maior, apesar de a DC ainda ser mais prevalente.[13] Não parece haver crescimento da incidência da DII com início muito precoce em comparação a outras faixas etárias pediátricas, sendo aquele aumento apenas reflexo do crescimento global da incidência que está em curso.[14]

Cerca de 25% dos casos de DII têm origem antes dos 20 anos de idade, podendo ocorrer em qualquer idade e os picos de incidência se dão na criança mais velha e no adolescente. A RCU é mais comum do que a DC entre os pré-escolares, enquanto o contrário parecer ser mais prevalente nas crianças mais velhas. Com relação à DC, há discreto aumento da incidência em meninos pré-púberes quando comparados a meninas.[15]

Aparentemente o curso clínico da DII é mais agressivo na faixa pediátrica, aumentando proporcionalmente a morbidade na medida em que a idade de início é mais precoce. Pigneur et al.,[16] comparando portadores de doença de Crohn com início antes dos 16 anos com outros que iniciaram após esta idade, concluíram que o início na infância se relaciona com um curso de doença mais grave, inclusive com intervenção cirúrgica mais precoce. Isso parece confirmado por uma revisão sobre a história natural da DC de início na faixa pediátrica, considerando-se o uso de medicamentos imunossupressores e biológicos, cirurgia, risco relativo de câncer e morte e ainda complicações da doença. Em comparação a coortes mais antigas, houve declínio no número de cirurgias e aumento no uso de imunomoduladores e de agentes biológicos.[17] Os mesmos autores realizaram revisão sobre a história natural da RCU pediátrica. Nesse caso, não houve significativo atraso da puberdade ou retardo de crescimento, porém a maioria apresentou doença extensa ao fim do seguimento, em metade dos pacientes ocorreram manifestações extraintestinais (MEI) e, em até 10% deles, colangite esclerosante primária; 25% dos acometidos apresentavam corticodependência, um grande uso de tiopurinas e até 30% tendo usado agentes biológicos; metade dos pacientes requereu internação e 20% foram submetidos à colectomia com 10 anos de evolução.[18] Na contramão dessas conclusões, Timmer et al.,[19] com base em questionários respondidos por responsáveis ou pelos pacientes pediátricos capazes de o fazer, não encontraram relevância na relação entre idade de início e gravidade da DII. Há que se observar que este achado se baseia na avaliação dos pacientes e dos responsáveis, e não de prontuários.

As crianças que desenvolvem doença antes dos 10 anos apresentam fenótipo um pouco diferente do encontrado em adolescentes e adultos, sendo razoável imaginar uma influência genética mais marcante na DII pediátrica do que naquela iniciada na idade adulta.[20] Com o avanço dos estudos, foram relacionados centenas de *loci* genéticos de susceptibilidade para DC e RCU, sendo a maioria deles vinculada a ambos os subtipos e apenas alguns específicos para cada um. Essa é a característica genética da DII convencional (doença poligênica), considerando-se que, individualmente, esses *loci* contribuem com uma pequena fração na esperada hereditariedade. Porém, foram descritas inúmeras doenças geradas por defeitos que alteram a função de barreira do epitélio intestinal ou que afetam a função imunológica adaptativa ou inata e que se manifestam de forma semelhante à doença inflamatória intestinal; o grupo dessas doenças foi então denominado "monogênicas", diferenciando-se, assim, da forma convencional. A partir daí, as diferenças entre as doenças aprofundam-se entre as faixas etárias pediátricas. As crianças que iniciam a doença abaixo de 10 anos apresentam algumas características fenotípicas que podem diferenciá-la daquela que se manifesta acima dessa idade. Como as crianças abaixo de 6 anos, particularmente as menores de 2 anos, têm maior probabilidade de apresentar doença monogênica, apesar de esse diagnóstico ocorrer na minoria de casos, passou-se a denominar a doença manifestada nesta faixa etária como "doença inflamatória intestinal de início muito precoce" (*very early onset inflammatory bowel disease* ou VEO-IBD).[21] Esse subtipo parece requerer tratamento ainda mais agressivo, podendo evoluir com linfoma; as meninas parecem ser menos afetadas.[22] Em uma coorte retrospectiva com grupos com idade inferior a 18 anos realizada por Kim et al.,[23] foi encontrada maior gravidade da doença no grupo monogênico, sendo utilizados como parâmetros o índice de atividade no início da doença, a frequência de hospitalização, os procedimentos cirúrgicos e o peso e a estatura abaixo do percentil 3.

Benchimol et al., comparando grupos de imigrantes e seus descendentes nascidos no Canadá com não imigrantes, demonstraram haver taxa de incidência de DII mais baixa entre os imigrantes do que entre os não imigrantes. Os imigrantes oriundos do leste da Ásia, comparados a europeus do oeste e a norte-americanos, apresentaram menor risco para incidência de DII. Os autores demonstraram ainda que quanto mais alta a idade no momento da imigração, menor o risco de adoecer. A idade precoce quando da imigração aumenta o risco para DII e filhos de imigrantes de algumas regiões apresentam o mesmo risco de adoecer.[24] Esses dados confirmam a já preconizada influência do meio ambiente no risco de adoecimento.[25]

Uma coorte retrospectiva realizada no Reino Unido envolvendo 784 pacientes com DII concluiu que a exposição a antibióticos contra anaeróbios durante a infância estava associada com o desenvolvimento DII; a relação diminuía com o aumento da idade de da exposição. Cada curso de antibiótico aumenta o risco em 6%.[26] Novamente, esses dados dão força à descrição anterior da possível relação entre uso de antibióticos na infância e doença inflamatória intestinal.[27]

Durante algum tempo, tentou-se demonstrar a relação entre algumas bactérias e a etiologia da doença inflamatória intestinal. Como não se logrou êxito nessas tentativas, a atenção se voltou para o desequilíbrio na interação entre a microbiota e a mucosa intestinal. Apesar de várias hipóteses terem sido levantadas para justificar a relação da disbiose com a DII ou para explicar o aparecimento da disbiose no curso desta, não há dados que expliquem se a disbiose desses pacientes é um fator de risco ou um efeito da doença.[28] Acredita-se que doença inflamatória intestinal possa surgir da interrupção da tolerância à microbiota comensal do intestino. Fatores ligados à disbiose podem colaborar para o surgimento da doença. Foi observado que a microbiota comensal está alterada na DII, ocorrendo diminuição dos membros prevalentes como Clostridium do grupo IXa e IV, Bacteroides e Bifidobacteria e aumento de bactérias nocivas, como a *Escherichia coli*. Junto com a disbiose, ocorrem defeitos na imunidade inata e resposta mais agressiva da imunidade adaptativa.[29] Outros fatores ambientais podem também se relacionar com a doença inflamatória do intestino e, de modo indireto, influenciar no microbioma. Alguns deles podem estar relacionados à alimentação, como mudança do hábito alimentar, composição e processamento dos alimentos, e o uso de antibióticos e aditivos químicos nestes mesmos alimentos.[30]

O fumo reduz à metade a incidência de RCU, porém dobra a possibilidade de DC. Não se sabe o mecanismo que explique esses dados, mas existe a hipótese de ocorrer um efeito imunossupressor sobre a função dos linfócitos T, com consequente alteração da microbiota intestinal.[31] Com relação à criança, não há evidências claras de que o fumo passivo seja fator de proteção para a RCU.[32] A apendicectomia antes dos 20 anos é fator de proteção contra a RCU em adultos. A relação efetiva de proteção é observada quando existe apendicite aguda ou linfadenite mesentérica ocasionando apendicectomia, sendo observado que a cirurgia sem essas manifestações inflamatórias não conduz a efeito protetor.[33] Com relação à população pediátrica, não existem dados que garantam esse grau de proteção. O uso de fórmulas para a amamentação não parece aumentar o risco para retocolite.[34]

Cerca de 15% das crianças com RCU apresentam história de DII em parentes de 1º grau.[35] Parece existir uma tendência para a doença se iniciar mais precocemente nas crianças que apresentem história familiar com DII, porém sem impacto significativo tanto na evolução como no fenótipo da doença.[36]

A incidência da DII está aumentando, e é a doença mais presente em todo o mundo. Muito ainda há que se buscar para se compreender a causa deste avanço. Parece claro que há avanço também no comportamento da doença, o que a torna mais grave e exige maiores recursos medicamentosos para seu controle. A precocidade do acometimento carrega consigo a tendência a maior gravidade, assim como a necessidade de uso de um arsenal terapêutico mais agressivo. Mas a incidência da doença em sua manifestação precoce parece se relacionar apenas ao crescimento geral dessa incidência.

Com novos conhecimentos e o comprovado aumento da incidência da DII, as alterações epidemiológicas ocorreram. O avanço da doença na faixa pediátrica, as características fenotípicas assumidas pela doença nessa faixa e ainda a variação que ocorre dentro dessa mesma faixa lançam o desafio de se intensificar a busca de mais conhecimentos, principalmente no Brasil, onde sabemos da sua expansão, mas é um país em que poucos dados epidemiológicos estão disponíveis.

Referências bibliográficas

1. Guindi M, Riddell RH. Indeterminate colitis. J Clin Pathol. 2004 Dec;57(12):1233-44.
2. Nishida A, Inoue R, Inatomi O et al. Gut microbiota in the pathogenesis of inflammatory bowel disease. Clin J Gastroenterol. 2018 Feb;11(1):1-10.
3. Filimoniuk A, Daniluk U, Samczuk P et al. Metabolomic profiling in children with inflammatory bowel disease. Adv Med Sci. 2020 Mar;65(1):65-70 [Epub 2020 Jan 2]. Doi: 10.1016/j.advms.2019.12.009. PMID: 31901795.
4. Benchimol EI, Fortinsky KJ, Gozdyra P et al. Epidemiology of pediatric inflammatory bowel disease: a systematic review of international trends. Inflamm Bowel Dis. 2011 Jan;17(1):423-39.
5. Zhao J, Ng SC, Lei Y et al. First prospective, population-based inflammatory bowel disease incidence study in mainland of China: the emergence of "Western" disease. Inflamm Bowel Dis 2013;19:1839-45.
6. Ng SC, Tang W, Ching J et al. Incidence and phenotype of inflammatory bowel disease, based on results from the Asia-Pacific Crohn's and colitis epidemiology study. Gastroenterology. 2013;145:158-65.
7. Kamm MA. Rapid changes in epidemiology of inflammatory bowel disease. Lancet. 2018 Dec 23;390(10114):2741-2.
8. Karlinger K, Györke T, Makö E et al. The epidemiology and the pathogenesis of inflammatory bowel disease. Eur J Radiol. 2000 Sep;35(3):154-67.
9. Lopez RN, Evans HM, Appleton L et al. Prospective incidence of paediatric inflammatory bowel disease in New Zealand in 2015: results from the PINZ study. Inflamm Bowel Dis. 2017 Aug;23(8):1418-24.
10. Armitage EL, Aldhous MC, Anderson N et al. Incidence of juvenile-onset Crohn's disease in Scotland: association with northern latitude and affluence. Gastroenterology. 2004;127(4):1051-7.
11. Vegh Z, Kurti Z, Lakatos PL. Epidemiology of inflammatory bowel diseases from west to east. J Dig Dis. 2017 Feb;18(2):92-8.
12. Ng SC, Shi HY, Hamidi N et al. Worldwide incidence and prevalence of inflammatory bowel disease in the 21st century: a systematic review of population-based studies. Lancet. 2018 Dec 23;390(10114):2769-78.
13. El-Matary W, Moroz SP, Bernstein CN. Inflammatory bowel disease in children of Manitoba: 30 years' experience of a tertiary center. J Pediatr Gastroenterol Nutr. 2014 Dec;59(6):763-6.
14. Braegger CP, Ballabeni P, Rogler D et al.; Swiss IBD Cohort Study Group. Epidemiology of inflammatory bowel disease: is there a shift towards onset at a younger age? J Pediatr Gastroenterol Nutr. 2011 Aug;53(2):141-4.
15. Day AS, Ledder O, Leach ST et al. Crohn's and colitis in children and adolescents. World J Gastroenterol. 2012 Nov 7;18(41):5862-9.
16. Pigneur B, Seksik P, Viola S et al. Natural history of Crohn's disease: comparison between childhood-and adult-onset disease. Inflamm Bowel Dis. 2010 Jun;16(6):953-61.
17. Duricova D, Fumery M, Annese V et al. The natural history of Crohn's disease in children: a review of population-based studies. Eur J Gastroenterol Hepatol. 2017 Feb;29(2):125-34.
18. Fumery M, Duricova D, Gower-Rousseau C et al. Review article: the natural history of paediatric-onset ulcerative colitis in population-based studies. Aliment Pharmacol Ther. 2016 Feb;43(3):346-55.
19. Timmer A, Stark R, Peplies J et al. Current health status and medical therapy of patients with pediatric-onset inflammatory bowel disease: a survey-based analysis on 1280 patients aged 10-25 years focusing on differences by age of onset. Eur J Gastroenterol Hepatol. 2017 Nov;29(11):1276-83.
20. Billiet T, Vermeire S. Differences between adults and children: genetics and beyond. Expert Rev Gastroenterol Hepatol. 2015 Feb;9(2):191-6.
21. Uhlig HH, Schwerd T, Koletzko S et al.; COLORS in IBD Study Group and NEOPICS. The diagnostic approach to monogenic very early onset inflammatory bowel disease. Gastroenterology. 2014 Nov;147(5):990-1007.e3.
22. Capriati T, Cardile S, Papadatou B et al. Pediatric inflammatory bowel disease: specificity of very early onset. Expert Rev Clin Immunol. 2016 Sep;12(9):963-72.
23. Kim KY, Lee EJ, Kim JW et al. Higher morbidity of monogenic inflammatory bowel disease compared to the adolescent onset inflammatory bowel disease. Pediatr Gastroenterol Hepatol Nutr. 2018 Jan;21(1):34-42.
24. Benchimol EI, Mack DR, Guttmann A et al. Inflammatory bowel disease in immigrants to Canada and their children: a population-based cohort study. Am J Gastroenterol. 2015 Apr;110(4):553-63.
25. Pinsk V, Lemberg DA, Grewal K et al. Inflammatory bowel disease in the South Asian pediatric population of British Columbia. Am J Gastroenterol. 2007;102:1077-83.
26. Kronman MP, Zaoutis TE, Haynes K et al. Antibiotic exposure and IBD development among children: a population-based cohort study. Pediatrics. 2012 Oct;130(4):e794-803.
27. Hviid A, Svanström H, Frisch M. Antibiotic use and inflammatory bowel diseases in childhood. Gut. 2011 Jan;60(1):49-54.
28. De Gruttola AK, Low D, Mizoguchi A et al. Current understanding of dysbiosis in disease in human and animal models. Inflamm Bowel Dis. 2016 May;22(5):1137-50.
29. Fava F, Danese S. Intestinal microbiota in inflammatory bowel disease: friend of foe? World J Gastroenterol. 2011 Feb 7;17(5):557-66.
30. Chassaing B, Koren O, Goodrich JK et al. Dietary emulsifiers impact the mouse gut microbiota promoting colitis and metabolic syndrome. Nature. 2015;519:92-6.
31. Watson AJ, Hart AR. Environmental risk factors for inflammatory bowel disease: microbes, diet and the appendix. Gastroenterology. 2011 Aug;141(2):768-70.
32. Lashner BA, Shaheen NJ, Hanauer SB et al. Passive smoking is associated with an increased risk of developing inflammatory bowel disease in children. Am J Gastroenterol. 1993;88:356-9.
33. Frisch M, Pedersen BV, Andersson RE. Appendicitis, mesenteric lymphadenitis and subsequent risk of ulcerative colitis: cohort studies in Sweden and Denmark. BMJ. 2009;338:b716.
34. Koletzko S, Griffiths A, Corey M et al. Infant feeding practices and ulcerative colitis in children. BMJ. 1991;302:1580-1.
35. Harris K, Smith C, Shermam P et al. Prevalence of inflammatory bowel disease in first-degree relatives of children with IBD. J Pediatr Gastroenterol Nutr. 1996;23(3):362.
36. Roma ES, Panayiotou J, Pachoula J et al. Inflammatory bowel disease in children: the role of a positive family history. Eur J Gastroenterol Hepatol. 2010 Jun;22(6):710-5.

31 Classificação da Doença de Crohn e Retocolite Ulcerativa Pediátricas

Silvio da Rocha Carvalho

A complexidade que envolve a doença inflamatória intestinal (DII) fica caracterizada pela presença de pontos de compartilhamento e outros de distanciamento. Na atualidade, podemos elencar as diferentes apresentações entre as doenças inflamatórias do intestino, observando-se as características clínicas, laboratoriais, de imagem, endoscópicas e histológicas. Mas isso não é bastante para que seja feito diagnóstico do tipo de DII que o paciente apresenta; e, mais ainda, cada uma das doenças inflamatórias intestinais pode se comportar de forma distinta dentro de seu próprio grupo. Portanto, além da identificação das diferentes manifestações, tornou-se necessário separar não apenas os grandes grupos da DII, mas também as características que cada um deles apresentava nos pacientes. Como a complexidade deste grupo de doenças é muito grande, passou a ser necessária a identificação de cada tipo seguindo as peculiaridades da doença na pediatria.

São doenças autoimunes, crônicas e recidivantes, que surgem em qualquer idade, com pico de incidência na adolescência, que podem, em seu conjunto, acometer qualquer porção do tubo digestório, tendo ou não manifestações extraintestinais (MEI). A DII começa na infância e adolescência em cerca de 20% a 30% dos casos e existem evidências de que apresentam o curso mais grave quanto mais precoce o início da doença.[1] Para que se faça o diagnóstico da DII, é importante que, além da exclusão de outras doenças com manifestações semelhantes, como infecções, alergias e imunodeficiências, sejam seguidos critérios clínicos, endoscópicos e histológicos.

Historicamente, observam-se escritos sobre a DII desde o século IV a.C., quando há referência a uma doença que apresentava ulcerações no cólon, podendo-se inferir uma possível relação com a RCU. De forma semelhante, na Grécia Antiga, descrições semelhantes às da DC podem ter sido rotuladas como infecções. Em 1859, Samuel Wilks faz o primeiro relato de RCU e, em 1932, surge a primeira publicação da DC, feita por feita por Burril B. Crohn, Leon Ginzburg e Gordon D. Oppenheimer.[2]

A RCU e a DC são as formas mais comuns da DII. Classicamente, a RCU se distingue da DC por ser restrita ao cólon e lesionar apenas a mucosa do intestino, sendo a DC transmural, acometendo qualquer parte do tubo. Em um grupo de cerca de 5% a 23% de pacientes, a colite crônica apresenta-se de forma indistinguível entre RCU e DC,[3] muitos deles, depois, ganhando definitivamente um dos dois diagnósticos. Porém, um quantitativo que varia entre 20% e 60% mantém o diagnóstico indefinido, sugerindo que possa haver uma terceira categoria, inicialmente denominada "colite indeterminada".[4]

Para o diagnóstico da DII, deve-se considerar a história clínica, o exame físico, exames laboratoriais, endoscopia alta e ileocolonoscopia, avaliação histológica de biópsias seriadas, exames de imagem (ressonância nuclear magnética, tomografia computadorizada) para avaliação do intestino e da pelve. O Quadro 31.1 mostra os principais aspectos diferenciais entre DC e RCU de acordo com os Critérios de Porto.[5]

Quadro 31.1 Características endoscópicas e histológicas das doenças Inflamatórias intestinais.

	Doença de Crohn	Retocolite ulcerativa
Endoscopia	Úlceras	Úlceras
	Pedra de calçamento	Eritema
	Lesões saltatórias	Perda de granularidade do padrão vascular
	Estenoses	Friabilidade
	Fístulas	Sangramento espontâneo
	Lesões orais ou perianais	Pseudopólipos
	Distribuição segmentar	Continuidade de lesão iniciada no reto
Histologia	Envolvimento submucoso e transmural	Envolvimento da mucosa
	Úlceras, distorção e abscesso de criptas	Úlceras, distorção e abscesso de criptas; redução de células mucíparas, granulomas mucoides (raro)
	Granuloma (não caseoso ou mucíparo)	Distribuição contínua
	Alterações focais	–
	Áreas de lesão entremeadas por normais	–

Fonte: IBD Working Group of the European Society for Paediatric Gastroenterology, Hepatology and Nutrition, 2005.

O conceito clássico de RCU se baseia na inflamação difusa e contínua que se inicia no cólon e estende-se proximalmente. A mucosa tem aparência granular, sendo friável e com úlceras superficiais; histologicamente se apresenta com inflamação crônica (como atrofia e distorção de criptas e plasmocitose e agregados basais); e inflamação ativa (criptite e abscesso de criptas). Algumas características da RCU fogem dos achados clássicos. A ileíte de refluxo (que pode ser consequente do retorno do conteúdo colônico para o íleo ou uma lesão causada pela própria doença) ocorre com integridade da válvula ileocecal, íleo terminal com eritema e aspecto granuloso à endoscopia, e histologicamente com inflamação inespecífica. A presença de gastrite não afasta automaticamente a hipótese de RCU, sendo importante a histologia para ajudar no diagnóstico; também a presença de *cecal patch* (inflamação cecal e periapendicular) nos pacientes com doença limitada ao cólon esquerdo não afasta a RCU. A ausência de acometimento retal ou acometimento menos grave do que nos demais segmentos colônico (*absolute retal patching* ou *relative rectal patching*, respectivamente) assim como áreas de mucosa normal, endoscópica e histologicamente, entre áreas inflamadas (*patchness*), podem significar RCU em fase inicial ou em tratamento.[3]

A colite não classificada (CNC), anteriormente denominada "colite indeterminada", se refere à doença restrita ao cólon, sendo proposta para seu diagnóstico a presença de colite endoscópica e histológica com ausência de acometimento do reto, características atípicas de ileíte de refluxo (como aftas), colite microscópica em paciente com doença restrita ao cólon esquerdo, gastrite focal grave, pancolite com fissura anal ou plicoma e colite com crescimento inadequado. A presença de granuloma não caseoso não adjacentes a criptas rotas, evidência de acometimento do intestino delgado (ulceração linear de mucosa, fístula, estenose), doença perianal, presença de lesão em pedra de calçamento ou estenose em íleo terminal ou cólon à colonoscopia, conduzem ao diagnóstico de DC.[3]

A partir do avanço tecnológico para exames de imagem e com os estudos de novos biomarcadores, a sensibilidade dos métodos diagnósticos melhorou e pode ser observada a sobreposição de características nos casos de colite isolada. Fenótipos atípicos de RCU foram descritos em crianças. A ausência de lesão no reto e/ou sigmoide, com mesmo espectro microscópico encontrado na RCU típica; a doença de curta duração, que pode poupar o reto e que, em geral, ocorre em crianças de baixa idade e duração curta dos sintomas; a inflamação do ceco com a histologia mostrando inflamação não específica; acometimento do tubo digestório superior com erosões ou pequenas úlceras não serpiginosas no estômago, sem granulomas; e colite aguda grave, podendo ter inflamação transmural e úlceras profundas.[6]

Esta revisão dos Critérios de Porto se apresenta como proposta para o diagnóstico das colites não tratadas, com base nos achados clínicos, laboratoriais, endoscópicos e histológicos, apresentados no momento do diagnóstico. De acordo com o encontrado na criança doente, é possível formular a hipótese para o diagnóstico a partir da probabilidade de haver RCU ou não. A classe 1 é a inexistência de achados diagnósticos para a RCU, resultando no diagnóstico de DC; na classe 2 estão achados mais raros na RCU, podendo ocasionar o diagnóstico de CNC; a classe 3 engloba achados pouco comuns na RCU, que podem formar o diagnóstico de CNC.[6]

Em 2005, o *Jornal Canadense de Gastroenterologia* publicou a proposta resultante do Grupo de Trabalho do Congresso Mundial de Gastroenterologia, em Montreal. A proposta foi desenvolver um sistema atualizado, já os vigentes à época que se referiam à DC, criando um sistema específico para RCU e buscando tornar mais compreensível a aplicabilidade do termo "colite indeterminada". Surge, então, a Classificação de Montreal que, em relação à DC, introduz uma categoria de idade precoce de início (abaixo de 16 anos), permite a classificação conjunta do envolvimento do tubo digestório alto e admite um modificador para a doença perianal. A RCU foi classificada de acordo com a gravidade (S, do inglês *severity*) em leve, moderada e grave, e com a extensão do acometimento colônico (E, do inglês *extent*) em proctite, colite esquerda (distal) e extensa (pancolite); aqui, a idade não foi utilizada na classificação por não existirem dados consistentes que justificassem a sua inclusão. Com relação à colite indeterminada, houve a proposta de não mais ser considerada como uma entidade vinculada a um diagnóstico temporário, isto é, a maioria dos pacientes apresentaria DC ou RCU durante o acompanhamento da doença. Foi proposto que estas colites quando diagnosticadas de peças cirúrgicas mantivessem a denominação "colite indeterminada", por razões basicamente históricas. Porém, se o diagnóstico fosse feito por meio das manifestações clínicas e de achados endoscópicos e histológicos, o termo "colite não classificada" deveria ser aplicado.[7]

Seis anos após a publicação da Classificação de Montreal, uma proposta focou na facilitação das pesquisas que envolvessem crianças. Essa proposta não buscava alterar aquela utilizada para a doença iniciada em adultos ou seu uso por gastroenterologistas de adultos. O objetivo foi inserir as peculiaridades da doença na criança em uma classificação que não as contemplava. Assim, a Classificação de Paris foi publicada em 2011, incorporando as manifestações presentes na criança e contemplando itens como surgimento em idade mais precoce e repercussões no crescimento. A isso se juntou a aparente incapacidade da Classificação de Montreal de apresentar confiabilidade quando usada em pacientes pediátricos.[8]

Alguns achados são consensuais para exclusão do diagnóstico de RCU na criança: a) presença de doença perianal; b) lesões saltatórias com aspectos microscópico normal; c) ausência de lesões histológicas no reto (*absolute histologic retal patching*); d) estenoses, lesões em pedra de calçamento, ulcerações lineares no íleo (mesmo na ocorrência de pancolite); e) lesões ileais macroscópicas na presença de um reto com aparência normal; f) presença de qualquer número de granuloma afastado de criptas rotas; g) inflamação macroscópica extensa no tubo digestório alto.[8] Dessa forma, a classificação do tipo de doença, RCU, DC ou CNC pode ser realizada pela exclusão da RCU.

O início da doença em idade muito precoce está mais relacionado à colite isolada do que em crianças com mais idade, sendo, nestas, mais frequente o acometimento ileal. Cerca de 40% das crianças que abrem o quadro antes de 2 anos têm doença extensa de colo, porém isso não significa que ficará restrita a esse segmento durante a evolução.[9] Da mesma forma, a detecção de anticorpos em idade precoce é baixa, tendo valor preditivo baixo na doença pediátrica. Um percentual variável de 8% a 26% das crianças com RCU deverão realizar colectomia nos primeiros 5 anos após o diagnóstico.[10] Apesar de o percentual de cirurgias nas DII ser semelhante entre adultos e crianças, o tempo médio para a primeira cirurgia é bem menor no adulto (cerca de 7 a 15 meses).[11] Da mesma forma, o percentual de uso de terapia biológica aumenta com a idade.[8] Nas crianças com DC e RCU, há maior probabilidade de uso de imunomoduladores e imunobiológicos em comparação à doença iniciada no adulto.[11] Com base nessas informações, tornou-se necessário um remodelamento na classificação para a faixa etária abaixo de 16 anos.

A localização da doença também teve de ser reavaliada diante dos dados. A doença pode ser observada mais proximalmente em relação íleo terminal, em decorrência de novos métodos diagnósticos por imagem assim como do aperfeiçoamento dos já existentes. A Classificação de Montreal admite o acometimento digestório alto, mas não distingue os locais acometidos, sendo esse dado importante em relação a complicações e evolução da doença. Sabe-se que 30% a 80% dos doentes adultos e crianças têm envolvimento do trato superior.[8] O fato de que, na criança com DC, o acometimento digestório alto ocorrer em percentual mais elevado de doentes chama atenção para a necessidade da reavaliação.[11] De forma semelhante, é importante, na DC pediátrica, a localização proximal ou distal ao ligamento de Trietz.[12] Quanto à RCU, foi sugerido considerar, para fins de pesquisas, que a classificação da extensão fosse adicionada do acometimento proximal à flexura hepática, já que, em adultos, quanto mais extensa a doença, maior a probabilidade de colectomia.[8]

O comportamento da DC, seguindo a Classificação de Montreal, parece ser o mesmo comparando adultos e crianças. No momento do diagnóstico, seja o paciente uma criança, seja ele um adulto, o comportamento da DC é semelhante.[11] Apesar de haver pesquisas indicando tendência de, com o tempo, as complicações ocorrerem mais nos adultos;[11] de forma geral, o risco cumulativo para crianças e adultos é o mesmo.[8,13] Com base em dados pediátricos, observou-se que, na DC, poderia ocorrer doença penetrante e estenosante, formas independentes uma da outra, e que a classificação deveria espelhar isso; portanto, foi proposta a junção dos dois tipos como uma nova categoria para não deixar dúvidas de que podem ocorre isoladamente.[8] Em termos de RCU, com base em pesquisas que envolviam o uso do PUCAI (do inglês, *Pediatric Ulcerative Colitis Activity Index*), se este é igual ou superior a 65, pode se classificar em colite nunca grave e sempre grave, esta última significando que o PUCAI nunca foi inferior a 65 durante o curso da doença.[8]

Como o crescimento é uma preocupação concernente a doenças pediátricas, a inclusão desse item na classificação é muito importante. A adequação do crescimento envolve a deficiência do crescimento linear, uma redução em 0,75 no escore Z da altura a partir do diagnóstico, e do desenvolvimento puberal, guardando-se as peculiaridades para meninos e meninas, usando-se os estágios de Tanner. Assim, pode-se separar o crescimento em normal quando do diagnóstico e, depois, abaixo do esperado no escore Z de altura no diagnóstico e subsequentemente.[8] A Tabela 31.1 mostra a Classificação de Montreal modificada ou Classificação de Paris.

Tabela 31.1 Classificação de Paris para doença de Crohn e retocolite ulcerativa.

	Doença de Crohn
Idade (diagnóstico)	- A1a: menor de 10 anos - A1b: de 10 a 17 anos - A2: de 17 a 20 anos - A3: maiores de 40 anos
Localização	- L1: 1/3 íleo distal, doença limitada ao ceco - L2: colônica - L3: ileocolônica - L4a: doença proximal de trato gastrointestinal superior ao ligamento de Treitz - L4b: doença do trato gastrointestinal superior do ligamento de Treitz ao 1/3 do íleo distal
Comportamento	- B1: não estenosante, não fistulizante - B2: estenosante - B3: fistulizante - B2B3: estenosante e fistulizante ao mesmo tempo ou em tempos diferentes - P: doença perianal
Crescimento	- G0: sem evidência de atraso do crescimento - G1: com atraso do crescimento
	Retoclite ulcerativa
Extensão	- E1: proctite ulcerativa - E2: retocolite esquerda (distal à flexura esplênica) - E3: extensa (distal à flexura hepática) - E4: pancolite (proximal à flexura hepática)
Gravidade	- S0: nunca grave - S1: alguma vez grave

Fonte: Levine A, Koletzko S, Turner D et al., 2013.

Uma nova proposta de classificação feita por Uhlig et al. subdivide a idade de diagnóstico A1 em quatro subgrupos visando adequar os quadros clínicos à idade de aparecimento.[14] A Tabela 31.2 mostra estes subgrupos.

Tabela 31.2 Subgrupos das doenças inflamatórias abaixo de 10 anos.

De início precoce	Inferior a 10 anos
De início muito precoce	Inferior a 6 anos
Da infância	Inferior a 2 anos
Neonatal	Até 28 dias de vida

Fonte: Uhlig HH, Schwerd T, Koletzko S et al., 2014.

Referências bibliográficas

1. Carvalho S, Aires M, Junqueira J et al. Doença inflamatória intestinal e covid-19: revisão. Residência Pediátrica. 2020;10(2):1-5.
2. Cardozo WS, Sobrado CW. Doença inflamatória intestinal. 2. ed. Barueri: Manole, 2015.
3. Bousvaros A, Antonioli DA, Colletti RB et al.; North American Society for Pediatric Gastroenterology, Hepatology, and Nutrition; Colitis Foundation of America. Differentiating ulcerative colitis from Crohn disease in children and young

adults: report of a Working Group of the North American Society for Pediatric Gastroenterology, Hepatology, and Nutrition and the Crohn's and Colitis Foundation of America. Journal of Pediatric Gastroenterology and Nutrition. 2007 May;44(5):653-74.
4. Kirschner BS. Indeterminate colitis/inflammatory bowel disease unclassified (IBD-U). In: Guandalini S, Dhawan A (ed.). Textbook of pediatric gastroenterology, hepatology and nutrition: a comprehensive guide to practice. Switzerland: Springer, 2016.
5. IBD Working Group of the European Society for Paediatric Gastroenterology, Hepatology and Nutrition. Inflammatory bowel disease in children and adolescents: recommendations for diagnosis: the Porto criteria. J Pediatr Gastroenterol Nutr. 2005 Jul;41(1):1-7.
6. Levine A, Koletzko S, Turner D et al. The ESPGHAN revised Porto criteria for the diagnosis of inflammatory bowel disease in children and adolescents. Journal of Pediatric Gastroenterology and Nutrition. 2013 Nov;1.
7. Silverberg MS, Satsangi J, Ahmad T et al. Toward an integrated clinical, molecular and serological classification of inflammatory bowel disease: report of a Working Party of the 2005 Montreal World Congress of Gastroenterology. Can J Gastroenterol. 2005 Sep;19(Suppl A):A5-36.
8. Levine A, Griffiths A, Markowitz J et al. Pediatric modification of the Montreal classification for inflammatory bowel disease: the Paris classification. Inflammatory Bowel Diseases. 2011 Jun;17(6):1314-21.
9. Kelsen JR, Sullivan KE, Rabizadeh S et al. North American Society for Pediatric Gastroenterology, Hepatology, and Nutrition position paper on the evaluation and management for patients with very early-onset inflammatory bowel disease. Journal of Pediatric Gastroenterology and Nutrition. 2020 Mar;70(3):389-403.
10. Oliveira SB, Monteiro IM. Diagnosis and management of inflammatory bowel disease in children. BMJ [Online]. 2017 May 31;357 [citado em 6 mar. 2021]. Disponível em: https://www.ncbi.nlm.nih.gov/pmc/articles/PMC6888256.
11. Chaparro M, Garre A, Ricart E et al. Differences between childhood-and adulthood-onset inflammatory bowel disease: the CAROUSEL study from GETECCU. Aliment Pharmacol Ther. 2019 Feb;49(4):419-28.
12. Wilson DC, Russell RK. Overview of paediatric IBD. Seminars in Pediatric Surgery. 2017 Dec;26(6):344-8.
13. Pigneur B, Seksik P, Viola S et al. Natural history of Crohn's disease: comparison between childhood-and adult-onset disease. Inflamm Bowel Dis. 2010 Jun;16(6):953-61.
14. Uhlig HH, Schwerd T, Koletzko S et al. The diagnostic approach to monogenic very early onset inflammatory bowel disease. Gastroenterology. 2014 Nov;147(5):990-1007.e3.

32 Diagnósticos Clínicos e Diferenciais da Doença de Crohn, Retocolite Ulcerativa e Colite Não Classificada

Vera Lucia Sdepanian

Introdução

Não há um único padrão-ouro para o diagnóstico da doença inflamatória intestinal (DII). O diagnóstico baseia-se na análise conjunta das informações obtidas pela anamnese, exame físico, exames laboratoriais, endoscopia digestiva alta, ileocolonoscopia, histologia dos diversos segmentos da endoscopia digestiva alta/ileocolonoscopia, e método diagnóstico por imagem do intestino delgado – enterotomografia computadorizada ou enterorressonância magnética.[1]

O desafio atual consiste no diagnóstico precoce das doenças crônicas como na DII na idade pediátrica, que, inicialmente, deve ser suspeitada a partir dos sintomas e sinais da doença por parte do pediatra e, depois, deve ser referenciada ao especialista gastroenterologista pediátrico.

O Quadro 32.1 apresenta os principais sinais e sintomas da DII em crianças e adolescentes.[2]

Quadro 32.1 Sintomas e sinais de alerta para doença inflamatória intestinal em crianças e adolescentes.

Sintomas	• Diarreia por mais de 14 dias • Diarreia com sangue ou hemorragia digestiva baixa • Perda de peso • Dor abdominal por mais de 14 dias
Sinais	• Doença perianal (fístula, fissura profunda, abscesso, plicoma gigante) • Déficit de crescimento • Atraso do desenvolvimento puberal

Fonte: Ashton JJ, Harden A, Beattie RM, 2018.

Doença de Crohn

A manifestação clínica da doença de Crohn (DC) está relacionada com o segmento acometido – intestino delgado, cólon, predomínio de manifestações extraintestinais –, podendo haver intersecção entre esses três. A DC pode se apresentar com dor abdominal, diarreia, anemia, febre, perda de peso ou retardo de crescimento. A "tríade" clássica de dor abdominal, diarreia e perda de peso ocorre em apenas 25% dos pacientes. Entre as manifestações extraintestinais (MEI), estão as artralgias, artrites, eritema nodoso, baixa densidade mineral óssea para a idade cronológica.[1]

O fenótipo inflamatório (não estenosante e não fistulizante) é o mais comum, consequentemente, a diarreia crônica é um sintoma frequente. Caso apenas o intestino delgado esteja envolvido não há sangue e muco nas fezes; se o colo estiver comprometido, há sangue e/ou muco nas fezes. Já no fenótipo estenosante, a dor abdominal prepondera e, dependendo do grau desta estenose, os vômitos estão presentes. O terceiro fenótipo da doença de Crohn é o penetrante e, na idade pediátrica, as fístulas estão predominantemente localizadas na região perianal. Esses três fenótipos podem se apresentar isoladamente ou haver cruzamento entre eles.

Vale mencionar que o diagnóstico de DC colônica pode ser negligenciado quando o paciente apresenta clinicamente diarreia com sangue e muco associada aos exames endoscópicos que evidenciam comprometimento apenas do cólon, em geral pancolite. Nesse caso, há uma tendência de o diagnóstico ser de colite ulcerativa, devendo-se, então, ter o cuidado de uma abordagem cuidadosa para ponderar a possibilidade de DC colônica.

É importante também na anamnese averiguar a presença de antecedentes pessoais e familiares de doenças autoimunes e se há familiares com DII. Ainda com respeito à anamnese, devem-se investigar viagens recentes, uso de antibióticos, história de apendicectomia, de infecções gastrointestinais, história familiar de DII, episódios de abscesso ou fissura perianal ou outro acometimento na região anal.[3]

Quanto ao exame físico, é essencial a avaliação do estado nutricional, com a construção da curva de crescimento, avaliando-se o escore Z de peso para idade, peso para estatura e índice de massa corporal (IMC) para idade no momento da consulta clínica e comparar com dados prévios de peso e estatura para analisar se há presença de agravo do ponto de vista nutricional. Outro fator imprescindível nos adolescentes é a avaliação do desenvolvimento puberal descrevendo a escala de Tanner para os sexos masculino e feminino.[1,2] O desenvolvimento puberal pode nem se iniciar ou pode se estagnar quando a doença inflamatória está em atividade.

Ainda no exame físico, é imprescindível a inspeção anal para buscar a presença de fístulas, abscessos, fissuras profundas na região perianal, como também presença de plicoma gigantes ou inflamatórios. Também é importante a inspeção oral com respeito a úlceras aftosas orais, uma vez que o paciente pode ter presença de úlceras aftosas orais recorrentes.[1,2] O exame do abdome pode evidenciar, à inspeção, sinais de suboclusão intestinal e, à palpação, presença de dor ou massa.[2]

Deve-se avaliar clinicamente a gravidade da doença de Crohn com emprego do Índice de Atividade da Doença de Crohn Pediátrica (PCDAI – *Pediatric Crohn's Disease Activity Index*).[4] O PCDAI deve ser calculado rotineiramente em todas as consultas para monitorizar a atividade da doença e o grau de gravidade ao longo do tratamento. Esse índice baseia-se nos seguintes parâmetros: história clínica; antropometria; exame físico; manifestações extraintestinais (febre, artrite, uveíte, eritema nodoso e lesões orais); exames laboratoriais (hematócrito, albumina e velocidade de hemossedimentação) (Tabela 32.1).

Tabela 32.1 Índice de Atividade da Doença de Crohn Pediátrica (PCDAI).

História clínica (recordatório de uma semana)	
Dor abdominal	0 – Nenhuma 5 – Leve: breve, não interfere na atividade física 10 – Moderada/grave: diária, longa duração, noturna, afeta as atividades
Evacuações (por dia)	0 – 0 a 1 evacuação líquida, sem sangue 5 – Até 2 semipastosas com pouco sangue ou 2 a 5 líquidas 10 – Sangramento intenso, 6 ou mais evacuações líquidas, ou diarreia noturna
Estado geral	0 – Bom, sem limitação de atividade 5 – Dificuldade ocasional em manter atividade apropriada para a idade 10 – Limitação frequente da atividade
Exame físico	
Peso	0 – Ganho de peso, peso estabilizado ou perdido voluntariamente 5 – Peso estabilizado involuntariamente, perda de 1% a 9% 10 – Perda de peso maior ou igual a 10%
Estatura	No diagnóstico: 0 – Reduzida até 1 desvio-padrão 5 – Reduzida entre 1 e 2 desvios-padrão 10 – Reduzida mais que 2 desvios-padrão No acompanhamento: 0 – Velocidade de crescimento ≥ –1 DP 5 – Velocidade de crescimento ≤ –1 DP e ≥ –2 DP 10 – Velocidade de crescimento ≤ –2 DP
Abdome	0 – Ausência de sensibilidade ou massa 5 – Sensibilidade leve ou massa sem sensibilidade 10 – Sensibilidade com defesa involuntária ou massa definida
Doença perirretal	0 – Nenhuma 5 – 1 a 2 fístulas, drenagem escassa, sem sensibilidade 10 – Fístula ativa, drenagem, sensibilidade ou abscesso
Manifestações extraintestinais	
Febre ≥ 38,5 °C por 3 dias, artrite definida, uveíte, eritema nodoso, *P. gangrenosum* 0 – Nenhum 5 – Um 10 – Dois ou mais	

Exames laboratoriais				
Hematócrito (%)	< 10 anos	11 a 19 anos feminino	11 a 14 anos masculino	15 a 19 anos masculino
	0: > 33	0: ≥ 34	0: ≥ 35	0: ≥ 37
	2,5: 28 a 32	2,5: 29 a 33	2,5: 30 a 34	2,5: 32 a 36
	5: < 28	5: < 29	5: < 30	5: < 32
VHS (mm/h)	0: < 20		2,5: 20 a 50	5: > 50
Albumina (g/dL)	5: 3,1 a 3,4		0: ≥ 3,5	10: ≤ 3

Fonte: Adaptada de Hyams JS, Ferry GD, Mandel FS et al., 1991.

A pontuação do PCDAI pode variar de 0 a 100 pontos. Assim, de acordo com a soma dos mesmos, os pacientes são classificados em:

- **0 a 10:** sem atividade inflamatória;
- **11 a 30:** atividade inflamatória leve;
- **30:** atividade inflamatória moderada ou grave.

Colite ulcerativa

A colite ulcerativa é uma doença com um fenótipo menos heterogêneo do que a doença de Crohn, mas apresenta muitos desafios porque, além de se apresentar da forma típica, há também outras formas de apresentação com fenótipos atípicos. O acometimento colônico é extenso em 60% a 80% dos casos, duas vezes mais do que nos adultos, sendo característica a presença de diarreia com sangue e/ou muco, podendo haver também dor abdominal e, menos frequentemente, perda de peso. Deve-se investigar, à anamnese, a urgência evacuatória e o despertar noturno que estão presentes na inflamação do reto e do cólon. Entre as manifestações extraintestinais (MEI), estão as doenças articulares e a colangite esclerosante primária.[1]

A avaliação clínica da gravidade da colite ulcerativa se faz com o Índice de Atividade da Colite Ulcerativa Pediátrica (PUCAI – *Pediatric Ulcerative Colitis Activity Index*), que avalia os seguintes parâmetros: dor abdominal; sangramento retal; consistência das fezes na maioria das amostras; número de evacuações nas 24 horas; diarreia noturna; e grau de atividade da criança (Tabela 32.2).[5] Essa avaliação deve ser realizada em todas as consultas para monitorar a gravidade da doença no curso do tratamento.

De acordo com a soma dos pontos, os pacientes são classificados em:

- < 10: sem atividade inflamatória;
- 10 a 34: atividade inflamatória leve;
- 35 a 64: atividade inflamatória moderada;
- ≥ 65: atividade inflamatória grave.

Colite não classificada

O tipo de DII não classificada refere-se a pacientes com DII definida, em que a inflamação é limitada ao cólon com características que tornam incerta a diferenciação entre DC e colite ulcerativa, mesmo após uma investigação completa. Alguns achados fenotípicos podem ser descritos como DC, outros, como colite ulcerativa, mas uma vez que o período de acompanhamento é curto, pode haver um viés de classificação incorreta.[1]

Manifestações extraintestinais

As manifestações extraintestinais (MEI) podem estar presentes em até 50% dos pacientes com DII.[6-8] Algumas dessas manifestações associam-se com a atividade da doença intestinal, outras apresentam-se independentes dessa atividade, e outro grupo tanto pode estar associado como pode ser independente da atividade da doença (Tabela 32.3).

Tabela 32.2 Índice de Atividade da Colite Ulcerativa Pediátrica (PUCAI).

Item	Pontos
1. Dor abdominal	
Nenhuma dor	0
Dor pode ser ignorada	5
Dor não pode ser ignorada	10
2. Sangramento retal	
Nenhum	0
Pequena quantidade, apenas em menos de 50% das evacuações	10
Pequena quantidade na maioria das evacuações	20
Grande quantidade (em mais de 50% das evacuações)	30
3. Consistência das fezes na maioria das evacuações	
Formadas	0
Parcialmente formadas	5
Completamente não formadas	10
4. Número das evacuações nas 24 horas	
0 a 2	0
3 a 5	5
6 a 8	10
> 8	15
5. Evacuações noturnas	
Não	0
Sim	10
6. Nível de atividade	
Nenhuma limitação das atividades	0
Limitação ocasional das atividades	5
Grave restrição das atividades	10

Fonte: Adaptada de Turner D, Otley AR, Mack D et al., 2007.

Tabela 32.3 Associação entre as manifestações extraintestinais e a atividade da doença intestinal.

Manifestação extraintestinal	Associada à atividade	Não associada à atividade	Pode ou não estar associada à atividade
Artropatia axial		X	
Artropatia periférica	X (tipo I ou pauciarticular)	X (tipo II ou poliarticular)	
Eritema nodoso	X		
Pioderma gangrenoso			X
Úlcera aftosa oral	X		
Episclerite	X		
Uveíte			X
Colangite esclerosante primária			X

Fonte: Vavricka SR, Schoepfer A, Scharl M et al., 2015.

As manifestações articulares artralgia/artrite podem ser classificadas em tipo I (pauciarticular) afetando menos do que cinco articulações, como tornozelos, joelhos, quadris, pulsos, cotovelos e ombros, de caráter agudo, assimétrico e migratório, geralmente autolimitado, com duração máxima de 10 semanas; ou tipo II (poliarticular) acometendo cinco ou mais articulações pequenas, frequentemente simétricas, cuja manifestação pode persistir por anos (média 3 anos), sendo a metacarpo falangeana a mais afetada.[6-8]

Há outras MEI além das descritas na Tabela 32.3 como osteoporose, neuropatia periférica, cálculo renal, calculose biliar, tromboembolismo venoso.[6-8]

Diagnósticos diferenciais

As infecções entéricas devem ser descartadas no momento do diagnóstico das DII, entre estas *Clostridium difficile* (toxinas A e B), Salmonella, Shigella, Yersinia, Campylobacter, citomegalovírus, herpes simples; e nas populações de risco para *Giardia lamblia* e tuberculose intestinal.[1,9] A identificação de um patógeno não exclui o diagnóstico de DII, porque tanto o primeiro episódio como as recaídas de DII podem ter como gatilho uma infecção entérica.[9]

Referências bibliográficas

1. Levine A, Koletzko S, Turner D et al.; European Society of Pediatric Gastroenterology, Hepatology and Nutrition. ESPGHAN revised Porto criteria for the diagnosis of inflammatory bowel disease in children and adolescents. J Pediatr Gastroenterol Nutr. 2014 Jun;58(6):795-806.
2. Ashton JJ, Harden A, Beattie RM. Paediatric inflammatory bowel disease: improving early diagnosis. Arch Dis Child. 2018 Apr;103(4):307-8.
3. Gomollón F, Dignass A, Annese V et al.; European Crohn's and Colitis Organisation (ECCO). 3rd European evidence-based consensus on the diagnosis and management of Crohn's disease 2016 – Part I: Diagnosis and medical management. J Crohn's Colitis. 2017 Jan;11(1):3-25.
4. Hyams JS, Ferry GD, Mandel FS et al. Development and validation of a pediatric Crohn's disease activity index. J Pediatr Gastroenterol Nutr. 1991;12(4):439-47.
5. Turner D, Otley AR, Mack D et al. Development, validation and evaluation of a pediatric ulcerative colitis activity index: a prospective multicenter study. Gastroenterology. 2007;133(2):423-32.
6. Vavricka SR, Schoepfer A, Scharl M et al. Extraintestinal manifestations of inflammatory bowel disease. Inflamm Bowel Dis. 2015;21(8):1982-92.
7. Gionchetti P, Dignass A, Danese S et al.; European Crohn's and Colitis Organisation (ECCO). 3rd European evidence-based consensus on the diagnosis and management of Crohn's disease 2016 – Part II: Surgical management and special situations. J Crohn's Colitis. 2017;11(2):135-49.
8. Magro F, Gionchetti P, Eliakim R et al.; European Crohn's and Colitis Organisation (ECCO). 3rd European evidence-based consensus on diagnosis and management of ulcerative colitis – Part I: Definitions, diagnosis, extra-intestinal manifestations, pregnancy, cancer surveillance, surgery and ileo-anal pouch disorders. J Crohn's Colitis. 2017;11(6):649-70.
9. Feakins R, Torres J, Borralho-Nunes P et al. ECCO topical review on clinicopathological spectrum and differential diagnosis of inflammatory bowel disease. J Crohn's Colitis. 2022 Mar 14;16(3):343-68.

33 Investigação Armada
– Laboratorial, Endoscópica, Histológica e por Imagens Radiológicas da Doença de Crohn e Retocolite Ulcerativa Pediátricas

Adriana Nogueira da Silva Catapani

Introdução

A investigação dos casos suspeitos de doença inflamatória intestinal (DII) na população pediátrica, seja doença de Crohn (DC), seja retocolite ulcerativa (RCU), segue praticamente a mesma sequência de exames solicitados nos adultos, como bem abordados na Seção 3 – Aspectos Clínicos e Diagnóstico, Capítulos 6 (Diagnóstico Laboratorial), 7 (Diagnóstico por Imagem), 8 (Diagnóstico Endoscópico) e 9 (Histopatologia) deste livro, mas com algumas peculiaridades das crianças e adolescentes.

Mostraremos aqui os pontos diferenciais característicos da faixa etária pediátrica.

Investigação laboratorial

Inicia-se com hemograma completo, atenção para anemia, leucocitose e plaquetose, e marcadores de inflamação proteína C-reativa (PCR) e/ou velocidade de hemossedimentação (VHS), lembrando que cerca de 15% da população normal não apresenta elevação de PCR como resposta a uma inflamação.[1]

Deve ser também investigada a função hepática (ALT, AST, FA, GGT, BTF) e albumina sérica. A hipoalbuminemia demonstra perda proteica importante em virtude do processo inflamatório mais grave e não somente desnutrição.[2]

Estudo de 2007 indicou que, à época do diagnóstico, 54% das crianças com RCU e 21% das com DC leve apresentavam valores normais da combinação de hemoglobina, albumina, PCR e VHS.[3]

O melhor marcador inflamatório é a calprotectina fecal, com correlação direta do aumento dos seus níveis e da intensidade de lesão da mucosa intestinal. Deve ser observado o custo efetivo para a ser realizada antes da colonoscopia nos casos suspeitos em DII, também na faixa pediátrica,[4] porém atenção quanto ao valor de corte, pois, em crianças saudáveis, encontram-se níveis mais elevados de calprotectina do que nos adultos, principalmente nos lactentes, com correlação negativa com a idade.[5] A partir dos 4 anos, valores de 50 µg/g de fezes, como para os adultos, podem ser utilizados, embora crianças saudáveis possam ter valor maior ou igual a 100 µg/g de fezes. Artigo de revisão mostrou, como corte para triagem para DII pediátrica, valor igual a 212 µg/g de fezes, com sensibilidade de 0,9 e especificidade de 0,87;[6] mas deve-se sempre ter em mente a grande variabilidade conforme a idade.

Trabalho publicado pela Sociedade Europeia de Gastroenterologia Pediátrica (ESPGHAN) concluiu que as sorologias ASCA e pANCA não têm utilidade na diferenciação da DC de cólon da RCU ou DII não classificada, porém pANCA-positivo indica uma RCU provavelmente mais grave.[7]

Diante de uma criança ou adolescente com quadro diarreico e dor abdominal, é fundamental descartar as infecções entéricas, principalmente nas áreas endêmicas ou pós-viagens. Necessário solicitar antes da colonoscopia: protoparasitológico de fezes; pesquisa de *Giardia lamblia*; coprocultura para excluir Salmonella, Shigella, Yersinia, Campylobacter e toxinas A e B de *Clostridium difficile*; além de triagem para tuberculose intestinal e esquistossomose, quando houver fator de risco.[2]

Investigação endoscópica

Nas últimas décadas, a endoscopia digestiva desenvolveu novas tecnologias que facilitaram a avaliação endoscópica pediátrica, com aparelhos menores e programas de treinamento.

A colonoscopia com biopsias é o exame fundamental para o diagnóstico das DII e para a diferenciação entre DC e RCU. Deve ser realizada em crianças de qualquer idade quando houver suspeita de DII, com as devidas técnicas e aparelho de tamanho adequado, preferencialmente executada por endoscopista com experiência em crianças, principalmente quanto menor for a faixa etária do paciente.

Como nos adultos, a colonoscopia deve incluir a visualização do íleo terminal e biópsias de todos os segmentos.

Os possíveis efeitos negativos da anestesia devem ser pesados na decisão de se realizar o exame, especialmente nas crianças pequenas com doença grave.

O Grupo de Porto de DII da ESPGHAN, em 2018, publicou algumas normas para o exame endoscópico na DII pediátrica:[8]

- Recomendam duas biópsias por segmento, mesmo sem lesão macroscópica.
- Sempre solicitar endoscopia digestiva alta, com biópsias de todos os segmentos em todos os casos suspeitos de DII pediátrica, mesmo sem sintomas gastrointestinais altos, pois, na criança, a pancolite na DC é mais comum do que em adultos e até 50% dos casos podem apresentar lesões não específicas de tubo digestivo alto, mais raras nos adultos.
- Cuidado adicional nas lesões de estômago, comuns na DC, pois podem estar presentes, de forma inespecífica, em pacientes com RCU e, portanto, não devem ser usadas como método de diagnóstico diferencial.
- Na RCU típica, em que a colonoscopia e as biópsias características fazem o diagnóstico, a endoscopia digestiva alta (EDA) pode ser dispensada.
- Quanto aos escores endoscópicos, o Grupo de Porto recomendou utilizar os mesmos escores dos adultos.

Principais aspectos colonoscópios da RCU pediátrica

Semelhante aos aspectos encontrados nos adultos e descritos na Seção 3 – Aspectos Clínicos e Diagnóstico, Capítulo 8 – Diagnóstico Endoscópico.

O que se destaca na pediatria é a modificação da Classificação de Montreal para a chamada Classificação de Paris[9] quanto à extensão da doença. Importante ser verificada antes do início do tratamento e no monitoramento evolutivo, pois doença mais extensa é doença mais grave.

A pancolite é a principal forma de apresentação da RCU na infância, de forma contínua e simétrica. O reto é poupado em cerca de 10% a 30% dos casos.[9]

Principais aspectos colonoscópios da DC pediátrica

De maneira geral, os aspectos são os mesmos encontrados nos adultos e descritos na Seção 3 – Aspectos Clínicos e Diagnóstico, Capítulo 8 – Diagnóstico Endoscópico, deste livro.

Importante ressaltar que o exame de íleo terminal com biópsias deve ser sempre realizado, pois inflamação ileal isolada com úlceras, mesmo que pequenas, podem ocorrer com o cólon normal em cerca de 9 % das crianças com DC.[10]

Destaque-se que cápsula endoscópica e enteroscopia, úteis no diagnóstico da DC de intestino delgado, são pouco utilizadas em crianças.

A cápsula endoscópica está aprovada para uso em crianças acima de 2 anos de idade, com peso superior a 8 kg, desde que esta a consiga deglutir.[8]

Quanto à enteroscopia, alguns estudos pediátricos a mostraram como útil e segura para o diagnóstico de DC em pacientes selecionados. Endoscopistas pediátricos estão ganhando experiência com esta técnica, mas na maioria dos centros é realizada pelos que fazem exames nos adultos.[8]

Investigação histológica

Os achados histológicos da DII são de uma colite crônica e características de doença ativa se infiltrado neutrofílico estiver presente nos adultos, conforme descrito na Seção 3 – Aspectos Clínicos e Diagnóstico, Capítulo 8 – Diagnóstico Endoscópico.

Nas crianças, observam-se mais frequentemente anormalidades arquiteturais indicativas de cronicidade desde as biópsias iniciais com pouco tempo de história clínica.[11]

Muitas vezes, é difícil fazer o diagnóstico de doença crônica limitada somente à histologia, sem distorção de criptas, pois podem ser outros diagnósticos e não DII.[11]

Na DC pediátrica, o achado principal é a inflamação transmural e segmentar que usualmente é mais intensa na região proximal do que no reto. A presença de granuloma não caseoso é mais frequente, reportado em cerca de 20% das biópsias e 50% dos fragmentos cirúrgicos. O íleo e o intestino delgado são os mais envolvidos e o trato gastrointestinal superior é mais acometido do que nos adultos.[12]

Destacar que, em crianças, granulomas também podem ser encontrados na doença granulomatosa crônica, imunodeficiência variável, tuberculose intestinal entre outras doenças.[11]

Em algumas crianças com DC, os cólons não são afetados e esse diagnóstico é feito somente com base nos dados de EDA. Portanto, na ausência de infecção por *Helicobacter pylori*, havendo gastrite crônica focal e gastrite ativa, deve-se pensar em DC.[11]

Em revisão de biópsias do trato gastrointestinal (TGI) de crianças com DC, observaram-se aumento na incidência de erosões gástricas com ulcerações e anormalidades histológicas em áreas normais do exame macroscópico.[11]

A prevalência de DC de esôfago em crianças chega a ser de 7,6%, sem associação com lesão gástrica.[13]

RCU pediátrica tem alguns achados clínicos e morfológicos atípicos como poupar o reto (em 5% a 30% dos pacientes),[14] ausência de distorção da arquitetura nas biópsias realizadas no início dos sintomas (em mais de 34% dos pacientes), lesões inflamatórias em ceco e periapêndice, ulcerações leves, inflamação transmural e úlceras mais profundas na doença grave.

Envolvimento do TGI superior, característico da DC, também pode ocorrer na RCU especialmente com o envolvimento microscópico gástrico, portanto essas alterações altas não excluem RCU. Pacientes com RCU podem apresentar esofagites, gastrites não específicas, úlceras gástricas e duodenais, mas com achados colonoscópicos que confirmaram ser RCU. Inflamação crônica não específica é mais comumente encontrada, enquanto inflamação focal de antro, principalmente se em atividade, é mais sugestiva de DC.[11]

Cerca de um terço dos pacientes pediátricos com RCU apresenta pancolite com ileíte de refluxo (*backwash ileitis*),[15] dificultando o diagnóstico diferencial com DC.

Diferenças nas biópsias são ainda maiores nas crianças menores de 10 anos de idade com RCU; porém, quanto mais próximas da idade adulta, os graus de inflamação e da istorção arquitetural são semelhantes aos descritos nos adultos.[11]

Artigo de seguimento por 3 anos de crianças com DII ressaltou que a atividade histológica é mais importante do que a extensão endoscópica no diagnóstico e no seguimento da DC, mas isso não foi observado em relação à RCU e à colite não classificada. Portanto, é recomendado classificar a DC pediátrica em ambos os critérios, endoscópico e histológico.[16]

Cicatrização da mucosa precoce também é um importante alvo terapêutico para alterar a história natural da DII pediátrica.[8] Entretanto, na verificação de cicatrização feita muito frequentemente, mais exames endoscópicos são repetidos e maior o risco de complicações nas crianças que necessitam de anestesia geral.

Como recomentado no último *guideline* da ESPGHAN sobre DC pediátrica,[17] em paciente com DC luminal, somente o escore de atividade PCDAI não é um bom indicativo para refletir o grau de cicatrização da mucosa. Já na RCU pediátrica, a colonoscopia para avaliação da cicatrização da mucosa está indicada quando houver discrepância entre o Índice de Atividade da Doença (PUCAI) e níveis de calprotectina fecal.

Lembrar que nas crianças menores de 6 anos, considera-se a DII de início muito precoce (*very early onset IBD-VEOIBD*) doença geralmente monogenética com evolução mais grave, pouco responsiva ao tratamento medicamentoso, com genes relacionados a imunodeficiências primárias. Apresenta achados histológicos específicos, sugestivos de desregulação imunológica como apoptose de célula epitelial com *dropout* da cripta, descamação epitelial, tufos, embotamento dos vilos e acentuada eosinofilia.[18] Pode apresentar desde o início do quadro estenoses ou fístulas.

Portanto, apesar de a DII pediátrica ter características histológicas semelhantes à dos adultos, tem algumas formas atípicas que dificultam o diagnóstico, necessitando de grande atenção dos patologistas.

Investigação radiológica

Seguindo os tópicos utilizados pelos especialistas em adultos na Seção 3 – Aspectos Clínicos e Diagnóstico, Capítulo 7 (Diagnóstico por Imagem), focaremos nas peculiaridades da infância.

Radiografia contrastada (trânsito intestinal)

Ainda utilizada em centros com menor infraestrutura, é útil para caracterizar a presença de estenoses. Em crianças, sempre se considera a carga de radiação ionizante emitida, que, neste tipo de exame, é alta. Atualmente, substituído pelos demais exames seccionais de imagem.[19]

Ressonância magnética

Com a técnica de **enterorressonância** (entero-RM), com administração do contraste endovenoso (EV) e via oral (VO), é o exame de imagem de escolha para avaliação diagnóstica e acompanhamento das crianças com DII.[20] Em metanálise, a entero-RM apresentou sensibilidade e especificidade em identificar DC em crianças de 83% (IC: 95%, 75% a 89%) e 93% [IC: 95%, 90% a 95%] respectivamente.[21]

Garante acurada diferenciação entre as estenoses inflamatórias ou fibróticas e mudanças na mucosa intestinal, sem radiação ionizante.[22]

Há dificuldades do exame para a pediatria, pois, para boa distensão das alças intestinais, há necessidade de cooperação da criança em ingerir quantidade adequada do contraste VO, ou o administrar via sonda nasojejunal. Alguns centros utilizam protocolo com pequenas doses de lactulona com melhora da aceitação.[23] Outros locais têm protocolos específicos quanto à ingestão de polietilenoglicol (PEG) como contraste VO, adequado à faixa etária e ao peso da criança.

Para a entero-RM ter boas imagens, é necessário que o paciente não se movimente. Pode ser realizada sem sedação em crianças maiores de 9 anos, mas sedação ou até anestesia geral podem ser necessárias em crianças menores ou muito agitadas.[17]

Tomografia computadorizada de abdome

Excelente para avaliar lesões intra, extraintestinais e complicações como fístulas, abscessos ou estenoses, com a técnica de **enterotomografia**. Com a adição dos contrastes VO e EV, não necessita de sedação, mas deve ser mais limitada em crianças e adolescentes em virtude de alta carga de radiação ionizante, pois o exame será feito não só para o diagnóstico, mas também nos vários monitoramentos da DC posteriormente. É mais indicada para as situações de emergências.[24]

Lembrar que, para estudo das fístulas perianais, deve-se solicitar TC ou RM de pelve.

Ultrassonografia abdominal

Utilizada para a avaliação da extensão, localização e detecção de estenoses nos pacientes com DC. Com baixo custo, de fácil acesso, sem radiação ou necessidade de anestesia, é especialmente útil para a população pediátrica.

Sua acurácia para visualizar atividade inflamatória do intestino delgado é semelhante à entero-RM se o médico tiver experiência neste tipo de visualização intestinal.[17]

Um trabalho, publicado em 2019, comprova uma boa concordância entre US e colonoscopia para a localização da doença e detecção de atividade inflamatória na DC em crianças.[25]

Útil para suspeita diagnóstica de DC com lesão ileal, seu monitoramento da atividade inflamatória e nas situações de abdome agudo.[24]

Realizada em poucos centros, pois o treinamento médico necessário é ainda insuficiente para a visualização das alterações da DII, mas com crescente interesse entre os gastroenterologistas.[26]

Considerações finais

Em virtude do crescente aumento dos casos de DII em crianças e adolescentes, o diagnóstico correto e precoce é mandatório para instituição do tratamento adequado e evitar as consequências da doença.

Destacamos que, se as DII são impactantes nos adultos, na faixa etária pediátrica, em que ocorre o desenvolvimento ponderoestatural, puberal e emocional, esses impactos são ainda maiores.

Estar alerta às peculiaridades dos exames diagnósticos desta faixa etária facilita o diagnóstico correto e precoce por parte de todos os profissionais envolvidos com as DII.

Referências bibliográficas

1. Mosli MH, Zou G, Garg SK et al. C-reactive protein, fecal calprotectin and stoll lactoferrin for detection of endoscopic activity in symptomatic inflammatory bowel disease patients: a systematic review and meta-analisys. Am J Gastroenterol. 2015;110(6):802-19.

2. Levine A, Koletzko S, Turner D et al.; European Society of Pediatric Gastroenterology, Hepatology and Nutrition. ESPGHAN revised Porto criteria for diagnosis of inflammatory bowel disease in children and adolescents. J Pediatr Gastroenterol Nutr. 2014;58(6):795-806.
3. Mack DR, Langton C, Markowitz J et al. Laboratory values for children with newly diagnosed inflammatory bowel disease. Pediatrics. 2007;119:1113-9.
4. Yang Z, Clark N, Park KT. Effectiveness and cost-effectiveness of measuring fecal calprotectin in diagnosis of inflammatory bowel disease in adults and children. Clin Gastroenterol Hepatol. 2014;12:253-62.
5. Rodríguez-Belvís MV, Viada-Bris JF, Fernández CP et al. Normal fecal calprotectin levels in healthy children are higher than in adults and decrease with age. Paediatr Child Health. 2020;25(5):286292. Doi: 10.1093/pch/pxz070.
6. Degraeuwe PL, Beld MP, Ashorn M et al. Fecal calprotectin in suspected paediatric inflammatory bowel disease. J Pediatric Gastroenterol Nutr. 2015;60:33946.
7. Birimberg-Scwartz L, Wilson DC, Kolho KL et al. pANCA and ASCA in children with IBD-unclassified, Crohn's colitis and ulcerative colitis-a longitudinal: report from the IBD Porto Group of ESPGHAN. Inflamm Bowel Dis. 2016;22(8):1908-14.
8. Oliva S, Thomson M, De Ridder L et al. Endoscopy in pediatric inflammatory bowel disease: a position paper on behalf of Porto IBD Group of European Society for Pediatric Gastroenterology, Hepatology and Nutrition. J Pediatr Gastroenterol Nutr. 2018;67:414-430.
9. Levine A, Griffiths A, Markowitz J et al. Pediatric modification of the Montreal classification for inflammatory bowel disease: the Paris classification. Inflamm Bowel Dis. 2011;17(6):1314-21.
10. IBD Working Group of the ESPGHAN. Inflammatory bowel disease in children and adolescents: recommendations for diagnosis: the Porto criteria. J Pediatr Gastroenterol Nutr. 2005;41:1-7.
11. Jevon GP, Ravikumara M. Endoscopic and histologic findings in pediatric inflammatory bowel disease. Gastroenterol & Hepatol. 2010;6(3):174-80.
12. Levine A. Pediatric inflammatory bowel disease: is it different? Dig Dis. 2009;27:212-4.
13. Dulai PS, Levesque BG, Feagan BG et al. Assessment of mucosal healing in inflammatory bowel disease: review. Gastrointest Endosc. 2015;82:246-55.
14. Bousvaros A, Antonioli D, Colletti R et al. Differentiating ulcerative colitis from Crohn disease in children and young adults: report of a working group of the North American Society for Pediatric Gastroenterology, Hepatology and Nutrition and the Crohn's and Colitis Foundation of America. J Pediatr Gastroenterol Nutr. 2007;44:653-74.
15. Abuquteish D, Putra J. Upper gastrointestinal tract involvement of pediatric inflammatory bowel disease: a pathological review. World J Gastroenterol. 2019;25:1928-35.
16. Ashton JJ, Bouelle Q, Mossotto E et al. Endoscopic and histological assessment of paediatric inflammatory bowel disease over a 3-year follow-up period. J Pediatr Gastroenterol Nutr. 2018;66:402-9.
17. Van Rheenen PF, Aloi M, Assa A et al. The medical management of paediatric Crohn's disease: an ECCO-ESPGHAN guideline update. J Crohn's Colitis. 2020:1-24. Doi: 10.1093/ecco-jcc/jjaa161.
18. Conrad MA, Carreon CK, Dawany N et al. Distinct histopathological features at diagnosis of very early onset inflammatory bowel disease. J Crohns Colitis. 2019;13:615-25.
19. Felwick RR, Elford J, Matthews G et al. A comparison of small bowel MRI with small bowel follow through and ileo colonoscopy in patients with small bowel Crohn's disease in a non-university setting. Gut. 2011;29:301-81.
20. Maaser C, Sturm A, Vavricka SR et al.; European Crohn's and Colitis Organisation (ECCO); European Society of Gastrointestinal and Abdominal Radiology (ESGAR). ECCO-ESGAR guideline for diagnostic assessment in IBD – Part 1: Initial diagnosis, monitoring of known IBD, detection of complications. J Crohns Colitis. 2019;13:144-64.
21. Yoon HM, Suh CH, Kim JR et al. Diagnostic performance of magnetic resonance enterography for detection of active inflammation in children and adolescents with inflammatory bowel disease: a systematic review and diagnostic meta-analysis. JAMA Pediatr. 2017;171:1208-16.
22. Rimola J, Rodriguez S, Garcia-Bosch O et al. Magnetic resonance for assessment of disease activity and severety in ileocolonic Crohn's disease. Gut. 2009;58:1113-20.
23. Giles E, Barclay AR, Chippington S et al. Systematic review: MRI enterography for assessment of small bowel involvement in paediatric Crohn's disease. Aliment Pharmacol Ther. 2013;37:1121-31.
24. Bertoldi GA. Diagnóstico por métodos de imagem. In: Sdepanian VL, Catapani ANS, Oba J (ed.). Doença inflamatória intestinal em pediatria. São Paulo: Mazzoni, 2019.
25. Kellar A, Wilson S, Kaplan G et al. The simple pediatric activity ultrassound score (SPAUSS) for the accurate detection of pediatric inflammatory bowel disease. J Pediatr Gastroenterol Nutr. 2019;69(1):e1-6.
26. GamboaHE, Molle-Rios Z, Anupindi S. Underutilization of bowel ultrasound in North America in children with inflammatory bowel disease. Dig Dis. 2020;38(5):390-7.

34 Avaliação de Risco Prognóstico na Doença de Crohn e Retocolite Ulcerativa Pediátricas

Elizete Aparecida Lomazi

Introdução

A identificação de fatores prognósticos ou de risco permite a tomada de decisões precoces para diminuir o risco de complicações na evolução das doenças inflamatórias intestinais (DII). Os fatores preditivos que permitem a avaliação de risco prognóstico na doença de Crohn pediátrica (DCPed) e na RCU para a mesma população foram estudados por *experts* que analisaram as respostas, em uma escala de concordância, de 202 gastroenterologistas pediátricos a fatores preditivos relativos à DC e à RCU. Adicionalmente, foi realizada uma revisão sistemática da literatura, que incluiu 101 trabalhos para identificar as ocorrências de preditores de risco. A seguir, apresentamos os indicadores estudados nas publicações referentes às DC e RCU pediátricas.[1,2]

Doença de Crohn pediátrica

Fatores identificados como preditores de cirurgia intestinal

1. Diagnóstico em idade > 13 anos associa-se a maior risco de cirurgia, nos primeiros 5 anos de doença.
2. Retardo de crescimento ao diagnóstico associa-se a risco de cirurgia.
3. Doença do intestino delgado (isolada ou associada à colônica).
4. As evidências foram inconclusivas como fatores preditores de cirurgia: sexo, presença das variantes NOD2/CARD15, fenótipo estenosante e/ou penetrante e positividade para os anticorpos anti-*Saccharomyces cerevisiae* (ASCA).

Fatores preditores de complicações

1. Crianças que desenvolvem DCPed em idade avançada apresentam risco adicional de complicações penetrantes.
2. A raça negra é mais propensa a desenvolver doença penetrante.
3. DC do intestino delgado tem risco adicional de complicações estenosantes e pode ter risco adicional de desenvolver complicações penetrantes.
4. ASCA positivo prediz progressão para complicações penetrantes e pode prever a progressão para complicações estenosantes; um título mais elevado de IgA ASCA prevê a progressão para complicações penetrantes.
5. A positividade do anticorpo antiflagelina bacteriana (CBir 1) prevê a progressão para estenose e/ou complicações penetrantes; a positividade OmpC pode prever a progressão para estenose e/ou complicações penetrantes.
6. Doença perianal pode prever complicações estenosantes e/ou penetrantes.
7. Sexo, história familiar de DII, identificação de granulomas, envolvimento do trato gastrointestinal (TGI) superior, presença de manifestações

extraintestinais (MEI) e o atraso no diagnóstico não são preditores de complicações de estenose e/ou fístula interna.

8. Crianças maiores, negras e asiáticas apresentaram maior risco de desenvolver doença perianal.
9. ASCA positivo e o sexo masculino podem ser associados à doença perianal.
10. Sexo masculino, idade mais jovem no início da doença, atraso no diagnóstico, acometimento isolado do intestino delgado, atividade inflamatória elevada ao diagnóstico ou durante a evolução podem estar associados a maior risco de prejuízo do crescimento linear.
11. Os polimorfismos NOD2/CARD15 podem estar associados a prejuízo ponderal, as MEI podem estar associadas ao comprometimento do crescimento linear; início da doença durante o desenvolvimento puberal, história familiar de DII, etnia, idade gestacional, envolvimento do trato gastrointestinal superior, envolvimento oral, presença de granulomas, doença perianal não são preditores de prejuízo do crescimento linear.
12. Baixa estatura, baixo peso e baixo índice de massa corporal (IMC), marcadores de atividade inflamatória elevados no início do tratamento ou em qualquer etapa da evolução preveem maior risco de redução na massa mineral óssea, enquanto o sexo, a localização e o comportamento da doença, a presença de doença perianal, as MEI ou os granulomas não são preditores.

Fatores de risco prognóstico para doença cronicamente ativa

1. Positividade para ASCA indica a necessidade de terapia intensificada.
2. Envolvimento microscópico ileocolônico atua como preditor independente de desenvolvimento subsequente de doença macroscópica nessa localização.
3. Não existem fortes evidências para fatores preditivos da atividade ou gravidade na evolução da doença, ou para predizer ocorrência de episódios de reagudização.
4. Os fenótipos estenosante e/ou penetrante, a presença de granulomas e o aumento do tecido adiposo visceral podem prever a ocorrência de hospitalizações. O envolvimento do intestino delgado, polimorfismos do gene TNF-α, variantes NOD2 e idade não são preditores de hospitalização.

Retocolite ulcerativa pediátrica
Fatores de risco para colectomia

1. Ao diagnóstico: doença extensa, pontuação do PUCAI ≥ 65 pontos, PUCAI ≥ 65 pontos durante os 3 meses seguintes, história familiar de RCU e MEI podem prever colectomia.
2. Ao diagnóstico: idade, sexo, gravidade endoscópica, taxa de sedimentação de eritrócitos (VHS), hipoalbuminemia, proteína C reactiva (PCR), ferritina sérica, etnia, medidas antropométricas, duração de sintomas antes do diagnóstico, polimorfismos genéticos e anticorpos ANCA não são preditores de colectomia.
3. Colangite esclerosante primária (CEP) pode ser protetora para colectomia.
4. A extensão da doença ao longo do tempo pode prever a necessidade de colectomia, a infiltração neutrofílica do estômago e do duodeno (mas não a do esôfago) no momento do diagnóstico pode prever a necessidade de colectomia.
5. A infecção por *C. difficile* pode estar associada a um risco adicional de colectomia.

Fatores de risco prognóstico para gravidade – Colite aguda grave (CAG) e desfechos relacionados

1. A gravidade da doença no início, avaliada pelo PUCAI ou endoscopia, pode prever colite aguda grave.
2. Hipoalbuminemia no momento do diagnóstico pode prever CAG; enquanto nenhum outro teste sérico é preditor, durante os primeiros 3 meses após o diagnóstico.
3. Idade e extensão da doença ao diagnóstico não preveem desenvolvimento da CAG.
4. Pontuação PUCAI, nos dias 3 e 5 da admissão hospitalar por CAG, prevê risco de escalonar tratamento em curto e longo prazo com uso de corticosteroides intravenosos.
5. Valor de PCR mais elevado, nos dias 3 e 5 de tratamento, prevê a resposta aos esteroides intravenosos; o VHS e a hemoglobina não preveem resultados em nenhum momento da evolução.
6. Menor tempo desde o início da doença até a CAG pode prever não resposta a esteroides intravenosos.

7. Polimorfismos genéticos e o *status* de citocinas pode prever o risco de CAG.
8. Os marcadores inflamatórios fecais são preditores fracos da resposta aos esteroides e têm um valor limitado em adição ao PUCAI para a CAG.
9. Idade, sexo, extensão da doença, positividade ANCA e história familiar de DII não preveem resposta da CAG aos esteroides.

Fatores prognósticos para colite ulcerativa pediátrica cronicamente ativa

1. A idade no diagnóstico e o sexo não preveem a atividade da doença.
2. Ausência de inflamação no reto ao diagnóstico não é prognóstico da evolução da doença. A extensão da doença como preditor de evolução não foi estudada em pacientes pediátricos.
3. ANCA positivo não prevê atividade da doença ou gravidade endoscópica.
4. História familiar de DII pode prever extensão da doença ao longo do tempo.
5. Idade, sexo, peso, altura, etnia, PUCAI, positividade ANCA, extensão da doença ao diagnóstico e PCR, VHS, hemoglobina/hematócrito, albumina, contagem de leucócitos e ferritina sérica não preveem a extensão da doença.
6. PUCAI ≤ 10 aos 3 meses prevê remissão sustentada sem esteroides; gravidade da doença, clínica ou endoscópica, não é preditor de uso subsequente de imunomoduladores ou biológicos.
7. Polimorfismos genéticos, particularmente em genes associados às vias de tratamento e à etnia, podem prever a resposta a medicamentos.
8. Sorologias (ANCA/anti-*Saccharomyces cerevisiae*) pode prever o uso de anticorpos anti-TNF, mas não o uso de imunomoduladores.
9. Idade, sexo, peso, altura, história familiar de DII, gravidade clínica/endoscópica e análises séricas laboratoriais de sangue (PCR, VHS, albumina) não preveem necessidade de intensificação da medicação.
10. A extensão da doença no momento do diagnóstico pode prever o uso de medicamentos e a resposta ao tratamento, mas não prevê recaída.
11. Duração dos sintomas antes do diagnóstico não prevê resposta terapêutica.

Fatores de risco prognósticos para neoplasia e/ou mortalidade em crianças com DII pediátrica (doença de Crohn ou retocolite ulcerativa)

1. Diagnóstico concomitante de CEP, colite de longa duração (> 10 anos), sexo masculino e idade mais jovem no diagnóstico são fatores de risco para qualquer neoplasia; parente de 1º grau com qualquer neoplasia antes de 50 anos da idade pode ser um fator de risco de câncer na RCUPed (Quadro 34.1).[1]

Quadro 34.1 Resumo das recomendações consensuais para manejo da doença de Crohn.

Fatores de risco para evolução cirúrgica
1. Diagnóstico na adolescência (> 13 anos)
2. Prejuízo de crescimento ao diagnóstico
3. Doença de localização extracolônica
Fatores de risco para evolução complicada
Evolução fistulizante/estenosante
1. Início da doença em idade mais avançada
2. Indivíduos negros
3. Doença envolvendo o intestino delgado
4. Positividade ASCA; título mais elevado de IgA ASCA
5. Positividade antiflagelina bacteriana (CBir 1)
6. Positividade OmpC
7. Polimorfismo NOD2 CARD15
8. Envolvimento perianal
Doença perianal
1. Crianças mais velhas
2. Etnias negra e asiática
3. Positividade ASCA e sexo masculino
Prejuízo do crescimento linear
1. Sexo masculino, idade mais jovem no início da doença, ileíte isolada
2. Elevada atividade inflamatória no início ou no curso da doença
3. Atraso no diagnóstico e presença de manifestações extraintestinais
Baixa densidade mineral óssea
1. Prejuízo de peso, estatura e do IMC
2. PCDAI elevado na evolução da doença
Doença cronicamente ativa
1. ASCA positivo
2. Envolvimento ileocolônico microscópico ao diagnóstico
3. Doença estenosante ou penetrante

Fonte: Adaptado de Ricciuto A, Aardoom M, Orlanski-Meyer E et al.; Pediatric Inflammatory Bowel Disease – Ahead Steering Committee, 2021.

2. Malignidade e infecção (septicemia e infecções oportunistas) podem ser fatores de risco para a mortalidade, mas não existem atualmente estudos populacionais (Quadro 34.2).[2]

Quadro 34.2 Resumo das recomendações consensuais para manejo da retocolite ulcerativa.

Fatores de risco para evolução cirúrgica
1. PUCAI > 65, doença extensa, antecedente familiar de RCU, manifestações extraintestinais
2. Colangite esclerosante primária é fator protetor
3. Aumento da extensão da doença na evolução
4. Infiltração neutrofílica do estômago ou duodeno
5. Infecção por *C. difficile*
Fatores de risco para colite aguda grave (CAG)
Episódios de CAG
1. Doença que inicia grave
2. Hipoalbuminemia no início da doença
Evolução dos episódios de CAG
1. PUCAI elevado nos dias 3 e 5 da admissão hospitalar
2. PCR elevado nos dias 3 e 5 da admissão hospitalar
3. Episódio de CAG no início da doença
4. Marcadores inflamatórios nas fezes e extensão da doença não estão associados à evolução da CAG
Fatores de risco para doença cronicamente ativa
Atividade da doença
1. Idade, sexo, *rectal sparing*, ANCA e gravidade endoscópica não preditivos para atividade da doença
2. Extensão do envolvimento colônico não foi estudada como fator prognóstico
Extensão da doença na evolução
1. História familiar positiva
Evolução da gravidade da doença ao longo do tempo
1. PUCAI ≤ 10 é preditor de remissão livre de esteroides
2. Gravidade da doença ao diagnóstico não é preditora de necessidade de imunossupressor/biológico
3. ASCA/ANCA positivos são preditores de uso de biológicos
4. Extensão da doença no diagnóstico pode prever o uso de medicamentos e a resposta ao tratamento. Duração dos sintomas antes do diagnóstico não prevê resposta terapêutica
5. Duração da doença antes do diagnóstico não é preditora de resposta ao tratamento subsequente
6. Diagnóstico concomitante de CEP, colite de longa duração (> 10 anos), sexo masculino e idade mais jovem no diagnóstico são fatores de risco para qualquer neoplasia; parente de 1º grau com qualquer neoplasia antes de 50 anos da idade pode ser um fator de risco para câncer na RCUPed

Fonte: Adaptado de Orlanski-Meyer E, Aardoom M, Ricciuto A et al., 2021.

Referências bibliográficas

1. Ricciuto A, Aardoom M, Orlanski-Meyer E et al.; Pediatric Inflammatory Bowel Disease – Ahead Steering Committee. Predicting outcomes in pediatric Crohn's disease for management optimization: systematic review and consensus statements from the Pediatric Inflammatory Bowel Disease Ahead Program. Gastroenterology. 2021 Jan;160(1):403-36.e26 [Epub 2020 Sep 23]. Doi: 10.1053/j.gastro.2020.07.065. PMID: 32979356.

2. Orlanski-Meyer E, Aardoom M, Ricciuto A et al. Predicting outcomes in pediatric ulcerative colitis for management optimization: systematic review and consensus statements from the Pediatric Inflammatory Bowel Disease Ahead Program. Gastroenterology. 2021 Jan;160(1):378-402.e22 [Epub 2020 Sep 23]. Doi: 10.1053/j.gastro.2020.07.066. PMID: 32976826.

35 Tratamento Clínico da Doença de Crohn e Retocolite Ulcerativa Pediátricas

Maraci Rodrigues

Introdução

O diagnóstico precoce e o início imediato do tratamento individualizado da doença inflamatória intestinal (DII), incluindo a doença de Crohn (DC) e a retocolite ulcerativa (RCU) pediátrica, são os pilares para maximizar os resultados e evitar as complicações da doença, incluindo déficit de crescimento, retardo da puberdade, baixa qualidade de vida e falência intestinal.[1]

Após indução da remissão com a terapia apropriada, é fundamental confirmar a remissão clínica e bioquímica, com escolha de biomarcadores menos invasivos, mantendo-se o controle rígido e contínuo da inflamação e os ajustes da terapia de manutenção da remissão, mas com a estratégia de uso de outras ferramentas mais objetivas, endoscópicas e de imagem para confirmar o alvo terapêutico de cicatrização da mucosa.[2]

Embora o arsenal de medicamentos para DII esteja crescendo, muitas crianças não respondem ao tratamento, principalmente aquelas com DII de início muito precoce.[1]

A estratificação do risco da gravidade da doença ao diagnóstico, com base em marcadores clínicos, demográficos e sorológicos, pode ajudar a orientar a seleção da terapia de 1ª linha.[3,4]

O futuro da medicina personalizada acrescentará outras ferramentas de apoio à decisão clínica, genômica e biomarcadores de resposta à terapia e seus riscos de eventos adversos.[1]

Doença de Crohn pediátrica

O tratamento individualizado da DC pediátrica se baseia na identificação do grau de risco do paciente em baixo, médio e alto de complicações, principalmente aqueles com necessidade precoce de cirurgia e risco de progressão para falência intestinal.[4,5] As opções para a terapia de indução de remissão na DC pediátrica estão resumidas no Quadro 35.1.

Quadro 35.1 Tratamento de indução de remissão da DC pediátrica segundo a estratificação de risco.

Fenótipo	Classificação de Paris	Fator de risco adicional	Extratificação de risco	Terapia de indução
B1	Inflamatório	Nenhum	Baixo	NEE ou corticosteroide
B1	Inflamatório	Sem remissão clínica ou bioquímica na 12ª semana da terapia de indução	Médio	Considerar *step-up* acelerado para anti-TNF
B1 + G1	Inflamatório + atraso do crescimento	Atraso do crescimento	Médio	NEE, considerar ir direto para anti-TNF
B1 (L3 + L4)	Inflamatório + extensa	Doença extensa ou úlcera colônica profunda	Alto	Ir direto para anti-TNF

(Continua)

Quadro 35.1 Tratamento de indução de remissão da DC pediátrica segundo a estratificação de risco. *(Continuação)*

Fenótipo	Classificação de Paris	Fator de risco adicional	Extratificação de risco	Terapia de indução
B1 + p	Inflamatório + doença perianal	Doença perianal	Alto	Ir direto para anti-TNF em combinação com antibiótico, cirurgia ou ambos
B2	Estenosante	Nenhum	Alto	Ir direto para anti-TNF
B2	Estenosante	Dilatação pré-estenótica, sinais de obstrução ou sintomas ou ambos	Alto	Ressecção intestinal em combinação com terapia anti-TNF após cirurgia
B3	Penetrante	Penetrante	Alto	Cirurgia em combinação com anti-TNF após cirurgia

Fonte: Van Rheenen PF, Aloi M, Assa A et al., 2021.

Antes de se iniciar o imunomodulador, é essencial a triagem para tuberculose latente, com história clínica, radiografia de tórax, teste cutâneo (derivado de proteína purificada – PPD) ou ensaio de liberação do interferon-γ (quantiferon); sorologia para vírus de hepatite B (VHB), vírus de hepatite C (VHC), sorologia para Epstein-Barr e vírus da imunodeficiência humana (HIV); além de atualizar a vacinação e, habitualmente no nosso meio, tratar estrongiloides.[5]

Recomenda-se a terapia combinada do infliximabe com imunossupressor (1ª escolha metotrexato), mínimo de 6 a 12 meses, para se reduzir a produção de anticorpo anti-TNF e melhorar o nível sérico da droga. Adalimumabe em monoterapia é uma alternativa em pacientes sem uso prévio de anti-TNF.[5]

Para a terapia de manutenção da remissão da DC pediátrica, pode ser empregada umas das opções:[5]

1. **Metotrexato:** primeira opção entre os imunossupressores. Recomenda-se adicionar o ácido fólico para se reduzirem a hepatotoxicidade e o efeito colateral gastrointestinal; contraindicado na gravidez.
2. **Tiopurinas:** monitorizar hemograma, enzimas hepáticas e amilase mensal durante 3 meses e, a seguir, a cada 3 meses e orientação de uso de protetor solar em virtude dos efeitos colaterais. Deve-se informar aos familiares e pacientes o risco de malignidade, principalmente de linfoma de célula T hepatoesplênico e de câncer de pele não melanoma.
3. **Nutrição enteral parcial:** na DC pediátrica de baixo risco, utilizam-se 30% a 50% das necessidades calóricas com nutrição enteral e aguarda-se o início de ação do imunossupressor ou o aumento da eficácia da terapia com infliximabe.
4. **Anti-TNF:** em pacientes com DC que necessitaram de anti-TNF para indução de remissão após falha da terapia de manutenção com imunossupressor.

Recomenda-se a monitorização terapêutica da droga (TDM) em pacientes em uso de anti-TNF para se prevenir (TDM proativo) ou superar (TDM reativo) a perda de resposta e manter a janela terapêutica-alvo, medindo-se antes da próxima infusão (Tabela 35.1). Outra opção é a otimização empírica do anti-TNF mediante associação com imunossupressor, aumento da dose ou ainda a diminuição do intervalo entre as doses do biológico. Se mesmo assim não houver remissão clínica, outros biológicos podem ser usados:

1. **Ustequinumabe (UST):** anticorpo monoclonal anti-interleucina 12 e 23.
2. **Vedolizumabe (VDL):** anticorpo monoclonal humanizado anti-integrina $\alpha_4\beta_7$.

No entanto, essas novas classes de biológicos não são aprovadas pela Anvisa (Agência Nacional de Vigilância Sanitária) e, portanto, de difícil acesso e sujeitas à aprovação de relatório médico detalhado sobre a refratariedade do paciente aos anti-TNF.

Tabela 35.1 Valores de referência do nível sérico e do anticorpo anti-TNF na indução e na manutenção da DC pediátrica.

Anti-TNF	Semana 2	Semana 4	Semana 6	Semana 8	Semana 14	Anticorpo (ATI) (ng/mL)
Infliximabe	25 µg/mL	–	15 µg/mL	–	• Inflamatório: 5 µg/mL • Fistulizante: ≥ 12,7	• Baixo: 10 a 200 • Alto: > 200 • Sem ATI: < 10
Adalimumabe	–	7,5 µg/mL	–	7,5 µg/mL	–	> 4 µg/mL

Fonte: Van Rheenen PF, Aloi M, Assa A et al., 2021.

Retocolite ulcerativa pediátrica

O tratamento da RCU pediátrica deve ser individualizado, identificando-se os pacientes de alto risco de complicações (doença extensa, anemia, leucocitose, hipoalbuminemia etc.) e por meio do Índice da Atividade da Retocolite Ulcerativa Pediátrica (PUCAI).[3,6]

Indução da remissão das formas leves da RCU pediátrica (PUCAI 10 a 34)[6]

1. Derivados 5-ASA, via oral (VO), sendo mais efetiva a combinação com via retal:
   - **Proctite:** 5-ASA supositório.
   - **Formas extensas:** enema de mesalazina.
2. Sulfassalazina, efetiva para a manifestação de artrite concomitante.

Indução da remissão das formas moderadas (PUCAI 35 a 64) e graves (PUCAI ≥ 65) da RCU pediátrica[6]

1. **Corticosteroide oral:** na RCU moderada, quando ocorrer resposta insuficiente ao 5-ASA (VO associada ou não à via retal) após 7 a 14 dias.
2. **Corticosteroide intravenoso:** na RCU grave quando ocorrer resposta insuficiente à VO ou em pacientes com comprometimento sistêmico.
3. **Infliximabe:** RCU cronicamente ativa ou esteroide-dependente, não controlada com 5-ASA e tiopurinas.
4. **Adalimumabe:** para pacientes com intolerância ou perda de resposta secundária ao IFX, com base nos níveis séricos e anticorpos anti-IFX.

Manutenção da remissão da RCU pediátrica[6]

1. **Derivados 5-ASA:** para todos os pacientes; uso retal pode ser suficiente na proctite.
2. **Imunomossupressor (tiopurina):** crianças corticodependentes, com ≥ 2 recaídas ao ano apesar do uso aderente ao 5-ASA e os intolerantes ao 5-ASA.
3. **Infliximabe:** RCU refratária (não controlada com 5-ASA e tiopurinas) respondedor à indução de remissão com infliximabe.
4. **Adalimumabe:** para pacientes com intolerância ou perda de resposta secundária ao IFX.
5. **Vedolizumabe:** pacientes com doença cronicamente ativa ou dependentes de esteroides, verificar aderência ao tratamento, exclusão de outros diagnósticos como infecções, efeito colateral de medicação e síndrome do intestino irritável, o vedolizumabe poderá ser a 2ª linha de terapia biológica após falha anti-TNF (Figura 35.1).

Terapêutica na retocolite aguda grave

- **Nos primeiros 1 a 2 dias:** admissão hospitalar com cuidados semi-intensivos, suspender 5-ASA, iniciar suporte hidroeletrolíticos, rastreamento de infecções, controle de dor abdominal, uso excepcional de opiácios (morfina), controle nutricional (dieta regular, exceto na presença de megacólon ou cirurgia eminente); profilaxia de trombose; metilprednisolona intravenosa, antibióticos se há suspeita de infecções, e sempre solicitar radiografia simples de abdômen e avaliação conjunta do cirurgião.[7]
- **Entre os 3º e 5º dias:** manter a vigilância; se houver melhora clínica, manter corticosteroide venoso mais 2 a 5 dias; na falta de melhora clínica, avaliar uso de infliximabe ou ciclosporina ou tacrolimus.[7]

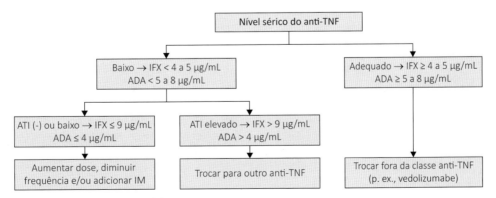

Figura 35.1 Orientações na RCU ativa pediátrica.
Fonte: Adaptada de Turner D, Ruemmele FR, Orlanski-Meyer E et al., 2018.

- **Após o 6º dia:** manter o monitoramento e a atenção constante para sinais de presença de megacólon tóxico e necessidade de colectomia. Na ausência de resposta ao tratamento clínico, a cirurgia deverá ser indicada. É recomendado procedimento de três estágios, iniciando-se com colectomia subtotal com ileostomia terminal para pacientes com colite grave aguda, tratada com esteroides em altas doses ou terapia anti-TNF recente, desnutrição grave ou colite não classificada.[7]

Doença inflamatória intestinal de início muito precoce

A DII de início muito precoce (VEO-IBD, do inglês *very early onset inflammatory bowel disease*) representa um grupo único de pacientes pediátricos com DII diagnosticada em menores de 6 anos de idade. Embora os defeitos monogênicos sejam raros na VEO-IBD, o diagnóstico dessas variantes muitas vezes pode indicar o tratamento específico. Esses pacientes necessitam de uma abordagem particular, focada e multidisciplinar que possa harmonizar a experiência entre gastroenterologia, imunologia e genética. Em geral, as opções terapêuticas para os pacientes com doenças monogenéticas são específicas e influenciadas pela variação genética subjacente ou pela imunodeficiência primária. As intervenções podem incluir terapias nutricionais, imunossupressão, bem como transplante de células-tronco hematopoiéticas, dependendo das variações genéticas subjacentes ou imunodeficiências primárias.[8]

Após a exclusão de doenças monogênicas, a maioria das crianças com VEO-IBD é tratada como RCU ou DC poligênicas.[5-7] No entanto, a VEO-IBD pode estar associada ao aumento da gravidade da doença e à baixa resposta às terapias convencionais, sendo necessário o uso de anti-TNF,[8] relembrando que a terapia biológica não é aprovada pela Anvisa e demais agências estrangeiras para crianças com DII menores de 6 anos.

Tabela 35.2 Medicações e doses recomendadas na DII pediátrica.

Medicação	Dose
Aminossalicilatos	
Sulfassalazina	• 40 a 70 mg/kg/dia, 2×/dia, VO; máximo de 4,8 g/dia
Mesalazina Asacol®, Asalit® e Pentasa®	• 60 a 80 mg/kg/dia, VO, 2×/dia (1×/dia microgrânulos liberação prolongada), máximo de 4,8 g/dia
Corticosteroides	
Prednisona/prednisolona	• 1 mg/kg/dia, 1×/dia, dose máxima de 40 mg/dia, 4 semanas, com retirada escalonada até a 10ª semana
Metilprednisolona	• 1 a 1,5 mg/kg, máximo de 60 mg/dia, IV
Hidrocortisona	• 2 a 4 mg/kg/dose, máximo de 100 mg/dose, 4×/dia, IV
Budesonida	• Doença ileal (> 40 kg): 9 mg, 1×/dia por 6 semanas; 6 mg, 1×/dia, por 2 semanas; 3 mg, 1×/dia, por 2 semanas
Imunossupressores	
Azatioprina	• 2 a 2,5 mg/kg/dia, VO, 1×/dia
6-Mercaptopurina	• 1,5 mg/kg/dia, VO, 1×/dia
Metotrexato	• 15 mg/m^2, 1×/semana, máximo de 25 mg/semana, SC
Ciclosporina	• 4 a 6 mg/kg/dia
Tracolimo (FK 506)	• 0,2 mg/kg/dia; nível sérico (10 a 15 ng/mL, diminuindo 5 a 10 e eventualmente 2 a 5 ng/mL). Evitar eventos adversos
Terapia biológica	
Infliximabe	• 5 mg/kg/dose, IV, indução nas semanas 0, 2 e 6; e manutenção a cada 8 semanas • Dose inicial de 10 mg/kg/dose: IMC baixo ou alto, hipoalbuminemia, colite aguda grave
Adalimumabe	• Se ≥ 40 kg: 160 mg, SC, seguido por 80 mg depois de 2 semanas e 40 mg a cada 2 semanas • Crianças menores: superfície corporal; 1,73 m^2 (indução de 92 mg/m^2, seguido por 46 mg/m^2, seguido por 23 mg/m^2 a cada 2 semanas)
Ustequinumabe	• 1ª dose: 6 mg/kg/dose, IV (máximo de 520 mg) • Após a semana 8: dose ajustada à superfície corporal padrão do adulto; 1,73 m^2 (90 mg, SC, a cada 8 semanas)
Vedolizumabe	• 6 mg/kg/dose, IV (máximo de 300 mg), nas semanas 0, 2 e 6, seguidas de manutenção a cada 8 semanas • Crianças < 30 kg: 177 mg/1,73 m^2 de superfície corporal. Início de ação na semana 6 e ação completa na semana 14. Otimização, se necessária, com manutenção a cada 4 semanas

VO: via oral; SC: (via) subcutâneo; IV: (via) intravenoso; IMC: índice de massa corporal.
Fonte: Adaptada de Turner D, Ruemmele FR, Orlanski-Meyer E et al., 2018 (I e II).

Até agora, existem apenas avaliações retrospectivas desses pacientes com a terapia anti-TNF-α, demonstrando maior taxa de falha ao anti-TNF nas fases de indução e manutenção da remissão, quando comparados com os pacientes maiores de 6 anos e consequente menor duração dessa terapia. Além disso, há relatos de que crianças mais jovens requerem otimização de doses mais comumente do que crianças mais velhas, o que também pode impactar as taxas de falha terapêutica com anti-TNF.[9]

Doença inflamatória intestinal não classificada (DIINC)

As estratégias iniciais de tratamento da DIINC são semelhantes às utilizadas frente à RCU. Embora os dados atuais sugiram que a DIINC tenha um curso mais leve da doença e uma carga medicamentosa menor do que os outros subtipos da DII, a falta de estudos prospectivos e de evidências robustas dificulta o manejo desses pacientes, particularmente a longo prazo.[10] Dessa forma, devem-se realizar a avaliação diagnóstica completa e o acompanhamento evolutivo de todos os pacientes para se chegar ao diagnóstico definitivo, independentemente do curso da doença.[11]

Concluindo, a terapia da DII pediátrica vai muito além do tratamento medicamentoso e deve incluir a saúde nutricional, psicocomportamental, prevenção da incapacidade física, recuperação do crescimento e desenvolvimento e qualidade de vida.[1]

Referências bibliográficas

1. Agrawal M, Spencer EA, Colombel JF et al. Approach to the management of recently diagnosed inflammatory bowel disease patients: a user's guide for adult and pediatric gastroenterologists. Gastroenterology. 2021;161:47-65.
2. Turner D, Ricciuto A, Lewis A et al. STRIDE-II: an update on the Selecting Therapeutic Targets in Inflammatory Bowel Disease (STRIDE) initiative of the International Organization for the Study of IBD (IOIBD): determining therapeutic goals for treat-to-target strategies in IBD. Gastroenterology. 2021;160:1570-83.
3. Aardoom M, Ricciuto A, Navon D et al. Predicting outcomes in pediatric ulcerative colitis for management optimization: systematic review and consensus statements from PIBD Ahead Program. Gastroenterology. 2021;160(1):378-402.e22.
4. Ricciuto A, Aardoom M, Meyer EO et al. Predicting outcomes in pediatric Crohn's disease for management optimization: systematic review and consensus statements from PIBD Ahead Program. Gastroenterology. 2021;160(1):403-36.e26.
5. Van Rheenen PF, Aloi M, Assa A et al. The medical management of paediatric Crohn's disease: an ECCO-ESPGHAN guideline update. J Crohn's and Colitis. 2021:171-94.
6. Turner D, Ruemmele FR, Orlanski-Meyer E et al. Management of paediatric ulcerative colitis – Part I: Ambulatory care – An evidence-based guideline from European Crohn's and Colitis Organisation and European Society of Paediatric Gastroenterology, Hepatology and Nutrition. J Pediatr Gastroenterol Nutr. 2018;67: 257-91.
7. Turner D, Ruemmele FM, Orlanski-Meyer E et al. Management of paediatric ulcerative colitis – Part 2: Acute severe colitis – An evidence-based consensus guideline from the European Crohn's and Colitis Organisation and the European Society of Paediatric Gastroenterology, Hepatology and Nutrition. J Pediatr Gastroenterol Nutr. 2018;67:292-310.
8. Zheng HB, De La Morena MT, Suskind DL. The growing need to understand very early onset inflammatory bowel disease. Front Immunol. 12:675186.
9. Kelsen JR, Sullivan KE, Rabizadeh S et al. North American Society for Pediatric Gastroenterology, Hepatology, and Nutrition position paper on the evaluation and management for patients with very early-onset inflammatory bowel disease. J Ped Gastroenterol Nutr. 2020;70:389-403.
10. Thurgatea LE, Lemberga DA, Daya AS et al. An overview of inflammatory bowel disease unclassified in children. Inflamm Intest Dis. 2019;4:97-103.
11. Birimberg-Schwartz L, Zucker DM, Akriv A et al. Development and validation of diagnostic criteria for IBD subtypes including IBD unclassified in children: a multicenter study from the pediatric IBD Porto Group of ESPGHAN. J Crohn's and Colitis. 2017:1078-84.

36 Tratamento Cirúrgico da Doença de Crohn e Retocolite Ulcerativa Pediátricas

Idblan Carvalho de Albuquerque

Cirurgia na RCU

No momento da indicação cirúrgica nas crianças e nos adolescentes, o cirurgião e o gastroenterologista devem avaliar o estado nutricional e, no menor espaço de tempo, iniciar a terapia nutricional por meio da nutrição enteral ou da nutrição parenteral, pois a desnutrição é considerada um fator de risco relevante para complicações pós-operatórias.[1,2]

A colectomia eletiva na RCU em crianças e adolescentes é indicada na intratabilidade clínica que pode ocorrer mesmo na vigência de terapia medicamentosa em dose otimizada. Em alguns pacientes, a cirurgia é indicada pela significativa redução da qualidade de vida, decorrente da intensa atividade inflamatória que provoca alterações irreversíveis na morfologia (microcólon) e fisiologia do intestino grosso. O diagnóstico de displasia ou adenocarcinoma em biópsias de colonoscopias de controle é uma rara indicação de colectomia nessa faixa etária.[2,3]

O acesso minimamente invasivo por laparoscopia, para a realização da colectomia total ou da proctocolectomia total com anastomose da bolsa ileal ao canal anal em dois ou três tempos, é a abordagem mais adequada, em função da semelhança nos resultados com a cirurgia aberta, além da possível superioridade em relativa às disfunções urológicas e da fertilidade.[2,3]

Atualmente, mesmo com o tratamento medicamentoso adequado, cerca de um quarto das crianças e adolescentes hospitalizados com RCU necessita de cirurgia de urgência ou emergência.[1,2,4,5] As principais indicações cirúrgicas, nesse contexto, são a colite grave que não responde ao tratamento endovenoso (EV) com corticosteroides ou com infliximabe. I paciente com colite aguda grave que, ao exame radiológico, apresenta dilatação no cólon maior do que 5,6 cm em associação com sinais de sepse, deve ser operado o mais breve possível. Outra indicação cirúrgica de urgência é a RCU hemorrágica. Nessas condições, a cirurgia indicada é a colectomia total com ileostomia terminal.[5,6]

Uma complicação tardia e crônica nas crianças e nos adolescentes submetidos à proctocolectomia total com anastomose da bolsa ileal ao canal anal é a inflamação crônica da bolsa ileal ou bolsite. Essa complicação é mais frequente nos pacientes operados com o diagnóstico de RCU do que nos operados por pólipos adenomatosa familiar. Há uma correlação positiva entre manifestação extraintestinal, notadamente a colangite esclerosante primária e a manifestação clínica da bolsite.[5]

Cirurgia na DC luminal

Em crianças e adolescentes, a cirurgia para a doença luminal é realizada frequentemente de forma eletiva e, portanto, a decisão de quando e como realizar o procedimento deve ser compartilhada com o gastroenterologista, o cirurgião e a família.[2,6]

Na idade pré-púbere ou púbere, o atraso do crescimento em relação à idade óssea, por de 6 a 12 meses, na vigência de uma adequada terapia nutricional e medicamentosa, é uma indicação de cirurgia.[2,7] Nesse contexto, em função da condição clínica e nutricional, a anastomose primária deve sempre ser considerada.[6]

Na doença de Crohn (DC) penetrante abdominal em função do quadro clínico, dos exames laboratoriais e dos achados dos exames radiológicos, os procedimentos variam de uma drenagem de abscesso guiada por exame de imagem associado à antibioticoterapia de amplo espectro até mesmo à cirurgia de urgência.[2-4]

Cirurgia na DC perianal

Nas crianças, as fissuras e os plicomas estão presentes em 13% a 62% dos pacientes com DC, no momento do diagnóstico da doença de Crohn perianal (DCP), as fístulas perianais ocorrem em 8% a 15%.[2,4,5] Na prática clínica, com o objetivo de orientar a abordagem terapêutica, as fístulas são classificadas em simples e complexas (Quadro 36.1).[2,6,7]

Quadro 36.1 Classificação das fístulas na DC perianal.

Fístula simples	Fístula complexa
- Baixa (superficial, interesfincteriana e transesfincteriana baixa)	- Alta (inter e transesfincteriana alta, supraesfincteriana e extraesfincteriana)
- Orifício externo único	- Orifícios externos múltiplos
- Ausência de dor ou flutuação	- Presença de dor e flutuação
- Sugestiva de abscesso	- Sugestiva de abscesso
- Ausência de estenose	- Estenose
- Ausência de fístula retovaginal	- Fístula retovaginal

Fonte: Desenvolvido pela autoria do capítulo.

Os exames complementares recomendados são o exame proctológico sob anestesia (EPA) e a ressonância nuclear magnética (RNM) de pelve. A RNM de pelve deve ser realizada quando possível antes do EPA com o intuito de avaliar a atividade inflamatória anorretal, identificar os abcessos subclínicos e descrever a morfologia das fístulas. Outra indicação da RNM de pelve é a de avaliar a resposta da terapêutica medicamentosa em função da presença ou ausência de inflamação.[6-10]

É por meio do EPA que o cirurgião faz a avaliação endoscópica da mucosa anorretal e o exame físico do ânus e da região perianal (Quadro 36.2), além de realizar biópsias das áreas acometidas para o estudo histológico e até mesmo para a pesquisa de agentes microbianos. A fase terapêutica do exame proctológico consiste na drenagem de abscesso, curetagem das fístulas e passagem de sedenho de drenagem.[3,6-8]

Quadro 36.2 Distribuição dos elementos morfológicos da DC perianal.

Elementos primários	Elementos secundários	Complicações
- Criptite	- Plicoma	- Abscesso
- Fissura	- Fístula anorretal	- Estenose
- Úlcera	- Fístula anovaginal	- Incontinência anal

Fonte: Desenvolvido pela autoria do capítulo.

Tratamento cirúrgico

É de extrema importância ressaltar que, na DCP séptica, os procedimentos cirúrgicos são sempre indicados para drenar abscessos e fístulas antes do início da terapia medicamentosa, esta abordagem inicial propicia condições locais para maior eficácia do tratamento.[3,6-8]

As fissuras, em geral, são profundas e múltiplas, com localização atípica e estão associadas aos plicomas. Essas lesões têm o mesmo comportamento cicatricial das ulcerações, sendo raramente indicada a esfincterotomia lateral interna.[2,6,9]

Na DC, na fase inflamatória, as úlceras do canal anal e do reto distal apresentam boa resposta clínica ao tratamento medicamentoso; nas lesões crônicas, é necessária a realização de ressecção dos bordos das lesões e curetagem para estimular a cicatrização[2,9] (Figura 36.1).

Os plicomas anais são secundários ao edema da pele perianal e do anoderma, estão associados à redução do retorno venoso e linfático provenientes da anorretite, úlceras e fissuras. Como estes prejudicam a higienização, podem ser ressecados quando o paciente apresentar queixas.[2,6,7]

O tratamento definitivo das fístulas na DCP só deve ser realizado após o controle da inflamação local e a opção terapêutica é de acordo com a gravidade dos sintomas, a classificação quanto à complexidade e à extensão do acometimento retal e da continência anal. A fístula simples e assintomática pode ser tratada com medicação ou fistulotomia associada à terapêutica clínica. Em fístulas complexas e sintomáticas, é preconizado o tratamento com posicionamento do sedenho após a identificação e a curetagem do trajeto (Figura 36.2), para garantir a sua drenagem, associada a fistulotomias regradas e parciais que objetivam aproximação do orifício externo à borda anal.[2,6,7]

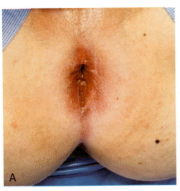 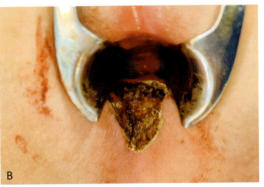 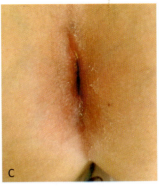

Figura 36.1 (A) 12 anos com diagnóstico de DCP há 10 meses. Ao exame, úlcera anal posterior (data: 09/04/2022). (B) 12 anos. Durante o EPA (09/04/2022), foi realizada ressecção dos bordos da úlcera e curetagem. (C) 12 anos. Cicatrização completa da úlcera anal no 30º dia de pós-operatório e após a 2ª dose de infliximabe.
Fonte: Acervo da autoria do capítulo.

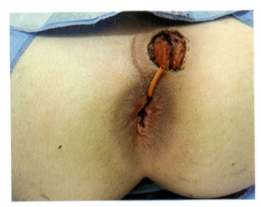

Figura 36.2 Fístulas complexas e sintomáticas.
Fonte: Acervo da autoria do capítulo.

A estenose anorretal é a principal complicação tardia, sendo proveniente da inflamação transmural do ânus e do reto ou da DCP fistulizante. Os sintomas da estenose anal são geralmente funcionais, como a dificuldade para evacuar, o tenesmo e a incontinência fecal. A estenose anal é um preditor da necessidade de protectomia. A dilatação anal e a estenotomia são indicadas nos pacientes sintomáticos e sem atividade inflamatória anorretal, uma vez que esses procedimentos estão associados com elevado risco de lesão esfincteriana e incontinência fecal.[2,6,7]

A estomia derivativa é uma opção cirúrgica em casos de DCP grave associada à sepse pélvica ou às complicações tardias, que são a incontinência anal e a estenose anorretal. Contudo, em adultos, 36% dos pacientes submetidos a esse procedimento nunca atingem a melhora clínica, permanecendo com a estomia.[6,7]

Na DC perianal, atualmente, a associação do tratamento clínico com cirurgias programadas, apresentam os melhores resultados quando comparados com o tratamento medicamentoso ou cirúrgico isolados.[7,9] Assim, o paciente com DC perianal deve inicialmente ser submetido ao EPA para o adequado diagnóstico das manifestações clínicas, bem como para a realização de procedimentos que favoreçam a atuação dos medicamentos específicos para a inflamação.[2,6,7] Em muitos pacientes, em função da gravidade da doença, o papel do médico é aliviar os sintomas e tratar as complicações.

Referências bibliográficas

1. Scarallo L, Lionetti P. Dietary management in pediatric patients with Crohn's disease. Nutrients. 2021;13(5):1611. Doi: 10.3390/nu13051611.
2. Adamina M, Bonovas S, Raine T et al. ECCO guidelines on therapeutics in Crohn's disease: surgical treatment. JCC. 2020:155-68.
3. Tilney HS, Constantinides V, Ioannides AS et al. Pouch-anal anastomosis vs. straight ileoanal anastomosis in pediatric patients: a meta-analysis. J Pediatr Surg. 2006;41(11):1799-808. Doi: 10.1016/j.jpedsurg.2006.06.005.
4. Baldal ME, Nielsen RG, Nielsen J et al. The incidence of Crohn's disease and ulcerative colitis since 1995 in Danish children and adolescents < 17 years based on nationwide registry data. Scandinavia J Gastroenterology. 2016;51(9):1100-5.
5. Cabrera JM, Sato TT. Medical and surgical management of pediatric ulcerative colitis. Clin Colon Rectal Surg. 2018;31:71-9.
6. Amil-Dias J, Kolacek S, Turner D et al. Surgical management of Crohn disease in children: guidelines from the paediatric IBD Porto Group of ESPGHAN. JPGN. 2017;64: 818-35.
7. Bemelman WA, Warusavitarne J, Serclova Z et al. ECCO-ESCP consensus on surgery for Crohn's disease. Journal of Crohn's and Colitis. 2018;1-16.
8. Van Rheenen PF, Aloi M, Assa A et al. The management of pediatric Crohn's disease: an ECCO-ESPGHAN guideline update. JCC. 2021;171-94.
9. Gecse KB, Bemelman W, Kamm MA et al. A global consensus on the classification, diagnosis and multidisciplinary treatment of perianal fistulising Crohn's disease. Gut. 2014;63:1381-92.
10. Shenoy-Bhangle A, Gee MS. Magnetic resonance imaging of perianal Crohn's disease in children. Pediatr Radiol. 2016;46:838-46.

37 Monitorização do Tratamento da Doença de Crohn e Retocolite Ulcerativa Pediátricas

Jane Oba
Luciana Rodrigues Silva

Introdução

As doenças inflamatórias intestinais (DII) são doenças crônicas do trato gastrointestinal (GTI), imunomediadas que envolvem duas entidades principais, a doença de Crohn (DC) e a retocolite ulcerativa (RCU).[1,2] As DII nas crianças e adolescentes são frequentemente mais extensas e mais dinâmicas em progressão do que nos adultos.[3] Características como comprometimento do crescimento e atraso da puberdade são exclusivas das DII pediátrica e podem estar presentes em até um terço das crianças afetadas.[4] Sintomas como diarreia, sangramento retal, dor abdominal e manifestações extraintestinais impactam diretamente a percepção de qualidade de vida relacionada à saúde (QVRS) e estão associadas a incapacidades.[5]

Os cuidados de crianças e adolescentes com DII vão além dos medicamentos, do acompanhamento do crescimento linear e da puberdade, abrangem também aspectos próprios de QVRS de cada faixa etária e incapacidades. A maioria das condutas terapêuticas até então eram, em sua maioria, uma extrapolação daquelas disponíveis para adultos com DII que não abordavam essas particularidades. Recentemente, o grupo International Organization for the Study of Inflammatory Bowel Disease (IOIBD) atualizou as estratégias de tratamento das DII (*Selecting Therapeutic Targets in IBD – STRIDE-II*) com o objetivo de bloquear a progressão das lesões intestinais e, dessa forma, modificar sua história natural. Essas estratégias de tratamento *treat to target* (T2T) mudaram o paradigma do simples controle dos sintomas para o controle total da doença (remissão clínica e endoscópica) e incluíram as crianças e os adolescentes. Em síntese, a estratégia T2T concentra-se em medidas objetivas de monitoramento das lesões intestinais em momentos pré-definidos, com ajustes terapêuticos em caso de falha no alcance das estratégias.[6] Particularmente no cenário pediátrico, em que o tempo de doença das DII é mais longo do que nos adultos, estratégias T2T podem ser os pilares da escolha do melhor tratamento, melhorar a qualidade de vida e prevenir complicações.

Tanto para a DC como para a RCU, o consenso STRIDE-II recomenda estratégias compostas de remissão endoscópica e desfecho clínicos relatado pelo paciente (*patient reported outcomes* – PROs) como alvos terapêuticos primários (Tabela 37.1).

Tabela 37.1 Estratégias terapêuticas (*treat to target*) na doença de Crohn e na retocolite ulcerativa em crianças.

Clínica	• **Imediato:** resposta clínica é um objetivo imediato:
	  ▪ Doença de Crohn: ≤ Δ PCDAI 12,5 pontos ou wPCDAI ≤ Δ 17,5 pontos
	  ▪ Retocolite ulcerativa: PUCAI ≤ Δ 20 pontos

	• **Intermediário:** remissão clínica é definida como:
	  ▪ Doença de Crohn: PCDAI < 10 pontos (ou < 7,5 excluindo o item altura) ou wPCDAI (< 12,5 pontos)
	  ▪ Retocolite ulcerativa: PUCAI < 10 pontos
	A resposta clínica ou a remissão clínica são insuficientes para utilização a longo prazo. Considerar mudar o tratamento se esses objetivos não forem alcançados

Crescimento, qualidade de vida relacionada à saúde, incapacidades	• **Longo prazo**
	  ▪ Crescimento: recuperação do crescimento normal
	  ▪ QVRS: normalização
	  ▪ Incapacidades: normalização
	Considerar mudar o tratamento se esses objetivos não forem alcançados

Endoscopia	• **Longo prazo**
	  ▪ Doença de Crohn: SES-CD < 3 pontos ou sem ulcerações
	  ▪ Retocolite ulcerativa: subescore endoscópico de Mayo = 0 pontos, ou UCEIS < 1 ponto
	Considerar mudar o tratamento se este objetivo não tiver sido alcançado

Biomarcadores	• **Intermediário na DC e RCU**
	  ▪ PCR (valores abaixo do limite superior do normal)
	  ▪ Calprotectina fecal (100 a 250 µg/g)
	Considerar mudar o tratamento se esses objetivos não forem alcançados

Cicatrização transmural e histológica	A cicatrização transmural na DC e a cicatrização histológica na RCU não são estratégias terapêuticas formais

PCDAI: Pediatric Crohn's Disease Activity Index; PUCAI: Paediatric Ulcerative Colitis Activity Index; QVRS: Qualidade de Vida Relacionada à Saúde; SES-CD: Simple Endoscopic Score for Crohn's Disease; UCEIS: Ulcerative Colitis Endoscopic Index of Severity; DC: doença de Crohn; RCU: retocolite ulcerativa; PCR: proteína C-reativa.
Fonte: Adaptada de Turner D, Ricciuto A, Lewis A et al., 2021.

Recomendações de estratégias terapêuticas

São objetivas e programadas para monitorar as lesões intestinais, com consequentes ajustes em caso de falha no alcance das estratégias pré-definidas (Tabela 37.1).

Clínica

A resposta clínica e a remissão clínica são estratégias de tratamento obrigatórias a curto e médio prazo, respectivamente (Tabela 37.1). O controle dos sintomas relatado pelos pacientes ou responsáveis é um objetivo primário do tratamento, embora insuficiente para ser usado como estratégia de tratamento a longo prazo por ter baixa correlação com o grau de inflamação da mucosa, especialmente na DC.[6] Essa avaliação deve ser realizada no início e a cada 3 meses durante a doença ativa para DC e RCU.[7]

- **DC:** na criança, manifesta-se com dor abdominal inespecífica, diarreia, anemia, febre, perda de peso ou retardo de crescimento.[3] A "tríade" clássica dor abdominal, diarreia e perda de peso ocorre em até 25% dos pacientes. O PCDAI tem melhor acurácia diagnóstica para remissão clínica do que o wPCDAI, porém eles não são precisos na avaliação da inflamação da mucosa.

- **RCU:** diarreia com sangue é o sintoma de apresentação mais comum.[3] A remissão clínica na RCU é definida como resolução da diarreia e/ou hábito intestinal alterado e do sangramento retal ou diminuição de pelo menos 20 pontos do PUCAI. Ao contrário da DC, a remissão clínica em crianças com RCU utilizando o PUCAI prediz os resultados de longo prazo com tão boa acurácia quanto a avaliação endoscópica.[8] Adicionalmente, o prognóstico a longo prazo é melhor nos pacientes que alcançam remissão clínica (PUCAI < 10) durante os primeiros 3 meses após o diagnóstico.[6]

Crescimento, qualidade de vida relacionada à saúde e incapacidades

Até dois terços dos pacientes com DC têm diminuição da estatura no momento do diagnóstico; na RCU, o crescimento em geral é menos prejudicado.[3] Perda de peso, redução da massa óssea e atraso puberal também são preocupações associadas ao atraso do crescimento em pacientes recém-diagnosticados com DII. O atraso do crescimento, quando não corrigido, pode reduzir a estatura final e exige uma abordagem multidisciplinar. O comprometimento do crescimento é definido por um escore Z de altura < 2,5 e tem causas multifatoriais representadas por aumento das perdas fecais, hábitos alimentares alterados, citocinas inflamatórias, uso de corticosteroides.

A **QVRS** (Qualidade de Vida Relacionada à Saúde) avalia a percepção dos pacientes sobre como a doença e os tratamentos afetam o seu bem estar físico, social e emocional.[9] Os relatos dos pacientes (*patients report outcomes* – PROs) podem ser avaliados por meio de questionários desenvolvidos e validados para cada faixa etária, com domínios e dimensões gerados exclusivamente pelos pacientes. Os questionários específicos como o IMPACT-III e o genérico como PedsQL4.0 são os mais utilizados em crianças/adolescentes com DII e validados para a língua portuguesa (versão brasileira).[10,11] A QVRS se correlaciona modestamente com marcadores de atividade apesar de a Food and Drug Administration (FDA) recomendar a inclusão dos PROs e medidas objetivas da atividade da doença nos ensaios clínicos para o registro de novas terapias.

A Organização Mundial da Saúde (OMS) define incapacidade como "qualquer restrição ou falta (resultante de uma deficiência) da capacidade de realizar uma atividade da maneira ou dentro da faixa considerada normal para um ser humano". Crianças com DII apresentam resultados de saúde mais frágeis e, consequentemente, incapacidades por dificuldades de acesso à educação e a oportunidades de trabalho que o tratamento da doença impõe.[12] O objetivo final, a longo prazo, do tratamento da DII deve ser a redução das incapacidades de longo prazo ou recuperar sua condição de saúde anterior à doença.

Endoscopia

A remissão endoscópica é amplamente aceita como a principal estratégia de tratamento tanto na DC como na RCU pediátrica, dada sua comprovada associação com menores taxas de escalonamento de terapia, de hospitalização e de cirurgias.[8,13] A cicatrização da mucosa é avaliada por colonoscopia aproximadamente 6 a 9 meses após o início do tratamento.[7] A reavaliação endoscópica é recomendada nos casos de atividade persistente da doença, de recidiva grave, de novos sintomas inexplicáveis ou mudança de terapia.

Simple Endoscopic Score for Crohn's Disease (SES-CD) é o escore mais amplamente utilizados para DC pediátrica. A cicatrização da mucosa é definida por ausência de inflamação da mucosa ou SES-CD < 3 pontos.[6] Porém, o Grupo de Porto IBD da ESPGHAN definiu remissão endoscópica como SES-CD ≤ 2, e ausência de ulceração mucosa em todos os segmentos explorados como estratégia ideal.[14]

Na RCU, a cicatrização da mucosa é definida pela ausência de inflamação da mucosa e subescore de Mayo = 0.[6]

Biomarcadores

Podem ser considerados marcadores inflamatórios úteis de atividade, particularmente para as crianças pelas dificuldades que exame endoscópico impõe.

- **Proteína C-reativa (PCR):** biomarcador não específico de inflamação para a avaliação de crianças com DII. O teste de PCR tem meia-vida curta e retorna aos valores basais rapidamente, assim que o estímulo inflamatório for resolvido.[3] Valores normais de PCR após o início do tratamento devem ser considerados uma meta mínima obrigatória de curto prazo, mas insuficiente a longo prazo.
- **Calprotectina fecal (CF):** os valores de CF nas crianças normais abaixo de 4 anos de idade são maiores do que nos adultos.[15] Nas crianças maiores de 4 anos de idade, os valores de corte de 50 μg/g são semelhantes aos dos adultos, muito embora crianças saudáveis possam ter níveis superiores a 100 μg/g e, portanto, devem ser interpretados com especial cautela. O STRIDE-II considerou normal CF > 250 μg/g para todas as faixas etárias, por considerar que intervalo de 100 a 250 μg/g é uma zona cinzenta.[6] Outro aspecto relevante é que a extensão da doença não se correlaciona necessariamente com os níveis CF na criança, assim como não há evidências de que a avaliação da CF, na doença em remissão clínica sustentada, tenha algum valor para prever o curso da doença. Visto que a doença endoscópica pode estar presente em 20% das crianças com PUCAI < 10, é razoável avaliar a calprotectina para selecionar aqueles que requererão avaliação endoscópica.

Cicatrização transmural e histológica

A cicatrização transmural na DC avaliada por tomografia computadorizada, ressonância magnética, enterografia ou ultrassonografia intestinal representou importante avanço na avaliação morfológica do intestino delgado de crianças e adultos. A cicatrização transmural na DC e a cicatrização histológica na RCU não são estratégias terapêuticas formais pelo STRIDE-II.[6] Esses exames podem ser utilizados como um complemento à remissão endoscópica para avaliar um grau mais adequado de tratamento. No futuro, a remissão histológica na RCU pode ter maior probabilidade de impactar no curso da doença e nos resultados a longo prazo. Considerando-se que, no cenário pediátrico, o tempo de doença é mais longo do que nos adultos, estratégias mais ambiciosas poderiam ter mais importância no futuro para avaliar um grau mais adequado de tratamento.

Em conclusão, o consenso STRIDE-II introduziu a estratégia T2T nas DII pediátricas. O controle precoce de DC e de RCU a fim de se evitar a progressão da doença pode ser crucial para adaptar individualmente cada etapa desse algoritmo. Mais estudos prospectivos são aguardados para identificar os preditores adequados à população pediátrica e às suas questões específicas.

Referências bibliográficas

1. Kobayashi T, Siegmund B, Le Berre C et al. Ulcerative colitis. Nat Rev Dis Prim [Online]. 2020;6(1):74. Disponível em: www.nature.com/nrdp.
2. Roda G, Kotze PG, Argollo M et al. Crohn's disease. Nat Rev Dis Prim [Online]. 2020;6(1). Doi: 10.1038/s41572-020-0156-2.
3. Levine A, Koletzko S, Turner D et al. ESPGHAN revised Porto criteria for the diagnosis of inflammatory bowel disease in children and adolescents. J Pediatr Gastroenterol Nutr. 2014;58(6):795-806.
4. Wong K, Isaac M, Eytan Wine et al. Growth delay in inflammatory bowel diseases: significance, causes and management. Dig Dis Sci [Online]. 2021;66:954-64 [citado em 15 ago. 2021]. Doi: 10.1007/s10620-020-06759-5.
5. Oba J, Sobrado C, Damião AOMC et al. Health-related quality of life in adolescents and young adults with inflammatory bowel disease is associated with reduction in school and work productivity rather than physical impairment: a multidisciplinary study. 2021 Oct-Dec;58(4):541-7. Doi: 10.1590/S0004-2803.202100000-96.
6. Turner D, Ricciuto A, Lewis A et al. STRIDE-II: an update on the Selecting Therapeutic Targets in Inflammatory Bowel Disease (STRIDE) initiative of the International Organization for the Study of IBD (IOIBD): determining therapeutic goals for treat-to-target strategies in IBD. Gastroenterology [Online]. 2021;160(5):1570-83. Doi: 10.1053/j.gastro.2020.12.031.
7. D'Arcangelo G, Aloi M. Treat-to-target in pediatric inflammatory bowel disease: what does the evidence say? Pediatr Drugs [Online]. 2020;22(5):463-72. Doi: 10.1007/s40272-020-00406-2.
8. Turner D, Ruemmele FM, Orlanski-Meyer E et al. Management of paediatric ulcerative colitis – Part 1: Ambulatory care – An evidence-based guideline from European Crohn's and Colitis Organisation and European Society of Paediatric Gastroenterology, Hepatology and Nutrition. J Pediatr Gastroenterol Nutr. 2018;67(2):257-91.
9. Perrin JM et al. Measuring quality of life in pediatric patients with inflammatory bowel disease: psychometric and clinical characteristics. J Pediatr Gastroenterol Nutr. 2008 Feb;46(2):164-71. Doi: 10.1097/MPG.0b013e31812f7f4e.
10. Hill RJ, Lewindon PJ, Muir R et al. Quality of life in children with Crohn's disease. J Pediatr Gastroenterol Nutr. 2010;51(1):35-40.
11. Varni JW, Burwinkle TM, Seid M et al. The PedsQLTM*4.0 as a pediatric population health measure: feasibility, reliability and validity. Ambul Pediatr [Online]. 2003;3(6):329-41. Disponível em: http://www.pedsql.org.
12. Eloi C, Foulon G, Bridoux-Henno L et al. Inflammatory bowel diseases and school absenteeism. J Pediatr Gastroenterol Nutr. 2019;68(4):541-6.
13. Van Rheenen PF, Aloi M, Assa A et al. The medical management of paediatric Crohn's disease: an ECCO-ESPGHAN guideline update. J Crohn's Colitis. 2020 Oct 7;jjaa161. Doi: 10.1093/ecco-jcc/jjaa161.
14. Oliva S, Thomson M, De Ridderet L et al. Endoscopy in pediatric inflammatory bowel disease: a position paper on behalf of the Porto IBD Group of the European Society for Pediatric Gastroenterology, Hepatology and Nutrition. J Pediatr Gastroenterol Nutr. 2018 Sep;67(3):414-30. Doi: 10.1097/MPG.0000000000002092.
15. Koninckx CR, Donat E, Benningaet MA et al. The use of fecal calprotectin testing in paediatric disorders: a position paper of the European Society for Paediatric Gastroenterology and Nutrition Gastroenterology Committee. J Pediatr Gastroenterol Nutr. 2021 Apr 1;72(4):617-40. Doi: 10.1097/MPG.0000000000003046.

38 Transição do Cuidado Médico Pediátrico para o Adulto na Doença Inflamatória Intestinal Pediátrica

Michela Cynthia da Rocha Marmo

Introdução

A incidência das doenças inflamatórias intestinais (DII) em crianças tem aumentado em muitas regiões do mundo, sendo que 25% dos casos se iniciam na infância. A DII pediátrica, quando comparada à DII do adulto, tem peculiaridades importantes como tendência a apresentar quadros graves, associação com erros inatos da imunidade e rápida progressão para terapia imunomodulatória.[1] O gastroenterologista pediátrico necessita estar atento ao crescimento, desenvolvimento e maturação sexual do paciente com DII, além da situação psíquica e educacional destes pacientes, questões que consistem nos pilares e rotina de toda a prática pediátrica.[1,2]

O paciente pediátrico poderá passar um longo período acompanhado pelo mesmo profissional ou pela mesma equipe considerando-se a idade do diagnóstico, as condições do tratamento, complicações e necessidade de atendimento mais especializado. Os pacientes com DII de início muito precoce, por exemplo, compartilharão períodos importantes da sua vida com a equipe acompanhante como o período de introdução da dieta complementar, início da vida escolar, períodos de crescimento (estirões) e a chegada da puberdade além de marcos como a admissão na universidade e no primeiro emprego. As questões como gravidez na adolescência e comportamentos de risco a exemplo do uso de drogas ilícitas e situações familiares também fazem parte das preocupações do seguimento pediátrico. Todas essas situações direcionam para vínculos e comportamentos do paciente e da sua família que tornam o processo de transição delicado e, algumas vezes, difícil para o paciente, para a sua família e a para a equipe acompanhante.

Essas considerações se tornam mais relevantes quando observamos o perfil das especialidades direcionadas a crianças e comparamo-lo com as especialidades direcionadas aos adultos. Os objetivos globais das especialidades diferem, apesar do objetivo comum, que é o caráter preventivo visando o bem-estar e a qualidade de vida do paciente. A pediatria, centrada na família, direciona o seu atendimento visando o crescimento e o desenvolvimento neuropsicomotor adequado, já que as suas práticas são, muitas vezes, multidisciplinares como requerem o entendimento, a colaboração e o consentimento dos pacientes e dos pais. O atendimento do clínico tende a ser centrado no paciente contando-se com a autonomia e a independência deste, além de manter o foco na prevenção de câncer, na função sexual, na fertilidade e na possibilidade de gravidez. Esses objetivos consistem em uma mudança importante de foco e de abordagem para um paciente que passou boa parte do seu processo patológico sob os cuidados da pediatria.[1,3] Essas diferenças condicionam que a transição da clínica pediátrica para a do adulto seja um processo planejado e adequado às condições do paciente e da sua família para não haver perdas e prejuízos ao tratamento.[4-6]

Conceito de transição

A reflexão sobre o processo e o sucesso da transição do paciente pediátrico para os cuidados do adulto pede o conhecimento da diferença entre transferência e transição. Considerando-se esses conceitos, a transferência se refere ao movimento direto do paciente e de seus registros médicos da clínica pediátrica para o cuidador da clínica do adulto, culminando na primeira visita ao ambulatório da clínica do adulto. A transição é um processo longo, centrado no paciente, de preparação do adolescente para uma vida como adulto e a aquisição de cuidados da clínica de adulto.[1,7]

Características da transição

O momento da transição usualmente começa nos 14 e vai até os 18 anos, dependendo do desenvolvimento e da capacidade do indivíduo de se adaptar a esse processo. Kumagai et al., ao realizarem um levantamento entre gastroenterologistas pediátricos japoneses, descrevem que estes consideram a idade ideal entre 18 e 22 anos de idade. O período da adolescência, momento da transição, é uma mudança de vida crucial dos pacientes pediátricos quando muitos padrões de comportamento são estabelecidos e podem persistir para toda a vida, o que faz essa faixa etária exercer uma influência muito importante na transição.[8] Além da própria idade do paciente, vários fatores podem influenciar esse processo como a falta de conhecimento sobre sua condição, falta de capacidade para o autocuidado, ausência de protocolo do serviço de origem, recursos e treinamento para o processo de transição.[9,10] Dadas essas condições, Kumagai et al.[9] propõem barreiras que impediriam o sucesso da transição:

- **Paciente:**
    - imaturidade psicológica;
    - atraso da independência;
    - doença ativa;
    - atraso cognitivo ou emocional;
    - apego ao profissional de saúde;
    - falta de conhecimento sobre o conceito de doença e da sua própria história médica;
    - situação social instável;
    - presença de doenças outras que a DII.
- **Cuidador:**
    - grande envolvimento dos pais;
    - questões emocionais e cognitivas;
    - situação socioeconômica baixa;
    - capacidade do paciente subestimada;
    - assistência parental reduzida;
    - apego à equipe médica.
- **Profissional de saúde pediátrico:**
    - apego ao paciente e à família;
    - resumo médico inadequado;
    - cooperação com profissional de saúde adulto deficiente;
    - falta de equipe ou tempo para preparar a transição.
- **Profissional de saúde adulto:**
    - relutância do paciente e pais em razão de seu relacionamento próximo com os profissionais pediátricos de saúde;
    - diferenças culturais dos profissionais pediátricos de saúde;
    - cooperação com profissional pediátrico de saúde;
    - falta de entendimento da importância do processo de transição.
- **Organização do sistema de saúde:**
    - falta de protocolo de transição definido;
    - falta de pessoas, tempo ou espaço para promover a transição.

Processo de transição

O processo de transição é muito sensível a falhas, cerca de 80% dos gastroenterologistas do adulto relatam inadequação neste processo, o que muitas vezes se resume à simples transferência do paciente. Os objetivos da transição são prover e manter cuidados consistentes, harmoniosos, apropriados e compreensíveis dos pacientes com DII, permitindo a adesão à terapia medicamentosa com ótimo controle e/ou prevenção das crises de atividade inflamatória. A Organização Europeia de Crohn e Colite (European Crohn´s and Colitis Organisation – ECCO) determina que é fundamental que a transição seja feita entre serviços com experiência no manejo de DII para se alcançarem esses objetivos.[11]

Dessa forma, pode-se resumir que os elementos-chave indispensáveis para a transição bem-sucedida seriam: a coordenação entre os serviços pediátricos e adultos, início do planejamento com educação dos pacientes e pais pelo menos 1 ano antes da transferência, discussão com o paciente e seu cuidador sobre o autocuidado da doença, considerar os sentimentos do paciente sobre a transição, promover a oportunidade de atendimento sem acompanhante, marcação de ao menos uma consulta com o gastroenterologista adulto antes da transferência oficial, providenciar um sumário médico antes da primeira visita.[9]

O exato momento da transição do paciente deve ser organizado com base nas características do paciente e da equipe pediátrica já mencionados visando o sucesso do processo e em uma situação de estabilidade clínica do paciente, sem atividade inflamatória.[11] As evidências científicas não apontam para um programa específico de transição ideal em virtude das dificuldades de avaliação de cada proposta. Turner et al.[12] orientam pelo menos a formação de uma junta clínica com os profissionais pediátrico e do adulto e que o adolescente faça pelo menos uma consulta sem o acompanhamento dos pais. Van Rheenen et al. propõem que uma junta médica com as clínicas pediátricas e de adulto seria o modelo ideal de transição para estes pacientes. Essa proposta, no entanto, nem sempre é viável dadas as dificuldades operacionais e da equipe nos serviços médicos.[11,13] Rodrigues[2] propõe três tipos de modelos de transição dos quais um deles pode ser escolhido conforme as condições oferecidas pelo paciente, a equipe acompanhante e o serviço no qual ele é acompanhado (Figura 38.1).

Hait et al., em 2006, criaram a proposta de um *checklist* de transição com base na idade e nas características do paciente associadas às características da equipe médica. Esses conhecimentos e responsabilidades levam em consideração principalmente a capacidade de descrever a doença, o conhecimento sobre a equipe médica (nomes, integrantes, função), adesão ao tratamento, o nome da equipe, questões de autocuidado como reconhecer febre e ler um termômetro, marcação e participação na consulta, realização de tarefas médicas durante a escola, conhecimentos sobre sexualidade e sobre a história médica.[14]

Al-Jahdali et al., em 2017, realizaram um levantamento sobre o processo de transição de pacientes pediátricos com DII e concluíram que 53,2% dos gastroenterologistas pediátricos e de adultos consideraram que faltava preparação para transicionar estes pacientes.[15] O reconhecimento das limitações dos pacientes consiste, portanto, em uma ferramenta fundamental na elaboração e execução deste processo com sucesso. A importância da viabilidade do acesso às informações de todo o período de seguimento dos pacientes pediátricos torna o processo de transição e a recepção pelo gastroenterologista adulto mais eficazes. Kumagai et al. propõem um sumário de transição com as principais informações sobre o paciente desde seu diagnóstico (Figura 38.2).[7] As propostas como a desses autores permitem um registro da situação e prontidão do paciente sobre o processo de transição oferecendo também condições para a equipe que, a partir de então, acompanhará o paciente de forma mais clara e segura.[16-20]

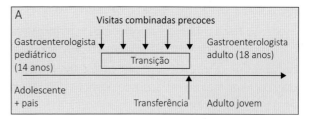
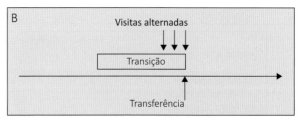
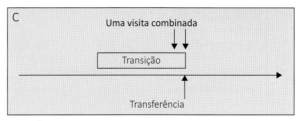

Figura 38.1 Modelos de transição de DII.
Fonte: Adaptada de Rodrigues M, 2019.

Considerações finais

A clínica pediátrica oferece cuidados e atenção com características próprias fundamentadas na medicina de família e no caráter preventivo, visando o crescimento e desenvolvimento adequados. O processo de transição implica um período de modificações importantes com uma marcante mudança de responsabilidades no cuidado dos pacientes pediátricos e potencialmente graves: a transição do cuidado provido pelos pais para o autocuidado; e a transição dos cuidados pediátricos para os cuidados do paciente adulto. Os vários fatores implicados neste processo necessitam ser conhecidos e manejados para o sucesso de sua finalização. A carência de estudos sobre a idade ideal, os protocolos de transição e as barreiras na organização de serviços dificultam esse processo e determinam a necessidade de mais estudos sobre o tema. Contudo, independentemente da carência de dados mais robustos sobre o assunto, é indiscutível que o processo de transição deve ser organizado e viabilizado da melhor maneira possível, evitando sofrimento para a equipe acompanhante, danos psicológicos para o paciente e sua família e perdas terapêuticas para o paciente que estava todo o tempo sob a atenção e os cuidados pediátricos.

Sumário de Referência ao Gastroenterologista Adulto

Paciente:
Nome:_____ Registro:_____
Data de nascimento:_____ Sexo:_____
Idade de início da DII:_____ Idade de diagnóstico:_____
Diagnóstico (Classificação de Paris)
RCU:_____ DC:_____ CI_____

Manifestações atuais
Dor abdominal ( )
Número de evacuações:_____ por dia   Evacuações noturnas ( )
Fezes: Formadas ( )   Parcialmente formadas ( )   Amorfas ( )
Sangramento retal ( )   Fístula: ( ) Ativa   ( ) Inativa   PUCAI:_____   PCDAI:_____

Dados laboratoriais
Leucócitos:_____   VSH:_____   PCR:_____
Sangue oculto nas fezes ( )   Calprotectina fecal _____
Última endoscopia (___/___/___) _____

Tratamento atual
5-ASA oral _____ (_____ mg por dia)
Enema ou supositório 5-ASA _____ (_____ mg por dia)
Budesonida oral _____ (_____ mg por dia)
Prednisona oral _____ (_____ mg por dia)
Azatioprina _____ (_____ mg por dia)
6-mercaptopurina _____ (_____ mg por dia)
Imunobiológicos _____ (_____ mg por dia)
Terapia nutricional:_____ calorias por dia _____
Histórico cirúrgico:_____
Manifestações extraintestinais:_____
Doenças associadas:_____
Características familiares:_____
Notas particulares:_____

Verificação de prontidão para a transição
( ) Pode explicar o próprio diagnóstico e história da doença
( ) Pode explicar os momentos de atividade da doença
( ) Pode explicar e usar o tratamento atual
( ) Pode explicar os efeitos colaterais do tratamento atual
( ) Tem conhecimento do impacto da dieta e do álcool
( ) Capacidade de uso de contraceptivos e sexo seguro
( ) Capacidade de atendimento sem acompanhante
( ) Pode relatar os sintomas ao profissional de saúde
( ) Pode comunicar e preparar questões para a consulta
( ) Tem conhecimento sobre o suporte social para a DII

RC: retocolite ulcerativa; DC: doença de Crohn; CI: colite indeterminada; PUCAI: Pediatric Ulcerative Colitis Activity Index; PCDAI: Pediatric Crohn Disease Activity Index.

Figura 38.2 Sumário de referência ao gastroenterologista adulto.
Fonte: Adaptada de Kumagai H, Kudo T, Uchida K et al., 2021.

Referências bibliográficas

1. Kim J, Ye BD. Successful transition from pediatric to adult care in inflammatory bowel disease: what is the key? Pediatr Gastroenterol Hepatol Nutr. 2019;22(1):28-40.
2. Rodrigues M. Transição dos cuidados da saúde do adolescente. *In*: Sdepanian VL, Catapani ANS, Oba J et al. (ed.). Doença inflamatória intestinal em pediatria. São Paulo: Mazzoni, 2019. p. 155-61.
3. Afzali A, Wahbeh G. Transition of pediatric to adult care in inflammation bowel disease: is it easy as 1, 2, 3? World J Gastroenterol. 2017;23(20):3624-31.
4. Feingold JH, Kaye-Kauderer H, Mendiolaza M et al. Empowered transitions: understanding the experience of transitioning from pediatric to adult care among adolescents with inflammatory bowel disease and their parents using photovoice. J Psychosom Res. 2021;143:110400.
5. Philpott JR, Kurowski J. Challenges in transitional care in inflammatory bowel disease: a review of the current literature in transition readiness and outcomes. Inflamm Bowel Dis. 2019;25(1):45-55.
6. Otto C, Tárnok A, Eros A et al. Planned transition of adolescent patients with inflammatory bowel disease results in higher remission rates. J Pediatr Nurs. 2019;45:62-6.
7. Silva PSA, Fishman LN. Transition of the patient with IBD from pediatric to adult care: an assessment of current evidence. Inflamm Bowel Dis. 2014;20:1458-64.
8. Kumagai H, Kudo T, Uchida K et al. Transitional care for inflammatory bowel disease: a survey of Japanese pediatric gastroenterologists. Pediatr Int. 2021;63(1):65-71.
9. Kumagai H, Suzuki Y, Shimizu T. Transicional care for patients with inflammatory bowel disease: Japanese experience. Digestion. 2021;102:18-24.
10. Gumidyala AP, Greenley RN, Plevinsky JM et al. Moving on: transition readiness in adolescents and young adults with IBD. Inflamm Bowel Dis. 2018;24(3):482-9.
11. Van Rheenen PF, Aloi M, Biron IA et al. European Crohn's and Colitis Organisation. Topic review on transitional care in inflammatory bowel disease. J Crohn's Colitis. 2017;1-7.
12. Turner D, Ruemmele FM, Orlanski-Meyer E et al. Management of paediatric ulcerative colitis – Part 1: Ambulatory care – An evidence-based guideline From Europena Crohn and Colitis Organisation and European Society of Paediatric Gastroenterology, Hepatology and Nutrition. J Pediatr Gastroenterol Nutr. 2018;67(2):257-91.
13. Sattoe JNT, Peeters MAC, Haitsma J et al. Value of an outpatient transition clinic for young people with inflammatory bowel disease: a mixed-methods evaluation. BMJ Open. 2020;10(1):e033535.
14. Hait EJ, Barendse RM, Arnold JH et al. Transition of adolescents with inflammatory bowel disease from pediatric to adult care: a survey of adult gastroenterologists. J Pediatric Gastroenterol Nutr. 2009;48(1):61-5.
15. Al-Jahdali E, Mosli M, Saadah O. A cross-sectional survey of Saudi gastroenterologists: transition strategies for adolescents with inflammatory bowel disease. Saudi J Gastroenterol. 2017;23(4):233-7.
16. Abraham BP, Kahn AS. Transition of care in inflammatory bowel disease. Gastroeterol Hepatol (NY). 2014;10(10):633-40.
17. Testa A, Giannetti E, Rispo A et al. Successful outcome of the transitional process of inflammatory bowel disease from pediatric to adult age: a five years experience. Dig Liver Dis. 2019;51(4):524-8.
18. Eros A, Dohos D, Veres G et al. Effect of joint transition visits on quality of life in adolescents with inflammatory bowel diseases: a protocol for a prospective, randomized, multicenter, controlled trial (TRANS-IBD). BMJ open. 2020;10(10):e038410.
19. Mollah T, Lee D, Giles E. Impact of new young adult inflammatory bowel disease transition clinic on patient satisfaction and clinical outcomes. J Paediatric Child Health. 2022 Feb 16. Doi: 10.1111/jpc.15907.
20. Cole R, Ashok D, Razack A et al. Evaluation of outcomes in adolescent inflammatory bowel disease patients following transfer from pediatric to adult health care services: case for transition. J Adolesce Health. 2015;57(2):212-7.

Seção 9

Situações Especiais

39 Displasias e Câncer Colorretal

Flávio de Castro Feitosa
Gustavo André Silva Lima

Introdução

As doenças inflamatórias intestinais (DII) são fatores de risco para o aparecimento de displasias e neoplasias malignas colorretais. Estima-se um risco relativo (RR) entre 2,8 e 5,6 vezes desses pacientes desenvolverem a evolução quando comparados à população geral.[1,2]

Há até poucos anos, estimava-se um risco maior do desenvolvimento de displasias e câncer colorretal (CCR) em pacientes com retocolite ulcerativa (RCU), quando comparados aos pacientes com doença de Crohn (DC) pela simples observação de haver mais pacientes com CCR entre aqueles com RCU do que entre aqueles com DC. Entretanto, pacientes com DC com extensão colônica semelhante e tempo de doença comparável parecem ter o mesmo risco do desenvolvimento dessas lesões, não sendo o tipo de doença em si um fator de risco independente no seu aparecimento.[3]

O risco do desenvolvimento de CCR está diretamente relacionado com a idade no momento do diagnóstico (quanto mais jovem, maior o risco ao longo da vida), presença da doença colônica e sua extensão, intensidade da inflamação, história familiar de CCR e com a presença de colangite esclerosante primária (CEP) associada.[4]

O risco do aparecimento de displasias colônicas se inicia após de 8 a 10 anos do início da doença, variando sua taxa de incidência entre 0,8% e 2% por ano, em casos de pancolite ou após 15 anos do aparecimento da colite esquerda ou extensão equivalente em DC. Entretanto, se o paciente é acometido pela CEP concomitantemente, o risco do aparecimento de displasias e CCR é imediato. Seu risco cumulativo é de 8% em 20 anos de doença e 20% após 30 anos do diagnóstico; claramente superior ao da população geral.[5,6]

Ao contrário da sequência muito bem estabelecida de adenoma ao adenocarcinoma, incluindo certa previsibilidade das mutações gênicas em sua ordem cronológica; em geral, os cânceres relacionados à DII surgem de lesões planas que apresentam displasias ou de massas inflamatórias que evoluem com áreas displásicas. A sequência, nesses casos, seria a presença de displasias de baixo grau a alto grau e neoplasia invasiva, sem passar pela sequência biológica de mutações das neoplasias esporádicas.[3]

Existe enorme esforço científico para tentar se estabelecer uma ordem ou tendência nas mutações gênicas que fazem a mucosa intestinal inflamada de um paciente com DII evoluir com displasias ou CCR. A perda do gene APC (adenomatous polyposis coli), que, nas neoplasias esporádicas, ocorre em fases precoces da sequência adenoma-carcinoma, por exemplo, em pacientes com DII que desenvolveram neoplasias, esse evento ocorre em fases mais tardias. Exatamente o contrário acontece com a mutação do gene p53, que, na DII, aparece em fases precoces, mesmo na ausência de displasia. No entanto, qualquer mutação genética pode estar associada ao aparecimento de neoplasias em pacientes com DII. A tentativa de demostrar algum padrão temporal de sequência de mutações poderia ajudar a prever em que fase de evolução entre os extremos de displasia de baixo grau e neoplasia invasiva encontra-se determinada lesão ou mesmo qual o potencial dela em progredir agressivamente. Entretanto, talvez essa compreensão não seja possível em virtude de seu caráter sabidamente anárquico de mutações.[7]

O Quadro 39.1 tenta estabelecer os principais marcadores de transformação maligna nas lesões em pacientes com DII.

Quadro 39.1 Marcadores de transformação e progressão maligna em pacientes com doença inflamatória intestinal.

Instabilidade cromossômica	Instabilidade microssatélite	Fenômeno epigenético	Outros marcadores
Aneuploidia	TGFBR2	Hipermetilação	Proliferação do Ki67
Perdas e ganhos cromossômicos	hMLH1	–	Antígeno STn
APC	DPC4	–	–
p-53	–	–	–
K-ras	–	–	–

APC: *Adenomatous polyposis coli*; p-53: proteína citoplasmática de 53 kDa; K-ras: *Kirsten rat sarcoma viral oncogene homolog*; TGFBR2: *transforming growth factor, beta receptor* II; hMLH1: *human mutL homolog* 1; DPC4: *deleted in pancreatic cancer, locus* 4; Ki67: antígeno produzido pelo gene MKI67; Antígeno STn: *stable enterotoxin gene*.
Fonte: Herszenyi L, Miheller P, Tulassay Z, 2007.

De fato, recente metanálise mostra que a origem biológica dos CCR em pacientes com DII é diferente da origem das lesões em pacientes sem DII, mostrando uma proporção maior de mutações do gene p53 e menor do gene K-ras nos pacientes com as doenças autoimunes.[8] Da mesma forma, a instabilidade cromossômica é mais frequentemente encontrada em lesões dos pacientes com DII do que em lesões esporádicas.[9] Outros trabalhos têm mostrado que o estresse oxidativo da inflamação e as suas modificações em relação à microbiota, consequentemente, podem exercer um papel crucial nessas diferenças biológicas dos tumores.[10]

Diagnóstico

A maioria das lesões displásicas em DII é visível endoscopicamente com as técnicas mais modernas. Dessa forma, a antiga indicação de realização de biópsias randomizadas para a descoberta de lesões displásicas tornou-se absolutamente obsoleta, não fazendo nenhum sentido a sua realização atualmente.[11,12]

Ademais, a sigla DALM (*dysplasia-associated lesions or mass*) e os termos "tipo polipoide" e "tipo não polipoide" devem ser abandonados, segundo o Scenic International Consensus. As lesões devem, então, ser denominadas "endoscopicamente ressecadas", quando: elas têm bordas bem delimitadas; após ressecadas, são completamente destacáveis da mucosa normal residual; o patologista confirma que a lesão foi completamente ressecada; e a endoscopia de revisão não identifica resíduos de displasia na área afetada. Do contrário, as lesões são denominadas "endoscopicamente não ressecáveis". Independentemente da técnica de ressecção escolhida, sempre que possível, a ressecção deve ser realizada em bloco, pelo menor risco de recidiva local.[13]

Quanto à técnica de rastreio, a colonoscopia com alta resolução é superior aos aparelhos convencionais; da mesma forma, o exame com cromoscopia, seja com aparelho convencional, seja em aparelhos com alta resolução de imagem, parece ser superior ao exame com o mesmo aparelho, sem a técnica de coloração.[13]

Em estudo realizado na Faculdade de Medicina da Universidade de São Paulo (FMUSP), sob a coordenação dos professores Adérson Damião e Cláudio Hashimoto, a realização de cromoscopia pareceu superior ao NBI (*narrow band imaging*) no rastreio de pacientes com DII com displasia colônica. Outros três trabalhos encontraram resultados semelhantes, de sorte que o NBI não é recomendado para este fim.[14-17] Esses trabalhos foram realizados com as primeiras gerações do NBI; provavelmente, com as novas gerações, a técnica deverá ser mais utilizada na caracterização das lesões do que no rastreio das mesmas.

Diversas outras técnicas de rastreio endoscópico de displasias em pacientes com DII já existem no mercado e já podem ser realizadas na prática. Os *linked color imaging* e *texture and color enhancement imaging* deverão ganhar cada vez mais espaço na caracterização dessas lesões e, talvez, no próprio rastreio.

Condutas diante do diagnóstico de lesão polipoide e não polipoide

A despeito de a nomenclatura privilegiar a ressecabilidade das lesões, aqui, estas serão divididas em polipoides e não polipoides, pois as técnicas de ressecção, bem como a sua natureza biológica molecular, diferem essencialmente entre si.

O risco de lesões sincrônicas não diagnosticadas em pacientes com DII e diagnóstico de displasia em pólipos é alto. Estima-se o risco do aparecimento de adenocarcinoma colorretal, nestes casos, em 0,5% ao ano após a sua completa ressecção.[18]

Os seguimentos desses pacientes variam em relação à graduação da displasia, porém a técnica de ressecção parece ser mais definidora do momento do próximo exame. Assim, lesões polipoides ressecadas em bloco, podem ser reavaliadas por colonoscopia em 1 ano; por sua vez, lesões ressecadas, em *piecemeal*, ou por ressecção de mucosa/submucosa, deveriam ser reavaliadas em 3 a 6 meses em pacientes com DII.[13]

Para lesões displásicas não polipoides em pacientes com DII, em razão da maioria delas ser ressecada por ressecção da mucosa ou da submucosa ou em *piecemeal*, a observação desses pacientes deve ser realizada em 3 a 6 meses. Alguns autores sugerem, nesses casos, a adição da cromoscopia à técnica endoscópica. Alguns autores também sugerem a possibilidade de colectomia para esses pacientes. Essa conduta radical pode ser aplicada pensando-se na impossibilidade do paciente realizar as avaliações de revisão futuras ou, mesmo, pela presença de outras lesões sincrônicas.[19,20]

Em caso de uma displasia ser descoberta em biópsias randomizadas, uma nova colonoscopia com cromoscopia deve ser realizada por um endoscopista especialista em DII. Isso pode acontecer quando o médico procura diagnósticos diferenciais de atividade, por exemplo, em pacientes com DII, uma vez que as biópsias randomizadas não estão recomendadas para o rastreio de displasias em pacientes com DII.[13] A realização de colectomia, nesses casos, deve ser estudada não apenas em razão da possibilidade de não se encontrar a lesão novamente, mas, em especial, em virtude do risco de lesões sincrônicas, em especial o adenocarcinoma colorretal já estabelecido. O aumento do número de serviços de endoscopia, bem como o aprimoramento técnico dos endoscopistas, tem contribuído significativamente para minorar o risco de colectomias em pacientes com DII e lesões displásicas.

Efetividade do rastreio e outros assuntos relevantes

O grupo francês Cesame descreveu que apenas 54% pacientes em risco de desenvolvimento de neoplasias relacionadas à DII haviam realizado a colonoscopia no período correto, ademais, em cerca de 30% destes, a cromoscopia foi efetivamente utilizada.[21]

O rastreio é sempre mais fácil e efetivo em pacientes sem processos inflamatórios associados. Por um lado, o encontro de displasia em área de inflamação é sempre de mais difícil definição, exigindo um patologista experiente em DII. Por outro lado, as displasias relacionadas à DII são mais frequentes em áreas atual ou previamente inflamadas.[22]

É altamente discutível se alguma medicação em específico é capaz de conferir proteção contra o aparecimento de displasias em pacientes com DII, em especial naqueles com RCU. Tradicionalmente, a mesalazina e a sulfassalazina são indicados como quimioprotetores para seu aparecimento. Um estudo da década passada conseguiu avaliar os efeitos das tiopurinas na quimioproteção contra displasias em pacientes com DII, mostrando que, talvez, o efeito benéfico da droga esteja mais relacionado à cicatrização da mucosa inflamada do que ao efeito direto da droga na profilaxia. Infelizmente, não há estudos robustos com os biológicos.[23]

DII e câncer extraintestinal

Pacientes com DII apresentam risco aumentado de câncer intestinal e extraintestinal. Existem dois mecanismos básicos que podem justificar esse risco aumentado:

1. **A inflamação relacionada à DII:** a inflamação atua com um gatilho para o início e a progressão do tumor. CCR, linfoma intestinal, colangiocarcinoma, linfoma intestinal, carcinoma anal, adenocarcinoma de intestino delgado.

2. **Por drogas imunossupressoras:** algumas dessas drogas têm ação carcinogênica ou ação na redução dos mecanismos inatos de defesa antineoplásica. Azatioprina, 6-mercaptopurina e anti-TNF-α são os exemplos mais clássicos, aumentando o risco de melanoma, linfoma, cânceres do trato urinário, da pele, não melanoma e cervical.

Câncer representa a segunda causa de morte no mundo (depois da doença cardiovascular); em virtude do aumento das frequências de câncer e das DII, a ocorrência de ambos em um mesmo indivíduo não necessariamente implica associação ou casualidade, vários processos inflamatórios estão relacionados com câncer:[24,25] hepatocarcinoma e hepatites virais, adenocarcinoma gástrico e infecção por *Helicobacter pilory*, pancreático e pancreatite crônica, linfoma e mononucleose.

O câncer extraintestinal parece ocorrer com mais frequência em pacientes com DII do que a população em geral, em especial o colangiocarcinoma, o linfoma e o de pele melanoma e não melanoma.

Câncer relacionado à imunossupressão

Tanto a terapia imunossupressora como a biológica estão associadas, em especial, às neoplasias hematológica e de pele. Os mecanismos implicados na carcinogênese dos imunossupressores são por alteração direta no DNA, por ativação de oncogenes, redução da vigilância imunológica ou no controle das infecções virais; em especial para a azatioprina e o metotrexato.[25-27] Pouco se sabe sobre os mecanismos implicados na oncogênese dos anti-TNF-α. A exposição à terapia parece não mostrar aumento importante do risco de câncer; apesar de dados bastante limitados.[28]

Estudos de coorte e metanálise têm demonstrado que o uso da tiopurina é associado com o RR de 1,3 a 1,7 de câncer, sendo, entretanto, reversível com a sua retirada.[28,29] Vários estudos têm demonstrado aumentado do risco de linfoma não Hodgkin, em especial, o linfoma hepatoesplênico de células T, a despeito da sua raridade, é associado à exposição de tiopurina em conjunto com anti-TNF-α, porém apenas em pacientes jovens e do sexo masculino.[30,31]

Existem fortes evidências de que as tiopurinas aumentam o risco de câncer de pele não melanoma.[32] Pacientes expostos aos anti-TNF-α têm RR de 1,5 a 2 maior de desenvolver melanoma do que pacientes com DII não expostos.[33] Em resumo, pode-se afirmar que a azatioprina aumenta o risco do câncer de pele não melanoma e a terapia anti-TNF-α aumenta o risco do câncer de pele tipo melanoma.

Pacientes com história prévia de câncer

Pacientes com história prévia de câncer geralmente são excluídos dos estudos pivotais com imunossupressor e terapia com anti-TNF-α. Existe vasta literatura de transplante que indica que a terapia com tiopurina e inibidor de calcineurina aumenta o risco de um nova malignidade ou de recorrência da preexistente em pacientes com história prévia de câncer.[34,35] Em geral, oncologistas e gastroenterologistas tendem a suspender a terapia imunossupressora durante o diagnóstico e o tratamento dessas patologias, sabendo, no entanto, que essa abordagem pode piorar a evolução das DII.[36]

Tratamento de câncer e DII

A maioria dos pacientes com DII e câncer parece se beneficiar do tratamento do câncer em termos de remissão da doença inflamatória, especialmente se a terapia do câncer for realizada com quimioterapia. Em casos de terapia hormonal, como em câncer de mama ou de próstata, pode haver maior risco de reativação da DII.[36]

Em um estudo francês prospectivo, o diagnóstico de um câncer extraintestinal tem um impacto marcante no manejo da DII sem afetar significativamente, no entanto, a atividade de doença. O diagnóstico de um câncer extraintestinal causa determinadas mudanças na estratégia terapêutica como o menor uso de tiopurina (19 % *versus* 25%; p < 0,001) e aumento no número de cirurgias intestinais (4% *versus* 25%; p = 0,05) quando comparado ao não diagnóstico de câncer extraintestinal.[37]

Efeitos do câncer na DII

Pouco se sabe sobre os efeitos do câncer nas DII. Alguns estudos avaliaram os efeitos das medicações das DII na evolução dos cânceres. Os anti-TNF-α têm papel de melhora da caquexia e na tolerância à quimioterapia em pacientes com cânceres de pulmão não pequenas células, de célula renal e de câncer de pâncreas.[38,39] Em pacientes com câncer de mama e tratados com anti-TNF-α, não há, adicionalmente, associação com pior prognóstico, parecendo haver, inclusive, efeito protetor no RR no aparecimento de metástases.[40,41]

Imunoterapia para câncer e colite imunorrelacionada

A imunoterapia para câncer vem se mostrando promissora em casos de falha das terapias convencionais. Estimular o sistema imune nos pacientes com câncer tem seu próprio desafio, no entanto; existem diversos relatos do aparecimento de colites imunomediadas muito semelhante às das DII em pacientes em uso do ipilimumabe (inibidor seletivo da CTLA-4) e do nivolumabe (inibidor da PD-1/PD-L1), utilizados no tratamento do melanoma e do câncer de pulmão tipo não pequenas células.[42,43] Essas drogas tendem a piorar muito o curso das DII em pacientes já diagnosticados. O número de colites imunomediadas associadas às imunoterapias oncológicas vem aumentando de maneira exponencial e preocupante.[36]

Prevenção

Na avaliação do paciente com DII, é importante investigar se há histórico prévio de câncer, bem como de fatores de risco para seu desenvolvimento (tabagismo, história familiar, exposição excessiva à luz solar etc.). Em pacientes em uso de imunossupressor, são importantes periódicas avaliações ginecológica, urológica e dermatológica.[44]

Manejo do paciente com DII e câncer já diagnosticado

Deve-se sempre avaliar e estratificar o risco de recidiva do câncer (Quadro 39.2), seu intervalo de tratamento, bem como a gravidade da DII, antes de se definir seu tratamento.[45,46] Pacientes com tumores de baixo risco devem aguardar 2 anos para iniciar qualquer tipo de imunossupressão. Para os de alto risco, ao menos 5 anos de intervalo antes da indicação. O bom senso e a avaliação de cada caso, entretanto, são superiores a qualquer recomendação da literatura.

Quadro 39.2 Risco de recorrência de câncer.

Risco	Orgão/tipo de câncer
Baixo (< 10%)	- Linfoma - Testículo - Tireoide - Câncer de colo uterino - Tumor renal incidental assintomático
Intermediário (11% a 25%)	- Cólon - Próstata - Mama
Alto (> 25%)	- Bexiga - Sarcoma - Câncer de pele melanoma e não melanoma - Mieloma - Carcinoma renal sintomático

Fonte: Penn I, 1993.

Considerações finais

O tópico câncer e DII é um grande desafio. As doenças são complexas e multifatoriais. É extremamente importante o seguimento multidisciplinar entre o gastroenterologista, oncologista e cirurgião oncológico, bem como o compartilhamento das decisões com o paciente.

Importante avaliar a história prévia do paciente e da sua família. Na existência de história prévia de melanoma, por exemplo, esses pacientes não devem fazer terapia com anti-TNF-α. História prévia pessoal de tumor de pele não melanoma contraindica o uso de azatioprina. Caso o diagnóstico de câncer aconteça durante a terapia imunossupressora, em geral, opta-se pela suspensão da terapia e seu retorno, conforme o risco de recorrência do tumor. O grande desafio é como manter a DII em remissão e por quanto tempo sem o uso de medicações imunossupressoras. Com relação às novas drogas no tratamento das DII (vedolizumabe, ustequinumabe, tofacitibibe e golimumabe), existe muito pouca evidência na literatura que correlacione essas novas drogas com câncer, inclusive porque, para se fazer essa relação, são necessários alguns anos, portanto é importante que se aguardem novos estudos para se ter alguma conclusão.

Referências bibliográficas

1. Ekbom A, Helmick C, Zack M et al. Increased risk of large-bowel cancer in Crohn's disease with colonic involvement. Lancet. 1990;336:357-9.
2. Bernstein CN, Blanchard JF, Kliewer E et al. Cancer risk in patients with inflammatory bowel disease: a population based study. Cancer. 2001;91:854-62.
3. Herszenyi L, Miheller P, Tulassay Z. Carcinogenesis in inflammatory bowel disease. Dig Dis. 2007;25(3):267-9.
4. Zisman TL, Rubin DT. Colorectal cancer and dysplasia in inflammatory bowel disease. World J Gastroenterol. 2008;14(17):2662-9.
5. Eaden JA, Abrams KR, Mayberry JF. The risk of colorectal cancer in ulcerative colitis: a meta-analysis. Gut. 2001;48:526-35.
6. Rutter MD, Saunders BP, Wilkinson KH et al. Thirty-year analysis of a colonoscopic surveillance program for neoplasia in ulcerative colitis. Gastroenterology. 2006;130(4):1030-8.
7. Schulmann K, Mori Y, Croog V et al. Molecular phenotype of inflammatory bowel disease-associated neoplasms with microsatellite instability. Gastroenterology. 2005;129:74-85.
8. Du L, Kim JJ, Shen J et al. KRAS and TP53 mutations in inflammatory bowel disease-associated colorectal cancer: a meta-analysis. Oncotarget. 2017;8(13):22175-86.
9. Wanders LK, Cordes M, Voorham Q et al. IBD-associated dysplastic lesions show more chromosomal instability than sporadic adenomas. Inflamm Bowel Dis. 2020;6/26(2):167-80.
10. Rogler G. Chronic ulcerative colitis and colorectal cancer. Cancer Lett. 2014;10/345(2):234-31.
11. Marion JF, Waye JD, Present DH et al. Chromoendoscopy-targeted biopsies are superior to standard colonoscopic surveillance for detecting dysplasia in inflammatory bowel disease patients: a prospective endoscopic trial. Am J Gastroenterol. 2008;103:2342-9.
12. Gunther U, Kusch D, Heller F et al. Surveillance colonoscopy in patients with inflammatory bowel disease: comparison of random biopsy vs. targeted biopsy protocols. Int J Colorectal Dis. 2011;26:667-72.

13. Laine L, Kaltenbach T, Barkun A et al. SCENIC international consensus statement on surveillance and management of dysplasia in inflammatory bowel disease. Gastroenterology. 2015 Mar;148(3):639-51.e28.
14. Feitosa F, Carlos A, Guilherme NJ et al. Narrow-band imaging and chromoendoscopy for the detection of colonic dysplasia in inflammatory bowel disease: a prospective and randomized study. Inflamm Bowel Dis. 2011;17:S14-5.
15. Bisschops R, Bessissow T, Baert FJ et al. Chromo-endoscopy versus narrow band imaging in ulcerative colitis: a prospective randomized controlled trial [Abstract]. Gastrointest Endosc. 2012;75(Suppl 1):AB148.
16. Efthymiou M, Allen PB, Taylor ACF et al. Chromoendoscopy versus narrow band imaging for colonic surveillance in inflammatory bowel disease. Inflamm Bowel Dis. 2013;19:2132-8.
17. Pellise M, Lopez-Ceron M, Rodriguez-de-Miguel C et al. Narrow-band imaging as an alternative to chromoendoscopy for the detection of dysplasia in long-standing inflammatory bowel disease: a prospective, randomized, crossover study. Gastrointest Endosc. 2011;74:840-8.
18. Wanders LK, Dekker E, Pullens B et al. Cancer risk after resection of polypoid dysplasia in patients with longstanding ulcerative colitis: a meta-analysis. Clin Gastroenterol Hepatol. 2014;12:756-64.
19. Farraye FA, Odze RD, Eaden J et al. AGA technical review on the diagnosis and management of colorectal dysplasia in inflammatory bowel disease. Gastroenterology. 2010;138:746-74.
20. Van Assche G, Dignass A, Bokemeyer B et al. 2nd European evidence-based consensus on the diagnosis and management of ulcerative colitis – Part III: Special situations. J Crohn's Colitis. 2013;7:1-33.
21. Vienne A, Simon T, Cosnes HY et al. Low prevalence of colonoscopic surveillance of inflammatory bowel disease patients with longstanding extensive colitis: a clinical practice survey nested in the CESAME cohort. Aliment Ther. 2011;34(2):188-95.
22. Magro F, Gionchetti P, Eliakimet R et al. 3rd European evidence-based consensus on diagnosis and management of ulcerative colitis – Part 1: Definitions, diagnosis, extra-intestinal manifestations, pregnancy, cancer surveillance, surgery and ileo-anal pouch disorders. Journal of Crohn's and Colitis. 2017 Jun 1;11(6):649-70. Doi: 10.1093/ecco-jcc/jjx008.
23. Lopez A, Pouillon L, Beaugerie L et al. Colorectal cancer prevention in patients with ulcerative colitis. Best Pract Clin Gastronterol. 2018;32-3:103-9.
24. Ahmad AS, Ormiston-Smith N, Sasieni PD. Trends in the lifetime risk of developing cancer in Great Britain: comparison of risk for those born from 1930 to 1960. Br J Cancer. 2015;112(5):943-7.
25. Greuter T, Vavricka S, König AO et al.; Swiss IBDnet, an Official Working Group of the Swiss Society of Gastroenterology. Malignancies in inflammatory bowel disease. Digestion. 2020;101(Suppl 1):136-45.
26. Münz C, Moormann A. Immune escape by Epstein Barr virus associated malignancies. Semin Cancer Biol. 2008;18:381-7.
27. Zitvogel L, Tesniere A, Kroemer G. Cancer despite immunosurveillance: immunoselection and immunosubversion. Nat Rev Immunol. 2006;6:715-27.
28. Pasternak B, Svanström H, Schmiegelow K et al. Use of azathioprine and the risk of cancer in inflammatory bowel disease. Am J Epidemiol. 2013;177:1296305.
29. Beaugerie L, Carrat F, Colombel JF et al. Risk of new or recurrent cancer under immunosuppressive therapy in patients with IBD and previous cancer. Gut. 2014;63:141623.
30. Beaugerie L, Brousse N, Bouvier AM et al. Lymphoproliferative disorders in patients receiving thiopurines for inflammatory bowel disease: a prospective observational cohort study. Lancet. 2009;374(9701):1617-25.
31. Korelitz BI, Mirsky FJ, Fleisher MR et al. Malignant neoplasms subsequent to treatment of inflammatory bowel disease with 6mercaptopurine. Am J Gastroenterol. 1999;94:324853.
32. Lewis JD, Bilker WB, Brensinger C et al. Inflammatory bowel disease is not associated with an increased risk of lymphoma. Gastroenterology. 2001;121(5):1080-7.
33. Kotlyar DS, Osterman MT, Diamond RH et al. A systematic review of factors that contribute to hepatosplenic Tcell lymphoma in patients with inflammatory bowel disease. Clin Gastroenterol Hepatol. 2011;9:3641.e1.
34. Long MD, Herfarth HH, Pipkin CA et al. Increased risk for non-melanoma skin cancer in patients with inflammatory bowel disease. Clin Gastroenterol Hepatol. 2010;8:26874.
35. Peyrin-Biroulet L, Khosrotehrani K, Carrat F et al. Increased risk for non melanoma skin cancers in patients who receive thiopurines for inflammatory bowel disease. Gastroenterology. 2011;141:16218.
36. Andersen NN, Pasternak B, Basit S et al. Association between tumor necrosis factor-α antagonists and risk of cancer in patients with inflammatory bowel disease. JAMA. 2014;311:240613.
37. Gutierrez-Dalmau A, Campistol JM. Immunosuppressive therapy and malignancy in organ transplant recipients: a systematic review. Drugs. 2007;67:116798.
38. Axelrad JE, Lichtiger S, Yajnik V. Inflammatory bowel disease and cancer: the role of inflammation, immunosuppression and cancer treatment. World J Gastroenterol. 2016 May 28;22(20):4794-801.
39. Axelrad JE, Fowler SA, Friedman S et al. Effects of cancer treatment on inflammatory bowel disease remission and reactivation. Clin Gastroenterol Hepatol. 2012;10:10217.
40. Rajca S, Seksik P, Bourrier A et al. Impact of the diagnosis and treatment of cancer on the course of inflammatory bowel disease. J Crohn's Colitis. 2014;8:81924.
41. Harrison ML, Obermueller E, Maisey NR et al. Tumor necrosis factor alpha as a new target for renal cell carcinoma: two sequential phase II trials of infliximab at standard and high dose. J Clin Oncol. 2007;25:45429.
42. Wiedenmann B, Malfertheiner P, Friess H et al. A multicenter, phase II study of infliximab plus gemcitabine in pancreatic cancer cachexia. J Support Oncol. 2008;6:1825.
43. Hamaguchi T, Wakabayashi H, Matsumine A et al. TNF inhibitor suppresses bone metastasis in a breast cancer cell line. Biochem Biophys Res Commun. 2011;407:52530.
44. Raaschou P, Simard JF, Neovius M et al. Does cancer that occurs during or after antitumor necrosis factor therapy have a worse prognosis? A national assessment of overall and sitespecific cancer survival in rheumatoid arthritis patients treated with biologic agents. Arthritis Rheum. 2011;63:181222.
45. Weber J. Ipilimumab: controversies in its development, utility and autoimmune adverse events. Cancer Immunol Immunother. 2009;58:82330.
46. Penn I. The effect of immunosuppression on pre-existing cancers. Transplantation. 1993;55:742-7.

40 Bolsites

Cláudio Saddy Rodrigues Coy
Marcello Imbrizi Rabello

Introdução

A despeito do avanço das terapias clínicas para o tratamento da retocolite ulcerativa, muitos pacientes ainda necessitarão da abordagem cirúrgica. Ao paciente submetido à colectomia, a terapia de reconstrução do trânsito inclui a construção de reservatório ileal (bolsa ileal) com anastomose ileoanal. Várias técnicas de construção da bolsa ileal podem ser realizadas e os aspectos clínicos do paciente determinarão o tipo de reconstrução que seria mais conveniente. As técnicas mais descritas são a bolsa ileal em K, J, W e S e estão demonstradas na Figura 40.1.[1]

Embora a bolsa ileal traga melhora na qualidade de vida do paciente e reduza os riscos de neoplasia associada à colite, várias complicações são relatadas como a incontinência, estenoses, formações de fístulas, bolsite e cuffite (inflamação abaixo da linha da anastomose, com preservação da bolsa ileal). A bolsite é a principal complicação da bolsa ileal, prevalecendo entre 23% e 46% dos pacientes portadores de RCU submetidos a este tipo de reconstrução e o tratamento clínico é desafiador.[1]

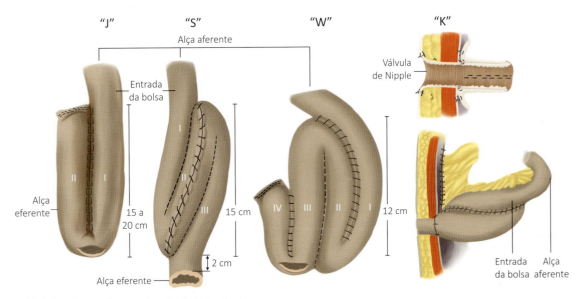

Figura 40.1 Configuração e anatomia da bolsa ileal.
Fonte: Adaptada de Shen B, 2013.

Patogênese

Várias teorias tentam esclarecer a etiologia da bolsite, mas o conhecimento ainda é incompleto e o exato mecanismo da inflamação, desconhecido. Entre as várias hipóteses etiológicas, destacam-se estase fecal, o supercrescimento bacteriano, disbiose, suscetibilidade genética, inflamação induzida por bile ou pelo pH, deficiência de ácidos graxos de cadeia curta, isquemia, diagnóstico equivocado de RCU em portador de doença de Crohn.[2]

A propensão do indivíduo a ter doença inflamatória intestinal (DII) aumenta a chance do desenvolvimento de bolsite. Prova disso é a diferença na incidência de bolsite nos pacientes portadores de RCU e nos portadores de polipose adenomatosa familiar, outra entidade para a qual o reservatório ileal com anastomose ileoanal é indicado, porém com incidência de bolsite muito inferior quando comparada aos portadores de RCU.[3]

A composição microbiana luminal parece exercer ação sobre o desenvolvimento ou controle da inflamação da bolsa ileal, prova disso é o sucesso nas terapias com antibióticos ou com probióticos. Apesar disso, os estudos não conseguiram identificar de forma específica algum microrganismo patogênico, resultando na crença de que a interação microbiota tem maior valor etiológico do que um conjunto de microrganismos avaliados de forma isolada.[2]

Assim como na patogênese da RCU, a causa da bolsite parece ser multifatorial, em indivíduos geneticamente propensos, após uma alteração anatômica que cursa com metaplasia da mucosa ileal associada a alterações da microbiota local propiciada principalmente pela estase fecal, o que estimula uma resposta imune descontrolada, gerando a doença.[2,4]

Alguns fatores de risco são descritos para o desenvolvimento da bolsite, entre eles a presença de colangite escolerosante primária, presença de ileíte de refluxo, cessação do tabagismo, colite extensa, sexo masculino, positividade para anticorpo citoplasmático antineutrófilo (ANCA), a intensidade de infiltração de células brancas mononucleares ou sua distribuição segmentar assim como infiltração de eosinófilos e o uso de anti-inflamatórios não esteroidais (AINE).[5]

A técnica cirúrgica e a isquemia da bolsa podem desempenhar papel sobre a bolsite, mas também podem gerar dano de forma isolada, sendo, neste caso, um diagnóstico diferencial.[1,2]

Manifestações clínicas

O processo inflamatório da bolsite pode gerar sintomas específicos como aumento da frequência evacuatória, urgência fecal ou presença de produtos patológicos nas fezes como muco e sangue, porém muitas vezes o paciente apresentará manifestações inespecíficas como fraqueza e dor abdominal em cólica.

A atividade de doença na bolsa ileal pode acompanhar manifestações extraintestinais da RCU, acometendo articulações, fígado, olhos e pele, entre outras.

Nem todos os pacientes que desenvolvem sintomas como os supracitados desenvolverão a bolsite. No estudo de Shen et al. (2001), que avaliou endoscópica e histologicamente pacientes com sintomas de bolsite, apontou que 25% deles não apresentavam alteração da bolsa ileal, assim como não responderam à terapia antibiótica. Nestes casos, faz-se necessário o levantamento de diagnóstico diferencial, em que a cuffite e a síndrome da bolsa irritável ganham destaque.[6]

Diagnóstico e classificação

Na suspeita clínica do paciente com bolsite, a avaliação endoscópica do reservatório ileal deve ser realizada, assim como biópsias locais, visando elucidação diagnóstica. Ainda não existe recomendação formal de investigação proativa de pacientes assintomáticos.[5] Os diagnósticos diferenciais mais comuns estão descritos no Quadro 40.1.[7]

Quadro 40.1 Diagnósticos diferenciais da bolsite.

- Inflamação do reto residual (cuffite)
- Síndrome da bolsa irritável
- Isquemia da bolsa ileal
- Estenose da bolsa ileal
- Esvaziamento incompleto da bolsa ileal
- Infecções
- Má absorção de sais biliares
- Doença de Crohn
- Disfunção do assoalho pélvico
- Aderências

Fonte: Dalal RL, Shen B, Schwartz DA, 2018.

Assim como avaliamos a DC e a RCU por intermédio de escores, existe uma validação de Escore de Atividade Inflamatória da Bolsa Ileal, o PDAI (*Pouchitis Disease Activity Index*), que analisa frequência das fezes, presença de sangramento, urgência fecal, febre e atividade endoscópica e histológica. Considera-se bolsite a pontuação maior ou igual a 7; remissão, quando menor que 3; e resposta terapêutica a queda de maior ou igual a 3 pontos.[8]

Existem várias formas de classificação da bolsite, como a resposta terapêutica aos antibióticos, duração dos sintomas, frequência dos sintomas e etiologia da doença. De forma prática, a classificação quanto à duração dos sintomas ou à resposta aos antibióticos auxilia melhor a condução terapêutica. A Tabela 40.1 define as classificações da bolsite.[2,7]

Tabela 40.1 Classificações das bolsites.

Quanto ao tempo dos sintomas	
Aguda	< 4 semanas
Crônica	> 4 semanas
Com base na resposta aos antibióticos	
Respondedor	Resposta ao curso de antibióticos
Dependente	Necessita de manutenção de antibióticos para manutenção de resposta
Refratário	Não responde ao uso de antibióticos
Com base no padrão dos sintomas	
Infrequente	< 3 episódios anuais
Frequente	> 3 episódios anuais ou recorrência após 1 mês da terapia antibiótica
Com base na etiologia	
Idiopática	Patógenos subjacentes ou fatores desencadeantes, bolsite clássica
Secundária	Isquêmica, infecciosa, autoimune, medicamentosa, entre outras

Fonte: Benlice C, Shen B, Steele SR, 2019.

Tratamento

Profilaxia primária da bolsite

Em virtude da alta incidência de bolsite nos pacientes submetidos ao reservatório ileal com anastomose ileoanal portadores de RCU, em associação ao conhecimento de diversos fatores de risco, pode-se considerar a utilização de medidas profiláticas ao desenvolvimento do quadro inflamatório.

Vários probióticos (ainda não disponíveis no Brasil) vêm demonstrando eficácia na profilaxia da bolsite, sendo os mais utilizados o VSL#3 (combinação de *Streptococcus thermophilus*, *Bifidobacterium breve*, *Bifidobacterium longum*, *Bifidobacterium infantis*, *Lactobacillus acidophilus*, *Lactobacillus plantarum*, *Lactobacillus paracasei* e *Lactobacillus delbrueckii*) e o *Lactobacillus rhamnosus* GG. Outro probiótico que vem apontando resultados na profilaxia é o *Clostridium butyricum* MIYAIRI.[7,9]

Um interessante estudo avaliou se a dieta seria capaz de reduzir a incidência de bolsite e a modificar a composição microbiana local. A pesquisa avaliou pacientes de forma prospectiva por 6 meses e apontou que o alto consumo de frutas foi inversamente relacionado à incidência da bolsite, além de diversificar a composição microbiana com populações de tendência benéfica.[10]

Bolsite aguda

A terapia antibiótica é a base do tratamento da bolsite aguda, sendo o ciprofloxacino ou o metronidazol as medicações de 1ª linha, devendo ser administradas em 2 a 4 semanas. Em decorrência de melhor tolerância, além de resultados discretamente superiores nos poucos trabalhos publicados, o ciprofloxacino é mais comumente utilizado.[5] A rifaximina também vem sendo descrita entre as terapias antibióticas empregadas, embora estudos apontem resultados semelhantes ao placebo.[11] Demais antibióticos são citados em estudos isolados, como amoxilina/clavulanato, tetraciclina, eritromicina, entre outros.

Na bolsite aguda leve, o VSL#3 se mostrou eficaz no tratamento, desde que tomado em altas doses.[12]

A terapia oral com budesonida (9 mg ao dia, por 3 meses e, posteriormente, 3 a 6 mg ao dia, contínuos) se mostrou eficaz em induzir e manter remissão. Formulações de budesonida em enema (2 mg/100 mL à noite) parecem uma opção eficaz na terapia.[7]

Não existem estudos randomizados sobre o uso de derivados 5-ASA no tratamento da bolsite, embora sejam amplamente utilizados e vários trabalhos retrospectivos apontem sua utilidade no tratamento.

Bolsite recorrente

O tratamento da recorrência inflamatória deve ser tratado com novo curso antibiótico, preferencialmente ciprofloxacino e/ou metronidazol. Na recorrência, pode-se optar pela manutenção terapêutica com VSL#3 como profilaxia.[9]

Bolsite crônica dependente de antibióticos

Consideram-se pacientes dependentes de antibióticos aqueles com mais de três recorrências anuais ou que requerem antibioticoterapia contínua para manter remissão. Todavia, o uso contínuo de antibióticos está associado com baixa efetividade terapêutica e com aumento de eventos adversos relacionados ao uso, além de aumento da taxa de infecção por bactérias multirresistentes.

As causas secundárias de bolsite devem sempre ser excluídas. Confirmando-se bolsite idiopática crônica, terapias com melhor perfil de segurança são tradicionalmente escolhidas como 1ª linha, como a rifaximina e probióticos (VSL#3 e *L. rhamnosus* GG).[7,9]

Bolsite crônica refratária aos antibióticos

Os pacientes que mantêm sintomas a despeito da terapia antibiótica ou da profilaxia da recorrência são denominados "refratários aos antibióticos". Assim como na classe dependente de antibióticos, causas secundárias de bolsite devem ser excluídas e, na confirmação da bolsite idiopática, a terapia imunossupressora deve ser instituída.

O uso de corticosteroides tópicos como a budesonida é descrito em várias recomendações, atingindo taxas de remissão entre 60% e 75%. O tempo necessário mínimo para a avaliação da efetividade da droga varia de acordo com os estudos, sendo 8 semanas o tempo médio descrito. Alguns estudos também citam a aplicação de enema de dipropionato de betametasona, porém com menos dados do que a budesonida.

Os ensaios terapêuticos com 5-ASA apontam maior indicação desta classe de agentes nos pacientes dependentes de antibióticos. Poucos estudos indicam a utilização de imunossupressores como a azatioprina ou 6-MP no tratamento da bolsite crônica, embora existam algumas publicações de análises retrospectivas.

Os anti-TNF infliximabe (IFX) e adalimumabe (ADA) têm ação sobre a bolsite crônica. Uma metanálise publicada em 2018 apontou remissão clínica em 37% dos pacientes ao final de 1 ano.[13] Outra metanálise publicada em 2021 apontou taxa de remissão clínica ao fim de 6 meses, 65% e 31% nos usuários de IFX e ADA, respectivamente.[14] Em grande parte dos estudos incluídos, não são descritas as combinações terapêuticas.

O vedolizumabe, anti-integrina de ação seletiva intestinal, e o ustequinumabe, inibidor das interleucinas 12 e 23, vêm se mostrando seguros e efetivos no tratamento da bolsite crônica. Em um consenso internacional para o manejo da bolsite crônica, o grupo apontou o vedolizumabe como terapia biológica preferível sobre os anti-TNF ou anti-IL para indução de remissão, tendo como base um estudo retrospectivo unicêntrico.[15,16]

Doença de Crohn na bolsa ileal

A DC pode ocorrer a qualquer momento após a realização da bolsa ileal, é considerada uma causa secundária de bolsite e deve ser tratada como uma doença própria. A etiologia é desconhecida, acreditando-se que muitos pacientes eram portadores de DC mascarada, muito semelhante endoscópica e histologicamente à RCU. Outra teoria é que a bolsa ileal promoveria um ambiente propício ao desenvolvimento da DC em um indivíduo geneticamente propenso.[7]

A suspeita de DC deve ser aventada nos pacientes com bolsite crônica refratária aos antibióticos, nos pacientes que desenvolvem fístulas e estenoses em áreas não esperadas (fora da anastomose), com estenoses refratárias à dilatação, além de quando os achados histológicos apontam sinais de DC, como a presença de granulomas.

O uso de antibióticos, derivados 5-ASA e corticosteroides é relatado, porém a real taxa de eficácia necessita de maior investigação.

Os imunossupressores, como a azatioprina e a 6-mercaptopurina, têm indicação na manutenção terapêutica, especialmente quando a indução foi realizada por corticosteroides além da associação terapêutica com antagonistas TNF.

Quanto à terapia biológica, destaca-se por maior grau de evidência a classe dos anti-TNF, podendo o vedolizumabe ou ustequinumabe ser também prescritos.[16]

Cuffite

A cuffite é a inflamação de uma parte remanescente do reto distal, em pacientes que não foram submetidos à mucosectomia durante a construção da bolsa ileal, o tratamento é mais difícil naqueles com reto residual longo (> 4 a 5 cm).

O tratamento inicial é realizado com mesalazina tópica ou corticosteroides e, naqueles não respondedores, diagnósticos diferenciais devem ser aventados, como a DC, prolapso e neoplasias. Uma menor proporção de pacientes pode necessitar de terapia avançada, como biológicos ou intervenção cirúrgica e realização de mucosectomia.[17]

Referências bibliográficas

1. Shen B. Pouchitis: what every gastroenterologist needs to know. Clin Gastroenterol Hepatol. 2013 Dec;11(12):1538-49 [Epub 2013 Apr 16]. Doi: 10.1016/j.cgh.2013.03.033. PMID: 23602818.
2. Benlice C, Shen B, Steele SR. Prevention and medical treatment of pouchitis in ulcerative colitis. Curr Drug Targets. 2019;20(13):1399-1408. Doi: 10.2174/138945012066619072 3130137. PMID: 31333137.

3. Coffey JC, Rowan F, Burke J et al. Pathogenesis of and unifying hypothesis for idiopathic pouchitis. Am J Gastroenterol. 2009;104(4):1013-23. Doi: 10.1038/ajg.2008.127. PMID: 19259080.
4. Seril DN, Yao Q, Shen B. The association between autoimmunity and pouchitis. Inflamm Bowel Dis. 2014 Feb;20(2):378-88. Doi: 10.1097/01.MIB.0000435761.82705.6a. PMID: 24374879.
5. Akiyama S, Rai V, Rubin DT. Pouchitis in inflammatory bowel disease: a review of diagnosis, prognosis and treatment. Intest Res. 2021 Jan;19(1):1-11 [Epub 2020 Nov 5]. Doi: 10.5217/ir.2020.00047. PMID: 33138344; PMCID: PMC7873408.
6. Shen B, Achkar JP, Lashner BA et al. Endoscopic and histologic evaluation together with symptom assessment are required to diagnose pouchitis. Gastroenterology. 2001;121:261-7.
7. Dalal RL, Shen B, Schwartz DA. Management of pouchitis and other common complications of the pouch. Inflamm Bowel Dis. 2018 Apr 23;24(5):989-96. Doi: 10.1093/ibd/izy020. PMID: 29688472.
8. Sandborn WJ, Tremaine WJ, Batts KP et al. Pouchitis after ileal pouch-anal anastomosis: a pouchitis disease activity index. Mayo Clin Proc. 1994;69:409-15.
9. Shah H, Zezos P. Pouchitis: diagnosis and management. Curr Opin Gastroenterol. 2020 Jan;36(1):41-7. Doi: 10.1097/MOG.0000000000000594. PMID: 31599752.
10. Godny L, Maharshak N, Reshef L et al. Fruit consumption is associated with alterations in microbial composition and lower rates of pouchitis. J Crohn's Colitis. 2019. Doi: 10.1093/ecco-jcc/jjz053.
11. Isaacs KL, Sandler RS, Abreu M et al. Rifaximin for the treatment of active pouchitis: a randomized, double-blind, placebo-controlled pilot study. Inflamm Bowel Dis. 2007;13:1250-5.
12. Nguyen N, Zhang B, Holubar SD et al. Treatment and prevention of pouchitis after ileal pouch-anal anastomosis for chronic ulcerative colitis. Cochrane Database Syst Rev. 2019; 5:cd001176.
13. Huguet M, Pereira B, Goutte M et al. Systematic review with meta-analysis: anti-TNF therapy in refractory pouchitis and Crohn's disease-like complications of the pouch after ileal pouch-anal anastomosis following colectomy for ulcerative colitis. Inflamm Bowel Dis. 2018;24:261-8.
14. Chandan S, Mohan BP, Kumar A et al. Safety and efficacy of biological therapy in chronic antibiotic refractory pouchitis: a systematic review with meta-analysis. J Clin Gastroenterol. 2021 Jul 1;55(6):481-91. Doi: 10.1097/MCG.0000000000001550. PMID: 34049383.
15. Verstockt B, Claeys C, De Hertogh G et al. Outcome of biological therapies in chronic antibiotic-refractory pouchitis: a retrospective single-centre experience. United European Gastroenterol J. 2019;7:1215-25.
16. Shen B, Kochhar GS, Rubin DT et al. Treatment of pouchitis, Crohn's disease, cuffitis and other inflammatory disorders of the pouch: consensus guidelines from the International Ileal Pouch Consortium. Lancet Gastroenterol Hepatol. 2022 Jan;7(1):69-95 [Epub 2021 Nov 10]. Doi: 10.1016/S2468-1253(21)00214-4. PMID: 34774224.
17. Shen B, Kochhar GS, Kariv R et al. Diagnosis and classification of ileal pouch disorders: consensus guidelines from the International Ileal Pouch Consortium. Lancet Gastroenterol Hepatol. 2021 Oct;6(10):826-49 [Epub 2021 Aug 18]. Doi: 10.1016/S2468-1253(21)00101-1. PMID: 34416186.

41 Gestação e Lactação

Cyrla Zaltman
Camila Adour Nunes

Introdução

As doenças inflamatórias (DII), compostas principalmente pela doença de Crohn (DC) e a retocolite ulcerativa (RCU), apresentam distribuição bimodal quanto à idade do indivíduo quanto foi acometido. O primeiro pico ocorre na idade entre 15 e 30 anos e o segundo pico, na idade de 60 a 80 anos. Entretanto, a maioria dos casos surge em ambos os sexos antes dos 30 anos, ou seja, durante a idade fértil do indivíduo.[1]

Nesta fase da vida, surgem inúmeras dúvidas a respeito de gravidez, fertilidade e lactação em pacientes com DII, mas nem sempre são discutidas ou sanadas. O medo de engravidar, o receio quanto às possíveis complicações gestacionais ou à geração de danos fetais (doença e/ou medicamento-relacionadas), o risco genético de transmissão da doença ou até mesmo a sensação de incapacidade no cuidado da criança são fatores envolvidos na redução do número de gestações e no aumento de gestações mais tardias.[2,3]

Importante ressaltar que o desconhecimento médico associado ao do paciente e de seus familiares fortalece este panorama atual das gestações nos pacientes com DII.[4]

A abordagem, preferencialmente multidisciplinar, desta temática se faz necessária, independentemente do sexo do paciente, e deve ser realizada o mais precoce possível para que uma gestação não planejada não surpreenda a equipe. O objetivo é desmistificar o tema, ampliar o conhecimento permitindo o empoderamento da(o) paciente na tomada de decisão nos diferentes momentos da planejada gestação.[5,6]

Os seguintes temas devem ser analisados conjuntamente:[4,7]

1. Preparando-se para a gravidez: mudança de estilo de vida, fertilidade, atividade da doença e estratégia terapêutica no período pré-concepção.
2. Durante a gestação: evolução da gravidez, evolução da DII, estratégia terapêutica.
3. Risco de transmissão genética da DII.
4. Tipo de parto.
5. Lactação.

Preparar-se para a gravidez[7-12]

a) **Mudanças de estilo de vida:** necessárias no planejamento de uma gravidez, independentemente de a paciente ter DII, como suspensão de álcool, de cigarro e de drogas recreacionais (maconha) por serem capazes de influenciar na evolução da gestação e no desenvolvimento fetal. Alimentação saudável e perda ponderal, quando necessária, favorecem a manutenção da saúde materna durante o período gestacional.

b) **Fertilidade feminina:** semelhante à da população geral, podendo estar reduzida em mulheres com DII operadas (colectomia com bolsa ileoanal, proctocolectomia), na DC perianal, DII ativa (irregularidade do ciclo menstrual, inflamação envolvendo trompas e ovários), presença de fadiga, em mulheres com comprometimento da autoimagem, na falta de interesse pelo parceiro, ou se em uso de ciclosporina ou corticosteroide.

c) **Fertilidade masculina:** tende a ser normal a depender da idade do paciente, da presença de deficiências nutricionais, existência de cirurgias prévias (colectomia com bolsa ileoanal, proctocolectomia), de disfunção sexual, em uso de medicamentos (sulfassalazina, corticosteroide, metotrexato) ou de fatores psicológicos que possam comprometer a função sexual.

d) **Controle de atividade de doença:** considerado o principal fator de risco no desenvolvimento de complicações gestacionais nestes pacientes. Portanto, o ideal é que a paciente esteja com a doença em remissão profunda (endoscópica, clínica e laboratorial), na ausência de corticoides, cerca de 3 a 6 meses antes da concepção para engravidar.

e) **Estratégia terapêutica:** até que a remissão da DII seja alcançada ou que mudanças terapêuticas necessárias sejam realizadas, medidas anticoncepcionais devem ser introduzidas, como o uso do dispositivo intrauterino (DIU) ou de contraceptivos sem estrogênio (menor risco de trombose), no período pré-concepção. Na ausência de fatores de risco trombogênico, anticoncepcionais com baixa dose de estrogênio podem ser utilizados. Com relação aos medicamentos: se a paciente estiver em uso de sulfassalazina, deve ser iniciado ácido fólico cerca de 3 meses antes da concepção; talidomida ou tofacitinibe devem ser suspensos; metotrexato deve ser suspenso cerca de 3 meses antes da concepção em pacientes de ambos os sexos.

Durante a gestação

Evolução da gestação em paciente com DII

Geralmente, a gestação cursa sem intercorrências em cerca de 80% dos casos.[13] As maiores taxas de complicações, como aborto espontâneo, recém-nato de baixo peso, anomalias congênitas ou parto prematuro, ocorrem em pacientes com doença ativa no momento da concepção.[14]

Metanálise recente englobando 28 estudos, com um total de 2.223 grávidas com DII ativa e 4.469 com DII em remissão, demonstrou que a presença de atividade aumentou em 3,8 vezes a chance de a criança ter baixo peso ao nascer; em 1,9 vezes, o risco de aborto espontâneo; e 2,4 vezes, o de parto prematuro se comparadas a pacientes com DII em fase quiescente. Entretanto, o risco de má formação congênita não tem sido descrito, independentemente da atividade da doença materna.[15]

Outro fator que pode comprometer a saúde materna e a evolução da gestação é o risco aumentado de tromboembolismo venoso (4 a 6 vezes maior), especialmente em gestantes hospitalizadas com doença ativa. Portanto, medidas profiláticas estão recomendadas nestas pacientes com alto risco trombogênico com o uso de heparina de baixo peso molecular.[9,13]

Caso haja indicação de tratamento cirúrgico, este não deve ser postergado, pois o risco de efeitos adversos, como perda fetal ou parto prematuro, estão mais relacionados à presença da atividade de doença do que ao procedimento cirúrgico propriamente dito. Se a cirurgia ocorrer no 1º trimestre, há maior risco de aborto espontâneo e, se no 3º trimestre, aumenta o de parto prematuro. A mortalidade fetal em cirurgias de urgência maternas pode ser alta, variando de 18% a 40%.[16]

Evolução da DII durante a gestação

A presença de franca atividade inflamatória na concepção acarreta maior risco de recaídas da doença no curso gestacional. O risco de recaída da doença é maior em pacientes gestantes com RCU que não gestantes se comparadas às com DC gestantes e não gestantes.[17]

Metanálise englobando 14 estudos demonstrou que, entre as pacientes com RCU ativa que engravidaram, cerca de 55% assim permaneceram ao longo da gestação, ao passo que, entre as pacientes com RCU em remissão, apenas 29% apresentaram recaídas. Comparativamente, entre as pacientes com DC ativa que engravidaram, 46% assim permaneceram, ao passo que, entre as pacientes com DC em remissão, apenas 23% apresentaram recaídas neste período.[15]

Estratégia terapêutica durante a gestação[8,18]

A maioria das medicações é segura na gestação, devendo ser sempre avaliada a relação risco *versus* benefício para a mãe e para o feto.[8] Importante é que o tratamento não seja suspenso sem orientação do médico assistente e que o obstetra esteja ciente das decisões da paciente.

As recomendações sobre a terapêutica medicamentosa no período gestacional estão descritas no Quadro 41.1.[18]

Os derivados do 5-ASA podem ser utilizados em todas as apresentações, devendo ser associados ácido fólico em dose superior a 2 mg/dL.[8] Os corticosteroides podem ser utilizados, se preciso, na reativação da doença, embora possam gerar complicações maternas (hipertensão, diabetes gestacional, pré-eclâmpsia) e na gravidez (parto prematuro, criança de baixo peso, redução de crescimento intrauterino).[19]

Tiopurínicos (azatioprina/6-MP) podem ser mantidos durante a gestação, mas sua introdução deve ser evitada em razão de possível mielotoxicidade. A exposição aos tiopurínicos, biológicos ou à sua associação não acarreta nenhum malefício na evolução da gestação (abortos, partos prematuros) nem para o feto ou recém-nato (baixo peso, má formação congênita, ou infecções no 1º ano de vida).[8,18]

Com relação ao uso de biológicos, os estudos têm demonstrado que a suspensão destes reduz sua transferência placentária, mas aumenta o risco de recaída da DII materna, podendo resultar em pior desfecho para a gestação e para criança. Já foi demonstrado que a manutenção de biológicos não aumenta o risco de infecção neonatal ou de impacto negativo no desfecho gestacional. Portanto, a tendência atual é de se manter a medicação por quase todo o período gestacional, com o foco prioritário na manutenção da saúde materna.[8,18,20]

Na Tabela 41.1, podem ser verificados os esquemas propostos para a última dose do biológico no pré-parto, sendo o mais recente o realizado pela AGA (Associação Americana de Gastroenterologia), que se baseia no tipo de biológico e no intervalo de dose utilizado. Entretanto, a opção de suspensão de biológicos ou sua manutenção dependerá da gravidade da doença pós-avaliação do médico assistente e do desejo materno.[21]

A transferência do anticorpo monoclonal se inicia no 2º trimestre gestacional e amplia-se no 3º trimestre. A exposição intrauterina do feto aos biológicos acarreta níveis séricos superiores destes no recém-nato se comparado aos níveis maternos e seu clareamento ocorre cerca de 6 meses após o parto. Portanto, postula-se que a imunização do recém-nato com vacinas de

Quadro 41.1 Recomendações sobre o uso de medicamentos durante a gestação de pacientes com doença inflamatória intestinal.

Seguro	Baixo risco (saúde materna prioritária)	Não recomendado*	Contraindicado
Sulfassalazina	Metronidazol	Ciclosporina	Metotrexato
Mesalazina tópica	Ciprofloxacina	Tracolimus	–
Mesalazina oral	Azatioprina, 6-MP	Tofacitinibe	–
Corticosteroides orais	Anti-TNF/biossimilares	–	–
Corticosteroides tópicos	Vedolizumabe	–	–
	Ustequinumabe	–	–
	Comboterapia (exceto com metotrexato)	–	–

6-MP: 6-mercaptopurina; anti-TNF: antifator de necrose tumoral.
*Dados limitados na literatura.
Fonte: Mahadevan U, 2021.

Tabela 41.1 Esquemas propostos para última dose de biológico pré-parto.

Medicamento	Conduta (anterior)	Conduta (atual)
Infliximabe (8/8 semanas e 4/4 semanas)	Suspender na semana 32 da gestação	• 8/8 semanas: suspender 6 a 10 semanas antes do parto • 4/4 semanas: suspender 4 a 5 semanas antes do parto
Adalimumabe (14/14 dias e 7/7 dias)	Suspender na semana 34 da gestação	• 14/14 dias: suspender 2 a 3 semanas antes do parto • 7/7 dias: suspender 1 a 2 semanas antes do parto
Golimumabe (8/8 semanas)	–	• Suspender 4 a 6 semanas antes do parto
Certolizumabe*	Não suspender	• Não suspender
Ustequinumabe, vedolizumabe (8/8 semanas ou 4/4 semanas)	–	• 8/8 semanas: suspender 6 a 10 semanas antes do parto • 4/4 semanas: suspender 4 a 5 semanas antes do parto

*Não atravessa a barreira placentária.
Fonte: Mahadevan U, Robinson C, Bernasko N et al., 2019.

vírus vivo não seja realizada nos primeiros 6 meses de vida. Entretanto, estas podem ser antecipadas se o nível sérico de anti-TNF (no momento o único passível de mensuração), na criança, estiver baixo. Entretanto, se o biológico utilizado foi o certolizumabe, a imunização do recém-nato pode ser realizada com quaisquer vacinas a qualquer momento.[8]

Com relação ao tratamento cirúrgico, as indicações são semelhantes às de pacientes com DII não grávidas, sendo estas: obstrução intestinal; perfuração; hemorragia; abscesso e megacólon tóxico; e doença ativa refratária a tratamento medicamentoso.[13]

Risco de transmissão genética da DII

A DII é multifatorial e, apesar da predisposição genética, torna-se necessário um gatilho ambiental para seu desenvolvimento. Vários genes já foram implicados no aumento da suscetibilidade à DII; entretanto, mais de 85 % dos pacientes com DC não têm história familial de DC. O risco de transmissão varia conforme o tipo de doença dos pais e se apenas um ou ambos são acometidos.[22]

Sabe-se que a presença da doença em parentes de 1º grau com um tipo de DII acarreta maior risco para a criança desenvolver a mesma doença, sendo menor para a ocorrência do outro tipo de DII.[22]

Se apenas um dos pais tiver DII, a chance da criança não ter DII é de 95% e, se ambos os pais tiverem DII, a chance de a criança não ter DII é de 65%. Se considerados judeus asquenazes, a possibilidade de a criança não ter DII é de 90%.[23,24]

Tipo de parto

A escolha do tipo de parto deve ser uma decisão compartilhada entre o obstetra, o gastroenterologista/proctologista e a paciente. A única contraindicação ao parto pélvico é a DC perineal ativa (fístula, abscesso, fissura), podendo ser realizado na DC perianal inativa ou ausente em virtude do baixo risco de recidiva local.[25]

Mulheres submetidas à cirurgia com bolsa ileal em J e com a doença sob controle podem realizar o parto pélvico sem piora da função da bolsa, devendo a decisão ser individualizada. Mulheres com ileostomia ou colostomia podem tentar esse tipo de parto, se não existirem complicações com suas ostomias.[25]

Lactação

A literatura tem demonstrado que a amamentação por mães sem DII se associa a efeito protetor no desenvolvimento precoce de DII na criança e reduz o risco de recaída da DII materna.[18]

São considerados medicamentos de baixo risco, decorrente de baixos níveis detectados no leite materno: tiopurinas; aminossalicilatos; e quaisquer classes de biológicos (anti-TNFs, anti-integrinas, anti-interleucinas).[18,26] Foi demonstrado que imunossupressores e biológicos não aumentam o risco de infecção do recém-nato.[18]

Os corticosteroides são considerados de baixo risco e, quando utilizados, deve ser dado um intervalo de 4 horas entre a tomada da medicação oral pela mãe e o início da amamentação.[26]

Estão contraindicados: pequenas moléculas (tofacitinibe); metotrexato; rifaximina; metronidazol; ciclosporina; e ciprofloxacina.[18,27]

Considerações finais

A gravidez planejada é fundamental para reduzir a possibilidade de complicações gestacionais, ou seja, maternas e fetais.

A doença em remissão profunda antes da concepção favorece o bom desenvolvimento da gestação. A maioria das medicações empregadas pode ser considerada segura tanto durante a gestação como no aleitamento; entretanto, ajustes na estratégia terapêutica podem ser necessários diante da possibilidade da gestação. A adesão medicamentosa durante a gestação é um item que sempre deve ser destacado.

A atuação multidisciplinar é essencial nas várias etapas do planejamento da gestação até o seu desfecho, sempre visando a manutenção da saúde materna e fetal.

Referências bibliográficas

1. Kornbluth A, Sachar DB, Salomon P. Crohn's disease. *In*: Feldman M, Scharschmidt BF, Sleisenger MH (ed.). Sleisenger & Fordtran's gastrointestinal and liver disease: pathophysiology, diagnosis and management. 6th ed. Philadelphia: WB Saunders, 1998. v. 2, p. 1708-34.
2. Huang VW, Chang HJ, Kroeker KI et al. Does the level of reproductive knowledge specific to inflammatory bowel disease predict childlessness among women with inflammatory bowel disease? Can J Gastroenterol Hepatol. 2015;29(2):95-103.
3. Marri SR, Ahn C, Buchman AL. Voluntary childlessness is increased in women with inflammatory bowel disease. Inflamm Bowel Dis. 2007;13(5):591-9.

4. Chakravarty E, Clowse MEB, Pushparajah DS et al. Family planning and pregnancy issues for women with systemic inflammatory diseases: patient and physician perspectives. BMJ Open. 2014;4:e004081.

5. Mountifield R, Bampton P, Prosser R et al. Fear and fertility in inflammatory bowel disease: a mismatch of perception and reality affects family planning decisions. Inflamm Bowel Dis. 2009 May;15(5):720-5.

6. Williams AJ, Karimi N, Chari R et al. Shared decision making in pregnancy in inflammatory bowel disease: design of a patient orientated decision aid. BMC Gastroenterol. 2021;21:302:1-18.

7. Ntali S, Damjanov N, Drakakis P et al. Women's health and fertility, family planning and pregnancy in immune-mediated rheumatic diseases: a report from a south-eastern European Expert Meeting. Clin Exp Rheumatol. 2014;32:959-68.

8. Mahadevan U. Overview of pregnancy in patients with inflammatory bowel disease. Gastroenterol Hepatol (NY). 2021;17(2):73-5.

9. Selinger CP, Piercy CN, Fraser A et al. IBD in pregnancy: recent advances, practical management. Frontline Gastroenterology. 2021;12:214-24.

10. Rottenstreich A, Rotem R, Mishael T et al. Disease flare at prior pregnancy and disease activity at conception are important determinants of disease relapse at subsequent pregnancy in women with inflammatory bowel diseases. Arch Gynecol Obstet. 2020;301:1449-54.

11. Park YE, Kim TO. Sexual dysfunction and fertility problems in men with inflammatory bowel disease. World J Mens Health. 2020 Jul;38(3):285-97.

12. Ostensen M. Sexual and reproductive health in rheumatic disease. Nat Rev Rheumatol. 2017;13:485-93.

13. Woude CJVD, Ardizzone S, Bengtson MB et al. 2nd European evidence-based consensus on reproduction and pregnancy in inflammatory bowel disease. Journal of Crohn's and Colitis. 2015;9(2):107-12.

14. Stephansson O, Larsson H, Pedersen L et al. Congenital abnormalities and other birth outcomes in children born to women with ulcerative colitis in Denmark and Sweden. Inflamm Bowel Dis. 2011;17:795-801.

15. Kim MA, Kim YH, Chun J et al. The influence of disease activity on pregnancy outcomes in women with inflammatory bowel disease: a systematic review and meta-analysis. Journal of Crohn's and Colitis. 2021;15(5):719-32.

16. Kapoor D, Teahon K, Wallace SVF. Inflammatory bowel disease in pregnancy. Royal College of Obstetricians and Gynaecologists. 2016;18:205-12.

17. Pinder M, Lummis K, Selinger CP. Managing inflammatory bowel disease in pregnancy: current perspectives. Clinical Experimental Gastroenterology. 2016;9:325-35.

18. Mahadevan U, Robinson C, Bernasko N et al. Inflammatory bowel disease in pregnancy clinical care pathway: a report from the American Gastroenterological Association IBD Parenthood Project Working Group. Gastroenterology. 2019;156:1508-24.

19. Odufalu FD, Long M, Lin K et al.; PIANO Investigators from the Crohn's and Colitis Foundation (CCF) Clinical Research Alliance Recruited Patients for their Respective Centers for Participant Enrollment. Exposure to corticosteroids in pregnancy is associated with adverse perinatal outcomes among infants of mothers with inflammatory bowel disease: results from the PIANO registry. Gut. 2021 Oct 22:gutjnl-2021-325317.

20. Luu M, Benzenine E, Doret M et al. Continuous anti-TNF-α use throughout pregnancy: possible complications for the mother but not for the fetus. a retrospective cohort on the French National Health Insurance Database (EVASION). Am J Gastroenterol. 2018 Nov;113(11):1669-77.

21. Chaparro M, Verreth A, Lobaton T et al. Long-term safety of in utero exposure to anti-TNF-α drugs for the treatment of inflammatory bowel disease: results from the multicenter European TEDDY study. Am J Gastroenterol. 2018;113: 396-403.

22. Orholm M, Fonager K, Sørensen HT. Risk of ulcerative colitis and Crohn's disease among offspring of patients with chronic inflammatory bowel disease. Am J Gastroenterol. 1999 Nov;94(11):3236-8.

23. Laharie D, Debeugny S, Peeters M et al. Inflammatory bowel disease in spouses and their offspring. Gastroenterology. 2001;120:816-9.

24. Bennett RA, Rubin PH, Present DH. Frequency of inflammatory bowel disease in offspring of couples both presenting with inflammatory bowel disease. Gastroenterology. 1991;100:1638-43.

25. Foulon A, Dupas JL, Sabbagh C et al. Defining the most appropriate delivery mode in women with inflammatory bowel disease: a systematic review. Inflamm Bowel Dis. 2017;23(5):712-20.

26. United States of America. National Center for Biotechnology Information, National Library of Medicine. Prednisone [updated 2021 Aug 16]. In: Drugs and Lactation Database (LactMed) [Online]. Bethesda (MD), 2006. Disponível em: https://www.ncbi.nlm.nih.gov/books/NBK501077.

27. Kilpatrick SJ, Bonthala N. Inflammatory bowel disease and pregnancy. Contemporary OB/GYN Journal. 2021;66(2):18-22.

42 Idoso

Genoile Oliveira Santana
Vanessa Teixeira Martins Campos

Introdução

As doenças inflamatórias intestinais (DII) abrangem dois principais subtipos: doença de Crohn (DC); e retocolite ulcerativa (RCU). Por muito tempo, acreditava-se serem doenças de pessoas jovens, sendo a população idosa responsável por apenas 10% a 15% da incidência dos casos de DII.[1,2] Entretanto, o envelhecimento da população, aliado à natureza crônica das DII e à baixa taxa de mortalidade, favorece o aumento progressivo do número de casos em idosos.[3]

O conceito de idoso pela Organização Mundial de Saúde (OMS) e pelo Estatuto do Idoso, no Brasil, é todo indivíduo com 60 anos ou mais. Todavia, esse limite pode variar segundo as condições socioeconômicas de cada país.

Existem dois grupos distintos de idosos com DII: o primeiro é representado por pacientes com diagnóstico na senilidade (acima de 60 anos); e o segundo, por pacientes idosos com diagnóstico abaixo de 60 anos.[2-4] O início tardio da doença tem sido associado a melhor prognóstico, possivelmente por patogênese distinta nos dois grupos.

A população idosa requer atenção em relação ao risco-benefício das terapias,[3,4] principalmente quando comorbidades e a síndrome da fragilidade estão presentes. A fragilidade, síndrome clínica caracterizada por vulnerabilidade acentuada pelo declínio da reserva funcional do indivíduo, é comum entre os idosos e fator de risco independente para complicações.[5] Apesar disso, ainda existem poucos estudos abordando a condução de idosos com DII.[3]

Epidemiologia

A população brasileira manteve a tendência de envelhecimento nos últimos anos, superando a marca de 32 milhões de idosos em 2019.[6]

Embora a incidência e a prevalência de DII em adultos pareçam estáveis em vários países desenvolvidos, as taxas estão aumentando na Ásia e em partes da Europa entre ambos os sexos e em todas as faixas etárias, com exceção dos muito jovens e aqueles > 80 anos. As razões para essa tendência podem ser uma combinação do aumento da urbanização, maior conscientização sobre as DII e melhor acesso a avanços nos métodos diagnósticos, como colonoscopia. Como a mortalidade na DII é relativamente pequena e a doença é diagnosticada com maior frequência em jovens, espera-se que a prevalência entre indivíduos mais velhos cresça substancialmente.[2]

Fisiopatologia

Fatores genéticos parecem ser menos importantes na fisiopatologia das DII em idosos. Na DC, cerca de 16% dos pacientes com menos de 17 anos têm história familiar de DII, em comparação com apenas 3% daqueles com mais de 60 anos.[2]

Com a idade avançada, além da redução do número e da atividade global das células T, ocorrem mudanças na composição da microbiota intestinal, aumentando o risco de uma resposta imune aberrante e, assim, aumentando o risco de DII.[2]

Diagnóstico e fenótipos

Em pacientes idosos, a DII pode ser complicada pelas mudanças físicas do envelhecimento, comorbidades associadas e apresentação atípica da doença. Quando sintomas como diarreia, sangramento retal, dor abdominal e perda ponderal estão presentes, deve-se pensar em DII, pois até 15% dos diagnósticos são feitos acima de 60 anos. Os idosos são mais sujeitos a outros diagnósticos diferenciais, como câncer colorretal, colite isquêmica, colite diverticular, colite por uso de anti-inflamatórios não esteroidais (AINE), enterite/colite induzida por radiação e colite microscópica.[2,4]

Após avaliação clínica, devem ser realizados exames laboratoriais, incluindo hemograma, perfil do ferro e provas inflamatórias. A calprotectina fecal pode ajudar a triar pacientes com baixo grau de suspeição para DII. Quando sintomas como hematoquezia ou diarreia crônica estão presentes e existe moderado a alto grau de suspeição para DII, colite microscópica ou neoplasia colorretal, a colonoscopia já está indicada. Exame de imagem, como tomografia de abdome total, deve ser solicitado em quadros mais agudos com dor abdominal e no diagnóstico diferencial com colite isquêmica, doença diverticular, entre outras. A colonoscopia com biópsias seriadas é o exame mais importante para diagnóstico.[4]

RCU é mais comum no idoso (incidência de 12,5%) do que a DC (incidência de 5%).[3,7] DC de início na senilidade tem mais acometimento colônico.[3] O fenótipo inflamatório é mais comum em idosos comparado aos fenótipos complicados.[2] Na RCU, idosos apresentam mais colite esquerda do que extensa. Alguns estudos sugerem que idosos apresentam progressão clínica menos agressiva.[3]

Desafios na condução do idoso com DII

A polifarmácia, comorbidades e a síndrome de fragilidade do idoso reforçam as dificuldades encontradas no tratamento dos idosos que estão sob maior risco de infecções e câncer.[1,2]

A polifarmácia é comum entre idosos e interfere na adesão à terapia e na ocorrência de interações medicamentosas.[3] Medicações utilizadas podem piorar patologias preexistentes e as comorbidades podem aumentar a mortalidade.

A desnutrição afeta grande proporção de pacientes com DII. Estima-se que ocorra em cerca de 65% a 75% dos pacientes com DC e em 8% a 62% dos pacientes com RCU, podendo ser ainda mais frequente na população idosa.[3]

Cerca de 17% dos idosos acima de 65 anos apresentam algum déficit cognitivo e esses pacientes apresentam maior risco de má adesão ao tratamento (Figura 42.1).

É necessária cautela ao se considerarem terapias imunossupressoras pelo maior risco de infecções oportunistas e de câncer. A diferenciação entre o "idoso sadio" e o "idoso frágil" pode ajudar a definir os

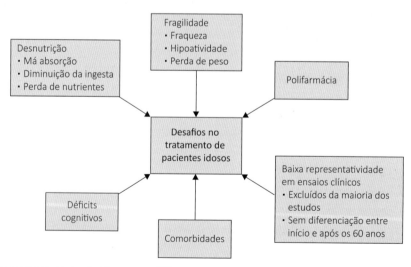

Figura 42.1 Desafios no tratamento de idosos com DII.
Fonte: Adaptada de Tran V, Limketkai BN, Sauk JS, 2019.

pacientes apropriados para escalonamento da terapia.[3] Sabe-se que idosos frágeis têm reservas fisiológicas restritas e menor resistência a eventos estressores.[5]

Tratamento do idoso com DII

Os princípios para seleção da terapia são semelhantes aos da população geral e baseados em fatores prognósticos, incluindo avaliação do fenótipo da doença, se ocorre acometimento perianal ou comportamento penetrante (DC), extensão afetada do intestino delgado (DC), presença de colite extensa (RCU), achado de anemia, hipoalbuminemia, além de alteração de marcadores inflamatórios.

Apesar da pouca evidência científica sobre a eficácia das terapias disponíveis nos pacientes idosos, considerações sobre a segurança das medicações devem ser realizadas. Além da idade, as comorbidades e a síndrome de fragilidade aumentam o risco de complicações, principalmente após uso de imunomoduladores, anti-TNF ou após cirurgias. Intervenções no intuito de melhorar o estado nutricional e o *status* funcional, incluindo prática de atividade física e suporte nutricional, são importantes.[4]

A indicação de imunossupressão deve levar em consideração a idade, *status* funcional, comorbidades, incluindo história prévia de neoplasia, potencial de complicações infecciosas e a síndrome de fragilidade do idoso. Idosos devem estar com as comorbidades compensadas, para minimizar os riscos.[1,4]

O aumento do risco de fraturas, tromboembolismo venoso, infecções, incluindo pneumonia, infecções oportunistas e herpes-zóster, além do câncer de pele não melanoma e linfomas, também devem ser considerados.

O cartão vacinal deve ser atualizado, incluindo vacinação para influenza, pneumococco e herpes-zóster. Sempre que possível, a vacinação deve estar completa antes do início da terapia imunossupressora.[4] Mais recentemente, foi aprovada pela agência americana Food and Drug Administration (FDA) nova vacina contra herpes-zóster na forma inativada, ainda não disponível no Brasil.

A decisão de manter o rastreio do câncer colorretal em idosos com RCU ou colite de Crohn deve considerar a idade, comorbidades, expectativa de vida, possibilidade de ressecção endoscópica de lesões e condições clínicas de colectomia.[4]

Aminossalicilatos

Apesar de amplamente utilizados e de serem opção segura e eficaz no tratamento da RCU leve/moderada, os 5-ASA e derivados podem ser de difícil administração na população idosa, por diversos motivos, incluindo número de comprimidos diários, posologia, polifarmácia, fatores financeiros e risco de efeitos colaterais.[2] Além disso, as medicações de uso tópico (supositórios e enemas) requerem capacidade funcional e coordenação motora para autoadministração e competência esfincteriana para reter o agente tópico.[3]

Em razão da potencial nefrotoxicidade, deve-se ter cautela com uso nos idosos, principalmente naqueles com doença renal preexistente. Leucopenia pode ocorrer quando associada com tiopurinas, pelo aumento dos níveis de 6-tioguanina.[2]

Corticosteroides

Parecem ter a mesma eficácia em idosos em relação aos mais jovens e, apesar de evidências na literatura mostrarem que idosos são menos córtico-dependentes do que jovens (21% *versus* 30%), são mais utilizados em terapia de manutenção entre os primeiros.[4] O uso na manutenção não é recomendado, porém essa prática é comum em idosos. A resistência no desmame da corticosteroideterapia dos pacientes idosos resulta da maior familiaridade com essa classe, do foco no alívio imediato dos sintomas e da preocupação com o risco de imunomoduladores e de imunobiológicos entre os idosos.[3]

O uso prolongado dessas medicações está associado a vários eventos adversos, incluindo osteoporose, catarata, diabetes, *delirium*, insônia e risco de infecções.[7] Quando bem indicados, o início precoce de imunobiológicos ou pequenas moléculas, com rápido início de ação, pode reduzir ou eliminar a necessidade de corticosteroides.[4]

A budesonida-MMX, de liberação mais lenta, parece ser eficaz no tratamento da colite esquerda.[2,4] Corticosteroides tópicos são pouco tolerados entre os pacientes idosos, tendo em vista pouca mobilidade e hipotonia esfincteriana.

Importante considerar desde o início, menor tempo de tratamento possível, assim como qual terapia poupadora de corticosteroides será utilizada.[4]

Imunomoduladores

Apesar da eficácia das tiopurinas na manutenção da remissão na RCU e na DC, dados em pacientes idosos são limitados.[7] O uso menos frequente dos imunomoduladores na população idosa está associado com o potencial de efeitos adversos e aumento no risco de neoplasias.[2,7]

Os imunomoduladores podem causar eventos adversos em até 15% dos pacientes.[1] Idosos com mais de 65 anos em uso de tiopurinas foram 2,6 vezes mais propensos a desenvolverem linfoma do que pacientes mais jovens.[1] O uso de tiopurinas está associado a risco absoluto maior de câncer de pele não melanoma entre pessoas com mais de 65 anos em comparação com menos de 50 anos.[8]

Em virtude da administração oral, as tiopurinas são opções convenientes e baratas. Entretanto, início de ação mais tardio e eficácia inferior podem prolongar o tempo de exposição aos corticosteroides. Associado a isso, o aumento no risco de malignidades potencialmente graves propicia a ponderação do uso nesse grupo etário.[4]

O metotrexato (Mtx) está indicado para pacientes com DC intolerantes às tiopurinas. Eventos adversos associados ao uso do Mtx podem ocorrer em 10% a 25% dos pacientes, entre eles os mais comuns são náuseas, diarreia, estomatite, leucopenia, queda de cabelo, alteração do perfil hepático e pneumonia por hipersensibilidade. O uso do metotrexato parece não aumentar o risco de desenvolvimento de linfoma,[2] devendo ser considerado como uma opção para idosos com DC.

Agentes anti-TNF

Estudos sobre o uso dos anti-TNF em idosos são conflitantes. Alguns mostram taxas semelhantes de remissão clínica entre jovens e idosos, com RCU e DC, enquanto outros evidenciam taxas mais altas de resposta clínica em pacientes mais jovens.[2]

Em um estudo retrospectivo de centro único, o risco de evento adverso grave com a terapia com anti-TNF foi quase 5 vezes maior quando os pacientes tinham ≥ 65 anos de idade (n = 66; RR: 4,7; p < 0,001).[9] As maiores preocupações com o uso dos anti-TNF em pacientes idosos portadores de DII incluem risco de infecção, malignidade e morte.

Infecções graves em pacientes idosos é uma preocupação frequente. Uma metanálise demonstrou aumento da prevalência de infecções em idosos em comparação a pacientes mais jovens com DII, em uso de agentes anti-TNF (13% versus 3%).[10] Aumento das taxas de malignidade e de mortalidade foram relatados em pacientes idosos com uso de anti-TNF. No entanto, dados do registro TREAT não mostram aumento significativo do risco de mortalidade em usuários de anti-TNF em comparação com não usuários de anti-TNF, sem associação significativa entre malignidade e uso de anti-TNF.[11-13]

Outros potenciais eventos adversos são as manifestações dermatológicas, entre elas psoríase, *rash* psoriasiforme e as reações infusionais. Raramente, sequelas neurológicas, como algumas doenças desmielinizantes, também podem ocorrer. Os anti-TNF são contraindicados em pacientes com insuficiência cardíaca congestiva (ICC) de grau avançado (classe funcional III ou IV).[2]

Vedolizumabe

Apesar do menor número de pacientes idosos incluídos, a análise *post hoc* dos ensaios GEMINI 1 e GEMINI 2 mostra eficácia semelhante da terapia de indução e manutenção com vedolizumabe entre diferentes grupos etários < 35, 35 a < 55 e ≥ 55 anos.[14]

A análise dos estudos GEMINI 1 e 2 mostrou em todas as faixas etárias que não houve aumento do risco de infecção grave, malignidade ou reações relacionadas à infusão. Além disso, eventos adversos com hospitalização foram menos frequentes em pacientes na idade ≥ 55 anos.[14,15] Estudo multicêntrico mostrou que o vedolizumabe teve eficácia semelhante aos agentes anti-TNF.[16] O baixo risco de eventos adversos sistêmicos e a eficácia comparável aos agentes anti-TNF o tornam uma opção favorável para idosos.[3,4,17]

Ustequinumabe

No ensaio IM-UNITI, o ustequinumabe não demonstrou aumento de infecção grave em comparação com o placebo. O estudo PSOLAR em pacientes com psoríase mostrou taxas de infecção grave mais baixas no grupo ustequinumabe em comparação ao infliximabe. Além disso, os estudos UNITI e PSOLAR não mostraram aumento significativo do risco de malignidades cutâneas e não cutâneas com ustequinumabe.[13] Em virtude do seu perfil de segurança, o ustequinumabe parece ser uma opção promissora em idosos com DII.[13,18]

Tofacitinibe

A maioria dos dados de segurança do tofacitinibe baseia-se em estudos indiretos da reumatologia.[4] No estudo clínico OCTAVE *Sustain*, o uso foi associado a maiores taxas de infecção de todas as causas quando comparado ao placebo, apesar de a maioria das infecções ter intensidade leve a moderada.[19,20] Foi maior o risco de herpes-zóster no grupo tofacitinibe em comparação ao placebo,[19] com casos de leve intensidade. Por isso, recomenda-se a vacinação antes do início da terapia.[2,21]

Com relação às neoplasias não cutâneas, as taxas não foram significativamente mais altas nos pacientes tratados com tofacitinibe em comparação ao placebo, entretanto cinco pacientes desenvolveram câncer de pele não melanoma em comparação a um paciente no grupo-placebo.[13]

Recomendam-se cautela e ponderação quanto aos riscos e benefícios do tofacitinibe em idosos com RCU.[3]

Cirurgia

As indicações cirúrgicas são semelhantes entre pacientes idosos e jovens, tanto na DC como na RCU e a idade por si só não é preditor preciso do risco cirúrgico em pacientes com DII.[22] A maior frequência de comorbidades nos idosos aumenta o risco de complicações pós-operatórias e mortalidade.[4]

Estudos prévios mostravam que as complicações pós-operatórias foram mais comuns em idosos, entretanto pesquisas mais recentes indicam que o risco pós-operatório entre idosos e jovens é equivalente.[2,3] A melhora na taxa de complicações ao longo do tempo sugere maior disponibilidade de opções de tratamento, maior ênfase no estado nutricional e/ou tendência maior de realizar a cirurgia mais cedo no curso da doença. Devem ser evitadas colectomias de urgência, já que estão associadas a piores resultados.[2] A proctocolectomia total com anastomose ileoanal e confecção de bolsa ileal pode ser considerada em pacientes com RCU, com bom tônus do esfíncter anal.[2,3,22]

Considerações finais

A abordagem do idoso com DII deve ser interdisciplinar com gastroenterologistas, geriatras, cardiologistas, cirurgiões, entre outras subespecialidades, além dos demais profissionais de saúde. A família é fundamental para formulação do plano terapêutico.

As terapias biológicas ainda são subutilizadas nos idosos, provavelmente por preocupações com eventos adversos. A eficácia e a segurança dos anti-TNF nesses pacientes ainda são controversas. Estudos mostram aumento da incidência de infecções e malignidades em pacientes idosos em uso de anti-TNF quando comparados a pacientes jovens, principalmente em terapia combinada. O uso de tiopurinas na senilidade aumenta o risco de infecções, linfomas e câncer de pele não melanoma. Medicações com seletividade intestinal e/ou menos eventos adversos sistêmicos, como vedolizumabe e ustequinumabe, podem ser opções mais seguras para DII de início na senilidade.[1] O tofacitinibe esteve associado com maior risco de infecções, devendo-se ter cautela.

A individualização do tratamento inclui avaliação de comorbidades, *status* funcional e gravidade da doença. Idosos com DII representam uma população crescente, com perspectiva de grande impacto no sistema de saúde. Apesar disso, ainda não existe consenso que direcione o tratamento da DII nessa população. Estudos com maior número de idosos são necessários e podem fornecer mais evidências para orientar o cuidado do idoso com DII.

Referências bibliográficas

1. Kariyawasam VC, Kim S, Mourad FH et al. Comorbidities rather than age are associated with the use of immunomodulators in elderly-onset inflammatory bowel disease. Inflamm Bowel Dis. 2019 Jul 17;25(8):1390-8. Doi: 10.1093/ibd/izy389.
2. Taleban S, Colombel JF, Mohler MJ et al. Inflammatory bowel disease and the elderly: a review. J Crohns Colitis. 2015 Jun;9(6):507-15 [Epub 2015 Apr 13]. Doi: 10.1093/ecco-jcc/jjv059.
3. Tran V, Limketkai BN, Sauk JS. IBD in the elderly: management challenges and therapeutic considerations. Springer, 2019.
4. Ananthakrisshnan AN, Nguyen GC, Bernstein CN. AGA clinical practice update on management of inflammatory bowel disease in elderly patients: expert review. Gastroenterology. 2021.
5. Ofori-Asenso R, Chin KL, Mazidi M et al. Global incidence of frailty and prefrailty among community-dwelling older adults: a systematic review and meta-analysis. JAMA Netw Open. 2019 Aug 2;2(8):e198398.
6. Brasil. Instituto Brasileiro de Geografia e Estatística (IBGE). Pesquisa nacional por amostra de domicílios contínua. 2019.
7. Ahmed O, Nguyen GC. Therapeutic challenges of managing inflammatory bowel disease in the elderly patient. Expert Rev Gastroenterol Hepatol. 2016 Sep;10(9):1005-10.
8. Peyrin-Biroulet L, Khosrotehrani K, Carrat F et al. Increased risk for non melanoma skin cancers in patients who receive thiopurines for inflammatory bowel disease. Gastroenterology. 2011;141:1621-8.
9. Lobaton T, Ferrante M, Rutgeerts P et al. Efficacy and safety of anti-TNF therapy in elderly patients with inflammatory bowel disease. Aliment Pharmacol Ther. 2015;42:441-51 [PubMed: 26104047].

10. Borren NZ, Ananthakrishnan AN. Safety of biologic therapy in older patients with immune-mediated diseases: a systematic review and meta-analysis. Clin Gastroenterol Hepatol. 2019 Aug;17(9):1736-43.e4.
11. Lichtenstein GR, Feagan BG, Cohen RD et al. Drug therapies and the risk of malignancy in Crohn's disease: results from the TREAT registry. Am J Gastroenterol. 2014;109(2):212-23.
12. Lichtenstein GR, Feagan BG, Cohen RD et al. Serious infection and mortality in patients with Crohn's disease: more than 5 years of follow-up in the TREAT registry. Am J Gastroenterol. 2012;107(9):1409-22.
13. Click B, Regueiro M. A practical guide to the safety and monitoring of new IBD therapies. Inflamm Bowel Dis. 2019 Apr 11;25(5):831-42. Doi: 10.1093/ibd/izy313.
14. Feagan BG, Rutgeerts P, Sands BE et al. Vedolizumab as induction and maintenance therapy for ulcerative colitis. N Engl J Med. 2013 Aug 22;369(8):699-710. Doi: 10.1056/NEJMoa1215734.
15. Sandborn WJ, Feagan BG, Rutgeerts P et al. Vedolizumab as induction and maintenance therapy for Crohn's disease N Engl J Med. 2013 Aug 22;369(8):711-21. Doi: 10.1056/NEJMoa1215739.
16. Adar T, Faleck D, Sasidharan S et al. Comparative safety and effectiveness of tumor necrosis factor alpha antagonists and vedolizumab in elderly IBD patients: a multicentre study. Aliment Pharmacol Ther. 2019;49:873-9.
17. Ananthakrishnan AN, Donaldson T, Lasch K et al. Management of inflammatory bowel disease in the elderly patient: challenges and opportunities. Inflamm Bowel Dis. 2017 Jun;23(6):882-93. Doi: 10.1097/MIB.0000000000001099.
18. Hayashi M, Umezawa Y, Fukuchi O et al. Efficacy and safety of ustekinumab treatment in elderly patients with psoriasis. J Dermatol. 2014;41:974-80.
19. Sandborn WJ, Su C, Sands BE et al. Tofacitinib as induction and maintenance therapy for ulcerative colitis. N Engl J Med. 2017;376(18):1723-36.
20. Panes J, Bressler B, Colombel JF et al. Efficacy and safety of tofacitinib retreatment for ulcer-ative colitis after treatment interruption: results from the OCTAVE clinical trials. Gastroenterology. 2018;154(6):S178.
21. Colombel JF. Herpes zoster in patients receiving JAK inhibitors for ulcerative colitis: mechanism, epidemiology, management and prevention. Inflamm Bowel Dis. 2018;24(10):2173-82.
22. Sturm A, Maaser C, Mendall M et al. European Crohn's and Colitis Organisation topical review on IBD in the elderly. Journal of Crohn's & Colitis. 2017;11(3):263-73.

43 Imunização

Liliana Andrade Chebli
Pedro Duarte Gaburri

Introdução

A terapia avançada das doenças inflamatórias intestinais (DII) tem impactado de forma positiva o curso natural dessas condições, porém às custas de reduções dos mecanismos de defesa imunológica do organismo, expondo o indivíduo a aumento do risco de complicações, incluindo infecções graves ou oportunistas.

A imunização de pacientes com DII é um aspecto essencial do cuidado preventivo, podendo diminuir o risco de doenças imunopreveníveis, como influenza, pneumonia pneumocócica, hepatite B, entre outras. Entretanto, as taxas de vacinação permanecem abaixo do ideal em virtude da discordância das responsabilidades do provedor e das percepções errôneas referentes à imunização neste grupo de pacientes.

O manejo de pacientes com DII deve começar com estratégias de vacinação, sempre que possível, no momento do diagnóstico da DII.[1,2] Nesta ocasião, durante a entrevista clínica, podem-se colher informações úteis sobre a presença atual ou anterior de infecções significativas como HIV, varicela-zóster, hepatites virais, mononucleose, tuberculose, entre outras. Da mesma forma, a avaliação detalhada do histórico de vacinações prévias e a constatação da necessidade de aplicação de doses de reforço, bem como de outras vacinas ainda não recebidas pelos pacientes, são importantes estratégias que fazem reduzir em muito os riscos futuros de infecções durante o tratamento com drogas com efeito imunossupressor. Assim, torna-se necessária a orientação, não só dos pacientes, mas também de seus familiares, sobre a importância da vacinação em pacientes com DII, a fim de se aumentarem os índices de prevenção de diversas infecções, sobretudo antes do início da terapia imunossupressora.

As vacinas podem ser constituídas de microrganismos atenuados, inativados ou apenas de partes do vírus como na vacina contra hepatite B em que está presente apenas o antígeno de superfície (HBsAg). Como veremos à frente, esse conhecimento é da maior relevância, pois indivíduos imunossuprimidos não devem, com raras exceções, receber vacinas atenuadas, uma vez que a redução de atividade do sistema imunológico torna o organismo vulnerável às cepas virais, mesmo atenuadas. Entretanto, mesmo as vacinas inativadas devem ser, sempre que possível, administradas antes do início de imunossupressores, como as tiopurinas e metotrexato ou biológicos, uma vez que esses medicamentos diminuem a resposta imunológica e a formação de anticorpos pelo organismo.

Avaliação e atualização do calendário vacinal

A época ideal para avaliação e atualização do calendário vacinal é, ao se estabelecer o diagnóstico da DII ou logo nas consultas iniciais, principalmente naqueles em que se percebe a possível necessidade, em futuro próximo, do uso de terapia imunossupressora/biológica, porque, nesses casos, a resposta imune é reduzida às vacinações, de acordo com o grau de imunossupressão.[3] Ressalte-se que o grau de imunossupressão na DII (Quadro 43.1) correlaciona-se com o tipo e, algumas vezes, com a dose do imunossupressor usado.[4,5] Tipicamente, os pacientes com DII devem seguir as mesmas recomendações de imunização para o público em geral.

Alguns importantes pontos devem ser verificados na ocasião do diagnóstico da DII ou na primeira visita à clínica pelo paciente:

- Checar o cartão de vacinação para avaliar as vacinas já aplicadas e as que necessitam de atualização.
- Avaliar os níveis séricos de anticorpos para vírus do sarampo e/ou varicela quando não houver história documentada dessas infecções por um profissional de saúde ou de duas doses de vacinas para cada um desses vírus.
- Solicitar anti-HVA IgG, a menos que exista comprovação sorológica da presença de anticorpos protetores anti-HAV IgG nos últimos 5 anos.
- Solicitar HBsAg, anti-HBc IgG e anti-HBs, a menos que haja títulos de proteção anti-HBs nos últimos 5 anos.

Vacinas vivas ou atenuadas

Geralmente, as vacinas contendo vírus atenuados ou vivos só devem ser administradas para pacientes que não estejam em uso de imunomoduladores, biológicos ou inibidores da JAK há pelo menos 3 meses e quando não se planeja iniciá-los dentro de 4 semanas.[6,7] As principais vacinas vivas disponíveis no Brasil incluem a BCG, tríplice viral (sarampo, caxumba e rubéola), poliomielite (Sabin oral), varicela, febre amarela, herpes-zóster, rotavírus e dengue. Atenção especial deve ser dada aos vírus varicela-zóster e herpes-zóster porque os pacientes com DII não imunes estão em elevado risco de desenvolver essas infecções e suas complicações mais sérias, especialmente aqueles usando um dos diversos imunossupressores.[8]

Deve ser lembrado que recém-nascidos de mães em uso de terapia anti-TNF (exceto certolizumabe pegol) durante a gravidez geralmente apresentarão níveis detectáveis de anti-TNF em seu soro e, desta forma, não devem receber as vacinas BCG, de rotavírus ou outras de organismos vivos até o 6º mês de vida.[1,9] De acordo com o Centro de Controle e Prevenção de Doenças (CDC), dos Estados Unidos, é seguro vacinar para herpes-zóster os pacientes em uso de imunomoduladores (metotrexato, azatioprina, 6-mercaptopurina) em baixas doses como aquelas usadas para tratamento da DII. Entretanto, até o momento, recomenda-se que os pacientes em uso de corticosteroides em doses elevadas (acima de 20 mg ao dia de prednisona ou equivalente) ou de agentes biológicos não devam receber essa vacina.[10] Não é necessário realizar titulação sorológica antes de se proceder à vacinação para o herpes-zóster.[8] O Quadro 43.2 esquematiza as principais vacinas atenuadas a serem consideradas em pacientes com DII não imunossuprimidos.

Vacinas inativadas

Este grupo de vacinas, por não conter em sua composição microrganismos vivos, apresenta um grau de segurança elevado, mesmo em pacientes já em uso de medicamentos imunossupressores. Aqui estão incluídas as vacinas contra infecções bacterianas por pneumococo, febre tifoide, meningococo, tétano e difteria para adultos e pelos vírus das hepatites A e B, bem como para o papilomavírus humano (HPV), influenza e raiva. No entanto, essas vacinas apresentam menor taxa de soroconversão em pacientes recebendo medicações imunossupressoras.[10,11]

Quadro 43.1 Grau de imunossupressão conforme a terapia direcionada à DII.

Baixo grau de imunossupressão	Alto grau de imunossupressão
Prednisona < 20 mg ao dia (ou equivalente) no uso a curto ou longo prazo	Prednisona em altas doses (> 20 mg ao dia ou equivalente) por mais de 2 semanas
Corticosteroides em doses fisiológicas	Imunomoduladores (azatioprina, 6-mercaptopurina, metotrexato)
Uso prévio (há mais de 1 mês) de corticosteroides em alta dose (20 mg ao dia de prednisona ou equivalente)	Imunossupressores usados em transplantes (p. ex., ciclosporina, tacrolimus, micofenolato)
Pacientes não recebendo drogas imunossupressoras	Bloqueadores do TNF-α
Vedolizumabe	Outros agentes imunobiológicos (ustequinumabe) e inibidores da JAK

Fonte: Caldera F, Hayney MS, Farraye FA, 2020.

Quadro 43.2 Vacinas atenuadas a serem consideradas para pacientes com DII não imunossuprimidos.*

RV Vacina	Recomendação
Tríplice viral (sarampo, rubéola e caxumba)	• Em não imunes, 2 doses com intervalo de 30 dias ou 1 dose se tiver recebido previamente uma única dose de tríplice viral
Varicela	• Duas doses nos adultos, com intervalo de 4 a 8 semanas entre elas, se não imunes • Pacientes com baixo grau de imunossupressão podem ser vacinados
Herpes-zóster	• Dose única em pacientes com ≥ 50 anos (independentemente de infecção anterior pelo herpes-zóster, mas aguardar 1 ano neste caso), em adultos antes de iniciar tratamento com biológicos ou tofacitinibe independentemente da idade e em populações em alto risco (asiáticos, história familiar de herpes-zóster ou comorbidades subjacentes como diabetes, doença crônica cardiovascular, pulmonar ou renal) • Pacientes com baixo grau de imunossupressão podem ser vacinados
Febre amarela	• Dose única se não vacinados; um único reforço após 10 anos pode ser considerado em áreas endêmicas

*Idealmente, vacinar os pacientes pelo menos 4 semanas antes de se iniciarem imunomoduladores, biológicos ou tofacitinibe; ou 3 meses após a suspensão do tratamento com um desses agentes.
Fonte: Adaptado de Caldera F, Hayney MS, Farraye FA, 2020 e Guillo L et al., 2022.

Para maior segurança, os pacientes com DII em uso de medicações imunossupressoras deverão se submeter a reavaliações periódicas dos níveis protetores de anticorpos para algumas vacinas, a fim de se considerar a necessidade de revacinações em intervalos mais curtos do que os recomendados pelos protocolos de rotina. Assim, a ocasião mais adequada para se iniciar a vacinação em pacientes com DII seria 3 a 4 semanas antes de se iniciar o uso de medicações imunossupressoras, sempre que possível, uma vez que, em muitas ocasiões, esta estratégia não pode ser alcançada face à urgência com que se impõe a necessidade de se aplicar o tratamento imunossupressor imediato por causa da maior gravidade das manifestações clínicas da DII.

Um claro exemplo de menor resposta à vacinação em doentes com DII em uso de medicações imunossupressoras foi demonstrado em metanálise recente, que avaliou títulos de anti-HBs contra o vírus da hepatite B (HBV) em número expressivo de casos e constatou uma resposta imune adequada com níveis de anticorpos anti-HBs > 10 UI/L em apenas 62%, enquanto uma resposta imune considerada efetiva, definida por níveis acima de 100 UI/L, foi constatada em somente 42% dos pacientes.[12] Nessa metanálise, observou-se que os imunossupressores convencionais e os agentes anti-TNF foram os dois mais importantes fatores relacionados com a baixa resposta imune à vacinação contra o HBV, sem nenhuma influência do gênero, subtipo ou atividade da doença no grau de resposta.

A vacina antipneumocócica-23 deve ser administrada em pacientes com mais de 5 anos de idade e com idade inferior a 65 anos e/ou imunossuprimidos, com revacinações a cada 5 anos, sendo a última dose até os 65 anos de idade.[13] A imunização mais abrangente pode ser alcançada contra doença pneumocócica com o emprego da vacina antipneumocócica conjugada 13-valente (VPC13) seguida da antipneumocócica-polissacarídica-23 (VPP23) 8 semanas após, em pacientes imunossuprimidos ou que receberão agentes imunossupressores nas próximas semanas, ou 12 meses após em imunocompetentes (Figuras 43.1 e 43.2).[5,13,14] Já a vacina antitetânica e antidiftérica (dupla adulto) deve ser aplicada a cada 10 anos e, ao menos em uma das ocasiões, uma das doses deve ser associada à vacina contra a coqueluche.[5,15]

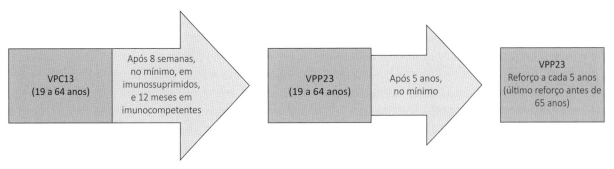

Figura 43.1 Esquema vacinal contra a infecção por pneumococo em pacientes não imunizados previamente e com menos de 65 anos de idade.
Fonte: Adaptada de Caldera F, Hayney MS, Farraye FA, 2020.

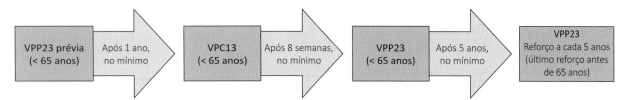

Figura 43.2 Esquema vacinal contra a infecção por pneumococo em pacientes imunizados previamente com antipneumocócica-polissacarídica-23.
Fonte: Adaptada de Caldera F, Hayney MS, Farraye FA, 2020.

Pacientes com DII podem também receber a vacina antimeningocócica, com indicação especial para aqueles em maior risco para doença meningocócica, como pessoas não vacinadas na infância ou que forem viajar para áreas endêmicas, além de adolescentes, recrutas, idosos ou asplênicos.[15,16] A vacina antimeningocócica quadrivalente (ACWY) deve ser aplicada em adolescentes entre 16 e 23 anos em 2 doses com intervalo de 5 anos entre elas; porém, em adultos, usa-se apenas dose única com reforço a cada 5 anos se persistir a imunossupressão.[17]

Outra avaliação de grande relevância em pacientes com DII se refere ao rastreio de infecções pelo vírus das hepatites A (HAV), B (HBV) e C (HCV) e adoção de medidas de prevenção contra aquelas para as quais existem vacinas. Para a hepatite C, ainda não há vacina para sua profilaxia; sendo assim, é importante alertar os pacientes para abolirem o compartilhamento de objetos perfurocortantes já que as formas crônicas dessa hepatite têm frequente curso assintomático. Para a prevenção das hepatites A e B, há vacinas eficazes e de excelente tolerância, as quais devem ser aplicadas nos esquemas convencionais. O esquema de vacinação convencional contra o HBV é com aplicações em 3 doses, com 1 mês de intervalo entre a primeira e a segunda e de 4 a 5 meses entre a segunda e a terceira doses. Entretanto, em casos de urgência para se iniciar terapia com medicações imunossupressoras, é possível encurtar-se o intervalo entre a aplicações para 1 mês entre cada uma delas.[17,18] Caso nesse esquema não se consiga a soroconversão para títulos satisfatórios de anti-HB, um estudo recente em crianças infectadas por HIV demonstrou que a aplicação de dose dobrada da vacina contra HBV em três aplicações nos meses 0, 1 e 6 alcança níveis de proteção em torno de 96%, sendo comparáveis aos resultados obtidos com a mesma dose, seja em quatro aplicações, nos meses 0, 1, 2 e 6, seja em esquema acelerado nos meses 0, 1 e 2. A grande preocupação com a infecção por HBV em pacientes com DII é fruto da observação de casos de reativação da atividade da hepatite pelo uso de medicamentos imunossupressores. Embora tenha se verificado que doentes com DII não apresentam maior risco de adquirir infecção pelo HBV, a reativação da doença hepática tem sido observada em pacientes em uso de imunossupressores convencionais e biológicos. Entretanto, outro estudo envolvendo 90 pacientes com DII, que receberam vacina de DNA recombinante contra HBV em dose dobrada (40 µg), em quatro aplicações nos meses 0, 1, 2 e 6, constatou a presença de níveis muito mais elevados de anticorpos anti-HB do que os obtidos com apenas 3 doses.[19] Também não foi observada diferença significativa nos resultados com este esquema em comparação ao observado com o uso da vacina que incorpora um adjuvante (AS04), ainda não disponível em nosso meio e que é aplicada em apenas 1 dose. Alternativamente, pode-se utilizar a vacina combinada para hepatites A e B que parece ser mais antigênica. Não existe, assim, um esquema-padrão de vacina contra o HBV em doentes com DII. O importante é que se faça uma avaliação dos níveis sorológicos de anti-HB 1 a 2 meses após a última dose e que o controle anual do nível sérico de anti-HB seja realizado para se avaliar a possível necessidade de doses de reforço ao longo do tempo.

Para a hepatite A, na ausência de imunização ou infecção prévia documentada pela presença de anticorpo anti-HAV IgG, deve-se fazer a imunização com 2 doses em intervalo de 6 a 12 meses entre ambas e um reforço após 10 anos.[20] Por sua vez, a vacina da influenza inativada injetável deve ser aplicada todo ano antes do inverno em todos os pacientes com DII, independentemente de seu estado imunológico e das medicações em uso.[5] O risco de influenza e de hospitalizações a ela relacionadas é mais elevado em pacientes com DII.[21] Os contatos dos pacientes também devem receber a vacinação, como recomendado para a prevenção de várias outras infecções.[13]

Com relação à prevenção da infecção pelo papilomavírus humano (HPV), a vacina quadrivalente, contra os tipos 6, 11, 16 e 18, é recomendada para pessoas de ambos os sexos na faixa etária entre 9 e 26 anos para homens e 9 a 45 anos para mulheres, ou em casos de infecção por HPV (teste de DNA positivo), exame de Papanicolau anormal ou passado de condiloma acuminado.[12,19] Para os pacientes entre 9 e 14 anos aplicam-se 2 doses, com intervalo de 6 meses entre elas. No entanto, se a vacinação se iniciar entre 15 e 26 anos de idade, ou em doentes imunossuprimidos, 3 doses devem ser aplicadas, sendo a segunda 1 mês após a primeira e a terceira, 6 meses após a segunda (0, 1, 6 meses).[19]

Ainda mais, tem sido realçado nos últimos anos que mulheres em uso de medicação imunossupressora apresentam risco aumentado de displasia e de neoplasias do colo uterino, mas esse tópico ainda é objeto de discussão. Parece que pode haver, especialmente na doença de Crohn, um aumento do risco de anormalidades cervicais, mas não de câncer. Em 2015, uma metanálise para avaliar o risco de displasia de alto grau e de câncer cervical analisou registros de 77.116 pacientes com DII e concluiu que não há dúvidas de que existe uma correlação entre a imunossupressão em pacientes com DII, infecção pelo HPV e anormalidades cervicais uterinas, tornando obrigatória a avaliação ginecológica anual dessas pacientes.[22]

Com relação à raiva, por se tratar de uma doença endêmica em mais de 150 países, é uma condição que requer prevenção por meio da vacina inativada disponível no nosso país, principalmente para populações de elevado risco, como médicos veterinários e seus auxiliares, estudantes de medicina veterinária, profissionais de controle de zoonoses e pessoas que habitam em áreas de alta endemicidade para essa infecção. A vacina é bem tolerada e aplicada em 3 doses, nas semanas 0, 1 e 4, independentemente do estado de imunossupressão do paciente.[19] A sua aplicação pode ser feita antes ou após exposição ao agente causal.

Com relação à vacina contra a febre tifoide, hoje estão disponíveis dois tipos de vacinas, uma inativada para aplicação parenteral em uma única injeção e outra atenuada para aplicação oral e que é contraindicada em pacientes imunossuprimidos.[4,5] Essa vacina é reservada para o paciente que viajará para determinada região hiperendêmica dessa condição. No Quadro 43.3, estão listadas as principais diretrizes a serem seguidas para o uso de vacinas inativadas em pacientes com DII. Finalmente, reforce-se a necessidade de vacinação de todos os familiares de pacientes com DII imunossuprimidos, estratégia esta que pode reduzir a transmissibilidade de algumas infecções para os mesmos.[23]

Quadro 43.3 Vacinas inativadas recomendadas para pacientes com DII independente do estado imune.

Vacinas	Aplicação
Influenza inativada (apenas injetável)	• Anualmente
Pneumococo	• Vacina VPC13 seguida da VPP23, 8 semanas após, em pacientes imunossuprimidos ou 12 meses após em imunocompetentes • Reforço a cada 5 anos da VPP23 até a idade de 65 anos
Tétano e difteria (dupla adulto)	• Uma dose a cada 10 anos • Em uma ocasião deve ser associada à vacina contra coqueluche
Meningococo ACWY	• Em adolescentes entre 16 e 23 anos, aplicam-se 2 doses com intervalo de 5 anos entre ambas • Em adultos, usa-se dose única, reforço a cada 5 anos enquanto persistir a imunossupressão
Hepatite A	• Duas doses com intervalo de 6 a 12 meses e dose de reforço 10 anos após
Hepatite B	• Aplicar 3 doses nos meses 0, 1 e 6 • Avaliar anti-HB 1 a 2 meses após a última dose • Em casos de urgência pode-se encurtar o intervalo para 1 mês entre cada uma das 3 doses • Caso não se alcancem níveis de anti-HB > 10 mUI/mL com os esquemas mencionados, pode-se usar dose dobrada nos meses 0, 1, 2 e 6; ou associar vacina contra hepatites A e B, que aumenta a chance de soroconversão
HPV – Vacina quadrivalente	• Ambos os sexos, entre 9 e 26 anos em homens e 9 e 45 anos em mulheres; pacientes entre 9 e 14 anos – 2 doses com intervalo de 6 meses • Início de imunização em 15 ou mais anos ou imunossuprimidos – 3 doses nos meses 0, 1, 6
Raiva	• Três doses nas semanas 0, 1 e 4, independentemente do estado de imunossupressão, podendo ser aplicada antes ou após exposição ao possível agente causal
Febre tifoide (apenas inativada injetável. A vacina oral é contraindicada em imunossuprimidos)	• Uma única dose

Fonte: Adaptado de Gisbert JP, Chaparro M, 2013; Reich J, Wasan SK, Farraye FA, 2017 e Caldera F, Hayney MS, Farraye FA, 2020.

Estratégia de imunização em contatos íntimos de pacientes imunossuprimidos com DII

É também relevante destacar-se a importância da vacinação dos familiares e dos demais contatos íntimos de pacientes imunossuprimidos, pois essa estratégia reduz o risco de infecção nos pacientes já em tratamento com medicação que diminui a resposta imune às infecções. O Quadro 43.4 apresenta uma série de recomendações para se alcançar esse objetivo.

Quadro 43.4 Recomendações para imunização com vacinas inativadas e atenuadas em familiares e contatos íntimos de pacientes com DII imunossuprimidos.

Familiares próximos de pacientes imunocomprometidos podem receber todas as vacinas inativadas; imunização anual para influenza é fortemente recomendada. Esta estratégia pode reduzir a transmissão de alguns patógenos para pacientes imunossuprimidos
Familiares saudáveis imunocompetentes que residem neste ambiente devem receber as seguintes vacinas atenuadas, conforme o calendário nacional de vacinação e se ainda não são imunes: • Tríplice viral (sarampo, caxumba e rubéola) • Rotavírus (lactentes entre 2 e 7 meses) • Varicela • Herpes-zóster (se idade > 50 anos)
Pacientes imunossuprimidos devem evitar o contato com pessoas que desenvolvem lesões cutâneas após receberem vacina para varicela ou zóster, até que as lesões desapareçam.

Fonte: Adaptado de Rubin LG, Levin MJ, Ljungman P et al., 2013; Caldera F, Hayney MS, Farraye FA, 2020 e Guillo L et al., 2022.

Referências bibliográficas

1. Gisbert JP, Chaparro M. Vaccination strategies in patients with IBD. Nat Rev Gastroenterol Hepatol. 2013;10:277-85.
2. Reich J, Wasan SK, Farraye FA. Vaccination and health maintenance issues to consider in patients with inflammatory bowel disease. Gastroenterol Hepatol. 2017;13(12):717-24.
3. Desalermos AP, Farraye FA, Wasan SK. Vaccinating the inflammatory bowel disease patient. Expert Rev Gastroenterol Hepatol. 2015;9:91-102.
4. Rubin LG, Levin MJ, Ljungman P et al.; Infectious Diseases Society of America. 2013 IDSA clinical practice guideline for vaccination of the immunocompromised host. Clin Infect Dis. 2014;58:309-18.
5. Caldera F, Hayney MS, Farraye FA. Vaccination in patients with inflammatory bowel disease. Am J Gastroenterol. 2020 Sep;115(9):1356-61.
6. Farraye FA et al. ACG clinical guideline: preventive care in inflammatory bowel disease. Am J Gastroenterol. 2017 Feb;112(2):241-58. Doi: 10.1038/ajg.2016.537.
7. Guillo L et al. Herpes zoster and vaccination strategies in inflammatory bowel diseases: a practical guide. Clin Gastroenterol Hepatol. 2022;20:481-90.
8. Tsai SY, Yang TY, Lin CL et al. Increased risk of varicella zoster virus infection in inflammatory bowel disease in an Asian population: a nationwide population-based cohort study. Int J Clin Pract. 2015;69:228-34.
9. Chebli JM, Gaburri PD, Chebli LA et al. A guide to prepare patients with inflammatory bowel diseases for anti-TNF-α therapy. Med Sci Monit. 2014;20:487-98.
10. Harpaz R, Ortega-Sanchez IR, Seward JF; Advisory Committee on Immunization Practices (ACIP) Centers for Disease Control and Prevention (CDC). Prevention of herpes zoster: recommendations of the Advisory Committee on Immunization Practices (ACIP). MMWR Recomm Rep. 2008;57(RR-5):1-30.
11. Kane SV. Preparing for biologic or immunosuppressant therapy. Gastroenterol Hepatol. 2011;7:544-6.
12. López-Serrano P, Pérez-Calle JL, Sánchez-Tembleque MD. Hepatitis B and inflammatory bowel disease: role of antiviral prophylaxis. World J Gastroenterol. 2013;19:1342-8.
13. Nordgaard-Lassen I, Dahlerup JF, Belard E et al. Guidelines for screening, prophylaxis and critical information prior to initiating anti-TNF-α treatment. Dan Med J. 2012;59:C4480.
14. Melmed GY. Vaccination strategies for patients with inflammatory bowel disease on immunomodulators and biologics. Inflamm Bowel Dis. 2009;15:1410-6.
15. Dipasquale V, Romano C. Vaccination strategies in pediatric inflammatory bowel disease. Vaccine. 2017;35(45):6070-5. Doi: 10.1016/j.vaccine.2017.09.031.
16. Nordgaard-Lassen I, Dahlerup JF, Belard E et al. Guidelines for screening, prophylaxis and critical information prior to initiating anti-TNF-α treatment. Dan Med J. 2012; 59:C4480.
17. Siegel CA. Review article: explaining risks of inflammatory bowel disease therapy to patients. Aliment Pharmacol Ther. 2011;33:23-32.
18. Louis E. Strategic use of immunosuppressants and anti-TNF in inflammatory bowel disease. Dig Dis. 2013;31:207-12.
19. Friedman MA, Winthrop KL. Vaccines and disease-modifying antirheumatic drugs: practical implications for the rheumatologist. Rheum Dis Clin North Am. 2017 Feb;43(1):1-13. Doi: 10.1016/j.rdc.2016.09.003.
20. Chebli JM et al. J Gastroenterol Hepatol Res. 2018;7:2542-54.
21. De Bruyn J, Fonseca K, Ghosh S et al. Immunogenicity of influenza vaccine for patients with inflammatory bowel disease on maintenance infliximab therapy: a randomized trial. Inflamm Bowel Dis. 2016;22:638-47.
22. Rubin LG et al. 2013 IDSA clinical practice guideline for vaccination of the immunocompromised host. Clin Infect Dis. 2014 Feb;58(3):309-18. Doi: 10.1093/cid/cit816.
23. Waszczuk K et al. A "cocoon immunization strategy" among patients with inflammatory bowel disease. Eur J Gastroenterol Hepatol. 2015;27:249-53.

44 Tuberculose

Carlos Brito
Valeria Ferreira Martinelli

Introdução

A tuberculose, doença infecciosa evitável e curável, causada pelo *Mycobacterium tuberculosis*, representa, nos dias de hoje, a segunda doença infecciosa mais mortal depois da covid-19. A Organização Mundial da Saúde (OMS) declarou, em meados de outubro de 2021, que as mortes por tuberculose aumentaram pela primeira vez na década como um resultado direto da pandemia.[1]

Aproximadamente 90% das pessoas que adoecem com tuberculose a cada ano vivem em 30 países, entre eles o Brasil. Em 2020, o Brasil teve 66.819 registros novos de tuberculose e foi o segundo país com mais casos no mundo; assim, a tuberculose é considerada um sério problema de saúde pública e uma condição que oferece risco de vida.[2]

Por sua vez, as doenças inflamatórias intestinais (DII), inicialmente descritas como prevalentes na América do Norte e na Europa, passaram a ser relatadas com maior frequência em outras regiões do mundo nas últimas duas décadas, com aumento progressivo da incidência e de publicações em vários países do eixo Ásia-Pacífico e da América do Sul.

Em virtude do aumento da incidência, da importância e da complexidade dessas doenças, o arsenal terapêutico tem sido ampliado e várias diretrizes têm sido publicadas norteando o tratamento. O melhor conhecimento da resposta inflamatória nas DII tem propiciado o desenvolvimento das terapias biológicas que visam bloquear as respostas inadequadas, identificando-se os diferentes padrões da ativação dos linfócitos T e a síntese de citocinas.

Apesar dos claros benefícios dessas novas terapias, promovendo o controle clínico da doença, a cicatrização de mucosa, reduzindo as complicações e modificando a história natural da doença, elas estão associadas a eventos adversos, entre os quais o risco de infecções oportunistas. Esse risco não é exclusivo dessa classe terapêutica, podendo estar presente em pacientes usuários de outras drogas imunomoduladoras como corticosteroide, azatioprina, metotrexato e ciclosporina, que fazem parte do arsenal terapêutico das DII.

Pacientes com DII são considerados de risco para as infecções oportunistas virais e bacterianas em virtude do processo inflamatório crônico, quebra das barreiras das defesas naturais do intestino, desnutrição e principalmente pelo risco de drogas imunossupressoras. Algumas drogas utilizadas no tratamento das DII que bloqueiam citocinas como TNF (fator de necrose tumoral) estão associadas a maior risco de patógenos intracelulares (hepatite B, varicela-zóster), bactérias (*Listeria monocytogenes* ou Salmonella spp.) especialmente doenças granulomatosas como tuberculose.[3]

Epidemiologia, etiologia e transmissão da tuberculose

Tuberculose (TB) é um grave problema de saúde pública no Brasil, estando o país entre os 30 países de alta carga para TB, e a maior da região das Américas. Apesar da tendência de queda entre os anos de 2011 e 2016, o coeficiente de incidência aumentou entre 2017 e 2019, atingindo 37,4 casos por 100 mil habitantes.[4]

Apesar de uma queda nesses coeficientes relatada em 2021, esses dados podem representar subnotificações em virtude da pandemia de covid-19. O coeficiente de mortalidade vem se mantendo constante desde 2012 com cerca de 2,2 óbitos/100 mil habitantes. Os estados com maiores coeficientes em 2019 foram: Amazonas; Rio de Janeiro; Pernambuco; Rio Grande do Sul; Pará; Maranhão; Rio Grande do Norte; Roraima; Ceará; Acre; Alagoas; Bahia; e Espírito Santo.[1]

A tuberculose pode ser causada por uma das espécies que integram o complexo *M. tuberculosis*: *M. tuberculosis*; *M. bovis*; *M. africanum*; *M. canetti*; *M. microti*; *M. pinnipedi*; e *M. caprae*. As espécies do complexo *M. tuberculosis*, conhecido também como bacilo de Koch (BK), é a espécie de maior relevância em saúde pública. O gênero Mycobacterium é constituído por bacilos retos ou ligeiramente curvos, medindo de 1 a 10 μm de comprimento, aeróbio, imóvel, sem esporos. Apresenta parede celular, rica em lipídios (ácidos micólicos e arabinogalactano) que lhe confere resistência à descoloração por solução de álcool e ácido evidenciado pela coloração de Ziehl-Neelsen, além de conferir também baixa permeabilidade, reduzindo a efetividade da maioria dos antibióticos e facilita sua sobrevida nos macrófagos.

A TB é transmitida de pessoa a pessoa, principalmente, através do ar, pela fala, por espirros e, principalmente, pela tosse de um doente de TB pulmonar bacilífero que lança no ar gotículas, de tamanhos variados, contendo no seu interior o bacilo. Pessoas com cultura de escarro negativa e as com forma extrapulmonar exclusivamente não são capazes de infectar. Ao se iniciar o tratamento da TB, a transmissão se reduz gradativamente e fica bastante reduzida após 15 dias.

Estima-se que 1,7 bilhão de pessoas (um quarto da população mundial) estejam infectados pelo *M. tuberculosis* (MBT), com 5% vindo a adoecer nos primeiros anos após a exposição e 5% nos anos ao longo da vida. O risco de adoecimento pode aumentar para algumas populações, especialmente aquelas associadas a algum grau de imunossupressão como desnutrição, etilismo, idade avançada, estresse, HIV, diabetes, gastrectomias, insuficiência renal crônica, silicose, paracoccidioidomicose, leucoses, tumores e uso de medicações imunodepressoras, incluída a terapia biológica.

Outros fatores podem aumentar o risco de TB infecção como o tempo decorrido da infecção ao desenvolvimento de TB ativa (maior risco de adoecimento nos primeiros dois anos após exposição), a idade menor que 2 anos ou maior que 60 anos. Populações vulneráveis como os moradores de rua, pessoas privadas de liberdade e indígenas estão também sob maior risco de adoecer.

A tuberculose é denominada primária quando o adoecimento ocorre logo após a exposição ao BK e secundária ou pós-primária quando a doença se desenvolve anos após a exposição por reativação de uma tuberculose latente (infecção latente por *Mycobacterium tuberculosis* – ILTB). A tuberculose não confere imunidade duradoura e reinfecção pode ocorrer em regiões de alta prevalência.

Riscos de tuberculose na DII e imunossupressão

O risco de tuberculose em DII quando combinado a drogas imunossupressoras já foi relatado mesmo na era pré-biológica, com estimativa de risco duas vezes maior em pacientes com DII do que naqueles sem DII.[5,6] Estudo de Marehbian et al., analisando relatos de eventos adversos relacionados ao tratamento em 22.310 pacientes com DC e 111.550 controles, identificou maior risco relacionado à tuberculose em monoterapia de corticosteroides, imunossupressores e terapia biológica, sendo maior o risco para os biológicos. O risco como monoterapia (razão de risco – RR: 2,7; IC: 1 a 7,3) para qualquer uma dessas drogas era menor quando comparado ao da terapia combinada (RR: 27,4; IC: 2,1 a 26,3).[7]

O risco de reativação de ILTB é especialmente relevante em usuários de anti-TNF. O TNF-α interage com dois tipos distintos de receptores, o receptor 1 do TNF (TNFR1) e o TNFR2. A sinalização de TNF via receptor-1 de TNF (TNF-R1) parece ser particularmente necessária para a resistência do hospedeiro à infecção por micobactérias, desempenhando papel central no estabelecimento e manutenção da resposta inflamatória contra infecções por tuberculose e medeia funções que compreendem a ativação e a proliferação celular, a produção de citocinas e de quimiocinas e a formação e manutenção de granulomas que envolvem o bacilo.[8,9]

O bloqueio decorrente do uso de anti-TNF altera as respostas imunoinflamatórias fisiológicas mediadas por essa ciotocina e pode causar reativação ou disseminação da TB. Outras citocinas como IFN-γ (interferon-γ) participam do processo e são capazes de induzir a atividade de linfócitos T citotóxicos em células infectadas pelo micobactério. Entre os anti-TNF, o risco de reativação tem sido maior para infliximabe e dalimumabe e menor para etanercepte, uma droga de uso na reumatologia. O etanercepte é uma proteína de fusão diamétrica que consiste em dois domínios extracelulares do receptor p55 TNF (TNF-R1) e do receptor p75 TNF (TNF-R2). A reação pró-inflamatória pelo TNF-R2 é completamente inibida com etanercepte, em comparação com o TNF-R1, que é menos inibido. Isso pode explicar o risco relativo diminuído de TB em pacientes tratados com etanercepte em comparação com pacientes tratados com infliximabe ou adalimumabe.[9,10]

Estudos de metanálises mostraram que o risco de TB em pacientes com DII tratados com agentes anti-TNF é de 2 a 8 vezes maior comparado ao do placebo. Em revisão sistemática envolvendo 98.483 pacientes reumatológicos em uso de um agente anti-TNF, 947 desenvolveram TB (62,2% com a forma pulmonar da doença e 37,8% com manifestações extrapulmonares), uma incidência geral de TB foi de 9,62 casos [IC: 9,01 a 10,23] por 1.000 pacientes expostos, sendo maior na América do Sul, com 11,75 casos/100 mil habitantes.[10,11]

Apesar de os novos biológicos terem um risco mais baixo de tuberculose quando comparados aos anti-TNF, foram relatados casos de TB em usuários dos novos biológicos que apresentam diferentes mecanismos de ação como anti-IL-12/23 (ustekinumabe) e anti-integrinas (vedolizumabe), sendo recomendada a triagem para ILTB.

Os inibidores de *Janus kinase* (JAK), p. ex.: tofacitinibe, demostraram, em modelos animais, ser capazes de aumentar a replicação do MTB, porém a frequência de tuberculose na prática clínica é considerada baixa. Nos ensaios clínicos iniciais da droga para a área da reumatologia, foram relatados 26 casos entre 5.671 pacientes.[12]

Infecção latente pelo *Mycobacterium tuberculosis* (ILTB)[13]

Após uma exposição ao bacilo, 30% das pessoas têm chance de se infectar, porém, em geral, permanecem saudáveis com imunidade parcial ao bacilo, caracterizando a infecção latente pelo *M. tuberculosis*. Estima-se que 50 milhões de brasileiros tenham entrado em contato com o bacilo, com apenas 5% evoluindo para doença e os demais 95% desenvolveram a forma latente da doença e permaneceram assintomáticos por toda a vida, a não ser que fatores associados à depressão de imunidade causem a reativação da doença. Essa condição pode ser identificada por testes que detectam imunidade contra o bacilo.

Apesar disso, não há indicação de investigação indiscriminada de ILTB na população geral, estando essa investigação recomendada somente em populações de risco e que potencialmente se beneficiarão do tratamento preconizado para ILTB.

O tema tuberculose latente faz parte de várias diretrizes, porém apenas algumas discutem em maior profundidade aspectos ligados à triagem para grupos prioritários, escolhas de métodos de diagnóstico e seguimento, havendo diferenças de recomendações para alguns desses temas (Quadro 44.1).[14,15]

Investigação – Grupos prioritários

O Ministério da Saúde (MS) do Brasil recomenda a investigação especialmente para contactantes de pessoas com diagnóstico de tuberculose, podendo o contato ter ocorrido nos últimos 2 anos; para pessoas com doenças associadas à deficiência da imunidade, isoladas ou associadas ao uso de drogas imunossupressoras; para achados de alteração radiológicas pulmonares fibróticas ou calcificação. O MS considera separadamente as pessoas em uso de inibidores de TNF-α ou corticosteroides (equivalentes a > 15 mg ao dia de prednisona por mais de 1 mês). Apesar de considerar imunossupressão relacionada a drogas, o MS sugere a investigação para usuários de anti-TNF e de corticosteroide, de forma semelhante às recomendações da OMS.[1] O Brasil considera a

Capítulo 44 | Tuberculose

Quadro 44.1 Recomendações de diretrizes que abordam a infecção latente por *M. tuberculosis* (ILTB).

Autor/ano	Organização	Título da diretriz	Grupos com indicação para investigação de ILTB	Triagem com PT/IGRA	Rotina anual de reteste/posicionamento	Observações
Brasil, 2019	Ministério da Saúde	Manual de recomendações para o controle da tuberculose no Brasil	Usuários de anti-TNF e corticosteroide (equivalente a > 15 mg ao dia de prednisona por mais de 1 mês)	Triagem única com PT ou IGRA	Não recomendado	- Indivíduos com PT documentada e resultado ≥ 5 mm não devem ser retestados, mesmo diante de uma nova exposição ao *M. tuberculosis*. Recomendação geral incluindo grave imunossupressão
Mazurek GH, Jereb J, Vernon A et al., 2010	Centers for Disease Control and Prevention (CDC)	*Updated guidelines for using interferon-γ release assays to detect Mycobacterium tuberculosis infection – United States, 2010*	Usuários de anti-TNF e corticosteroide (equivalente a > 15 mg ao dia)	Podem ser utilizados PT ou IGRA	Não recomendado	- Embora os testes de rotina com PT e IGRA não sejam geralmente recomendados, os resultados de ambos podem ser úteis quando o teste inicial (PT ou IGRA) for negativo, nas seguintes situações: • Quando os riscos de infecção, progressão e desfecho ruim estiverem aumentados (p. ex., pessoas com infecção por HIV) • Crianças < 5 anos, já que têm risco aumentado de infecção por *M. tuberculosis*)
Shu-Chen W, Ting-An C, Te-Hsin C et al., 2017	Taiwan Society of Inflammatory Bowel Disease	*Management of Crohn's disease in Taiwan: consensus guideline of the Taiwan Society of Inflammatory Bowel Disease*	Pacientes que requerem uso de terapia biológica	Triagem única com PT ou IGRA	Recomendada. A radiografia de tórax e o IGRA devem ser realizados idealmente a cada 6 meses, ou pelo menos anualmente, na prática clínica para o IGRA	- Não utiliza referências científicas para justificar a recomendação
China, 2018	Inflammatory Bowel Disease Group, Chinese Society of Gastroenterology, Chinese Medical Association	*Evidence-based consensus on opportunistic infections in inflammatory bowel disease (republication)*	Pacientes que requerem uso de terapia biológica, glicocorticoides, purinas e metotrexato	Recomenda-se PT e/ou IGRA	Não discutido	- Na recomendação de triagem, o consenso afirma que a eficácia dos IGRA no diagnóstico de ILTB é melhor do que a PT; portanto, os IGRA devem ser a primeira modalidade diagnóstica de escolha sob certas circunstâncias
Park DI, Hisamatsu T, Chen M et al., 2018	Asian Organization for Crohn's and Colitis and Asia Pacific Association of Gastroenterology	*Asian Organization for Crohn's and Colitis and Asia Pacific Association of Gastroenterology consensus on tuberculosis infection in patients with inflammatory bowel disease receiving anti-tumor necrosis factor treatment – Part I: Risk assessment*	Pacientes que requerem uso de anti-TNF	Qualquer um dos testes é método válido para o diagnóstico de ILTB (IGRA são preferidos sobre PT em indivíduos vacinados com BCG, porque PT exibe reatividade cruzada)	Não faz recomendações de reteste	- O consenso discute reteste, apesar de não recomendá-lo. Recomenda-se reteste a qualquer momento apenas em indivíduos expostos a caso confirmado de tuberculose para investigação de doença ativa ou ILTB

(Continua)

Quadro 44.1 Recomendações de diretrizes que abordam a infecção latente por *M. tuberculosis* (ILTB). *(Continuação)*

Autor/ano	Organização	Título da diretriz	Grupos com indicação para investigação de ILTB	Triagem com PT/IGRA	Rotina anual de reteste/posicionamento	Observações
Lamb CA, Kennedy NA, Raine T et al., 2019	British Society of Gastroenterology	British Society of Gastroenterology consensus guidelines on the management of inflammatory bowel disease in adults	Pacientes que requerem uso de terapia biológica	Triagem única com PT ou IGRA	Não discutido	—
Riestra S, Taxonera C, Zabana Y et al., 2021	Spanish Working Group on Crohn's Disease and Ulcerative Colitis (GETECCU)	Recommendations of the Spanish Working Group on Crohn's Disease and Ulcerative Colitis (GETECCU) on screening and treatment of tuberculosis infection in patients with inflammatory bowel disease	Pacientes que requerem uso de terapia biológica e inibidor de JAK	Recomenda-se triagem dupla com uma PT e um IGRA (simultaneamente ou com o IGRA realizado no máximo de 3 dias após o PT). Se um IGRA não estiver disponível, recomenda-se que uma segunda PT (reforço) seja realizada em 7 a 10 dias após uma primeira PT negativa	Não recomendado rotineiramente. Recomenda-se triagem com PT durante o 1º ano após o início do tratamento biológico, apenas para pacientes com triagem prévia negativa realizada enquanto este estava em tratamento com corticosteroides e/ou imunossupressores	■ O artigo reconhece que não há evidência que justifique o reteste
Ran Z, Wu K, Matsuoka K et al., 2021	Asian Organization for Crohn's and Colitis and Asia Pacific Association of Gastroenterology	Asian Organization for Crohn's and Colitis and Asia Pacific Association of Gastroenterology practice recommendations for medical management and monitoring of inflammatory bowel disease in Asia	Pacientes que requerem uso de anti-TNF	Recomenda-se PT e/ou IGRA	Não discutido	—
Kucharzik T, Ellul P, Greuter T et al., 2021	European Crohn's and Colitis Organisation (ECCO)	ECCO guidelines on the prevention, diagnosis and management of infections in inflammatory bowel diseases	Pacientes que requerem uso de terapia biológica e inibidor de JAK	Sugere-se realizar um dos testes, mas destaca a superioridade da triagem dupla. Cita o consenso espanhol de 2016 e as diretrizes do CDC de 2010 como referências	Recomendado. Para pacientes de alto risco, vivendo ou viajando para área endêmica com incidências intermediária e alta de tuberculose	■ O CDC recomenda triagem única e considera dupla apenas quando os riscos de infecção, progressão e desfecho ruim estiverem aumentados (p. ex., pessoas com infecção por HIV ou crianças < 5 anos, já que possuem risco aumentado de infecção por *M. tuberculosis*) ■ O reteste foi recomendado sem evidências científicas robustas, sendo baseado na experiência do especialista (nível 5 – Oxford) e citando as observações de uma única série de casos não desenhada para avaliar a relevância do teste

Fonte: Adaptado de Mazurek GH, Jereb J, Vernon A et al., 2010; Shu-Chen W, Ting-An C, Te-Hsin C et al., 2017; Park DI, Hisamatsu T, Chen M et al., 2018; China, 2018; Lamb CA, Kennedy NA, Raine T et al., 2019; Brasil, 2019; Riestra S, Taxonera C, Zabana Y et al., 2021; Kucharzik T, Ellul P, Greuter T et al., 2021 e Ran Z, Wu K, Matsuoka K et al., 2021.

triagem para outras drogas imunossupressoras, porém quando associada a condições específicas como transplantados e neoplasias.

Apesar de a maioria dos consensos em DII também limitar a triagem para ILTB em casos que fariam uso de terapia biológica e de pequenas moléculas, o consenso chinês recomenda ampliar a triagem para usuários de corticosteroides, purinas e metotrexato.[16]

Uma triagem precoce para ILTB, no momento do diagnóstico da DII, é recomendada pelo consenso espanhol, uma vez que todos eles podem necessitar de tratamento com agentes biológicos. O consenso espanhol recomenda essa triagem precoce antes de o paciente receber imunossupressão (ou até 2 semanas após o início da imunossupressão) ou, na sua falta, após o tratamento do primeiro surto (3 semanas após a interrupção dos corticosteroides), preferencialmente com baixa carga inflamatória, objetivando maior sensibilidade de detecção dos testes de triagem que podem sofrer interferência de imunossupressão e da atividade inflamatória de doença. Apesar disso, o consenso ressalta que é necessário evitar o tratamento excessivo com isoniazida de pacientes que não necessitarão de tratamento biológico.[12]

Essa recomendação deve ser restrita a regiões com baixa prevalência de TB, não se justificando sua prática em regiões como o Brasil, de alta prevalência, evitando-se uso indiscriminado de profilaxia e aumento de resistência à droga pelo MBT. O rastreio e a profilaxia devem ser limitados para casos que necessitarem de tratamento com agentes biológicos como indicado nos programas de governo que disponibilizam a medicação para portadores de DII.

Apesar de os exames de triagem serem necessários para detecção de ILTB, reduzindo-se o risco de tuberculose ativa, uma triagem negativa não exclui totalmente o risco de desenvolvimento de tuberculose em usuários de anti-TNF.

Diagnóstico

O diagnóstico inclui avaliação de resposta imunológica ao *M. tuberculosis*, como a prova tuberculínica (PT) e o teste IGRA (interferon-γ *release assay*), ambos identificam uma resposta imune adaptativa contra os antígenos micobacterianos. O teste IGRA não diferencia as formas latentes e ativa da doença. Vantagens e desvantagens são relatadas entre os métodos (Quadro 44.2).

A prova tuberculínica consiste na inoculação intradérmica de um derivado proteico purificado do *M. tuberculosis* para medir a resposta imune celular a esses antígenos e reflete uma reação de hipersensibilidade do tipo tardia ao antígeno micobacteriano, tendo como ponto de corte padronizado o valor de 5 mm no Brasil. No país, a tuberculina utilizada é o PPD-RT 23 (do alemão, *renset tuberkulin*) e a técnica de aplicação denominada "Mantoux". A leitura deve ser realizada 48 a 72 horas após a aplicação, ou até 96 horas depois caso o paciente falte à leitura na data agendada.

A especificidade da PT é de 97% e a sensibilidade, de 77%. Reações falso-positivas (indivíduos com PT positiva e sem ILTB) podem ocorrer em indivíduos

Quadro 44.2 Diferenças entre prova tuberculínica e IGRA.

Característica	Prova tuberculínica	IGRA
Amostra	Injeção intradérmica	Sangue periférico
Distinguir entre doença e infecção latente	Não	Não
Necessita de retorno para leitura	Sim	Não
Treinamento difícil	Sim	Não
Necessita de estrutura de laboratório	Não	Sim
Custo relativo	Baixo	Alto
Reação cruzada com BCG	Sim	Não
Reação cruzada com outros MNT	Sim	Não
Possibilidade de provocar efeito *booster*	Sim	Não
Resultado indeterminado	Não existe	Não existe
Uso de forma seriada	Não recomendado (conversão por *booster* induzido pela tuberculina)*	Não recomendado (reversão e conversão espontâneas)

IGRA: interferon-γ *release assay* (ensaio de liberação de IFN-γ); BCG: bacilo de Calmette-Guérin; MNT: micobactérias não tuberculosas.
*Recomendado pelo Ministério da Saúde do Brasil apenas para paciente vivendo com HIV e profissionais de saúde.
Fonte: Desenvolvido pela autoria do capítulo.

infectados por outras micobactérias não tuberculosas ou vacinados com a BCG (bacilo de Calmette-Guérin), principalmente se vacinados (ou revacinados) após o 1º ano de vida, quando a BCG produz reações maiores e mais duradouras. Entretanto, 10 anos após a BCG, apenas 1% das de provas positivas podem ser atribuídas à BCG. Algumas diretrizes têm preferido o IGRA à prova tuberculínica para indivíduos vacinados com BCG, por conta da reatividade cruzada e do menor índice de falso-negativos em usuários de drogas imunossupressoras.[10] As condições que reduzem a sensibilidade da prova tuberculínica e podem ocasionar falso-positivos incluem: outras doenças infecciosas agudas virais, bacterianas ou fúngicas; imunodepressão avançada (aids, uso de corticosteroides, outros imunossupressores e quimioterápicos); vacina com vírus vivo em período menor de 15 dias; neoplasias, especialmente as de cabeça e pescoço e as doenças linfoproliferativas; desnutrição, diabetes *mellitus*, insuficiência renal e outras condições metabólicas; gravidez.[4]

Indivíduos com PT ou IGRA documentadas e previamente reatores não devem ser retestados, mesmo diante de uma nova exposição ao *M. tuberculosis*, uma vez que um teste positivo representa uma resposta prévia à exposição ao antígeno e não à identificação deste.

O IGRA avalia a resposta imune mediada por células *in vitro* a partir da mensuração de IFN-γ liberado por linfócitos T estimulados por antígenos específicos de *M. tuberculosis*, não havendo reação cruzada com a vacinação com BCG e infecção por MNT. Os resultados do IGRA são influenciados por terapia imunossupressora, porém em menor intensidade do que a prova tuberculínica.

Há dois testes de IGRA. O QuantiFERON®-TB *gold in tube* (QFT; Cellestis, Victoria, Austrália) quantifica, por meio de um ensaio imunoenzimático (ELISA), os níveis de interferon-γ liberados pelas células T de memória após estimulação de sangue total com os antígenos específicos do MTB. O T-SPOT®-TB é um método imunoenzimático simplificado (ELISPOT) que quantifica células T efetoras específicas, as quais foram ativadas após exposição aos antígenos do MTB.

As alterações radiológicas utilizadas para o diagnóstico de ILTB incluem calcificação > 5 mm, espessamento pleural, opacidades lineares ou doença fibronodular do lobo superior, sem história de tratamento para tuberculose.

Tomografia computadorizada (TC) de tórax pode aumentar a sensibilidade de detecção de anormalidades compatíveis com ILTB quando comparada à radiografia, porém não é recomendada como método de triagem para a maioria dos consensos.

Durante tratamento, uma história de exposição a um caso de tuberculose ativa requer investigação de ILTB com realização de radiografia de tórax. Os testes de IGRA e a prova tuberculínica podem ser repetidos se, na triagem inicial, os testes foram negativos. Retestes para casos previamente positivos na triagem não têm relevância, independentemente de quanto tempo tenha passado desde que foram realizados, valorizando-se, nestes casos, os dados clínicos para doença ativa e radiológicos para confirmação de ILTB. Se a exposição foi recente, os testes de infecção por TB precisam ser realizados 8 a 10 semanas após o contato próximo com pacientes infecciosos com TB porque a conversão positiva, para se efetivar, precisa de 2 a 10 semanas (período de janela) após a infecção por TB.

Seguimento de pacientes em imunossupressão

Não há evidências que sustentem a noção de que um paciente que teve uma triagem negativa deva repeti-la sistematicamente durante tratamento biológico ou com uso de imunussupressor.[17-20] Um segundo teste, por exemplo, com prova tuberculínica realizado mesmo meses ou anos pode ser positivo, a partir de uma resposta do sistema imune estimulada pela colocação da tuberculina do teste inicial (efeito *booster* tardio). Esse efeito *booster* pode ser mal interpretado como uma nova de conversão de teste cutâneo (ou seja, uma infecção recente por TB).

Há estudos que evidenciam que prova tuberculínica e IGRA periódicos (retestes) podem positivar com frequência inesperada com soroconversões de 30% a 40%, não refletindo novas infecções por tuberculose, sendo, na verdade, um falso-positivo. Conversões positivas e negativas ainda não estão esclarecidas e podem ser resultantes da variabilidade do ensaio intraindivíduos e das técnicas. Como consequência, o reteste indiscriminado de pacientes com testes de ILTB negativos na linha de base pode ocasionar tratamentos adicionais desnecessários e elevar o risco de induzir resistência do *M. tuberculosis* às drogas, um problema que preocupa autoridades sanitárias em áreas endêmicas.

Dois consensos em DII consideram realizar repetição de testes de triagem em paciente ao longo do seguimento de pacientes para aqueles inicialmente negativos, apesar de não haver evidências científicas suficientes que justifiquem a prática. O consenso de Taiwan recomenda a triagem anualmente para usuários de terapia biológica.[21]

O consenso da Organização Europeia de Crohn e Colite (ECCO – European Crohn's and Colitis Organisation) para retocolite ulcerativa (RCU) referiu que o reteste pode ser considerado em pacientes de alto risco, vivendo ou viajando para área endêmica com incidência intermediário e alto de tuberculose, porém a sugestão foi baseada em baixo nível de evidência e na experiência dos especialista e com citação apenas de uma série de casos não desenhada para avaliar a relevância do reteste e sem discutir as desvantagens nem citar evidências contrárias à não realização dos testes seriados.[22]

As diretrizes do Grupo de Trabalho Espanhol para Doença de Crohn e Colite Ulcerativa (GETECCU) espanhol recomendam a triagem com prova tuberculínica durante o 1º ano após o início do tratamento biológico apenas para pacientes com triagem prévia negativa realizada enquanto o paciente estava em tratamento com corticosteroides e/ou imunossupressores. O consenso recomenda ainda que, se um IGRA não estiver disponível, seja realizada uma segunda prova tuberculínica (reforço) 7 a 10 dias após a primeira prova tuberculínica negativa.[12]

Tratamento

O tratamento da ILTB no Brasil foi recentemente atualizado com a inclusão de novos fármacos e as definições de tempo de tratamento (Quadro 44.3).[23] Atualmente, estão disponíveis no Sistema Único de Saúde (SUS) três esquemas de tratamentos para a ILTB, que são: isoniazida; rifampicina; e a rifapentina associada à isoniazida.

Quadro 44.3 Esquemas terapêuticos disponíveis no SUS para tratamento da infecção latente por *Mycobacterium tuberculosis* (ILTB).

Protocolos	6H ou 9H	3HP	4R
Medicamento	Isoniazida (H)	Isoniazida (H) + rifapentina (P)	Rifampicina (R)
Tempo de tratamento	<ul><li>6 meses com 180 doses diárias</li><li>9 meses, com 270 doses diárias</li><li>O esquema com 270 doses apresenta maior eficácia quando comparado com o esquema de 180 doses</li><li>Tomar 270 doses diárias entre 9 e 12 meses ou 180 doses diárias entre 6 e 9 meses</li></ul>	<ul><li>3 meses com 12 doses semanais</li><li>Tomar 12 doses semanais entre 12 e 15 semanas</li></ul>	<ul><li>4 meses com 120 doses diárias</li><li>Tomar 120 doses diárias entre 4 e 6 meses</li></ul>

Posologia	<ul><li>5 a 10 mg/kg até a dose máxima de 300 mg ao dia</li></ul>	Em adultos (> 14 anos ≥ 30 kg):
		• **Isoniazida:** 900 mg/semana
		• **Rifapentina:** 900 mg/semana
		Em crianças (2 a 14 anos):
		• **Isoniazida:**
		  ▪ 10 a 15 kg: 300 mg/semana
		  ▪ 16 a 23 kg: 500 mg/semana
		  ▪ 24 a 30 kg: 600 mg/semana
		  ▪ > 30 kg: 700 mg/semana
		• **Rifapentina:**
		  ▪ 10 a 15 kg: 300 mg/semana
		  ▪ 16 a 23 kg: 450 mg/semana
		  ▪ 24 a 30 kg: 600 mg/semana
		  ▪ > 30 kg: 750 mg/semana
			<ul><li>Em adultos (≥ 10 anos): 10 mg/kg até a dose máxima de 600 mg/dia</li><li>Em crianças (< 10 anos): 15 (10 a 20) mg/kg/dia até a dose máxima de 600 mg/dia</li></ul>

Indicações	<ul><li>Todas as indicações de ILTB, exceto efeitos adversos graves com H, contatos de monorresistentes à H, hepatopatas e pessoas acima de 50 anos</li></ul>	<ul><li>Todas as indicações da ILTB, incluindo PVHIV (pessoas vivendo com HIV – ver interações com antirretrovirais), sob tratamento diretamente observado (TDO) durante todo o tratamento ou com tratamento autoadministrado, sendo organizadas estratégias de adesão</li><li>Não utilizar em contatos de pessoas com TB monorresistente à H e intolerância à H</li></ul>	<ul><li>Indivíduos com mais de 50 anos, hepatopatas, contatos de pessoas com TB monorresistente à H e intolerância à H</li></ul>

6H: 6 meses de isoniazida; 9H: 9 meses de isoniazida; 3HP: 3 meses de rifapentina mais isoniazida; 4R: 4 meses de rifampicina.
Fonte: Ministério da Saúde, 2021.

Após 3 a 4 semanas de iniciado o tratamento para ILTB, o paciente pode iniciar a terapia biológica.[10,24]

Tuberculose – doença

A maioria dos casos ocorre no 1º ano de tratamento, no 3º e 4º meses após o início da terapia com anti-TNF, fato que sugere que a TB se desenvolva como consequência de reativação de doença latente. No entanto, dois estudos coreanos mostraram intervalos longos entre o início do tratamento e o diagnóstico de tuberculose ativa, com mediana de 23 meses (2 a 76 meses) e 7 meses (2 a 33 meses).[24,25] Uma explicação plausível é que, nesses estudos, foram incluídos casos de tuberculose *de novo*, considerando que, em localidades com moderada e alta prevalência, os pacientes podem ser novamente expostos ao bacilo da TB, tornando-se infectados em períodos mais tardios. Consequentemente, o risco de desenvolvimento de TB deve ser considerado tanto nos períodos mais tardios como nos primeiros meses da terapia anti-TNF em pacientes com DII.

Manifestações clínicas

Do ponto de vista clínico, a frequência de tuberculose extrapulmonar e disseminada, com apresentações atípicas, é maior em pacientes em uso de agentes anti-TNF do que da população geral, alcançando 26% e 34% dos casos, respectivamente, embora a apresentação pulmonar seja ainda o local mais comum de acometimento da tuberculose ativa em alguns estudos.[5]

Diferentes estudos mostram diferentes resultados quando se referem à localização da doença, com a frequência de tuberculose extrapulmonar entre 57% e 75% relatada em países ocidentais, ainda não se sabendo a razão exata para as manifestações em diferentes topografias. No entanto, quando a TB ocorre em pacientes em terapia anti-TNF, até 60% representam formas extrapulmonares e aproximadamente 25% dos pacientes apresentam doença disseminada.[10]

Os sintomas mais frequentes são febre vespertina, perda de peso, fadiga, sudorese noturna, sintomas respiratórios e linfodenomegalias. Em razão da alta porcentagem de tuberculose extrapulmonar, sinais e sintomas atípicos podem ser encontrados, a depender do sistema acometido, incluindo dor abdominal, ascite, lombalgia, piúria, cefaleia, convulsões, sonolência, alterações do nível de consciência, pulso paradoxal, turgência jugular, dispneia, artralgias, déficits neurológicos, entre outros sintomas. Febre de origem indeterminada pode ser o único sintoma presente, assim como a perda de peso, exigindo, dessa forma, algum grau de suspeição clínica.[26]

Diagnóstico diferencial de TB intestinal e doença de Crohn

TB intestinal e DC são doenças granulomatosas crônicas que podem apresentar quadro clínico, exames laboratoriais, endoscopia, histologia e exames de imagens semelhantes, tornando o diagnóstico diferencial, muitas vezes, de difícil realização, com erro diagnóstico chegando até 50% a 70%, porém algumas características para essas variáveis clínicas e laboratoriais diferem entre as doenças e podem ajudar no diagnóstico (Quadro 44.4).

Pacientes portadores de DC podem cursar com as duas doenças concomitantes, sendo a TB intestinal uma complicação infecciosa oportunista secundária ao tratamento da doença autoimune.

Quadro 44.4 Achados mais frequentes associados à DC e à tuberculose intestinal que auxiliam no diagnóstico diferencial.

Variável*	Doença de Crohn	Tuberculose intestinal
Manifestações clínicas	<ul><li>Diarreia +++</li><li>Hematoquezia</li><li>Doença perianal</li><li>Obstrução intestinal</li><li>Manifestações extraintestinais</li></ul>	<ul><li>Diarreia +</li><li>Febre</li><li>Sudorese noturna</li><li>Envolvimento pulmonar</li><li>Ascite</li></ul>
Colonoscopia	<ul><li>Envolvimento da VIC</li><li>≥ 4 segmentos do cólon acometidos</li><li>Úlceras longitudinais</li><li>Úlceras aftoides (frequentes)</li><li>Aparência de pedra de calçamento</li><li>Estenose luminal</li><li>Envolvimento retal</li></ul>	<ul><li>VIC estenosada e deformada</li><li>< 4 segmentos (válvula ileocecal e cólon ascendente)</li><li>Úlceras transversais</li><li>Úlceras aftoides (raro)</li><li>Cicatrizes ou pseudopólipos</li></ul>
Histologia	<ul><li>Colite focal, poucos granulomas (< 4), predominantemente mucosos</li></ul>	<ul><li>Granulomas múltiplos (> 4), confluentes, predominantemente mucosos, úlceras revestidas de histiócitos, agregados de linfócitos</li></ul>

(Continua)

Quadro 44.4 Achados mais frequentes associados à DC e à tuberculose intestinal que auxiliam no diagnóstico diferencial. (*Continuação*)

Variável*	Doença de Crohn	Tuberculose intestinal
Entero-TC/RNM	- Envolvimento do segmento longo - Estenose excêntrica + saculações - Lesões salteadas - Estratificação da parede intestinal - Sinal do pente - Proliferação fibrogordurosa mesentérica - Fístula e abscessos	- Envolvimento do segmento curto - Estenose concêntrica - Destruição da válvula ileocecal - Linfonodomegalias com necrose - Ascite densa
Laboratório	- ASCA positivo	- IGRA-TB ou PT positivo

*Nenhuma dessas características é exclusiva de uma ou outra doença e, quando isoladas, não permitem o diagnóstico.
Fonte: Desenvolvido pela autoria do capítulo.

Os testes para identificação do agente infeccioso como a pesquisa do bacilo álcool-ácido resistente (BAAR), cultura, reação em cadeia de polimerase (PCR) e gene Xpert são de baixa sensibilidade, apesar de serem de alta especificidade.

Características clínicas e de exames laboratoriais ajudam no diagnóstico diferencial de tuberculose e DC (Quadro 44.3). Entre as características clínicas, diarreia, hematoquezia, doença perianal e manifestações extraintestinais favorecem o diagnóstico de DC, enquanto febre, sudorese noturna, envolvimento pulmonar e ascite favorecem o diagnóstico de TB intestinal, segundo estudos metanalíticos.[27] Contudo, nenhuma dessas características é exclusiva de uma ou outra doença e, quando isoladas, não permitem o diagnóstico.

À colonoscopia, os achados de lesões anorretais, úlceras longitudinais, úlceras aftoides e aspecto de calçamento em paralelepípedo são vistos mais frequentemente na DC, ao passo que o envolvimento de menos do que quatro segmentos, úlceras transversais, cicatrizes ou pseudopólipos e deformidades na válvula ileocecal são vistos mais frequentemente na TB intestinal. Usando esses parâmetros, o diagnóstico correto foi feito em 87,5% com VPP de 94,4% para DC e 88,9% para TB intestinal, respectivamente.[28]

A patologia também apresenta achados semelhantes, sendo o granuloma encontrado em ambas as doenças e as características do granuloma são importantes para o diagnóstico diferencial, embora com sensibilidade baixa. Granulomas múltiplos, confluentes e grandes são característicos da TB, porém apenas a presença de necrose caseosa é patognomônica, contudo esse achado é infrequente, necessitando quase sempre, de busca de outros achados para conclusão diagnóstica.[29-31]

Os achados de imagem da DC e da TB intestinal vistos nas enterografias por TC e ressonância nuclear magnética (RMN) são superponíveis, frequentemente não permitindo ao radiologista uma definição diagnóstica. A presença de longo segmento de delgado acometido, estenoses excêntricas e saculações, lesões salteadas, sinal "do pente" e proliferação fibroadiposa mesentérica são achados mais frequentemente na DC. Por sua vez, um curto segmento de delgado envolvido, estenose concêntrica, destruição da válvula íleocecal, linfoadenomegalias com necrose e ascite densa são mais frequentemente associados a TB intestinal. Os linfonodos com necrose central apresentam alta acurácia diagnóstica, sendo considerado exclusivo da TB intestinal, apesar de não ser um achado frequente.[29]

Os achados confirmatórios de TB são positividade do Zielh-Neelson, gene Xpert, PCR ou cultura além da detecção do granuloma caseoso na biópsia e linfonodos com necrose nos exames de imagem. No entanto, esses achados isolados são encontrados em menos de 50% dos casos, limitando, assim, a acurácia diagnóstica.[29-31]

Diagnóstico bacteriológico de infecção pelo MT

A baciloscopia é indicada para os sintomáticos das formas pulmonares e laríngea que produzem escarro, sendo recomendadas duas a três amostras de escarro com pelo menos uma coleta no início da manhã para a otimização dos resultados do exame. A pesquisa do BAAR, pelo método de Ziehl-Neelsen, é a técnica mais utilizada em nosso meio, que também é utilizado em tecido de mucosa intestinal para identificação do bacilo.

A cultura em meios sólidos, como o Löwenstein--Jensen e o Ogawa-Kudoh, é a mais comumente utilizada por apresentar a vantagem de ter menor custo e baixo índice de contaminação, mas demanda de 2 até 8 semanas para a detecção do crescimento micobacteriano. O meio líquido por meio de sistemas automatizados não radiométricos, como o *Mycobacteria Growth Indicator Tube* (MGIT; Becton Dickinson, Sparks, Maryland, Estados Unidos), são os preferidos pela maior rapidez no resultado, entre 10 a 42 dias.

Os testes moleculares são baseados na amplificação de ácidos nucleicos para a detecção de DNA dos bacilos do complexo *M. tuberculosis* pela técnica de reação em cadeia da polimerase. O teste molecular Xpert MTB/RIF (Cepheid, Sunnyvale, Califórnia, Estados Unidos), além de realizar a amplificação de ácidos nucleicos e a detecção do MT, realiza a triagem de cepas resistentes à rifampicina com resultados em aproximadamente 2 horas, sendo necessária somente uma amostra de escarro.

No Brasil, o Xpert MTB/RIF recebeu a denominação de teste rápido molecular para tuberculose (TRM-TB) e está indicado para o diagnóstico de casos novos de tuberculose pulmonar e laríngea, podendo ser utilizado com amostras de escarro espontâneo, escarro induzido, lavado broncoalveolar e lavado gástrico; para o diagnóstico de tuberculose extrapulmonar em materiais biológicos já validados (líquido cefalorraquidiano, gânglios linfáticos e macerado de tecidos).[31]

Tratamento da tuberculose

O esquema básico atualmente utilizado no Brasil para o tratamento de adultos com tuberculose sem suspeita clínica de resistência está apresentado na Tabela 44.1.

Utilizado para todas as formas da doença em pacientes acima de 10 anos, o esquema básico consiste de uma fase intensiva de 2 meses com o esquema RHZE (R: rifampicina; H: isoniazida; Z: pirazinamida; E: etambutol) sob a forma de dose fixa combinada (DFC), seguida por uma fase de manutenção de 4 meses com esquema RH sob a forma de DFC.

A exceção são os casos de pacientes com meningite por tuberculose, os quais, na fase de manutenção, são tratados por 7 meses e com a associação de um corticosteroide oral (prednisona, na dose 1 a 2 mg/kg/dia por 4 semanas) ou um corticosteroide intravenoso (dexametasona, na dose de 0,3 a 0,4 mg/kg/dia, por 4 a 8 semanas).

Os medicamentos são em comprimidos em DFC. Cada comprimido contém 150 mg de rifampicina, 75 mg de isoniazida, 400 mg de pirazinamida e 275 mg de etambutol.

Tabela 44.1 Esquema básico para o tratamento da TB em adultos e adolescentes (≥ 10 anos de idade).

Esquema	Faixa de peso	Unidade/dose	Duração
RHZE – 150/75/400/275 mg (comprimidos em doses fixas combinadas)	20 a 35 kg	2 comprimidos	2 meses (fase intensiva)
	36 a 50 kg	3 comprimidos	
	51 a 70 kg	4 comprimidos	
	Acima de 70 kg	5 comprimidos	
RH – 300/150 mg ou 150/75 mg (comprimidos em doses fixas combinadas)	20 a 35 kg	1 comprimido de 300/150 mg ou 2 comprimidos de 150/75 mg	4 meses (fase de manutenção)
	36 a 50 kg	1 comprimido de 300/150 mg + 1 comprimido de 150/75 mg ou 3 comprimidos de 150/75 mg	
	51 a 70 kg	2 comprimidos de 300/150 mg ou 4 comprimidos de 150/75 mg	
	Acima de 70 kg	2 comprimidos de 300/150 mg + 1 comprimido de 150/75 mg ou 5 comprimidos de 150/75 mg	

R: rifampicina; H: isoniazida; Z: pirazinamina; E: etambutol.
Fonte: Ministério da Saúde, 2019.

Referências bibliográficas

1. World Health Organization (WHO). Impact of the covid-19 pandemic on TB detection and mortality in 2020. Geneva: World Health Organization (WHO), 2021. Disponível em: https://www.who.int/publications/m/item/impact-of-the-covid-19-pandemic-on-tb-detection-andmortality-in-2020.
2. Brasil. Ministério da Saúde, Secretaria de Vigilância em Saúde. Boletim epidemiológico especial: tuberculose. Mar. 2021. Disponível em: https://www.gov.br/saude/pt-br/media/pdf/2021/marco/24/boletim-tuberculose-2021_24.03.
3. Baddley JW, Cantini F, Goletti D et al. ESCMID Study Group for Infections in Compromised Hosts (ESGICH) consensus document on the safety of targeted and biological therapies: an infectious diseases perspective – Soluble immune effector molecules (I): anti-tumor necrosis factor-α agents. Clin Microbiol Infect. 2018;24(Suppl 2):S10-20.
4. Brasil. Ministério da Saúde, Secretaria de Vigilância em Saúde, Departamento de Vigilância das Doenças Transmissíveis. Manual de recomendações para o controle da tuberculose no Brasil. Brasília: Ministério da Saúde, 2019. Disponível em: https://sbpt.org.br/portal/wp-content/uploads/2019/06/manual_recomendacoes_tb_2ed_atualizada_8maio19.pdf.

5. Aberra FN, Stettler N, Brensinger C et al. Risk for active tuberculosis in inflammatory bowel disease patients. Clin Gastroenterol Hepatol. 2007;5(9):1070-5.
6. Banerjee R, Ali RAR, Wei SC et al. Biologics for the management of inflammatory bowel disease: a review in tuberculosis-endemic countries. Gut Liver. 2020;14(6):685-98.
7. Marehbian J, Arrighi HM, Hass S et al. Adverse events associated with common therapy regimens for moderate-to-severe Crohn's disease. Am J Gastroenterol. 2009;104(10):2524-33.
8. Silva DR, Rabahi MF, Sant'Anna CC et al. Consenso sobre o diagnóstico da tuberculose da Sociedade Brasileira de Pneumologia e Tisiologia. J Bras Pneumol. 2021;47(2):e20210054.
9. Yasui K. Immunity against Mycobacterium tuberculosis and the risk of biologic anti-TNF-α reagents. Pediatr Rheumatol Online J. 2014;12:45.
10. Park DI, Hisamatsu T, Chen M et al. Asian Organization for Crohn's and Colitis and Asia Pacific Association of Gastroenterology consensus on tuberculosis infection in patients with inflammatory bowel disease receiving anti-tumor necrosis factor treatment – Part I: Risk assessment. Intest Res. 2018 Jan;16(1):4-16 [Epub 2018 Jan 18]. Doi: 10.5217/ir.2018.16.1.4.
11. Sartori NS, Andrade NPB, Chakr RMS. Incidence of tuberculosis in patients receiving anti-TNF therapy for rheumatic diseases: a systematic review. Clin Rheumatol. 2020;39(5):1439-47.
12. Riestra S, Taxonera C, Zabana Y et al. Recommendations of the Spanish Working Group on Crohn's Disease and Ulcerative Colitis (GETECCU) on screening and treatment of tuberculosis infection in patients with inflammatory bowel disease. Gastroenterol Hepatol. 2021 Jan;44(1):51-66.
13. World Health Organization (WHO). Latent tuberculosis infection: updated and consolidated guidelines for programmatic management. Geneva: World Health Organization (WHO), 2018. Disponível em: https://apps.who.int/iris/handle/10665/260233. Licença: CC BY-NC-SA 3.0 IGO.
14. Mazurek GH, Jereb J, Vernon A et al. Updated guidelines for using interferon-g release assays to detect Mycobacterium tuberculosis infection – United States, 2010. MMWR Recomm Rep. 2010 Jun 25;59(RR-5):1-25.
15. Lamb CA, Kennedy NA, Raine T et al. British Society of Gastroenterology consensus guidelines on the management of inflammatory bowel disease in adults. Gut. 2019 Dec;68(Suppl 3):s1-s106. doi: 10.1136/gutjnl-2019-318484.
16. China. Inflammatory Bowel Disease Group; Chinese Society of Gastroenterology; Chinese Medical Association. Evidence-based consensus on opportunistic infections in inflammatory bowel disease (republication). Intest Res. 2018 Apr;16(2):178-93 [Epub 2018 Apr 30]. Doi: 10.5217/ir.2018.16.2.178.
17. Muñoz L, Casas S, Juanola X et al.; Bellvitge University Hospital. Prevention of anti-tumor necrosis factor-associated tuberculosis: a 10-year longitudinal cohort study. Clin Infect Dis. 2015;60(3):349-56.
18. Zwerling A, Benedetti A, Cojocariu M et al. Repeat IGRA testing in Canadian health workers: conversions or unexplained variability? PLoS One. 2013;8(1):e54748.
19. Moses MW, Zwerling A, Cattamanchi A et al. Serial testing for latent tuberculosis using QuantiFERON-TB gold in-tube: a Markov model. Sci Rep. 2016;29:6:30781.
20. Hatzara C, Hadziyannis E, Kandili A et al. Frequent conversion of tuberculosis screening tests during anti-tumor necrosis factor therapy in patients with rheumatic diseases. Ann Rheum Dis. 201574(10):1848-53.
21. Shu-Chen W, Ting-An C, Te-Hsin C et al. Management of Crohn's disease in Taiwan: consensus guideline of the Taiwan Society of Inflammatory Bowel Disease. Intest Res. 2017 Jul;15(3):285-310 [Epub 2017 Jun 12]. Doi: 10.5217/ir.2017.15.3.285.
22. Kucharzik T, Ellul P, Greuter T et al. ECCO guidelines on the prevention, diagnosis and management of infections in inflammatory bowel diseases. J Crohns Colitis. 2021 Jun 22;15(6):879-913. Doi: 10.1093/ecco-jcc/jjab052.
23. Brasil. Ministério da Saúde, Secretaria de Vigilância em Saúde, Departamento de Doenças de Condições Crônicas e Infecções Sexualmente Transmissíveis, Coordenação-Geral de Vigilância das Doenças de Transmissão Respiratória de Condições Crônicas. Nota informativa n. 5/2021-CGDR/DCCI/SVS/MS. Dispõe sobre atualização das recomendações do tratamento da infecção latente pelo Mycobacterium tuberculosis com a disponibilização da rifapentina. Brasília: Ministério da Saúde, 6 jul. 2021. Disponível em: https://www.saude.go.gov.br/files/sistemas/silt/NOTA-INFORMATIVA-N-5-RIFAPENTINA.pdf.
24. Ran Z, Wu K, Matsuoka K et al. Asian Organization for Crohn's and Colitis and Asia Pacific Association of Gastroenterology practice recommendations for medical management and monitoring of inflammatory bowel disease in Asia. J Gastroenterol Hepatol. 2021 Mar;36(3):637-45. Doi: 10.1111/jgh.15185.
25. Byun JM, Lee CK, Rhee SY et al. Risks for opportunistic tuberculosis infection in a cohort of 873 patients with inflammatory bowel disease receiving a tumor necrosis factor-alpha inhibitor. Scand J Gastroenterol. 2015;50:312-20.
26. Kim ES, Song GA, Cho KB et al. Significant risk and associated factors of active tuberculosis infection in Korean patients with inflammatory bowel disease using anti-TNF agents. World J Gastroenterol. 2015;21(11):3308-16.
27. Mehta V, Desai D, Abraham P et al. Making a positive diagnosis of intestinal tuberculosis with the aid of new biologic and histologic features: how far have we reached? Inflamm Intest Dis. 2019;3(4):155-60.
28. Limsrivilai J, Shreiner AB, Pongpaibul A et al. Meta-analytic bayesian model for differentiating intestinal tuberculosis from Crohn's disease. Am J Gastroenterol. 2017 Mar;112(3):415-27 [Epub 2017 Jan 3]. Doi: 10.1038/ajg.2016.529. PMID: 28045023; PMCID: PMC5551982.
29. Lee YJ, Yang SK, Byeon JS et al. Analysis of colonoscopic findings in the differential diagnosis between intestinal tuberculosis and Crohn's disease. Endoscopy. 2006 Jun;38(6):592-7.
30. Kalra N, Agrawal P, Mittal V et al. Spectrum of imaging findings on MDCT enterography in patients with small bowel tuberculosis. Clin Radiol. 2014;69(3):315-22.
31. Silva JR, Almeida AS. Tuberculose: patogenia e imunidade. *In*: Siciliano RF, Foccacia R (ed.). Tratado de infectologia. 6. ed. Rio de Janeiro: Atheneu, 2021.

45 Covid-19
— O Que Aprendemos até o Momento?

Marina Pamponet Motta
Marcela Almeida Menezes de Vasconcellos
Jaciane Araújo Mota Fontes

Introdução

A covid-19 (*coronavirus disease* – 2019), doença causada pelo novo coronavírus, o SARS-CoV-2, foi inicialmente descrita em dezembro de 2019 em Wuhan, China, e tão logo, em 11 de março de 2020, a Organização Mundial de Saúde (OMS) decretou o estado de pandemia. Os portadores assintomáticos do SARS-CoV-2, aliados à elevada infectividade do vírus, foram os principais determinantes da rápida disseminação viral no mundo. A covid-19 foi, a princípio, inicialmente considerada uma doença predominantemente respiratória, mas logo descobriu-se tratar-se de uma condição com potencial envolvimento multissistêmico, cuja manifestação clínica mais crítica é conhecida como "tempestade de citocinas". Até o momento da publicação deste capítulo, foram computadas mais de 6 milhões de mortes pela covid-19 no mundo.

A eclosão da pandemia de uma doença com elevada letalidade nas suas formas graves despertou também uma preocupação especial com os portadores de doenças inflamatórias intestinais (DII). Essa preocupação deveu-se não somente por se tratar de uma doença crônica, mas sobretudo pelo tratamento destes pacientes com drogas imunossupressoras. Desde então, sociedades internacionais e grupos de especialistas têm buscado compreender as particularidades da covid-19 nos pacientes com DII. O presente capítulo resume o conhecimento adquirido durante a pandemia, a qual perdura até o momento da publicação deste Tratado.

Risco de infecção pelo SARS-CoV-2 relacionado às DII

No início da pandemia, parecia racional inferir que os portadores de DII, sobretudo aqueles em uso de imunossupressores, teriam maior risco de contrair infecção pelo SARS-CoV-2. Essa hipótese tinha respaldo no reconhecido risco de infecções oportunistas no paciente com DII em imunossupressão. Entretanto, os dados disponíveis até o momento demonstram que pacientes com DII, em geral, não representam um grupo com risco aumentado de infecção por SARS-CoV-2.[1] A incidência cumulativa de covid-19 nos pacientes com DII é estimada em 0,2% a 0,4%, comparável à observada nos não portadores de DII.[2] Prováveis justificativas para estes resultados são o fato de os portadores de DII, habitualmente, adotarem medidas de distanciamento social mais rigorosas e por corresponderem a uma população mais jovem, com menos comorbidades.[3]

Desfecho da covid-19 nas DII

As principais publicações sobre os desfechos da covid-19 em pacientes com DII são provenientes do Secure-IBD (Surveillance Epidemiology of Coronavirus Under Research Exclusion for Inflammatory Bowel Disease),[4] um banco de registro de dados internacional, de livre acesso a médicos do mundo inteiro. Nesta plataforma *online*, o profissional de saúde pode fornecer as principais informações a respeito dos seus pacientes com DII com diagnóstico de covid-19.

Os dados do Secure-IBD revelam que, nos pacientes com DII, em concordância com o observado na população geral, a idade avançada e a presença de comorbidades, como obesidade, hipertensão arterial, diabetes, cardiopatias, nefropatia, hepatopatia, neoplasias ou doenças pulmonares, estão associadas às formas graves da covid-19 (Quadro 45.1).[5,6] A chance de o portador de DII com alguma dessas comorbidades apresentar formas graves de covid-19 é estimada em 1,9 a 3,7 vezes maior do que aqueles sem comorbidades, e esse risco se torna ainda mais elevado na presença de múltiplas comorbidades.[6] A doença intestinal em atividade também está associada ao risco de evolução para as formas graves da covid-19, havendo como fator agravante o uso frequente de corticosteroides nesta condição.[2,6,7] Uma revisão sistemática e metanálise recente estimaram a taxa combinada de hospitalização dos pacientes com DII e covid-19 em 27%, taxa de necessidade de unidade de terapia intensiva (UTI) em 5% e a mortalidade foi estimada em 4,27%, com uma variação entre 0% e 33,3% nos trabalhos analisados.[2]

Quadro 45.1 Fatores de risco para as formas graves de covid-19 nos pacientes com doença inflamatória intestinal.

- Doença inflamatória intestinal em atividade
- Uso de corticosteroide sistêmico
- Tiopurinas – quando comparadas ao anti-TNF monoterapia
- Comboterapia (tiopurina e anti-TNF)
- Comorbidades
- Idade
- Obesidade

Fonte: Desenvolvido pela autoria do capítulo.

Impacto das terapias da DII na covid-19

A experiência adquirida no manejo da covid-19 trouxe a evidência de que, ao contrário do que se postulava, a maioria das drogas utilizadas no tratamento das DII tem se mostrado segura, com exceção do corticosteroide[8-10] e, de acordo com algumas evidências, a azatioprina.[11,12] A primeira publicação dos dados do Secure-IBD, com base na análise inicial de 525 casos de covid-19 e DII, revelou associação entre o uso de corticosteroide sistêmico e 5-aminossalicilatos (5-ASA), mas não o uso de anti-TNF, e as formas graves da covid-19, com maior chance de hospitalizações, internações em UTI e morte.[6] As publicações subsequentes reforçaram os malefícios da corticosteroideterapia sistêmica, desencorajando o seu uso.[11,13,14] O risco associado à budesonida não está estabelecido, em virtude de um menor número de casos, além da ação tópica.[14]

A associação entre o uso de 5-ASA e formas graves da covid-19 não tem causalidade direta. Postulou-se que, possivelmente, esta associação decorreria das DII menos controladas nos pacientes em uso de 5-ASA. Na publicação subsequente do Secure-IBD, que analisou 1.439 pacientes, esta hipótese foi reforçada.[11] Entretanto, na análise mais recente da mesma base de dados, que incluiu 6.144 casos, os autores não encontraram associação entre o tratamento com 5-ASA e formas graves de covid-19.[14]

O uso dos anti-TNF em monoterapia mostrou-se seguro em diversos estudos.[6,11,13,14] É provável que o controle da cascata inflamatória com o bloqueio do TNF justifique este resultado. Embora ensaios clínicos tenham estudado o anti-TNF no tratamento de formas graves da covid-19; até o momento, não há evidências para esta prática. As demais classes de biológicos atualmente disponíveis, anti-interleucina 12/23 (ustequinumabe) e anti-integrina (vedolizumabe), também têm se mostrado seguras e algumas estiveram associadas a um menor risco de formas graves e de óbito nestes pacientes.[7,9,13] Possivelmente, o controle da atividade da doença intestinal, além do bloqueio da cascata inflamatória, contribua para um aparente efeito protetor das drogas.

As tiopurinas (azatioprina e 6-mercapropurina) parecem estar associadas a um curso mais grave da covid-19, necessidade de hospitalização e óbito, embora alguns estudos tenham resultados conflitantes.[11,12] A chance de o paciente com DII em uso de tiopurina, seja isoladamente, seja em comboterapia com anti-TNF, apresentar formas graves da covid-19 é cerca de 4 vezes maior do que a observada nos indivíduos em monoterapia com anti-TNF. Por sua vez, a comboterapia do anti-TNF com o metotrexato, até o momento, não foi relacionada a formas graves da covid-19. Estes resultados reafirmam o risco de infecções virais em geral relacionado ao uso de tiopurinas. Embora o tofacitinibe esteja associado ao surgimento de infecções virais, particularmente herpes-zóster, até o momento não foi demonstrado aumento do risco de formas mais graves da covid-19 atribuível ao uso desta droga, embora o número reduzido de pacientes limite a interpretação dos resultados.[13] Cabe ainda ressaltar que alguns inibidores da *Janus kinase* têm sido estudados no tratamento de formas graves da covid-19, numa fase mais tardia da doença.

Manifestações clínicas da covid-19 nos pacientes com DII

Dados sobre as manifestações clínicas da covid-19 em pacientes com DII são limitados. Na revisão sistemática e metanálise mais recentemente publicada, os autores concluem que, de forma semelhante ao que se observa na população geral, os sintomas mais comuns nos pacientes com DII e covid-19 são febre e tosse, identificadas, respectivamente, em cerca de 65% e 60% dos pacientes. As demais manifestações clínicas mais comuns e frequências agrupadas foram: diarreia (27%); coriza (27 %); e dispneia (25%).[15]

Com relação aos sintomas gastrointestinais durante a infecção, eles são mais frequentes nos pacientes com DII do que na população geral. Cerca de um quarto dos pacientes com DII e covid-19 apresenta sintomas gastrointestinais, sendo a diarreia a manifestação mais comum, sobretudo naqueles com DII ativa, seguida de dor abdominal.[15,16] Dados nacionais mostram uma frequência ainda mais elevada, com sintomas gastrointestinais descritos em cerca de metade dos pacientes.[17] Esses sintomas podem preceder o surgimento do quadro respiratório e, mais raramente, ser a única manifestação da covid-19; enquanto na população geral a frequência das manifestações gastrointestinais em diferentes metanálises varia entre menos de 10% e 19%.[18] Nos portadores de DII, os sintomas gastrointestinais se relacionaram a uma propensão ainda maior à internação hospitalar, mas não à necessidade de UTI.[16] Na população geral, esta associação entre manifestações gastrointestinais e a gravidade da covid-19 apresenta resultados discordantes.[8,19]

Acredita-se que o envolvimento do trato gastrointestinal (GTI) na covid-19 seja mediado pela ligação do SARS-CoV-2 ao receptor da enzima conversora de angiotensina-2 (ACE2), presente em concentrações elevadas na mucosa gastrointestinal, sobretudo inflamada. O RNA do SARS-CoV-2 também pode ser isolado nas fezes, sugerindo uma ação viral direta, além da possível transmissão pela via fecal-oral.[8]

Um dos desafios da prática clínica, nos pacientes com DII que se apresentam com sinais sugestivos de recaída da doença intestinal na pandemia, é estabelecer se se trata realmente de uma recaída da DII ou de um quadro de covid-19. Portanto, nestes pacientes, é imperativo questionar outros sintomas relacionados à covid-19. No entanto, como a covid-19 pode se manifestar exclusivamente com sintomas intestinais, recomenda-se a realização rotineira de testes diagnósticos moleculares, a fim de se excluir com mais segurança a possibilidade de covid-19. A história clínica pregressa também é um dado importante na diferenciação diagnóstica, pois, naqueles indivíduos que vinham com a DII em remissão profunda e em tratamento regular, mas que evoluem subitamente com sintomas sugestivos de recaída da doença intestinal, é mais provável que complicações infecciosas sejam a causa do quadro clínico. Além disso, a diarreia por covid-19 habitualmente é mais leve (média de quatro dejeções/dia) e autolimitada (1 a 14 dias) do que a das recaídas da DII. Outra estratégia razoável para auxiliar na diferenciação entre recaída da DII e covid-19 é a observação por cerca de 5 a 7 dias, possibilitando o aparecimento de outras manifestações que auxiliem na elucidação diagnóstica.[8] Finalmente, o seguimento com calprotectina fecal seriada também pode contribuir na diferenciação, uma vez que níveis mais baixos e transitoriamente elevados estão mais relacionados à covid-19.[20]

Manejo da doença inflamatória intestinal durante a pandemia

As estratégias de acompanhamento dos pacientes com DII durante a pandemia devem garantir o distanciamento social sem, contudo, impedir o seguimento dos pacientes e o controle da doença intestinal. Neste contexto, a pandemia da covid-19 representa um marco na ampliação do uso da telemedicina no Brasil e no mundo. Os métodos não invasivos de monitoramento da DII, representados pelos marcadores inflamatórios fecais (notadamente a calprotectina fecal) e os séricos (proteína C-reativa e velocidade de hemossedimentação (VHS)), também se tornaram ainda mais úteis neste período.

De maneira geral, qualquer medida que aumente o risco de exposição do paciente ao vírus durante a pandemia deve ser evitada. Os exames endoscópicos eletivos, principalmente nos momentos de pico da pandemia, foram reservados aos pacientes cujo procedimento seria indispensável, representados pelos portadores de colite aguda grave, suboclusão intestinal, suspeita não confirmada de DII, sangramento digestivo ativo ou risco elevado de displasias colônicas.[21] A indicação de cirurgias eletivas ou semieletivas foi individualizada. Isso porque o adiamento de cirurgias em algumas condições, como na displasia colônica de alto grau, doença crônica refratária ou suboclusão intestinal, poderia precipitar complicações graves.[10] Com relação ao método de abordagem cirúrgica (aberta ou laparoscópica), não há consenso sobre a superioridade de uma sobre a outra. Os serviços de endoscopia e de cirurgia tiveram de adotar medidas de segurança preconizadas pelas respectivas sociedades, a fim de minimizar o risco de exposição viral do paciente e da equipe.

Manejo das terapias

O manejo terapêutico da DII durante a pandemia deve ser individualizado, levando-se em consideração: o *status* infeccioso do paciente (infectado *versus* não infectado) e o grau de atividade da doença intestinal. Por sua vez, nos pacientes com infecção ativa pelo SARS-CoV-2, a gravidade da infecção também é um fator determinante na decisão terapêutica. Compreender o impacto da atividade da DII e das terapias na gravidade da covid-19 foi fundamental para nortear as recomendações resumidas a seguir (Quadro 45.2).

Paciente sem infecção pelo SARS-CoV-2

A recomendação primordial é que durante a pandemia os portadores de DII devem ser orientados quanto à importância de manterem o tratamento, visto que a doença intestinal não controlada está relacionada a desfechos mais graves da covid-19, necessidade de corticosteroides, cirurgias e hospitalizações com exposição ao vírus. Os objetivos no tratamento da DII também devem ser mantidos, devendo-se realizar o escalonamento necessário para controle da atividade da DII. Entretanto, algumas condutas terapêuticas precisam ser ponderadas.

A principal recomendação é evitar o uso de corticosteroides, sobretudo nas doses equivalentes a ≥ 20 mg ao dia de prednisona. Nos pacientes com a doença ativa, é importante reconhecer que existem outras opções terapêuticas para a indução da

Quadro 45.2 Manejo dos pacientes com doença inflamatória intestinal durante a pandemia da covid-19.

	Sem Sars-CoV-2	Portador assintomático de Sars-CoV-2	Covid-19 leve (sem pneumonia por covid-19 e SpO$_2$ > 94%)	Covid-19 moderada (achado radiológico de pneumonia por covid-19 ou hipóxia) OU covid-19 grave (insuficiência respiratória ou disfunção orgânica)
DII em remissão	- Suspensão ou desmame do corticosteroide sistêmico para a menor dose possível	- Suspensão ou desmame do corticosteroide sistêmico para a menor dose possível (< 20 mg) - Suspender a terapia imunossupressora (biológicos/imunomoduladores/tofacitinibe) por 10 a 14 dias - Monitorar o surgimento ou agravamento dos sintomas da covid-19 e retomar a terapia imunossupressora somente se paciente afebril e assintomático respiratório há ≥ 72 horas - Permitido o uso de budenosida, aminossalicilatos e terapia tópica via retal	- Suspensão ou desmame do corticosteroide sistêmico - Suspender terapia imunossupressora (biológicos/imunomoduladores/tofacitinibe) - Suporte de vida - Adotar as terapias necessárias para o manejo da covid-19 (antivirais, anticitocinas) - Tromboprofilaxia para covid-19 ativa e/ou DII
DII em atividade leve	- Não suspender as demais terapias para DII em uso			
DII em atividade moderada a grave	- Permitida a otimização da terapia imunossupressora (biológicos/imunomoduladores/tofacitinibe), conforme necessidade - Manter os alvos terapêuticos da DII	- Restringir o uso de corticosteroide à dose ≤ 40 mg/dia - Evitar imunomoduladores (tiopurinas, metotrexato) e o tofacitinibe - Se necessário, escalonar a terapia biológica (preferencialmente em monoterapia) - Se RCU hospitalizado, considerar ciclosporina venosa, tendo em vista a evidência (limitada) do benefício contra o coronavírus - Tromboprofilaxia para DII	- Limitar o corticosteroide venoso, usá-lo somente se estritamente necessário - Suspender as terapias imunossupressoras eficazes para o paciente (biológicos/imunomoduladores/tofacitinibe) - Restringir o uso de outras terapias biológicas, somente se indispensável. Considerar ciclosporina venosa na RCU, em razão da evidência (limitada) do seu benefício contra o coronavírus - Suporte de vida e adotar as terapias necessárias para o manejo da covid-19 (antivirais, anticitocinas) - Tromboprofilaxia para covid-19

Fonte: Desenvolvido pela autoria do capítulo.

remissão. Caso o paciente realmente necessite da corticosteroideterapia, recomenda-se o desmame precoce para a menor dose eficaz até, preferencialmente, a suspensão da droga.[10]

Os imunomoduladores (azatioprina, mercaptopurina e metotrexato), seja em monoterapia, seja em comboterapia, não devem ser suspensos inadvertidamente, pois é primordial assegurar o controle da DII. Entretanto, os pacientes em comboterapia que estão em remissão profunda da doença, sobretudo aqueles com fatores de risco adicionais para as formas graves da covid-19 (idosos, múltiplas comorbidades), devem ser avaliados quanto à possibilidade de descalonamento da tiopurina, ponderando-se os riscos e benefícios.[8] Neste cenário, a monitorização dos níveis séricos do anti-TNF e anticorpo anti-TNF (*therapeutic drug monitoring* – TDM), quando disponível, é uma importante ferramenta auxiliar na decisão terapêutica.

Os pacientes que já vinham em imunobiológicos ou tofacitinibe não devem suspendê-los. O início destas terapias também não deve ser postergado naqueles que necessitam de mudança de tratamento para alcançar o controle da DII.[8,9,22] A escolha de drogas com posologia subcutânea é uma opção que diminui a exposição nos centros de infusão, os quais devem adotar os protocolos que garantem a segurança do paciente.[23]

Paciente com infecção pelo SARS-CoV-2

Para os pacientes que apresentem diagnóstico confirmado de infecção pelo SARS-Cov-2, mas não estão em atividade grave da DII, ou seja, aqueles pacientes com DII em remissão ou em atividade leve/moderada, as orientações gerais são: manter o isolamento social conforme recomendações atualizadas da OMS; realizar o desmame dos corticosteroides e interromper o uso das terapias imunossupressoras (imunomoduladores e imubiológicos). Os aminossalicilatos (mesalazina e sulfassalazina) devem ser mantidos. A retomada das terapias imunossupressoras será permitida somente quando o paciente preencher ambos os seguintes critérios clínicos:[24]

- Resolução do quadro clínico há, pelo menos, **três dias** (72 horas), definida por desaparecimento da febre e melhora dos sintomas respiratórios (p. ex., tosse, dispneia).

- Aguardar intervalo **mínimo de 10 dias** entre o surgimento dos primeiros sintomas e a retomada do tratamento.

Tendo em vista a ampla disponibilidade atual dos testes diagnósticos para SARS-Cov-2, é razoável, embora não obrigatório, que a estratégia descrita seja complementada pela coleta de exames. Nesta estratégia ampliada com exames, além dos critérios clínicos mencionados, devem-se realizar dois testes moleculares (nasal ou orofaríngeo), respeitando-se um intervalo igual ou superior a 24 horas entre eles.[24]

Os pacientes com atividade grave da DII, que adquirem a infecção pela SARS-CoV-2, representam um grupo especial, cujas condutas serão individualizadas de acordo com a gravidade da infecção pelo SARS-Cov-2. Naqueles com covid-19 leve/moderada, a atividade grave da DII representa a condição com maior potencial de causar desfechos desfavoráveis. Nesses casos, sugere-se, se possível, restringir os corticosteroides à dose equivalente de prednisona ≤ 40 mg ao dia, além de evitar o uso de tiopurinas, metotrexato ou tofacitinibe. Com relação à terapia biológica, não é proibitivo considerar o seu início ou o escalonamento em casos muito selecionados, devendo-se compartilhar com o paciente os potenciais riscos e benefícios desta conduta.[8,9,22] A profilaxia para trombose venosa profunda (TVP) não pode ser esquecida, visto o elevado risco de TVP relacionado à DII ativa, agravado pela covid-19.

Nos pacientes que, além da atividade grave da DII, evoluem com as formas graves da covid-19, é racional considerar que a covid-19 representa a condição que agrega maior risco imediato de óbito. Nesse caso, o primordial é garantir o suporte intensivo e compartilhar as condutas com as demais especialidades responsáveis pelo cuidado do paciente com covid-19 grave. Devem ser suspensos os tratamentos imunossupressores que se mostraram ineficazes no tratamento da DII com atividade grave em questão.[8,9,22] O escalonamento para novas terapias específicas para a DII não é recomendado, devendo-se considerá-lo apenas em situações de excepcionalidade. Embora algumas drogas utilizadas no tratamento da DII tenham sido estudadas no tratamento da covid-19, até o momento, nenhuma delas foi aprovada para esta finalidade.

Vacinação contra a covid-19

A pandemia impulsionou o desenvolvimento e a liberação emergencial de vacinas contra a covid-19. As vacinas desenvolvidas têm como principal alvo antigênico a proteína da superfície viral denominada "proteína S" ou *spike*, essencial à entrada do vírus na célula hospedeira. As tecnologias usadas no desenvolvimento destas vacinas incluem métodos tradicionais, como a vacina de vírus inativado (Coronavac da Biotech/Butantan®), e novas tecnologias, como as vacinas compostas por vetor viral não replicante, contendo o gene da proteína S (p. ex.: ChAdOx1 da Oxford/AstraZeneca® e JNJ-78436835 da Janssen) e as vacinas contendo RNAm que codifica a proteína S (p. ex.: RNAm-1273 da Moderna, BNT162b2 da Pfizerer/BioNtech).[25] As vacinas contra covid-19 atualmente autorizadas para uso no Brasil são as supracitadas, exceto a Moderna. Uma vez que os estudos pivotais não incluíram portadores de DII ou imunossuprimidos, os dados sobre a segurança e a resposta vacinal nesta população surgiram somente após aprovação dos imunizantes. Com base no conhecimento adquirido com outras vacinas, como a vacina contra a influenza, o pneumococo e a hepatite B, sabíamos que algumas drogas imunossupressoras usadas no tratamento da DII poderiam prejudicar a resposta imunológica à vacina.[26] Essa resposta, em geral, é avaliada pela quantificação de anticorpos específicos do subtipo IgG e, se possível, de anticorpos funcionais (neutralizantes).

O CLARITY-IBD[27] demonstrou que pacientes em uso de infliximabe apresentam baixa formação de anticorpos neutralizantes após dose única das vacinas contra covid-19, seja AstraZeneca, seja a Pfizer/BioNTech, quando comparados aos pacientes em uso de vedolizumabe. Neste estudo, em ambos os grupos, a taxa de soroconversão foi maior nos pacientes com passado de infecção pelo SARS-CoV-2 e naqueles que receberam uma segunda dose da vacina, ressaltando, portanto, a importância da exposição imunológica prévia ao vírus e da segunda dose da vacina. Estudo posterior mostrou que os pacientes tratados com infliximabe e tofacitinibe, quando comparados a controles saudáveis, exibiram menores títulos de anticorpos após a segunda dose da vacina, enquanto outros biológicos (ustequinumabe e vedolizumabe) e azatioprina em monoterapia não afetaram a resposta vacinal.[28] Embora a imunossupressão tenha impacto negativo na concentração de anticorpos, uma metanálise recente demonstrou elevada taxa de soroconversão após a vacinação completa, superior a 90%, independentemente da terapia imunossupressora em uso. Além disso, a maioria dos portadores de DII e inicialmente não respondedores ao esquema vacinal padrão soroconverteu após dose de reforço da vacina. A importância da dose de reforço também pôde ser enfatizada pela documentação da queda dos títulos de anticorpos 4 semanas após a vacinação completa, sendo o decréscimo ainda mais precoce nos pacientes em uso de anti-TNF, imunomoduladores ou ambos (comboterapia).[29]

Com base nas evidências disponíveis, tão logo a vacina contra covid-19 se tornou disponível no país em janeiro de 2021, o Programa Nacional de Imunização (PNI) priorizou a vacinação dos pacientes em terapia imunossupressora que correspondem àqueles em uso de: prednisona em dose > 10 mg/dia ou equivalente; imunossupressores; imunobiológicos; e pequenas moléculas (tofacitinibe). Posteriormente, uma dose de reforço foi priorizada para os portadores de doenças imunomediadas inflamatórias crônicas, independentemente da terapia em uso, num intervalo de 4 semanas após a última dose aplicada. Finalmente, uma segunda dose de reforço (correspondente à 4ª dose na maioria dos esquemas, exceto a vacina JNJ-78436835 da Janssen) passou a ser recomendada para os imunocomprometidos, num intervalo mínimo de 4 meses após a última dose administrada.

O surgimento das variantes do SARS-CoV-2 comprovou que as mutações virais são um processo contínuo, sendo a variante Omicron a mais recentemente descrita e também a mais fortemente mutada. O surgimento dessas variantes é motivo de preocupação na medida em que podem limitar a eficácia da vacina e perpetuar a transmissibilidade viral.[26]

A vacinação contra a covid-19 nos pacientes com DII é considerada segura, com taxas de eventos adversos raras e comparáveis aos indivíduos saudáveis.[26,30] Embora alguns eventos tromboembólicos tenham sido inicialmente relacionados à vacina da AstraZeneca e, posteriormente, em menor número, também à vacina da Janssen, estes eventos foram classificados como muitos raros e não devem desencorajar a vacinação. A administração do imunobiológico também não deve retardar a aplicação da vacina. Recomenda-se somente evitar a administração de ambos no mesmo dia a fim de se facilitar o reconhecimento do agente causador de eventuais eventos adversos. Em concordância com as demais sociedades internacionais, a Organização Brasileira de Doença de Crohn e Colite (GEDIIB) recomenda com ênfase que todos os pacientes com DII sejam vacinados o mais precocemente possível, não importando a vacina disponível, e fiquem com o esquema vacinal completo, incluindo as doses de reforço.[30]

Considerações finais

A pandemia unificou o mundo, pois, muitos medos e incertezas em comum impulsionaram uma mobilização massiva em busca de conhecimento sobre a covid-19. O aprendizado acumulado até o momento demonstra que muitas hipóteses inicialmente sugeridas sobre DII e covid-19, na verdade, estavam equivocadas. Por um lado, atualmente, sabemos que as DII não representam uma comorbidade de risco para formas graves da covid-19, o uso de biológicos se mostrou seguro, a terapia imunossupressora não deve ser inadvertidamente suspensa e completar o esquema vacinal, independentemente da vacina disponível e da terapia em uso, deve ser prioridade. Por outro lado, com todo o conhecimento acumulado na era pré-pandemia, concluímos que algumas suposições iniciais também fossem assertivas: o uso de corticosteroides aumenta o risco de formas graves da covid-19; os aminossalicilatos são seguros; a azatioprina, sobretudo em comboterapia, pode estar associada a piores desfechos infecciosos; e o controle da atividade da DII é primordial. No momento, o conhecimento sobre a pandemia da covid-19 continua em transformação, possibilitando que alguns conceitos discutidos no presente capítulo sejam renovados ao longo dos próximos meses. Entre tantos aprendizados acumulados, o maior deles foi compreender a imensidão da nossa vulnerabilidade. A era pós-pandemia nos trará muito conhecimento, mas, paradoxalmente, nos deixará com mais incertezas sobre o futuro. Esperamos que, em breve, este seja um "capítulo encerrado" da história da humanidade.

Referências bibliográficas

1. Allocca M et al. Incidence and patterns of covid-19 among inflammatory bowel disease patients from the Nancy and Milan cohorts. Clinical Gastroenterology and Hepatology. 2020;18:2134-5.
2. Singh AK, Jena A, Kumar MP et al. Risk and outcomes of coronavirus disease in patients with inflammatory bowel disease: a systematic review and meta-analysis. United European Gastroenterology Journal. 2021;9:159-76.
3. Taxonera C et al. 2019 Novel coronavirus disease (covid-19) in patients with inflammatory bowel diseases. Alimentary Pharmacology and Therapeutics. 2020;52:276-83.
4. Brenner EJ, Ungaro RC, Colombel JF et al. Secure-IBD database public data update. Disponível em: covidibd.org. Acesso em: 28 mar. 2022.
5. Parekh R et al. Presence of comorbidities associated with severe coronavirus infection in patients with inflammatory bowel disease. Digestive Diseases and Sciences. 2021. Doi:10.1007/s10620-021-07104-0.
6. Brenner EJ et al. Corticosteroids, but not TNF antagonists, are associated with adverse covid-19 outcomes in patients with inflammatory bowel diseases: results from an international registry. Gastroenterology. 2020;159:481-91.e3.
7. Ricciuto A et al. Inflammatory bowel disease clinical activity is associated with covid-19 severity especially in younger patients. Journal of Crohn's and Colitis. 2021. Doi: 10.1093/ecco-jcc/jjab172.
8. Chebli JMF et al. How to manage inflammatory bowel disease during the covid-19 pandemic: a guide for the practicing clinician. World Journal of Gastroenterology. 2021;27:1022-42.
9. El Ouali S, Rubin DT, Cohen BL et al. Optimal inflammatory bowel disease management during the global coronavirus disease 2019 pandemic. Current Opinion in Gastroenterology. 2021;37:313-9.
10. Magro F et al. Inflammatory bowel disease management during the covid-19 outbreak: the ten do's and don'ts from the ECCO-COVID task force. Journal of Crohn's and Colitis. 2020;14:S798-806.
11. Ungaro RC et al. Effect of IBD medications on covid-19 outcomes: results from an international registry. Gut. 2021;70:725-32.
12. Fan D, Gearry RB. Editorial – IBD medications during the covid-19 pandemic: are they safe to use? Alimentary Pharmacology and Therapeutics. 2021;54:208-9.
13. Agrawal M et al. Characteristics and outcomes of IBD patients with covid-19 on tofacitinib therapy in the Secure-IBD registry. Inflammatory Bowel Diseases. 2021;27:585-9.
14. Ungaro RC et al. Impact of medications on covid-19 outcomes in inflammatory bowel disease: analysis of more than 6000 patients from an international registry. Gastroenterology. 2022;162:316-9.e5.
15. Singh AK, Jena A, Kumar MP et al. Clinical presentation of covid-19 in patients with inflammatory bowel disease: a systematic review and meta-analysis. Intestinal Research. 2022;20:134-43.
16. Ungaro RC et al. New gastrointestinal symptoms are common in inflammatory bowel disease patients with covid-19: data from an international registry. Inflammatory Bowel Diseases. 2022;28:314-7.
17. Hanauer SB, Long MD, Regueiro MD. 2020 Advances in inflammatory bowel diseases: vision for the next decade. American Journal of Gastroenterology. 2020;115:S1.

18. Zhao Y, Cao Y, Wang S et al. Covid-19 and gastrointestinal symptoms. British Journal of Surgery. 2020;107:e382-3.
19. Sultan S et al. AGA Institute rapid review of the gastrointestinal and liver manifestations of covid-19, meta-analysis of international data and recommendations for the consultative management of patients with covid-19. Gastroenterology. 2020;159:320-34.e27.
20. Effenberger M et al. Faecal calprotectin indicates intestinal inflammation in covid-19. Gut. 2020;69:1543-4.
21. Sultan S et al. AGA rapid review and guideline for SARS-CoV-2 testing and endoscopy post-vaccination: 2021 update. Gastroenterology. 2021;161:1011-29.e11.
22. Lichtenstein GR, Rubin DT. Coronavirus and patients with inflammatory bowel disease: management strategies for the practicing clinician. Am J Gastroenterol. 2020;115:1566-9.
23. Dotan I et al. Best practice guidance for adult infusion centres during the covid-19 pandemic: report from the Covid-19 International Organization for the Study of IBD [IOIBD] Task Force. Journal of Crohn's and Colitis. 2020;14:S785-90.
24. Siegel CA et al. Guidance for restarting inflammatory bowel disease therapy in patients who withheld immunosuppressant medications during covid-19. Journal of Crohn's and Colitis. 2020;14:S769-73.
25. Garcillán B, Salavert M, Regueiro JR et al. Response to vaccines in patients with immune-mediated inflammatory diseases: a narrative review. Vaccines. 2022;10.
26. Doherty J et al. Review article: vaccination for patients with inflammatory bowel disease during the covid-19 pandemic. Alimentary Pharmacology and Therapeutics. 2021;54:1110-23.
27. Kennedy NA, Lin S, Goodhand JR et al. Infliximab is associated with attenuated immunogenicity to BNT162b2 and ChAdOx1 nCoV-19 SARS-CoV-2 vaccines in patients with IBD. Gut. 2021 Oct;70(10):1884-93.
28. Alexander JL et al. Covid-19 vaccine-induced antibody responses in immunosuppressed patients with inflammatory bowel disease (VIP): a multicentre, prospective, case-control study. Lancet Gastroenterology and Hepatology. 2022;7:342-52.
29. Jena A et al. Effectiveness and durability of covid-19 vaccination in 9447 patients with IBD: a systematic review and meta-analysis. Clinical Gastroenterology and Hepatology. 2022. Doi: 10.1016/j.cgh.2022.02.030.
30. Alexander JL et al. SARS-CoV-2 vaccination for patients with inflammatory bowel disease: a British Society of Gastroenterology Inflammatory Bowel Disease section and IBD Clinical Research Group position statement. Lancet Gastroenterology and Hepatology. 2021;6:218-24.

46 Infecções Oportunistas e Emergentes em Pacientes com Doenças Inflamatórias Intestinais

Orlando Ambrogini Junior
Marjorie Costa Argollo

Introdução

As doenças inflamatórias intestinais (DII), incluindo a doença de Crohn (DC) e a retocolite ulcerativa (RCU), são doenças idiopáticas do trato gastrointestinal (GTI), de evolução crônica e progressiva, caracterizadas por períodos de surtos e remissão. A sua fisiopatologia permanece incerta, porém, fatores genéticos, imunológicos, interagindo com fatores ambientais externos e a microbiota intestinal, parecem estar implicados. Apesar de pacientes com DII não serem rotineiramente considerados como indivíduos com alterações na imunocompetência, mesmo diante de evidências demonstrando modificações na imunidade inata de mucosa, o seu tratamento baseia-se, eminentemente, em drogas que afetam a resposta imunológica, em graus variados, por diferentes mecanismos de ação. O grupo de pacientes sob risco para desenvolvimento de infecções oportunistas são aqueles em uso de drogas imunomoduladoras, especialmente em comboterapia, que apresentam quadros de desnutrição associada e idade avançada, que constitui fator de risco independente.

Infecções emergentes *versus* infecções oportunistas

Infecções oportunistas são definidas como infecções que não têm capacidade patogênica ou a têm de forma limitada sob circunstâncias usuais, que, entretanto, no contexto da presença de um desbalanço imunológico, decorrente da doença de base ou do seu tratamento, podem resultar em infecções graves.[1]

Já as infecções emergentes são caracterizadas por um aumento; ou nova ocorrência, nas últimas décadas. Estas podem ser classificadas de acordo com a sua evolução temporal e comportamento:[2]

- Doenças infecciosas emergentes com diagnóstico recente: doenças antigas atualmente classificadas como doenças infecciosas pela descoberta de um agente infeccioso causal.
- Doenças infecciosas emergentes recém-descritas.
- Doenças infeciosas reemergentes: recorrência ou novos surtos de doenças infecciosas antigas com impacto público relevante.
- Resistência emergente: aumento da resistência dos agentes infecciosos a substâncias antimicrobianas.

O objetivo deste capítulo consiste em descrever brevemente a ocorrência de infecções oportunistas e emergentes em pacientes com DII.

Clostridium difficile

O *Clostridium difficile* (*C. difficile*) é um germe anaeróbio, Gram-positivo, altamente transmissível pela via fecal-oral. As suas exotoxinas podem causar um espectro variado de doença, desde um quadro diarreico leve até casos graves de diarreia fulminante e colite grave complicada com megacólon tóxico, perfuração intestinal, sepse e óbito.[3] O diagnóstico da infecção pelo *C. difficile* no paciente com DII baseia-se nos sintomas clínicos, que podem mimetizar uma agudização da doença de base (com sintomas de diarreia e dor abdominal), associados a exames complementares para detecção de proteínas e/ou toxinas produzidas por essa bactéria. A cultura toxigênica constitui o padrão-ouro para diagnóstico de infecção pelo *C. difficile*, porém requer alguns dias para o resultado final, o que pode retardar o diagnóstico e instituição do tratamento dirigido.[4]

Estudos epidemiológicos comprovaram um aumento nas taxas de incidência e prevalência dessa infecção na população de pacientes com DII. Nos pacientes hospitalizados, houve um crescimento em cerca de 2 a 3 vezes desde o início dos anos 2000, mais considerável na população pediátrica e naqueles com RCU. Fatores de risco descritos para a ocorrência da infecção pelo *Clostridium difficile* na população de pacientes com DII incluem exposição a antimicrobianos (especialmente de largo espectro), hospitalização e cirurgias recentes, imunossupressão, idade avançada, presença de comorbidades e infecção por citomegalovírus (CMV).[5,6]

A infecção pelo *Clostridium difficile* nos pacientes com DII tem impacto direto nos desfechos da doença com aumento da morbimortalidade, necessidade de hospitalização, taxas de colectomia e falha da bolsa ileal.[7]

Todos os pacientes com DII que apresentam surto de agudização dos sintomas devem ser testados para afastar a infecção pelo *Clostridium difficile*. A presença de pseudomembranas ao exame de colonoscopia exibe baixa sensibilidade para o seu diagnóstico. A pesquisa por reação da cadeia da polimerase (PCR) deve ser solicitada na vigência de fezes liquefeitas, para diminuir as taxas de resultados falso positivos.[8]

O tratamento baseia-se no uso de antibioticoterapia via oral de acordo com a gravidade dos sintomas: casos moderados com metronidazol na dose de 500 mg, via oral, 8/8 horas, por 10 a 14 dias e, em casos mais graves, a vancomicina na dose de 125 mg, via oral, 6/6 horas, por 10 dias.

Pacientes refratários ao tratamento com antimicrobianos podem submeter-se ao transplante fecal, ainda de acesso limitado em nosso meio, porém com resultados significativos com taxas de cura em cerca de 99% dos pacientes.

Citomegalovírus

O citomegalovírus (CMV) tem a capacidade de residir em seres humanos, com uma estimativa de 70% a 90% dos adultos sendo infectados. A primeira infecção pode ocorrer de forma assintomática ou como uma síndrome *monolike* que, quase sempre, evolui favoravelmente. Desde que o primeiro caso do CMV na RCU foi publicado em 1961, tenta-se saber se o CMV, quando reativado no cólon de pacientes, desempenha um papel patogênico. A principal incógnita reside em saber se o CMV realmente atua como um agente agressivo para a mucosa intestinal ou se é um aproveitador do processo inflamatório em um contexto de imunossupressão sustentada. A prevalência de CMV varia (3% a 79%) a depender da série consultada e dos métodos diagnósticos utilizados. Características que aumentam o risco de reativações do CMV na DII incluem sexo feminino, pancolite, idade avançada e duração da doença inferior a 60 meses. A terapia imunomoduladora com azatioprina e esteroides é um fator de gatilho reconhecido; enquanto com o anti-TNF, os dados são conflitantes. A reativação no cólon pode seguir um curso benigno e autolimitado, o que levantou dúvidas sobre a necessidade de iniciar o tratamento antiviral; não há ensaios clínicos que ofereçam uma resposta sólida. Na metanálise de Shukla et al., 43,2% dos 333 pacientes com UC e CMV receberam antivirais e o tratamento antiviral não proporcionou um benefício significativo em termos globais. No entanto, a análise do subgrupo constatou que os indivíduos com UC corticorrefratários tratados com antivirais apresentaram menor taxa de colectomia (OR: 0,2; IC: 95%, 0,08 a 0,49). Atualmente, recomenda-se procurar CMV em tecido por exame endoscópico (colonoscopia ou retossigmoidoscopia) em todos os pacientes com um surto de colite. De todas as opções diagnósticas, destacamos o exame histológico com pesquisa de inclusões virais, acompanhado da imuno-histoquímica como o preferencial ou, se possível, pesquisa por PCR no tecido, as provas sorológicas ou de antigenemia não auxiliam no diagnóstico da doença exclusivamente colônica, devendo ser somente usadas em suspeita de infecção sistêmica. McCurdy et al. realizaram um estudo retrospectivo e descobriram que a sensibilidade foi otimizada por áreas de biópsia em atividade e aumento do número de amostras, aconselhando 11 biópsias na RCU e 16 na doença de Crohn; vale ressaltar que, na área inflamada, as úlceras provocadas por CMV têm tendência de serem arredondadas, diferenciando-se das relacionadas à doença de Crohn que tendem a ser mais irregulares ou lineares. Se o paciente é refratário ao cocorticosteroide e o teste de CMV em cólon é positivo, deve ser iniciado ganciclovir EV 5 mg/Kg/dose a cada 12 horas por 14 dias. Se a evolução é favorável, pode ser iniciado valganciclovir oral na sequência, no 3º ou 5º dia, até 2 a 3 semanas. Em caso de resistência ou mielotoxicidade, foscarnet pode ser utilizado. A maioria dos autores concorda em manter a imunossupressão durante esse período, a menos que haja envolvimento sistêmico do CMV.

Herpes-zóster

Vírus varicela-zóster (VZV) no imunocomprometido está associado com o aumento da morbidade e da mortalidade da primeira infecção, com maior incidência de reativação na forma herpes-zóster e/ou doença disseminada e com aumento na taxa de neuralgia pós-herpética. Cullen et al. produziram uma revisão sistemática do tema na DII e encontraram 20 primoinfecções e 32 casos de zóster; todos haviam recebido imunossupressores. Mortalidade da primeira infecção foi de 25%, apesar da retirada da imunossupressão e do início de aciclovir; 7 de 32 casos de herpes-zóster experimentaram disseminação sistêmica sem nenhum registro de morte. É essencial questionar o paciente sobre a história de vacinação ou infecção sintomática no passado; se ambos são negativos ou o histórico médico não é conclusivo, é aconselhável determinar sorologia para IgG-anti-VVZ. Se os títulos são indetectáveis, deve ser indicada a vacinação. Temos de reforçar que a vacina atual é de vírus atenuado vivo; portanto, é aconselhável retardar o início da imunossupressão por no mínimo 3 semanas da última dose da vacina ou parar a imunossupressão por 3 meses antes da primeira vacinação. O risco de reativação do vírus atenuado é mais baseado em hipóteses, já que séries foram relatadas de pacientes em uso de MTX e AZA que foram vacinados sem incidentes e alcançando ótimas taxas de soro conversão. A nova vacina para a prevenção da reativação de agentes mortos (Zostavax®) é a opção mais adequada, mas ainda sem comercialização prevista em nosso meio.

Na primeira infecção ou em zóster com envolvimento sistêmico, a imunossupressão deve ser descontinuada e o aciclovir IV deve ser iniciado em casos de resistência ao foscarnet. No zóster cutâneo, é recomendado aciclovir por via oral (VO); valaciclovir 1 g VO, a cada 8 horas; ou famciclovir 500 mg VO, a cada 8 horas, por 7 a 14 dias ou até a resolução do lesões. Os últimos dois têm maior biodisponibilidade e posologia mais confortável. A decisão sobre a manutenção ou não da imunossupressão deve ser individualizada, colocando-se em comparação a gravidade da lesão cutânea e o benefício esperado para manutenção do controle da DII.

Infecções parasitárias e fúngicas

Em contraste com pacientes transplantados, não há evidências de necessidade para parasita ou fungos antes de se iniciar o imunomodulador ou biológico. Pacientes que retornam de áreas endêmicas ou com passado de infecções parasitárias ou fúngicas requerem especial atenção. No caso de *S. stercoralis*, em particular, triagem de pacientes com fatores de risco poderia ser realizado, embora nenhum método seja ideal. Sorologia positiva ou um paciente preparando-se para se submeter a tratamento com esteroides podem ser considerados motivo suficiente para a terapia (ivermectina idealmente ou com albendazol). Profilaxia secundária para demais infecções parasitárias ou fúngicas deveriam ficar restritas a regiões onde essas doenças possam ser mais prevalentes. A seguir, consideraremos algumas opções de diagnóstico e de tratamento de possíveis infecções mais encontradas em pacientes com DII.

Diagnóstico (Tabela 46.1)

Tabela 46.1 Métodos diagnósticos das infecções oportunistas em pacientes com DII.

Patógeno	Cultura	Sorologia	Teste molecular	Outros
Pneumocystis jiroveci	-	-	+/-	Visualização direta/citologia
Strongyloides stercoralis	-	+	-	Visualização direta/citologia
Toxoplasma gondii	-	+	+/-	Critério clínico/radiológico
Candida spp.	+	+/-	+/-	–
Aspergillus spp.	+	+	-	Critério clínico/radiológico
Histoplasma capsulatum	+	+	+/-	Visualização direta/histologia/radiologia
Cryptococcus neoformans	+	-	-	Citologia/pesquisa antígeno

Fonte: Desenvolvida pela autoria do capítulo.

Tratamento (Tabela 46.2)

Tabela 46.2 Abordagem terapêutica das infecções oportunistas em pacientes com DII.

Patógeno	1ª escolha	2ª escolha	Duração
Pneumocystis jiroveci	Trimetropim sulfametoxazol	Pentamidine	14 a 21 dias
Strongyloides stercoralis	Ivermectina	Albendazol	2 a 3 dias
Toxoplasma gondii	Sulfadiazine e pirimetamina	Clindamicina e pirimetamina	21 a 28 dias
Candida spp.	Fluconazol	Capsofungin/voriconazol	14 dias
Aspergillus spp.	Voriconazol	Anfotericina B	Até melhora de sintomas
Histoplasma capsulatum	Anfotericina B e itraconazol	Anfotericina B	2 a 3 meses
Cryptococcus neoformans	Anfotericina B e 5 flucitosina	Fluconazol	10 semanas

Fonte: Desenvolvida pela autoria do capítulo.

Referências bibliográficas

1. Rahier JF, Magro F, Abreu C et al. 2nd European evidence-based consensus on the prevention, diagnosis and management of opportunistic infections in inflammatory bowel disease. J Crohn's Colitis. 2014 Jun;8(6):443-68 [Epub 2014 Mar 6]. Doi: 10.1016/j.crohns.2013.12.013.
2. Löscher T, Prüfer-Krämer L. Emerging and re-emerging infectious diseases. In: Krämer A, Kretzschmar M, Krickeberg K. (ed.). Modern infectious disease epidemiology: statistics for biology and health. New York: Springer, 2009. Doi: 10.1007/978-0-387-93835-6_3.
3. Surawicz CM, Brandt LJ, Binion DG et al. Guidelines for diagnosis, treatment and prevention of Clostridium difficile infections. Am J Gastroenterol. 2013;108:478-98; quiz 499. Doi: 10.1038/ajg.2013.4. PMID: 23439232.
4. Cohen SH, Gerding DN, Johnson S et al. Clinical practice guidelines for Clostridium difficile infection in adults: 2010 update by the Society for Healthcare Epidemiology of America (SHEA) and the Infectious Diseases Society of America (IDSA). Infect Control Hosp Epidemiol. 2010;31:431-55.
5. Rolny P, Järnerot G, Möllby R. Occurrence of Clostridium difficile toxin in inflammatory bowel disease. Scand J Gastroenterol. 1983;18: 61-4. PMID: 6144171.
6. Masclee GM, Penders J, Jonkers DM et al. Is Clostridium difficile associated with relapse of inflammatory bowel disease? Results from a retrospective and prospective cohort study in the Netherlands. Inflamm Bowel Dis. 2013;19:2125-31. PMID: 23867869.
7. Ananthakrishnan AN, McGinley EL, Saeian K et al. Temporal trends in disease outcomes related to Clostridium difficile infection in patients with inflammatory bowel disease. Inflamm Bowel Dis. 2011;17:976-83. Doi: 10.1002/ibd.21457. PMID: 20824818.
8. Ben-Horin S, Margalit M, Bossuyt P et al.; European Crohn's and Colitis Organisation (ECCO). Prevalence and clinical impact of endoscopic pseudomembranes in patients with inflammatory bowel disease and Clostridium difficile infection. J Crohn's Colitis. 2010;4:194-8. Doi: 10.1016/j.crohns.2009.11.001. PMID: 21122505.

47 Neoplasias

Rodrigo Lovatti
Sinara Monica de Oliveira Leite

Introdução

As doenças inflamatórias intestinais (DII) – doença de Crohn (DC) e retocolite ulcerativa (RCU) – fazem parte do grupo de doenças imunomediadas e apresentam-se como um processo inflamatório crônico intestinal e extraintestinal.[1,2] O conceito do processo evolutivo inflamação-desenvolvimento de neoplasia já está estabelecido. Nos anos 2000, vários exemplos desta evolução foram descritos: hepatite viral e carcinoma hepatocelular; gastrite por *H. pylori* e câncer gástrico; pancreatite crônica e adenocarcinoma pancreático; e mononucleose e linfoma. Nas DII, está bem determinado o risco 2 vezes maior de adenocarcinoma colorretal (CCR).

Além do CCR, outros tumores têm frequência aumentada na população com DII: colangiocarcinoma; linfoma; e câncer de pele (melanoma e não melanoma).[3,4]

Estudos populacionais revelaram que alguns desses tumores são desencadeados pelo tratamento com imunossupressores e biológicos anti-TNF.[5-7]

Assim, os tumores relacionados às DII se dividem em dois grupos (Figura 47.1):

1. Tumores que resultam da atividade inflamatória das DII (relacionados à inflamação).
2. Tumores que resultam do tratamento (relacionados à imunossupressão).

Tumores como o linfoma intestinal primário relacionado ao vírus Epstein-Baar (EBV) em paciente exposto a tiopurinas são relacionados à inflamação e à imunossupressão simultaneamente.

Nos últimos anos, a incidência e a prevalência de câncer relacionado às DII têm diminuído, talvez pelo melhor tratamento e vigilância. As novas drogas têm mudado drasticamente o manejo das DII.[8,9]

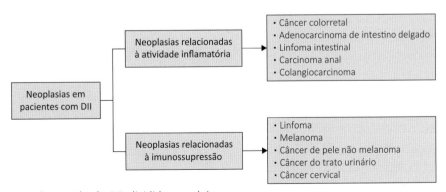

Figura 47.1 Tumores relacionados às DII, divididos em dois grupos.
Fonte: Adaptada de Greuter T, Vavricka S, König AO et al., 2020.

Epidemiologia
Estatística das neoplasias em DII

Vários estudos de coorte nacional revelaram uma incidência maior de câncer na população com DII, ainda maior na DC do que na RCU, particularmente para os tumores gastrointestinais (adenocarcinoma de delgado, carcinoma colorretal e carcinoma anal), câncer do trato biliar e tumores hematológicos (mieloma e linfoma não Hodgkin). Porém, dois estudos europeus não constataram taxa de câncer global aumentada nos pacientes com DII.[10,11]

Uma coorte suíça com análise meticulosa demonstrou taxa de câncer comparável à da população geral, com base em um seguimento de 12.420 pacientes/ano.[12] Esses dados em conjunto demonstram que o risco global de câncer relacionado com DII e subtipos específicos parece estar aumentado, embora em uma extensão menor do que se pensava anteriormente.[13]

Fatores de risco para carcinogênese

As neoplasias nos portadores de doenças inflamatórias intestinais estão diretamente relacionadas a dois principais fatores de risco, o processo inflamatório crônico e a imunossupressão secundária aos medicamentos utilizados para o tratamento como as tiopurinas (azatioprina e 6-mercaptopurina) e anti-TNF.[12,13]

A inflamação crônica é o principal fator de risco para o desenvolvimento de neoplasias gastrointestinais[3] e, quanto maiores o tempo de exposição e a extensão do processo inflamatório, maiores as chances de desenvolvimento do processo neoplásico.[12,14] Podemos citar como neoplasias diretamente relacionadas ao processo inflamatório crônico o adenocarcinoma colorretal e o de intestino delgado, o linfoma intestinal e o colangiocarcinoma.[14]

A base do tratamento das doenças inflamatórias intestinais é formada pelos medicamentos que promovem imunossupressão. As tiopurinas e o metotrexato podem promover carcinogênese por meio de alterações diretas ao DNA, ativação de oncogenes, redução da vigilância do sistema imune às células malignas e pior controle imunológico sobre vírus oncogênicos como o EBV.[13,15] No entanto, o mecanismo oncogênico dos antagonistas do TNF é incerto, uma vez que essas moléculas podem tanto estimular a destruição de células neoplásicas pelo sistema imune como podem ser produzidas por tumores para facilitar o crescimento de células neoplásicas. As principais neoplasias relacionadas ao tratamento imunossupressor no contexto das doenças inflamatórias intestinais são os linfomas, leucemia mieloide aguda, síndromes mielodisplásicas, câncer de pele não melanoma e neoplasias do trato urinário.[16]

Outros fatores de risco que merecem destaque são idade, tabagismo, presença de colangite esclerosante primária associada, história familiar e alterações moleculares como mutações no gene APC (*adenomatous polyposis coli*), aneuploidias, metilação do DNA, instabilidade de microssatélites, ativação do oncogene KRAS, ativação da COX-2, eventual perda de função do TP53 e mutações nos genes supressores tumorais DCC/DPC4.[14,17]

Fatores de proteção

Existem poucos fatores que possam influenciar positivamente a prevenção contra o surgimento de neoplasias nos pacientes com doenças inflamatórias intestinais, e todos eles com baixo nível de evidência.[14]

Os anti-TNF estão associados a uma redução global da incidência de câncer, possivelmente por promoverem um melhor controle da inflamação intestinal.[12]

Muito se tem estudado a respeito do papel dos aminossalicilatos (mesalazina e sulfassalazina) na quimioprevenção do câncer colorretal, tanto em pacientes com DC como com colite ulcerativa, mas os dados são conflitantes e carecem de estudos mais robustos.[12,18]

Neoplasias relacionadas à inflamação

A inflamação crônica do intestino está associada aos seguintes tipos de câncer: carcinoma colorretal; adenocarcinoma de intestino delgado; linfoma intestinal; carcinoma anal; e colangiocarcinoma. Todos potencialmente passíveis de prevenção com tratamento à base de imunossupressores e imunobiológicos.[3]

Câncer colorretal

O câncer colorretal associado à colite (CAC) já está claramente estabelecido. Os fatores de risco são: doença colônica extensa, de longa duração, grave; e a concomitância de colangite esclerosante primária (CEP). Pacientes com retite apenas não apresentam risco aumentado, aqueles com colite esquerda têm risco intermediário e os com pancolite estão no maior risco.

Na DC, um envolvimento de 30% a 50% é o suficiente para risco aumentado. A partir de 8 anos de doença, o risco para CCR é maior do que o da população geral e aumenta com o tempo num modelo linear.[7,19,20]

Estes fatores definem a vigilância recomendada pela ECCO:[19]

- **Colonoscopia anual se há:** CEP associada, parente em 1º grau com CCR abaixo dos 50 anos, estenose ou displasia diagnosticadas nos últimos 5 anos em paciente que recusou cirurgia.
- **Colonoscopia a cada 3 anos se há:** pólipos inflamatórios, CCR em parente de 1º grau diagnosticado acima dos 50 anos, colite extensa com atividade inflamatória moderada a grave.
- **Colonoscopia a cada 5 anos se há:** colite que afeta menos de 50% do cólon ou se há colite extensa, mas de leve intensidade.

Outros fatores de risco devem ser considerados: gênero masculino; história familiar; idade; tabagismo; sedentarismo; e consumo de álcool e carne vermelha.

Apesar da compreensão da carcinogênese associada ao CAC, um trabalho dinamarquês e uma metanálise[9,21] recentes não encontraram risco excessivo de CCR associado às DII. Isso tem sido atribuído a alguns fatores:

- introdução de imunossupressores potentes com melhor controle da inflamação intestinal;
- melhores estratégias de vigilância;
- indicação de colectomia nos casos de displasia de alto grau;
- uso de drogas com propriedades quimiopreventivas.

Ainda assim, considera-se que a DII aumente em 2 vezes o risco de CCR.[22]

A patogênese do CAC parece ser semelhante à do CCR esporádico, em que o processo inflamatório constante resulta no início e na progressão da carcinogênese. As primeiras alterações ocorrem no nível molecular como mutações no TP53, instabilidade de microssatélite ou metilação das ilhas CpG.[23,24] Na sequência, surge a displasia histológica, de indefinida a baixo grau, progredindo para alto grau. Alterações no microbioma contribuem para a formação do CAC.[3,25]

As lesões displásicas associadas às DII são mais planas e menos definidas, comparadas às lesões do CCR esporádico. Isso dificulta sua detecção precoce e tratamento preventivo endoscópico. Técnica endoscópica padrão tem pior desempenho na prevenção. A Organização Europeia de Crohn e Colite (ECCO) recomenda o uso de cromoendoscopia ou alta definição com biópsias guiadas ou a endoscopia-padrão com biópsias aleatórias (pelo menos 33).[19]

Se há diagnóstico de displasia de alto grau ou carcinoma não passíveis de tratamento endoscópico, deve-se indicar a colectomia.

Não há comprovação do efeito quimioprotetor do 5-ASA e das tiopurinas. Não há recomendação para o uso de aspirina como prevenção para CAC em pacientes com DII, que devem realizar a vigilância da mesma maneira.

Adenocarcinoma de intestino delgado

Os pacientes com DC com envolvimento do intestino delgado têm maior risco de desenvolvimento de adenocarcinoma, entre 20 e 30 vezes, sendo os principais fatores de risco o tempo de doença maior que 8 anos, presença de estenoses e doença penetrante, sexo masculino e uso de corticosteroides.[14,22] Há evidências de que a incidência tem diminuído na era dos biológicos.[12]

Estenoses sintomáticas em pacientes que experimentam longo tempo de remissão além de estenoses refratárias ao tratamento devem chamar a atenção para a possibilidade de se tratar de adenocarcinoma.[22]

Ao contrário do câncer colorretal, aqui não há opções que se mostrem eficazes para o rastreio. Atenção especial deve ser dada à utilização da cápsula endoscópica para diagnóstico uma vez que existe risco relevante de impactação da mesma.[14]

Linfoma intestinal

Os linfomas intestinais ocorrem em uma frequência que varia de 10 a 48,3 casos por 100 mil pacientes por ano com DII.[14] A grande maioria é composta por linfoma não Hodgkin, aproximadamente 84% dos casos, sendo o linfoma difuso de grandes células B e o linfoma folicular os principais.[26]

Desde a década de 1970, sabe-se da relação do vírus EBV com o surgimento de desordens linfoproliferativas e nos últimos anos, com o desenvolvimento de linfomas em pacientes portadores de DII, particularmente quando tratados com tiopurinas.[27]

Ao contrário das tiopurinas, os medicamentos anti-TNF não estão envolvidos na gênese de neoplasias linfáticas na maioria das publicações, como reforçado em recente revisão sistemática publicada por Muller et al.[26] Outros biológicos como vedolizumabe e o ustequinumabe também não demonstraram aumentar o risco de desenvolvimento de doenças linfoproliferativas.[28] Em estudo publicado por Mariette et al., o tofacitinibe que recentemente foi aprovado para o tratamento de colite ulcerativa, também se mostrou seguro em relação ao surgimento de linfomas em pacientes tratados para artrite reumatoide, apesar de os dados serem limitados.[29]

Carcinoma anal

Um exame proctológico adequado é essencial para a identificação deste tumor. A incidência é baixa, na população geral (0,01 a 0,02/1.000) e há fatores de risco já identificados: homens que fazem sexo com homens; mulheres com displasia cervical de alto grau; e presença de fístula em pacientes com doença de Crohn perianal de longa duração.[3,30] Nestes casos, a incidência sobe para 0,38 por 1 mil pacientes por ano.[31]

Histologicamente, os tumores anais são, quase sempre, de origem epitelial escamosa, associados ao HPV (papilomavírus humano); mas os tumores associados a fístulas podem ser adenocarcinoma ou carcinoma escamoso, não associados ao HPV. O prognóstico desses tumores é geralmente pobre.[3]

Colangiocarcinoma

Pacientes com doenças inflamatórias intestinais (DII) têm maior risco de desenvolver colangiocarcioma, sendo este 160 vezes maior quando associado à presença de colangite esclerosante primária (CEP).[32]

Metanálise que incluiu 17.052 pacientes com DII mostrou que os pacientes com DC tinham um sensível aumento de chances, ao passo que os acometidos por colite ulcerativa apresentavam grande risco, ambos associados com a presença de CEP.[33] Levando-se em conta esse risco, sugere-se que pacientes com DII e CEP devem realizar colangiorressonância anualmente ou ultrassonografia abdominal associada à dosagem do CA 19-9.[14]

Vale lembrar que pacientes com DII e CEP também têm risco elevado para o desenvolvimento de câncer colorretal, sendo indicada a colonoscopia de *screening* anual para esses pacientes.[19]

Neoplasias relacionadas à imunossupressão
Neoplasias hematológicas

Os linfomas não Hodgkin têm sido fonte de preocupação nos pacientes com DII, uma vez que as tiopurinas estão relacionadas ao desenvolvimento de um linfoma de células B associado ao EBV, principalmente em homens jovens.[14]

Pacientes jovens do sexo masculino e soronegativos para o EBV têm maior risco de desenvolvimento de formas letais de linfoma durante infecção primária por esse vírus e, por isso, recomenda-se rastreamento sorológico antes do início do tratamento com tiopurinas, devendo-se estas serem utilizadas com cautela nessas subpopulações.[5,34]

As tiopurinas estão associadas também com leucemia mieloide aguda e síndromes mielodisplásicas graves.[14]

Com relação aos anti-TNF, apesar do risco teórico, não está claro se eles aumentam os riscos de linfomas nos pacientes com DII como demonstrado em estudo de coorte suíço de 2019.[12]

Neoplasias de pele

O câncer de pele é frequente, mesmo em pacientes jovens, e também acomete portadores de DII. Tiopurinas e anti-TNF têm sido ligados ao desenvolvimento de câncer de pele. A azatioprina e a mercaptopurina estão relacionadas ao risco aumentado de câncer de pele não melanoma. Já o anti-TNF foi associado ao risco de melanoma. O aumento desses tumores varia de 1,5 a 4 vezes mais que a população.[7,12,35]

Destarte, pacientes com DII devem consultar regularmente um dermatologista para detecção precoce de tumores de pele, sobretudo se têm a pele clara e estão em uso de tiopurinas e/ou anti-TNF.

Neoplasia de colo de útero

Alguns estudos mostram taxas aumentadas de câncer de colo de útero em pacientes com DII. É um tumor tipicamente associado ao HPV. Permanece obscuro se o tumor ocorre por um risco intrínseco ou por imunossupressão.

Em decorrência de estratégias de vigilância e da vacinação anti-HPV implementadas mais recentemente, as taxas desses tumores estão se reduzindo. Deve-se vacinar a população com DII, independentemente do gênero.[36]

Neoplasias de trato urinário

As neoplasias do trato urinário englobam os cânceres de bexiga e renais. Habitualmente, os principais fatores de risco são a idade avançada, o tabagismo, a obesidade e o uso de imunossupressores.[32]

Recente estudo italiano prospectivo e multicêntrico mostrou uma prevalência de 9,6%, sendo os principais fatores de risco a duração da doença e o uso de imunossupressores, e estudo de caso-controle com veteranos americanos mostrou aumento no risco de câncer de células renais.[37,38] Metanálise publicada por Pedersen et al. mostrou elevação do risco de câncer de bexiga.[33] No entanto, outra metanálise recentemente publicada por Lo et al. não mostrou associação entre DII e neoplasias do trato urinário.[39]

Apesar de os estudos mostrarem resultados conflitantes, pacientes idosos e em uso de tiopurinas devem ser vigiados mais de perto e encorajados a cessar o tabagismo.[32]

Perspectivas futuras

A introdução dos medicamentos biológicos no tratamento das DII alterou profundamente seu manejo. Atualmente, há várias drogas a serem utilizadas no tratamento da DC e da RCU: além dos já tradicionais anti-TNF; anti-integrinas; anti-IL-12/23; e os inibidores de JAK.

O estudo GEMINI de segurança a longo prazo não mostrou associação do vedolizumabe com aumento de neoplasias (5.670 pacientes por ano).[40] Uma metanálise com o tofacitinibe, incluindo 82 estudos (66.159 pacientes) não mostrou associação com tumores de pele não melanoma ou outras neoplasias.[41] O ustequinumabe não parece estar associado ao risco de desenvolvimento de câncer.[42,43] Mais estudos são necessários para avaliar os medicamentos mais recentes no mercado a fim de se avaliar o efeito cumulativo das drogas no longo prazo.

Estratégias de vigilância para os tumores são ferramentas importantes e efetivas para prevenção e detecção precoce de câncer na população geral e nos portadores de DII. A cromoendoscopia com biópsias guiadas demonstrou uma taxa de detecção maior de displasia comparada à colonoscopia-padrão. O papel da coloração eletrônica e da endomicroscopia confocal permanece indeterminado.[44] A vigilância para o colangiocarcinoma, adenocarcinoma de intestino delgado e tumores do trato urinário não está bem estabelecida. Entender quais fenótipos da DII se relacionam com maior risco para esses tumores ajudará a personalizar o seguimento dos pacientes.

Com o conhecimento atual, pode-se recomendar que:

- Tiopurinas devem ser evitadas em pacientes com história prévia de linfoma, leucemia mieloide aguda, síndrome mielodisplásica, câncer de pele não melanoma e câncer de trato urinário. A ECCO recomenda evitar as tiopurinas em homens jovens EBV-soronegativos.[13]
- Anti-TNF devem ser evitados em pacientes com história de melanoma.[22,45]

Referências bibliográficas

1. Kaser A, Zeissig S, Blumberg RS. Inflammatory bowel disease. Annu Rev Immunol. 2010;28:573-621.
2. Greuter T, Vavricka SR. Extraintestinal manifestations in inflammatory bowel disease: epidemiology, genetics and pathogenesis. Expert Rev Gastroenterol Hepatol. 2019;13(4):307-17.
3. Beaugerie L, Itzkowitz SH. Cancers complicating inflammatory bowel disease. N Engl J Med. 2015;372(15):1441-52.
4. Kappelman MD, Farkas DK, Long MD et al. Risk of cancer in patients with inflammatory bowel diseases: a nationwide population-based cohort study with 30 years of follow-up evaluation. Clin Gastroenterol Hepatol. 2014;12(2):265-e1.
5. Beaugerie L, Brousse N, Bouvier AM et al. Lymphoproliferative disorders in patients receiving thiopurines for inflammatory bowel disease: a prospective observational cohort study. Lancet. 2009;374(9701):1617-25.
6. Kandiel A, Fraser AG, Korelitz BI et al. Increased risk of lymphoma among inflammatory bowel disease patients treated with azathioprine and 6-mercaptopurine. Gut. 2005;54(8):1121-5.
7. Andersen NN, Pasternak B, Basit Sa et al. Association between tumor necrosis factor-α antagonists and risk of cancer in patients with inflammatory bowel disease. JAMA. 2014;311(23):2406-13.
8. Jess T, Horváth-Puhó E, Fallingborg J et al. Cancer risk in inflammatory bowel disease according to patient phenotype and treatment: a Danish population-based cohort study. Am J Gastroenterol. 2013;108(12):1869-76.
9. Jess T, Simonsen J, Jørgensen KT et al. Decreasing risk of colorectal cancer in patients with inflammatory bowel disease over 30 years. Gastroenterology. 2012;143(2):375.
10. Burisch J, Jess T, Martinato M et al., ECCO Epicom. The burden of inflammatory bowel disease in Europe. J Crohns Colitis. 2013;7(4):322-37.
11. Katsanos KH, Tatsioni A, Pedersen N et al. Cancer in inflammatory bowel disease 15 years after diagnosis in a population-based European collaborative follow-up study. J Crohn's Colitis. 2011;5(5):430-42.
12. Lo B, Zhao M, Vind I et al. The risk of extraintestinal cancer in inflammatory bowel disease: a systematic review and meta-analysis of population-based cohort studies. Clin Gastroenterol Hepatol. 2021 Jun;19(6):1117-38.e19.13

13. Axelrad JE, Lichtiger S, Yajnik V. Inflammatory bowel disease and cancer: the role of inflammation, immunosuppression and cancer treatment. World J Gastroenterol. 2016 May 28;22(20):4794-801.
14. Greuter T, Vavricka S, König AO et al. Malignancies in inflammatory bowel disease. Digestion. 2020;101(Suppl 1):136-45.
15. Münz C, Moormann A. Immune escape by Epstein-Barr virus associated malignancies. Semin Cancer Biol. 2008;18:381-7.
16. Beaugerie L. Inflammatory bowel disease therapies and cancer risk: where are we and where are we going? Gut. 2012;61:476-83.
17. Vogelstein B, Papadopoulos N, Velculescu VE et al. Cancer genome landscapes. Science. 2013;339:1546-58.
18. Nguyen GC, Gulamhusein A, Bernstein CN. 5-Aminosalicylic acid is not protective against colorectal cancer in inflammatory bowel disease: a meta-analysis of non-referral populations. Am J Gastroenterol. 2012;107(9):1298-305.
19. Magro F, Gionchetti P, Eliakim R et al. 3rd European evidence-based consensus on diagnosis and management of ulcerative colitis – Part I: Definitions, diagnosis, extra-intestinal manifestations, pregnancy, cancer surveillance, surgery and ileo-anal pouch disorders. J Crohn's Colitis. 2017;11(6):649-70.
20. Beaugerie L, Svrcek M, Seksik P et al. Risk of colorectal high-grade dysplasia and cancer in a prospective observational cohort of patients with inflammatory bowel disease. Gastroenterology. 2013;145(1):166.
21. Lutgens MW, Vleggaar FP, Siersema PD et al. Declining risk of colorectal cancer in inflammatory bowel disease: an updated meta-analysis of population-based cohort studies. Inflamm Bowel Dis. 2013;19(4):789-99.
22. Annese V, Beaugerie L, Egan L et al. European evidence-based consensus: inflammatory bowel disease and malignancies. J Crohn's Colitis. 2015;9(11):945-65.
23. Scarpa M, Castagliuolo I, Castoro C et al. Inflammatory colonic carcinogenesis: a review on pathogenesis and immunosurveillance mechanisms in ulcerative colitis. World J Gastroenterol. 2014;20(22):6774-85.
24. Brentnall TA, Crispin DA, Rabinovitch PS et al. Mutations in the p53 gene: an early marker of neoplastic progression in ulcerative colitis. Gastroenterology. 1994;107(2):369-78.
25. Shah SC, Itzkowitz SH. Colorectal cancer in inflammatory bowel disease: mechanisms and management. Gastroenterology. 2022;162:715-30.
26. Muller M, Broséus J, Feugier P et al. Characteristics of lymphoma in patients with inflammatory bowel disease: a systematic review. J Crohn's Colitis. 2021 May 4;15(5):827-39. Doi: 10.1093/ecco-jcc/jjaa193.
27. Vos AC, Bakkal N, Minnee RC et al.; Initiative on Crohn's and Colitis (ICC). Risk of malignant lymphoma in patients with inflammatory bowel diseases: a Dutch nationwide study. Inflamm Bowel Dis. 2011;17:1837-45.
28. Shim HH, Chan PW, Chuah SW et al. A review of vedolizumab and ustekinumab for the treatment of inflammatory bowel diseases. JGH Open. 2018;2:223-34.
29. Mariette X, Chen C, Biswas P et al. Lymphoma in the tofacitinib rheumatoid arthritis clinical development program. Arthritis Care Res (Hoboken). 2018;70:685-94.
30. Slesser AA, Bhangu A, Bower M et al. A systematic review of anal squamous cell carcinoma in inflammatory bowel disease. Surg Oncol. 2013;22(4):230-7.
31. Beaugerie L, Carrat F, Nahon S et al. High risk of anal and rectal cancer in patients with anal and/or perianal Crohn's disease. Clin Gastroenterol Hepatol. 2018;16(6):892-e2.
32. Mala A, Foteinogiannopoulou K, Koutroubakis IE. Solid extraintestinal malignancies in patients with inflammatory bowel disease. World J Gastrointest Oncol. 2021 Dec 15;13(12):1956-80.
33. Pedersen N, Duricova D, Elkjaer M et al. Risk of extra-intestinal cancer in inflammatory bowel disease: meta-analysis of population-based cohort studies. Am J Gastroenterol. 2010;105:1480-7.
34. Kotlyar DS, Osterman MT, Diamond RH et al. A systematic review of factors that contribute to hepatosplenic T-cell lymphoma in patients with inflammatory bowel disease. Clin Gastroenterol Hepatol. 2011;9(1):36-e1.
35. Long MD, Martin CF, Pipkin CA et al. Risk of melanoma and non melanoma skin cancer among patients with inflammatory bowel disease. Gastroenterology. 2012;143(2):390-e1.
36. Rungoe C, Simonsen J, Riis L et al. Inflammatory bowel disease and cervical neoplasia: a population-based nationwide cohort study. Clin Gastroenterol Hepatol. 2015;13(4):693-e1.
37. Biancone L, Petruzziello C, Orlando A et al. Cancer in Crohn's disease patients treated with infliximab: a long-term multicenter matched pair study. Inflamm Bowel Dis. 2011;17:758-66.
38. Mosher CA, Brown GR, Weideman RA et al. Incidence of colorectal cancer and extracolonic cancers in veteran patients with inflammatory bowel disease. Inflamm Bowel Dis. 2018;24:617-23.
39. Lo B, Zhao M, Vind I et al. The risk of extraintestinal cancer in inflammatory bowel disease: a systematic review and meta-analysis of population-based cohort studies. Clin Gastroenterol Hepatol. 2021;19:1117-38.e19.
40. Card T, Ungaro R, Bhayat F et al. Vedolizumab use is not associated with increased malignancy incidence: GEMINI LTS study results and post marketing data. Aliment Pharmacol Ther. 2020;51(1):149-57.
41. Olivera P, Lasa J, Bonovas S et al. Safety of Janus kinase inhibitors in patients with inflammatory bowel diseases or other immune-mediated diseases: a systematic review and meta-analysis. Gastroenterology. 2020 May;158(6):1554-73.e12.
42. Ghosh S, Gensler LS, Yang Z et al. Ustekinumab safety in psoriasis, psoriatic arthritis and Crohn's disease: an integrated analysis of phase II/III clinical development programs. Drug Saf. 2019;42(6):751-68.
43. Fiorentino D, Ho V, Lebwohl MG et al. Risk of malignancy with systemic psoriasis treatment in the psoriasis longitudinal assessment registry. J Am Acad Dermatol. 2017;77(5):845.
44. Hlavaty T, Huorka M, Koller T et al. Colorectal cancer screening in patients with ulcerative and Crohn's colitis with use of colonoscopy, chromoendoscopy and confocal endomicroscopy. Eur J Gastroenterol Hepatol. 2011;23(8):680-9.
45. Beaugerie L. Management of inflammatory bowel disease patients with a cancer history. Curr Drug Targets. 2014;15(11):1042-8.

Seção 10

Equipe Multidisciplinar

48 Atuação da Equipe Multidisciplinar nas Doenças Inflamatórias Intestinais

Raquel Rocha dos Santos
Jaqueline Ribeiro de Barros
Ligia Yukie Sassaki
Rogério Saad-Hossne

Introdução

As doenças inflamatórias intestinais (DII) são moléstias crônicas do trato gastrointestinal (TGI), marcadas por períodos de atividade e remissão, que reforçam a necessidade de mais compreensão sobre a fisiopatogenia e, consequentemente, sobre o tratamento das DII.[1] Essa complexidade nos cuidados de pessoas com DII é mais bem atendida por equipe multidisciplinar, composta por profissionais médicos e não médicos.[2,3]

A atenção multidisciplinar consiste na assistência fornecida por equipe de profissionais de saúde de diferentes especialidades que trabalham de forma interdependente e síncrona com o objetivo de prestar assistência integral aos pacientes, promovendo melhor acesso aos cuidados, qualidade dos cuidados, resultados de saúde e satisfação do paciente.[4]

Equipe multidisciplinar em doenças inflamatórias intestinais

O atendimento ao paciente com DII envolve demandas abrangentes e centralizadas em virtude da complexidade da doença e de vários aspectos clínicos, incluindo novos medicamentos, intervenções cirúrgicas, manifestações extraintestinais (MEI) e questões nutricionais e psicológicas. Os cuidados em clínicas e centros de DII geralmente incluem a tomada de decisão cirúrgica e medicamentosa, cuidados pós-operatórios, transição de clínicas pediátricas para clínicas de adultos, cuidados com MEI, com doenças infecciosas em pacientes submetidos a terapias imunomoduladoras com imunossupressores e terapia biológica, além de acompanhamento nutricional, cuidados psicossociais, socioeconômicos, obstétricos e farmacológicos.[5]

Embora os pacientes sejam acompanhados em consultas de rotinas por gastroenterologista ou coloproctologista, ou por enfermeiro especialista em DII, a ausência de profissionais como psicólogos e assistentes sociais pode demandar um tempo maior na abordagem das necessidades psicossociais não atendidas e ter impacto negativo nos resultados de saúde relacionados à doença.[2] Pacientes com DII apresentam risco aumentado para preocupações com transtornos do humor e imagem corporal, bem como sofrimento profissional, acadêmico, social e familiar.[1,6,7]

O modelo de atendimento multidisciplinar diminui internações hospitalares, cirurgias, complicações pós-operatórias[8] e comorbidades relacionadas às DII, melhora a detecção precoce e o tratamento da disfunção sexual,[9] além de melhorar os desfechos clínicos[10] e cirúrgicos,[3,8] diminuindo os custos diretos e indiretos em comparação com o modelo médico-paciente mais tradicional. Esse modelo também pode ocasionar decisões clínicas mais apropriadas, aumentando a eficiência dos profissionais que prestam serviços em DII.[4,5]

Os consensos têm recomendado a atuação de equipe multidisciplinar em DII, incluindo uma equipe central composta por gastroenterologista, cirurgião colorretal, enfermeiro especialista em DII, radiologista, nutricionista, patologista e farmacêutico, todos com experiência em DII, que realizem reuniões multidisciplinares e tratamento individualizado, considerando os sintomas e a situação de cada paciente. Ademais, outras especialidades podem ser necessárias no decorrer do tempo, como a reumatologia, a dermatologia, entre outras.[11,12]

Contudo, não se pode esquecer da necessidade de integração de estruturas, do atendimento de qualidade na prática clínica e dos cuidados de DII atualizados e baseados em evidências para várias populações por profissionais de saúde individuais.[13] O trabalho de educação, capacitação e parceria do paciente também deve ser considerado, o que pode propiciar maior adesão ao tratamento.[14,15]

Experiências na atenção multidisciplinar em doenças inflamatórias intestinais

Os relatos sobre atendimento multidisciplinar a pessoas com DII no mundo vai além da consulta paciente-profissional, envolvendo uma rede de interlocuções entre paciente-equipe multidisciplinar e também entre os profissionais envolvidos. O objetivo do atendimento multidisciplinar é que os profissionais trabalhem em conjunto e em paralelo uns com os outros e com as famílias para priorizar o gerenciamento da doença, o funcionamento em todos os domínios e o bem-estar dos pacientes em todos os estágios da doença.[2]

Nas clínicas de transição de pediatria para adultos, as reuniões da equipe multidisciplinar, visitas alternadas entre as clínicas adulto e pediátrica, a documentação adequada dos prontuários e o alinhamento de cuidados entre os prestadores de cuidados pediátricos e adultos permitem determinar o momento ideal para a transferência.[16,17] Os temas não médicos também são de interesse desses jovens pacientes.[18]

No Nationwide Children's Hospital (NCH), o atendimento multidisciplinar é fornecido por consultas sob demanda e dois tipos de consultas multidisciplinares padronizadas: 1) consulta imediatamente após o diagnóstico denominada "dia de ensino de DII" (*IBD teaching day*), no qual: a) o enfermeiro explica a fisiopatologia da DII, as opções de tratamento e o acompanhamento da doença; b) o nutricionista realiza a avaliação nutricional e faz recomendações sobre intervenções dietéticas; c) o assistente social pediátrico vê o paciente e sua família, discute a escola, acomodações de trabalho e auxilia com seguros e necessidades financeiras; d) o psicólogo atua no rastreio da ansiedade e da depressão, avalia a qualidade de vida e fornece suporte para o enfrentamento da doença, imagem corporal, sono e funcionamento social; e 2) consulta anual de manutenção da saúde denominada "visita anual do DII", em que a visita multidisciplinar substitui um acompanhamento clínico de rotina, em que o enfermeiro de DII completa uma visita de rotina ao consultório, incluindo avaliação dos sintomas atuais, realização de exame físico e recomendações para testes, tratamento e encaminhamentos. As consultas individualizadas são realizadas pelo nutricionista, psicólogo e assistente social. Todas essas atividades são posteriormente documentadas no prontuário eletrônico, com breve resumo do que foi abordado em cada visita individual dos profissionais e quaisquer preocupações específicas.[6]

Não há muitos estudos que investigaram a atuação da equipe multidisciplinar em DII no Brasil. Em um estudo transversal, com inclusão de 114 pacientes acompanhados em ambulatório de DII de hospital universitário, menos da metade dos pacientes teve consultas com outros profissionais além do gastroenterologista. Mesmo considerando os médicos os profissionais mais importantes no atendimento, a maioria dos pacientes classificou as consultas com outros profissionais de saúde como importantes ou muito importantes no seu tratamento.[19]

A telessaúde na atenção multidisciplinar em doenças inflamatórias intestinais

A telessaúde em DII foi proposta com o objetivo de diminuir o ônus financeiro dos cuidados, considerando-se que as terapias específicas e cuidados à saúde fazem os pacientes com DII desembolsar capital duas vezes maior do que pacientes sem DII, além do tempo gasto em cuidados de saúde e faltas ao trabalho, e custos financeiros e de tempo para os pais de pacientes com DII. A utilização da telessaúde mostrou diminuir a frequência de visitas ao consultório, os custos associados a viagens para consultas ambulatoriais, o tempo de trabalho perdido, menos dias de faltas à escola e não foi associada ao aumento da atividade da doença ou ao aumento dos cuidados.[20]

Ainda assim, o uso de telessaúde no atendimento de DII era limitado antes da pandemia de covid-19 e seu uso no início da pandemia mostrou que é possível a realização da atenção multidisciplinar em diversas circunstâncias, sem prejuízos na qualidade do atendimento.[6]

Essa é também uma excelente estratégia para aumentar o acesso aos cuidados de pacientes que vivem em áreas rurais e, assim, permitir aumento na taxa de remissão da doença, diminuir os custos diretos e indiretos dos cuidados e promover a qualidade de vida dessa população. Outras opções virtuais podem ser utilizadas, como clínicas *online*, clínicas por telefone ou linhas de aconselhamento, videoconferência e comunicação por *e-mail*.[8]

Considerações finais

Neste capítulo, foi abordada a atuação da equipe multidisciplinar na DII, assim como sua importância e benefícios para a própria equipe e para os pacientes. Espera-se que o atendimento multidisciplinar esteja presente em todos os serviços de saúde que prestam atendimento aos portadores de DII, objetivando o aprimoramento no manejo da doença, o controle do processo inflamatório, a educação da equipe e do paciente e sua família, buscando sempre a melhoria do prognóstico e da qualidade de vida dos pacientes.

Referências bibliográficas

1. Gracie DJ, Hamlin PJ, Ford AC. The influence of the brain-gut axis in inflammatory bowel disease and possible implications for treatment. Lancet Gastroenterol Hepatol. 2019;4(8):632-42. Doi: 10.1016/S2468-1253(19)30089-5.
2. Wren AA, Maddux MH. Integrated multidisciplinary treatment for pediatric inflammatory bowel disease. Children (Basel). 2021 Feb 3;8(2):169. Doi: 10.3390/children8020169.
3. Goren I, Barkan R, Dotan I. IBD nurse within the MDT. *In*: Sturm A, White L (ed.). Inflammatory bowel disease nursing manual. Switzerland: Springer, 2019. p. 475-82.
4. Schoenfeld R, Nguyen GC, Bernstein CN. Integrated care models: optimizing adult ambulatory care in inflammatory bowel disease. Journal of the Canadian Association of Gastroenterology [Online]. 2018 Oct 15;3(1):44-53. Doi: 10.1093/JCAG/GWY060.
5. Park J, Park S, Lee SA et al. Improving the care of inflammatory bowel disease (IBD) patients: perspectives and strategies for IBD center management. Korean J Intern Med. 2021;36(5):1040-8. Doi: 10.3904/kjim.2021.114.
6. Michel HK, Maltz RM, Boyle B et al. Applying telemedicine to multidisciplinary pediatric inflammatory bowel disease care. Children (Basel). 2021 Apr 21;8(5):315. Doi: 10.3390/children8050315.
7. Panara AJ, Yarur AJ, Rieders B et al. The incidence and risk factors for developing depression after being diagnosed with inflammatory bowel disease: a cohort study. Aliment Pharmacol Ther. 2014;39(8):802-10. Doi: 10.1111/apt.12669.
8. Wu Q, Wang X, Wu F et al. Role of a multidisciplinary team (MDT) in the diagnosis, treatment and outcomes of inflammatory bowel disease: a single Chinese center's experience. Biosci Trends. 2021;15(3):171-9. Doi: 10.5582/bst.2021.01174.
9. Arce EP, Quera R, Barros JR et al. Sexual dysfunction in inflammatory bowel disease: what the specialist should know and ask. Int J Gen Med. 2021 May 24;14:2003-15. Doi: 10.2147/IJGM.S308214.
10. Ferman M, Lim AH, Hossain M et al. Multidisciplinary team meetings appear to be effective in inflammatory bowel disease management: an audit of process and outcomes. Intern Med J. 2018;48(9):1102-8. Doi: 10.1111/imj.13965.
11. Tursi A, Elisei W, Picchio M. Incidence and prevalence of inflammatory bowel diseases in gastroenterology primary care setting. Eur J Intern Med. 2013;24(8):852-6. Doi: 10.1016/j.ejim.2013.06.005.
12. Louis E, Dotan I, Ghosh S et al. Optimizing the inflammatory bowel disease unit to improve quality of care: expert recommendations. J Crohn's Colitis. 2015;9(8):685-91. Doi: 10.1093/ecco-jcc/jjv085.
13. Ye BD, Travis S. Improving the quality of care for inflammatory bowel disease. Intest Res. 2019;17(1):45-53. Doi: 10.5217/ir.2018.00113.
14. Kapasi R, Glatter J, Lamb CA et al. Consensus standards of healthcare for adults and children with inflammatory bowel disease in the UK. Frontline Gastroenterol. 2019;11(3):178-87. Doi: 10.1136/flgastro-2019-101260.
15. Lamb CA, Kennedy NA, Raine T et al. British Society of Gastroenterology consensus guidelines on the management of inflammatory bowel disease in adults. Gut. 2019;68(Suppl 3):s1-106. Doi: 10.1136/gutjnl-2019-318484. Erratum in Gut. 2021 Apr;70(4):1.
16. Boldovjakova D, Scrimgeour DSG, Parnaby CN et al. Improved outcomes for patients undergoing colectomy for acute severe inflammatory colitis by adopting a multi-disciplinary care bundle. J Gastrointest Surg. 2022;26(1):218-20. Doi: 10.1007/s11605-021-05082-2.
17. Tan B, Ong D. Pediatric to adult inflammatory bowel disease transition: the Asian experience. Intest Res. 2020;18(1):11-7. Doi: 10.5217/ir.2019.09144.
18. Sattoe JNT, Peeters MAC, Haitsma J et al. Value of an outpatient transition clinic for young people with inflammatory bowel disease: a mixed-methods evaluation. BMJ Open. 2020 Jan 6;10(1):e033535. Doi: 10.1136/bmjopen-2019-033535.
19. Herrerias GSP. A importância da equipe multidisciplinar na visão do paciente portador de doença inflamação intestinal [Dissertação]. Botucatu: Faculdade de Medicina de Botucatu, Universidade Estadual Paulista "Júlio de Mesquita Filho", 2021.
20. Park KT, Ehrlich OG, Allen JI et al. The cost of inflammatory bowel disease: an initiative from the Crohn's & Colitis Foundation. Inflamm Bowel Dis. 2020;26(1):1-10. Doi: 10.1093/ibd/izz104. Erratum in Inflamm Bowel Dis. 2020 Jun 18;26(7):1118.

49 Nutrição

Daniéla Oliveira Magro
Carina Rossoni

Introdução

O manejo das doenças inflamatórias intestinais (DII), ou seja, doença de Crohn (DC) e a retocolite ulcerativa (RCU), está associado à utilização de maiores recursos financeiros para o sistema de saúde, uma vez que os pacientes com DII são frequentemente diagnosticados em idade jovem e a história natural é tipicamente caracterizada por uma recorrência e remissão. Trata-se de doença crônica que exige repetidos acompanhamentos em centros de referência de DII.[1]

Este ônus pode aumentar em virtude de elevações das taxas de prevalência e de incidência de DII tanto no Brasil como ao redor do mundo[1,2] e do agravamento da doença. Enquanto a maioria das decisões terapêuticas é tomada ambulatoriamente, muitos pacientes com DII necessitarão de cuidados de emergência, ou admissão hospitalar por causa de complicações inesperadas ou crises graves ou para subpopulações com acesso inadequado à rotina ambulatorial.[1]

Historicamente, as DII foram associadas à desnutrição, porém, nos últimos anos, o melhor manejo da doença e a epidemia de obesidade aumentaram o risco de supernutrição. Assim, entre 15% e 40% dos pacientes com DII apresentam sobrepeso ou obesidade.[3,4]

A triagem nutricional de todos os pacientes internados com DII é obrigatória e realizada rotineiramente nos serviços de saúde de vários países. Esse processo identifica pacientes com ou em risco de desnutrição que serão posteriormente encaminhados para uma avaliação nutricional abrangente. Há poucos relatos de triagem nutricional nos ambulatórios de DII.[3] Além do manejo farmacológico de ativos da doença, a avaliação nutricional e a dieta são aspectos importantes no tratamento de pacientes com DII, porém, estes são pouco discutidos entre médicos e pacientes na prática clínica.

O profissional nutricionista, especialista em DII, pode melhorar os resultados dos pacientes, principalmente na identificação de risco nutricional e intervenção precoce. A avaliação do estado nutricional requer no mínimo medição, interpretação de antropometria e ingestão dietética, tornando o nutricionista membro integrante da equipe multidisciplinar.

O objetivo deste capítulo é auxiliar no manejo nutricional das DII, tanto na rotina ambulatorial como hospitalar, por meio da sistematização do cuidado nutricional (Figura 49.1).[5]

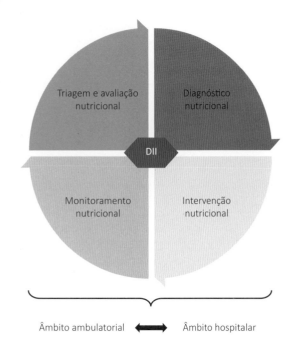

Figura 49.1 Sistematização do cuidado nutricional em âmbitos ambulatorial e hospitalar nas doenças inflamatórias intestinais.
Fonte: Adaptada de Associação Brasileira de Nutrição; Fidelix MSP, 2014.

Âmbito ambulatorial

Na prática ambulatorial, o importante é identificar os distúrbios nutricionais, bem como realizar os procedimentos essenciais como triagem, avaliação, tratamento e monitoramento nutricional nas DII.[6]

Triagem e avaliação nutricional

A **desnutrição** pode ser causada pela ingestão alimentar reduzida, perdas gastrointestinais, necessidades nutricionais aumentadas e ocasionalmente interação droga-nutriente. Pacientes com DC ativa têm maior risco de desnutrição, principalmente os recém-diagnosticados.[3]

Diante disso, na prática ambulatorial, é essencial avaliar a perda ou o ganho ponderal, assim como a redução ou o excesso de ingestão alimentar.

A desnutrição tem um impacto negativo no curso clínico da DII. O risco nutricional grave é definido pela ESPEN (2006), com a presença de pelo menos dois dos seguintes critérios:[7]

- Perda de peso: > 10% e 15% em 6 meses;
- Índice de massa corporal (IMC): < 18,5 kg/m^2;
- Albumina sérica: < 30 g/L (3 g/dL).

Esses parâmetros refletem a desnutrição, bem como o catabolismo associado à doença.[7] Somente o peso e, portanto, o IMC, não é suficiente para predizer o estado nutricional real de um paciente com DII.

Com a epidemia de obesidade (IMC > 30 kg/m^2) e o diagnóstico precoce da doença, menos pacientes encontram-se com baixo peso.[4] Pacientes obesos respondem menos à terapia biológica e são mais propensos à cirurgia quando comparados a pacientes com DII com peso adequado.[8]

Pacientes com DII apresentam alteração da composição corporal, ou seja, redução da massa magra com massa gorda normal ou aumentada.[4] A **sarcopenia** é comum em pacientes com DII (40% a 60%). Foi descrita em 1998 e definida como a perda de massa muscular relacionada à idade, embora possa ocorrer como resultado de doença crônica, inatividade e inflamação, condições típicas em pacientes com DII.[9]

Em estudos clínicos, duas técnicas de imagem são empregadas para quantificar a sarcopenia na DII: tomografia computadorizada (TC), e absorção de radiografia de dupla energia (DXA). A TC permite uma estimativa direta da massa muscular, enquanto a DXA apenas fornece estimativas indiretas, incluindo a massa magra. A TC geralmente faz parte da avaliação de rotina da DII e, portanto, dispensa exames adicionais. A área transversal total do músculo é obtida no nível da vértebra L3 e os valores são convertidos em índice de músculo esquelético (IME).[9]

Pontos de corte de IME para sarcopenia foram definidos entre 38,54 e 52,4 cm^2/m^2 para homens e entre 31,4 e 49,4 cm^2/m^2 para mulheres.[9]

A DXA é menos utilizada, apesar de sua avaliação detalhada e precisa, pois, tem custo mais elevado e não pode ser repetida muitas vezes em razão do nível de radiação emitida durante o exame. Os valores de corte para sarcopenia são 7,26 kg/m^2 para homens e 5,45 kg/m^2 para mulheres.[9]

Na prática ambulatorial, a avaliação da sarcopenia deve ser incorporada uma vez que a TC faz parte da rotina de tratamento de DII e é considerada o padrão-ouro para avaliação da massa magra; porém, ainda é pouco utilizada para este propósito.

A circunferência da cintura (CC) é uma medida simples e acessível na prática ambulatorial, recomendada pela Organização Mundial da Saúde (OMS) e que apresenta associação com o tecido adiposo visceral.[10]

Os indivíduos com DC apresentam distribuição de gordura corporal desproporcional, com maior volume de gordura visceral.[11]

A avaliação nutricional que utiliza somente o IMC tem-se mostrado ineficaz na avaliação e no controle da obesidade. O ideal é associá-lo a outro parâmetro nutricional, como a CC (Tabela 49.1), para avaliar a adiposidade abdominal.[12]

Tabela 49.1 Limiar da circunferência da cintura e IMC.

IMC (kg/m²)	Circunferência da cintura (cm)	
	Homem	Mulher
Eutrófico (18,5 a 24,9)	≥ 80	≥ 90
Sobrepeso (25 a 29,9)	≥ 90	≥ 100
Obeso I (30 a 34,9)	≥ 105	≥ 110
Obeso II e III (≥ 35)	≥ 115	≥ 125

Fonte: Ross R, Neeland IJ, Yamashita S et al., 2020.

Na medição e interpretação da antropometria, o nutricionista deve atentar para os diagnósticos de desnutrição, obesidade, sarcopenia e excesso de gordura visceral na DII. O importante é adequar a ingestão de nutrientes e corrigir os déficits ou superávits nutricionais.

Avaliação do consumo alimentar

Na rotina ambulatorial, o comportamento alimentar faz parte da avaliação nutricional de pacientes com DII, uma vez que reflete o estado nutricional e auxilia na promoção de mudanças e adequações alimentares.

Existem vários instrumentos já validados para avaliar o consumo alimentar tanto qualitativos como quantitativos. Os mais comuns são o Questionário de Frequência Alimentar e o Registro Diário de Alimentos, que pode ser de 3 ou 7 dias e recordatório de 24 horas (R24h).[13]

Para a avaliação quantitativa da ingestão de alimentos, os métodos mais utilizados são o diário alimentar e o R24h. O diário alimentar deve ser estimulado ao paciente com DII, pois ajuda a identificar os alimentos que causam desconfortos relacionados à doença. Já a aplicação do R24h é rápida e é o que menos propicia alterações no comportamento alimentar, pois quantifica todos os alimentos e bebidas ingeridos no dia anterior a consulta.[13]

Para a avaliação qualitativa, utiliza-se o Questionário de Frequência Alimentar (QFA), que estima a ingestão alimentar habitual do paciente por meio da sua frequência de consumo, de forma retrospectiva. Na DII, este instrumento é de grande valia, pois identifica os grupos alimentares minimamente processados, processados ou ainda ultra processados. Apresenta baixo custo, fácil aplicabilidade e pode ser reaplicado ao longo do seguimento, com o objetivo de avaliar as mudanças e as adequações nutricionais durante o curso da DII.

Orientação nutricional e dietética

A alimentação tem um papel importante na DII. A manipulação da dieta propicia a redução da inflamação; porém, a reintrodução de uma dieta livre, sem orientação nutricional, resulta no aumento da calprotectina fecal e sustenta por pouco tempo a remissão.[8]

Em geral, as necessidades energéticas de pacientes com DII são similares às da população saudável. Entretanto, as necessidades de proteínas aumentam na DII ativa e a ingestão deve ser de 1,2 e 1,5 g/kg/dia. Na remissão da doença, as necessidades proteicas são similares ás da população saudável (1 g/kg/dia). Ainda não existe uma **dieta oral** que possa ser recomendada para promover a remissão em pacientes com DII, com doença ativa e dietas de exclusão não devem ser recomendadas para atingir a remissão.[7]

A dieta de baixo resíduo tem sido uma estratégia dietética de curto prazo para ajudar a reduzir os sintomas da DII, pelo menos nos últimos 50 anos. Por longo prazo, é considerada apropriada apenas para pacientes com estenose intestinal e/ou obstrução, embora as evidências que apoiam essa recomendação sejam limitadas.[7]

Dependendo da gravidade (grau de obstrução) e do local das estenoses, o suporte nutricional é necessário enquanto aguardam os efeitos do tratamento. Recomenda-se uma dieta com baixo teor de fibras insolúveis, macia e com fluidos nutritivos.[7]

Características dietéticas

Uma **dieta de baixo resíduo** é pobre em alimentos que contêm grandes quantidades de componentes não digeríveis, que promovem o aumento do volume fecal (p. ex., aipo, cascas de frutas e vegetais, talos e sementes), mas também limita os alimentos que promovem resíduos colônicos, como leite e derivados.

Uma **dieta pobre em fibras** limita alimentos como frutas e vegetais frescos, grãos integrais, legumes, nozes e sementes, porém os laticínios são incluídos.

Alimentos com baixo teor de fibras tendem a ser mais refinados e processados.

Uma **dieta pobre em volume** geralmente limita apenas os alimentos ricos em componentes não digeríveis e que podem causar um bloqueio intestinal. Isso pode incluir e limitar a carne fibrosa, bem como sementes, cascas de frutas e legumes.

Qual é a evidência para o uso de uma dieta com baixo teor de resíduos ou fibra na DII ativa? São limitadas as evidências que apoiam que uma dieta com baixo teor de resíduos, durante a DII ativa, está associada à redução dos sintomas.[4,7,14] Os pacientes geralmente restringem a ingestão alimentar durante um surto, em virtude da perda de apetite, associada à inflamação e, de forma anedótica, os pacientes associam a alimentação com dor abdominal e movimentos intestinais.

Terapia nutricional

Os tratamentos dietéticos atualmente recomendados para a DC ativa são isentos de fibras (nutrição enteral exclusiva) ou pobres em fibras insolúveis (nutrição enteral parcial com uma dieta de exclusão), mas não são de baixo resíduo, pois geralmente contêm proteínas lácteas.[15] A **nutrição enteral exclusiva** (NEE) ou parcial com fórmula de proteína láctea é o tratamento mais comumente utilizado. Todos os tratamentos com dieta enteral associada ou não a uma dieta de exclusão alteram a composição e a função da microbiota intestinal de alguma forma,[4] e supõe-se que seja esse mecanismo, e não a redução no volume fecal, que reduz os sintomas de DII e a inflamação intestinal.

A NEE é eficaz e recomendada como 1ª linha de tratamento para induzir a remissão em crianças e adolescentes com DC ativa aguda.[7]

O uso da EEN como terapia primária foi reconhecido incidentalmente há mais de 40 anos e é classificada em três subtipos principais – elementar, semielementar e polimérica –, dependendo da fonte de nitrogênio, aminoácidos, oligopeptídeos ou proteína intacta. O teor de gordura e de carboidrato também varia entre essas formulações. Existem vários mecanismos propostos para a ação da EEN, que incluem restauração da barreira epitelial, prevenindo, assim, a translocação bacteriana diminuição de citocinas pró-inflamatórias e mudanças na diversidade microbiana intestinal. A NEE é eficaz na DC em adultos,[8] porém é inferior aos corticosteroides para induzir a remissão.[4]

Pacientes com DII ingerem menos fibras do que a população geral e menos do que as diretrizes alimentares recomendadas para a prevenção de doenças cardiovasculares e câncer de intestino. Evidências recentes sugerem que o consumo adequado de fibras, ou tipos de fibras (solúveis e insolúveis), pode ser importante na promoção da manutenção da remissão da DII. Em pacientes com anastomose de bolsa ileal, o baixo consumo de frutas (< 1,45 porções por dia) foi associado ao desenvolvimento de "bolsite", em 12 meses, enquanto o maior consumo de frutas foi associado a uma maior diversidade microbiana da bolsa.[16]

Uma dieta rica em fibras e com baixo teor de gordura foi recentemente comparada com uma dieta americana padrão melhorada (mais fibras do que a dieta americana usual) em um estudo de intervenção randomizado, em 17 pacientes com colite ulcerativa leve ou em remissão. A dieta rica em fibras foi bem tolerada pelos pacientes, reduziu os marcadores de inflamação (proteína C-reativa – PCR) e promoveu uma composição favorável do microbiota intestinal, incluindo o aumento da abundância da bactéria produtora de butirato *Faecalibacterium prausnitzii*.[17]

As fibras fermentáveis como o amido resistente e a inulina são metabolizados em ácido graxos de cadeia curta (butirato, acetato e propionato) que têm ação anti-inflamatória. O butirato desempenha um papel importante, pois é o principal combustível para os colonócitos, que são prejudicados pelos danos na mucosa intestinal e inflamação na DII.[14]

Por sua vez, a fibra suplementar não foi associada à melhora da inflamação da doença. Uma limitação de muitos dos estudos de suplementos de fibra é que a ingestão dietética não é controlada ou avaliada. A fibra em forma de alimento integral contém muitos outros nutrientes (p. ex., vitaminas, minerais e antioxidantes) que provavelmente conferem benefícios anti-inflamatórios e metabólicos.

As evidências atuais sugerem que uma dieta contendo fibras (25 a 30 g/dia) pode alterar positivamente o microbioma intestinal, reduzir marcadores de inflamação e promover a manutenção da remissão, por isso deve ser recomendada para a maioria dos pacientes com DII.[14]

Por um lado, **dieta rica em gordura** tem sido associada ao aumento de risco de RCU. Por outro lado, pacientes com RCU, em remissão, apresentaram diminuição dos marcadores inflamatórios e redução da disbiose intestinal consumindo uma dieta com baixo teor de gordura e adequada em fibras.[16,17]

Os **ácidos graxos saturados** são mediadores pró-inflamatórios que aumentam a produção de citocinas inflamatórias, exacerbando a endotoxemia, aumentando os níveis séricos de lipopolissacarídeo (LPS) e a resposta inflamatória sistêmica. Assim, os produtos de origem animal, fonte de gordura saturada (gordura do leite, carnes, banha de porco e embutidos), assim como o óleo de coco, devem ser evitados ou consumidos em quantidades restritas (< 10% do valor total da ingestão de gorduras recomendada).[18]

Em 412 pacientes com RCU em remissão clínica, um consumo elevado de ácido mirístico (ácido graxo saturado encontrado no óleo de coco, óleo de palma e produtos lácteos) foi associado a uma chance de surto em 12 meses.[18]

Os **ácidos graxos insaturados** incluem os monoinsaturados (MUFA) e poli-insaturados (PUFA). Estudos com dieta de exclusão da DC (que permitem azeite, rico em MUFA) mostraram redução da inflamação e associação com a remissão em pacientes com RCU.[18]

Os alimentos ricos em **ácidos graxos poli-insaturados** (n-3 PUFA) incluem peixes marinhos como salmão, cavala e sardinha e mostraram redução na atividade da doença na RCU, quando consumiram 600 g de salmão, por semana, durante 8 semanas, mostrando que o n-3 tem efeito protetor e diminuição do risco de recidiva.[18]

O **uso de suplemento nutricional oral** (SNO) é indicado na doença ativa, porém se trata de uma terapia de suporte secundária, preconizada além da alimentação habitual. Uma ingestão suplementar de até 600 kcal ao dia por ser atingida sem comprometer a ingestão alimentar em adultos.[7]

O rastreamento de deficiência de **micronutrientes** incluindo cálcio, magnésio, zinco, ferro, ácido fólico, vitaminas D e B12 deve ser realizado em um contexto clínico apropriado. A deficiência de múltiplos micronutrientes pode ocorrer simultaneamente em virtude da resposta inflamatória. Assim, valores baixos podem não necessariamente indicar deficiência e uma interpretação clínica confiável, para zinco sérico, pode ser feita se a PCR for < 20 mg/dL. Da mesma forma, para uma interpretação confiável de selênio, vitaminas A e D, a PCR deve ser < 10 mg/dL e para vitaminas B6 e C a PCR deve ser < 5 mg/L.[4,8]

Dicas básicas sobre o tratamento nutricional e dietético a DII:

- Uma avaliação nutricional completa, realizada por um nutricionista treinado, e acesso a estudos recentes, de intervenção, são essenciais para poder individualizar as recomendações dietéticas.
- Se a recomendação for uma dieta com baixo teor de fibras, ou resíduos, durante a doença ativa, esta deve ser por um período (geralmente semanas) e, em seguida, deve-se orientar o paciente a consumir fibras, principalmente as fermentáveis.
- Recomendar aos pacientes comer devagar e mastigar bem os alimentos.
- Informar sobre a educação nutricional para uma dieta saudável que contenha frutas, legumes e grãos integrais para manter o paciente em remissão.
- Evitar ao máximo a ingestão de alimentos industrializados, principalmente os processados e ultraprocessados.
- Monitorar anualmente as deficiências nutricionais e considerar o uso de suplementos de vitaminas e minerais em pacientes com dieta pobre em fibras por longo prazo. As deficiências específicas de micronutrientes devem ser devidamente corrigidas mediante aos valores da PCR.[7]

Âmbito hospitalar

No ambiente hospitalar, o nutricionista tem o objetivo de prover o cuidado de nutrição do paciente desde o momento da admissão até sua alta hospitalar.

Os pacientes com DII podem, ao longo do curso da doença, necessitar de inúmeras hospitalizações para a realização de procedimentos cirúrgicos, os quais podem modificar a absorção de nutrientes e, assim, prejudicar seu estado nutricional.[19]

Na DC, cerca de 80% a 90% dos pacientes poderão necessitar de pelo menos uma cirurgia ao longo da vida; destes, 50% necessitarão de uma segunda cirurgia, e 25% precisarão de uma terceira cirurgia. Na RCU, 16% dos pacientes serão submetidos a um ou mais procedimentos cirúrgicos durante a vida.[20]

A intratabilidade clínica é um dos principais fatores de indicação cirúrgica[20,21] e a presença da sarcopenia, além de ser comum nos pacientes com DII, é considerada um preditor independente de complicações pós-operatório.[22]

Especificamente, a desnutrição é comum nos pacientes com DC que aguardam a cirurgia e é fator de risco para complicações no pós-operatório.[20] Ela pode causar o desenvolvimento de infecções, colapso na anastomose, reoperações, maior tempo de internação e aumento da mortalidade.

Diante desses fatores, a sistematização do cuidado nutricional é de suma importância, desde a triagem/avaliação, diagnóstico, intervenção até o monitoramento nutricional, com o propósito de minimizar os impactos sofridos neste processo.[5]

Triagem e avaliação nutricional

Em âmbito hospitalar, observa-se uma condição do estado nutricional mais grave, cerca de 80% a 90% e de 60% a 70% daqueles com DC e RCU, respectivamente, estão desnutridos.[23] Assim, a triagem nutricional de pacientes com DII deve ser realizada rotineiramente e estará condicionada à realização de intervenção nutricional precoce, na presença de risco.

A ferramenta mais recomendada para a realização da triagem nutricional é o *nutritional risk screening* **(NRS) – 2002**,[7] que tem por objetivo identificar a desnutrição ou o risco de desenvolvê-la durante a internação hospitalar. A classificação é obtida de acordo com a deterioração do estado nutricional e a gravidade da doença, ajustadas à idade, quando esta for superior a 70 anos (Tabela 49.2).[24]

A perda ponderal ≥ 15%, em 3 meses, e albumina sérica menor do que 3 g/dL[7] são consideradas fatores de risco para complicações em pacientes com DII e podem apresentar índices mais elevados naqueles que receberam terapia biológica no pré-operatório.[18]

A albumina sérica é o potencial marcador de desnutrição na doença em remissão; também influenciada por outros fatores além da nutrição, como taxa de síntese hepática (reagente de fase negativa) e perda de proteína pelo intestino ou rins. É acessível, fácil e pode ser incluída como parte dos exames de rotina, mas pobre preditor do estado nutricional na doença em atividade, diferentemente da pré-albumina. Entretanto, é considerada um importante indicador prognóstico, uma vez que os níveis baixos estão correlacionados ao aumento do risco de morbidade e de mortalidade.[25]

Dando continuidade à avaliação nutricional, os instrumentos mais rápidos recomendados são:

- **Avaliação nutricional subjetiva global (ANSG):**[25,26] avalia o estado nutricional de um paciente, a partir de dados como sintomas gastrointestinais, hábitos alimentares, perda de peso, exame físico e alterações funcionais. Classifica os pacientes em nutridos, com desnutrição suspeita ou moderada, ou gravemente desnutridos.
- *Global leadership initiative on malnutrition* **(GLIM):**[27] avalia dois domínios – etiológico e

Tabela 49.2 *Nutritional risk screening* (NRS) – 2002, adaptada para a população brasileira.

IMC (peso/altura² (metros)) < 20,5 kg/m²	Não	Sim
Perda de peso nos últimos 3 meses	Não	Sim
Redução da ingestão alimentar na última semana	Não	Sim
Paciente em terapia intensiva	Não	Sim
Triagem final (0 a 7)	• (0 a 3) – Baixo risco • (4) – Em risco: iniciar plano de cuidados nutricionais, com nutrição enteral ou parenteral • (5 a 7) – Alto risco: iniciar plano de cuidados nutricionais precocemente	
Comprometimento nutricional (0, 1, 2, 3)	• Nenhum – 0 • Médio (1) – Perda de peso > 5% em 3 meses ou diminuição da ingestão alimentar de 50% a 75% do habitual da semana anterior • Moderado (2) – Perda de peso > 5% em 2 meses ou IMC entre 18,5 e 20,5 kg/m² + comprometimento das condições gerais ou diminuição da ingestão alimentar 25% a 60% do habitual • Severo (3) – Perda de peso > 5% em 1 mês (> 15% em 3 meses) ou IMC < 18,5 kg/m² e comprometimento das condições gerais ou ingestão alimentar de 0 a 25% da ingestão habitual	
Severidade da doença (0, 1, 2, 3)	• Sem alteração – 0 • (1) – Fratura de quadril, doença cônica (complicações agudas), diálise crônica, diabetes, câncer • (2) – Cirurgia abdominal, acidente vascular cerebral, pneumonia grave, doenças hematológicas • (3) – Traumatismo craniano, transplante de medula óssea, paciente em UTI com APACHE > 10	
Idade	• (0) < 70 anos • (1) ≥ 70 anos	

Fonte: Adaptada de Fink JS, Marcadenti A, Rabito EI et al., 2018.

fenotípico. Para definir o diagnóstico, deve-se reconhecer a presença de pelo menos um fator de risco fenotípico e um fator de risco etiológico para determinar a desnutrição.

Além dos indicadores bioquímicos e dos instrumentos rápidos de avaliação do estado nutricional, a identificação da síndrome de realimentação (SIRE) deve ser incluída. Esta consiste em alterações metabólicas que ocorrem após o processo de quebra de um jejum prolongado, em desnutridos ou não, podendo até levar à morte.[28]

A associação dessas ferramentas é necessária, uma vez que há relação direta entre as deficiências nutricionais e imunológicas e as complicações pós-operatórias da DII.

Diagnóstico nutricional

É determinado por meio dos dados obtidos na:

- triagem nutricional;
- avaliação nutricional sistematizada, global;
- avaliação do risco de síndrome de realimentação.

Esses dados permitirão definir a intervenção nutricional, que deverá ser realizada de forma precoce nos pacientes com DII hospitalizados.[5,29]

Intervenção nutricional

Os pacientes com DII que serão submetidos à cirurgia e que apresentam desnutrição e/ou comprometimento na ingestão alimentar devem iniciar o mais rápido possível a terapia nutricional, uma vez que a alimentação inadequada, por período superior a 14 dias, está associada ao aumento da mortalidade. Assim, devem ser aplicados os princípios nutricionais preconizados pelo protocolo *Enhanced Recovery After Surgery* (ERAS).[20] Essa importante estratégia visa:

- Recuperar precocemente a função intestinal.
- Atenuar a resposta ao estresse cirúrgico no tecido magro.
- Reduzir a ansiedade – aspectos psicológicos.
- Reduzir o tempo de cirurgia.
- Reduzir o tempo de hospitalização e das complicações pós-operatórias.

A implementação do ERAS é ainda mais evidente nos pacientes que apresentam elevado risco nutricional, como aqueles com DII.[18,20]

As premissas do ERAS – protocolo de recuperação acelerada, que abrangem os aspectos nutricionais; entre estes, o uso de dieta imunomoduladora e a abreviação de jejum em cirurgias eletivas – precisam ser continuadas no pós-operatório precocemente, iniciando a dieta associada a terapia nutricional nas primeiras 24 horas.

Os objetivos da terapia nutricional no paciente hospitalizado com DII são:[7,18]

- Contribuir no controle dos sintomas.
- Prevenir e corrigir a desnutrição.
- Reduzir mortalidade.
- Reduzir período de internação.
- Reduzir sequelas à longo prazo, entre elas, os déficits de crescimentos em crianças, osteoporose e sarcopenia nos adultos.[22]

As recomendações sobre a terapia nutricional, pré-operatória, são: a escolha da via mais fisiológica possível, com o objetivo de estimular e/ou manter a estrutura do aparelho digestivo, respondendo, assim, à intervenção por meio da melhora de parâmetros bioquímicos, de inflamação e progressão da atividade da doença, durante a hospitalização.[7,18]

Estudos associaram a nutrição precoce com menores complicações no pós-operatório. A nutrição enteral realizada nos pacientes com DII promove significativos benefícios, como taxas mais baixas de infecções. Assim, a dieta oral ou a nutrição enteral (NE) deve ser iniciada o mais cedo possível, dependendo da tolerabilidade do paciente, no pós-operatório imediato. Quando não for possível retomar a dieta via oral, em até sete dias, a combinação de NE/parenteral deve ser introduzida.[30]

Na impossibilidade de atender aos requerimentos nutricionais por via oral, a NEE, deve ser iniciada nessa fase perioperatória e no pós-operatório precoce (24 horas de pós-operatório). Essa conduta proporcionará um período de internação significativamente reduzido e recuperação mais rápida da função intestinal.[20]

A composição das fórmulas ainda gera grandes discussões – se elementar, oligomérica ou polimérica –, no entanto as evidências demonstram que não há diferença significativa nesta escolha, porém deve-se direcionar maior atenção em relação às palatabilidade e aceitabilidade por parte do paciente, associadas ao custo.[31] E, ainda, com relação ao uso de glutamina e ômega-3, não há evidências quanto às indicações de rotina nas DII.[7,18]

A NEE tem se mostrado promissora como uma estratégia de otimização pré-operatório para reduzir complicações e melhorar o estado nutricional, pois diminui a inflamação da mucosa intestinal e otimiza a absorção dos nutrientes.[32]

Evidências demonstram os efeitos benéficos da suplementação nutricional com formulações com fator de crescimento de transformação β2 (TGFβ2) nos pacientes com DC, quando associada a uma dieta com redução no teor de lipídios e sem aditivos químicos (emulsificantes, conservantes, edulcorantes), ou seja, a TNE parcial é promissora, uma vez que essa citocina desempenha papel crítico nos processos anti-inflamatórios, na prevenção de autoimunidade e nos mecanismos de tolerância.[33]

O uso de uma dieta imunomoduladora é recomendado no pré-operatório, entretanto esta deverá ser administrada por um período de 10 a 15 dias, em razão da limitação do volume de pacientes com DII. Essa implicação advém da composição nutricional da fórmula, visto que a gordura não é bem tolerada pelos pacientes com DII, em decorrência da diminuição da síntese de *glucagon-like peptide*-2 (GPL-2) no íleo de colón.[20,34]

A combinação de NEE e da nutrição parenteral (NP), a curto prazo, para pacientes em fase ativa da DII e que não respondem de forma eficaz ao uso de NEE exclusiva, parece ter grande importância clínica no processo de reabilitação nutricional pré-operatório na internação hospitalar.[18,32]

Na DC, a intervenção nutricional para pacientes com fístula depende da localização. Recomenda-se dieta via oral quando há fístula distal e TNP parcial/total quando a fístula for proximal. Até o momento, não existem estudos suficientes que definam a melhor via da terapia nutricional no caso de fístula, mas já foram demonstrados resultados benéficos com o uso de NEE, com menores taxas de complicações quando comparada à TNP.[7]

A NP está indicada nas DII,[33] quando:

- A nutrição oral ou NEE não é suficiente (p. ex., quando o trato gastrointestinal é disfuncional ou em pacientes com DC com intestino curto).
- Há obstrução intestinal e não há possibilidade de colocação de sonda alimentar além da obstrução ou essa medida falhou.
- Ocorrem outras complicações, como fístula anastomótica ou fístula intestinal de alto débito.

A NP no pré-operatório pode reduzir complicações pós-operatória incluindo as septicemias, em pacientes desnutridos com DC.[18] A administração tanto da NEE como da TNP deve ser contínua, sempre por meio da bomba de infusão.

Monitoramento nutricional

Em cada estágio do tratamento nutricional perioperatório, as práticas devem estar fundamentadas em evidências e associadas à experiência clínica do nutricionista da equipe multidisciplinar em DII. Portanto, deve-se ter atenção com o risco da síndrome de realimentação nesses pacientes. Nesta situação, fazem-se necessários o monitoramento dos eletrólitos, sinais e sintomas clínicos; a reposição de folato e tiamina, associados ao manejo nutricional; além da adequação e manejo da terapia nutricional[28] (Tabela 49.3).

Tabela 49.3 Síntese de recomendações nutricionais no manejo da DII.

	Parâmetros nutricionais/dietas	Doença ativa	Doença em remissão
Âmbito ambulatorial	Necessidades energéticas[7]	25 a 30 kcal/dia	25 a 30 kcal/dia
	Necessidades proteicas[4,7]	1,2 e 1,5 g/kg/dia	1 g/kg/dia
	Gordura saturada[18]	Deve ser < 10% das recomendações	Deve ser < 10% das recomendações
	Gordura insaturada[19]	Preferir o azeite (MUFA)	Manter o azeite (MUFA)
	Gordura poli-insaturada[18]	Aumentar consumo peixe	Aumentar consumo peixe
	Nutrição enteral exclusiva (NEE)[7]	Induz remissão em crianças e adolescentes; Recomendada na DC estenosante ou com sintomas obstrutivos; DC com fístula distal (ileal ou colônica)	–
	Fibras[7,35]	Adequar na dieta oral ou NEE; Deve ser evitada na doença estenosante, principalmente as fibras insolúveis	25 a 30 g/dia incluindo principalmente as fibras fermentáveis
	Suplementos orais (SNO)[7]	Recomendados, porém, secundários à alimentação habitual	Recomendados para corrigir déficit nutricional
	Deficiência de micronutrientes[4]	Corrigir de forma individualizada, mediante a PCR	Corrigir de forma individualizada, mediante a PCR

(Continua)

Tabela 49.3 Síntese de recomendações nutricionais no manejo da DII. (*Continuação*)

	Parâmetros nutricionais/dietas	Doença ativa	Doença em remissão
Âmbito hospitalar	Risco de complicações PO[7,18]	• Perda ponderal ≥ 15% em 3 meses e albumina sérica < 3 g/dL	—
	Intervenção nutricional precoce[14,20]	• ERAS pré e pós-operatório	—
	Dieta imunomoduladora[20,34]	• 10 a 15 dias, fracionada ao longo do dia, pequenos volumes, em virtude da composição e do percentual de lipídios	—
	Suplementação nutricional com β2 (TGFβ2)[33,34]	• Nos pacientes com DC, quando associada a uma dieta com redução no teor de lipídios e sem aditivos químicos	—
	Nutrição enteral (NEE)[20]	• Deve ser iniciada na fase perioperatória, quando há impossibilidade de atender aos requerimentos por via oral e no pós-operatório precoce – 24 horas	—
	Composição da fórmula e uso de suplementos nutricionais[7,18,31]	• Evidências demonstram que não há diferença significativa, se elementar, oligomérica ou polimérica	• Glutamina e ômega-3: sem evidências quanto às indicações de rotina nas DII
	Combinação de NEE + NP[18,32]	• A curto prazo, para pacientes em fase ativa da DII e que não respondem de forma eficaz ao uso de NEE exclusiva	—
	Nutrição parenteral[7]	• Quando as vias mais fisiológicas não são suficientes • Quando há obstrução intestinal e presença de fístula anastomótica ou fístula intestinal de alto débito	—

Fonte: Magro DO, Cazzo E, Kotze PG et al., 2018; Sood A, Ahuja V, Kedia S et al., 2019; Di Caro S, Fragkos KC, Keetarut K et al., 2019; Bischoff SC, Escher J, Hébuterne X et al., 2020; Levine A, Rhodes JM, Lindsay JO et al., 2020; Adamina M, Gerasimidis K, Sigall-Boneh R et al., 2020; Lo CH, Lochhead P, Khalili H et al., 2020; Armstrong H, Mander I, Zhang Z et al., 2020; Triantafillidis JK, Tzouvala M, Triantafyllidi E, 2020 e Chiu E, Oleynick C, Raman M et al., 2021.

Considerações finais

Neste capítulo, foram demostradas as condutas nutricionais tanto em âmbito ambulatorial como hospitalar para pacientes com DC e RCU.

As estratégias nutricionais podem contribuir com a prevenção da desnutrição e/ou obesidade, como também no tratamento dessas condições, seja durante a atividade, seja na remissão das doenças, evitando, assim, deficiências nutricionais graves.

Os pacientes devem ser encorajados a modificações alimentares com o objetivo de diminuir a inflamação e os sintomas, pois a dieta exerce um amplo papel na etiologia e gestão da DII.

O manejo nutricional da DII está longe de ser esgotado e espera-se que as pesquisas multidisciplinares atuais e futuras tenham grande impacto na compreensão das influências dietéticas no diagnóstico, como também na melhora das terapias dietéticas em todos os aspectos do manejo da DII.

Referências bibliográficas

1. Ma C, Smith MK, Guizzetti L et al. Assessing national trends and disparities in ambulatory, emergency department and inpatient visits for inflammatory bowel disease in the United States (2005-2016). Clin Gastroenterol Hepatol. 2020;18(11):2500-9.e1.
2. Quaresma AB, Damião AOMC, Coy CSR et al. Poster session 5 – Recent advances in epidemiology DOP41 temporal trends in epidemiology of IBD in the public healthcare system in Brazil. Journal of Crohn's and Colitis. 2021;15:S079-80. Doi: 10.1093/ecco-jcc/jjab073.080.
3. Lomer MCE, Cahill O, Baschali A et al. A multicentre study of nutrition risk assessment in adult patients with inflammatory bowel disease attending outpatient clinics. Ann Nutr Metab. 2019;74(1):18-23.
4. Sood A, Ahuja V, Kedia S et al. Diet and inflammatory bowel disease: the Asian Working Group guidelines. Indian J Gastroenterol. 2019;38(3):220-46.
5. Kent PS, McCarthy MP, Burrowes JD et al.; Academy of Nutrition and Dietetics; National Kidney Foundation. Revised 2014 standards of practice and standards of professional performance for registered dietitian nutritionists (competent, proficient and expert) in nephrology nutrition. J Ren Nutr. 2014;24(5):275-85.e45.
6. Cederholm T, Barazzoni R, Austin P et al. ESPEN guidelines on definitions and terminology of clinical nutrition. Clin Nutr. 2017;36(1):49-64.
7. Bischoff SC, Escher J, Hébuterne X et al. ESPEN practical guideline: clinical nutrition in inflammatory bowel disease. Clin Nutr. 2020;39(3):632-53.
8. Sigall-Boneh R, Levine A, Lomer M et al. Research gaps in diet and nutrition in inflammatory bowel disease: a topical review by D-ECCO Working Group (dietitians of ECCO). J Crohn's Colitis. 2017;11(12):1407-19.

9. Dhaliwal A, Quinlan JI, Overthrow K et al. Sarcopenia in inflammatory bowel disease: a narrative overview. Nutrients. 2021;13(2).
10. World Health Organization (WHO). Report of a WHO Expert Committee – Physical status: the use and interpretation of anthropometry. World Health Organ Tech Rep Ser. 1995;854:1-452.
11. Magro DO, Barreto MRL, Cazzo E et al. Visceral fat is increased in individuals with Crohn's disease: a comparative analysis with healthy controls. Arq Gastroenterol. 2018;55(2):142-7.
12. Ross R, Neeland IJ, Yamashita S et al. Waist circumference as a vital sign in clinical practice: a consensus statement from the IAS and ICCR Working Group on Visceral Obesity. Nat Rev Endocrinol. 2020;16(3):177-89.
13. Subar AF, Potischman N, Dodd KW et al. Performance and feasibility of recalls completed using the automated self-administered 24-hour dietary assessment tool in relation to other self-report tools and biomarkers in the interactive diet and activity tracking in AARP (IDATA) study. J Acad Nutr Diet. 2020;120(11):1805-20.
14. Peters V, Dijkstra G, Campmans-Kuijpers MJE. Are all dietary fibers equal for patients with inflammatory bowel disease? A systematic review of randomized controlled trials. Nutr Rev. 2022 Apr 8;80(5):1179-93. Doi: 10.1093/nutrit/nuab062.
15. Logan M, Gkikas K, Svolos V et al. Analysis of 61 exclusive enteral nutrition formulas used in the management of active Crohn's disease: new insights into dietary disease triggers. Aliment Pharmacol Ther 2020;51(10):935-47.
16. Godny L, Maharshak N, Reshef L et al. Fruit consumption is associated with alterations in microbial composition and lower rates of pouchitis. J Crohn's Colitis. 2019;13(10):1265-72.
17. Fritsch J, Garces L, Quintero MA et al. Low-fat, high-fiber diet reduces markers of inflammation and dysbiosis and improves quality of life in patients with ulcerative colitis. Clin Gastroenterol Hepatol. 2021;19(6):1189-99.e30.
18. Levine A, Rhodes JM, Lindsay JO et al. Dietary guidance from the International Organization for the Study of Inflammatory Bowel Diseases. Clin Gastroenterol Hepatol. 2020;18(6):1381-92.
19. Adamina M, Gerasimidis K, Sigall-Boneh R et al. Perioperative dietary therapy in inflammatory bowel disease. J Crohn's Colitis. 2020 May 21;14(4):431-44. Doi: 10.1093/ecco-jcc/jjz160.
20. Lo CH, Lochhead P, Khalili H et al. Dietary inflammatory potential and risk of Crohn's disease and ulcerative colitis. Gastroenterology. 2020;159(3):873-83.e1.
21. Roda G, Kotze PG, Argollo M et al. Crohn's disease. Nat Rev Dis Primers. 2020;6(1):22.
22. Eros A, Soós A, Hegyi P et al. Sarcopenia as an independent predictor of the surgical outcomes of patients with inflammatory bowel disease: a meta-analysis. Surg Today. 2020;50(10):1138-50.
23. Reddavide R, Rotolo O, Caruso MG et al. The role of diet in the prevention and treatment of inflammatory bowel diseases. Acta Biomed. 2018;89(9 Suppl):60-75.
24. Fink JS, Marcadenti A, Rabito EI et al. The new European Society for Clinical Nutrition and Metabolism definition of malnutrition: application for nutrition assessment and prediction of morbimortality in an emergency service. J Parenter Enteral Nutr. 2018;42(3):550-6.
25. Halmos EP, Gibson PR. Dietary management of IBD: insights and advice. Nat Rev Gastroenterol Hepatol. 2015;12(3):133-46.
26. Fink JS, Mello PD, Mello ED. Subjective global assessment of nutritional status: a systematic review of the literature. Clin Nutr. 2015;34(5):785-92.
27. Cederholm T, Jensen GL, Correia MITD et al. GLIM criteria for the diagnosis of malnutrition: a consensus report from the global clinical nutrition community. J Cachexia Sarcopenia Muscle. 2019;10(1):207-17.
28. England. National Institute for Health and Care Excellence (NICE). Surveillance report 2017 – Nutrition support for adults: oral nutrition support, enteral tube feeding and parenteral nutrition (2006) NICE guideline CG32 [Online]. 2017 Jul 27.
29. Oliveira MD, Carina R, Rocha R et al. Recomendações nutricionais nas doenças inflamatórias intestinais. In: Hordonho AAC, Fidelix MSP et al. (ed.). PRONUTRI – Programa de atualização em nutrição clínica: ciclo 10. Porto Alegre: Artmed Panamericana, 2021. p. 39-89.
30. Barazzoni R, Bischoff SC, Breda J et al. ESPEN expert statements and practical guidance for nutritional management of individuals with SARS-CoV-2 infection. Clilical Nutrition. 2020 Jun 1;39(6):1631-8.
31. Di Caro S, Fragkos KC, Keetarut K et al. Enteral nutrition in adult Crohn's disease: toward a paradigm shift. Nutrients. 2019;11(9).
32. Chiu E, Oleynick C, Raman M et al. Optimizing inpatient nutrition care of adult patients with inflammatory bowel disease in the 21st century. Nutrients. 2021;13(5).
33. Triantafillidis JK, Tzouvala M, Triantafyllidi E. Enteral nutrition supplemented with transforming growth factor-β, colostrum, probiotics and other nutritional compounds in the treatment of patients with inflammatory bowel disease. Nutrients. 2020;12(4).
34. Magro DO, Cazzo E, Kotze PG et al. Glucose metabolism parameters and post-prandial GLP-1 and GLP-2 release largely vary in several distinct situations: a controlled comparison among individuals with Crohn's disease and individuals with obesity before and after bariatric surgery. Obes Surg. 2018;28(2):378-88.
35. Armstrong H, Mander I, Zhang Z et al. Not all fibers are born equal; variable response to dietary fiber subtypes in IBD. Front Pediatr. 2020;8:620189.

50 Enfermagem

Antonia Mauryane Lopes
Jaqueline Ribeiro de Barros
Silvia Alves da Silva Carvalho
Tania das Graças de Souza Lima

Introdução

O cuidado especializado de enfermagem em doenças inflamatórias intestinais (DII) vem conquistando espaço e reconhecimento em diversos países,[1,2] em razão dos cuidados prestados e dos resultados observados nos pacientes. A assistência de enfermagem é completa e compreende o indivíduo na sua totalidade, ou seja, no contexto biopsicossocial, e na educação em saúde.[3]

Durante o processo de enfermagem, o enfermeiro acolhe todas as demandas apresentadas e identificadas pelo paciente, além de planejar as ações para melhoria do seu estado de saúde. Os cuidados de enfermagem devem ser realizados na sua completude, nos diversos cenários assistenciais, e são descritos com mais detalhes ao longo deste capítulo.

Qualidade de vida

A qualidade de vida (QV) é entendida como discernimento da pessoa sobre a sua categoria na vida, no ambiente da cultura e nos sistemas de valores quanto aos seus objetivos, às suas viabilidades, aos seus padrões e às suas preocupações.[4] A cronicidade da DII ocasiona sinais e sintomas tanto gastrointestinais como manifestações extraintestinais (MEI), que causam grande ônus na vida social dos portadores da doença.[5,6] A avaliação desse impacto deve ser mensurado e ações devem ser planejadas para a redução dos prejuízos no cotidiano dos pacientes, buscando-se a restauração da QV e o empoderamento dos pacientes.

Aspectos como idade, gênero, religiosidade, ansiedade, depressão, fadiga, funcionamento sexual e sexualidade, imagem corporal, história de cirurgia prévia e anos de escolaridade, são fatores relacionados com impactos significativos na QV dos pacientes, quando investigados em especial nos indivíduos em fases de remissão e exacerbação da doença.[7]

Neste sentido, é notória a importância de destinar cuidado, apoio e informações a essa clientela a fim de melhorar a autogestão da doença. O enfermeiro é uma figura que agrega valor ao processo dentro e fora da equipe multidisciplinar, pois desempenha ações benéficas e eficazes para o manejo do ponto de vista clínico assistencial e da educação terapêutica.[7]

Para a avaliação da QV, o enfermeiro pode utilizar instrumentos validados nessa população e um dos instrumentos validados no Brasil e de fácil aplicabilidade, é o questionário *Inflammatory Bowel Disease Questionnaire* (IBDQ).[8]

Ansiedade e depressão

As taxas de ansiedade e de depressão têm apresentado índices de alerta para população acometida pelas DII, observa-se que cerca de 20% dos indivíduos sofrem de depressão e cerca de 30% apresentam ansiedade. Frente a esse cenário, destaca-se a importância do enfermeiro na realização da triagem rotineira por meio da aplicação da Escala Hospitalar de Ansiedade e Depressão (HAD),[7,9] para reconhecimento dos sinais de ansiedade e de depressão e encaminhamento para atendimento psicológico e aconselhamento para os pacientes que demonstrarem níveis preocupantes.[10]

As recomendações do consenso europeu de enfermagem em DII (N-ECCO), que norteia as ações de enfermagem em DII, enfatizam que o enfermeiro necessita ser empático e também apoiar o indivíduo com DII no manejo da sua dor relacionada à doença, a qual pode ser manifestação do quadro de ansiedade. Intervenções como as *mindfulness* visam desenvolver habilidades para controle do estresse e melhoria do humor e da QV.[7]

Dieta e nutrição

É fundamental que o enfermeiro saiba que não há dieta específica para os indivíduos acometidos por DII.[7] A assistência de enfermagem envolve a educação em saúde, e o incentivo para o seguimento de dieta e de estilo de vida saudáveis, conforme tolerância, deve ser encorajado.[1,7]

Também são fundamentais o conhecimento acerca dos possíveis problemas nutricionais, assim como sua identificação, e o manejo adequado em situações específicas como a presença de DC estenosante ou paciente no pós-cirúrgico. Ademais, o encaminhamento para o nutricionista pode ser feito em momento oportuno.[7]

Adesão ao tratamento

A adesão ao tratamento é mediada pelo comportamento do paciente, sendo etapa importante e presente nos planos de cuidados ofertados, em especial nos indivíduos com doenças crônicas. A não adesão medicamentosa é um desafio para a saúde pública e pode estar relacionada a vários fatores, como a presença de ansiedade, os quais têm forte repercussão na saúde.[11]

Na população acometida pelas DII, a terapia medicamentosa pode ser única ou combinada e é influenciada pelas localização e gravidade da doença. Espera-se que o enfermeiro atue como facilitador e educador, haja vista a responsabilidade direta pelo tratamento com terapia biológica nos grandes centros, desde a triagem pré-biológica, passando pela administração do medicamento, até a vigilância. Neste sentido, deve proporcionar ao paciente estratégias de gestão, uso de tecnologias leves, autogestão, motivação, resiliência e monitoramento mais coeso com facilidades de *feedback* para o paciente quanto à mudança de comportamento se necessário.[7,12]

Terapia biológica

O enfermeiro que presta assistência a pessoas em tratamento com terapia biológica, seja ela com molécula originadora, seja com biossimilar; desempenha papel de educador e gerenciador, garantindo que o rastreio infeccioso seja realizado antes do início do tratamento, assim como garantindo que a avaliação para a identificação de contraindicação seja realizada antes da administração do biológico. Espera-se que a equipe de enfermagem esteja capacitada para identificar e conduzir os possíveis eventos adversos agudos e tardios advindos da administração do biológico.[7]

O tratamento com terapia biológica é por tempo indeterminado; com isso, oportuniza-se a construção de vínculo entre o profissional, paciente e/ou familiar,[1] e o enfermeiro estimulará a decisão compartilhada e a aderência ao tratamento[7] e, como gerenciador, pode fazer a gestão dos indicadores estabelecidos pela instituição.[1]

Vacinação

O manejo dos pacientes com DII é complexo. Sabe-se que apresentam maior risco para infecções decorrentes da própria doença, muitas evitáveis com vacinas, e esse risco aumenta quando associado ao tratamento com drogas imunossupressoras; nesse contexto, é necessário atendimento multidisciplinar e o enfermeiro, como integrante da equipe, tem o papel de prestar assistência especializada, livre de danos, estimulando boa QV, promoção, prevenção e educação em saúde.[13-15]

Portanto, é fundamental que haja um plano de vacinação tão logo seja feito o diagnóstico da doença e, se possível, atualização do calendário vacinal geral antes do início do tratamento com drogas imunossupressoras e ou terapia biológica.[13,15]

Mediante o exposto, é importante que o enfermeiro contribua com o planejamento do tratamento do indivíduo com DII; durante a consulta de enfermagem, pode coletar dados importantes como *screening* sobre doenças infecciosas, tuberculose latente, infecções oportunistas, histórico de vacinação, estudo sorológico, e ainda pode ajustar o esquema vacinal de forma adequada e segura em caso de viagens para regiões endêmicas.[7,16]

Faz-se importante o conhecimento pelo enfermeiro sobre qual o melhor momento para imunização com vírus vivo atenuado, idealmente entre 2 semanas e 30 dias antes de se iniciar o tratamento imunossupressor ou 90 dias após sua suspensão. O enfermeiro deve atentar quanto à imunização com vírus vivo, assim como fazer orientações adequadamente.[13,14]

Com relação à vacina contra o SARS-CoV-2, o Ministério da Saúde e a Organização Brasileira de Doença de Crohn e Colite (GEDIIB) consideram importante a aplicação das doses de reforço recomendadas atualmente para paciente imunossuprimidos, que compreendem parcela significativa dos pacientes com DII.[17,18]

Sexualidade

A sexualidade é um dos pilares da QV e questões relacionadas a esse tem, podem causar ansiedade, depressão e preocupação nos indivíduos com DII[7] por vários fatores, como o acometimento de população jovem no auge da atividade sexual, ou acometimento de indivíduos na adolescência, no início da atividade sexual, associação com distorções de autoestima ou da imagem corporal, presença de doença perianal ou atividade da doença que comprometem as relações sexuais, sintomas de ansiedade e depressão, preocupações com a doença, eventos adversos das medicações, presença de manifestações extraintestinais (MEI), entre outros.

Os fatores envolvidos no desenvolvimento da disfunção sexual nos indivíduos com DII são biológicos, relacionados à doença, a fármacos e a cirurgia, além dos psicológicos e sociais;[19] e o enfermeiro, como membro da equipe multidisciplinar, pode abordar o tema oferecendo apoio, pode utilizar escalas específicas para identificar e avaliar disfunções sexuais e, ainda, encaminhar o paciente ao especialista quando necessário.[7,19]

Fertilidade, gravidez e lactação

Questões como atividade da doença, medicamentos e cirurgia abdominal podem gerar preocupações quanto à fertilidade, à gravidez e à lactação e o enfermeiro desempenha papel fundamental no planejamento familiar dos indivíduos com DII.[1,7] O conhecimento sobre os riscos do uso de medicamentos durante a gestação e lactação é essencial; assim como orientar sobre a via de parto também, uma decisão que deve ser compartilhada.[20] Além disso, o enfermeiro pode monitorar a atividade da doença, oferecer suporte psicológico e nutricional quando necessário e orientar sobre a imunização ao recém-nascido após o nascimento.[21]

Manifestações extraintestinais

As MEI atingem até 50% dos indivíduos com DII, podendo acometer com maior frequência as articulações, peles, olhos e o fígado.[22] A maioria dos portadores de DII apresenta pelo menos uma MEI ao longo da vida, com prejuízo significativo na vida diária e no bem-estar psicológico.[23] Espera-se que o enfermeiro conduza as MEI objetivando a melhoria da QV e, entre os cuidados propostos, estão o estímulo à participação da educação em saúde, comunicação eficaz entre os pacientes e a equipe e entre os membros da equipe e a garantia de encaminhamento aos especialistas, quando necessário.[24]

Vigilância dermatológica

As DII são moléstias crônicas que acometem o trato gastrointestinal (TGI) e podem apresentar MEI, como as dermatológicas podendo ser parte de uma doença concomitante, de origem genética compartilhada. Entre as mais comuns, podemos citar o pioderma gangrenoso, eritema nodoso e síndrome de Sweet, ou ainda lesões cutâneas decorrente do efeito colateral relacionado ao tratamento com imunossupressor.[25,26]

As lesões cutâneas podem estar ligadas à imunossupressão baixa em virtude do uso de corticosteroideterapia < 20 mg/dL, azatioprina (AZA), 6-mercaptopurina (6MP), metotrexato por qualquer período ou até 3 meses após a suspensão; ou relacionadas à imunossupressão alta com corticosteroideterapia ≥ 20 mg/dL, agentes biológicos como anti-TNF, anti-integrinas e anti-interleucinas. O uso de anti-TNF associado ao uso de AZA ou 6-MP tem sido relacionado a reações adversas e a maior risco de câncer de pele na população com DII.[25-27]

Courtenay (2007)[28] destaca a relevância do cuidado prestado pelo enfermeiro como integrante da equipe multidisciplinar e ou serviços de dermatologia no manejo de manifestações dermatológicas.

Segundo Barros[16] (2019), "o enfermeiro, como integrante da equipe multidisciplinar, desempenha papel indispensável, pois atua diretamente na promoção, prevenção, recuperação e reabilitação da saúde, com ações de orientações/informações ao paciente e à família, planejamento da assistência de enfermagem" e posterior avaliação dos cuidados prestados, na construção do instrumento de cuidados aos pacientes com DII, inclui também o manejo sistematizado das manifestações cutâneas decorrentes do uso de imunossupressores.

Mediante o exposto, são de fundamental importância a *expertise* e o envolvimento do enfermeiro no reconhecimento e na orientação dos pacientes sob seus cuidados relacionados às lesões cutâneas e à prevenção do câncer de pele.[7]

Durante a consulta de enfermagem, é possível fazer rastreio buscando-se informações de antecedentes pessoais e familiares de câncer de pele; história pregressa de reações adversas; identificar atividades desempenhadas pelo paciente; identificar trabalhos desenvolvidos em áreas externas e medicação em uso, entre outros.[7,16,29] E, por fim, orientar medidas de proteção quanto à importância do uso de protetor solar diário; do uso de roupas de manga longa e de chapéus de abas longas; do uso de óculos de sol e a de evitar exposição solar entre às 10 e 16 horas com maior incidência de raios ultravioletas B, principais responsáveis pelo câncer de pele.[26,29]

Gerenciamento de caso

O gerenciamento de caso caracteriza-se como um instrumento de gestão no processo de colaboração, que inclui avaliação, planejamento, facilitação, monitorização e coordenação dos cuidados conforme as necessidades de saúde do paciente, família e rede de apoio, na tentativa de responder à saúde cognitiva, social, cultural e às preferências individuais.[30]

O enfermeiro que realiza o gerenciamento de caso em sua prática clínica, o qual tem provocado impacto positivo com resultados favoráveis na satisfação, experiência, engajamento e empoderamento do paciente, é denominado "gerente de caso".[30]

As atribuições inerentes ao gerente de caso consistem em facilitar a autodeterminação do paciente mediada pela ação de advocacia, pelo compartilhamento de informações para tomada de decisão pautada na necessidade do paciente e família, pela visão holística e compassiva para prestação do melhor cuidado e pelo oferecimento de telemedicina e de telegestão.[7] Reforce-se que o enfermeiro, neste processo, é o principal ponto de acesso para educação, comunicação, aconselhamento verbal e apoio a pacientes com DII.[30]

Telessaúde

A prática da telessaúde, conhecida como *advice lines*, é considerada o elemento-chave das funções da enfermagem em DII, visto proporcionar resultados clínicos e organizacionais; acesso rápido ao enfermeiro especialista; além de ser canal para orientações, informações, avaliações, investigações e tratamentos. Essa prática é considerada segura e econômica, pode reduzir visitas ambulatoriais e internações,[2,7] melhorar a aderência ao tratamento e estimular o autocuidado.[2]

Ainda em ascensão no Brasil, esta prática demonstra-se bastante benéfica, ficando a implementação a critério dos serviços de saúde.

Fadiga

A fadiga na DII é uma queixa comum e recorrente, durante as fases de atividade e remissão da doença, descrita amplamente nos estudos como "cansaço incomum, anormal e excessivo, não relacionado ao esforço ou atividade física, sintoma muito comum em doenças crônicas de etiologia multifatorial", afeta com maior frequência o sexo feminino, podendo haver predisposição genética, com grande impacto na QV.[31,32]

Amaral[31] (2019) destaca que a exploração da correlação entre depressão e fadiga é importante para o estudo de intervenções que diminuam o sofrimento do paciente. Correlação esta de natureza complexa e mutável, de difícil descrição por parte do paciente e, muitas vezes, mal compreendida até mesmo por profissionais de saúde.

Existem diferentes instrumentos para avaliação e caracterização da fadiga nas diversas doenças crônicas; porém, validado no Brasil e específico para DII, somente um instrumento, o Questionário *Inflammatory Bowel Disease-Fatigue Patient Self-Assessment Scale* (IBD-F): IBD-F Brasil de autopreenchimento.[33]

As declarações do N-ECCO ajudam a esclarecer o papel do enfermeiro, norteiam e embasam sua conduta no manejo da fadiga; conduta esta que abrange a avaliação holística; o monitoramento do autorrelato de fadiga; o aconselhamento sobre como gerenciar, identificar estratégias e mecanismos de enfrentamento para o controle da fadiga; o estímulo à permissão para cochilos curtos; reduzir turnos noturnos; praticar atividade física regularmente; e seguir uma dieta saudável e equilibrada.[7]

Rastreio do câncer colorretal

Segundo Gusso et al.[34] (2019), rastrear significa "seguir 'rastro' ou 'pista'". Por definição, é a investigação de sinais e sintomas e a aplicação de testes e de procedimentos diagnósticos em pessoa assintomática que será beneficiada com a intervenção antecipada.

O câncer colorretal está entre as principais causas de morte por neoplasia. O que o diferencia é o fato de ser prevenível e rastreável, já que sua história natural tem progressão lenta, com possibilidade de diagnóstico precoce.[35]

Os pacientes com DII apresentam risco aumentado de desenvolvimento de câncer colorretal quando comparados à população geral, principalmente em decorrência do processo inflamatório crônico. O consenso ECCO orienta o rastreio de acordo com o risco de desenvolvimento de câncer. Pacientes com colite extensa com inflamação endoscópica ou histológica moderada a grave (ou ambas), história de câncer colorretal em parentes de 1º grau com menos de 50 anos de idade, presença de colangite esclerosante primária, estenose intestinal ou displasia nos últimos 5 anos são considerados de alto risco de neoplasia e devem ser submetidos à colonoscopia de *screening* anualmente. Pacientes com colite extensa com atividade inflamatória leve ou moderada, presença de pólipos inflamatórios ou história familiar de câncer colorretal em parentes de 1º grau diagnosticado com 50 anos ou mais são considerados de risco intermediário de neoplasia e devem realizar colonoscopia de *screening* a cada 2 a 3 anos. Pacientes com colite extensa com atividade inflamatória leve ou colite com acometimento de < 50% do cólon são considerados de baixo risco e a eles recomenda-se a colonoscopia de *screening* a cada 5 anos.[36]

Nas declarações do N-ECCO, que preveem que o enfermeiro tem um importante papel no manejo da DII, é relevante a sua contribuição na educação em saúde e prevenção. A manutenção da saúde é parte integrante dos cuidados preventivos de rotina para pacientes com DII. O enfermeiro pode identificar o risco, fornece suporte e poderá encaminhar o paciente, se necessário, ao especialista; linhas de aconselhamentos, capacitação para o enfrentamento e como conviver bem com a doença, elaboração e ou participação em campanhas de conscientização e mutirões para prevenção do câncer colorretal também são atividades que podem ser realizadas.[7]

Autoimagem

A autoimagem consiste na forma como a pessoa se vê, representa e registra os acontecimentos vividos e/ou sentidos.[37] A DII pode provocar impacto psicológico na vida dos indivíduos, seja de imediato como o constrangimento e medo; seja de médio a longo prazo como as preocupações das incertezas da doença e a necessidade de cirurgia e estomia, as quais podem modificar a autoimagem e a imagem corporal, por isso os pacientes com DII precisam repensar o autocuidado na perspectiva biopsicossocial para construção da sua identidade e da saúde, cabendo ao enfermeiro oportunizar espaço para discussão da temática e incentivá-los para compartilhamento das percepções.[7]

Autocuidado

Para a realização do processo de enfermagem em DII, recomenda-se a escolha da teoria de enfermagem do déficit de autocuidado, de Dorothea Orem,[38] em virtude da necessidade urgente de o paciente "cuidar-se" ou seja, "ser" protagonista do tratamento com autonomia e independência, aprendendo a conviver com sua condição crônica para a promoção de estratégias inovadoras e eficazes que melhorem a sua QV.[39]

Neste sentido, o enfermeiro deve fornecer *insights* e estímulos ao autocuidado como o conhecimento sobre a doença, a rede de atenção, a atenção multiprofissional, o trabalho em grupo, a escuta ativa, o programa de autogestão, o telecuidado e conselhos para gerenciar os anseios e as preocupações diárias do paciente, além do fortalecimento de todas essas ações para a criação de vínculo de confiança e promoção do autogerenciamento da doença.[7]

Fístulas

A DC com comportamento fistulizante ocorre em 13% a 48% dos portadores da doença, segundo Kotze et al.[40] (2018), estima-se que o indivíduo com DC tem

20% de chance de desenvolver fístulas perianais após 10 anos e 26% após 20 anos do diagnóstico, podendo estar associadas à morbidade e resultar em impacto negativo na QV.

A enfermagem tem papel importante no manejo das fístulas e, de acordo com N-ECCO, "o enfermeiro tem a função de garantir o conforto do paciente, protegendo a integridade da pele, administrando as complicações e educando o paciente sobre as fístulas. Isso pode ser mais bem alcançado trabalhando em colaboração com a equipe multidisciplinar, incluindo o estomaterapeuta para cuidar do estoma, além do cirurgião e do gastroenterologista".[7]

Complicações e injúrias à pele decorrentes do contato com o efluente das fístulas externas são caracterizadas por dor, febre, drenagem de material purulento e serossanguinolento e lesões ulceradas na pele perifístula. Kim et al.[41] (2018) ressaltam a importância da enfermagem na abordagem e no manejo de fístulas, em que a melhoria da QV e o apoio no enfrentamento da doença são primordiais.

Incontinência fecal

A incontinência fecal (IF) é a perda involuntária de fezes líquidas ou sólidas, uma alteração debilitante com significante morbidade e afeta de 8,3% a 12,4% da população geral.[42] A continência de fezes e urina é condição básica para se viver em sociedade, sobretudo na idade adulta. A perda dessa habilidade pressupõe a dependência física e econômica, a institucionalização precoce de idosos, além de sentimentos de vergonha e humilhação.[43]

A IF causa impacto negativo na QV dos pacientes em razão da vergonha, do constrangimento, do estigma social e, muitas vezes, ela faz os pacientes viverem em função da busca por um banheiro. Em decorrência das dificuldades enfrentadas, muitos pacientes hesitam em pedir ajuda e, em muitas situações, os próprios profissionais de saúde falham ao questionar seus pacientes sobre suas eliminações intestinais e, como resultado dessas dificuldades, a IF é sub-reportada.[44] Apenas 27,2% dos pacientes a discutirão com seu médico e 12,4% dos médicos abordarão seus pacientes acerca deste tema.[45]

Em um estudo realizado no Reino Unido com 3.264 pacientes com DII, 74% dos respondentes referiram algum grau de IF e, destes, apenas 38% procuraram ajuda. As razões para a não solicitação de ajuda incluíram a crença de que nada poderia ser feito, o fato de não saberem a quem pedir ajuda, a vergonha ou, ainda, a percepção da falta de interesse ou de entendimento por parte dos profissionais de saúde.[46]

A continência fecal em pacientes sem o diagnóstico de DII é dependente de vários fatores como função mental, volume e consistência das fezes, trânsito colônico, trauma do nervo pudendo, complacência retal, sensação anorretal e função esfincteriana. Embora os achados entre estudos descrevendo a fisiopatologia da IF na DII tenham se mostrado conflitantes, são relevantes fatores como história de DC perianal, cirurgia, localização e duração da doença.[47]

Uma revisão sistemática e metanálise realizada com estudos publicados de 1966 a 2017 avaliaram a ocorrência de IF em indivíduos com e sem DII, e os autores concluíram que a prevalência de IF nos pacientes com DII é maior quando comparada em indivíduos sem a doença.[47]

Embora existam várias opções terapêuticas para a abordagem da IF na população geral, ainda é bastante escassa a literatura que aborde esta problemática em pessoas com DII. Inicialmente, muitos pacientes são tratados com modificações dietéticas e medicações como a loperamida. Essas intervenções, assim como o *biofeedback*, têm se mostrado satisfatórias na IF, podendo ser benéficas também para este grupo de pacientes, porém mais estudos são necessários para determinar sua real eficácia.[47] Outras intervenções, como exercício para o assoalho pélvico e técnica para evacuação, podem ser benéficas.[7]

Agentes de preenchimento, como as intervenções cirúrgicas efetivas para pacientes com IF sem o diagnóstico de DII, podem ser inapropriados para este grupo de pessoas especialmente, para aquelas com DC, em virtude dos riscos de abscesso perianal e de outras complicações, como fístulas.[48] Mais estudos são necessários para identificar potenciais intervenções e, assim, ajudar pacientes com DII e profissionais da saúde para melhor reconhecer e tratar a IF nesta população.

Estomas

A despeito dos avanços médicos e da terapia cirúrgica nas DII, estomas gastrointestinais podem ser necessários em significante proporção de pacientes, e o impacto gerado a partir desta nova condição é bastante significante, sendo importante e necessário o envolvimento de vários profissionais e, entre estes, o enfermeiro estomaterapeuta.[49]

A confecção de um estoma poderá ser extremamente negativa, comprometendo sobremaneira a QV do paciente e de seus familiares, visto a necessidade de enfrentamento, adaptação e desenvolvimento de novas estratégias para um "novo normal".[50]

As intervenções cirúrgicas que resultam em estomas intestinais efetuam-se diante da necessidade de se desviar o trânsito normal de alimentação ou de eliminação do paciente.[51]

Diferentes tipos de estomas podem ser criados nos pacientes com DII, porém grande parte dos estomas intestinais é feita em alças com mobilidade e comprimento adequados que possibilitem sua exteriorização através da parede abdominal. Dessa maneira, os segmentos mais apropriados são o intestino delgado (íleo), então denominados "ileostomias", e os do cólon denominados "colostomias".[52]

As colostomias podem ser classificadas em temporárias ou definitivas de acordo com o tempo de permanência do estoma, e o momento de reconstrução do trânsito intestinal dependerá principalmente de fatores relacionados à própria doença. Quanto ao modo de exteriorização na parede abdominal, pode-se fazê-la de duas maneiras principais: em alça (duas bocas), e estas podem estar juntas ou separadas; ou quando há exteriorização da alça e abertura apenas de um segmento terminal (uma boca).[52]

Com relação às principais indicações para uma proposta cirúrgica com a confecção de um estoma, estas podem ser determinadas em situações eletivas ou emergenciais em função da ocorrência de obstrução, perfuração intestinal ou de fístulas e em função da necessidade de proteção de anastomoses.[53]

A ocorrência de complicações está relacionada principalmente à falta de demarcação prévia, à técnica cirúrgica e aos cuidados pós-operatórios. As complicações podem ser classificadas em imediatas, precoces ou tardias, conforme descritas a seguir.[54]

As complicações imediatas são aquelas que ocorrem nas primeiras 24 horas do pós-operatório/ as precoces aparecem no período ainda intra-hospitalar; e as tardias, após a alta hospitalar ou até meses após a confecção do estoma. Entre as complicações imediatas, podemos citar:

- **Sangramento:** complicação pouco frequente e ocorre pela hemostasia inadequada de vasos do tecido subcutâneo ou submucoso e, em geral, não necessita de nenhuma abordagem específica com exceção da tranquilização do paciente e familiares. De qualquer forma, uma observação mais cuidadosa se faz necessária com o uso de bolsa coletora transparente.

- **Isquemia ou necrose:** ocorre pelo comprometimento da irrigação sanguínea da alça intestinal exteriorizada, sendo importante a observação da coloração do estoma, a qual deverá ser vermelho brilhante e, nessa condição, inicialmente se mostrará pálida, evoluindo para violácea.

- **Edema:** complicação bastante comum, não devendo ser motivo para preocupação, e sim considerado uma resposta ao trauma cirúrgico. Em geral, o edema desaparece espontaneamente em torno de 2 semanas, sendo necessária a utilização adequada da bolsa coletora, transparente; e, no caso dos dispositivos recortáveis, de acordo com o diâmetro do estoma e levando-se em conta que esta medida será modificada em função da diminuição do edema.

Já as complicações precoces podem ser representadas por:

- **Retração:** também percebida como um afundamento do estoma ou de sua base, talvez seja uma das complicações mais frequentes entre as ileostomias e colostomias, pode ocorrer tanto no período precoce como no tardio e está relacionada à exteriorização da alça intestinal sob tensão. A correção desta complicação dificilmente é cirúrgica, devendo o profissional responsável pelo cuidado do paciente indicar, além do dispositivo coletor transparente durante a internação, bolsa convexa, pasta protetora e discos de resina, os quais auxiliarão no nivelamento da retração.

- **Descolamento mucocutâneo:** complicação pouco frequente, caracterizada pela deiscência parcial ou total da borda do intestino exteriorizado e da pele na parede abdominal. Em geral, pode ser precedido por infecção, sendo necessária a correção dos fatores predisponentes à infecção como estado nutricional, uso de corticosteroides e radioterapia.

- **Dermatite:** complicação bastante frequente nas ileostomias e colostomias do cólon direito, sendo possível também a ocorrência deste problema no período tardio. Caracteriza-se pela presença de sinais inflamatórios na região periestomal, podendo ser ocasionada pelo contato do efluente intestinal com a pele ou, ainda, por resposta inflamatória gerada pela hipersensibilidade a algum componente do dispositivo coletor.

As complicações tardias podem ser apresentadas por:

- **Estenose:** complicação pouco frequente, caracterizada pelo estreitamento da luz do estoma, podendo ser superficial ou profunda. Sua ocorrência está relacionada à técnica cirúrgica com abertura inadequada da parede abdominal, à existência de complicações precoces como necrose e DC e ao ganho de peso no pós-operatório.
- **Prolapso:** exteriorização do segmento da alça intestinal, em extensão variável, através do orifício do estoma. Sua ocorrência está relacionada a múltiplos fatores como segmento intestinal, técnica cirúrgica, abertura excessiva na parede abdominal e posicionamento do estoma fora do músculo retoabdominal. O prolapso inicialmente poderá ser tratado com a redução digital por meio do uso de manobras simples e delicadas e pelo uso de faixa abdominal a fim de reduzir a pressão intra-abdominal. Nos casos em que o prolapso é de maior extensão, a correção poderá ser cirúrgica.
- **Hérnia paraestomal:** caracterizada pela protrusão de vísceras abdominais através do trajeto do estoma. Bastante comum e tem como um dos fatores predisponentes a falta de demarcação prévia do local onde será confeccionada a derivação intestinal e a exteriorização da alça fora do músculo retoabdominal.

A confecção adequada de um estoma é vital na QV do paciente, ao qual devem ser esclarecidas, com detalhes, as razões da necessidade do estoma, se será um estoma temporário ou permanente, as possíveis complicações e os cuidados no manuseio e manutenção do estoma. Assim, o enfermeiro, como membro da equipe multidisciplinar, oferecerá suporte e educação ao paciente e à família durante todo o processo perioperatório e posterior seguimento ambulatorial.[7]

Considerações finais

O enfermeiro é o profissional que gerencia o cuidado no contexto da extensão, do ensino e da pesquisa. Os cuidados apresentados ajudam a identificar e esclarecer o papel desempenhado pelo enfermeiro na equipe multidisciplinar e na assistência ao portador de DII. Embora desafiador, o modelo de atenção integrada pautada em evidências científicas sólidas resulta na melhora da QV dos portadores de DII e deve ser estimulada e implantada em todos os centros de tratamento de DII, de consultórios particulares, unidades de ambulatório, clínicas de infusão, unidades de internação, serviços de urgência e emergência, centros de cirurgia a centros de referência em DII.

Referências bibliográficas

1. Rosso C, Aaron AA, Armandi A et al. Inflammatory bowel disease nurse-practical messages. Nurs Rep. 2021 Apr 1;11(2):229-41. Doi: 10.3390/nursrep11020023.
2. Michel HK, Maltz RM, Boyle B et al. Applying telemedicine to multidisciplinary pediatric inflammatory bowel disease care. Children (Basel). 2021 Apr 21;8(5):315. Doi: 10.3390/children8050315.
3. Spagnuolo R, Corea A, Napolitano D et al. Nursing-sensitive outcomes in adult inflammatory bowel disease: a systematic review. J Adv Nurs. 2021;77(5):2248-66. Doi: 10.1111/jan.14744.
4. World Health Organization Quality of Life assessment (WHOQOL). Position paper from the World Health Organization. Soc Sci Med. 1995;41(10):1403-9. Doi: 10.1016/0277-9536(95)00112-k.
5. Brasil. Ministério da Saúde, Secretaria de Atenção à Saúde. Portaria conjunta n. 14, de 28 de novembro de 2017. Protocolos clínicos e diretrizes terapêuticas. Brasília: Ministério da Saúde, 2017. Disponível em: https://www.in.gov.br/materia/-/asset_publisher/Kujrw0TZC2Mb/content/id/867184/do1-2017-12-08-portaria-conjunta-n-14-de-28-de-novembro-de-2017-867180.
6. Lopes AM, Bezerra MLN, Machado RS et al. Qualidade de vida de pacientes com doença de Crohn. Enferm Glob Murcia. 2017;36(47):337-52. Doi: 10.6018/eglobal.16.3.266341.
7. Kemp K, Dibley L, Chauhan U et al. 2nd N-ECCO consensus statements on the European nursing roles in caring for patients with Crohn's disease or ulcerative colitis. J Crohn's Colitis. 2018;12(7):760-76. Doi: 10.1093/ecco-jcc/jjy020.
8. Mitchell A, Guyatt G, Singer J et al. Quality of life in patients with inflammatory bowel disease. J Clin Gastroenterol. 1988;10(3):306-10. Doi: 10.1097/00004836-198806000-00014.
9. Falcão LTM, Martinelli VF. Inflammatory bowel disease and association with anxiety and depression: evaluation of the risk factors. Gastroenterol Endosc Dig. 2016;35(2):52-8. Disponível em: https://docs.bvsalud.org/biblioref/2016/08/1032/asso-ciacao-de-doenca.pdf.
10. Neuendorf R, Harding A, Stello N et al. Depression and anxiety in patients with inflammatory bowel disease: a systematic review. J Psychosom Res. 2016;87:70-80. Doi: 10.1016/j.jpsychores.2016.06.001.

11. Brasil. Ministério da Saúde, Secretaria de Ciência, Tecnologia e Insumos Estratégicos, Departamento de Ciência e Tecnologia. Síntese de evidências para políticas de saúde: adesão ao tratamento medicamentoso por pacientes portadores de doenças crônicas. EVIPNet Brasil. 2016. Disponível em: https://bvsms.saude.gov.br/bvs/publicacoes/sintese_evidencias_politicas_tratamento_medicamentoso.pdf.

12. Mason I, Holbrook K, Garrick V et al. Inflammatory bowel disease nursing: results of an audit exploring the roles, responsibilities and activity of nurses with specialist/advanced roles within inflammatory bowel disease. Gut. 2012;61:A1. Doi: 10.1136/gutjnl-2012-302514a.1.

13. Saad-Hossne R, Rabello MI, Baima J et al. Atualização em doença inflamatória intestinal: dos dilemas do dia a dia à prática diária. São Paulo: Mazzoni, 2021.

14. Brasil. Organização Brasileira de Doença de Crohn e Colite. Enfermagem em doença inflamatória intestinal. São Paulo: GEDIIB, 2020 [citado em 3 abr. 2022]. Disponível em: https://gediib.org.br/wp-content/uploads/2020/04/cartilha-Enfermagem.pdf.

15. Sánchez-Tembleque MD, Corella C, Pérez-Calle JL. Vaccines and recommendations for their use in inflammatory bowel disease. World J Gastroenterol. 2013;19(9):1354-8. Doi: 10.3748/wjg.v19.i9.1354.

16. Barros JR. Estruturação e validação da consulta de enfermagem para pacientes com doença inflamatória intestinal [Tese]. Botucatu: Faculdade de Medicina de Botucatu, Universidade Estadual Paulista, 2021. Disponível em: http://hdl.handle.net/11449/204419.

17. Brasil. Organização Brasileira de Doença de Crohn e Colite. Comunicado oficial: 4ª dose da vacina contra covid-19 em pacientes imunossuprimidos. São Paulo: GEDIIB, 2022 [citado em 29 mar. 2022]. Disponível em: https://gediib.org.br/noticias/comunicado-oficial-4a-dose-da-vacina-contra-covid-19-em-pacientes-imunossuprimidos.

18. Brasil. Ministério da Saúde. Plano nacional de operacionalização. Nota técnica n. 652021 – SECOVIDGABSECOVIDMS. Brasília: Ministério da Saúde, 2022. Disponível em: https://www.gov.br/saude/pt-br/coronavirus/vacinas/plano-nacional-de-operacionalizacao-da-vacina-contra-a-covid-19/notas-tecnicas/2021/sei_ms-0024429242-nota-tecnica-65-antecipacao-da-dose-de-reforco.pdf/view. Acesso em: 5 abr. 2022.

19. Quera R, Barros JR, Sassaki LY et al. Sexual dysfunction in inflammatory bowel disease: what the specialist should know and ask. Int J Gen Med. 2021 May 24;14:2003-15. Doi: 10.2147/IJGM.S308214.

20. Woude CJ, Ardizzone S, Bengtson MB et al. 2nd European evidenced-based consensus on reproduction and pregnancy in inflammatory bowel disease. J Crohn's Colitis. 2015;9(2):107-24. Doi: 10.1093/ecco-jcc/jju006.

21. Laube R, Paramsothy S, Leong RW. Review of pregnancy in Crohn's disease and ulcerative colitis. Therap Adv Gastroenterol. 2021 May 18;14:17562848211016242. Doi: 10.1177/17562848211016242.

22. Harbord M, Annese V, Vavricka SR et al. 1st European evidence-based consensus on extra-intestinal manifestations in inflammatory bowel disease. J Crohn's Colitis. 2016;10(3):239-54. Doi: 10.1093/ecco-jcc/jjv213.

23. Magro F, Peyrin-Biroulet L, Sokol H et al. Extra-intestinal malignancies in inflammatory bowel disease: results of the 3rd ECCO Pathogenesis Scientific Workshop. J Crohn's Colitis. 2014;8(1):31-44. Doi: 10.1016/j.crohns.2013.04.006.

24. Luzoro M, Sabat P, Guzmán L et al. Manifestaciones extraintestinales de enfermedad inflamatoria intestinal. Rev Med Clín Condes. 2019;30(4):305-14. Doi: 10.1016/j.rmclc.2019.06.001.

25. Hindryckx P, Novak G, Costanzo A et al. Disease-related and drug-induced skin manifestations in inflammatory bowel disease. Expert Rev Gastroenterol Hepatol. 2017;11(3):203-14. Doi: 10.1080/17474124.2017.1283985.

26. Brasil. Organização Brasileira de Doença de Crohn e Colite. Prevenção em doença inflamatória intestinal. São Paulo: GEDIIB, 2020 [citado em 3 abr. 2022]. Disponível em: https://gediib.org.br/wp-content/uploads/2020/05/cartilha-preven%C3%A7%C3%A3o.pdf.

27. Andrade P, Lopes S, Gaspar R et al. Anti-tumor necrosis factor-α-induced dermatological complications in a large cohort of inflammatory bowel disease patients. Dig Dis Sci. 2018;63(3):746-54. Disponível em: 10.1007/s10620-018-4921-y.

28. Courtenay M, Carey N. A review of the impact and effectiveness of nurse-led care in dermatology. J Clin Nurs. 2007;16(1):122-8. Disponível em: 10.1111/j.1365-2702.2006.01702.x.

29. Lambert JLW, De Schepper S, Speeckaert R. Cutaneous manifestations in biological-treated inflammatory bowel disease patients: a narrative review. Journal of Clinical Medicine. 2021;10(5):1040. Doi: 10.3390/jcm10051040.

30. United States of America. Case Management Society of America (CMSA). Standards of practice for case management, 2016 revision. Little Rock: Case Management Society of America (CMSA), 2016. Disponível em: https://www.abqaurp.org/DOCS/2016%20CM%20standards%20of%20practice.pdf.

31. Amaral AFS. Avaliação da fadiga em pessoas com doença inflamatória intestinal atendidas em um ambulatório especializado [Dissertação] São Paulo: Escola de Enfermagem da Universidade de São Paulo, 2020. Doi: 10.11606/D.7.2020.tde-24022021-115834.

32. Norton C, Czuber-Dochan W, Bassett P et al. Assessing fatigue in inflammatory bowel disease: comparison of three fatigue scales. Aliment Pharmacol Ther. 2015;42(2):203-11. Disponível em: 10.1111/apt.13255.

33. Lage AC, Oliveira CC, Batalha APDB et al. The inflammatory bowel disease-fatigue patient self-assessment scale: translation, cross-cultural adaptation and psychometric properties of the Brazilian version (IBD-F Brazil). Arq Gastroenterol. 2020;57(1):50-63. Doi: 10.1590/S0004-2803.202000000-10.

34. Gusso G, Lopes JMC, Dias LC. Tratado de medicina de família e comunidade: princípios, formação e prática. 2. ed. Porto Alegre: Artmed, 2019.

35. Davidson KW, Barry MJ et al.; US Preventive Services Task Force. Screening for colorectal cancer: US Preventive Services Task Force recommendation statement. JAMA. 2021;325(19):1965-77. Doi: 10.1001/jama.2021.6238. Erratum in JAMA. 2021 Aug 24;326(8):773.

36. Maaser C, Sturm A, Vavricka SR et al. ECCO-ESGAR guideline for diagnostic assessment in IBD – Part I: Initial diagnosis, monitoring of known IBD, detection of complications. J Crohn's Colitis. 2019;13(2):144-64. Doi: 10.1093/ecco-jcc/jjy113.

37. Macedo CMV, Andrade RGN. Imagem de si e autoestima: a construção da subjetividade no grupo operativo. Psicol Pesq. 2012;6(1):74-82. Disponível em: http://pepsic.bvsalud.org/scielo.php?script=sci_arttext&pid=S1982-12472012000100010.

38. Orem DE. Nursing: concepts of practice. St. Louis: Mosby, 1995.
39. Santos RM. O telecuidado no tratamento das doenças inflamatórias intestinais: um ensaio clínico randomizado [Dissertação]. Niterói: Universidade Federal Fluminense,2016. Disponível em: https://app.uff.br/riuff/bitstream/handle/1/5894/Rachael%20Miranda%20dos%20Santos.pdf?sequence=1.
40. Kotze PG, Shen B, Lightner A et al. Modern management of perianal fistulas in Crohn's disease: future directions. Gut. 2018;67(6):1181-94. Doi: 10.1136/gutjnl-2017-314918.
41. Kim AH, Roberts C, Feagan BG et al. Developing a standard set of patient-centred outcomes for inflammatory bowel disease-an international, cross-disciplinary consensus. J Crohn's Colitis. 2018;12(4):408-18. Doi: 10.1093/ecco-jcc/jjx161.
42. Sharma A, Yuan L, Marshall RJ et al. Systematic review of the prevalence of faecal incontinence. Br J Surg. 2016;103(12):1589-97. Doi: 10.1002/bjs.10298.
43. Lima TGS, Santos VLCG, Lacombe DLP et al. Incontinência anal: tratamento conservador por meio de biofeedback. Estima (Sociedade Brasileira de Estomaterapia). 2010; 8:42-4.
44. Bartlett L, Nowak M, Ho YH. Reasons for non-disclosure of faecal incontinence: a comparison between two survey methods. Tech Coloproctol. 2007;11(3):251-7. Doi: 10.1007/s10151-007-0360-z.
45. Aitola P, Lehto K, Fonsell R et al. Prevalence of faecal incontinence in adults aged 30 years or more in general population. Colorectal Dis. 2010;12(7):687-91. Doi: 10.1111/j.1463-1318.2009.01878.x.
46. Norton C, Dibley L. Help-seeking for fecal incontinence in people with inflammatory bowel disease. J Wound Ostomy Continence Nurs. 2013;40(6):631-E2. Doi: 10.1097/WON.0b013e3182a9a8b5.
47. Gu P, Kuenzig ME, Kaplan GG et al. Fecal incontinence in inflammatory bowel disease: a systematic review and meta-analysis. Inflamm Bowel Dis. 2018;24(6):1280-90. Doi: 10.1093/ibd/izx109.
48. Graf W, Mellgren A, Matzel KE et al. Efficacy of dextranomer in stabilised hyaluronic acid for treatment of faecal incontinence: a randomised, sham-controlled trial. Lancet. 2011;377(9770):997-1003. Doi: 10.1016/S0140-6736(10)62297-0.
49. Estrada DML, Benghi LM, Kotze PG. Practical insights into stomas in inflammatory bowel disease: what every healthcare provider needs to know. Curr Opin Gastroenterol. 2021;37(4):320-7. Doi: 10.1097/MOG.0000000000000737.
50. Nichols TR. Quality of life in US residents with ostomies as assessed using the SF36v2. J Wound Ostomy Continence Nurs. 2015;42(1):71-8. Doi: 10.1097/WON.0000000000000093.
51. Bezerra IM. Assistência de enfermagem ao estomizado intestinal: revisão integrativa de literatura [Dissertação]. Ribeirão Preto: Escola de Enfermagem da Universidade de São Paulo, 2007. Disponível em: https://www.teses.usp.br/teses/disponiveis/22/22132/tde-13112007-160356/publico/isamenezesbezerra.pdf.
52. Sherman KL, Wexner SD. Considerations in stoma reversal. Clin Colon Rectal Surg. 2017;30(3):172-7. Doi: 10.1055/s-0037-1598157.
53. Rocha JJR. Estomas intestinais (ileostomias e colostomias) e anastomoses intestinais. Medicina (Ribeirão Preto) [Online]. 2011 Mar. 30;44(1):51-6 [citado em 15 abr. 2022]. Doi: 10.11606/issn.2176-7262.v44i1p51-56.
54. Souza AJG, Melo GSM, Freitas LS et al. Prevalência de complicações em pessoas com estomias urinárias e intestinais. REAID [Online]. 2019 Abr. 8;82(20) [citado em 15 abr. 2022]. Doi: 10.31011/reaid-2017-v.82-n.20-art.304.

51 Atenção Psicológica nas Linhas de Cuidado dos Pacientes com Doenças Inflamatórias Intestinais

Josenaide M. K. Chiarelli
Sueli Terezinha Bobato

Introdução

A saúde mental é um aspecto significativo, mas ainda negligenciado no atendimento aos pacientes com doenças inflamatórias intestinais (DII), constituindo-se como um desafio na determinação de tratamentos ideais nas linhas de cuidado a essa população, além de exigir maiores recursos no âmbito da saúde pública. Distúrbios psicológicos em pacientes com DII podem ocasionar alto risco de recaída e baixa adesão ao tratamento.[1] Na última década, os estudos têm evidenciado que os pacientes com DII apresentam mais sintomas psicológicos como ansiedade e depressão, problemas psicossomáticos e transtornos mentais comuns que podem estar relacionados à complexa interação bidirecional via eixo intestino-cérebro. Dados de estudos observacionais sugerem que distúrbios psicológicos podem estar associados à recaída dos sintomas ativos das DII e que a atividade inflamatória está associada ao desenvolvimento de novos distúrbios psicológicos. Esses achados apontam para a necessidade da integração de tratamentos farmacológicos e não farmacológicos, em um modelo biopsicossocial de atendimento. Esse modelo de atuação contribui para a oferta de tratamento adequado, controle dos agravos e alteração da história natural da doença, tendo o potencial de melhorar o bem-estar psicológico e a qualidade de vida dos pacientes, além de reduzir os custos em saúde.[2]

Nesta perspectiva, o conceito de integralidade em saúde no contexto das DII tem estimulado iniciativas inovadoras nas linhas de cuidado na última década, como as consultas compartilhadas e a tomada de decisões conjuntas tendo como referencial os direitos humanos dos pacientes. Essas iniciativas têm indicado maiores efetividade e eficácia do cuidado à saúde, pois concebem o paciente como protagonista ativo do processo, estimulando as habilidades na comunicação, integração e sinergia entre profissionais e destes, com os pacientes. Assim, demandam maior atenção ao compartilhamento de informações baseadas em evidências científicas, mas também um olhar sobre questões relevantes como o apoio psicossocial, o tempo de doença ou questões emergenciais no âmbito da saúde.[3]

Considerando que os aspectos psicológicos relacionados ao contexto das DII são vistos como parte constituinte do cuidado integral dos pacientes, a atuação da psicologia junto à equipe nas linhas de cuidado favorece a identificação e o reconhecimento dos fatores psicossociais que interferem no processo saúde-doença, na adesão ao tratamento e na qualidade de vida. Os métodos psicológicos podem ser de grande relevância como modalidade terapêutica diante das adaptações e ajustes à nova realidade socioemocional do paciente com DII, dado o impacto inerente.[1]

Diante desses pressupostos, neste capítulo abordaremos três principais temas de interesse aos profissionais que atuam nas linhas de cuidado dos pacientes com DII: 1) os fatores psicossociais inerentes às manifestações clínicas; 2) estratégias de avaliação e de monitoramento da saúde mental no itinerário terapêutico do paciente, com apresentação de recursos idiográficos e nomotéticos clinicamente viáveis; 3) possibilidades de intervenção da psicologia nas linhas de cuidado dos pacientes, sob a perspectiva do modelo biopsicossocial.

Essas contribuições poderão ser úteis não somente aos profissionais da psicologia que atuam neste contexto de saúde, mas também aos demais profissionais como gastroenterologistas, coloproctologistas, enfermeiros e nutricionistas que poderão ser incentivados aos rastreio e tratamento de condições no âmbito da saúde mental, os quais têm o potencial de melhorar os resultados do tratamento como um todo. As contribuições aqui delineadas estão pautadas no estado de arte sobre a temática, bem como na experiência clínica das psicólogas, autoras deste texto, em ambulatórios interdisciplinares de DII no sul do Brasil, mais especificamente nas cidades de Itajaí e Blumenau, em Santa Catarina. Uma das autoras atua no Ambulatório Interdisciplinar de Doenças Inflamatórias Intestinais de Itajaí desde 2011, cuja equipe é composta por três médicos gastroenterologistas, um médico proctologista, uma nutricionista, uma psicóloga e uma enfermeira. O objetivo do Ambulatório é integrar ensino-serviço na assistência multidisciplinar e interdisciplinar aos pacientes com diagnóstico de DII, funcionalmente integrados ao Sistema Único de Saúde (SUS). O trabalho desenvolve-se nos moldes do paradigma biopsicossocial, compreendendo o processo saúde-doença em uma perspectiva integral. As intervenções são feitas por meio de consultas compartilhadas desenvolvidas concomitantemente pelas diferentes especialidades, com discussões dos casos entre a equipe, avaliação antropométrica e conduta nutricional. Para aprofundamento das demandas psicossociais, são realizadas atividades de psicodiagnóstico interventivo e intervenções na modalidade grupal na perspectiva da psicoeducação, reuniões realizadas em parceria com a Associação Brasileira de Colite Ulcerativa e Doença de Crohn (ABCD), entre outras atividades relacionadas à educação em saúde. Neste contexto, também são desenvolvidas atividades de pesquisa e supervisão de estágio, vinculadas à graduação e à pós-graduação *lato* e *stricto sensu*, contribuindo para a formação e a sinergia das diferentes especialidades.

A outra autora faz parte de um grupo multidisciplinar de DII em Blumenau, criado em fevereiro de 2019, composto por dois médicos gastroenterologistas, um deles especializados em DII; uma médica coloproctologista; uma nutricionista; uma psicóloga; e uma enfermeira. O grupo foi criado com o objetivo de fortalecer a dinâmica e a resolutividade no cuidado integral na DII, em que são realizadas as consultas compartilhadas que auxiliam na percepção dos pacientes e dos profissionais sobre a tomada de decisões no cuidado à saúde. Entende-se que melhorando as informações fornecidas aos pacientes sobre a DII em preservação aos direitos do paciente, facilitada pelas confiança e empatia com e entre os profissionais, há maior efetividade e eficácia nos processos de cuidado.

Fatores psicossociais inerentes às manifestações clínicas nas doenças inflamatórias intestinais

As DII constituem-se em importante problema de saúde pública, com aumento na incidência e na prevalência na população mundial nas últimas décadas. Apresentam distribuição global heterogênea, tanto em países desenvolvidos como em países em desenvolvimento, incluindo a América Latina.[4] A doença de Crohn (DC) prevalece no sexo feminino, possivelmente em virtude de fatores hormonais que podem interferir em sua expressão. Por sua vez, a retocolite ulcerativa (RCU) é discretamente mais evidenciada no sexo masculino. Ambas têm ocorrência predominante entre 15 e 25 anos e entre 50 e 80 anos[5] e têm etiologia multifatorial, com influências de fatores genéticos, imunológicos, socioambientais, microbiológicos e provável agente entérico infeccioso.[5,6]

Os fatores associados ao aumento da incidência no mundo são as mudanças no estilo de vida das populações, caracterizada por dieta alimentar industrializada e estilo de vida ocidental, incluindo abordagens medicamentosas, tabagismo, sedentarismo e estresse (WGO, 2015). Outro fator que pode estar associado aos altos índices é o maior conhecimento sobre as DII, culminando em diagnósticos precoces em razão do aperfeiçoamento das técnicas e dos exames complementares de diagnóstico, que associam dados clínicos, laboratoriais, endoscópicos, radiológicos e anatomopatológicos.[7]

Dado o caráter crônico, progressivo, com recidivas frequentes e manifestações clínicas de alta gravidade, os pacientes com DII apresentam uma carga física e psicossocial significativa relacionada ao maior risco de resultados adversos à saúde, incluindo aspectos da própria doença como aumento de hospitalização, cirurgia, incapacidade para o trabalho, aumento no risco de câncer, até a mortalidade.[1,2] O tratamento é complexo e com resposta terapêutica variável, com interferências na educação, no desempenho laboral, na interação social e na qualidade de vida.[8,9]

Os objetivos das abordagens terapêuticas consistem em induzir e manter o controle sintomático, minimizar as complicações em longo prazo como a cicatrização epitelial, prevenir futuras recaídas, suspender o uso de corticosteroides e reduzir a necessidade de cirurgia e o número de hospitalizações.[10] Os pacientes que não se beneficiam do tratamento convencional fazem uso de terapias biológicas com anticorpos monoclonais anti-TNF-α, cujo papel é importante no restabelecimento da integridade da mucosa intestinal. Apesar do benefício inicial a curto prazo, há evidências de que até 30% dos pacientes não respondem ao longo do tratamento e, a longo prazo, até 40% não apresentam benefícios sustentados.[11]

Evidencia-se, assim, aumento do temor e da preocupação com o futuro, de modo que os fenômenos psicológicos que mais demandam atenção, observados tanto em nossa prática clínica como descritos na literatura, são a ansiedade e a depressão,[1] bem como os distúrbios no sono.

Uma revisão sistemática e metanálise publicada pela revista *Lancet Gastroenterology & Hepatology*, incluindo 30.118 pacientes no total, indicou prevalência combinada de sintomas de ansiedade de 32,1% em 58 estudos e a prevalência combinada de sintomas de depressão foi de 25,2% em 75 estudos. O estudo indicou que até um terço dos pacientes com DII é afetado por sintomas de ansiedade e um quarto é afetado por sintomas de depressão. A prevalência também foi aumentada em pacientes com doença ativa: metade desses pacientes preenchia os critérios para sintomas de ansiedade e um terço preenchia os critérios para sintomas de depressão.[12]

Em nosso contexto, no Ambulatório Interdisciplinar de Doenças Inflamatórias Intestinais da Universidade do Vale do Itajaí, litoral norte de Santa Catarina, realizamos um estudo exploratório-descritivo, retrospectivo, com abordagem quantitativa, intitulado *Cuidado Interdisciplinar nas Condições Clínicas e Psicossociais de Pacientes com Doença Inflamatória Intestinal*. A pesquisa teve como objetivo descrever o perfil epidemiológico e clínico dos pacientes acompanhados pela equipe interdisciplinar. A partir da análise de 41 prontuários entre os anos de 2011 e 2018, evidenciamos que, no âmbito da saúde mental, 31,7% dos prontuários traziam registros de estresse; 22%, de ansiedade; 19,5%, de depressão e/ou humor deprimido; e 14,6% dos prontuários mencionavam a insônia. Os resultados apontaram um ciclo marcado especialmente pelo estresse e pela ansiedade, que se exacerbam nos pacientes em atividade da doença em decorrência da falta de controle sobre o próprio corpo, que acaba culminando em humor deprimido e problemas com o sono.[13] O respectivo trabalho recebeu o prêmio Sender Miszputen 2020, como melhor trabalho científico na categoria multiprofissional, durante o 3º Congresso Brasileiro de Doenças Inflamatórias Intestinais e a 1ª Semana Brasileira de Doenças Inflamatórias Intestinais, promovidos pela Organização Brasileira de Doença de Crohn e Colite (GEDIIB).

Outro estudo de natureza qualitativa com o objetivo de examinar o estresse relacionado à doença, as respectivas estratégias de enfrentamento e a necessidade de informação e apoio a pacientes com DII evidenciou que os estressores mais pontuados foram a preocupação em não ter acesso ao banheiro e medo de perder o controle em público. O estresse decorrente das perdas advindas neste percurso, de natureza física, psicológica e social, quando persistente e exagerado, poderá comprometer ainda mais a saúde do indivíduo, podendo desencadear um conjunto de reações psicofisiológicas, inclusive agravar o quadro clínico já existente, ou facilitar o aparecimento de outras condições de saúde associadas.[14]

O estresse atua no intestino por meio da ativação dos mastócitos da mucosa e aumenta a produção de citocinas pró-inflamatórias, resultando em maior permeabilidade intestinal. Esse processo permite maior acúmulo de bactérias na parede intestinal, aumento da carga microbiana no tecido colônico, liberação excessiva de citocinas e reatividade imune embotada.[15] O papel mediador do estresse não se refere apenas às limitações físicas que vão surgindo, mas também contempla a experiência psicossocial associada à imprevisibilidade e à variabilidade do quadro clínico, aliadas à perda de funcionalidade social, resultando, muitas vezes, em um quadro depressivo.

Outro estudo comparou pacientes que têm diagnóstico de DC e RCUI com um grupo-controle, evidenciando que pacientes com DC apresentaram resultados mais altos em neuroticismo, sofrimento psicológico e enfrentamento do estresse de modo desadaptativo. Evidenciou ainda mecanismos de fuga e ruminação, bem como percepção de menos necessidade de apoio do que os grupos-controles. Já os pacientes com RCU em fase ativa apresentaram sofrimento psicológico e enfrentamento desadaptativo, caracterizado como evitação e fuga. O estudo concluiu que pacientes com DC que apresentam sintomas ativos têm prejuízos mais graves e relatam sofrimento psicológico em vários indicadores. Já os pacientes com RCU ativa apresentam comportamentos de enfrentamento desadaptativo, comportamentos estes que o estudo concluiu como típico de pacientes com DII que experimentam altos níveis de estresse. Os pacientes com DC em remissão são menos afetados do que os que têm DC ativa; e os pacientes com RCU em remissão não apresentam prejuízos psicológicos maiores do que o grupo controle.[16]

Portanto, existem pacientes que conseguem se adaptar com maior facilidade às mudanças inerentes ao processo de tratamento, favorecendo a remissão dos sintomas por meio da busca de alternativas conjuntas e ressignificações diante da experiência de sofrimento pelo adoecimento, com resultados favoráveis ao estado de bem-estar físico e mental. Outros manifestam sentimentos de desesperança e de desorientação frente à realidade, com impactos no quadro clínico diante do agravamento da condição de saúde e, consequentemente, maior tempo na fase ativa da DII, bem como baixa adesão ao tratamento integral. Daí a importância da atenção a esses fenômenos no cuidado dos pacientes com DII, bem como de uma abordagem sistêmica para rastreamento e tratamento.

Avaliação e monitoramento da saúde mental no itinerário terapêutico do paciente com DII

Quando o paciente é devidamente acompanhado no planejamento de situações que requerem a busca dos alvos e metas a atingir diante das dificuldades no tratamento, há uma melhor compreensão do quadro geral de saúde. O foco em melhores desfechos clínicos requer intervenções mais direcionadas e formas de atuação singularizadas ao paciente e a seus familiares. Disso decorre a importância de conhecer as idiossincrasias no itinerário percorrido pelo paciente desde o pré-diagnóstico, na fase de investigação, até a confirmação diagnóstica e tratamento em seus diferentes níveis de complexidade.

Considerando que não é incomum a demora para o reconhecimento e o diagnóstico do quadro clínico, o indivíduo pode encontrar-se em exaustão diante do percurso realizado, com passagens por diversos profissionais, sem conclusão diagnóstica, o que resulta em tratamentos que contribuem ainda mais para a exacerbação dos sintomas e têm consequências como realização de exames e procedimentos cirúrgicos imediatos que trazem impactos diretos em seu contexto psicossocial.

Muitas situações requerem procedimentos invasivos nas complicações do quadro clínico, com necessidade de intervenções hospitalares, dependendo do tipo de doença e da sua extensão. As alterações intestinais e extraintestinais, incluindo fadiga e dor, podem ocasionar o isolamento da pessoa e interferir nas condições socioemocional, familiar e laboral, bem como em projetos de vida a curto, médio e longo prazo.

Neste percurso, torna-se significativa a avaliação da qualidade do convívio sociofamiliar, da funcionalidade do paciente e de possíveis impactos na saúde mental em decorrência do caráter crônico da DII. A triagem e o monitoramento das condições psicológicas dos pacientes com DII é de suma relevância tanto na atenção primária como nos ambientes especializados.

Assim, quando o paciente adentra aos serviços de saúde, faz-se necessário o conhecimento, neste itinerário, da percepção que possui da própria condição de saúde, bem como da percepção da necessidade de mudanças comportamentais favoráveis ao seu quadro clínico, incluindo mudanças no estilo de vida, a exemplo do comportamento alimentar em fases que demandam dietas mais restritivas, entre outras.

No entanto, a compreensão do paciente para considerar as orientações depende de sua história de vida e de suas experiências bem ou malsucedidas que indicará a identificação das fragilidades particulares, bem como das estratégias de enfrentamento a serem utilizadas em seu benefício. A Figura 51.1 apresenta um diagrama disponível nos *Cadernos de Atenção Básica n. 35 – Estratégias para o Cuidado da Pessoa com Doença Crônica*,[17] que é válido no processo de conhecimento da realidade psicossocial do paciente com DII, considerando os condicionantes sociais de saúde proximais, intermediários e distais, os quais impactam na qualidade de vida dos pacientes com DII.

A abordagem dos fatores de risco e de proteção requer uma avaliação associada aos componentes econômicos, sociais, políticos e culturais que contribuem para pensar em ações voltadas à prevenção de agravos nesta população. O conhecimento decorrente do processo avaliativo que englobam o aspecto clínico, a mudança no estilo de vida e os aspectos psicossociais possibilitam o reconhecimento dos métodos de abordagem mais adequados, de modo a acionar os recursos internos e externos de que os próprios pacientes, familiares e equipes de saúde dispõem.[17,18]

Para tanto, o uso combinado de técnicas ideográficas e nomotéticas é feito para conhecer a história de vida do paciente e sua relação com o processo de saúde e de doença, fase do tratamento em que se encontra, seu contexto atual e sua rede de apoio, bem como dos recursos psicológicos de que ele dispõe para o enfrentamento dos problemas trazidos como demanda. Como recursos ideográficos, podem ser utilizadas as entrevistas clínicas, a "linha do tempo mental",[19] o diário de bordo,[20] entre outras estratégias expressivográficas.

Os recursos expressivos são de suma relevância, em especial na abordagem de crianças com DII. Para tanto, o Ambulatório de Doenças Inflamatórias Intestinais da Univali desenvolveu um livro terapêutico, caracterizado como desenho-estória, que traz explicações relacionadas à DII e contém atividades que sensibilizam a criança a compreender seus sentimentos na relação com o ambiente no processo de adesão ao tratamento. O material constitui-se como um recurso lúdico que tem como objetivo auxiliar os profissionais da saúde no processo avaliativo e interventivo de crianças com DII. Visa ainda estimular crianças entre 7 e 12 anos à participação ativa nos cuidados à saúde e à adesão ao tratamento integral; porém, pode ser adaptado pelo profissional ao uso com pessoas de outras faixas etárias. O uso de analogias e de recursos intermediários como o desenho favorece na identificação e no reconhecimento de sentimentos diante do convívio com a doença crônica. Também estimula a busca por alternativas e adaptações necessárias no cuidado à saúde nas diversas fases do tratamento, favorecendo o diálogo sobre estratégias que podem ser utilizadas em prol da qualidade de vida.[21]

O livro apresenta o termômetro das emoções e a escala de dor, estimulando a discriminação de

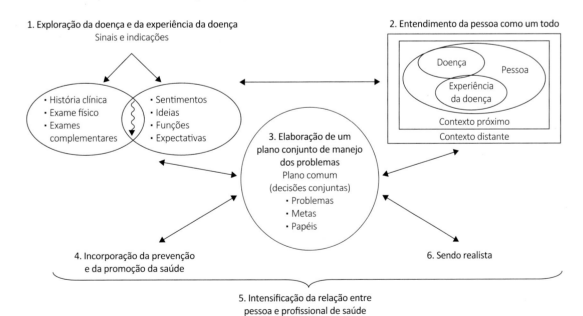

Figura 51.1 Diagrama – o método clínico centrado na pessoa e seus componentes.
Fonte: Adaptada de Ministério da Saúde, 2014.

comportamentos favoráveis e desfavoráveis ao quadro clínico, tanto por ele próprio como pelo meio circundante, além de estimular estratégias adaptativas favoráveis à saúde e à qualidade de vida. O instrumento combinado às entrevistas clínicas com os familiares possibilita a identificação de demandas e de necessidade de intervenções psicoeducativas. O livro de desenho-estória favorece o vínculo, contribui para a mediação de informações sobre a DII e sobre as estratégias adaptativas diante do quadro clínico, constituindo-se como um recurso intermediário relevante na expressão dos sentimentos. Também possibilita subsidiar processos de tomada de decisão tanto do psicólogo como da equipe interdisciplinar, em interação com a família, contribuindo para o melhor manejo diante das intercorrências do tratamento integral de crianças acometidas por DII.

Com relação aos recursos nomotéticos para avaliação de diferentes dimensões psicológicas do paciente com DII, estes ainda são muito limitados. Até o momento, há poucas escalas validadas no Brasil e são restritas à avaliação da qualidade de vida. Podemos citar aqui o Questionário de Qualidade de Vida Geral (SF-36) e o Questionário de Doença Inflamatória Intestinal (IBDQ).[22]

Para avaliação de ansiedade e depressão e fenômenos associados são utilizadas abordagens autorrelatadas ou relatadas pelos profissionais e entrevistas psiquiátricas clínicas estruturadas, a exemplo da Entrevista Clínica Estruturada para Transtornos do DSM (SCID), Escala Hospitalar de Ansiedade e Depressão (HADS), Sistema de Informação de Medição de Resultados Relatados pelo Paciente (PROMIS), Escala de Classificação de Hamilton (HAM), Questionário de Saúde do Paciente-9 (PHQ-9), Índice de Bem-estar da Organização Mundial da Saúde (WBI-5), Escala da Lista de Verificação de Sintomas de Ansiedade (SCL-A20) e Transtorno de Ansiedade Generalizada-7 (GAD-7),[1] além da Escala de Estresse Percebido (PSS-10) e do Índice de Qualidade do Sono de Pittsburgh.[23]

A triagem e o monitoramento no âmbito da saúde mental no contexto das DII têm uma função tanto retrospectiva como prospectiva, subsidiando a equipe de saúde nos processos de tomada de decisão, nas indicações terapêuticas direcionadas às necessidades de cuidado integral, tanto na atenção primária como nos ambientes especializados. Portanto, os recursos avaliativos devem estar vinculados a um plano de ação que envolva o tratamento adicional.

Uma avaliação cuidadosa do estado emocional e mecanismos psíquicos envolvidos diante do diagnóstico e tratamento da DII, da presença de recursos de enfrentamento diante da situação vivida, do vínculo com a equipe que assiste e da rede de apoio familiar e/ou social contribuem para a melhor compreensão do contexto como um todo.[24] Este processo contribui ainda para o enfrentamento de problemas, pois, a partir da melhor compreensão das necessidades do paciente, podem-se formular proposições no processo de tomada de decisão associada aos cuidados de saúde, considerando a psicodinâmica apresentada. Uma vez implicados no processo, os pacientes passam a compreender o seu papel e sua responsabilidade no autocuidado diante das mudanças em sua rotina. Assim, usam várias estratégias de enfrentamento, dependendo do tipo de eventos estressores, como mudança na dieta, busca de apoio social, maior preparo para participar de atividades sociais, identificação quanto à localização de banheiros, transporte de roupas extras, entre outros. Também são utilizadas algumas estratégias caracterizadas pelo foco na emoção, como pensamento positivo, distrações, comparações sociais e aceitação da doença.[14]

Portanto, a orientação ao paciente é um dos pilares em relação ao tratamento, baseada na avaliação prévia dos fatores psicossociais inerentes, no conhecimento sobre a doença, nos seus sintomas e nas consequências advindas da baixa ou na não adesão ao tratamento. Esses processos são determinantes para que o paciente compreenda o que está acontecendo, constituindo-se fatores decisivos na prevenção de agravos e na motivação no processo de cuidado à saúde.[17]

Independentemente da linha de cuidado em que o paciente se encontra, as metodologias compreensivas são pertinentes e objetivam trabalhar com as experiências, os significados e os sentimentos em relação à condição crônica. Uma possibilidade de metodologia compreensiva é a entrevista motivacional (EM), que tem como objetivo estimular a motivação das pessoas para a mudança e a adesão ao tratamento e mudanças comportamentais condizentes a um estilo de vida mais saudável. Isso implica a minimização ou extinção de fatores de risco comuns como o tabagismo, sedentarismo, alimentação não saudável e consumo excessivo de álcool.[17]

O modelo transteórico de mudança (MTT), desenvolvido por Prochaska e Di Clemente, torna-se pertinente no contexto da DII, pois propõe estratégias profissionais diferenciadas conforme o estágio de motivação para a mudança em que o paciente se encontra. No estágio de **pré-contemplação**, as pessoas não têm a intenção de modificar determinados comportamentos, mesmo que elas saibam que o comportamento não é favorável para sua condição. Neste estágio, os profissionais terão como objetivo fornecer informações, levantar dúvidas e trazer questionamentos para aumentar e fortalecer a percepção acerca dos riscos e de problemas, evidenciando a discrepância entre os objetivos pessoais e o comportamento. O segundo estágio, **contemplação**, caracteriza-se pela ambivalência de sentimento em relação à mudança, mas há o reconhecimento de que o problema existe. Neste momento, cabe ao profissional invocar motivos para mudar ou não o comportamento-alvo, sendo pertinente o uso da técnica da balança decisional, com o objetivo de fortalecer a autoeficácia para a mudança. No estágio de **preparação**, a pessoa passa a estabelecer metas para a mudança e o profissional poderá auxiliar na elaboração e no detalhamento de um plano de ação. No estágio de **ação**, ocorre a execução do plano de ação elaborado no estágio anterior, em que a mudança de comportamento pode ser observada, sendo função do profissional acompanhar e avaliar esse processo. Já o estágio de **manutenção** caracteriza-se pelo alcance da mudança comportamental por um período maior a 6 meses. Neste estágio, o profissional contribui para a identificação dos benefícios da mudança e para a valorização do que está funcionando, mas também contribui para o reconhecimento de situações e atitudes desfavoráveis ao processo, auxiliando no estabelecimento de estratégias de enfrentamento e continuidade das ações para manter a mudança obtida até então, consolidando os ganhos.[17,25]

O intuito da entrevista motivacional é ativar a própria motivação da pessoa para fazer as mudanças comportamentais necessárias em prol da saúde. É um instrumento que busca orientar a pessoa e não a direcionar. A EM é uma abordagem centrada na pessoa, de modo que envolve uma relação de cooperação e de colaboração conjuntas na tomada de decisão. Essa metodologia contribui para o reconhecimento de necessidades individuais em diferentes fases da trajetória da DII e a busca de estratégias de autogestão, melhorando a vida cotidiana.

A avaliação mais global que considera as características do contexto permite a elaboração de plano conjunto de cuidados, de modo a acionar o apoio familiar e comunitário e, quando necessário, a assistência da rede de atenção psicossocial (RAPS) disponível, que integra o Sistema Único de Saúde (SUS), como a atenção básica em saúde, a atenção psicossocial (CAPS); atenção de urgência e emergência, atenção residencial de caráter transitório, atenção hospitalar, estratégias de reabilitação psicossocial, além de centros de convivência e cultura, entre outros. Esses dispositivos favorecem o processo gradual de fortalecimento diante da vulnerabilidade com o adoecimento, gerando uma sensação de suporte, o que interfere de forma positiva em sua saúde.[26]

O apoio psicossocial estimula a identificação de potenciais, modificando a percepção sobre a doença e apresentando pontos de maior reflexão que merecem ser valorizados. Também auxilia na modificação de crenças e preconceitos, a olhar para o processo de adoecimento sob outros ângulos e contribui para o sentimento de aceitação que gera estima, confiança e segurança de si.

O indivíduo que apresenta bom processo de assimilação sobre a cronicidade da doença, rede de apoio familiar e confiança nos profissionais que o acompanham costuma ter melhor adesão ao tratamento integral e resultados mais satisfatórios nos desfechos clínicos, o que culmina em melhor qualidade de vida. Esta concepção holística e integrada nas linhas de cuidado ao paciente com DII, envolvendo as dimensões física, psicológica, social, cultural e espiritual, constitui o alicerce básico para uma prestação de serviço de qualidade. Possibilita, portanto, uma atenção integral à saúde e a satisfação de necessidades em momentos distintos do processo de diagnóstico e de tratamento, o que requer uma escuta qualificada no contexto ambulatorial, hospitalar ou comunitário.

Intervenções da psicologia nas linhas de cuidado dos pacientes com doença inflamatória intestinal

As intervenções da psicologia, integrada às demais especialidades nas linhas de cuidado, visam contribuir para a saúde integral e a qualidade de vida do paciente, contemplando questões emocionais, cognitivas e/ou comportamentais do indivíduo, o que permite entender suas reais condições em termos de funcionalidade e autonomia no processo de autocuidado. A atuação do psicólogo também tem como foco o melhor ajustamento diante da convivência com a nova rotina de realização de exames periódicos, uso contínuo de medicações e procedimentos cirúrgicos em alguns casos, trabalhando aspectos singulares do adoecimento.

A percepção do paciente em relação ao quadro clínico e à experiência com a DII merece atenção especial porque delineará suas condutas e seus esforços na adaptação às mudanças necessárias. A maneira como cada indivíduo vivencia o processo de adoecimento crônico é absolutamente pessoal em função da sua subjetividade, do grau de tolerância às frustrações, das peculiaridades da condição de adoecimento e do regime terapêutico. A posição que assume perante seu processo de saúde, associada às características de personalidade, ao apoio psicossocial inerente e ao acesso aos sistemas de saúde pode culminar em diferentes desfechos clínicos.

O psicólogo que atua no contexto da DII transita pelas questões singulares do paciente, como anseios, frustrações e angústias associadas ao respectivo quadro clínico, de modo que a escuta psicológica difere da escuta oferecida em outros contextos ou pelos demais profissionais inseridos no processo. Essa escuta oferece a oportunidade ao indivíduo de refletir e de expressar a sua perspectiva sobre o processo de cuidado, identificando o que considera melhor para sua vida no momento particular que se encontra, o que traz repercussões favoráveis ao sucesso do tratamento. O profissional da psicologia se coloca na posição de ouvinte e precisa estar genuinamente permeável às experiências de dor e sofrimento do outro, considerando aspectos psicossomáticos e fisiopatológicos inerentes à condição de saúde, atento à integralidade e à humanização dos cuidados.

Além da utilização de princípios e procedimentos psicológicos fundamentada em evidências científicas, há um particular enfoque na relação terapêutica e na sua relevância para o sucesso da intervenção psicológica, sustentado numa conduta profissional ética em respeito ao Código de Ética do Psicólogo. Esse olhar é facilitado por meio do estabelecimento de vínculo de confiança e empatia com o paciente, possibilitando a abordagem de sentimentos de tristeza, medo e raiva, relacionados à evolução da DII. A escuta terapêutica e o acolhimento, habilidades básicas da psicologia clínica, são primordiais e auxiliam na avaliação e intervenções, ressignificando o momento vivenciado nas diferentes dimensões da vida. Esse acolhimento é necessário para definir o compromisso e cultivar os vínculos de maneira responsável, identificando as diferenças e estimulando a coprodução de autonomia e valorização da vida. A escuta pode minimizar as angústias e diminuir o sofrimento, pois, por meio do diálogo que se desenvolve, o indivíduo pode ouvir o que está proferindo, o que favorece a autorreflexão.[27]

Por meio da escuta qualificada, o profissional da psicologia contribui com a equipe de saúde para o manejo adequado às reais necessidades do paciente na fase do ciclo vital em que ele se encontra, visando a busca de alternativas conjuntas no enfrentamento das dificuldades. Esse processo compartilhado possibilita ao paciente tornar-se um protagonista ativo no cuidado de si, especialmente no que se refere ao melhor gerenciamento das emoções e à assertividade na relação consigo e com os demais. Também favorece a minimização do sofrimento psíquico, associado ou não à condição clínica, mas que impacta sua qualidade de vida.

Para tanto, são utilizadas técnicas de acolhimento emocional e orientações psicoeducativas, fortalecendo estratégias de enfrentamento adaptativas. Ao exercitar essa escuta sem julgar, sem influenciar ou direcionar na decisão do indivíduo, o psicólogo utiliza procedimentos como espelhamento do discurso, questionamento de certezas aparentes, identificação de mecanismos de defesa, bem como desconstrução de percepções fantasiosas, estimulando uma resposta emocional que auxilie no enfrentamento assertivo no processo saúde-doença. O atendimento psicológico proporciona benefícios relacionados principalmente às reflexões sobre as situações inerentes à sua saúde e à qualidade de vida diante da DII, desmistificando aspectos associados desfavoravelmente ao sucesso do tratamento.

Essas intervenções podem ser viabilizadas em contextos de consultas compartilhadas junto à equipe, modalidades de atendimentos grupais ou individuais, a exemplo de psicodiagnóstico interventivo ou psicoterapia. As consultas compartilhadas têm como metodologia os pressupostos da clínica ampliada, assumindo que profissionais de saúde possam atuar concomitantemente ante a complexidade das demandas e do manejo de diagnósticos, fazendo-os refletir e compartilhar a gestão dessas situações com usuários e famílias. Para tanto, é necessário o reconhecimento da singularidade de cada situação, selecionando as opções terapêuticas ou preventivas disponíveis que melhor se adaptam às condições, às preferências, aos valores e às rotinas das pessoas envolvidas.[28]

O relacionamento estabelecido entre profissional e paciente influencia nas percepções das informações recebidas e no enfrentamento da doença. Nesse processo, os pacientes não adotam permanentemente um papel ativo ou passivo em relação à tomada de decisão compartilhada, mas, por múltiplos fatores, oscilam entre esses papéis. Com isso, percebe-se a importância do envolvimento dos profissionais de saúde no processo de compreensão dos pacientes e de suas necessidades, bem como a garantia da continuidade dos cuidados multi e interdisciplinares nas DII. Os benefícios desta metodologia são a melhora na qualidade de vida, a autonomia e a diminuição das queixas e do agravamento da DII.

Outras possibilidades de intervenção da psicologia nas linhas de cuidado aos pacientes com DII referem-se às estratégias para autorregulação emocional. Neste contexto, podem ser destacadas estratégias que promovam o bem-estar como atividades de relaxamento, técnicas expressivas, arteterapia e musicoterapia desenvolvidas em consonância com os princípios doutrinários e as diretrizes do SUS, tendo como bases teóricas o conceito ampliado de saúde e seus determinantes sociais, com ações em educação em saúde. As intervenções propostas atendem às prerrogativas da Política Nacional de Práticas Integrativas e Complementares em Saúde (PNPIC), por meio da Portaria n. 145/2017 do Ministério da Saúde.[29] Para tanto, utilizam-se estratégias metodológicas e recursos expressivos que favorecem o autoconhecimento, a autoestima e a criatividade, por meio da arte.

O Quadro 51.1 apresenta um modelo de intervenção desenvolvido na modalidade grupal, composto por sete encontros, no Ambulatório Interdisciplinar de Doenças Inflamatórias Intestinais da Univali, no sul de Santa Catarina.

Quadro 51.1 Temáticas desenvolvidas pela psicologia nos encontros vivenciais.

1. Adaptações necessárias após o diagnóstico de DII; história pessoal por meio de desenho livre e expressão oral
2. Percepção de sentimentos e desejos, por meio do uso de música, visualização de imagens e confecção de "diários dos sentimentos"
3. Relaxamento e visualização de imagens, pintura de mandalas e relato oral, favorecendo o contato com conteúdos psíquicos
4. Relaxamento e respiração diafragmática; elaboração da "dieta de bem-estar" com *checklist* de atividades a serem incluídas em sua rotina
5. Relaxamento e automassagem por meio de "atividade de ioga" para iniciantes
6. Atividade de arteterapia com expressão simbólica de aspectos da história e contexto de vida, com prioridades no autocuidado
7. Atividade de arteterapia por meio de recorte e colagem, com elaboração de um diário, visando a expressão das emoções e estratégias de enfrentamento diante das dificuldades

Fonte: Desenvolvido pela autoria do capítulo.

As atividades vivenciais na modalidade grupal contribuem para um modo de vida mais saudável, troca de conhecimentos sobre as DII e elaboração de estratégias de enfrentamento frente aos estressores psicossociais, possibilitando a corresponsabilização na gestão da própria saúde. Também possibilita maior consciência sobre mudanças de perspectivas e de prioridades, elaboração de conteúdos referentes à história pessoal e ao desenvolvimento de habilidades sociais, favorecendo o bem-estar.

Além dessas intervenções, também foi desenvolvida, no ambulatório de DII da Univali, uma pesquisa para avaliar a eficácia dos recursos expressivos para o bem-estar de pessoas com doenças autoimunes em tratamento com infusão medicamentosa, descrever os sentimentos relacionados ao bem-estar subjetivo (BES) físico, mental, emocional e espiritual dos pacientes antes e após a utilização de sessões com o uso de recursos expressivos; verificar os elementos simbólicos decorrentes dos processos de relaxamento com visualização de imagens dos pacientes com doenças autoimunes; e inferir, a partir dos resultados analisados, a eficácia dos recursos expressivos como uma forma de cuidado complementar aos pacientes em infusão medicamentosa. A amostra foi composta por 20 pacientes que realizavam infusão medicamentosa. Por meio dos elementos simbólicos decorrentes dos processos de relaxamento com visualização de imagens, foi possível inferir, a partir dos resultados analisados, a eficácia dos recursos expressivos como uma forma de cuidado integrativo e complementar aos pacientes. A pesquisa possibilitou um espaço de acolhimento aos pacientes na sala de infusão medicamentosa, transformando um período de ociosidade ou desconforto em um momento de relaxamento e de possibilidade para a expressão de seus sentimentos por meio da arte e das narrativas. Os procedimentos realizados proporcionaram uma reflexão dirigida às suas necessidades emocionais naquele momento, possibilitando um espaço para o autoconhecimento por meio das imagens mentais que não poderiam ser obtidas de outro modo no respectivo contexto. Como resultados, constatou-se que os recursos expressivos se constituem como estratégias diagnósticas e interventivas importantes para identificação do estado subjetivo de bem-estar no contexto ambulatorial. A intervenção com recursos expressivo-gráficos contribuiu para a melhora da sensação de bem-estar subjetiva da maioria dos participantes, confirmando a hipótese do trabalho e entrando em consonância com outras pesquisas encontradas na literatura. Também foi possível descrever os sentimentos relacionados ao bem-estar subjetivo (BES) físico, mental, emocional e espiritual dos pacientes antes e após a utilização de sessões com o uso de recursos expressivos.[30]

Considerações finais

A elaboração do presente capítulo teve como intuito abordar três principais temas de interesse aos profissionais que atuam nas linhas de cuidado dos pacientes com DII, mais especificamente sobre os fatores psicossociais inerentes às manifestações clínicas, as estratégias de avaliação e monitoramento clinicamente viáveis da saúde mental no itinerário terapêutico do paciente, bem como possibilidades de intervenção da psicologia nas linhas de cuidado dos pacientes, sob a perspectiva do modelo biopsicossocial.

Foi discutida ainda a relevância das práticas multidisciplinares e interdisciplinares neste contexto de atuação, com apresentação de indicadores, conceitos, metodologias e estratégias com o intuito de orientar a prática dos psicólogos junto aos demais profissionais nas linhas de cuidado para a atenção integral à saúde de pacientes com DII, incluindo estratégias destinadas aos públicos infantil e adulto, e em contextos diversos nas linhas de cuidado como consultas compartilhadas, sala de infusão medicamentosa e grupos psicoeducativos vivenciais em contexto ambulatorial.

A elaboração do texto foi baseada na experiência das autoras na atenção psicológica em ambulatórios interdisciplinares de DII. Assim, espera-se que este ensaio também possa servir como referência aos profissionais não psicólogos que compõem as equipes de saúde no que se refere às contribuições da psicologia neste contexto.

A avaliação e a intervenção psicológica nas linhas de cuidado ao paciente com DII, por meio da atividade interdisciplinar, potencializam a prática da integralidade nos serviços de saúde e permitem a busca de alternativas conjuntas na atenção à saúde. Este cuidado é operacionalizado por meio de ações integradas com tecnologias leves nas linhas de cuidado dos pacientes com DII.

A discussão de caso entre diferentes saberes e disciplinas possibilita uma organização mais horizontal, contribuindo para a sinergia dos envolvidos, incluindo o próprio paciente como um protagonista ativo, com decisões conjuntas na assistência à saúde e no processo de cuidado de si. As ações de promoção à saúde e de prevenção das agudizações clínicas e cirúrgicas viabilizadas pelas práticas interdisciplinares, integrando a psicologia às equipes médica e nutricional, culminam em benefícios aos pacientes, especialmente no que se refere às condições que impactam a sua saúde, visando a remissão dos sintomas das DII e melhor qualidade de vida.

Como processo de retroalimentação das propostas desenvolvidas, conforme evidenciado neste capítulo, a psicologia também contribui com atividades voltadas à formação de profissionais, integrando ações de ensino-serviço. Assim, a supervisão do ato psicológico desenvolvida no contexto da DII, as atividades de docência e pesquisa também se constituem como práticas educativas que contribuem para o avanço do conhecimento da psicologia na interface com demais profissionais da saúde.

O planejamento de ações voltadas à avaliação e à intervenção nos processos de cuidado demanda do profissional de psicologia um compromisso ético-político baseado em evidências científicas. É por meio dessas competências e qualidade técnica que o psicólogo poderá contribuir com ações inovadoras que fomentem uma dinâmica caracterizada por reflexão-ação-reflexão junto às equipes de saúde, no contexto em que se insere nas linhas de cuidado ao paciente com DII.

Por fim, ressalta-se que as propostas aqui apresentadas não esgotam o leque de possibilidades de ações do psicólogo no cuidado integral dos pacientes com DII, tampouco se pretende que as estratégias aqui apresentadas sejam desenvolvidas de maneira normativa e estanque, mas que possam ser transformadas de acordo com sua realidade pelos profissionais de saúde, ampliando as possibilidades de intervenção.

Referências bibliográficas

1. Hu S, Chen Y, Wang C et al. Depression and anxiety disorders in patients with inflammatory bowel disease. Front Psychiatry. 2021 Oct 8;12:A714057.
2. Gracie DJ, Hamlin PJ, Ford AC. The influence of the brain-gut axis in inflammatory bowel disease and possible implications for treatment. Lancet Gastroenterol Hepatol. 2019 Aug;4(8):632-42.
3. Sullivan MD. The patient as agent of health and health care: autonomy in patient-centered care for chronic conditions. Oxford University Press, 2017.
4. Ng SC, Shi HY, Hamidi N et al. Worldwide incidence and prevalence of inflammatory bowel disease in the 21st century: a systematic review of population-based studies. Lancet. 2017;390(10114):2769-78.
5. Ferraz FB. Panorama geral sobre doenças inflamatórias intestinais: imunidade e suscetibilidade da doença de Crohn e colite ulcerativa. Journal of Health Sciences. 2016;18(2):139-43.
6. Bernstein CN, Eliakim A, Fedail S et al. Review team: World Gastroenterology Organisation Global guidelines inflammatory bowel disease: update august 2015. J Clin Gastroenterol. 2016 Nov/Dec;50(10):803-18.
7. Froes RSB, Costa MHM. Atualização diagnóstica e uso prático dos consensos de doenças inflamatórias intestinais. *In*: Hossne RS, Coy CSR (ed.). Atualização em doenças inflamatórias intestinais: conectando ciência à prática diária – Curso de atualização do GEDIIB na SBAD. 2019.
8. Friedman S, Blumberg RS. Doença inflamatória intestinal. *In*: Longo DL, Fauci AS (ed.). Gastrenterologia e hepatologia de Harrison. 2. ed. Artmed, 2015. cap. 17, p. 155.
9. Maranhão DDA, Andrea V, Campos T. Características e diagnóstico diferencial das doenças inflamatórias intestinais. Jornal Brasileiro de Medicina (São Paulo).2015;103(1). Disponível em: http://files.bvs.br/upload/S/0047-2077/2015/v103n1/a4920.pdf. Acesso em: 22 mar. 2020.
10. Matos L, Figueiredo NP. Gastrenterologia fundamental. Lidel: Lousã, 2013.
11. Arantes JAV, Santos CHM, Delfino BM et al. Epidemiological profile and clinical characteristics of patients with intestinal inflammatory disease. Journal of Coloproctology. 2017;37(4):273-8.
12. Barberio B, Zamani M, Black CJ et al. Prevalence of symptoms of anxiety and depression in patients with inflammatory bowel disease: a systematic review and meta-analysis. Lancet Gastroenterol Hepatol. 2021 May;6(5):359-70.
13. Bobato ST, Scolaro BL, Legal EJ et al. Cuidado interdisciplinar nas condições clínicas e psicossociais de pacientes com doença inflamatória intestinal [Trabalho de Iniciação Científica]. Universidade do Vale do Itajaí, 2019.
14. Larsson K, Lööf L, Nordin K. Stress, coping and support needs of patients with ulcerative colitis or Crohn's disease: a qualitative descriptive study. J Clin Nurs. 2017;26(5-6):648-57.
15. Brzozowski B, Mazur-Bialy A, Pajdo R et al. Mechanisms by which stress affects the experimental and clinical inflammatory bowel disease (IBD): role of brain-gut axis. Curr Neuropharmacol. 2016;14(8):892-900.
16. Petruo VA, Zeibig S, Schmelz R et al. Specific neurophysiological mechanisms underlie cognitive inflexibility in inflammatory bowel disease. Scientific Reports. 2017;7(1):1-9.
17. Brasil. Ministério da Saúde, Secretaria de Atenção à Saúde, Departamento de Atenção Básica. Cadernos de atenção básica n. 35 – Estratégias para o cuidado da pessoa com doença crônica. Brasília: Ministério da Saúde, 2014.
18. Brasil. Ministério da Saúde. Plano de ações estratégicas para o enfrentamento das doenças crônicas e agravos não transmissíveis no Brasil, 2021-2030 [recurso eletrônico]. Brasília: Ministério da Saúde, 2021.
19. Bonato M, Zorzi M, Umiltà C. When time is space: evidence for a mental timeline. Neurosci Biobehav Rev. 2012;36(10):2257-73.
20. Cordeiro PR, Mendes R, Liberman F. Permanent education in health: innovative experiences in mental health in primary health care. Saúde Debate. 2020;44(Esp 3):210-22.
21. Pereira MCSS, Souza MC, Doneda PB et al. Como você está se sentindo hoje: recurso lúdico na revelação diagnóstica da doença inflamatória intestinal. Fortaleza: Imagine Publicações, 2020.
22. Pontes RWA, Miszputen SJ, Ferreira-Filho OF et al. Qualidade de vida em pacientes portadores de doença inflamatória intestinal: tradução para o português e validação do questionário "Inflammatory Bowel Disease Questionnaire" (IBDQ). Arq Gastroenterol. 2004;41(2):137-43.
23. Araújo PAB et al. Índice da qualidade do sono de Pittsburgh para uso na reabilitação cardiopulmonar e metabólica. Revista Brasileira Medicina Esporte. 2015;21(6):472-5.
24. Bruscato WL, Condes RP. Caracterização do atendimento psicológico na saúde. Psicologia Clínica e Cultura Psic Teor Pesq. 2020(36). Doi: 10.1590/0102.3772e3642.
25. Serebrenic F, Lima DR. Rumo aos 40 anos de entrevista motivacional: evolução da abordagem. Mudanças. 2019;27(2):45-52.
26. Garcia PT, Reis RS. Redes de atenção à saúde: rede de atenção psicossocial (RAPS). São Luís: EDUFMA, 2018.
27. Paulino M, Faria CL, Brites R et al. Intervenção em psicologia clínica. Lisboa: Pactor, 2020.
28. Ràfols P, Francés MM. Decisiones compartidas [Shared decision making]. Med Clin (Barc). 2016;146(5):205-6.
29. Brasil. Ministério da Saúde, Secretaria de Atenção à Saúde, Departamento de Atenção Básica. Manual de implantação de serviços de práticas integrativas e complementares no SUS. Brasília: Ministério da Saúde, 2018.
30. Domingues AF, Bobato ST. Terapia expressiva como estratégia de bem-estar subjetivo de pessoas com doenças autoimunes em tratamento com infusão medicamentosa. *In*: Gouveia GDA (org.). Práticas integrativas em saúde: aprendizado em serviços. Jundiaí: Paco Editorial, 2019;53. Série Estudos Reunidos.

Seção 11

Tópicos Especiais

52 A Jornada do Paciente

Marta Brenner Machado
Flavio Steinwurz

As doenças inflamatórias intestinais (DII) formam um grupo de enfermidades da gastroenterologia que compreende, sob uma ótica principal, a doença de Crohn (DC) e a retocolite ulcerativa (RCU). Por serem de curso crônico, as DII acompanham os pacientes por toda a vida e podem causar limitações que prejudicam a qualidade de vida e o desenvolvimento profissional, impactando em diversos níveis a vida dos indivíduos que delas padecem.[1] As interferências que determinam um melhor ou pior andamento e prognóstico são inúmeras, como a idade ao diagnóstico, o tempo até o correto diagnóstico e a localização, a extensão, as comorbidades e a presença de fatores complicadores como estenoses, fístulas, manifestações extraintestinais (MEI), questões socioambientais e, inclusive, o apoio de familiares.[2]

Na busca por determinar as lacunas existentes na abordagem terapêutica e as dificuldades do cotidiano impostas pelas enfermidades, grupos ao redor do mundo têm realizado enquetes com pacientes, nas quais se propõe definir quais pontos são os mais importantes e como se poderia atuar para melhorar a qualidade assistencial. Indubitavelmente, são os próprios pacientes, muito mais do que seus médicos, quem pode realmente indicar o impacto da doença nas suas vidas.[3-5]

A identificação de necessidades específicas e o conhecimento da jornada e da opinião dos pacientes sobre estas doenças crônicas, em relação à atenção de saúde que estas recebem e ao seu entorno, são as fontes de informação que permitem racionalizar recursos, sensibilizar a sociedade, potencializar a investigação médica e melhorar a abordagem frente a estas situações. Uma fonte de informação, cada vez mais recorrente, é a internet: o trabalho espanhol de Casellas et al. exibiu um questionário respondido por 173 pacientes e verificou que 84% deles tinham o desejo de ser informados por essa forma de comunicação, o que provavelmente sugere a disposição que esse grupo de indivíduos tem em procurar entender integralmente a sua doença, bem como em recorrer aos recursos mais modernos para alimentar-se de informação.[3]

Encontram-se cada vez mais pacientes participando ativamente em não apenas divulgar a doença, mas também em captar recursos para pesquisas, em auxiliar na busca de sujeitos para ensaios clínicos, em denunciar a falta recorrente de medicamentos, em comunicar sobre o acesso adequado a um tratamento médico de qualidade e em opinar sobre o curso e resposta ao tratamento instituído.[4,5]

Os "desfechos reportados pelo paciente" (PRO ou *patient report outcomes*) são instrumentos validados, preenchidos pelos pacientes, que têm o objetivo de avaliar a percepção sobre a condição de saúde ou o tratamento, sem a interferência da interpretação de um médico ou de outro assistente. Os escores frequentemente usados como desfechos em ensaios clínicos em DII são instrumentos que não cobrem totalmente o papel de capturar o impacto da doença, desde a perspectiva do paciente. Eles são de difícil aplicabilidade na rotina, pois são complexos e consomem tempo na entrevista. Por esse motivo, as agências reguladoras de medicações e alimentos europeia e americana (EMA e FDA) resolveram auditar esses reportes contemplados nos resultados clínicos de ensaios com alguns produtos e propuseram novas ferramentas, que devem ser fáceis de usar, aceitáveis para os pacientes e para as equipes de saúde e capazes de demonstrar o seu valor na prática habitual, apoiando a tomada de decisão. Idealmente, essas mesmas ferramentas devem ser usadas em ensaios e investigações clínicos para evitar a desconexão entre a interpretação dos resultados de ensaios clínicos e a tradução da medida de inflamação e outros parâmetros importantes na prática clínica de rotina. Os PRO são desenvolvidos e validados com rigorosos critérios e deverão ser uma tendência nas modernas investigações.[6]

A EFCCA (European Federation of Crohn's and Colitis Association) realizou de forma pioneira o estudo IMPACT, e o Brasil foi o primeiro país das Américas a realizar o estudo intitulado "A Jornada do Paciente".[7-9] Ambos foram realizados com enquetes nas quais somente pacientes receberam um questionário com perguntas preestabelecidas, formuladas por um grupo de especialistas, abrangendo vários tópicos, e com graduação para que pudessem ser mensurados. A iniciativa brasileira, desenvolvida pela Associação Brasileira de Colite Ulcerativa e Doença de Crohn, a ABCD, objetivou estudar a jornada dos indivíduos com DII sob diferentes questionamentos, uma vez que estudos nacionais são escassos neste sentido.[10-14] O objetivo da pesquisa brasileira era mapear as etapas da jornada do paciente, identificar os obstáculos e dificuldades enfrentados, no que se refere a acesso ao tratamento, e compreender o impacto e o papel das associações de pacientes neste cenário. Também foi contemplado o exame do acesso aos sistemas público e privado de saúde, com a hipótese de que existiriam possíveis diferenças de tratamento entre os dois sistemas. O questionário foi composto de 42 perguntas, disponibilizado de forma *online* durante 1 mês e 20 dias no ano de 2017, tendo o suporte da divulgação nos principais meios de comunicação, entre mídias sociais, associações médicas e profissionais da área. Foram incluídos 3.563 portadores de DII, um número expressivo, em apenas 6 semanas, após o consentimento livre, pessoal e esclarecido de cada um. Os resultados da pesquisa foram apresentados em três partes – o perfil dos participantes; as etapas da jornada do paciente; e o impacto da doença na vida social e laboral –, muito instigantes, ora exibiam conexão com os (poucos) dados nacionais, ora demonstravam independência.[8]

A pesquisa completa com todos os dados está disponível no *site* abcd.org.br, com acesso para consulta e comunicação deste importante trabalho.[8]

Resultados interessantes foram verificados: 63% da amostra declarou ter acesso a seguro-saúde e sabe-se que este perfil não é compatível com a distribuição de acesso a seguro-saúde no Brasil, pois apenas 29% de brasileiros com 14 anos ou mais têm plano de saúde, com o restante fazendo uso do Sistema Único de Saúde (SUS).[8] Tendo em vista essa distinção entre a situação real e o perfil da amostra, também foi assumida a hipótese de uma possível disparidade entre os sistema públicos e privado no Brasil e de que os pacientes do SUS teriam mais dificuldade no acesso aos profissionais da saúde, exames e medicamentos; contudo, surpreendentemente, não foram identificadas essa distinções significativas entre os dois sistemas, com exceção da dificuldade em se agendar consulta com especialista – 40% dos usuários do SUS relataram dificuldade em agendar uma consulta, em comparação com 19% dos que possuíam seguro-saúde. Em termos de acesso a medicamentos, o acesso dos pacientes do SUS mostrou-se ligeiramente mais eficaz, incluídas as medicações biológicas – o que pode refletir a dificuldade de liberação dessa classe de medicamentos para pacientes de convênio/plano privado, considerado o alto custo que ela tem. Com relação aos resultados de acesso aos profissionais da saúde, foi visto que a ida ao gastroenterologista não é necessariamente um obstáculo, pois 76% dos pacientes visitam seu médico com frequência, e a maioria demorou menos de 6 meses para consultar um gastroenterologista após o surgimento de sintomas. Esta é a realidade nacional de melhor cenário e, dependendo da região, o acesso ao especialista é dificílimo. Ainda, 84% dos pacientes declararam interesse em ter acesso a equipes multidisciplinares para tratar a doença. Para além do gastroenterologista e proctologista especializados, nutricionistas e psicólogos foram identificados pelos respondentes como muito importantes na equipe multidisciplinar. A literatura recente indica que enfermeiras são importante ferramenta no tratamento primário do paciente.[4] Considerando o acesso razoável a médicos e a medicamentos indicado por essa amostra, itens como sinais e sintomas, recaídas e – altamente crítico – o controle da doença tornam-se medidas fundamentais quando é examinado o ecossistema do impacto: 78% dos pacientes relatam que a doença atrapalha significativamente a sua vida, ainda que a maioria tenha a doença sob controle. O tempo entre os primeiros sintomas e o diagnóstico final, conforme demonstrado na Figura 52.1, esteve entre menos de 6 meses para 30,25% dos respondedores, podendo chegar além de 5 anos para 12,15% deles. Quando a pergunta era sobre os motivos que levavam à ausência de suas atividades laborais, mais de 3 mil dos participantes (que perfazem extensa maioria do total) responderam sinalizando os sintomas de incontinência, cólicas, fadiga e sangramento, além do medo de ir ao banheiro, conforme descrito na Figura 52.2. É possível, então, confirmar o alto impacto das DII na vida destas pessoas, independentemente da dissecação e do detalhamento de cada critério. No que se refere à participação em associações de pacientes, 66% dos participantes relataram não participar de nenhuma atividade com associações. Este é um dos resultados mais claros da pesquisa e demonstra o longo caminho que as associações de pacientes têm a percorrer para estabelecer um diálogo ativo com eles. Foi observado, inclusive, que, mesmo com a maioria dos pacientes reportando não desejar participar de atividades de associações, mais de 10% dos entrevistados responderam, de maneira não estimulada, que usavam grupos de WhatsApp, Facebook e outras mídias sociais para se manter em contato com outros pacientes e buscar informações. Quando esse dado é comparado ao estudo espanhol já mencionado, observa-se que, por intermédio do engajamento, o índice de satisfação poderá chegar em 92%, conforme descrito.[3,8]

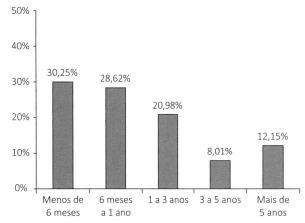

Figura 52.1 Tempo entre o aparecimento dos primeiros sintomas e o diagnóstico final.
Fonte: Adaptada de Associação Brasileira de Colite Ulcerativa e Doença de Crohn (ABCD), 2017.

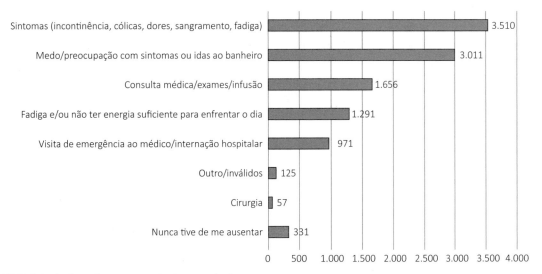

Figura 52.2 Principais razões para ausência no trabalho.
Fonte: Adaptada de Associação Brasileira de Colite Ulcerativa e Doença de Crohn (ABCD), 2017.

A determinação dos objetivos a serem alcançados no tratamento sob a óptica do paciente é fundamental e apenas recentemente tem sido valorizada. As organizações de pacientes pelo mundo têm tido papel essencial, e ações ao exemplo do desenvolvimento de pesquisas como "A Jornada do Paciente", a calendarização do "Dia Mundial da DII" (World IBD Day) e do mês "maio roxo" trazem interação, conscientização e conhecimento.[8] Desta forma, a abordagem sobre o impacto é unificada, contemplando pontos de vista de pacientes e provedores de saúde, visando atingir resultados mais ambiciosos e eficazes. As metas devem ser traçadas e avaliadas periodicamente, harmonizando desfechos esperados pelos pacientes com aqueles delineados pela equipe médica e multidisciplinar.

O panorama do impacto das DII na vida e, principalmente, na saúde dos pacientes é uma necessidade ainda não completamente atendida pela comunidade, embora algumas iniciativas – como este trabalho da ABCD – sejam fundamentais para elucidar e trazer à tona as principais demandas dos envolvidos neste cenário inquietante. Obstáculos ficam mais permeáveis e a comunicação do impacto e das necessidades dos pacientes, bem como seus reportes, suas queixas e seus desejos alcançam maior visibilidade. Fica claro aqui, então, pelas publicações envolvidas nesta revisão, que o paciente estará mais confortável se puder beneficiar-se do acesso à equipe multidisciplinar de saúde, em particular psicólogos e nutricionistas, e que suas principais dúvidas são as mesmas da equipe médica: quais serão a causa e o desfecho destas desordens tão incapacitantes, como induzir com eficiência a remissão e qual a melhor forma de conviver com riscos e benefícios do tratamento: porque a respeito de cura, por enquanto, não estamos prontos a falar.

Referências bibliográficas

1. Peyrin-Biroulet L, Sandborn W, Sands BE et al. Selecting therapeutic targets in inflammatory bowel disease (STRIDE): determining therapeutic goals for treat-to-target. Am J Gastroenterol. 2015 Sep;110(9):1324-38.
2. Matsuoka K, Kobayashi T, Ueno F et al. Evidence-based clinical practice guidelines for inflammatory bowel disease. J Gastroenterol. 2018;53:305-53.
3. Casellas F, Fontanet G, Borruel N et al. Opinión de los pacientes con enfermedad inflamatória intestinal sobre la atención sanitária recibida. Rev Esp Enferm Dig. 2004;96(3):174-84.
4. Politi P, Bodini P, Mortilla M et al. Communication of information to patients with inflammatory bowel disease: a European collaborative study in a multinational prospective cohort. J Crohn's Colitis. 2008;2:226-32.
5. Catalán-Serra I, Huguet-Malavés JM, Míngue M et al. Information resources used by patients with inflammatory bowel disease: satisfaction, expectations and information gaps. Gastroenterol Hepatol. 2015;38:355-63.
6. Bojic D, Bodger K, Travis S. Patient reported outcome measures (PROMs) in inflammatory bowel disease: new data. J Crohn's Colitis. 2017 Mar 1;11(Suppl 2): S576-85.
7. Ghosh S, Mitchell R. Impact of inflammatory bowel disease on quality of life: results of the European Federation of Crohn's and Ulcerative Colitis Associations (EFCCA) J Crohn's Colitis. 2007 Sep;1(1):10-20.
8. Brasil. Associação Brasileira de Colite Ulcerativa e Doença de Crohn (ABCD). Jornada do paciente. 2017. Disponível em: www.abcd.org.br/jornada.
9. Lönnfors S, Vermeire S, Greco M et al. IBD and health-related quality of life: discovering the true impact. J of Crohn's and Colitis. 2014;8:1281-6.
10. Souza MH, Troncon LE, Rodrigues CM et al. Trends in the occurrence (1980-1999) and clinical features of Crohn's disease and ulcerative colitis in a university hospital in the southeastern Brazil. Arq Gastroenterol. 2002;39:98-105.
11. Souza MM, Belascoll A, Nascimento JE. The epidemiological profile of patients with inflammatory bowel disease in the state of Mato Grosso. Rev Bras Coloproctol (Rio de Janeiro). 2008 Jul./Set.;28(3).
12. Rosa J, Silva Júnior JF, Rosa MI. Epidemiological profile of patients with inflammatory bowel disease. Arq Catarin Med. 2014 Abr.-Jun.;43(2):53-8.
13. Oliveira FM, Emerick APC, Soares EG. Epidemiology aspects of inflammatory bowel disease in the east region of Minas Gerais state. Ciência & Saúde Coletiva. 2010;15(Supl. 1): 1031-7.
14. Victoria CR, Sassak LY, Nunes HR. Incidence and prevalence rates of inflammatory bowel diseases, in Midwestern of São Paulo state, Brazil. Arq Gastroenterol. 2009 Jan.-Mar.;46(1):20-5. Doi: 10.1590/s0004-28032009000100009. PMID: 19466305.

53 Políticas de Acesso e Protocolos Clínicos e Diretrizes Terapêuticas

Renata de Sá Brito Fróes
Adalberta Lima Martins

Introdução

O sistema de saúde nacional engloba os sistemas público e privado e contempla ações desde a atenção básica até serviços de maior complexidade. Visando uma gestão de qualidade, foi instituída pelo Ministério da Saúde (MS), por meio da Portaria GM/MS n. 3.916, de 30 de outubro de 1998, a Política Nacional de Medicamentos (PNM), com os objetivos de garantir acesso à terapêutica medicamentosa do cidadão e promover o uso racional de medicamentos.

A Organização Mundial de Saúde (OMS), em 2002, definiu que medicamentos essenciais satisfazem as necessidades prioritárias do cuidado de saúde de uma população e ressaltou a importância da saúde coletiva. Então, para esse enquadramento, o Brasil realizou estudos de carga global das doenças e definiu seus medicamentos essenciais.

A primeira lista de medicamentos foi criada no Brasil em 1964, precedendo a orientação da OMS e, a partir de 2008, recebeu a denominação de RENAME – Relação Nacional de Medicamentos Essenciais, considerada "um elemento técnico-científico que possa orientar a oferta, a prescrição e a dispensação de medicamentos nos serviços do SUS". As atualizações da RENAME são competência do Departamento de Assistência Farmacêutica e Insumos Estratégicos (DAF) do MS e a última publicação atualizada em 2022 se encontra disponível nos *sites* do Ministério da Saúde e do Conselho Nacional de Secretários de Saúde (CONASS). Composta de medicamentos da atenção básica até os de maior complexidade, divide-se em seguimentos farmacológicos, fitoterápicos, homeopáticos, insumos farmacêuticos e hospitalares, medicamentos oncológicos e oftalmológicos. Os componentes de assistência farmacêutica se dividem em três itens (Quadro 53.1).

Quadro 53.1 Componentes de assistência farmacêutica.

Componente básico – CEBAF	- Medicamentos e insumos da Assistência Farmacêutica da Atenção Básica à Saúde, e aqueles relacionados a agravos e programas de saúde específicos. Cálculo por renda *per capita* - Acesso: Unidades Básicas de Saúde - Financiamento: TRIPARTITE (União, estado e município) - Gerenciamento: municipal
Componente estratégico – CESAF	- Tratamento de doenças de perfil endêmico com terapêutica estabelecida e que tenham impacto socioeconômico, sendo consideradas problema de saúde pública. Por exemplo: tuberculose, hanseníase, antirretrovirais, doenças infectoparasitárias endêmicas, programa DST/aids - Acesso: logística específica para cada programa - Financiamento: Ministério da Saúde - Gerenciamento: estadual e/ou municipal
Componente especializado – CEAF	- Tratamento medicamentoso, em nível ambulatorial, para algumas situações clínicas, principalmente agravos crônicos com custos de tratamento mais elevados ou de maior complexidade - Acesso de acordo com PCDT* do Ministério da Saúde - Financiamento: Ministério da Saúde - Gerenciamento: estadual e/ou municipal

*PCDT: Protocolos Clínicos e Diretrizes Terapêuticas.
DST: doenças sexualmente transmissíveis.
Fonte: Adaptado de Conselho Nacional de Secretários de Saúde (CONASS), 2018; Ministério da Economia, 2019; Ministério da Saúde, 2020; Conselho de Secretarias Municipais de Saúde de Santa Catarina, 2020 e Secretaria de Estado da Saúde do Espírito Santo.

O financiamento do componente especializado (CEAF) é realizado de acordo com a classificação da Portaria de Consolidação n. 2/2017:

- **Grupo 1A:** financiamento e aquisição centralizada pelo MS.
- **Grupo 1B:** financiados pelo MS com transferência de recursos financeiros aos estados e Distrito Federal (DF).
- **Grupo 2:** responsabilidade executiva e financeira das secretarias estaduais de saúde (SES) e do DF.
- **Grupo 3:** financiados conforme regras do Componente Básico da Assistência Farmacêutica.

O financiamento pode se efetivar em três instancias do governo – União, estado e munícipio –, denominado "financiamento tripartite" e dependerá das características de cada região assim como da situação econômica. Mediante este sistema organizacional, os municípios podem adquirir, com recursos, medicamentos e insumos relacionados ao CBAF que constam na RENAME vigente no SUS e os estados, os relacionados à CEAF. A importância de compreender o básico da gestão de assistência farmacêutica pode favorecer o acesso, na medida em que os profissionais de saúde possam orientar o paciente e também buscar aproximação visando melhorias neste fluxo da assistência médica *versus* assistência farmacêutica. Ao prescrever, por exemplo: corticosteroide e/ou ácido fólico como complemento ao uso de sulfassalazina e/ou de metrotrexato (acesso estadual), é importante ter conhecimento de que o corticosteroide e/ou ácido fólico são de competência municipal e, portanto, o paciente deve ser direcionado à rede municipal.

Já os componentes especializados são regulados pelos Protocolos Clínicos e Diretrizes Terapêuticas (PCDT), sendo alguns adquiridos pelo estado e outros pelo próprio Ministério da Saúde.

Protocolos Clínicos e Diretrizes Terapêuticas (PCDT)

De maneira geral, a criação dos PCDT visa a qualidade de assistência médica e farmacêutica e é considerado um instrumento para nortear diagnóstico, tratamento e monitoramento dos usuários da rede pública.

A elaboração dos PCDT iniciou-se após a publicação, em Diário Oficial da União, da Portaria n. 375, de 10 de novembro de 2009, a qual trazia orientações sobre o formato e conteúdo desses protocolos baseados em evidências científicas com revisão sistemática seguindo critérios da Cochrane.

Em sua organização, deve conter os seguintes itens: epidemiologia; Classificação Internacional de Doenças (CID); critérios de inclusão; critérios de exclusão; casos especiais; tratamento; monitorização; acompanhamento pós-tratamento; regulação/controle/avaliação pelo gestor.

Além dos critérios supramencionados, os PCDT preveem dois itens importantes na assistência à saúde:

1. **Comitê de especialistas (CE):** grupo técnico científico para avaliação de situações clínicas de pacientes cujo diagnóstico é duvidoso entre a mesma classe de doença, intensidade da doença, complexidade do tratamento e também para casos especiais como gestantes e crianças. Um comitê de especialistas deve estar inserido, sempre que possível, em um centro de referência. A criação de comitê de especialistas deve ser uma recomendação, e não uma obrigatoriedade.
2. **Centro de referência (CR):** objetivo de prestar assistência médica e/ou farmacêutica aos usuários do SUS, sendo aplicável em alguns protocolos. A criação de centro de referência deve ser uma recomendação, e não uma obrigatoriedade.

O objetivo dessas medidas seria promover a efetividade do tratamento e o uso responsável e racional de medicamentos de dispensação excepcional fornecidos pelas secretarias estaduais da saúde, lembrando que a publicação especificou os CE e CR como recomendação, e não obrigatoriedade. Infelizmente, até o momento, na assistência à saúde relacionada aos pacientes com doenças inflamatórias intestinais (DII), seja retocolite ulcerativa (RCU), seja doença de Crohn (DC), os PCDT dessas doenças não incluem os itens citados.

Podemos observar que os principais objetivos dos PCDT estão alinhados e diretamente relacionados à assistência farmacêutica do SUS, a qual deve estar estruturada nos seguintes pilares: "descentralização da gestão; promoção do uso racional dos medicamentos; otimização e na eficácia do sistema de distribuição no setor público; desenvolvimento de iniciativas que possibilitem a redução nos preços dos produtos, viabilizando, inclusive, o acesso da população aos produtos no âmbito do setor privado".

O uso racional de medicamentos almeja evitar sobreposição de prescrições, prescrição incorreta, prescrição múltipla ou subprescrição. Podemos observar a complexidade deste sistema, pois o sucesso da terapêutica envolve pacientes, profissionais de saúde, legisladores, formuladores de políticas públicas, indústria, comércio, governo.

Com relação às DII, os primeiros PCDT das respectivas doenças foram elaborados em 2002 e sua inclusão se efetivou com diagnóstico confirmado pela apresentação de exames e CID específico. RCU: Portaria SAS/MS n. 861, de 4 de novembro de 2002; CID: K51 – Colite ulcerativa (sem especificar subdivisão de CID) e DC: Portaria n. 858, de 12 de novembro de 2002; CID de inclusão: K50.

Houve grandes avanços terapêuticos mundiais, mas as atualizações do PCDT no Brasil não puderam acompanhá-los na mesma velocidade. Na RCU, a primeira atualização ocorreu após 18 anos, após muita cobrança das associações de pacientes unidas com o GEDIIB, culminando com a realização de um fórum de discussão em Brasília (FOPADII), em um auditório anexo do Senado, em março de 2019, e a publicação veio na Portaria Conjunta n. 6, de 26 de março de 2020, do Ministério da Saúde.

Na DC, houve três atualizações (Ministério da Saúde, Secretaria de Atenção à Saúde), em 2010, 2014 e a última em 2017: Protocolos Clínicos e Diretrizes Terapêuticas – Portaria SAS/MS n. 14, 28 de novembro de 2017.

As últimas atualizações do PCDT se encontram no *site* do Ministério da Saúde, em "Protocolos Clínicos e Diretrizes – PCDT".

Acesso público ao medicamento

Para a obtenção do medicamento, é imprescindível que o paciente comprove sua doença, sendo necessária a apresentação de cópias dos exames diagnósticos.

Uma vez comprovado o tipo de DII, o acesso às farmácias estaduais para aquisição de medicamentos se faz mediante apresentação de documentos que devem estar preenchidos corretamente, datados e assinados:

- LME (laudo de solicitação/autorização do medicamento de dispensação excepcional) contendo dados do medicamento (dose, posologia, quantidade mensal), quadro clínico atual, CID, tratamentos prévios, peso, altura, CNES (Cadastro Nacional de Estabelecimentos de Saúde), nome da mãe do paciente.
- TER (Termo de Esclarecimento e Responsabilidade), com informações referentes aos potenciais riscos e eventos adversos relacionados a cada medicamento, devendo ter linguagem acessível para pessoas leigas.
- Receita (substância, apresentação, forma de uso, intervalo de doses).
- Relatório médico contendo CNES do prescritor, CID, localização e gravidade da doença, além da indicação das medicações prescritas.

Os profissionais de saúde devem estar familiarizados com os PCDT, os quais não são cópias fiéis de *guidelines* internacionais, e com as documentações necessárias para a dispensação de medicamentos, evitando atraso no acesso à medicação. Cumprir o que cabe à assistência médica melhora a jornada do paciente uma vez que outros entraves podem ocorrer no fluxo geral. É prevista ainda uma assistência farmacêutica e, de acordo com alterações encontradas, cabe ao farmacêutico da SES solicitar nova avaliação médica antes de dispensar o medicamento.

Comissão Nacional de Incorporação de Tecnologias no Sistema Único de Saúde

A Comissão Nacional de Incorporação de Tecnologias (Conitec), criada em 2011, é o órgão do MS responsável pelo processo de avaliação de tecnologias em saúde (ATS) para a incorporação no SUS e cabe-lhe a competência de elaborar e atualizar os PCDT por meio de evidências científicas, avaliação de custo efetividade e impacto orçamentário.

A Conitec tem o funcionamento composto por secretaria executiva (SE) e Plenário. A SE é representada pelo Departamento de Gestão e Incorporação de Tecnologias e Inovação em Saúde (DGITIS), que garante o suporte técnico e científico para os pedidos de incorporação de tecnologias em saúde. Atua como SE ainda de outros hospitais e universidades parceiros da CONITEC. O Plenário é formado por diversas entidades com direito a voto como o Conselho Federal de Medicina (CFM), o Conselho Nacional de Saúde (CNS), o Conselho Nacional de Secretários de Saúde (CONASS), o Conselho Nacional de Secretarias

Municipais de Saúde (CONASEMS), a Agência Nacional de Saúde Suplementar (ANS) e a Agência Nacional de Vigilância Sanitária (Anvisa).

O processo se inicia mediante solicitação de incorporação pelos demandantes, que podem ser desde pessoas físicas até outras instituições, como sociedades médicas, associações de pacientes ou indústria farmacêutica, contanto que estejam no formato adequado que inclui estudos de eficácia, segurança, avaliação econômica e impacto orçamentário. A SE avalia os dados científicos apresentados e pode solicitar pesquisas complementares, caso julgue necessário, seguindo o processo para o Plenário. Nas reuniões mensais do Plenário, são feitas a avaliação, a votação e a emissão de recomendações sobre a tecnologia ou os PCDT solicitados, bem como a atualização da RENAME, com base na análise de evidências científicas disponíveis sobre eficácia, efetividade, acurácia e segurança da tecnologia e estudos econômicos que comparam os custos e os resultados obtidos em saúde.

Após essas duas etapas, a SE segue com a recomendação preliminar para a consulta pública e, após este período, são realizados ajustes para o relatório final que será encaminhado à Secretaria de Ciência, Tecnologia, Inovação e Insumos Estratégicos em Saúde (SCTIE). Neste momento, pode haver a publicação final ou uma audiência pública, caso o secretário da SCTIE considere necessárias mais informações da população antes de sua decisão final. Obtida esta, o secretário segue com a publicação no Diário Oficial da União (DOU) (Figura 53.1).

O prazo estimado é de 180 dias para conclusões dos pedidos de incorporação protocolados na Conitec, podendo haver uma prorrogação de mais 90 dias. Após esse período de avaliação (180 ± 90 dias), a portaria de incorporação é publicada e, daí, o SUS tem mais 180 dias para a disponibilização da tecnologia em saúde.

As etapas de produção dos protocolos e diretrizes podem ser resumidas da seguinte forma: delimitação do tema pelas áreas internas do Ministério da Saúde; formação do comitê gestor e designação de um grupo elaborador; busca, seleção e análise de evidências científicas; elaboração de recomendações; avaliação inicial pela Conitec; consulta pública e análise das contribuições; decisão final pela Conitec; aprovação final pelas secretarias envolvidas e publicação no DOU.

Compõem o comitê gestor e o grupo elaborador, profissionais de diversas instituições de saúde,

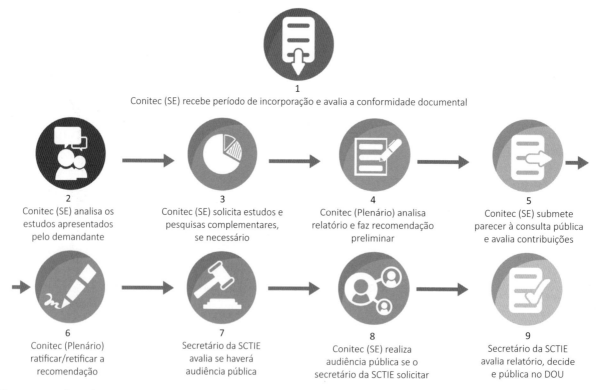

Figura 53.1 Fluxo de incorporação de tecnologias no Brasil.
DOU: Diário Oficial da União; Conitec: Comissão Nacional de Incorporação de Tecnologias.
Fonte: Adaptada de Ministério da Saúde, 2016.

sociedades médicas, especialistas no tema, metodologistas e associações de pacientes. Lembrando que, no Brasil, a participação da comunidade é uma das diretrizes do SUS presentes na Constituição Federal de 1988 e um dos princípios descritos nas Leis n. 8.080/1990 e 8.142/1990, que preveem a participação popular no SUS.

E, para esta participação, temos as seguintes oportunidades de atuar: nas consultas públicas, audiências públicas, por meio de enquetes que eventualmente são realizadas antes da consulta pública e pela participação de representantes de pacientes nas reuniões do Plenário da Conitec, quando necessário ("testemunho do paciente"). Importante estar ciente de que o principal mecanismo de envolvimento do público com as decisões da Conitec são as consultas públicas realizadas para cada tema em avaliação.

Relevante compreender que o registro de um medicamento no Brasil pela Anvisa é feito após comprovação das respectivas eficácia e segurança. No entanto, a incorporação do medicamento para ser disponibilizado pelo SUS depende da apresentação de dados de maior vantagem em relação aos tratamentos existentes, somada à comprovação de custo-efetividade.

Acesso privado ao medicamento

A Agência Nacional de Saúde Suplementar (ANS) foi criada em 28 de janeiro de 2000 pela Lei n. 9.961, com fins de regulamentar planos de saúde no Brasil e garantir interesses públicos relacionados a saúde suplementar do cidadão. Atua estabelecendo uma lista de procedimentos, exames e tratamentos de cobertura assistencial dos beneficiários de planos de saúde denominada "Rol de Procedimentos e Eventos em Saúde" (Rol), sendo estruturada com uma Diretoria Colegiada (Dicol), a qual se divide em: Presidência (Presi); Diretoria de Desenvolvimento Setorial (Dides); Diretoria de Normas e Habilitação das Operadoras (Diope); Diretoria de Normas e Habilitação dos Produtos (Dipro); Diretoria de Fiscalização (Difis); Diretoria de Gestão (Diges). A Dipro é o setor responsável pela revisão periódica do Rol.

A ANS determina um Rol de Procedimentos e Eventos em Saúde que deve ser cumprido pelas operadoras de saúde, sendo considerado de cobertura obrigatória mínima para procedimentos previstos em contrato. Na prática, os planos de saúde utilizam esse Rol como limitadores de autorização de procedimentos, oferecendo aos segurados apenas os procedimentos inclusos na lista.

A chegada de novos tratamentos, complexos e de alto custo desencadeou a necessidade de se criarem as "Diretrizes de Utilização" (DUT) para nortear a cobertura de procedimentos na saúde suplementar. Portanto, as DUT têm o objetivo de orientar e regulamentar a melhor indicação para utilização adequada de procedimentos médicos e de exames complementares, não sendo consideradas diretrizes clínicas/protocolos.

Incorporação de medicamentos na ANS

O processo de ATS na saúde suplementar obedece a regras distintas das do SUS, apesar de a estrutura do processo também envolver a descrição de uma demanda não atendida, análise de custo efetividade e impacto orçamentário, as fontes de custeio são diferentes.

Na saúde suplementar, o que basicamente ocorre é a atualização do Rol de cobertura mínima obrigatória dos planos de saúde. Essa revisão é feita periodicamente pela ANS com etapas e fluxos previamente definidos, de acordo com a Resolução n. 439/18, que estabelece esse processo, que, por sua vez, ampliou a participação social em seu fluxo. O período de janela de submissão era a cada 2 a 3 anos e, portanto, igualmente de atualização do Rol; todavia, atualmente está sendo reformulado esse período visando um encurtamento e maior agilidade nessa revisão do Rol, com previsão de entradas contínuas podendo durar até 180 dias a análise da demanda.

O início do processo se faz mediante preenchimento do FormRol, que pode ser realizado desde por pessoas físicas até entidades, como sociedades médicas, associação de pacientes, indústria farmacêutica, entre outros exemplos, como no SUS. Antes, as demandas de alteração do Rol eram encaminhadas somente pelos representantes do Comitê Permanente de Regulação da Atenção à Saúde (Cosaúde). O processo de incorporação se inicia com as demandas da sociedade tanto de inovações para incorporação como de atualizações e segue nas seguintes etapas:

1. **Demanda:** ANS identifica temas que precisam de normatização ou de regulamentação mais clara ou demandas externas.

2. **Criação de câmaras técnicas:** constituídas por especialistas no assunto, entidades representativas convidadas, podendo haver um grupo técnico com estudo mais aprofundado para análise do tema.
3. **Minuta:** documento com conteúdo e justificativas.
4. **Consulta pública:** apresentação do texto à sociedade para sua participação com comentários e sugestões.
5. **Análise e resposta:** contribuições recebidas podendo gerar alterações no texto inicial.
6. **Aprovação:** realizada pela DICOL.
7. **Publicação:** Diário Oficial da União no sítio da ANS.

Quanto ao fluxo, após o FormRol preenchido, a demanda passará por avaliação para ser considerada elegível e seguir no processo de análise se estiver com a formatação adequada. Após elaboração de nota técnica pela DICOL, a proposta será debatida nas reuniões técnicas do Rol, nas quais o demandante apresentará evidências clínicas, avaliação econômica e impacto orçamentário. Várias entidades participam da etapa dessas reuniões, inclusive com votos como representantes de sociedades médicas, de pacientes e de operadoras/planos de saúde. Após a análise técnica da DICOL, haverá uma recomendação técnica preliminar que será submetida à consulta pública. Após esta, a DICOL conclui sua deliberação e publica a resolução normativa.

Algumas propostas de atualização do Rol vêm sendo discutidas, como o espelhamento automático de ATS incorporados pelo SUS para ANS, mas até o momento de conclusão deste capítulo, as incorporações na ANS e no SUS encontravam-se independentes e com rito processual distinto.

Na ANS, atualmente, o paciente domiciliar, ambulatorial ou hospitalar tem acesso diferenciado à cobertura de medicamentos, o que exemplificaremos no que tange às DII. A DC conseguiu uma incorporação de terapia imunobiológica para doença moderada A grave refratária à terapia convencional por classe, isto é, os imunobiológicos subcutâneos e endovenosos aprovados na Anvisa, automaticamente, têm cobertura pelo Rol da ANS seguindo as DUT. No entanto, a tendência atual da Agência é uma incorporação por molécula, e não por classe ou doença, e a RCU só teve, pela primeira vez no Rol de 01/04/21, alguns imunobiológicos subcutâneos ou endovenosos incorporados. Novas moléculas aprovadas pela Anvisa para RCU moderada a grave necessitarão de todo o rito processual cumprido para a incorporação. De forma geral, não há cobertura para medicamentos orais de uso domiciliar e ambulatorial, a exceção são os quimioterápicos orais. Na prática, alguns planos de saúde vêm aprovando o custeio de pequenas moléculas, mesmo sem constar na cobertura mínima obrigatória pelo Rol, levando em conta o custo-benefício de se evitar uma internação ou cirurgia.

Vale ressaltar que nem todos os procedimentos listados são de cobertura obrigatória para todos os usuários, alguns são condicionados a doenças ou características específicas do paciente. Essas restrições são definidas pelas DUT da ANS. Nesse contexto, o cumprimento das normas impostas pelos órgãos reguladores aliado à utilização de tecnologias na saúde eficazes pelos médicos auditores pode fazer toda a diferença.

Considerações finais

A Constituição Federal de 1988 determina como uma das atribuições do Estado a garantia do acesso universal à saúde, conforme previsto em seu artigo 196: "A saúde é direito de todos e dever do Estado, garantido mediante políticas sociais e econômicas que visem à redução do risco de doença e de outros".

Essa garantia à saúde passa pelo conhecimento de acesso público e privado às tecnologias em saúde e, daí, a importância dessas informações para a melhoria da qualidade de vida cotidiana e social, da habilidade para trabalhar e para o impacto sobre o bem-estar mental de uma pessoa.

Referências bibliográficas

1. Aquino DS. Por que o uso racional de medicamentos deve ser uma prioridade? [Why rational drug use must be a priority?]. Cien Saude Colet. 2008 Apr;13(Supl.):733-6.
2. Brasil. Associação Brasileira de Colite Ulcerativa e Doença de Crohn (ABCD). Protocolos clínicos e diretrizes terapêuticas: doença de Crohn. Disponível em: https://abcd.org.br/wp-content/uploads/2014/02/doc_portaria_858.pdf. Acesso em: 5 mar. 2022.
3. Brasil. Associação Brasileira de Relações Institucionais e Governamentais (ABRIG). Manual de relações institucionais e governamentais: especialidade saúde – Comitê Jovem RIG [versão eletrônica]. 2021-2022. Disponível em: www.abrig.org.br. Acesso em: 11 mar. 2022.

4. Brasil. Comissão Nacional de Incorporação de Tecnologias no Sistema Único de Saúde [homepage na internet]. Disponível em: http://conitec.gov.br/pcdt-em-elaboracao. Acesso em: 8 mar. 2022.
5. Brasil. Conselho de Secretarias Municipais de Saúde de Santa Catarina. Componentes da assistência farmacêutica. 15 maio 2020. Disponível em: https://www.cosemssc.org.br/componentes-da-assistencia-farmaceutica. Acesso em: 1 mar. 2022.
6. Brasil. Conselho Nacional de Secretários de Saúde (CONASS). Assistência farmacêutica no SUS. Brasília: Conselho Nacional de Secretários de Saúde (CONASS), 2007. v. 7. Disponível em: https://bvsms.saude.gov.br/bvs/publicacoes/colec_progestores_livro7.pdf.
7. Brasil. Conselho Nacional de Secretários de Saúde (CONASS). CONASS Informa n. 88 – Retificação da Portaria de Consolidação n. 2/2018 que dispõe sobre a consolidação das normas sobre as políticas nacionais de saúde do Sistema Único de Saúde. 13 abr. 2018. Disponível em: https://www.conass.org.br/conass-informa-n-88-retificacao-da-portaria-de-consolidacao-n-22018-que-dispoe-sobre-consolidacao-das-normas-sobre-as-politicas-nacionais-de-saude-do-sistema-unico-de-saude. Acesso em: 1 mar. 2022.
8. Brasil. Ministério da Economia. Relatório de avaliação: componente especializado de assistência farmacêutica (CEAF) – Ciclo 2019. Disponível em: https://www.gov.br/economia/pt-br/acesso-a-informacao/participacao-social/conselhos-e-orgaos-colegiados/cmap. Acesso em: 1 mar. 2022.
9. Brasil. Ministério da Saúde, Agência Nacional de Saúde Suplementar [homepage na internet]. Disponível em: https://www.gov.br/ans/pt-br. Acesso em: 11 mar. 2022.
10. Brasil. Ministério da Saúde, Secretaria de Atenção à Saúde, Comissão Nacional de Incorporação de Tecnologias no SUS (CONITEC). Protocolos clínicos e diretrizes terapêuticas da doença de Crohn. Disponível em: http://conitec.gov.br/images/Protocolos/Portaria_Conjunta_14_PCDT_Doenca_de_Crohn_28_11_2017.pdf. Acesso em: 5 mar. 2022.
11. Brasil. Ministério da Saúde, Secretaria de Atenção à Saúde. Portaria n. 375, de 10 de novembro de 2009. Brasília: Ministério da Saúde, 2009. Disponível em: https://bvsms.saude.gov.br/bvs/saudelegis/sas/2009/prt0375_10_11_2009.html. Acesso em: 22 fev. 2022.
12. Brasil. Ministério da Saúde, Secretaria de Atenção à Saúde. Portaria conjunta n. 6, de 26 de março de 2020. Disponível em: http://conitec.gov.br/images/Relatorios/2020/Relatorio_PCDT_Retocolite_Ulcerativa_Final_514_2020.pdf. Acesso em: 5 mar. 2022.
13. Brasil. Ministério da Saúde, Secretaria de Ciência, Tecnologia e Insumos Estratégicos, Departamento de Gestão e Incorporação de Tecnologias em Saúde. Entendendo a incorporação de tecnologias em saúde no SUS: como se envolver [recurso eletrônico]. 2016. Disponível em: https://bvsms.saude.gov.br/bvs/publicacoes/entendendo_incorporacao_tecnologias_sus_envolver.pdf. Acesso em: 8 mar. 2022.
14. Brasil. Ministério da Saúde, Secretaria de Ciência, Tecnologia, Inovação e Insumos Estratégicos em Saúde, Departamento de Assistência Farmacêutica e Insumos Estratégicos. Relação nacional de medicamentos essenciais – 2020. Brasília: Ministério da Saúde, 2019. Disponível em: https://bvsms.saude.gov.br/bvs/publicacoes/relacao_medicamentos_rename_2020.pdf. Acesso em: 22 fev. 2022.
15. Brasil. Ministério da Saúde, Secretaria de Ciência, Tecnologia, Inovação e Insumos Estratégicos em Saúde, Departamento Je Assistência Farmacêutica e Insumos Estratégicos. Relação nacional de medicamentos essenciais – 2022. Brasília: Ministério da Saúde, 2022. Disponível em: https://www.conass.org.br/wp-content/uploads/2022/01/RENAME-2022.pdf. Acesso em: 22 fev. 2022.
16. Brasil. Ministério da Saúde, Secretaria de Políticas de Saúde, Departamento de Formulação de Políticas de Saúde. Política nacional de medicamentos. Brasília: Ministério da Saúde, 2001. 40p. Série C – Projetos, programas e relatórios, n. 25. ISBN: 85-334-0192-2 1. Disponível em: https://bvsms.saude.gov.br/bvs/publicacoes/politica_medicamentos.pdf. Acesso em: 22 fev. 2022.
17. Brasil. Ministério da Saúde. Portaria n. 3.1916, de 30 de outubro de 1988. Disponível em: https://bvsms.saude.gov.br/bvs/saudelegis/gm/1998/prt3916_30_10_1998.html. Acesso em: 22 fev. 2022.
18. Brasil. Ministério da Saúde. Portaria n. 841, de 2 de maio de 2012. Relação nacional de ações e serviços de saúde (RENASES) no âmbito do Sistema Único de Saúde (SUS) e dá outras providências. Brasília: Diário Oficial da União, 2012. Disponível em: https://bvsms.saude.gov.br/bvs/saudelegis/gm/2012/prt0841_02_05_2012.html. Acesso em: 1 mar. 2022.
19. Brasil. Ministério da Saúde. Portaria SAS/MS n. 861, de 4 de novembro de 2002. Protocolos clínicos e diretrizes terapêuticas – Retocolite ulcerativa: sulfasalazina, mesazalina, hidrocortisona, prednisona, azatioprina, 6-mercaptopurina, ciclosporina. Brasília: Ministério da Saúde, 2002. Disponível em: https://bvsms.saude.gov.br/bvs/publicacoes/protocolo_clinico_diretrizes_terapeuticas_retocolite_ulcerativa.pdf. Acesso em: 5 mar. 2022.
20. Brasil. Ministério da Saúde. Protocolos clínicos e diretrizes terapêuticas (PCDT). Disponível em: https://www.gov.br/saude/pt-br/assuntos/protocolos-clinicos-e-diretrizes-terapeuticas-pcdt. Acesso em: 22 fev. 2022.
21. Brasil. Ministério da Saúde. Protocolos clínicos e diretrizes terapêuticas (PCDT). Disponível em: https://www.gov.br/saude/pt-br/assuntos/protocolos-clinicos-e-diretrizes-terapeuticas-pcdt. Acesso em: 5 mar. 2022.
22. Brasil. Presidência da República, Casa Civil, Subchefia para Assuntos Jurídicos. . Lei n. 9.961, de 28 de janeiro de 2000. Cria a Agência Nacional de Saúde Suplementar – ANS e dá outras providências. Disponível em: http://www.planalto.gov.br/ccivil_03/Leis/L9961.htm. Acesso em: 11 mar. 2022.
23. Brasil. Secretaria de Estado da Saúde do Espírito Santo. Farmácia cidadã: assistência farmacêutica básica. Disponível em: https://farmaciacidada.es.gov.br/assistencia-farmaceutica-basica. Acesso em: 1 mar. 2022.
24. Figueiredo TA, Schramm JM, Pepe VL. Seleção de medicamentos essenciais e a carga de doença no Brasil [Selection of essential medicines and the burden of disease in Brazil]. Cad Saúde Pública. 2014 Nov;30(11):2344-56. Disponível em: https://www.scielosp.org/article/csp/2014.v30n11/2344-2356. Acesso em: 22 fev. 2022.
25. Torreão NKAM. Relação nacional de medicamentos essenciais (RENAME) e sua influência no acesso aos medicamentos [Dissertação de mestrado em Epidemiologia]. São Paulo: Faculdade de Saúde Pública, Universidade de São Paulo, 2010.
26. World Health Organization (WHO). The rational use of drugs: report of the Conference of Experts, Nairobi, 1985 November 25-29. Geneva: World Health Organization (WHO), 1987. Disponível em: https://apps.who.int/iris/handle/10665/37174. Acesso em: 5 mar. 2022.

54 Impacto do Afastamento do Trabalho por Doença Inflamatória Intestinal

Renata de Sá Brito Fróes
Stefania Burjack Gabriel Campbell

Introdução

As doenças crônicas de saúde podem ter um impacto negativo sobre o indivíduo (paciente), seus empregadores ou sobre a economia em geral resultante da perda de produtividade. A perda de produtividade pode ser constatada por meio do absenteísmo, presenteísmo (redução da produtividade no trabalho) ou apenas pela perda da capacidade de trabalhar (desemprego ou invalidez).[1]

As doenças inflamatórias intestinais (DII) são caracterizadas por distúrbios inflamatórios crônicos, sendo elas compostas pela retocolite ulcerativa (RCU) e pela doença de Crohn (DC). A história natural das DII envolve recaídas e remissões, ainda sem tratamento curativo, e, em fases de atividade moderada/grave, podem resultar na hospitalização e incapacidade temporária ou permanente de trabalhar.[2]

A literatura sobre custos médicos diretos das DII é ampla, embora existam menos estudos sobre os custos indiretos das DII.[1] Os custos diretos são definidos como os resultantes de intervenções médicas como admissões hospitalares; cirurgias; exames laboratoriais; medicamentos; e consultas. Os custos indiretos, também conhecidos como custos sociais, resultam da perda de produtividade, associados ao absenteísmo, presenteísmo, à aposentadoria precoce, à mortalidade prematura e à perda de atividades recreativas.[2] Há uma necessidade, cada vez maior, de avaliação abrangente do custo total da DII. Essa avaliação poderia fornecer orientação para o desenvolvimento de políticas públicas e sociais que impactassem menos agressivamente o custo social da doença.[3]

Epidemiologia das DII

A prevalência das DII ultrapassa 0,3% da população da América do Norte, Europa e Oceania; porém, com a ocidentalização, a incidência na Ásia, América Latina e África vem crescendo. Em recente artigo, Kaplan e Windsor[4] publicaram uma teoria da existência de quatro estágios epidemiológicos de evolução das DII: casos emergentes (quando aparecem os primeiros casos); aceleração de incidência (grande aumento da incidência de DII ainda com prevalência baixa); composição de prevalência (aumento da prevalência pela ainda alta incidência estabilizada e baixa mortalidade); e equilíbrio de prevalência (incidência estável e aumento da mortalidade com envelhecimento da população). O Brasil estaria no segundo estágio, enquanto a América do Norte, Oceania e Europa Ocidental estariam no terceiro, com perspectiva de alteração para o quarto no decorrer dos anos. Os autores do artigo destacam a importância da urbanização e da ocidentalização nesse processo, seja nas questões de mudanças de hábitos e dieta, seja até no maior acesso à infraestrutura de saúde e, com isso, aumento da quantidade de colonoscopias realizadas e consequente maior acesso ao diagnóstico das DII. Concluem alertando para a possibilidade de países com grande população como Índia e China poderem ultrapassar os casos mundiais de DII até 2050 se essa teoria vigorar e medidas não forem tomadas. Acrescentam ainda que, com o melhor entendimento global das fases, os países que estão em estágios anteriores podem ser beneficiados em se organizar preventivamente em termos de políticas de saúde pública e planejamento quanto aos impactos da DII.

As informações do hemisfério sul não são tão precisas pelas dificuldades de bases de dados informatizados nos sistemas de saúde locais.[5] No estudo mais recente de Gasparini et al., a prevalência estimada de DII no estado de São Paulo, o mais populoso do Brasil, de janeiro de 2012 a dezembro de 2015, foi de 52,6 casos/100 mil habitantes (24,3/100 mil para DC e 28,3/100 mil habitantes para RCU).[6]

Kotze et al. demonstraram em uma revisão da América Latina, incluindo dados do nordeste do Brasil, São Paulo e Espírito Santo, nos quais a incidência de DII foi relatada como 0,08 por 100 mil pessoas ao ano em 1988, mas a incidência de DC aumentou acentuadamente de 0,68 em 1991 a 1995 para 3,5 em 2001 a 2005, atingindo um pico de incidência de DC de 5,48 em 2015, enquanto que, de 1991 a 1995 e 2001 a 2005, a incidência de RCU aumentou de 3,86 para 5,3; com um pico de 8 em 2015.[4] Em Porto Rico, a incidência de DC e RCU mais que dobrou de 1996 a 2000 (3,07 a 7,74). Argentina, Uruguai, Guadalupe e Martinica e Panamá relataram valores de incidência entre 0,39 e 4,39.[5]

Após décadas de incidência crescente, a prevalência de DII vem se expandindo no Brasil. No entanto, observam-se variações importantes na prevalência dessas doenças em diferentes regiões do país. Martins et al. registraram que a prevalência de DII no Espírito Santo foi de 38,2/100 mil habitantes em 2018. Destes, 935 (63%) foram diagnosticados com RCU (prevalência de 24,1/100 mil) e 549 (37%) com DC (prevalência de 14,1/100 mil), mostrando tendência de aumento em ambas as doenças no estado.[6]

A prevalência de DII no estado do Piauí (12,8 por 100 mil) é significativamente menor do que no estado de São Paulo (52,6 por 100 mil). É possível que fatores de desenvolvimento social, econômico e cultural tenham influenciado esses números, que são claramente maiores no estado mais desenvolvido do país (São Paulo) em comparação com um dos estados de menor índice de desenvolvimento em nosso país (Piauí).[6] Nesse sentido, a prevalência em DII tende a ser maior do sul para o norte do país (gradiente sul-norte).[7] O aumento da incidência e da prevalência de DII no Brasil reflete o que se observa há décadas em áreas mais desenvolvidas, como Europa e América do Norte e, assim, em revisão de estudos epidemiológicos brasileiros, Abel et al.[6] concluíram que o Brasil apresenta dados epidemiológicos em DII compatíveis com os países industrializados.

Importante estudo de Moreira et al.,[7] que envolveu todo o território brasileiro, detectou que as taxas estimadas de pacientes com DII recuperados do Programa de Medicamentos de Alto Custo foram ajustadas à população total e mostraram que as entradas para DII mais que triplicaram de 2008 a 2017. Nesses dez anos, 162.894 pacientes foram registrados como portadores de DII, 95.618 (58,7%) com RCU e 67.276 (41,3%) com DC. Durante esse período, a prevalência cumulativa de DII aumentou de forma constante, chegando a quase 80:100.000, maior para RCU (45,1:100.000) do que para DC (31,8:100.000). A incidência geral de DII aumentou de 6,2 para 7,7; principalmente em decorrência do aumento da incidência de RCU (de 3,4 para 5,2), enquanto a menor incidência de DC permaneceu essencialmente inalterada (de 2,7 para 2,6). O trabalho tem extrema relevância pela importante demonstração da correlação com significância estatística de dados de urbanização, raça branca, saneamento e Índice de Desenvolvimento Humano (IDH) no Brasil com a distribuição de casos de DII, em uma quase superposição dos mapas comparativos de urbanização e prevalência, com clara visualização do gradiente sul-norte.

Panorama do afastamento do trabalho em números

A doença de Crohn (DC) e a retocolite ulcerativa (RCU) são doenças imunomediadas diagnosticadas principalmente entre as idades de 20 a 40 anos, mesmo período em que os jovens muitas vezes iniciam suas carreiras e famílias. Em razão da natureza crônica da DII e de seus sintomas, a qualidade de vida dos pacientes é muito afetada. Das doenças crônicas, as DII estão entre as patologias que acarretam maiores custos na Europa.[8]

As DII são responsáveis por custos diretos e indiretos na saúde. Alguns estudos têm mostrado que as DII estão associadas a menores taxas de emprego e a percentagens mais altas de incapacidade para o trabalho em comparação com a população saudável. Os fatores preditores de desemprego e de incapacidade para o trabalho incluem: idade de início da doença; sexo feminino; e duração da doença. Uma grande proporção de pacientes com DII experimenta dificuldades no trabalho, incluindo problemas de concentração e redução da produtividade.[9] Além dos efeitos pessoais e emocionais das DII, a capacidade de trabalho do paciente é frequentemente afetada.[10]

A taxa geral média de incapacidade por DII foi de 25%, variando de um mínimo de 20% nos Estados Unidos a um máximo de 34% na Europa. A taxa de incapacidade é geralmente maior em DC do que em RCU, bem como a de desemprego, com taxas de incapacidade de 12% a 24% para DC e 10% a 18% para RCU em revisão de Bush et al.[2]

O estudo de Fróes et al.[11] revelou que o número de afastamentos do trabalho por DII no Brasil, por estar associado a períodos mais longos, em comparação com a duração observada em países desenvolvidos, aumenta ainda mais os custos totais associados às DII no país. Foram observadas maior taxa de afastamento em mulheres e maior duração de afastamento por DC em comparação com a RCU. Os pacientes com RCU afastados são mais numerosos enquanto os com DC são mais jovens. Destaca-se, que o número médio de dias de afastamento do trabalho no Brasil por DII (314) foi significativamente maior do que a média de dias relatados em estudos norte-americanos e europeus (entre 7,2 e 53 dias). Observou-se também uma tendência evolutiva para uma diminuição no número de dias de afastamento para ambos os fenótipos de DII no Brasil (Figura 54.1). Muito embora os respectivos números ainda estejam longe dos resultados de estudos internacionais, é provável que a recente melhoria no acesso à assistência médica e ao tratamento medicamentoso possa ter influenciado os resultados.

A menor taxa de afastamento encontrada no norte do país é outro achado desafiador desse estudo, que tem como hipótese ser o resultado de um menor acesso à assistência de saúde e um relativo déficit de gastroenterologistas especialistas locais. Já o maior afastamento ocorre no sul, seguido pelo sudeste, áreas mais desenvolvidas do país, acompanhando o gradiente

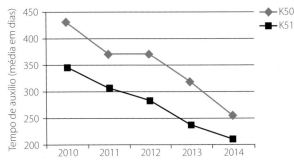

Figura 54.1 Gráfico de tempo médio de benefícios por incapacidade em dias, por DC (K50) e RCU (K51), de 2010 a 2014.
Fonte: Adaptada de Fróes RSB, 2020.

sul-norte (Figuras 54.2 e 54.3). Por isso, é razoável supor que o acesso limitado à assistência de saúde pode aumentar a morbidade dos segurados afetados e, em última instância, aumentar os custos diretos e indiretos.[11]

A avaliação de Fróes et al.[2] detectou ainda que, em média, os pacientes com DC da Universidade Estadual do Rio de Janeiro (UERJ) tiveram intervalo de 3 anos entre o diagnóstico da doença e o primeiro benefício por incapacidade e de 8 anos entre os primeiros sintomas e o primeiro benefício. Assim, em média, houve um atraso de 5 anos entre os relatos dos primeiros sintomas pelos pacientes, como diarreia recorrente e dor abdominal, e o diagnóstico de DC.

Em um estudo de vida real do Brasil, com base em resultados relatados por pacientes, os com DII referiram aproximadamente 30% do seu tempo de trabalho prejudicado, 12% de absenteísmo, 18% a 24% de presenteísmo e 36% a 40% de prejuízo total de suas atividades.[12]

Outro estudo avaliou a perda de produtividade entre os pais de crianças com DII na Polônia e sua associação com a atividade da doença e a qualidade de vida do paciente. A redução média nas atividades diárias dos pais foi de quase 40%.[13]

Um estudo transversal austríaco para avaliar custos indiretos na DII demonstrou que cada paciente perdeu uma média de 07h17min de trabalho produtivo por semana. Destes, o absenteísmo foi de 04h28min e o presenteísmo de 02h49min. Como esperado, uma recaída parece estar associada a uma diminuição da capacidade de realizar um trabalho produtivo. Assim, os pacientes em recaída perderam em média 12h09min de trabalho produtivo, comparados aos pacientes em remissão que perderam apenas 05h56min, ($p < 0,0001$). A perda de produtividade

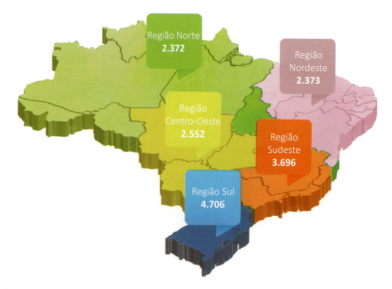

Figura 54.2 Mapa da distribuição regional da taxa de auxílio-doença por DII por 100 mil contribuintes do RGPS em 2014.
Fonte: Adaptada de Fróes RSB, 2020.

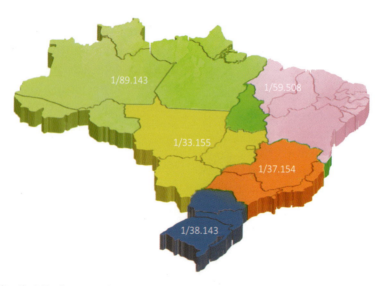

Figura 54.3 Mapa da distribuição de especialistas em gastroenterologia pela Federação Brasileira de Gastroenterologia (FBG) em 2014.
Fonte: Adaptada de Fróes RSB, 2020.

no trabalho também diferiu em virtude do modo de administração das terapias biológicas. As infusões intravenosas (IV) estão associadas a uma maior perda de produtividade do trabalho (10h15min) do que as injeções subcutâneas (SC) (08h27min; p = 0,3287).[14]

Pillai et al. demonstraram que os custos diretos totais para pacientes com DII com doença moderada são significativamente maiores estatisticamente do que para pacientes em remissão.[10] Entre 2006 e 2016, na Suíça, os gastos médios com cuidados de saúde por paciente por ano foram de 9.504 euros para DC e 5.704 euros para RCU. Os custos de assistência médica aumentaram 7% para DC e 10% para RCU por ano. As características da doença foram importantes preditores de custos.[10]

A análise mais recente do estudo de Fróes et al.[15] revelou que a aposentadoria por invalidez é mais frequente em mulheres, de 40 a 49 anos de idade na DC, aproximadamente 11 a 25 anos antes da aposentadoria por idade habitual, contribuindo para o maior custo indireto relacionado à perda de produtividade.

Impacto socioeconômico *versus* impacto na qualidade de vida

Com sua crescente prevalência mundial, a DII é um desafio de saúde pública global consequente à sua morbidade grave e alta utilização de cuidados da saúde.[9] As principais razões para os peritos médicos federais considerarem o afastamento do trabalho por DC nos sistemas informatizados do Instituto Nacional do Seguro Social (INSS) foram doença intestinal ativa (36%), cirurgia (42%) e fístula (22%). Destaca-se que 19% dos pacientes afastados pelo INSS por DC foram também submetidos a tratamento para depressão ou ansiedade.[15]

Fróes et al.,[11] na avaliação de afastamentos do trabalho por DC do centro de referência em DII da Universidade do Estado do Rio de Janeiro (UERJ), constataram que a incapacidade para o trabalho foi de 16,7%, semelhante à do estado do Rio de Janeiro (16,6%) e próxima ao relato da coorte norueguesa de pacientes com DC (19,4%). Em comparação com a população geral, um estudo sueco demonstrou que os pacientes com DC tiveram um aumento de 2 vezes nas taxas de benefícios por incapacidade temporária e aposentadoria por invalidez; enquanto, na população holandesa, as taxas de afastamento foram ainda maiores, chegando a 29% para DC, comparados aos 7% relatados para a população geral.[2]

No Rio de Janeiro, cuja prevalência de DC foi de 26,05 por 100 mil habitantes, o valor dos benefícios pagos (incapacidade temporária e permanente) de 2010 a 2018 em decorrência de DC foi de US$ 8.562.195,86, representando aproximadamente 0,8% do total de benefícios pagos no estado pela previdência social no mesmo período.[15] O valor médio individual recebido na DC foi de US $3.365,66, e o número médio de dias de afastamentos por ano foi de 225 no período. A Figura 54.4 mostra a variação do número médio de dias de licença médica por ano pelo INSS, e a Figura 54.5 mostra a variação da média dos benefícios pagos.

Em estudo prévio da mesma autora e colaboradores envolvendo todo o território nacional, demonstrou-se

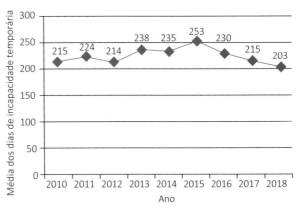

Figura 54.4 Média dos dias de auxílio-doença por ano para doença de Crohn – 225.
Fonte: Adaptada de Fróes RSB, 2020.

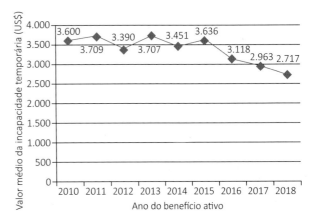

Figura 54.5 Valor médio anual do benefício por auxílio--doença por ano para doença de Crohn em dólar (US$) – 3.365.
Fonte: Adaptada de Fróes RSB, 2020.

que, apesar de apenas 0,01% dos pacientes afastados pelo INSS terem sido por DII num período de 5 anos, eles foram responsáveis por 1% de tudo que se gastou na Previdência Social com auxílio-doença, cerca de 98 milhões de dólares, possivelmente pelo grande número médio de dias de afastamento do trabalho (314 dias). À RCU foram atribuídos 49% desses gastos[11] (Figura 54.6).

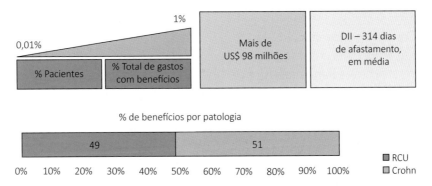

Figura 54.6 População que solicitou afastamento do trabalho entre os anos de 2010 e 2014.
Fonte: Adaptada de Fróes RSB, 2020.

Um estudo sobre RCU do Reino Unido demonstrou que apenas cerca de 14% desses pacientes costumam se internar, mas que, quando se internam, 49% dos custos totais estão relacionados a essa internação.[2] Esse dado é importante pela imprevisibilidade dos gastos quando se trata de internações e cirurgias, dificultando a gestão da saúde. O estudo de Valk et al.[16] demonstrou mudanças na estrutura de custos em coortes de pacientes antes e após a introdução da terapia biológica (custo anual/paciente). No momento pré-biológico, o custo final foi de £ 2.912 por paciente ao ano com 53% dos custos por hospitalização e cirurgia e 24% com medicamentos. No momento pós-biológico, o custo final foi de £ 2.380 por paciente ao ano com 59% dos custos por medicação, mas 25% dos custos por hospitalização e cirurgia. Apesar do aumento do custo de medicamentos, a diminuição do custo de hospitalizações/cirurgias reduziu os custos finais, possivelmente pelo maior controle da inflamação da mucosa gerando menos danos e maior qualidade de vida.[16]

Com relação a possíveis fatores de risco de incapacidade para o trabalho, o estudo de Fróes sobre DC demonstrou uma associação significativa com maior duração da doença, cirurgia abdominal anterior (ressecção intestinal), presença de fístulas anovaginais (em mulheres) e o perfil A2 da classificação de Montreal (17 a 40 anos).[15]

Por sua vez, a cicatrização da mucosa parece ser um fator de proteção. Zand et al.[17] publicaram a prevalência do comprometimento do trabalho, presenteísmo e absenteísmo em pacientes com DII em atividade, em remissão e no grupo-controle. Concluiu-se daí que as taxas de absenteísmo nos pacientes com cicatrização endoscópica não tiveram diferença estatística em relação às taxas do grupo-controle, isto é, a remissão endoscópica reduz as taxas de absenteísmo para níveis equivalentes aos do grupo-controle.

A importância dos custos indiretos tem sido reconhecida e recente artigo sueco demonstra que esses custos podem, inclusive, ser mais robustos do que os diretos em algumas populações.[18] O estudo envolveu todos os pacientes adultos com DC e RCU da Suécia entre 2010 e 2013 inscritos no Cadastro Nacional de Pacientes, com 10.117 pacientes com DC e 19.762 pacientes com RCU e os custos indiretos foram superiores aos diretos, sendo 59% na RCU e 56% na DC. Os custos totais das DII foram três vezes maiores do que os da população geral no primeiro ano de tratamento.[2,18]

Um crescente corpo da literatura tem apoiado a noção de que o tratamento da DII deve visar não apenas o alívio dos sintomas e a cicatrização da mucosa intestinal, mas também a melhoria da qualidade de vida. Um bom parâmetro do estado de qualidade de vida de um paciente é a capacidade de manter o trabalho e a frequência escolar. Como o absenteísmo é frequentemente atribuído à falha do tratamento, também pode ser um marcador de declínio na qualidade de vida.[8] Fato este corroborado pelo STRIDE II, que incluiu a restauração da qualidade de vida e a redução da incapacidade laboral como alvos formais de tratamento de longo prazo, independentemente de outros marcadores objetivos de inflamação.[19] No entanto, mais estudos são necessários para padronização adequada de possíveis marcadores de incapacidade laboral.

Os estudos de Fróes et al.[2,11,15] fornecem informações importantes que evidenciam o impacto econômico causado por doenças crônicas, como as DII no Brasil, o que pode melhorar a compreensão de como essas doenças afetam financeiramente a seguridade social, permitindo, então, uma futura proposição de políticas de melhorias em relação ao acesso de medicamentos e à valorização dos programas de reabilitação profissional para recolocações na vida laboral. Como a seguridade social nacional é composta por assistência, saúde e previdência; a falta de acesso no pilar da saúde pode sobrecarregar o da previdência, o que pode gerar um impacto social e econômico significativo, uma vez que a previdência é o único dos três com natureza contributiva no país.[2]

Considerações finais

No Brasil, as DII frequentemente causam incapacidade prolongada e podem gerar aposentadorias precoces, com programas de reabilitação profissional ainda pouco explorados. As tendências de redução das taxas de incapacidade no Brasil podem refletir as melhorias no acesso a cuidados de saúde e a medicamentos. Os custos indiretos baseados apenas no absenteísmo em empregos foram significativos e a demonstração desse impacto socioeconômico e de fatores de risco de incapacidade pode auxiliar no planejamento de políticas públicas para o país.

Com o reconhecimento de que se evitar a incapacidade passa a ser uma meta terapêutica de longo prazo nas DII e que a demora na instituição da terapêutica adequada pode ocasionar comprometimentos até de caráter permanente, será necessário encontrar um equilíbrio sustentável para o maior acesso a tratamentos que cicatrizem a mucosa e restaurem a qualidade de vida de forma mais precoce, consequentemente reduzindo as chances de afastamentos laborais.[19]

Além dos cuidados médicos, parece fundamental enfatizar os potenciais efeitos benéficos de alternativas para pacientes com DII, incluindo a prática da reabilitação profissional por equipes multidisciplinares para indivíduos selecionados, já aplicada em alguns países. Pelo potencial de adequar as funções as restrições apresentadas, a reabilitação profissional pode ajudar a reduzir o absenteísmo e evitar a aposentadoria precoce, podendo ter um impacto direto na redução dos custos relacionados às DII.[2]

Referências bibliográficas

1. Shafer LA, Shaffer S, Witt J et al. IBD disability index is associated with both direct and indirect costs of inflammatory bowel disease. Inflammatory Bowel Diseases. 2021;20:1-9. Doi: 10.1093/ibd/izab248.
2. Fróes RSB. Impacto do afastamento do trabalho por doenças inflamatórias no Brasil [Tese de doutorado em Ciências Médicas]. Universidade do Estado do Rio de Janeiro, 2020.
3. Hamed K, Everhov AH, Halfvarson J et al. Healthcare use, work loss and total costs in incident and prevalent Crohn's disease and ulcerative colitis: results from a nationwide study in Sweden. Aliment Pharmacol Ther. 2020 Aug;52(4):655-68 [Epub 2020 Jul 3]. Doi: 10.111/apt.15889.
4. Kaplan G, Windsor JW. The four epidemiological stages in global evolution of inflammatory bowel disease. Nat Rev Gastroenterol Hepatol. 2020;1-11.
5. Kotze PG, Underwood FE, Damião AOMC et al. Progression of inflammatory bowel diseases throughout Latin America and the Caribbean: a systematic. Clin Gastroenterol Hepatol. 2020;18(2):304-12.
6. Quaresma AB, Kaplan GG, Kotze PG. The globalization of inflammatory bowel disease: the incidence and prevalence of inflammatory bowel disease in Brazil. Curr Opin Gastroenterol. 2019 Jul;35(4):259-64. Doi: 10.1097/MOG.0000000000000534.
7. Moreira AL, Lobato LFC, Moreira JPL et al. Geosocial features and loss of biodiversity underlie variable rates of inflammatory bowel disease in a large developing country: a population-based study. Inflammatory Bowel Diseases. 2022;20:1-13. Doi: 10.1093/ibd/izab346.
8. Van Gennep S, Evers SW, Rietdijk ST et al. High disease burden drives indirect costs in employed inflammatory bowel disease patients: the WORK-IBD study. Inflamm Bowel Dis. 2021 Feb 16;27(3):352-63. Doi: 10.1093/ibd/izaa082.
9. Alulis, S, Vadstrup K, Olsen J et al. The cost burden of Crohn's disease and ulcerative colitis depending on biologic treatment status: a Danish register-based study. BMC Health Serv Res. 2021 Aug 18;21:836. Doi: 10.1186/s12913-021-06816-3.
10. Pillai N, Dusheiko M, Maillard MH et al. The evolution of health care utilization and costs for inflammatory bowel disease over ten years. J Crohn's Colitis. 2019;13(6):744-54.
11. Fróes RSB, Carvalho ATP, Carneiro AJV et al. The socio-economic impact of work disability due to inflammatory bowel disease in Brazil. Eur J Health Econ. 2018;19:463-70.
12. Parra RS, Chebli JMF, Amarante H et al. Quality of life, work productivity impairment and healthcare resources in inflammatory bowel diseases in Brazil. World J Gastroenterol. 2019;25(38):5862-82.
13. Stawowczyk E, Kawalec P, Kowalska-Duplaga K et al. Productivity loss among parents of children with inflammatory bowel diseases in relation to disease activity and patient's quality of life. J Pediatr Gastroenterol Nutr. 2020;71(3):340-5.
14. Walter E, Hausberger SC, Siebert U et al. Health-related quality of life, work productivity and costs related to patients with inflammatory bowel disease in Austria. J Med Econ. 2020;23(10):1061-71.
15. Fróes RSB, Moreira AL, Carneiro et al. Prevalence, indirect costs and risk factors for work disability in patients with Crohn's disease at a tertiary care center in Rio de Janeiro. Dig Dis Sci. 2021 Sep;66(9):2925-34 [Epub 2020 Oct 12]. Doi: 10.1007/s10620-020-06646-z.
16. Valk ME, Magen MJJ, Leenders M et al. Healthcare costs of inflammatory bowel disease have shifted from hospitalization and surgery towards anti-TNF therapy: results from the COIN study. Gut. 2014 Jan;63(1):72-9.
17. Zand A, Van Deen WK, Inserra EK, Hall L et al. Presenteeism in inflammatory bowel diseases: a hidden problem with significant economic impact. Inflammatory Bowel Diseases. 2015 Jul 1;21(7):1623-30. Doi: 10.1097/MIB.0000000000000399.
18. Khalili H, Everhov A, Halfvarson J et al. Healthcare use, work loss and total costs in incident and prevalent Crohn's disease and ulcerative colitis: results from a nationwide study in Sweden. Aliment Pharmacol Ther. 2020 Aug;52(4):655-68.
19. Turner D, Ricciuto A, Lewis A et al. STRIDE-II: an update on the selecting therapeutic targets in inflammatory bowel disease (STRIDE) initiative of the International Organization for the Study of IBD (IOIBD): determining therapeutic goals for treat-to-target strategies in IBD. Gastroenterology. 2021 Apr;160(5):1570-83 [Epub 2021 Feb 19]. Doi: 10.1053/j.gastro.2020.12.031.

55 Pesquisa Clínica e Novas Drogas

Ligia Yukie Sassaki
Rogério Saad-Hossne

Introdução

A pesquisa clínica ou estudo clínico é uma investigação realizada a partir da utilização de um medicamento novo, em seres humanos, para avaliar sua eficácia e segurança, após resultados iniciais favoráveis em testes pré-clínicos. Para a realização desse tipo de estudo no Brasil, é necessário que ele passe por aprovações técnicas e éticas dos principais órgãos reguladores brasileiros que abordam o tema, como a Agência Nacional de Vigilância Sanitária (Anvisa), a Comissão Nacional de Ética em Pesquisa (Conep) e os Comitês de Ética em Pesquisa (CEP) institucionais.[1]

A pesquisa clínica é uma área de atuação relativamente nova no Brasil, com crescimento importante nas duas últimas décadas, e crescente interesse por pesquisadores inseridos nas instituições acadêmicas, sobretudo nas universidades públicas, como também pela iniciativa privada, principalmente indústrias farmacêuticas, com o desenvolvimento de novos fármacos para o mercado.[2,3]

Neste capítulo, abordaremos o cenário da pesquisa clínica em doença inflamatória intestinal (DII) no Brasil e no mundo, com ênfase nas perspectivas com o desenvolvimento de novas drogas para o tratamento da doença.

Fases da pesquisa clínica

O processo de pesquisa e desenvolvimento (P&D) de um novo medicamento é dos mais custosos e longos entre todos os setores da economia. Para o lançamento de um único produto, pode-se levar mais de dez anos, com investimentos superiores a US$ 1 bilhão.[4] Estima-se que, de cada cem mil compostos descobertos, apenas 250 são submetidos aos ensaios pré-clínicos. Destes, apenas cinco entram em ensaios clínicos e, no fim, apenas um chega ao mercado.[5]

O processo de P&D de um novo medicamento envolve várias etapas como a fase pré-clínica e a pesquisa clínica propriamente dita. A fase pré-clínica engloba a pesquisa da substância como a síntese, prospecção, identificação do alvo; e os testes *in vitro* e *in vivo*, além da avaliação da farmacodinâmica, farmacocinética e toxicologia da droga. Após aprovação nos testes pré-clínicos, a medicação passa para a fase clínica, conforme ilustrado na Figura 55.1.

A pesquisa clínica engloba as fases I, II, III e IV, como detalhado na Tabela 55.1. A fase I tem como objetivo principal verificar a tolerância e a segurança do novo fármaco. Nessa fase, várias dosagens do medicamento em estudo são administradas a um pequeno número de voluntários, normalmente sadios, para avaliação da sua ação metabólica e farmacológica.

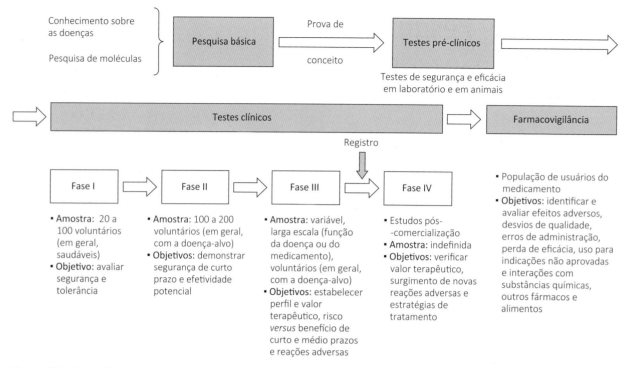

Figura 55.1 Fases do processo de pesquisa e desenvolvimento (P&D) de um novo fármaco.
Fonte: Adaptada de Gomes RP, Pimentel VP, Landim AB et al., 2012.

Tabela 55.1 Fases da pesquisa clínica.

Fases	Sujeito	Número de participantes	Duração	Objetivos principais
Fase I	Voluntários sadios	20 a 100	Meses	Avaliar segurança e tolerância
Fase II	Portadores de doença	100 a 300	Até 2 anos	Avaliar segurança e eficácia
Fase III	Portadores de doença	300 a 100 mil	1 a 4 anos	Avaliar segurança e eficácia
Fase IV (pós-comercialização)	Portadores de doença	10 mil a 1 milhão	Vários anos	Avaliar eficácia e farmacovigilância

Fonte: Accetturi C, Lousana G, 2002.

A fase II tem como objetivos avaliar a efetividade de curto prazo do medicamento para tratar a doença-alvo, além de avaliar a segurança, os efeitos adversos e riscos potenciais. Nessa fase, podem ser avaliadas várias dosagens e vias de administração. É envolvido um maior número de voluntários, geralmente de 100 a 500 pessoas com a doença em estudo.

A fase III tem como objetivo testar de forma mais ampla a segurança e a eficácia do medicamento, os testes duram em média 1 a 4 anos e podem envolver milhares de voluntários, a depender da incidência da doença-alvo e do tipo de substância em teste.[5] A maior parte dos ensaios clínicos realizados no Brasil são estudos de fase III.[6] Se o novo produto se mostra eficaz e seguro nos estudos de fase III e os objetivos do estudo são atingidos, geralmente é aprovado para registro e comercialização.

A fase IV representa o período após a comercialização e tem como objetivo estabelecer o valor terapêutico e verificar a ocorrência de novas reações adversas relacionadas ao novo fármaco quando utilizado na população geral.[5] Além disso, verificam-se as interações medicamentosas e o uso em portadores de outras doenças como hepáticas, renais, idosos, gestantes, lactantes e população pediátrica.[7]

Pesquisa clínica em doença inflamatória intestinal

Nos últimos anos, temos observado avanços em várias áreas relacionadas às DII, como o melhor entendimento da sua fisiopatologia, desenvolvimento de novos biomarcadores e descobertas de novos alvos terapêuticos. Todos esses avanços possibilitaram um diagnóstico mais preciso da doença e um tratamento mais direcionado com o desenvolvimento de novas drogas com bom perfil de eficácia e segurança, com menores taxas de efeitos colaterais e menor risco ao paciente, objetivando melhor controle do processo inflamatório, restauração da qualidade de vida e prevenção de complicações e da incapacidade física.

A seguir, abordaremos as pesquisas mais recentes relacionadas às DII, incluindo os ensaios clínicos de novos medicamentos.

Ensaios clínicos na retocolite ulcerativa

O tratamento medicamentoso da retocolite ulcerativa (RCU), como já discutido, inclui o uso dos derivados salicílicos, corticosteroides, imunossupressores e a terapia biológica. A terapia biológica inclui o uso dos inibidores de TNF-α como o infliximabe, adalimumabe e golimumabe, as anti-integrinas como o vedolizumabe e as anti-interleucinas como o ustequinumabe. Além da terapia biológica, há as pequenas moléculas como o tofacitinibe, um inibidor não seletivo da JAK e o ozanimode, um modulador do receptor esfingosina-1-fosfato (S1P).

Atualmente, vários medicamentos encontram-se em estudo, a maioria direcionada para o tratamento da doença moderada a grave. As novas medicações englobam terapias biológicas ou pequenas moléculas com novo mecanismo de ação ou ação alvo-específica. Um resumo das principais drogas em estudo encontra-se na Tabela 55.2.[8]

O **ozanimode** (Zeposia, Bristol Myers Squibb) é uma pequena molécula, oral, aprovada pela agência americana Food and Drug Administration (FDA), em maio de 2021, para o tratamento da RCU moderada a grave. Seu mecanismo de ação envolve a modulação do receptor esfingosina-1-fosfato (S1P) que bloqueia a saída dos linfócitos dos linfonodos, inibindo o processo inflamatório. O estudo de fase 3, *True North*, mostrou maiores taxas de remissão clínica no grupo ozanimode quando comparado ao placebo na terapia de indução (18% *versus* 6%; p < 0,001) e na terapia de manutenção de 52 semanas (37% *versus* 19%; p < 0,001). As taxas de resposta clínica também foram maiores no grupo ozanimode na terapia de indução (47,8% *versus* 25,9%; p < 0,001) e manutenção (60% *versus* 41%; p < 0,001.[9]

O **filgotinibe** (Jyseleca, Galapagos/Gilead), um inibidor seletivo da JAK1, foi aprovado na Europa em novembro de 2021. Os resultados do estudo SELECTION, de fase 2b/3, mostraram superioridade do filgotinibe em comparação ao placebo. Na semana 10, uma proporção maior de pacientes que receberam 200 mg de filgotinibe apresentou remissão clínica em comparação ao placebo. Na semana 58, 37,2% dos pacientes que receberam 200 mg de filgotinibe tiveram remissão clínica *versus* 11,2% no grupo placebo (p < 0,0001).[10]

Outro inibidor seletivo da JAK1, o **upadacitinibe** (Rinvoq, Abbvie), mostrou maiores taxas de remissão clínica nos estudos de fase III U-ACCOMPLISH[11] e U-ACHIEVE[12] quando comparado ao placebo (33,5% e 26,1% *versus* 4,1% e 4,8%) na terapia de indução de

Tabela 55.2 Novas drogas em estudo para tratamento da retocolite ulcerativa.

Droga	Laboratório	Mecanismo de ação	Fase da pesquisa
Ozanimode	Bristol Myers Squibb	Modulador de receptor de S1P	Lançado nos Estados Unidos
Filgotinibe	Galapagos/Gilead	Inibidor de JAK1	Aprovado na Europa
Etrasimode	Arena Pharmaceuticals	Modulador de receptor de S1P	Fase 3
Upadacitinibe	Abbvie	Inibidor de JAK1	Fase 3
Rizankizumabe	Abbvie	Inibidor do receptor p19 da IL23	Fase 3
Guselcumabe	Janssen	Inibidor do receptor p19 da IL23	Fase 3
Mirikizumabe	Eli Lilly	Inibidor do receptor p19 da IL23	Fase 3
ABX464	Abivax	Anti-inflamatório	Fase 3
Deucravacitinibe	Bristol Myers Squibb	Inibidor da TYK2	Fase 2
Brazicumabe	AstraZeneca	Inibidor do receptor p19 da IL23	Fase 2
GSK2982772	GlaxoSmithKline	Inibidor da RIP1K	Fase 2
Ritlecitinibe	Pfizer	Inibidor da JAK/TEC	Fase 2
Olamkicept	I-Mab/Ferring	Antagonista da IL-6R	Fase 2
Omilancor (BT11)	Landos Biopharma	Agonista da LANCL2	Fase 2
Cobitolimode	InDex Pharmaceuticals	Agonista de TLR9	Fase 2
JNJ-66525433	Janssen	Não especificado	Fase 1

S1P: esfingosina-1-fosfato; JAK: *Janus kinase*; IL: interleucina; TYK: tirosinaquinase; RIP1K: receptor de interação com serina/treonina-proteinaquinase 1; LANCL2: lantionina sintetase C-*like* 2; TLR9: *toll-like receptor* 9.
Fonte: Al-Horani R, Spanudakis E, Hamad B, 2022.

8 semanas. Da mesma forma, as taxas de remissão clínica foram superiores na semana 52 (42% na dose de 15 mg e 52% na dose de 30 mg versus 12% placebo).

Etrasimode (Arena Pharmaceutics) é uma medicação oral, seletiva para o receptor 1, 4 e 5 da esfingosina fosfato (S1PR1, S1PR4 e S1PR5). Por sua maior seletividade, esperam-se menores taxas de efeitos adversos com sua administração. Etrasimode 2 mg forneceu benefício em comparação ao placebo no estudo OASIS [NCT02447302], um estudo de fase 2 de 12 semanas.[13] No estudo de extensão de 52 semanas,[14] 64% (72/112) dos pacientes preencheram os critérios de resposta, 33% (37/112) apresentaram remissão clínica e 43% (48/122) melhora endoscópica.

Deucravacitinibe (Bristol Myers Squibb) é um inibidor da TYK2, uma quinase da família da JAK. No estudo de fase II (LATTICE-UC),[15] a droga não mostrou superioridade quando comparada ao placebo para remissão clínica na semana 12. O segundo estudo clínico está em andamento.

Ritlecitinibe (PF-066516000, Pfizer) é um inibidor irreversível da JAK3/TEC. No estudo de fase II denominado VIBRATO,[16] maiores taxas de remissão clínica na semana 8 foram observadas no grupo tratado com 70 mg ou 200 mg em comparação ao placebo (34%, 29% e 0).

O **cobitolimode** (DIMS0150, InDex Pharmaceuticals) é um oligonucleotídeo baseado em DNA administrado localmente. O cobitolimode liga-se ao TLR9 expresso em células imunes e epiteliais da mucosa e desencadeia uma resposta anti-inflamatória, como mostrado pela supressão de células T-*helper*-17 da mucosa pró-inflamatória e indução de reguladores anti-inflamatórios, produtores de interleucina-10, células T e macrófagos cicatrizantes. No estudo de fase 2b CONDUCT com inclusão de pacientes com hemicolite esquerda, uma proporção maior de pacientes estava em remissão clínica na semana 6 no grupo de cobitolimode 2 mg versus 250 mg quando comparado ao grupo placebo (21% versus 7%; p = 0,025). A medicação foi administrada via enema nas semanas 0 e 3.[17] O estudo de fase 3 está em planejamento.

GSK2982772 (GlaxoSmithKline) é uma medicação oral, inibidor seletivo do receptor proteinaquinase 1 (RIPK1). A interação com o RIPK1 regula a inflamação do cólon sugerindo que a inibição de RIPK1 pode ser um potencial terapêutico alvo na colite ulcerativa. No estudo de fase 2a,[18] não houve diferença nas taxas de atividade clínica, atividade histológica ou qualidade de vida entre o grupo tratado versus placebo, sugerindo que a medicação usada como monoterapia não é um tratamento promissor nos pacientes com doença ativa.

Além das pequenas moléculas, drogas inibidoras seletivas da IL23 estão em estudos clínicos, e podemos citar o rizankizumabe, guselcumabe, mirikizumabe e brazicumabe.

O **rizankizumabe** (Skyrizi, Abbvie) é um anticorpo monoclonal humanizado contra a subunidade p19 de IL-23 aprovado para o tratamento da psoríase em placa. O estudo de fase 2/3 randomizado, duplo-cego, controlado por placebo para tratamento de indução (NCT03398148) e o estudo fase 3 para manutenção (NCT03398135) estão em andamento na RCU moderada a grave.

O **guselcumabe** (Tremfya, Janssen) é aprovado para o tratamento da psoríase em placa e artrite psoriásica em adultos. O estudo de fase 2a VEGA (NCT03662542) avaliou a eficácia e a segurança da combinação de tratamento com guselkumabe e golimumabe na RCU moderada a grave. Os resultados da terapia de indução mostraram benefícios do uso da terapia combinada de biológicos em todos os parâmetros avaliados.[19] O estudo QUASAR, de fase 2b/3 randomizado, duplo-cego, controlado por placebo para avaliar a eficácia e a segurança de guselkumabe monoterapia em pacientes com RCU moderada a grave, começou em setembro de 2019 (NCT04033445). Na semana 12, a proporção de pacientes com resposta clínica foi de 27,6% com placebo; 61,4% com guselkumabe 200 mg e 60,7% com guselkumabe 400 mg (p < 0,001). A taxa de melhora endoscópica foi de 30,7% (p < 0,05 versus placebo); 30,8% (p < 0,001 versus placebo) e 12,4%, respectivamente).[20]

O **mirikizumabe** (LY3074828, Eli Lilly) é um anticorpo monoclonal humanizado contra a subunidade p19 da IL-23. No estudo de fase 2, pacientes com doença moderada a grave foram randomizados para placebo, mirikizumabe 50 mg, 200 mg ou dose fixa de 600 mg IV nas semanas 0, 4 e 8 (NCT02589665, AMAC).[21] Após 12 semanas, as taxas de remissão clínica foram maiores com 200 mg de mirikizumabe em comparação com placebo (22,6% versus 4,8%; p < 0,01). A melhora endoscópica foi maior no braço de 50 mg (23,8%) e no braço de 200 mg

(30,6%) em comparação ao placebo (6,3%; p < 0,05 e p < 0,001, respectivamente). O estudo de fase 3 para indução (NCT03518086, LUCENT 1) mostrou que, após 12 semanas, a taxa de remissão clínica em toda a população do estudo foi de 24,2% com mirikizumabe *versus* 13,3% com placebo (p = 0,00006). Mirikizumabe levou a uma taxa superior de resposta clínica na semana 12 entre a população geral do estudo (63,5% *versus* 42,2%; p < 0,00001), a taxa de remissão endoscópica foi de 36,3% com miriquizumabe *versus* 21,1% com placebo (p < 0,00001), e a taxa de melhora da mucosa avaliada na histologia foi de 27,1% *versus* 13,9%, respectivamente (p < 0,00001).[22]

Brazikumabe (MEDI2070) é um anticorpo monoclonal humano contra a subunidade p19 de IL-23. Na RCU, dois estudos randomizados estão em andamento (NCT03616821, EXPEDITION), um deles com vedolizumabe como comparador ativo.

As anti-integrinas também estão sendo testadas nos pacientes com doença moderada a grave. Além do etrolizumabe, outras anti-integrinas estão em estudo, inclusive as orais.

Etrolizumabe (Roche) não mostrou superioridade quando comparado ao placebo nos estudos de indução e manutenção na RCU moderada a grave. No estudo HICKORY, que incluiu pacientes refratários ao anti-TNF, não foi observada diferença significativa entre etrolizumabe e placebo para manutenção de remissão na semana 66 entre pacientes com resposta clínica na semana 14 (24,1% *versus* 20,2%; p = 0,5).[23] No estudo HIBISCUS (etrolizumabe *versus* adalimumabe ou placebo), que incluiu pacientes virgens de anti-TNF, o etrolizumabe não foi superior ao adalimumabe na indução de remissão, melhora endoscópica, resposta clínica, remissão endoscópica ou remissão histológica; entretanto, resultados numéricos semelhantes foram observados em ambos os grupos.[24]

Abrilumabe (AMG181/MEDI7183) é um anticorpo monoclonal humano que tem como alvo a integrina $α_4β_7$ na superfície dos linfócitos intestinais, pelo mesmo mecanismo de ação que o vedolizumabe. A eficácia e a segurança do abrilumabe foram avaliadas em um ensaio clínico de fase 2 (NCT01694485) incluindo 354 pacientes com RCU. A taxa de remissão na semana 8 foi de 1,6%; 2,9%; 13,5% e 13,4% nos grupos abrilumabe 7 mg, 21 mg, 70 mg e 210 mg, respectivamente, e 4,4% no grupo placebo.[25]

AJM300 é uma pequena molécula com alvo nas integrinas $α_4β_7$ e $α_4β_1$, tal qual o natalizumabe. Portanto, a principal preocupação com esta molécula é o risco de leucoencefalopatia multifocal progressiva (PML). O estudo de fase 2a duplo-cego, controlado por placebo (JapicCTI-132293) incluiu 102 pacientes com RCU moderadamente ativa que receberam 960 mg de AJM300, 3 vezes ao dia, ou placebo por 8 semanas. A resposta clínica na semana 8 foi significativamente maior no grupo AJM300 em comparação ao placebo (62,7% *versus* 25,5%; p = 0,0002). A cicatrização da mucosa foi de 58,8% no grupo tratado *versus* 29,4% no placebo (p = 0,0014).[26]

Ontamalimabe (PF-00547659, PF-547659; SHP-647) é um anticorpo monoclonal IgG2 humano que se liga ao MAdCAM-1, que é expresso no endotélio de vênulas da lâmina própria intestinal do intestino e do tecido linfoide. O estudo de fase 2 TURANDOT I (NCT01620255) avaliou a eficácia e a segurança de ontamalimabe em 357 pacientes com RCU moderada a grave. A remissão clínica na semana 12 foi significativamente maior nos grupos que receberam 7,5 mg; 22,5 mg e 75 mg (11,3%; 16,7% e 15,5%, respectivamente) comparado ao placebo (2,7%), o grupo de alta dose de 225 mg não apresentou benefício significativo (5,7%). Cicatrização da mucosa foi observada em 27,8%; 25,4% e 8,2%, nos grupos 22,5 mg; 75 mg e placebo, respectivamente.[27] Pacientes que completaram o TURANDOT I foram inscritos no estudo TURANDOT II (NCT01771809). A eficácia a longo prazo com base na cicatrização da mucosa permaneceu estável entre a semana 16 e o final do acompanhamento.[28] Apesar dos bons resultados observados, o programa foi interrompido pelo patrocinador.

Outras drogas com diferentes mecanismos de ação estão em estudo, como o **ABX464**, uma pequena molécula oral que regula o miR-124 promovendo ação anti-inflamatória, testado em ensaios pré-clínicos e em ensaios de indução de fases 2a e 2b para tratar a colite ulcerativa. Estudos de fase 3 estão em andamento.

Ensaios clínicos na doença de Crohn

O tratamento medicamentoso da doença de Crohn (DC) inclui o uso dos corticosteroides, imunossupressores como a azatioprina e o metotrexato, e a terapia biológica. A terapia biológica inclui o uso dos inibidores de TNF-α como o infliximabe, adalimumabe e o certolizumabe pegol; as anti-integrinas como o vedolizumabe; e as anti-interleucinas como o ustequinumabe. Novos medicamentos estão sendo avaliados em estudos clínicos, alguns com resultados muito favoráveis, como o rizanquizumabe e o guselcumabe, como mostrado na Tabela 55.3 e detalhados a seguir.

Tabela 55.3 Novas drogas em estudo para tratamento da doença de Crohn.

Droga	Laboratório	Mecanismo de ação	Fase da pesquisa
Rizankizumabe	Abbvie	Inibidor do receptor p19 da IL23	Fase 3
Guselcumabe	Janssen	Inibidor do receptor p19 da IL23	Fase 3
Mirikizumabe	Eli Lilly	Inibidor do receptor p19 da IL23	Fase 3
Upadacitinibe	Abbvie	Inibidor de JAK1	Fase 3
Filgotinibe	Galápagos	Inibidor de JAK1	Fase 3
Deucravacitinibe	Bristol Myers Squibb	Inibidor de TYK2	Fase 2
Ozanimode	Bristol Myers Squibb	Modulador do receptor S1P1	Fase 3
Amiselimode	Mitsubishi Tanabe Pharma	S1PR1	Fase 2
Etrolizumabe	Roche	Anti-integrina $\alpha_4\beta_7$	Fase 3
Abrilumabe	Amgen	Anti-integrina $\alpha_4\beta_7$	Fase 2b
AJM300	EA Pharma Co.	Anti-integrina oral	Fase 2
Ontamalimabe	Takeda	Anti-integrina oral	Fase 2

S1P: esfingosina-1-fosfato; JAK: *Janus kinase*; IL: interleucina; TYK: tirosinaquinase.
Fonte: Desenvolvida pela autoria do capítulo.

Risankizumabe, uma anti-interleucina, foi avaliado nos estudos de indução ADVANCE e MOTIVATE e no estudo de manutenção FORTIFY. A terapia de manutenção continuada com 360 mg RZB SC levou a taxas significativamente mais altas de remissão e resposta endoscópica na semana 52 em comparação com a retirada da medicação/placebo.[29]

Guselcumabe é um inibidor do receptor p19 da IL23. O estudo GALAXI, fase 2, avaliou 250 pacientes com DC moderada a grave. Para todos os grupos tratados com a medicação, houve redução significativa no CDAI na semana 12 (p < 0,001). Além disso, mais pacientes dos grupos guselcumabe obtiveram resposta clínica (200 mg: 54%, 600 mg: 65%, 1.200 mg: 50% *versus* 15,7% placebo (p < 0,001) e resposta endoscópica (200 mg: 36% [p = 0,007], 600 mg 40%: [p = 0,002], 1.200 mg: 36% [p = 0,003] *versus* 11,8% placebo), na semana 12.[30]

Mirikizumabe é um mAb IgG4 humanizado que se liga à subunidade p19 da IL23. O estudo SERENITY, fase 2 mostrou que, na semana 12, as taxas de resposta endoscópica foram significativamente maiores para todos os grupos de mirikizumabe 200 mg = 25,8%; p = 0,079; 600 mg = 37,5%; p = 0,003 e 1.000 mg = 43,8%; p < 0,001 em comparação com 10,9% no placebo.[31] Atualmente, estudos de fase 3 (NCT03926130, NCT04232553, NCT04844606) estão em andamento.

Upadacitinibe é um inibidor seletivo de JAK oral, específico para JAK1, por meio do qual modula a sinalização de citocinas-chave, incluindo IL-2, IL-4 IL-7, IL-9, IL-15, IL-21 e interferons tipo I e III. No estudo de fase 2, CELEST, foram avaliadas a eficácia e a segurança da medicação nos pacientes com DC moderada a grave. Remissão clínica foi alcançada por 13% dos pacientes que receberam 3 mg, 27% dos pacientes que receberam 6 mg (p < 0,1 *versus* placebo), 11% dos pacientes que receberam 12 mg e 22% dos pacientes que receberam 24 mg, 2 vezes, diariamente, e por 14% dos pacientes que receberam 24 mg de upadacitinibe, 1 vez ao dia, *versus* 11% dos pacientes que receberam placebo. Remissão endoscópica foi alcançada em 10% (p < 0,1 *versus* placebo), 8% (p < 0,1 *versus* placebo), 22% (p < 0,01 *versus* placebo) e 14% (p < 0,05 *versus* placebo) de pacientes que receberam upadacitinibe, respectivamente, *versus* nenhum dos pacientes que receberam placebo.[32]

Filgotinibe [GLPG0634, GS-6034, Galápagos] é uma pequena molécula oral seletiva para JAK1. A eficácia na indução da remissão em pacientes com DC grave foi estudada no estudo de fase 2 FITZROY.[33] Remissão clínica foi encontrada em 23% dos pacientes tratados com placebo *versus* 47% dos pacientes que receberam 200 mg de filgotinibe (p = 0,0077). Apesar das taxas decepcionantes para resposta endoscópica e cicatrização da mucosa (apenas 4% dos pacientes), os dados positivos estimularam o estudo de fase 3 [Diversidade1, NCT02914561], o estudo de fase II na DC fistulizante [Divergência 2, NCT03077412] e o estudo de fase 2 para DC de intestino delgado [NCT03046056].

Dados preliminares sugerem que, além dos JAKs "clássicos", o TYK2 pode ser alvo terapêutico na DC. TKY2 está envolvido em na sinalização de IL-12, IL-13 e interferon. LATTICE é um estudo de fase 2 com o objetivo de avaliar segurança e eficácia do **deucravacitinibe** (BMS-986165) [Bristol Myers Squibb], um inibidor seletivo de TYK2, oral, para a indução e manutenção da remissão em pacientes com DC moderada a grave.

Tofacitinibe foi testado na DC, porém os objetivos primários não foram atingidos nos estudos de fase 2 de indução e manutenção, e seu programa foi descontinuado.

Ozanimode é um modulador do receptor S1P1 e S1P5 em teste clínico para DC. STEPSTONE foi um estudo de fase 2 que avaliou o ozanimode em 69 pacientes com DC moderada a grave.[34] Na semana 12, houve melhora do SES-CD de 2,2 pontos. Neste grupo, 23,2% dos pacientes apresentaram resposta endoscópica. Resposta clínica foi observada em 56,5% dos pacientes. O estudo de fase 3 está em andamento (NCT03440372, NCT03440385, NCT03464097, NCT03467958).

Amiselimode tem uma afinidade maior para S1PR1 do que para S1PR2-5, obtendo um melhor perfil de segurança cardíaca comparado aos moduladores S1PR não seletivos. Porém, no estudo de fase 2 amiselimode, a dosagem de 0,4 mg não foi superior ao placebo na indução da resposta clínica (amiselimode 48,7% *versus* placebo 54,1%) na semana 12 de tratamento.[35]

Várias anti-integrinas estão em estudo para avaliar sua eficácia na DC. As características mais interessantes desta classe de drogas são a seletividade intestinal, a possibilidade de administração subcutânea ou oral com as novas drogas em estudo e o perfil de segurança. A maioria das novas anti-integrinas mostra melhores resultados na RCU em comparação à DC, no entanto, esses dados estão longe de ser definitivos e vários ensaios clínicos ainda estão em andamento, alguns discutidos a seguir.

BERGAMOT, um estudo de fase 3 controlado por placebo, está avaliando a eficácia do **etrolizumabe** (Roche) para o tratamento de pacientes com DC moderada a grave previamente tratados com imunomoduladores, corticosteroides e/ou TNF-α. O tratamento de indução com etrolizumabe, tanto 105 mg como 210 mg, resultou em taxas mais altas de melhora endoscópica na semana 14 em comparação com placebo (21,0% e 17,4% *versus* 3,4%, respectivamente).[36]

Abrilumabe (MEDI7183, Amgen) é uma anti-$\alpha_4\beta_7$ IgG2 humano. O estudo de fase 2b incluiu 249 pacientes refratários que receberam doses de 21 mg, 70 mg ou 210 mg no dia 1, semana 2, semana 4 e a cada 4 semanas, por 24 semanas, com desfecho primário de remissão na semana 12 e queda do CDAI nas semanas 8 e 12. Embora os desfechos primários não tenham sido atingidos, os grupos de tratamento tiveram maiores taxas de remissão na semana 12.[37]

Anti-integrinas de administração oral estão sendo avaliadas em estudos clínicos, como pequenas moléculas. **AJM300** é uma pequena molécula bloqueando as integrinas $\alpha_4\beta_7$ e $\alpha_4\beta_1$, como o natalizumabe. No estudo 71, pacientes com DC ativa (CDAI ≥ 150) foram randomizados para receber AJM300 em doses de 40 mg, 120 mg ou 240 mg, 3 vezes ao dia, por 8 semanas ou placebo. O desfecho primário (queda do CDAI) não foi alcançado, exceto para pacientes com CDAI basal ≥ 200 nas doses maiores.[38]

Ontamalimabe (Pfizer/Takeda) é um anticorpo monoclonal IgG2 humano que se liga ao MAdCAM-1. O estudo OPERA (NCT01276509) avaliou 265 pacientes que foram randomizados 1:1:1:1 para placebo, 22,5 mg, 75 mg ou 225 mg de ontamalimabe SC, por 4 semanas. O desfecho primário foi a resposta clínica (CDAI < 70 pontos) nas semanas 8 e 12. Embora numericamente braços de tratamento tenham alcançado maiores taxas de resposta clínica, nenhum dos grupos alcançou significância estatística em relação ao placebo. O ontamalimabe aumentou significativamente a taxa de remissão apenas em pacientes com maior atividade endoscópica (SES-CD > 17).[39] Os ensaios clínicos foram descontinuados por decisão do patrocinador.

Perspectivas futuras e considerações finais

Nas últimas duas décadas, o manejo da DII tem sido baseado na terapia convencional e na terapia biológica anti-TNF. Mais recentemente, novas drogas com novos mecanismos de ação foram incorporadas no arsenal terapêutico, como as anti-integrinas, anti-interleucinas e inibidores de JAK. Atualmente, diversos protocolos de estudos clínicos de novos medicamentos estão sendo realizados em todo o mundo com destaque para os inibidores seletivos da JAK, inibidores de S1P e os novos biológicos alvo-específicos como as anti-IL23. Resultados dos estudos fase 3 são promissores, porém muitos pontos merecem maiores esclarecimentos. Um dos pontos a serem discutidos é o posicionamento das novas terapias, como 1ª ou 2ª linha de tratamento, antes ou depois do anti-TNF ou anti-integrinas. Outro ponto crucial é a segurança das novas medicações, principalmente relacionada ao risco de infecções, eventos tromboembólicos, eventos cardiovasculares e malignidade. Custoefetividade das medicações também deve ser discutida.

Com a descoberta de novos alvos terapêuticos e com a aprovação de novas drogas com diferentes mecanismos de ação, possibilitando até mesmo a combinação de terapias biológicas no futuro, necessitamos cada vez mais de biomarcadores que indiquem o melhor tratamento para cada paciente, de acordo com seu perfil inflamatório e outros fatores como fatores genéticos, ambientais e a composição da microbiota intestinal. Dessa forma, poderemos indicar a melhor opção terapêutica para cada paciente, com base no mecanismo de ação e na eficácia da medicação, e diminuir os efeitos colaterais do tratamento. No futuro, novas pesquisas são necessárias para preencher essas lacunas no manejo da DII e promover tratamento personalizado e seguro para cada perfil de paciente.

Referências bibliográficas

1. Brasil. Agência de Vigilância Sanitária (Anvisa). Resolução RDC n. 9, de 20 de fevereiro de 2015a. Dispõe sobre o regulamento para a realização de ensaios clínicos com medicamentos no Brasil.
2. Accetturi C, Lousana G. Pesquisa clínica no Brasil. Rio de Janeiro: Revinter, 2002.
3. Pedrolo E et al. Pesquisa clínica em enfermagem: contribuições para inovação tecnológica. Revista Mineira de Enfermagem. 2012;16(3)445-53.
4. United States of America. Pharmaceutical Research and Manufactures of America (PhRMA). Pharmaceutical industry profile 2012. Washington (DC): PhRMA, 2012. Disponível em: www.phrma.org.
5. Gomes RP, Pimentel VP, Landim AB et al. Ensaios clínicos no Brasil: competitividade internacional e desafios. BNDES Setorial. 2012 Set.;36:45-84. Disponível em: http://web.bndes.gov.br/bib/jspui/handle/1408/1504.
6. Zucchetti C, Morrone FB. Profile of clinical research in Brazil. Revista HCPA. 2012;32(3):340-7.
7. Pestana JOM, Castro MCR, Pereira WA. Pesquisa clínica e farmacovigilância: manual de orientação. Associação Brasileira de Transplante do Órgãos. 2006.
8. Al-Horani R, Spanudakis E, Hamad B. The market for ulcerative colitis. Nat Rev Drug Discov. 2022 Jan;21(1):15-6. Doi: 10.1038/d41573-021-00194-5. PMID: 34815547.
9. Sandborn WJ, Feagan BG, D'Haens G et al.; True North Study Group. Ozanimod as induction and maintenance therapy for ulcerative colitis. N Engl J Med. 2021 Sep 30;385(14):1280-91. Doi: 10.1056/NEJMoa2033617. PMID: 34587385.
10. Feagan BG, Danese S, Loftus Jr EV et al. Filgotinib as induction and maintenance therapy for ulcerative colitis (SELECTION): a phase 2b/3 double-blind, randomized, placebo-controlled trial. Lancet. 2021 Jun 19;397(10292):2372-84 [Epub 2021 Jun 3]. Doi: 10.1016/S0140-6736(21)00666-8. PMID: 34090625.
11. Vermeire S, Danese S, Zhou W et al. OP23 Efficacy and safety of upadacitinib as induction therapy in patients with Moderately to severely active ulcerative colitis: results from phase 3 U-ACCOMPLISH study. J Crohn's Colitis. 2021 May 27;15(Suppl 1):S021-2. Doi: 10.1093/ecco-jcc/jjab075.022.
12. Danese S, Vermeire S, Zhou W et al. OP24 Efficacy and safety of upadacitinib induction therapy in patients with moderately to severely active ulcerative colitis: results from the phase 3 U-ACHIEVE study. Journal of Crohn's and Colitis. 2021 May;15(Suppl 1)S22-4. Doi: 10.1093/ecco-jcc/jjab075.023.
13. Sandborn WJ, Peyrin-Biroulet L, Zhang J et al. Efficacy and safety of etrasimod in a phase 2 randomized trial of patients with ulcerative colitis. Gastroenterology. 2020;158:550-61.
14. Vermeire S, Chiorean M, Panés J et al. Long-term safety and efficacy of etrasimod for ulcerative colitis: results from the open-label extension of the OASIS study. J Crohn's Colitis. 2021 Jun 22;15(6):950-9. Doi: 10.1093/ecco-jcc/jjab016. PMID: 33475734; PMCID: PMC8218705.
15. Danese S, Panaccione R, D'Haens G et al. DOP42 Efficacy and safety of deucravacitinib, an oral, selective tyrosine kinase 2 inhibitor, in patients with moderately-to-severely active ulcerative colitis: 12-week results from the phase 2 LATTICE-UC study. Journal of Crohn's and Colitis. 2022 Jan;16(Suppl 1):i91-2. Doi: 10.1093/ecco-jcc/jjab232.081.
16. Hassan-Zahraee M, Ye Z, Xi L et al. DOP80 Integrated tissue transcriptomic and serum proteomic interrogation reveals biomarkers for endoscopic improvement and histologic remission after JAK3/TEC inhibition in ulcerative colitis (UC) (phase 2b vibrato study). Journal of Crohn's and Colitis. 2022;16(Suppl 1):i124.
17. Atreya R, Peyrin-Biroulet L, Klymenko A et al.; CONDUCT Study Group. Cobitolimod for moderate-to-severe, left-sided ulcerative colitis (CONDUCT): a phase 2b randomised, double-blind, placebo-controlled, dose-ranging induction trial. Lancet Gastroenterol Hepatol. 2020 Dec;5(12):1063-75 [Epub 2020 Oct 5]. Doi: 10.1016/S2468-1253(20)30301-0. PMID: 33031757.
18. Weisel K, Scott N, Berger S et al. A randomized, placebo-controlled study of RIPK1 inhibitor GSK2982772 in patients with active ulcerative colitis. BMJ Open Gastroenterology. 2021;8(1):e000680.
19. Sands BE, Feagan BG, Sandborn WJ et al. Efficacy and safety of combination induction therapy with guselkumab and golimumab in participants with moderately-to-severely active ulcerative colitis: results through week 12 of a phase 2a randomized, double blind, active-controlled, parallel-group, multicenter, proof-of-concept study [ECCO abstract OP36]. J Crohn's Colitis. 2022;16(Suppl 1).
20. Dignass A, Rubin DT, Bressler B et al. The efficacy and safety of guselkumab induction therapy in patients with moderately to severely active ulcerative colitis: phase 2b QUASAR study results through week 12 [ECCO abstract OP32]. J Crohn's Colitis. 2022;16(Suppl 1).
21. Sandborn WJ, Ferrante M, Bhandari BR et al. Efficacy and safety of mirikizumab in a randomized phase 2 study of patients with ulcerative colitis. Gastroenterology. 2020 Feb;158(3):537-49.e10 [Epub 2019 Sep 4]. Doi: 10.1053/j.gastro.2019.08.043. PMID: 31493397.
22. Efficacy and safety of mirikizumab as induction therapy in patients with moderately to severely active ulcerative colitis: results from the phase 3 LUCENT-1 study. Gastroenterol Hepatol (NY). 2022 Apr;18(4 Suppl 1):7-8.
23. Peyrin-Biroulet L, Hart A, Bossuyt P et al.; HICKORY Study Group. Etrolizumab as induction and maintenance therapy for ulcerative colitis in patients previously treated with tumour

necrosis factor inhibitors (HICKORY): a phase 3, randomized, controlled trial. Lancet Gastroenterol Hepatol. 2022 Feb;7(2):128-40 [Epub 2021 Nov 17]. Doi: 10.1016/S2468-1253(21)00298-3. PMID: 34798039.

24. Rubin DT, Dotan I, DuVall A et al.; HIBISCUS Study Group. Etrolizumab versus adalimumab or placebo as induction therapy for moderately to severely active ulcerative colitis (HIBISCUS): two phase 3 randomised, controlled trials. Lancet Gastroenterol Hepatol. 2022 Jan;7(1):17-27 [Epub 2021 Nov 17]. Doi: 10.1016/S2468-1253(21)00338-1. Erratum in Lancet Gastroenterol Hepatol. 2022 Apr;7(4):e8. PMID: 34798036.

25. Sandborn WJ, Cyrille M, Hansen MB et al. Efficacy and safety of abrilumab in a randomized, placebo-controlled trial for moderate-to-severe ulcerative colitis. Gastroenterology. 2019;156(4):946-57.e18. Disponível em: https://pubmed.ncbi.nlm.nih.gov/30472236.

26. Yoshimura N, Watanabe M, Motoya S et al. Safety and efficacy of AJM300, an oral antagonist of α4 integrin, in induction therapy for patients with active ulcerative colitis. Gastroenterology. 2015;149 (7):1775-83.e2. Disponível em: https://pubmed.ncbi.nlm.nih.gov/26327130.

27. Vermeire S, Sandborn WJ, Danese S et al. Anti-MAdCAM antibody (PF-00547659) for ulcerative colitis (TURANDOT): a phase 2, randomized, double-blind, placebo-controlled trial. Lancet. 2017;390(10090):135-44. Disponível em: https://pubmed.ncbi.nlm.nih.gov/28527704.

28. Reinisch W, Sandborn WJ, Danese S et al. Long-term safety and efficacy of the anti-MAdCAM-1 monoclonal antibody ontamalimab [SHP647] for the treatment of ulcerative colitis: the open-label study TURANDOT II. J Crohn's Colitis. 2021;15(6):938-49. Disponível em: https://pubmed.ncbi.nlm.nih.gov/33599720.

29. Irving PM, Abreu M, Axler J et al. DOP84 Risankizumab maintenance therapy results in sustained improvements in endoscopic outcomes in patients with moderate to severe Crohn's disease: post-hoc analysis from the phase 3 study FORTIFY. Journal of Crohn's and Colitis. 2022 Jan;16(Suppl 1):i127-8. Doi: 10.1093/ecco-jcc/jjab232.123.

30. Sandborn WJ, Chan D, Johanns J et al. The efficacy and safety of guselkumab induction therapy in patients with moderately to severely active Crohn's disease: week 12 interim analysis from the phase 2 GALAXI 1 study. United Eur Gastroenterol J. 2020;8:64.

31. Sands BE, Sandborn WJ, Peyrin-Biroulet L et al. Efficacy and safety of mirikizumab (LY3074828) in a phase 2 study of patients with Crohn's disease. Gastroenterology. 2019;156(Suppl):216. Doi: 10.1016/S0016-5085(19)37335-4.

32. Sandborn WJ, Feagan BG, Loftus Jr EV et al. Efficacy and safety of upadacitinib in a randomized trial of patients with Crohn's disease. Gastroenterology. 2021;160:2123-38.

33. Vermeire S, Schreiber S, Petryka R et al. Clinical remission in patients with moderate-to-severe Crohn's disease treated with filgotinib (the FITZROY study): results from a phase 2, double-blind, randomized, placebo controlled trial. Lancet. 2017;389:266-75.

34. Feagan BG, Sandborn WJ, Danese S et al. Ozanimod induction therapy for patients with moderate to severe Crohn's disease: a single-arm, phase 2, prospective observer-blinded endpoint study. Lancet Gastroenterol Hepatol. 2020;5:819-28. Doi: 10.1016/S2468-1253 (20)30188-6.

35. D'Haens G, Danese S, Davies M et al. A phase II, multicentre, randomised, double-blind, placebo-controlled study to evaluate safety, tolerability and efficacy of amiselimod in patients with moderate to severe active Crohn's disease. J Crohn's Colitis. 2021 Nov 10:jjab201. Doi: 10.1093/ecco-jcc/jjab201. PMID: 34758080.

36. Selinger C, Sandborn W, Panes J et al. OTU-003 Etrolizumab as induction therapy in moderate to severe Crohn's disease: results from bergamot cohort 1. Gut. 2018;67:A53.

37. Sandborn WJ, Cyrille M, Berner-Hansen M et al. OP035 Efficacy and safety of abrilumab (AMG 181/MEDI 7183) therapy for moderate to severe Crohn's disease. J Crohn's Colitis. 2017;11:S22-3. Doi: 10.1093/ecco-jcc/jjx002.03467.

38. Takazoe M, Watanabe M, Kawaguchi T et al. S1066 Oral alpha-4 integrin inhibitor (AJM300) in patients with active Crohn's disease: a randomized, double-blind, placebo-controlled trial. Gastroenterology. 2009;136(A):181. Disponível em: http://www.gastrojournal.org/article/S0016508509608167/fulltext.

39. Sandborn WJ, Lee SD, Tarabar D et al. Phase II evaluation of anti-MAdCAM antibody PF-00547659 in the treatment of Crohn's disease: report of the OPERA study. Gut. 2018;67(10):1824-35. Disponível em: https://pubmed.ncbi.nlm.nih.gov/28982740.

56 Transplante de Microbiota Fecal

Eduardo Garcia Vilela
Manoel Álvaro de Freitas Lins Neto

Conceito

O transplante de microbiota fecal (TMF) é uma técnica que consiste em transferir a microbiota híbrida, oriunda de doadores saudáveis, para o trato gastrointestinal (TGI) de um indivíduo doente com o objetivo de repovoar seu tubo digestivo, corrigir a disbiose e promover sua recuperação. Ao contrário dos probióticos, o material administrado é composto por toda a diversidade de espécies e de metabólitos presentes nas fezes do doador, capazes de exercerem suas funções por prazo prolongado.[1]

Aspectos históricos

O primeiro relato de TMF na era moderna foi descrito por Eiseman em 1958. Durante o procedimento, foi utilizado enema contendo material fecal de um doador para tratamento de colite pseudomembranosa induzida por antibióticos.[2] Contudo, durante quase 50 anos, essa modalidade terapêutica foi pouco explorada. Somente em 2010, o TMF ganhou popularidade e passou a ser tema relevante ao demonstrar sua eficácia no tratamento da infecção pelo *Clostridioides difficile*. A partir da última década, o procedimento passou a ser realizado para abordagem de afecções gastrointestinais e não gastrointestinais, ainda que de modo experimental, nas quais se reconhece a participação das interações hospedeiro-microbiota no seu processo etiopatogênico.[1]

Vários estudos têm sido realizados em pacientes com doença inflamatória intestinal (DII), síndrome do intestino irritável e doenças hepáticas.[1] Não obstante, a restauração do processo fisiopatológico relacionado à alteração da microbiota intestinal causada por antibióticos na ICD e sua repercussão sobre a parede intestinal apresentam, teoricamente, potencial maior de reversibilidade a partir do TMF, quando comparadas a doenças crônicas. Isso porque, nessas afecções, ocorrem também outros processos fisiopatológicos, como alterações persistentes na permeabilidade intestinal, desregulação da resposta imune adaptativa, alteração da motilidade intestinal e, ainda, presença de fatores genéticos.[3,4]

Aspectos éticos

Nos Estados Unidos, desde o ano de 2013, o TMF passou a ser reconhecido como modalidade terapêutica para tratamento da infecção recorrente pelo *C. difficile*.[5] Contudo, a aplicação do Termo de Consentimento Livre e Esclarecido (TCLE) fez-se obrigatória. No TCLE, constam seus riscos e benefícios, assim como alternativas ao tratamento, devendo ainda ser explicitado que o TMF é um tratamento sob investigação. De modo não menos importante, os órgãos regulatórios daquele país exigem a triagem adequada dos doadores e o envolvimento de prestador do serviço capacitado. Quanto a outras doenças, não existe regulação para sua realização.

Na Europa, em dezembro de 2014, a comissão europeia reconheceu o material fecal utilizado no transplante como um "produto combinado", composto por células humanas e componentes não humanos, como o microbioma. Foi definido também que o componente humano não seria o responsável principal por sua resposta terapêutica e, por conseguinte, decidiu-se que o substrato fecal não se enquadraria nas diretrizes da European Tissue and Cells Directive (EUTCD).[6] A partir dessa definição, as autoridades competentes orientaram que cada país adotasse uma legislação específica. Os estados membros passaram a ser livres para criar as regulamentações específicas para o transplante de microbiota fecal em seus territórios.

No Brasil, assim como acontece em vários países do mundo, não há regulamentação específica para o TMF. O consenso internacional sobre transplante de microbiota fecal recomenda que, na ausência de diretrizes locais, o transplante seja realizado a partir de um banco de fezes sob a tutela de um comitê científico responsável.[7] O banco deve contar com médico para avaliar, selecionar e recrutar doadores de fezes; microbiologista e/ou farmacêutico para coordenar todos os procedimentos relacionados ao processamento de fezes e seu armazenamento; especialista em biobancos/biorepositórios para armazenar adequadamente as amostras fecais e um diretor para garantir o cumprimento de todas as etapas. Por se tratar de modalidade terapêutica sob investigação, o consenso recomenda também que o TMF seja realizado a partir de um estudo científico. De acordo com a legislação que rege estudos envolvendo seres humanos, é necessária a aprovação prévia do protocolo de pesquisa pelo Comitê de Ética em Pesquisa da instituição.

Alternativamente, de modo não ideal, a aplicação de TCLE relatando seus riscos, benefícios e explicitando que se trata de um tratamento não regulamentado pela Agência Nacional de Vigilância Sanitária, pode ser uma opção.

Segurança

A seleção cuidadosa dos doadores é a etapa mais importante para realização do TMF seguro. As diretrizes utilizadas atualmente se baseiam em recomendações de especialistas somadas à experiência adquirida pelos bancos de sangue. Não existe até o momento recomendação com base em ensaios clínicos randomizados ou metanálises. Além disso, ainda há dúvidas sobre quais seriam os critérios de seleção do doador, no que tange à constituição de sua microbiota intestinal, mais adequados para o padrão de disbiose microbiana a ser reestruturada.

É necessária cautela na triagem dos doadores, dado o risco de transferência de agentes infecciosos patogênicos e risco potencial de aquisição de fenótipos associados à disbiose. O princípio da precaução visa garantir que o risco de doenças associadas ao procedimento seja reduzido para níveis muito baixos. Para reduzir esse risco, os protocolos de triagem e seleção delinearam critérios gerais de exclusão com base na história clínica e testes laboratoriais.[8] Esses critérios são apresentados no Quadro 56.1.

Constitui-se em etapa essencial a ser cumprida uma anamnese que inclua histórico médico e social completo, com ênfase para presença de infecções ativas ou recentes, doenças gastrointestinais como DII, síndrome do intestino irritável, diarreia e constipação crônica, doenças de caráter autoimune, alérgicas e neuropsiquiátricas, hospitalização recente, uso de medicamentos, em especial quimioterápicos, imunossupressores e antibióticos, distúrbios do peso corporal, síndrome metabólica, além de avaliação detalhada do risco de doenças infectocontagiosas. O objetivo é identificar qualquer fator de risco em potenciais doadores assintomáticos para doenças infecciosas ou carreadores de microbiota disbiótica. Em sequência, os candidatos são submetidos a exames de sangue e de fezes para avaliação geral e pesquisa de bactérias, vírus e parasitas.

Técnicas

O TMF pode ser realizado por via alta ou baixa. Na primeira opção, o filtrado de fezes pode ser infundido por meio de sonda nasoentérica ou por gastroduodenoscopia ou enteroscopia, requerendo sedação ou, ainda, pela ingestão de cápsulas com material biológico liofilizado. A segunda alternativa seria por via baixa, por meio de enema ou retossigmoidoscopia flexível ou colonoscopia. A eficácia do tratamento parece não ser dependente da via de administração.[1]

Quadro 56.1 Critérios clínicos a serem pesquisados e triagem laboratorial a ser realizada visando à seleção adequada de doadores e triagem laboratorial.

Critérios clínicos de exclusão de doadores	Triagem laboratorial de doadores

- Infecção por HIV, hepatites A, B ou C
- Exposição conhecida ou história prévia de HIV, hepatites virais, sífilis, malária, doença de Chagas, tuberculose, herpes mucocutânea
- Comportamento sexual de risco
- Uso de drogas ilícitas, *piercing*, acidente perfurocortante ou transfusão sanguínea nos últimos 6 meses
- Histórico de hospitalização nos últimos 3 meses
- Encarceramento ou permanência em casas de repouso
- Fator de risco para doença de Creutzfeldt-Jacob
- Histórico de doenças gastrointestinais (doença inflamatória intestinal, síndrome do intestino irritável, doença celíaca, diarreia ou constipação crônica, neoplasias malignas gastrointestinais, síndromes polipoides, excesso de gases, flatulência)
- Histórico de grandes procedimentos cirúrgicos gastrointestinais
- Diarreia aguda nos últimos 6 meses
- Uso de antibióticos, imunossupressores ou quimioterápicos nos últimos 3 meses
- Doenças imunomediadas (esclerose múltipla, doença do tecido conjuntivo, asma)
- Síndrome metabólica, sobrepeso, obesidade, desnutrição, diabetes *mellitus*
- Síndromes de dor crônica (fadiga crônica, fibromialgia)
- Afecções neurológicas e psiquiátricas
- História familiar de síndrome polipoide ou câncer colorretal prematuro (abaixo de 50 anos) em parente de primeiro grau
	- Exames de sangue:
	  - Exames gerais (hemograma, proteína C-reativa, perfil metabólico, renal e hepático e função tireoidiana)
	  - Pesquisa de HIV 1 e 2, hepatites A, B e C, sífilis, vírus T-linfotrópico humano 1 e 2, doença de Chagas, esquistossomose, citomegalovírus e Epstein-Barr vírus
	- Exame de fezes:
	  - Pesquisa de *Clostridioides difficile*, norovírus, rotavírus, coronavírus, patógenos entéricos (Salmonella spp., Shigella spp., Campylobacter spp., *Vibrio cholerae*, Yersinia spp., *Escherichia coli* (O157 produtora de shigatoxina), *Clostridium perfringens*, Campylobacter spp., MRSA, VRE, enterobactérias produtoras de ESBL e produtoras de carbapenemase, *Giardia lamblia*, *Strongyloides stercoralis*, *Entamoeba histolytica*, *Schistossoma mansoni*, Cryptosporidium spp., Isospora, microscorídeos, ovos, cistos e parasitas

HIV: vírus da imunodeficiência humana; DII: doença inflamatória intestinal; MRSA: *Staphylococcus aureus* meticilinarresistente; VRE: enterococo resistente à vancomicina; ESBL: betalactamase de espectro expandido.
Fonte: Desenvolvido pela autoria do capítulo.

O procedimento que envolve a realização do TMF tem início com a coleta, preparo e armazenamento do filtrado de fezes. Idealmente, deve-se também fazer a análise da microbiota do doador e do receptor. No momento do transplante, o material deve ser descongelado e o paciente (receptor) precisa ser devidamente preparado para o procedimento. Além disso, é possível também fazer um estudo da metagenômica das fezes dos doadores para identificação dos genes bacterianos relacionados à resistência antimicrobiana no sentido de excluir possíveis doadores com cepas multirresistentes.

As fezes são coletadas em frascos de exame de rotina (50 mL/50 g de fezes) ainda no domicílio do doador. O material deve ser encaminhado ao laboratório no prazo máximo de 2 horas para que não haja perda da respectiva qualidade, intrinsecamente relacionada à abundância da microbiota. Durante esse período, é mantido em baixa temperatura (isopor com gelo), antes de ser armazenado no *freezer* a –80 °C. A essa temperatura, o material pode permanecer estocado por até 3 meses, sem comprometer os resultados do procedimento.[9]

Uma vez coletadas, as fezes devem ser preparadas antes do congelamento. Faz-se a aferição do peso da amostra que, em seguida, é transferida para um recipiente com tampa contendo 200 mL de solução salina não bacteriostática (sem conservantes) a 0,9% (200 mL de solução salina para cada 50 g de fezes). A mistura é homogeneizada (em vórtex e manual com ajuda de uma espátula inox esterilizada) durante aproximadamente 5 minutos até se obter uma consistência adequada. A suspensão é repassada cuidadosamente para outro recipiente preparado previamente com um filtro de gaze estéril (filtro de gaze com elástico) para filtração e remoção do material sólido e/ou fibroso. O processo de filtração pode ser feito em uma ou mais vezes, dependendo da quantidade de resíduo resultante. Após a etapa de filtração, é adicionado glicerol de tal modo que se obtenha solução final com concentração de 10% para evitar a formação de cristais (a cada 300 mL de suspensão adicionar 30 mL de glicerol). O material é, então, aliquotado em tubos Falcon de 50 mL, ou em frasco reagente em polipropileno, boca larga, autoclavável de 250 mL e imediatamente armazenados a −80 °C (Figura 56.1).

Idealmente, como já mencionado, reserva-se parte do material fecal do doador e da amostra de fezes do receptor para estudo da composição da microbiota intestinal. Esta análise pode ser feita por meio do *metabarcoding*, no qual é avaliada sua biodiversidade por meio do sequenciamento de DNA de alto desempenho e da identificação taxonômica. Constituem etapas deste processo a extração de DNA, a amplificação por reação em cadeia da polimerase, o sequenciamento e o processamento (16S rRNA) de genes bacterianos e a análise de dados.[10]

Para o descongelamento e preparo do material fecal para a infusão, as alíquotas são colocadas em banho-maria a 37 °c. Se deixadas em refrigeração, podem ser infundidas em até 8 horas a partir do descongelamento. Nesta etapa, a suspensão é transferida para uma seringa estéril de 60 mL, sem agulha, acomodadas adequadamente em recipiente próprio, identificadas e imediatamente disponibilizadas para a equipe médica no momento da realização do TMF. Uma vez preparadas, não são recongeladas, pois ciclos repetidos afetam negativamente a viabilidade das comunidades microbianas[7] (Figura 56.2).

Cerca de 30 a 60 minutos antes do procedimento, o receptor recebe loperamida na dose de 2 mg por via oral, com o objetivo de retardar o tempo de trânsito intestinal e manter a suspensão por mais tempo na luz intestinal. Quando o procedimento é feito pela via baixa, deve-se realizar o preparo do cólon do receptor. O volume da suspensão a ser infundido não deve ser inferior a 200 mL, mas isso ainda não é padronizado.[9] Por meio dessa via, faz-se necessário, após o procedimento, que o paciente seja colocado

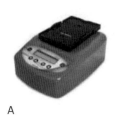
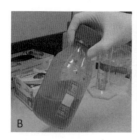
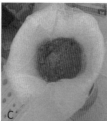
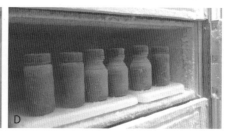

Figura 56.1 Etapas do processo de preparo do filtrado de fezes. (A) Aferição do peso seguida pela diluição apropriada (200 mL de solução salina para cada 50 g de fezes). (B) Resultado da homogeneização (em vórtex ou com ajuda de um *mixer*) durante aproximadamente 2 a 5 minutos até se obter uma consistência adequada. (C) Suspensão transferida cuidadosamente para outro recipiente preparado previamente com um filtro de gaze (filtro de gaze com elástico) para filtração e remoção do material sólido e/ou fibroso, seguida pelo adicionamento à suspensão glicerol a uma concentração final de 10%. (D) Armazenamento a −80 °C em tubos Falcon.
Fonte: Cortesia do Banco de Tumores de Tecidos do Instituto Alfa de Gastroentereologia, Hospital das Clínicas da Universidade Federal de Minas Gerais.

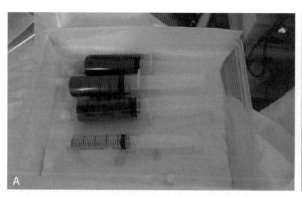
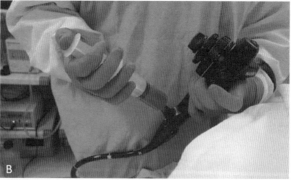

Figura 56.2 (A) Aspecto final do filtrado de fezes após descongelamento em banho-maria a 37 °C. (B) Infusão do filtrado pelo canal de biópsia do aparelho de colonoscopia.
Fonte: Cortesia do Banco de Tumores de Tecidos do Instituto Alfa de Gastroentereologia, Hospital das Clínicas da Universidade Federal de Minas Gerais.

na posição de Trendelenburg inversa e em decúbito lateral direito até o momento de sua recuperação, com o objetivo de reter o material transplantado o maior tempo possível no cólon. Após liberado, o receptor é orientado a fazer uso de antiespasmódico (escopolamina) em caso de cólica ou desconforto abdominal. O acompanhamento após realização do TMF deve ser feito diariamente durante a 1ª semana, ainda que por meio de contato telefônico.[11] São mandatórias a averiguação sobre possíveis complicações endoscópicas, presença de efeitos adversos como dor abdominal, náuseas, flatulência, vômitos e febre e avaliação do hábito intestinal. Depois da 1ª semana, recomenda-se manutenção do monitoramento por meio de controles médicos presenciais no dia 30 pós-transplante, dia 90, dia 180 e após 1 ano.[9]

Resultados

Atualmente, o TMF é uma modalidade terapêutica reconhecida para abordagem da infecção relacionada ao *Clostridioides difficile*, após a segunda recorrência ou para casos refratários à terapia convencional.[12] Sua utilização para outras doenças tem sido investigada, como é o caso das DII, seja para doença de Crohn (DC), seja para retocolite ulcerativa (RCU).[13,14] Ainda nas doenças relacionados ao GTI, existem estudos sobre a utilização do TMF, em fase investigativa, para síndrome do intestino irritável e para hepatite alcoólica.[15,16]

Especificamente na DII, é sabido que existem alterações no microbioma destes pacientes.[17] A população de microrganismos patogênicos está aumentada, enquanto populações de filos comensais, usualmente presentes, está diminuída. Por meio de estudos que utilizaram o sequenciamento de RNA bacteriano, foram observados diminuição nas populações de bactérias dos filos Bacteroidetes e Firmicutes e aumento de organismos patogênicos como *Escherichia coli*, espécies de Campylobacter e espécies de Mycobacterium. Além disso, há número maior de bactérias na mucosa intestinal, maior aderência bacteriana e invasão desse tecido, quando comparado a controles sadios.[1] Contudo, não se sabe quão importante é a participação desses mecanismos na fisiopatogênese da doença nem até que ponto uma nova microbiota poderia reverter uma resposta imune adaptativa alterada nestes pacientes. De modo diferente daquilo que acontece na infecção relacionada ao *Clostridioides difficile*, na qual a microbiota, sob o ponto de vista ecológico, está aberta ao enxerto. Nos pacientes com DII, uma única administração de um inóculo de microbiota doadora, dificilmente, seria suficiente para estabelecer microbiota semelhante àquela do doador sem nenhum condicionamento extra.

Acerca do TMF *per se*, os dados relacionados aos pacientes com DII são mais robustos para RCU. Contudo, ainda não existe padronização de dose, tipo de doador, via de administração e informações sobre a duração do seu efeito. Em estudo realizado em Amsterdam, a infusão do filtrado de fezes foi feita por sonda nasoentérica na semana 0 e, depois, na semana 3.[18] Um segundo grupo de pacientes recebeu fezes autólogas. Não foi encontrada diferença entre os dois grupos. Em outro estudo, realizado em Hamilton, no Canadá, os pacientes receberam durante 6 semanas consecutivas, enemas de microbiota fecal ou água.[19] Nove dos 38 pacientes (24%) do grupo TMF *versus* 2 de 37 (5%) no grupo placebo alcançaram remissão (p = 0,03). É importante ressaltar que sete dos nove respondedores receberam TMF de um único doador, sugerindo que a seleção de doadores possa assumir papel importante nesta modalidade terapêutica. Na Austrália, foi utilizado um protocolo com maior número de infusões de filtrado de fezes.[20] O procedimento foi realizado inicialmente por via colonoscópica e, a seguir, 5 vezes por semana, via enema, durante 8 semanas. No grupo controle (placebo), foi administrado corante alimentar associado a um odorante. A remissão foi alcançada em 27% dos pacientes do grupo TMF e em 8% do grupo placebo (p = 0,021). Foi utilizada microbiota fecal mista oriunda de três a sete doadores. Em outro ensaio clínico paralelo, no qual também foi utilizada microbiota fecal mista de três a quatro doadores diferentes, por via colonoscópica, em sua primeira infusão, seguida de dois enemas adicionais em um período 7 dias, foi obtida remissão em 32% dos pacientes, *versus* 9% no grupo placebo, o qual recebeu fezes autólogas.

Foram realizadas ainda duas revisões sistemáticas envolvendo 277 pacientes com RCU.[13,21] A taxa maior de remissão clínica e endoscópica foi obtida nos pacientes submetidos ao TMF, quando comparados ao grupo placebo. O NNT foi de 5 (IC: 95%, 4 a 10). A incidência de efeitos adversos graves foi semelhante nos dois grupos (1,4; IC: 95%, 0,55 a 3,58). Em ambos, concluiu-se que o TMF, a curto prazo, foi capaz de induzir a remissão da RCU com segurança. Também foram relatados resultados bastante promissores quando TMF se realizou numa fase mais precoce da doença.

É fato que o TMF tem potencial para induzir remissão na retocolite ulcerativa, mas permanecem ainda incertos os aspectos relacionados à seleção de doadores, à frequência ideal de dosagem, ao papel do pré-condicionamento de antibióticos bem como à segurança e eficácia de seu papel como tratamento de manutenção.[1]

A experiência literária com DC é menor. Existem apenas relatos de casos e um estudo maior que envolveu 30 pacientes que receberam infusão única de microbiota fecal.[22] Ao fim de 30 dias, a taxa de resposta clínica foi de 86,7% (26/30) e a taxa de remissão clínica foi de 76,7% (23/30). Contudo, depois de 9 meses, as taxas de resposta e de remissão clínica se reduziram para 57,1% (12/21) 52,3% (11/21), respectivamente. Com relação à manutenção da remissão, foi realizado um pequeno ensaio clínico com 17 pacientes, no qual oito pacientes receberam a infusão da microbiota fecal via colonoscopia e nove pacientes foram submetidos à colonoscopia, porém sem infusão de microbiota fecal. O objetivo primário, implantação da microbiota do doador no receptor após 6 semanas, não foi alcançado em nenhum paciente. Contudo, o *Crohn's Disease Endoscopic Index of Severity* (CDEIS) diminuiu no grupo que foi submetido ao TMF (p = 0,03) no final do período de acompanhamento, e os níveis de proteína C-reativa não se elevaram nesse grupo (p = 0,008). A manutenção da remissão livre de corticosteroides não foi diferente entre os dois grupos, sob ponto de vista estatístico (p = 0,23).[23] Atualmente, vários ensaios clínicos estão sendo realizados.

No Brasil, um projeto pioneiro tem sido desenvolvido no Hospital Universitário Professor Alberto Antunes da Universidade Federal de Alagoas (HUPAA). Após estruturação e implantação de um banco de fezes (biorepositório), o TMF foi realizado em 21 pacientes, sendo 8 com diagnóstico de DC e 13 com RCU (dados pessoais). Todos faziam uso de biológicos e apresentavam perda de resposta secundária ao tratamento. Antes do procedimento, uma amostra de fezes foi coletada e realizada a análise da composição da microbiota fecal por meio do *metabarcoding*. Nos pacientes com DC, foi observado que a abundância relativa de Firmicutes e Bacteroidetes encontrava-se reduzida em relação aos indivíduos considerados saudáveis. Com relação ao filo Actinobacteria, não foram evidenciadas alterações. Já para o filo Proteobacteria, foi observado aumento da abundância relativa. Nos pacientes com RCU, observou-se redução do filo Proteobacteria. Nas semanas seguintes ao TMF, 18 pacientes mantinham-se assintomáticos (86%). Com relação à calprotectina, realizada 12 semanas após o procedimento, foi observada uma diminuição dos seus valores em 14 pacientes (67%). Em dois pacientes, seus níveis mantiveram-se no mesmo patamar e, em cinco, seus valores se elevaram, a despeito de ter ocorrido melhora sintomática. Um segundo TMF foi realizado em dois pacientes, pois não apresentaram melhora dos sintomas após 30 dias. Este procedimento foi realizado por meio de enema e resultou na melhora dos sintomas. No que se refere ao uso de biológicos, 19 pacientes permaneceram com a droga suspensa por pelo menos 6 meses após o TMF. Dois optaram por sua continuidade por vontade própria. Acerca dos efeitos adversos, nenhuma complicação grave foi documentada.

Efeitos adversos

O TMF tem sido considerado procedimento médico seguro a curto e médio prazo e bem tolerado. Os efeitos adversos, em sua maioria, são leves e transitórios.[24] Não obstante, podem ser subdivididos entre efeitos adversos menores, efeitos adversos graves e em risco potencial. Habitualmente, são observados sintomas gastrointestinais leves como diarreia transitória, desconforto abdominal, náusea, flatulência e sensação de distensão abdominal. Os eventos graves são incomuns e estão associados frequentemente a complicações relacionadas à sedação ou ao procedimento endoscópico.[25] Entre estes, são citados perfuração, sangramento, infecção/sepse, peritonite em pacientes submetidos à diálise peritoneal e síndrome do intestino irritável pós-infecciosa. Com relação ao termo "risco potencial", é atribuído à possibilidade de transmissão de doenças infectocontagiosas como HIV e hepatites virais e, de surgimento de doenças crônicas após o procedimento, em cuja etiopatogenia ressalta-se o papel da disbiose (diabetes, aterosclerose, obesidade, câncer colorretal, transtorno de espectro autista, doença hepática gordurosa não alcóolica e DII).

Em revisão sistemática realizada por Wang et al. que incluiu 1.089 pacientes submetidos a TMF, foi relatada taxa de 28,5% de efeitos colaterais. A infusão do filtrado de fezes via TGI superior (43,6%) esteve associada a maior taxa de efeitos colaterais (43,6%), quando comparada à infusão por meio do TGI inferior (17,7%). No entanto, a frequência de eventos graves comportou-se de maneira inversa. Por via superior, foi de 2% e por via inferior foi de 6,1%. Desconforto abdominal seguido de febre transitória foram os eventos mais comuns em ambas as vias. Pacientes com DII apresentaram mais febre quando comparados ao grupo que foi submetido ao TMF por ICD (7,9% versus 2%; p = 0,011). Um total de 44 efeitos colaterais graves ocorreu em 9,2% dos pacientes. Quadros infecciosos foram descritos em 2,5% (27/1.089) da casuística. A reativação da DII ocorreu em 0,6% (7/1.089). A evolução para o óbito foi relatada em 3,5% dos pacientes (38/1.089); contudo, apenas um caso foi definitivamente relacionado ao TMF (broncoaspiração durante sedação para colonoscopia) e outros dois possivelmente relacionadas (pneumonia e peritonite em imunossuprimidos). Quanto à incidência de infecção grave, oito casos estiveram possivelmente relacionados ao TMF. Desse total, duas infecções foram de etiologia viral (citomegalovírus e norovírus), quatro bacterianas (*Escherichia coli*, *Proteus mirabilis*, *Citrobacter koseri* e *Enterococcus faecium*) e quatro sem patógeno identificado.[25]

Em subpopulações especiais como é o caso de indivíduos imunossuprimidos e com diagnóstico de DII, esse tema é ainda mais relevante. Em outra revisão sistemática, conduzida por Shogbesan et al., foram avaliadas eficácia e presença de efeitos colaterais em 303 indivíduos imunossuprimidos.[26] Foram incluídos pacientes em uso de medicamento imunossupressor (77,2%), pós-transplante de órgão sólido (18,2%), neoplasia maligna em atividade como linfoma ou leucemia (16,2%), pós-transplante de medula óssea (2,5%) e HIV/aids (2,1%). Quase um quinto dos pacientes apresentava mais de um fator imunossupressor sobreposto. Os principais medicamentos imunossupressores utilizados foram inibidores de mTOR, inibidores de calcineurina, agentes anti-TNF, outros agentes biológicos e corticosteroides em altas doses > 20 mg/dia ou ≥ 1 mg/kg por mais de 14 dias. Vinte e oito pacientes, ou seja, 9,2% da amostra, apresentaram efeitos adversos menores, incluindo dor abdominal, náusea e febre. Os eventos adversos graves documentados estiveram relacionados a dez internações hospitalares, sete a reativações de doença inflamatória intestinal, cinco a episódios de bacteremia/infecção hospitalizações e dois a colectomias. Apesar da preocupação com complicações infecciosas em imunossuprimidos, não houve maior ocorrência desses eventos adversos. Em outro estudo clínico, realizado em pacientes com diagnóstico de RCU moderada a grave, em que o tempo de acompanhamento foi de até 5 anos, a taxa de efeitos adversos relacionados ao procedimento foi de 17,5%.[27] Em sua maioria, eventos menores e transitórios. A maior parte dos pacientes encontrava-se em terapia imunossupressora e recebeu o TMF via gastrointestinal alta. Entre os 57 eventos relatados, febre, aumento da frequência evacuatória e dor abdominal foram os mais comuns e ocorreram durante as primeiras 6 horas após o procedimento. Um paciente evoluiu com miastenia *gravis* após o procedimento, o que os autores relacionam ao TMF. É importante ressaltar que existe grande dificuldade em estabelecer vínculo causal direto entre o TMF e alguns desses efeitos adversos. O TMF parece ser seguro mesmo em pacientes imunossuprimidos e criticamente enfermos.

Ainda que pacientes com DII não apresentem maior risco de efeitos adversos, a reativação de doença inflamatória intestinal não deve ser subestimada. Qazi et al. conduziram uma metanálise que incluiu 524 indivíduos com diagnóstico de DII (com e sem ICD recorrente).[28] A taxa de reativação de inflamação intestinal após o TMF foi de 14,9%. Os principais eventos adversos foram mudança do hábito intestinal, cólicas abdominais e sensação de distensão. Uma minoria apresentou eventos graves. Não houve maior ocorrência de complicações relacionadas ao TMF em comparação a estudos que incluíram outras populações de pacientes.

Vigilância e alerta sobre novos eventos adversos

Os pacientes submetidos ao TMF devem ser monitorados e os eventos adversos precisam ser devidamente reportados. Em 2019, a agência americana Food and Drug Administration (FDA) emitiu alerta sobre o risco de transmissão de organismos multidroga resistentes (OMDR). Dois adultos imunossuprimidos submetidos ao TMF tiveram infecção grave por *E. coli* ESBL, um deles evoluiu a óbito. O material utilizado nos dois procedimentos foi oriundo de um mesmo doador, não testado para a presença desse microrganismo. Até então, a pesquisa de germes multirresistentes não era recomendada pelo FDA e tampouco realizada de forma rotineira nos centros de transplante. A partir dessa ocorrência, a entidade passou a recomendar a investigação de fatores de risco relacionados à colonização e pesquisa direta de estafilococos resistente à meticilina, enterorococos resistentes à vancomicina, ESBL e Enterobacteriaceae resistentes a carbapenêmicos.[29]

Um ano depois, a FDA emitiu novo alerta sobre risco de infecção grave relacionado ao TMF após notificação de seis pacientes que receberam substrato fecal de banco de fezes americano para tratamento de ICD. Dois pacientes desenvolveram infecção causada por *Escherichia coli* enteropatogênica (ECEP) e quatro por *Escherichia coli* produtora de shigatoxina(ECTS). Quatro dos seis pacientes necessitaram de hospitalização. Os dois pacientes que desenvolveram infecção por ECEP receberam substrato fecal de dois doadores diferentes. Os quatro pacientes que desenvolveram infecção por ECTS receberam o produto de um único doador.[29]

Considerações finais

O TMF é atualmente recomendado após a segunda recidiva de infecção pelo *C. difficile* e em caso de refratariedade.[12] Outras indicações estão sendo estudadas e estão em fase investigativa. Entre elas, podem-se citar obesidade, diabetes *mellitus* tipo 2, doença enxerto *versus* hospedeiro, síndrome do intestino irritável, autismo e doenças neurológicas (Parkinson, depressão, Alzheimer).[8-11]

O conhecimento da melhor via de acesso, o mecanismo de ação da microbiota após o procedimento, o melhor momento para sua realização, o número de intervenções e o intervalo entre cada procedimento para atingir TMI necessário à obtenção dos desfechos desejados carecem de mais estudos, especificamente para as DII. Sobrepõe-se a isso a necessidade de um banco de fezes para a realização dos transplantes e o acesso a tecnologias que possam vir a promover uma medicina personalizada.

Portanto, o investimento em novos estudos e em pesquisas é imprescindível para que o TMF se torne uma alternativa de tratamento plausível e de fácil acesso a todos os pacientes e médicos envolvidos nesse desafio.

Referências bibliográficas

1. Vaughn P, Rank KM, Khoruts A. Fecal microbiota transplantation: current status in treatment of GI and liver disease. Clinical Gastroenterology and Hepatology. 2019;17:353-61.
2. Kumar V, Fischer M. Expert opinion on fecal microbiota transplantation for the treatment of Clostridioides difficile infection and beyond. Journal of Expert Opinion on Biological Therapy. 2020;20:73-81.
3. McDonald LC, Gerding DN, Johnson S et al. Clinical practice guidelines for Clostridium difficile infection in adults and children: 2017 update by the Infectious Diseases Society of America (IDSA) and Society for Healthcare Epidemiology of America (SHEA). Clin Infect Dis. 2018;66:987-94.
4. Vilela EG, Torres HOG, Ferrari MLA et al. Gut permeability to lactulose and mannitol differs in treated Crohn's disease and celiac disease patients and healthy subjects. Braz J Med Biol Res. 2008;4:1105-9.
5. United States of America. U.S. Department of Health and Human Services, Food and Drug Administration (FDA), Center for Biologics Evaluation and Research. Guidance for industry: enforcement policy regarding investigational new drug requirements for use of fecal microbiota for transplantation to treat Clostridium difficile infection not responsive to standard therapie. 2013 Jul. Disponível em: https://www.fda.gov/media/86440/download.
6. European Commission, Directorate-General for Health and Food Safety, Directorate D – Health Systems and Products, D4 – Substances of Human Origin and Tobacco Control. Competent authorities on substances of Human Origin Expert Group (CASoHO E01718) meeting of the competent authorities for tissues and cells, 2015 April 17, Brussels. Disponível em: https://health.ec.europa.eu/system/files/2016-11/ev_20141203_sr_en_0.pdf.
7. Cammarota G, Ianiro G, Kelly CR et al. International consensus conference on stool banking for faecal microbiota transplantation in clinical practice. Gut. 2019;68:2111-21.
8. Woodworth MH, Neish EM, Miller NS et al. Laboratory testing of donors and stool samples for fecal microbiota transplantation for recurrent Clostridium difficile infection. J Clin Microbiol. 2017;55:1002-10.
9. Terra DAA, Vilela EG, Silva ROS et al. Structuring a fecal microbiota transplantation center in a university Hospital in Brazil. Arq of Gastroenterol. 2020;57:434-58.
10. Francioli D, Lentendu G, Lewin S et al. 1DNA Metabarcoding for the characterization of terrestrial microbiota: pitfalls and solutions. Microorganisms. 2021;9:1-28.
11. Orenstein R, Griesbach CL, DiBaise JK. Moving fecal microbiota transplantation into the mainstream. Nutrition in Clinical Practice. 2013;28:589-98.
12. McDonald LC, Gerding DN, Bakken JS et al. Clinical practice guidelines for Clostridium difficile infection in adults and children: 2017 update by the Infectious Diseases Society of America (IDSA) and Society for Healthcare Epidemiology of America (SHEA). Clinical Infectious Diseases. 2018;66:987-94.
13. Narula N, Kassam Z, Yuan Y et al. Systematic review and meta-analysis: fecal microbiota transplantation for treatment of active ulcerative colitis. Inflamm Bowel Dis. 2017;23:1702-9.
14. Baunwalla SMD, Terveerb EM, Dahlerupa JF et al. The use of faecal microbiota transplantation (FMT) in Europe: a Europe-wide survey. Lancet Regional Health (Europe). 2021;9:1-8.

15. Xu D, Chen VL, Steiner CA et al. Efficacy of fecal microbiota transplantation in irritable bowel syndrome: a systematic review and meta-analysis. Am J Gatroenterology. 2019;114:1043-50.
16. Bajaj JS, Kassam Z, Fagan A et al. Fecal microbiota transplant from a rational stool donor improves hepatic encephalopathy: a randomized clinical trial. Hepatology. 2017;66:1727-38.
17. Alam MT, Amos GCA, Murphy ARJ et al. Microbial imbalance in inflammatory bowel disease patients at different taxonomic levels. Gut Pathogens. 2020;12(1):1-8.
18. Rossen NG, Fuentes S, Tijssen JG et al. Findings from a randomized controlled trial of fecal transplantation for patients with ulcerative colitis. Gastroenterology. 2015;149:110-8.
19. Moayyedi P, Surette MG, Kim PT et al. Fecal microbiota transplantation induces remission in patients with active ulcerative colitis in a randomized controlled trial. Gastroenterology. 2015;149:102-9.
20. Paramsothy S, Kamm MA, Kaakoush NO et al. Multidonor intensive faecal microbiota transplantation for active ulcerative colitis: a randomized placebo-controlled trial. Lancet. 2017;389:1218-28.
21. Costello SP, Soo W, Bryant RV et al. Systematic review with meta-analysis: faecal microbiota transplantation for the induction of remission for active ulcerative colitis. Aliment Pharmacol Ther. 2017;46: 213-24.
22. Cui B, Feng Q, Wang H et al. Fecal microbiota transplantation through mid-gut for refractory Crohn's disease: safety, feasibility and efficacy trial results. Journal of Gastroenterology and Hepatology. 2015;30:51-8.
23. Sokol H, Landman C, Seksik P et al. Fecal microbiota transplantation to maintain remission in Crohn's disease: a pilot randomized controlled study. Microbiome. 2020;8:1-14.
24. Allegretti JR, Mullish BH, Kelly CFM. The evolution of the use of faecal microbiota transplantation and emerging therapeutic indications. Lancet. 2019;394:420-31.
25. Wang S, Xu M, Wang W et al. Systematic review: adverse events of fecal microbiota transplantation. PLoS One. 2016;11:1-24.
26. Shogbesan O, Poudel DR, Victor S et al. A systematic review of the efficacy and safety of fecal microbiota transplant for Clostridium difficile infection in immunocompromised patients. Can J Gastroenterol Hepatol. 2018;20181394379. 2018 Sep 2.
27. Ding X, Li Q, Li P et al. Long-term safety and efficacy of fecal microbiota transplant in active ulcerative colitis. Drug Saf. 2019;42:869-80.
28. Qazi T, Amaratunga T, Barnes EL et al. The risk of inflammatory bowel disease flares after fecal microbiota transplantation: systematic review and meta-analysis. Gut Microbes. 2017;8:574-88.
29. Borodt T, Ramraka S. Fecal microbiota transplantation for treatment of recurrent Clostridioides (formerly Clostridium) difficile infection. UpToDate. 2022 Aug 31 [latest updated]. Disponível em: https://www.uptodate.com/contents/fecal-microbiota-transplantation-for-treatment-of-recurrent-clostridioides-formerly-clostridium-difficile-infection?search=fecal%20transplant%20c%20diff&source=search_result&selectedTitle=1~150&usage_type=default&display_rank=1. Acesso em: 19 mar. 2022.

57 Transplante de Células-Tronco Hematopoiéticas
– Uma Opção no Tratamento de Pacientes com Doença de Crohn Grave e Refratária

Milton Artur Ruiz
Roberto Luiz Kaiser Junior
Lilian Piron-Ruiz
Luiz Gustavo de Quadros

Introdução

A doença de Crohn (DC) é heterogênea, recorrente e recidivante e acomete todo o aparelho digestivo de pacientes de ambos os sexos. Sem etiologia definida, o desequilíbrio imunológico em resposta a antígenos luminais é o responsável pelo quadro clínico complexo e associado a manifestações extraintestinais (MEI). Fatores ambientais, estilo vida, uso do tabaco, além de antecedentes hereditários, genéticos e epigenéticos, estão entre os possíveis mecanismos responsáveis pela exacerbação e florescimento da moléstia. Existem relatos do aumento da frequência em todo o mundo, impactando na qualidade de vida e na produtividade dos pacientes, com intensos reflexos socioeconômicos. O comprometimento transmural da mucosa redunda em inflamações, estenoses, lesões penetrantes e fístulas que danificam progressivamente a mucosa intestinal. O tratamento da doença pode ser clínico ou cirúrgico. Anti-inflamatórios, corticosteroides, imunossupressores e os agentes biológicos fazem parte do arsenal terapêutico. Os atos cirúrgicos são constantes e repetitivos e, praticamente após 20 anos de moléstia, são raros os casos de pacientes que não tenham sido submetidos a algum tipo de intervenção cirúrgica relacionados à DC. Não existe tratamento curativo definitivo para essa enfermidade.[1] Mais detalhes sobre a DC são encontrados em outros capítulos.

Neste cenário, o transplante de células-tronco hematopoiéticas (TCTH) pode ser sugerido para tratamento em decorrência de sua atuação benéfica descrita nas doenças autoimunes (DAI) e na DC.[2]

O TCTH é um procedimento clínico consagrado para o tratamento de doenças hematológicas adquiridas, de origem neoplásica, hereditárias e autoimunes.[3] Quando as células são oriundas de um doador, o procedimento é denominado "alogênico" e, quando do próprio paciente, "autólogo". No passado, o termo usual, mas ainda em voga, é "transplante de medula óssea" (TMO). Isso porque, nos primórdios do transplante, a fonte de células, geralmente de um doador, era obtida com múltiplas aspirações diretas da medula óssea (MO). Hoje, fontes para o transplante como as do sangue de cordão umbilical (SCU) e sangue periférico (SP) são comumente utilizadas. O SP é a principal fonte de células para os transplantes alogênicos e quase exclusiva nos procedimentos autólogos. As células são coletadas de doadores ou de pacientes em equipamentos de fracionamento em um procedimento denominado "aféreses". A quantidade de células-tronco hematopoiéticas (CTH) obtidas em uma sessão, ao redor de 4 horas aproximadamente, determinará o número de sessões que serão realizadas em dias subsequentes. O valor total a ser obtido para o transplante deverá ser superior a 2×10^6 CD34+/kg/receptor.

No procedimento alogênico o crucial é respeitar a integridade do doador, sendo proibido o acesso venoso central e indicada a coleta de células em acesso periférico. Os doadores poderão receber, sob cuidados, o fator estimulador de colônias granulocíticas (G-CSF) com o objetivo de aumentar o número de células disponíveis no SP. Nos pacientes, além desse objetivo, são utilizados medicamentos quimioterápicos que, além dessa função, auxiliam no tratamento da moléstia. Essa fase se denomina "mobilização".

Em seguida, os pacientes recebem uma associação de medicamentos, mielo e imunossupressores, fase esta denominada "condicionamento", que compreende vários dias consecutivos com doses variadas, que depende do objetivo e da doença a ser tratada. O condicionamento é mieloablativo ou não mieloablativo pelo número de dias e doses empregadas se no primeiro a recuperação hematológica depender das células infundidas. No condicionamento não mieloablativo ou de intensidade reduzida, a recuperação hematológica independe das células infundidas, e a função é reduzir o tempo de neutropenia e de aplasia instalado após o início da fase de condicionamento.[4,5]

Planejamento, condições hospitalares, suporte clínico multidisciplinar, *expertise* da equipe de transplante na doença do paciente, além da disponibilidade prévia de medicações e de recursos hemoterápicos, são detalhes cruciais para o sucesso e controle das complicações inerentes do procedimento.

A enxertia ou "pega" geralmente ocorre a partir do 10º dia após a infusão das CTH e indica o início da recuperação de produção de células pela MO. Está convencionado que, quando se observa valor acima de $0,5 \times 10^9$ neutrófilos/dL, por 2 dias consecutivos, no SP, é sinal de enxertia.

Na Figura 57.1, estão plotadas as definições sobre fontes de células, modalidades e as fases do TCTH.

- **Fontes:** locais de origem das células-tronco hematopoiéticas (CTH) – medula óssea, sangue do cordão umbilical, sangue periférico.
- **Mobilização:** fase de administração de medicações com o objetivo de aumentar o número de CTH a ser coletado nos vasos periféricos (frequente) ou medula óssea:
  - autólogo: CTH do paciente;
  - alogênico: CTH de doador.
- **Condicionamento:** associação de medicamentos mielossupressores e ou imunossupressores, com o objetivo de interferir na produção de células da medula óssea. Poderá ser mieloablativo, de intensidade reduzida ou não mieloablativo, dependendo da doença a ser tratada.[4]

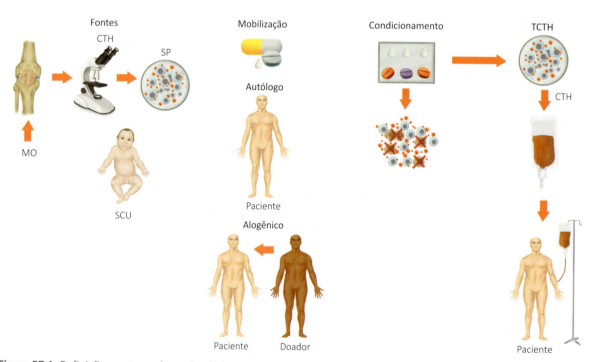

Figura 57.1 Definições no transplante de células-tronco hematopoiéticas (TCTH).
MO: medula óssea; CTH: células-tronco hematopoiéticas; SP: sangue periférico; SCU: sangue do cordão umbilical; TCTH: transplante de células-tronco hematopoiéticas.
Fonte: Desenvolvida pela autoria do capítulo.

Justificativas do transplante de células-tronco hematopoiéticas no tratamento da doença de Crohn

Modelos animais demonstram que o TCTH alogênico é efetivo no tratamento das doenças autoimunes.[6] O procedimento autólogo obtém resultados semelhantes no controle das doenças.[7]

O transplante de medula óssea em ratos transgênicos com células marcadas com proteína verde fluorescente (GPF) reduz, recupera e desempenha papel regenerativo nos danos histológicos de animais com colite induzida quimicamente.[8] Em sintonia com esse dado, a mortalidade é reduzida com melhora dos escores histológicos de imediato e no longo prazo após o transplante não mieloablativo de medula óssea.[9] Um estudo brasileiro mimetizou o que ocorre na prática clínica do TCTH autólogo não mieloblativo na DC. Entre as várias evidências, foi demonstrada superioridade nos resultados do grupo de camundongos que recebeu infusão de CTH em seguida da administração de ciclofosfamida (CY) quando comparado aos grupos-controles e ao grupo que utilizou CY. CTH marcadas com GPF foram utilizadas nas lesões intestinais. Os dados demonstraram de maneira cabal que altas doses de CY seguidas do TCTH são eficazes na modulação da mucosa intestinal e aceleraram o processo de reconstituição imunológica.[10]

A primeira descrição de um paciente com DC submetido ao TCTH autólogo foi feita em 1993, em um indivíduo com 20 anos de moléstia e que desenvolveu linfoma não Hodgkin (LNH). No referido caso, houve remissão de ambas as moléstias.[11] Na sequência, inúmeros outros casos de DC e de neoplasias hematológicas foram relatados com o TCTH autólogo com remissões clínicas da DC e da neoplasia hematológica concomitante.[12-15]

A primeira descrição de um TCTH alogênico em DC foi em 1998, em paciente com leucemia aguda (LA), com remissão clínica de 8 anos nas duas moléstias.[16] Em 1998, uma série de seis pacientes, um com leucemia aguda e cinco com leucemia mieloide crônica (LMC), foi relatada com remissões clínicas prolongadas da DC.[17] Em 2003, uma remissão clínica superior a 5 anos em 12 casos de doenças hematológicas malignas foi descrita com remissões concomitantes da DC em período superior a 3 anos.[18]

Na Tabela 57.1, está descrito um sumário de relatos de TCTH em pacientes com DC e moléstias neoplásicas concomitantes.

Tabela 57.1 Sumário de transplante de células-tronco hematopoiéticas em pacientes com doença de Crohn e moléstias neoplásicas concomitantes.

Referência	TCTH	#pts	Doença	Resultados
Drakos, 1993[11]	Autólogo	1	LNH	Remissão da doença 6 meses após TCTH, sem eventos adversos
Castro, 1996[19]	Autólogo	1	Câncer de mama	Remissão da doença > 7 anos após TCTH, sem eventos adversos
Talbot, 1998[16]	Alogênico	1	LA	Remissão da doença > 8 anos do TCTH
Lopez-Cubero, 1998[17]	Alogênico	1 5	LMA LMC	Cinco pacientes sem DC entre 4 anos e meio a 15 anos, um paciente com recaída de DC em 1 ano e meio após TCTH
Kashyap, 1998[12]	Autólogo	1	LNH	Remissão da doença > 7 anos
Musso, 2000[13]	Autólogo	1	LH	Remissão da doença > 3 anos
Soderhölm, 2002[14]	Autólogo	1	LMA	Remissão da doença > 5 anos
Ditschkowski, 2003[18]	Alogênico	1 9 1 1	LMA LMC LMA SMD	Remissão da doença > 5 anos Remissão da DC > 3 anos
Anumakonda, 2007[15]	Autólogo	1	LNH	Recidiva da DC 8 anos após TCTH
Nishimoto, 2013[20]	Alogênico	1	LMA	Remissão da doença 20 meses após TCTH
Hu, 2014[21]	Alogênico	1	SMD	Remissão da doença 25 meses após TCTH
Rabian, 2016[22]	Alogênico Alogênico Alogênico Alogênico	9 7 1 1	LA SMD/SMP LNH MM	Sobrevivência global em 48 meses = 59%
Zhang, 2020[23]	Alogênico	1	SMD	Óbito 125 dias após TCTH por mucormicose pulmonar

>: acima; #pts: número de pacientes; DC: doença de Crohn; LA: leucemia aguda; LMA: leucemia mieloide aguda; LMC: leucemia mieloide crônica; LNH: linfoma não Hodgkin; MM: mieloma múltiplo; SMD: síndrome mielodisplásica; SMP: síndrome mieloproliferativo; TCTH: transplante de células--tronco hematopoiéticas.
Fonte: Adaptada de Drakos PE, Nagler A, Or R, 1993; Castro J, Bentch HSL et al., 1996; Kashyap A, Forman SJ, 1998; Talbot DC, Montes A, Teh WL et al., 1998; Lopez-Cubero SO, Sullivan KM, McDonald GB, 1998; Musso M, Porretto F, Crescimanno A et al., 2000; Söderholm JD, Malm C, Juliusson G et al., 2002; Ditschkowski M, Einsele H, Schwerdtfeger R et al., 2003; Anumakonda V, Hayee B, Chung-Faye G, 2007; Nishimoto M, Nakamae H, Watanabe K et al., 2013; Hu C, Lv L, Liu D et al., 2014; Rabian F, Porcher R, De Fontbrune FS et al.; French Society of Bone Marrow Transplantation and Cell Therapy, 2016 e Zhang Y, Lou LL, Shi XD et al., 2020.

Os resultados anteriores descritos estimularam estudos do TCTH autólogo em pacientes com DC. Em 2002, a Northwestern University de Chicago, Estados Unidos, divulgou um protocolo exclusivo de TCTH autólogo para o tratamento da moléstia e, em 2003, foram descritos os primeiros procedimentos com altas doses de imunossupressão seguidos do transplante com seleção de células CD34+.[24]

Em 2003, a Northwestern University relata os dois primeiros casos com mobilização de CY seguida de condicionamento com altas doses de CY e globulina antitimocítica (GAT) de cavalo, com a obtenção de remissão clínica da moléstia.[25]

No mesmo ano, surge o relato de um paciente com 36 anos de idade e 15 anos de DC (Kreisel). Com antecedentes de inúmeras ressecções intestinais e doença perianal, havia recebido CY e filgrastima (G-CSF) seguidas de coleta CTH de SP, que foram selecionadas, criopreservadas e estocadas para infusão posterior. Após a medicação descrita, o paciente obteve remissão clínica, sendo mantido com prednisona e imunossupressor por 10 meses. Após esse período, em decorrência de nova recidiva da moléstia, recebeu condicionamento com CY e GAT e, depois de 10 meses do procedimento, o paciente estava em remissão clínica, endoscópica e histológica da DC.[26]

Esses dois relatos abriram o caminho para o TCTH autólogo para pacientes graves e refratários a imunossupressores e biológicos.

A seguir, ao longo dos anos, várias séries de casos foram descritas com o relato de remissões clínicas prolongadas após o TCTH autólogo.[27-30]

O grande impacto em relação ao emprego do TCTH autólogo na DC se deu com a descrição, em 2010, do seguimento clínico de 5 anos em 24 pacientes. Essa contribuição consolidou o conceito de transplante não mieloablativo para a DC e sistematizou a mobilização com baixas doses de CY. No entanto, vários aspectos adicionais devem ser ressaltados como a baixa toxicidade, restrita à febre nas fases de neutropenia, além do baixo uso de componentes sanguíneos durante todo o transplante e, o principal, da ausência de mortalidade. A sobrevida livre de recidiva de moléstia após 1 ano do procedimento foi de 91%, 63% no segundo ano; 57% no terceiro ano; e de 39 e 19% respectivamente nos quarto e quinto anos após o transplante.[31]

Os efeitos modulatórios do TCTH são comprovados em um estudo de sete casos no qual foram avaliados o repertório de células T reguladoras (Tregs), CD4/CD25high/FoxP3, *toll-like receptor* 2, expressão de monócitos (TRL-4, CD14), IL-12, IL-10, e a produção de TNF-α e IFN-γ. Os dados foram obtidos previamente à mobilização, 3, 6 meses e 1 ano após o transplante.[32] Os medicamentos do regime de condicionamento causam benefício no tratamento da DC, e imunossupressão prolongada e eliminam as células autorreativas e não são totalmente ablativos, mas produzem uma linfoablação. As CTH reduzem o período de neutropenia, e a reprogramação imune ocorre pela repopulação com linfócitos *naive*. As células infundidas, em virtude da sua capacidade totipotente, propiciam a cicatrizam lesões e interferem nos elementos que compõem a arquitetura intestinal.[9,10]

Na Tabela 57.2, está o sumário dos estudos realizados com o TCTH no tratamento da DC.

Estudos randomizados e o transplante autólogo de células-tronco hematopoiéticas na doença de Crohn

Em 2004, é informado o início de um estudo com o objetivo de se determinar o valor do TCTH autólogo na DC sob a supervisão do European Group for Blood and Marrow Transplantation EBMT.[37] O estudo, que recebeu a denominação de *Autologous Stem Cell Transplant International for Crohn* (ASTIC), foi realizado após condicionamento em 11 centros europeus de transplante recrutando 48 pacientes, de 2007 a 2011, com seguimento até 2013 e randomizados em 2 grupos. O primeiro grupo após a mobilização com CY 4 g/m^2 realizaria o TCTH autólogo com células não selecionadas após condicionamento com dose total de CY 200 mg/m^2 e GAT 6,5 mg/kg. O segundo grupo, denominado "grupo-controle" ou de "grupo tratamento padrão", realizaria o TCTH 1 ano pós a mobilização. O desfecho primário do estudo era observar a manutenção de remissão da doença (MRD) ao cabo de 1 ano em ambos os grupos. A MRD era uma composição do Índice de Atividade da Doença de Crohn (CDAI) abaixo de 150, ausência do uso de corticosteroides e de imunossupressores ou de agentes biológicos e nenhuma evidência de doença ativa (erosiva) à endoscopia, à radiologia, de nenhum segmento intestinal ou do trato digestivo. Secundariamente, os componentes do MRD, dados

Tabela 57.2 Sumário de séries de casos*, ensaios clínicos prospectivos** e de estudos randomizados*** com TCTH autólogo em pacientes com DC.

Referência	#pts	Mobilização	Condicionamento	Resultados
Burt, 2003[25]*	2	CY 2 g/m^2	CY 200 mg/kg hATG 90 mg/kg	▪ Remissão em 1 ano, sem remissão histológica
Kreisel, 2003[26]*	1	CY 4 g/m^2	CY 200 mg/kg	▪ Recidiva 9 meses após mobilização, remissão clínica durante 10 meses, sem remissão histológica
Craig, 2003[24]*	4	CY 2 g/m^2	CY 200 mg/kg hATG 90 mg/kg	▪ Remissão do CDAI aos 11 meses, sem remissão endoscópica
Scimè, 2004[33]	1	CY 2 g/m^2	CY 200 mg/kg	▪ ND
Oyama, 2005[27]**	12	CY 2 g/m^2	CY 200 mg/kg hATG 90 mg/kg	▪ 11/12 CDAI < 150, remissão clínica em média de 18,5 meses, rara remissão endoscópica
Cassinotti, 2008[28]*	4	CY 1,5/m^2	CY 200 mg/kg rATG 7,5 mg/kg	▪ 3/4 (75%), remissão clínica (CDAI < 150) e remissão endoscópica em média de 16,5 meses
Burt, 2010[31]*	24	CY 2 g/m^2	CY 200 mg/kg hATG 90 mg/kg rATG 6 mg/kg	▪ CDAI < 150 em 91%, 63%, 57%, 39% e de 19%, em 1, 2, 3, 4, 5 anos, respectivamente – sem remissão histológica
Clerici, 2011[32]*	6	CY 1,5/m^2	CY 200 mg/kg rATG 7,5 mg/kg	▪ CDAI remissão endoscópica em 5/6 em 1 ano, TNF-α, IL-10 reduzidos em 1 ano
Hommes, 2011[29]**	3	CY 4 g/m^2	CY 200 mg/kg hATG 90 mg/kg	▪ Mobilização em 1 paciente somente: recidiva após 2 anos ▪ Mobilização de 2 a 3 submetidos ao TCTH: recidiva aos 6 e 12 meses
Kountouras, 2011[34]*	1	CY 4 g/m^2	CY 200 mg/kg rATG 10 mg/kg	▪ Remissão clínica, endoscópica e histológica aos 31 meses
Hasselblatt, 2012[30]**	12	CY 4 g/m^2	CY 200 mg/kg	▪ 12 mobilizados, 9 submetidos ao TCTH: 5/9 com remissão clínica e endoscópica aos 6 meses, 7/9 recidivaram aos 12 meses
Kriván, 2014[35]*	1	CY 2 g/m^2	CY 200 mg/kg hATG 30 mg/kg	▪ Recidiva após 1 ano
Snowden, 2014[36]*	6	CY 4 g/m^2	CY 200 mg/kg rATG 7,5 mg/kg	▪ Tempo médio de recidiva: 10 meses
Hawkey, 2015[37]***	45	CY 4 g/m^2	CY 200 mg/kg rATG 6,5 mg/kg	▪ Desfecho final complexo: CDAI < 150, sem o uso de drogas imunológicas, sem evidências endoscópicas ou radiológicas de doença – sem dados significantes comparados ao controle
Ruiz, 2015[38]	1	CY 2 g/m^2	CY 200 mg/kg rATG 6,5 mg/kg	▪ Remissão clínica, endoscópica e histológica após 7 anos
Jaureghi-Amezaga,[39]**	26	CY 4 g/m^2	CY 200 mg/kg	▪ Mobilização: neutropenia febril (62%), bacteremia (1), choque séptico (2), abandono (5) ▪ Condicionamento: neutropenia febril (95%), doença perianal pior, reação ao GAT, mucosite, óbito após TCTH com infecção por CMV
Lopez-Garcia, 2017[40]**	35	CY 4 g/m^2	CY 200 mg/kg rATG 6,5 mg/kg	▪ CDAI < 150 e SES < 7 em 61%, 52%, 47%, 39%, 15% até 1, 2, 3, 4, e 5 anos, respectivamente
Lindsay, 2017[41]**	40	CY 4 g/m^2	CY 200 mg/kg rATG 6,5 mg/kg	▪ CDAI < 150 (livres de esteroides) em 1 ano de 38%
Ruiz, 2017[42]**	14	CY 2 g/m^2	CY 200 mg/kg rATG 6,5 mg/kg	▪ 13/14 em remissão com CDAI < 150 em 30 dias
Ruiz, 2017[43]*	1	CY 2 g/m^2	CY 200 mg/kg rATG 6,5 mg/kg	▪ Remissão clínica em 1 ano, sem remissão endoscópica
Brierly, 2018[44]	82	CY	CY 200 mg/kg	▪ Remissão clínica ou melhora significativa em 68%
Hernanz, 2019[45]*	7	CY 4 g/m^2	CY 200 mg/kg rATG (ND)	▪ 5/7 (71%) com recidiva após 13,8 meses
Ruiz, 2020[46]**	50	CY 2 g/m^2	CY 200 mg/kg rATG 6,5 mg/kg	▪ CDAI < 150 em 97%, 80%, 65%, 38% e 20% em 1, 2, 3, 4, e 5 anos, respectivamente

<: abaixo; #pts: número de pacientes; CDAI: índice de atividade da doença de Crohn; CY: ciclofosfamida; DC: doença de Crohn; hATG: globulina antitimocítica de cavalo; ND: não descrita; rATG: globulina antitimocítica de coelho; SES: escore endoscópico simples; TCTH: transplante e células-tronco hematopoiéticas; TNF: fator de necrose tumoral.
*Série de casos; **Ensaios clínicos prospectivos; ***Estudos randomizados.
Fonte: Adaptada de Craig RM, Traynor A, Oyama Y et al., 2003; Scimè R, Cavallaro AM, Tringali S et al., 2004; Oyama Y, Craig RM, Traynor AE et al., 2005; Cassinotti A, Annaloro C, Ardizzone S et al., 2008; Burt RK, Craig RM, Milanetti F et al., 2010; Hommes DW, Duijvestein M, Zelinkova Z et al., 2011; Hasselblatt P, Drognitz K, Potthoff K et al., 2012; Kriván G, Szabó D, Kállay K et al., 2014; Hawkey CJ, Allez M, Clark MM et al., 2015; Jauregui-Amezaga A, Rovira M, Marín P et al., 2016; López-García A, Rovira M, Jauregui-Amezaga A et al., 2017; Brierley CK, Castilla-Llorente C, Labopin M et al.; European Society for Blood and Marrow Transplantation (EBMT) Autoimmune Diseases Working Party (ADWP), 2018; Hernanz N, Sierra M, Volpato N et al., 2019 e Ruiz MA, Junior RLK, Piron-Ruiz L et al., 2020.

laboratoriais, questionários de qualidade de vida e imagens do trato digestivo seriam avaliados individualmente. Vinte e três pacientes foram para o grupo do transplante e 22, para o grupo controle. Como resultado, não houve diferença estatística entre os dois grupos na MRD apesar de se observar melhora do CDAI no grupo do transplante. Foram observados 76 eventos adversos no grupo do transplante contra 38 do grupo-controle. A conclusão do estudo foi de que não há evidências estatísticas que indicassem o TCTH para DC refratária.[37]

Em decorrência de o estudo ASTIC não ter demonstrado benefícios, 2 anos após o mesmo grupo reavaliou e incluiu novos pacientes do grupo-controle que haviam sido submetidos ao TCTH e utilizou desfechos tradicionais dos ensaios clínicos na DC. Foram avaliados inicialmente 40 pacientes, sendo a análise concluída com 38 deles por causa de um óbito e de um paciente ter abandonado o estudo. A conclusão foi que, quando desfechos tradicionais da DC são utilizados, o TCTH autólogo resulta em benefício clínico e endoscópico, embora associado a uma alta carga de eventos adversos. Os fatores prognósticos que foram identificados podem permitir que a terapia seja direcionada para pacientes com maior probabilidade de benefício e que não apresentem eventos adversos graves.[41]

Transplante alogênico de células-tronco hematopoiéticas na doença de Crohn

No TCTH alogênico, quando realizado em pacientes com DC com doença hematológica maligna concomitante, habitualmente é observada uma remissão clínica de ambas as moléstias.[17,18,20-23]

Um estudo nacional francês, retrospectivo de análise pareada, avaliou a influência das doenças inflamatórias intestinas (DII) na evolução de pacientes com doenças hematológicas malignas submetidos ao TCTH alogênico. Entre 2004 e 2015, foram identificados 18 pacientes com LA na sua maioria e com DII, 13 DC e cinco com retocolite ulcerativa (RCU) que foram transplantados e seguidos durante 33 meses. A conclusão do estudo foi que a DII não é fator de aumento de risco ou impeditivo para a realização de transplantes.[22]

Recentemente, foi publicado um estudo piloto com nove pacientes de DC grave refratária, submetidos ao TCTH alogênico.[47] O estudo constou de três pacientes com doador aparentados e seis utilizaram o SCU. Cinco deles utilizaram duplo cordão. Todos os pacientes transplantados apresentavam doença inflamatória ativa com CDAI ao redor de 300. Os pacientes tinham fístulas (quatro perianais e duas enterocutâneas), cinco tinham estenoses e quatro deles antecedentes cirúrgicos e estavam em nutrição parenteral.

Houve recusa dos pacientes quanto à indicação de novas cirurgias. Um paciente apresentava retardo de crescimento e um deles estava acamado. A idade dos pacientes variou de 20 a 40 anos e 44% eram do sexo masculino. A média da idade de doença pregressa antes do transplante era de 15 anos.

O regime de condicionamento foi CY 200 mg/kg, fludarabina 125 mg/m² e alemtuzumabe 90 mg em dose total.

Foi utilizado um inibidor de calcineurina com o objetivo de minimizar a doença do enxerto contra o hospedeiro (DECH) prevista. Não houve óbitos durante a fase do transplante, nenhum caso de DECH aguda, e um paciente, que utilizou doador aparentado, apresentou posteriormente DECH crônica limitada aos olhos e à cavidade oral.

Um óbito ocorreu 3 meses após o transplante em paciente que recebeu SCU em virtude de uma infeção disseminada de adenovírus.

Após o óbito do paciente, houve suspensão de novos recrutamentos, sendo mantida a monitorização dos oitos pacientes restantes.

Os pacientes com doadores aparentados tiveram determinação de células T (CD3+) após a enxertia com presença entre 13% e 30% aos 6 meses do transplante. Um desses pacientes após 5 anos não apresentava nenhum sintoma e permanecia em remissão clínica, endoscópica, radiológica e histológica da DC e livre de medicações. Aos 5 anos, persistia uma quimera mista de 43% de células do doador CD3+. Os outros dois pacientes abandonaram a reavaliação após 6 meses do procedimento, negando, no entanto, a existência de qualquer tipo de sintoma do CD.

Um dos pacientes mantinha imunossupressão em decorrência da necessidade de ter sido submetido a transplante renal em razão de insuficiência renal induzida pelo uso anterior de inibidor de calcineurina. Esses dados indicam que o quimerismo propicia a remissão da DC.

Dos cinco pacientes que receberam SCU, não houve em nenhum caso DECH, nenhum apresentava CD3+ ou CD33+ dos doadores após 6 meses do transplante. A ausência desses sinais determinou a suspensão do inibidor de calcineurina.

Os pacientes ficaram livres da imunossupressão e não apresentaram evidências clínicas da DC.

Os dados desse grupo de pacientes indicam que a enxertia das células do doador não é necessária para a remissão da DC. A possível explicação para eficácia do TCTH com o SCU é o regime de condicionamento e ou a manutenção do inibidor calcineurina. É possível a ocorrência de uma enxertia transitória das células do doador versus autoimunidade prévia ao desaparecimento dessas células. É possível também que células não hematopoiéticas do SCU e células mesenquimais estromais tenham facilitado a remissão prolongada.

O autor sugere que novos estudos com o TCTH alogênico de SCU devem ser considerados para casos com DC refratários.[47]

Transplante autólogo de células-tronco hematopoiéticas na doença de Crohn no Brasil

O TCTH como forma de tratamento das doenças autoimunes é extremamente difundido no país com resultados promissores em diversas doenças.[48,49]

O primeiro TCTH autólogo realizado na DC foi em 2013, em uma paciente do sexo feminino com 28 anos de idade na ocasião, que sofrera ileocolectomia parcial e, após o uso de imunossupressões e de dois agentes biológicos, apresentava doença em atividade com CDAI acima de 400 e iminente risco de novas cirurgias. Realizou um regime de mobilização com CY 2 g/m^2 com condicionamento CY 200 mg/kg e GATr de 6,5 mg/kg de dose total. A paciente obteve melhora imediata e, 8 meses após, apresentava remissão clínica, endoscópica, radiológica e histológica. Na Figura 57.2, estão as imagens da endoscopia prévia e de 8 meses depois do TCTH. A paciente continua monitorada e até o presente momento está em remissão clínica e em sobrevivência livre da doença.[38]

No Brasil, foram realizados, até 2021, 75 TCTH autólogos em quatro centros de transplante no país. Todos os procedimentos realizados para DC seguiram as normas brasileiras, que consideram o TCTH um procedimento experimental e obrigatoriamente deve ser realizado no escopo de projetos de pesquisa.[46]

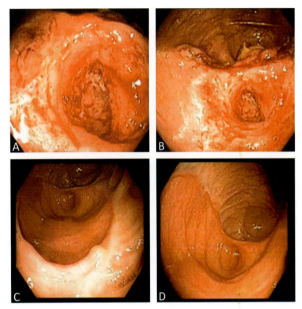

Figura 57.2 (A) Anastomose ileocólica com intensa hiperemia e presença de úlceras serpiginosas prévia ao TCTH autólogo. (B) Imagem do íleo terminal prévio ao TCTH. (C) e (D) Imagens dos mesmos locais 8 meses após o TCTH autólogo evidenciando remissão endoscópica e cicatrização de mucosa.
Fonte: Acervo da autoria do capítulo.

A seleção dos pacientes atualmente no país é errática; porém, na indicação habitual, está reservada para pacientes com CDAI elevado de grau moderado a grave e refratários a imunossupressores e a dois ou mais biológicos de classes distintas. Outro critério secundário é a não aceitação dos pacientes de submissão a novas cirurgias ou a procedimentos mutilantes como amputação retal e implante de colostomia definitiva.

Em decorrência da existência de pacientes sem opção de tratamento, foram elaborados projetos de pesquisas com o regime de mobilização e o condicionamento não mieloablativo como o descrito na North Western University de Chicago, nos Estados Unidos.[24]

Os resultados observados até o momento apresentam similaridades e diferenças que serão elucidadas após a conclusão do estudo. Um dado díspare de outros estudos foi a revelação de baixa toxicidade e de melhora imediata da qualidade de vidas dos pacientes após o TCTH.[42] No primeiro estudo, o recrutamento de pacientes está finalizado e os resultados de longo prazo da casuística estão em análise (U.S. ClincalTrials, NCT03000296). Um segundo projeto com redução e modificação na mobilização, mas com regime similar do condicionamento e com imunossupressão prolongada após 1 ano com inibidor de calcineurina, foi descontinuado parcialmente em decorrência da pandemia de SARS-Cov-2, que se instalou em todo o mundo a partir de 2019, e está em fase de adaptação para sua retomada.

A Organização Brasileira de Doença de Crohn e Colite (GEDIIB) organizou uma comissão de transplantes com o objetivo de divulgar, orientar, discutir e estudar o papel do transplante nas DII. Reuniões clínicas, virtuais e presenciais foram realizadas tendo sido elaborada uma cartilha voltada para o público leigo que se encontra à disposição no site da entidade (https://gediib.org.br/cartilhas). O grupo constituído de gastroenterologistas, hematologistas e responsáveis por equipes de transplantes elaborou um artigo de posicionamento com questões pontuais sobre diversos aspectos do procedimento que foi submetido para publicação.[50]

A Sociedade Brasileira de Terapia Celular e Transplante de Medula Óssea (SBTMO), em reuniões periódicas de consenso sobre o TCTH para várias doenças, recomenda que o procedimento deve ser realizado na esclerose múltipla (EM), esclerose sistêmica (ES) e na DC. Sugerem os autores que o procedimento deve ser realizado obrigatoriamente em centros de transplantes que tenham expertise nas doenças citadas.[51]

Discussão

O DAI representa um grupo de moléstias que atinge de 5% a 10% da população dos países industrializados, com tendência de aumento dessa frequência.[2] Segundo dados do EBMT, mais de 3 mil pacientes já foram submetidos ao TCTH. A DC encontra-se entre as moléstias com maior número de TCTH realizados precedida pela EM e ES que, respectivamente, apresentam o maior número de procedimentos.[52-54]

A introdução de agentes biológicos específicos no tratamento da DC propiciou um grande avanço no controle da moléstia em diversos pacientes. No entanto, raramente esses agentes restauram os danos orgânicos prévios, além de requererem administração continuada e constante e não serem garantia de cura da moléstia, pois os pacientes tornam-se refratários ao longo do tempo a esses medicamentos.[1]

O algoritmo de tratamento na DC é controverso, assim como no momento atual não existe tratamento que propicie a cura definitiva da moléstia.[55]

Nos últimos 20 anos, o TCTH autólogo tem apresentado comprovada taxa de benefício em diversas doenças e com risco aceitável na DC.[44,54] Em contraste com a imunossupressão crônica, os agentes biológicos e imunomodulares empregados na DC contrastam com o tratamento intensivo do TCTH autólogo, que é um tratamento único e propicia remissão livre de tratamento de longo prazo ao eliminar linfócitos autorreativos e recuperar posteriormente a produção de linfócitos naive, reprogramando o sistema imune do paciente.[54] Todos os estudos, no entanto, enfatizam a possibilidade de eventos adversos no TCTH autólogo com a referência ocasional de alguns óbitos.[37,39,40,41,44] Sobre esses dados em relação aos eventos adversos e raros óbitos, cumpre ressaltar que a mobilização em vários estudos se deu com dose de CY 4 g/m². Os pacientes em todos os estudos, mesmo com dose reduzida, não apresentaram coletas insuficientes para o TCTH, sendo que eles sempre se revelaram bons mobilizadores.[56]

Em conclusão, é obvio que o procedimento propicia benefício de longo prazo aos pacientes, sendo necessária a realização de novos estudos randomizados e, diferentemente do único estudo randomizado realizado antes da seleção de pacientes com evidências precoces de progressão de moléstia e não tardiamente, para a realização dos procedimentos em fases pregressas de futuras complicações. O regime de mobilização com uso de CY, pelo aqui exposto, poderá ter a sua dose reduzida ou suspensa utilizando-se exclusivamente a filgrastima para esta finalidade. O regime de condicionamento poderá, então, ter a imunossupressão incrementada com novas drogas ou a manutenção de imunossupressão poderá se prolongar após o TCTH que deve ser avaliado.

Um painel imunológico de avaliação dos pacientes deve ser implantado, e o TCTH alogênico avaliado, em pacientes graves. O tipo de fonte de células é outro aspecto a ser observado. As fontes SP e MO que fazem parte do procedimento habitual no país são alternativas viáveis com doadores aparentados compatíveis ou haploidênticos. O uso do SCU como fonte pode abrir a perspectiva de sucesso pelas suas características, mas esbarra no número de células reduzido, o que obrigaria ao uso de duplos doadores. Outro óbice é a legislação brasileira em relação aos bancos de SCU e a não indicação da moléstia como opção do TCTH.

Os resultados apresentados demonstram de maneira cabal que existe lugar para o TCTH no tratamento na DC.

Referências bibliográficas

1. Marcellier G, Treton X. Crohn's disease: incidence, diagnosis, standard treatment, prognosis, outcome measures. In: Burt RK, Farge D, Ruiz MA et al. (ed.). Hematopoietic stem cell transplantation and cellular therapies for autoimmune diseases. Doi: 10.1201/9781315151366-53. Boca Raton (FL): Taylor & Francis, 2022. p. 489.
2. Swart JF, Delemarre EM, Boelens JJ et al. Haematopoietic stem cell transplantation for autoimmune diseases. Nat Rev Rheumatol. 2017 Apr;13(4):244-56 [Epub 2017 Feb 23]. Doi: 10.1038/nrrheum.2017.7. PMID: 28228650.
3. Juric MK, Ghimire S, Ogonek J et al. Milestones of hematopoietic stem cell transplantation: from first human studies to current developments. Front Immunol. 2016 Nov 9;7:470. Doi: 10.3389/fimmu.2016.00470. PMID: 27881982; PMCID: PMC5101209.
4. Bacigalupo A, Ballen K, Rizzo D et al. Defining the intensity of conditioning regimens: working definitions. Biol Blood Marrow Transplant. 2009 Dec;15(12):1628-33 [Epub 2009 Sep 1]. Doi: 10.1016/j.bbmt.2009.07.004. PMID: 19896087; PMCID: PMC2861656.
5. Giralt S, Costa L, Schriber J et al. Optimizing autologous stem cell mobilization strategies to improve patient outcomes: consensus guidelines and recommendations. Biol Blood Marrow Transplant. 2014 Mar;20(3):295-308 [Epub 2013 Oct 17]. Doi: 10.1016/j.bbmt.2013.10.013. PMID: 24141007.
6. Ikehara S, Good RA, Nakamura T et al. Rationale for bone marrow transplantation in the treatment of autoimmune diseases. Proc Natl Acad Sci USA. 1985 Apr;82(8):2483-7. Doi: 10.1073/pnas.82.8.2483. PMID: 3887403; PMCID: PMC397583.
7. Bekkum DW, Bohre EP, Houben PF et al. Regression of adjuvant-induced arthritis in rats following bone marrow transplantation. Proc Natl Acad Sci USA. 1989 Dec;86(24):10090-4. Doi: 10.1073/pnas.86.24.10090. PMID: 2690067; PMCID: PMC298650.
8. Komori M, Tsuji S, Tsujii M et al. Involvement of bone marrow-derived cells in healing of experimental colitis in rats. Wound Repair Regen. 2005 Jan-Feb;13(1):109-18. Doi: 10.1111/j.1067-1927.2005.130114.x. PMID: 15659043.
9. Khalil PN, Weiler V, Nelson PJ et al. Nonmyeloablative stem cell therapy enhances microcirculation and tissue regeneration in murine inflammatory bowel disease. Gastroenterology. 2007 Mar;132(3):944-54 [Epub 2006 Dec 19]. Doi: 10.1053/j.gastro.2006.12.029. PMID: 17383423.
10. Godoi DF, Cardoso CR, Ferraz DB et al. Hematopoietic SCT modulates gut inflammation in experimental inflammatory bowel disease. Bone Marrow Transplant. 2010 Oct;45(10):1562-71 [Epub 2010 Mar 15]. Doi: 10.1038/bmt.2010.6. PMID: 20228850.
11. Drakos PE, Nagler A, Or R. Case of Crohn's disease in bone marrow transplantation. Am J Hematol. 1993 Jun;43(2):157-8. Doi: 10.1002/ajh.2830430223. PMID: 8342550.
12. Kashyap A, Forman SJ. Autologous bone marrow transplantation for non-Hodgkin's lymphoma resulting in long-term remission of coincidental Crohn's disease. Br J Haematol. 1998 Dec;103(3):651-2. Doi: 10.1046/j.1365-2141.1998.01059.x. PMID: 9858212.
13. Musso M, Porretto F, Crescimanno A et al. Crohn's disease complicated by relapsed extranodal Hodgkin's lymphoma: prolonged complete remission after unmanipulated PBPC autotransplant. Bone Marrow Transplant. 2000 Oct;26(8):921-3. Doi: 10.1038/sj.bmt.1702621. PMID: 11081397.
14. Söderholm JD, Malm C, Juliusson G et al. Long-term endoscopic remission of Crohn's disease after autologous stem cell transplantation for acute myeloid leukaemia. Scand J Gastroenterol. 2002 May;37(5):613-6. Doi: 10.1080/00365520252903198. PMID: 12059066.
15. Anumakonda V, Hayee B, Chung-Faye G. Remission and relapse of Crohn's disease following autologous haematopoietic stem cell transplantation for non-Hodgkin's lymphoma. Gut. 2007 Sep;56(9):1325 [Epub 2007 Apr 16]. Doi: 10.1136/gut.2006.111377. PMID: 17438083; PMCID: PMC1954955.
16. Talbot DC, Montes A, Teh WL et al. Remission of Crohn's disease following allogeneic bone marrow transplant for acute leukaemia. Hosp Med. 1998 Jul;59(7):580-1. PMID: 9798551.
17. Lopez-Cubero SO, Sullivan KM, McDonald GB. Course of Crohn's disease after allogeneic marrow transplantation. Gastroenterology. 1998 Mar;114(3):433-40. Doi: 10.1016/s0016-5085(98)70525-6. PMID: 9496932.
18. Ditschkowski M, Einsele H, Schwerdtfeger R et al. Improvement of inflammatory bowel disease after allogeneic stem-cell transplantation. Transplantation. 2003 May 27;75(10):1745-7. Doi: 10.1097/01.TP.0000062540.29757.E9. PMID: 12777867.
19. Castro J, Bentch HSL et al. Prolonged clinical remission in patients with inflammatory bowel disease (IBD) after high dose chemotherapy (HDC) and autologous blood stem cell transplantation. Blood. 1996;88(Suppl):133.
20. Nishimoto M, Nakamae H, Watanabe K et al. Successful treatment of both acute leukemia and active Crohn's disease after allogeneic hematopoietic stem cell transplantation using reduced-intensity conditioning with fludarabine and busulfan: a case report. Transplant Proc. 2013 Sep;45(7):2854-7. Doi: 10.1016/j.transproceed.2013.03.049. PMID: 24034064.
21. Hu C, Lv L, Liu D et al. Treatment of Crohn's disease complicated with myelodysplastic syndrome via allogeneic hematopoietic stem cell transplantation: case report and literature review. Clin J Gastroenterol. 2014 Aug;7(4):299-304 [Epub 2014 May 22]. Doi: 10.1007/s12328-014-0496-0. PMID: 25132866; PMCID: PMC4124245.
22. Rabian F, Porcher R, De Fontbrune FS et al.; French Society of Bone Marrow Transplantation and Cell Therapy. Influence of previous inflammatory bowel disease on the outcome of allogeneic hematopoietic stem cell transplantation: a matched-pair analysis. Biol Blood Marrow Transplant. 2016 Sep;22(9):1721-4 [Epub 2016 May 28]. Doi: 10.1016/j.bbmt.2016.05.022. PMID: 27246370.
23. Zhang Y, Lou LL, Shi XD et al. Allogeneic hematopoietic stem cell transplantation for Crohn's disease complicated with myelodysplastic syndrome: a case report. Medicine (Baltimore). 2020 Mar;99(10):e19450. Doi: 10.1097/MD.0000000000019450. PMID: 32150101; PMCID: PMC7478571.
24. Craig RM, Traynor A, Oyama Y et al. Hematopoietic stem cell transplantation for severe Crohn's disease. Bone Marrow Transplant. 2003 Aug;32(Suppl 1):S57-9. Doi: 10.1038/sj.bmt.1703945. PMID: 12931244.

25. Burt RK, Traynor A, Oyama Y et al. High-dose immune suppression and autologous hematopoietic stem cell transplantation in refractory Crohn's disease. Blood. 2003 Mar 1;101(5):2064-6 [Epub 2002 Oct 10]. Doi: 10.1182/blood-2002-07-2122. PMID: 12393477.

26. Kreisel W, Potthoff K, Bertz H et al. Complete remission of Crohn's disease after high-dose cyclophosphamide and autologous stem cell transplantation. Bone Marrow Transplant. 2003 Aug;32(3):337-40. Doi: 10.1038/sj.bmt.1704134. PMID: 12858208.

27. Oyama Y, Craig RM, Traynor AE et al. Autologous hematopoietic stem cell transplantation in patients with refractory Crohn's disease. Gastroenterology. 2005 Mar;128(3):552-63. Doi: 10.1053/j.gastro.2004.11.051. PMID: 15765390.

28. Cassinotti A, Annaloro C, Ardizzone S et al. Autologous haematopoietic stem cell transplantation without CD34+ cell selection in refractory Crohn's disease. Gut. 2008 Feb;57(2):211-7 [Epub 2007 Sep 25]. Doi: 10.1136/gut.2007.128694. PMID: 17895357.

29. Hommes DW, Duijvestein M, Zelinkova Z et al. Long-term follow-up of autologous hematopoietic stem cell transplantation for severe refractory Crohn's disease. J Crohn's Colitis. 2011 Dec;5(6):543-9 [Epub 2011 Jun 12]. Doi: 10.1016/j.crohns.2011.05.004. PMID: 22115372.

30. Hasselblatt P, Drognitz K, Potthoff K et al. Remission of refractory Crohn's disease by high-dose cyclophosphamide and autologous peripheral blood stem cell transplantation. Aliment Pharmacol Ther. 2012 Oct;36(8):725-35 [Epub 2012 Sep 2]. Doi: 10.1111/apt.12032. PMID: 22937722.

31. Burt RK, Craig RM, Milanetti F et al. Autologous nonmyeloablative hematopoietic stem cell transplantation in patients with severe anti-TNF refractory Crohn's disease: long-term follow-up. Blood. 2010 Dec 23;116(26):6123-32 [Epub 2010 Sep 13]. Doi: 10.1182/blood-2010-06-292391. PMID: 20837778.

32. Clerici M, Cassinotti A, Onida F et al. Immunomodulatory effects of unselected haematopoietic stem cells autotransplantation in refractory Crohn's disease. Dig Liver Dis. 2011 Dec;43(12):946-52 [Epub 2011 Sep 9]. Doi: 10.1016/j.dld.2011.07.021. PMID: 21907652.

33. Scimè R, Cavallaro AM, Tringali S et al. Complete clinical remission after high-dose immune suppression and autologous hematopoietic stem cell transplantation in severe Crohn's disease refractory to immunosuppressive and immunomodulator therapy. Inflamm Bowel Dis. 2004 Nov;10(6):892-4. Doi: 10.1097/00054725-200411000-00027. PMID: 15626911.

34. Kountouras J, Sakellari I, Tsarouchas G et al. Autologous haematopoietic stem cell transplantation in a patient with refractory Crohn's disease. J Crohn's Colitis. 2011 Jun;5(3):275-6 [Epub 2011 Mar 27]. Doi: 10.1016/j.crohns.2011.03.004. PMID: 21575901.

35. Kriván G, Szabó D, Kállay K et al. Sikeres autológ haemopoeticus őssejt-transzplantáció gyermekkori, súlyos, terápiarezisztens Crohn-betegségben: az első hazai beteg esetének ismertetése [Successful autologous haematopoietic stem cell transplantation in severe, therapy-resistant childhood Crohn's disease: report on the first case in Hungary]. Orv Hetil. 2014 May 18;155(20):789-92. Doi: 10.1556/OH.2014.29892. PMID: 24819188.

36. Snowden JA, Ansari A, Sachchithanantham S et al. Autologous stem cell transplantation in severe treatment-resistant Crohn's disease: long-term follow-up of UK patients treated on compassionate basis. QJM. 2014 Nov;107(11):871-7 [Epub 2014 May 5]. Doi: 10.1093/qjmed/hcu095. PMID: 24803477.

37. Hawkey CJ, Allez M, Clark MM et al. Autologous hematopoetic stem cell transplantation for refractory Crohn's disease: a randomized clinical trial. JAMA. 2015 Dec 15;314(23):2524-34. Doi: 10.1001/jama.2015.16700. PMID: 26670970.

38. Ruiz MA, Kaiser Junior RL, Quadros LG et al. Remission of refractory Crohn's disease after autologous hematopoietic stem cell transplantation. Rev Bras Hematol Hemoter. 2015 Mar.-Abr.;37(2):136-9 [Epub 2015 Jan 30]. Doi: 10.1016/j.bjhh.2015.01.002. PMID: 25818827; PMCID: PMC4382571.

39. Jauregui-Amezaga A, Rovira M, Marín P et al. Improving safety of autologous haematopoietic stem cell transplantation in patients with Crohn's disease. Gut. 2016 Sep;65(9):1456-62 [Epub 2015 Nov 19]. Doi: 10.1136/gutjnl-2015-309836. PMID: 26585938.

40. López-García A, Rovira M, Jauregui-Amezaga A et al. Autologous haematopoietic stem cell transplantation for refractory Crohn's disease: efficacy in a single-centre cohort. J Crohn's Colitis. 2017 Oct 1;11(10):1161-8. Doi: 10.1093/ecco-jcc/jjx054. PMID: 28419282.

41. Lindsay JO, Allez M, Clark M et al.; ASTIC Trial Group; European Society for Blood and Marrow Transplantation Autoimmune Disease Working Party; European Crohn's and Colitis Organisation. Autologous stem-cell transplantation in treatment-refractory Crohn's disease: an analysis of pooled data from the ASTIC trial. Lancet Gastroenterol Hepatol. 2017 Jun;2(6):399-406 [Epub 2017 Apr 6]. doi: 10.1016/S2468-1253(17)30056-0. PMID: 28497755.

42. Ruiz MA, Kaiser Jr RL, Quadros LG et al. Low toxicity and favorable clinical and quality of life impact after non-myeloablative autologous hematopoietic stem cell transplant in Crohn's disease. BMC Res Notes. 2017 Oct 6;10(1):495. Doi: 10.1186/s13104-017-2824-1. PMID: 28985769; PMCID: PMC5639601.

43. Ruiz MA, Kaiser Junior RL, Quadros LG et al. Hematopoietic stem cell transplantation in a severe refractory Crohn's disease patient with intestinal stoma: a case report. Int Med Case Rep J. 2017 Oct 24;10:353-9. Doi: 10.2147/IMCRJ.S139552. PMID: 29123428; PMCID: PMC5661443.

44. Brierley CK, Castilla-Llorente C, Labopin M et al.; European Society for Blood and Marrow Transplantation (EBMT) Autoimmune Diseases Working Party (ADWP). Autologous haematopoietic stem cell transplantation for Crohn's Disease: a retrospective survey of long-term outcomes from the European Society for Blood and Marrow Transplantation. J Crohn's Colitis. 2018 Aug 29;12(9):1097-103. Doi: 10.1093/ecco-jcc/jjy069. PMID: 29788233; PMCID: PMC6113702.

45. Hernanz N, Sierra M, Volpato N et al. Autologous haematopoietic stem cell transplantation in refractory Crohn's disease: experience in our centre. Gastroenterol Hepatol. 2019 Jan;42(1):16-22 [Epub 2018 Oct 15]. Doi: 10.1016/j.gastrohep.2018.08.004. PMID: 30337206.

46. Ruiz MA, Junior RLK, Piron-Ruiz L et al. Medical, ethical and legal aspects of hematopoietic stem cell transplantation for Crohn's disease in Brazil. World J Stem Cells. 2020 Oct 26;12(10):1113-23. Doi: 10.4252/wjsc.v12.i10.1113. PMID: 33178395; PMCID: PMC7596442.

47. Burt RK, Craig R, Yun L et al. A pilot feasibility study of non-myeloablative allogeneic hematopoietic stem cell transplantation for refractory Crohn's disease. Bone Marrow Transplant. 2020 Dec;55(12):2343-6 [Epub 2020 May 28]. Doi: 10.1038/s41409-020-0953-yPMID: 32467584.

48. Voltarelli JC, Couri CE, Stracieri AB et al. Autologous non-myeloablative hematopoietic stem cell transplantation in newly diagnosed type 1 diabetes mellitus. JAMA. 2007 Apr 11;297(14):1568-76. Doi: 10.1001/jama.297.14.1568. PMID: 17426276.

49. Hamerschlak N, Rodrigues M, Moraes DA et al. Brazilian experience with two conditioning regimens in patients with multiple sclerosis: BEAM/horse ATG and CY/rabbit ATG. Bone Marrow Transplant. 2010 Feb;45(2):239-48 [Epub 2009 Jul 6]. Doi: 10.1038/bmt.2009.127. PMID: 19584827.

50. Ruiz MA, Parra RS, Zabot GP et al. Hematopoietic stem cell transplantation and Crohn's disease: position paper from the Transplantation Committee of the Brazilian Group for the Study of Inflammatory Bowel Diseases. Archives Gastroenterology. 2022.

51. Oliveira MC, Elias JB, Moraes DA et al. A review of hematopoietic stem cell transplantation for autoimmune diseases: multiple sclerosis, systemic sclerosis and Crohn's disease – Position paper of the Brazilian Society of Bone Marrow Transplantation. Hematol Transfus Cell Ther. 2021 Jan.-Mar.;43(1):65-86 [Epub 2020 Apr 29]. Doi: 10.1016/j.htct.2020.03.002. PMID: 32418777; PMCID: PMC7910166.

52. Snowden JA, Badoglio M, Labopin M et al.; European Society for Blood and Marrow Transplantation (EBMT) Autoimmune Diseases Working Party (ADWP); EBMT Paediatric Working Party (PWP); Joint Accreditation Committee of the International Society for Cellular Therapy (ISCT); EBMT (JACIE). Evolution, trends, outcomes and economics of hematopoietic stem cell transplantation in severe autoimmune diseases. Blood Adv. 2017 Dec 20;1(27):2742-55. Doi: 10.1182/bloodadvances.2017010041. PMID: 29296926; PMCID: PMC5745133.

53. Jessop H, Farge D, Saccardi R et al. General information for patients and carers considering haematopoietic stem cell transplantation (HSCT) for severe autoimmune diseases (ADs): a position statement from the EBMT Autoimmune Diseases Working Party (ADWP), the EBMT Nurses Group, the EBMT Patient, Family and Donor Committee and the Joint Accreditation Committee of ISCT and EBMT (JACIE). Bone Marrow Transplant. 2019 Jul;54(7):933-42 [Epub 2019 Jan 31]. Doi: 10.1038/s41409-019-0430-7. PMID: 30705338; PMCID: PMC6760538.

54. Alexander T, Greco R, Snowden JA. Hematopoietic stem cell transplantation for autoimmune disease. Annu Rev Med. 2021 Jan 27;72:215-28 [Epub 2020 Oct 26]. Doi: 10.1146/annurev-med-070119-115617. PMID: 33106103.

55. Sulz MC, Burri E, Michetti P et al.; Swiss Society of Gastroenterology. Treatment algorithms for Crohn's disease. Digestion. 2020;101(Suppl 1):43-57 [Epub 2020 Mar 13]. Doi: 10.1159/000506364. PMID: 32172251.

56. Ruiz MA, Kaiser Junior RL, Piron-Ruiz L et al. Crohn's disease patients effectively mobilize peripheral blood stem cells to perform autologous haematopoietic stem cell transplantation. bioRxiv. Doi: 10.1101/348763.

58 Cinco Aspectos Éticos e Legais Relacionados às Doenças Inflamatórias Intestinais

Sender Jankiel Miszputen
Antonio José de Vasconcellos Carneiro
Eduardo Lopes Pontes

Os aspectos éticos, base da prática médica, fundamentados pelos princípios da bioética de autonomia, beneficência, não maleficência, equidade e justiça, norteiam há séculos o exercício da medicina. Aplicam-se indistintamente a todo ato médico, independente de especialidades, tendo como ponto de partida a relação médico-paciente.

As doenças inflamatórias intestinais (DII), moléstias crônicas, com curso variável, que comprometem em sua maioria pacientes jovens em idade laborativa e evoluem com períodos de remissão e exacerbação, muitas vezes com necessidade de internações e tratamentos cirúrgicos, com importante impacto socioeconômico, apresentam algumas particularidades que, contudo, não devem interferir no comportamento ético do profissional envolvido no seu tratamento.

Serão feitas, neste capítulo, algumas considerações éticas quanto à relação médico-paciente, ao diagnóstico, ao tratamento e aos protocolos de pesquisa e aos aspectos legais pertinentes ao acompanhamento de pacientes com DII.

Como toda doença crônica, sem possibilidade de cura definitiva e com consequente tratamento prolongado e permanente, é importante, nas DII, para um bom acompanhamento médico, que se estabeleça desde o início uma boa relação médico-paciente. A informação sobre a doença, com o esclarecimento de sua condição clínica e das possíveis formas evolutivas, a necessidade de acompanhamento médico regular, com realização de exames complementares periódicos e a importância da adesão ao tratamento são fatores determinantes de um bom resultado terapêutico. O princípio da autonomia deve ser sempre respeitado, tornando o paciente, ou o seu responsável legal, partícipe das opções e decisões médicas. É falta ética não esclarecer o paciente sobre todos os aspectos envolvidos na sua doença, bem como a não preservar seu direito à privacidade. Essas questões estão bem colocadas no Código de Ética da Organização Brasileira de Doença de Crohn e Colite (GEDIIB), publicado em 2021, no tópico "Relação com os Pacientes", transcrito a seguir:[1]

> "O associado do GEDIIB deve proporcionar ao paciente todo o esclarecimento necessário sobre seu quadro clínico, tratamento ou intervenção e sua autonomia deve ser respeitada, garantindo-lhe o direito de decidir em conjunto com seu médico a melhor conduta a ser tomada.
> O associado do GEDIIB deve atender o paciente de forma respeitosa, sem fazer distinção de cor, raça, religião, gênero, condição social, orientação sexual ou qualquer outra forma de discriminação prevista em lei.
> O associado do GEDIIB deve respeitar os direitos de seus pacientes, proteger a privacidade deles e manter a confidencialidade da relação médico-paciente, inclusive em divulgações científicas. Informações sobre a saúde do paciente poderão ser divulgadas com autorização expressa deste ou de seu responsável legal".

Muitos pacientes com DII demoram a ter o diagnóstico adequado, acarretando, desta forma, retardo no início do tratamento com impacto negativo no controle e na evolução da doença. Em nosso meio, Fróes et al.[2] encontraram um período de 8 anos entre o início dos sintomas e a confirmação diagnóstica de pacientes com doença de Crohn. As causas para esse retardo no diagnóstico são multifatoriais e contemplam desde a dificuldade do médico em incluir as DII nas hipóteses diagnósticas iniciais, até a a tolerância de pacientes a sintomas mais leves, passando pela dificuldade de acesso ao atendimento médico e a falta de condições adequadas para a realização de exames complementares, laboratoriais, endoscópicos e radiológicos, fundamentais à confirmação diagnóstica. De todo modo, é fundamental e ético que o médico reconheça suas limitações próprias ou institucionais e encaminhe o paciente para um acompanhamento em unidade especializada, sempre que isso possa resultar em um tratamento de melhor qualidade, com assistência multiprofissional, incluindo gastroenterologista, proctologista, enfermagem, nutricionista, psicólogo e assistente social.

Uma vez estabelecido o diagnóstico, algumas considerações em relação à ética no tratamento devem ser enfatizadas. Aqui, os princípios da beneficência e da não maleficência, ou seja, a relação custo-benefício, levando em consideração a eficácia e os efeitos adversos possíveis em cada opção terapêutica, são fundamentais. A estratégia terapêutica adequada será determinada pela forma de apresentação e extensão da doença, gravidade dos sintomas, além de características próprias de cada paciente como idade, comorbidades, manifestações extraintestinais (MEI), estado nutricional, tratamentos prévios e aspectos emocionais e sociais, entre outros. É função do médico assistente, idealmente em equipe multidisciplinar, indicar o que considera ser a melhor opção de tratamento em cada caso. Contudo, essa tomada de decisão sempre será compartilhada com o paciente ou com seu representante legal, que deverá receber todas as informações, não só relacionadas às possíveis evoluções e consequências da doença, mas, principalmente, sobre as opções terapêuticas existentes, incluindo eficácia e efeitos adversos das drogas, formas e periodicidade de administração, necessidade de consultas médicas e realização de exames complementares. Ressalta-se que, uma vez bem esclarecido, e com respostas a eventuais questionamentos, a última palavra, sempre que possível, será do paciente. Não é correto e ético que lhe seja imposto um tratamento sem que essas premissas tenham sido cumpridas. Desta forma, contemplam-se, além do princípio da autonomia, os princípios da beneficência e da não maleficência.

Ademais, é preceito ético fundamental que o médico, no exercício de sua profissão, não seja influenciado por eventuais relações com a indústria farmacêutica ou por interesses alheios à boa prática médica. Este tópico está contemplado no Código de Ética do GEDIIB:[1]

> "Considerando que existem evidências científicas de que a relação entre médicos e a indústria pode influenciar, de forma negativa ou desnecessária, as prescrições de medicamentos e decisões sobre o diagnóstico e tratamento, o GEDIIB recomenda, aos seus associados, que utilizem as normas do código de ética médica em suas relações com a indústria".

Deve-se também atentar sempre para os custos inerentes a determinada escolha terapêutica, optando-se, quando possível, pela que onere menos o paciente e o sistema público de saúde, respeitando-se, assim, o princípio da justiça e equidade. Isso não significa oferecer o mesmo tratamento a todos de forma indistinta, mas oferecer a cada um o melhor tratamento disponível.

Outro tópico de grande relevância, que abrange diversos aspectos éticos, são as pesquisas clínicas. Essenciais para o progresso da ciência e a incorporação de novos medicamentos, devem, contudo, resguardar o interesse individual do paciente, sem que este se sobreponha ao interesse coletivo. Sob esse ângulo, merece especial atenção o papel do médico que acompanha o paciente quando esse profissional for o responsável por conduzir estudos clínicos. Alguns procedimentos básicos, como análise prévia de potenciais conflitos de interesses financeiros e não financeiros, devem ser analisados antes da aprovação do estudo pelos comitês de ética e antes de seu início efetivo.[3]

O objetivo principal do médico é o de indicar o melhor tratamento disponível para o seu paciente. O objetivo principal do pesquisador clínico é o de conduzir o estudo rigorosamente de acordo com o protocolo aprovado a fim de responder as interrogações científicas formuladas. Para diminuir esta aparente contradição entre o tratamento médico e o interesse científico, são necessários critérios bem definidos de inclusão e de exclusão de pacientes. O termo de consentimento livre e esclarecido deve ser apresentado ao paciente de forma clara e completa, detalhando-se os aspectos positivos e negativos do estudo, idealmente por um membro da equipe de pesquisa que não esteja envolvido diretamente com o tratamento do paciente. Importante ficar claro que a recusa em participar do ensaio clínico não trará nenhuma consequência ao tratamento e ao acompanhamento do paciente.[4]

O termo de consentimento livre e esclarecido pressupõe, como fundamentos básicos no que concerne ao paciente, o correto entendimento da pesquisa, a voluntariedade e a capacidade de decisão, ficando assegurado, em caso de efeitos adversos importantes ou do agravamento da condição clínica do paciente, que ele será retirado do estudo e receberá o tratamento convencional mais adequado, visando sempre o seu bem-estar e preservação de sua saúde.[5]

Rubin et al.,[6] em artigo publicado sobre ética e ensaios clínicos nas DII, sugerem que se devam seguir os critérios éticos estabelecidos para pesquisa em seres humanos, em especial os que compõem a Declaração de Helsinge.

Diversas questões éticas estão implicadas no acompanhamento de pacientes com DII. A doença de Crohn e a retocolite ulcerativa são doenças crônicas, que acometem, muitas vezes, pacientes jovens acarretando um tratamento prolongado. Uma boa relação médico-paciente é condição fundamental para o bom entendimento da doença, escolha terapêutica e adesão ao tratamento, determinando melhores resultados a longo prazo.

Referências bibliográficas

1. Grupo de Estudos da Doença Inflamatória Intestinal do Brasil (GEDIIB) [homepage na internet]. Disponível em: https://gediib.org.br.
2. Fróes R, Moreira AL, Carneiro AJ et al. Prevalence, indirect cost and risk factors for work disability in patients with Crohn's disease at a tertiary care center in Rio de Janeiro. Dig Dis Sci. 2021 Sep;66(9):2925-34 [Epub 2020 Oct 12]. Doi: 10.1007/s10620-020-06646-z.
3. Tremaine WJ, Camilleri M. Ethical issues concerning therapeutic studies in inflammatory bowel disease. Inflamatory Bowel Dis. 2007;9:1141-5.
4. Bester J, Cole CM, Kodish E. The limits of informed consent for an overwhelmed patient, clinician's role in protecting patients and preventing overwhelm. AMA J Ethics. 2016;18: 869-86.
5. Kurin M, Katz J, Kodish E et al. Informed consent in IBD trials: where we are and where we need to go. Inflamatory Bowel Disease. 2019;25(7):1115-9.
6. Rubin DT, Becker S, Siegler M. Ethical considerations for clinical trials in inflammatory bowel disease. 2014;10(1):37-41.

59 Prevenção

Adriana Ribas Andrade
Joana Torres

Impacto das doenças inflamatórias intestinais

As doenças inflamatórias intestinais (DII), que compreendem a doença de Crohn (DC) e a retocolite ulcerativa (RCU), são moléstias crônicas do tubo digestivo que cursam com períodos de agudização e de remissão. Previamente consideradas doenças dos países desenvolvidos, tem-se verificado um aumento de sua incidência em zonas de baixa prevalência, onde se inclui o Brasil.[1] As DII afetam principalmente jovens adultos e podem ter consequências devastadoras na qualidade de vida dos doentes, nas suas relações íntimas e produtividade laboral. Além disso, estima-se que bilhões de euros sejam gastos todos os anos em custos diretos na Europa e nos Estados Unidos com o tratamento dessas doenças. No Brasil, estudos revelam que pacientes com DII apresentam alto índice de absentismo (uma vez que a doença compromete primariamente indivíduos em idade laboral) com gastos para o sistema público que ultrapassam 90 milhões de dólares, dados do período de 2010 a 2014.[2] Apesar de todos os progressos feitos nos últimos anos que permitiram ampliar o conhecimento da patogênese da doença e melhores tratamentos médicos, ainda não existe cura, e muitos doentes são refratários aos tratamentos disponíveis, o que realça a importância de se desenvolverem novas estratégias.

Porque falar de prevenção

O número de doenças relacionadas à desregulação do sistema imune está em ascensão em todo o mundo, em paralelo com a industrialização das sociedades e adoção de estilos de vida ocidentalizados (dieta, sedentarismo, estresse, privação de sono, hábitos medicamentosos etc.). O desbalanço do sistema imunológico pode comprometer diversos órgãos, entre eles a pele (psoríase), articulações (artrite reumatoide, espondiloartropatias etc.), pulmão (asma), sistema nervoso central (esclerose múltipla), olhos (uveíte), além de órgãos do trato gastrointestinal (DII), ocasionando desordens conhecidas como doenças imunomediadas inflamatórias crônicas (DIMIC). Por vezes, essas desordens se manifestam concomitantemente causando um alto impacto negativo na qualidade de vida desses pacientes. Portanto, é importante reconhecer os principais fatores de risco envolvidos com as desordens imunomediadas, com enfoque, neste capítulo, na DC e RCU.

As DII são doenças imunomediadas crônicas, caracterizadas pela presença de um processo inflamatório que cursa com períodos de atividade e outros de acalmia, com apresentação clínica variável, em que podem estar presentes diarreia, dor abdominal, cansaço, fraqueza e indisposição, além de manifestações extraintestinais (MEI) que comprometem o bem-estar dos pacientes. Apesar do avanço da ciência, as causas das DII ainda não são bem compreendidas, mas acredita-se que há alterações em quatro grandes grupos como exposoma, microbioma, genoma e imunoma, mais bem destrinchados no curso do capítulo.

Em virtude do crescimento acelerado da incidência das DII, há um esforço global para redução da incidência[1] e, para realmente mudar a história natural das DII, a intervenção deve ser feita numa fase pré-clínica da doença, período caracterizado por alterações imunológicas que precedem sintomas e lesões intestinais. Esse processo, muitas vezes, começa anos antes do diagnóstico.[3] Neste capítulo, exploraremos o conceito de doença pré-clínica, apoiado por estudos preliminares nas DII, bem como discutir os desafios e as estratégias em prevenção das DII.

Estabelecimento de estratégias de prevenção

É importante, antes de tudo, rememorar os conceitos sobre níveis de prevenção. A prevenção primária caracteriza-se pelo conjunto de fatores relacionados com a manutenção da saúde do indivíduo, reduzindo ao máximo os fatores de risco modificáveis (p. ex.: vacinação). A secundária envolve a detecção precoce em pacientes de alto risco (p. ex.: rastreamento de câncer colorretal acima dos 50 anos de idade). A terciária envolve o conjunto de medidas a fim de evitar a progressão da doença/reabilitação. Por fim, na prevenção quaternária, evita-se o uso excessivo de medicamentos e as indicações desnecessárias de exames, procedimentos, cirurgias, entre outros. Na Figura 59.1, elencamos algumas medidas de prevenção e seus níveis, com exemplos de aplicabilidade na DII.

Como toda doença imunomediada, acredita-se que, em um indivíduo geneticamente predisposto, fatores desencadeantes ambientais ativarão o sistema imunológico de forma descontrolada resultando na inflamação intestinal subclínica, seguida de lesão tecidual para, posteriormente, manifestarem-se os sintomas. Nas DII, à semelhança de outras doenças imunomediadas, evidências crescentes apontam também para uma fase pré-clínica que vem sendo extensamente estudada a fim de se desenvolverem ferramentas de predição e de prevenção para o desenvolvimento da doença.

Enquanto nas DII essa linha de investigação se encontra ainda na sua fase inicial, em outras áreas, como na artrite reumatoide (AR) ou no diabetes tipo 1 (DM-1), o estudo da fase pré-clínica permitiu avanços consideráveis no conhecimento da fisiopatologia da doença, permitindo desenvolver modelos de predição com elevada acurácia, propiciando o desenvolvimento de inúmeros *disease prevention trials*. Por exemplo, na AR, estudos evidenciam que o uso precoce de metotrexato, corticosteroide ou abatacepte pode retardar a fase clínica da doença em indivíduos com autoanticorpos positivos. No DM-1, a admistração de teplizumabe (antiCD3) em indivíduos também com autoanticorpos séricos positivos resultou em atraso no início da doença, sendo este fármaco atualmente considerado promissor na prevenção da doença.[3]

Lembrando que AR e DM-1 são doenças sabidamente autoimunes, em que defeitos nos linfócitos B autorreatores produzirão autoanticorpos direcionados a proteínas específicas, resultando no dano tecidual. As DII não são consideradas doenças autoimunes propriamente ditas, mas sim desordens heterogêneas com imunodesregulação variada, desde o polo de desordens autoinflamatórias, como a *very early onset*-IBD

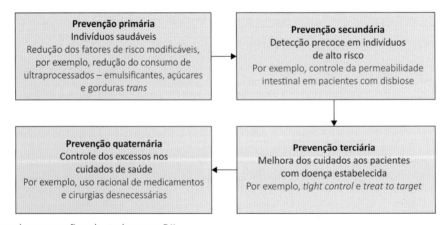

Figura 59.1 Tipos de prevenção adaptados para DII.
Fonte: Desenvolvida pela autoria do capítulo.

(VEO-IBD), doença monogênica com desregulação principal do sistema imune inato, até desordens com comprometimento da permeabilidade intestinal, fagocitose e/ou do sistema imune adaptativo, com a presença de anticorpos (seja o ASCA na doença de Crohn, no pANCA ou na RCU) em apenas uma pequena parcela de pacientes.

O que é conhecido da fase pré-clínica da DII

A dificuldade de estudar a fase pré-clínica (definida como a fase que antecede o diagnóstico clínico, e que pode ter uma duração variável) advém do fato de ser difícil obter amostras (séricas ou teciduais) antes do diagnóstico. Assim, a maior parte dos estudos envolveu indivíduos com maior risco para desenvolver a doença, como os familiares de 1º grau, ou na tentativa de recolher amostras obtidas antes do diagnóstico, por exemplo, por meio de recurso a repositórios de soro. Apesar dos desafios inerentes em estudar a fase pré-clínica, conhecer os eventos primários que conduzem à iniciação da doença, ou os eventos secundários que resultam na expansão de vias imunológicas desreguladas, pode ser altamente recompensador, pois permitiria: 1) melhorar o conhecimento da patogênese da doença, conduzindo a melhores tratamentos; 2) desenvolver biomarcadores para diagnóstico precoce; 3) identificar potenciais estratégias (farmacológicas ou não farmacológicas) preventivas.

O rápido aumento da incidência de DII em países em desenvolvimento, a concordância incompleta entre gêmeos monozigóticos, entre outros, sugerem que o ambiente ou que determinados fatores ambientais podem ter um papel importante na gênese das DII. Vários estudos epidemiológicos têm tentado identificar fatores ambientais sobre os quais poderia ser possível atuar, modificando o risco de DII. Contudo, deve-se ter em mente que esses estudos apenas mostram associação, e não causalidade, havendo sempre a possibilidade de existirem fatores de confundimento que não são devidamente controlados.

Em 2019, Piovani et al. publicaram uma *Umbrella Review of Metanalisis*, considerando todas as metanálises de estudos observacionais publicadas até então relacionadas aos principais fatores associados com a DII.[4] Por um lado, os autores identificaram nove fatores que aumentam o risco de DII: tabagismo (DC – OR: 1,78; IC: 1,4 a 2,22); vida urbana (DII – OR: 1,35; IC: 1,15 a 1,58); apendicectomia (DC – OR: 1,61; IC: 1,26 a 2,02); amigdalectomia (CD – OR: 1,37 (1,16 a 1,62); exposição a antibióticos (DII – OR: 1,57; IC: 1,27 a 1,94); uso de anticoncepcional oral (DII – OR: 1,31; IC: 1,15 a 1,5); consumo de refrigerantes (RCU – OR: 1,69; 1,24 a 2,3); deficiência de vitamina D (DII – OR: 1,64; IC: 1,3 a 2,08); e infecção por Helicobacter entero-hepática distinta de *H. pylori* (DII – OR: 1,59; IC: 1,12 a 2,27). Por outro lado, sete fatores reduzem o risco de DII: atividade física (DC – OR: 0,63; IC 0,5 a 0,79); amamentação (DII – OR: 0,74; IC: 0,66 a 0,83); cama compartilhada (DC – OR: 0,66; IC: 0,46 a 0,87); consumo de chá (RCU – OR: 0,69; IC: 0,58 a 0,83); altos níveis de folato (DII – OR: 0,43; IC: 0,31 a 0,61); altos níveis de vitamina D (DC – OR: 0,62; IC: 0,46 a 0,84); e infecção por *H. pylori* principalmente na infância (DII – OR: 0,43; IC: 0,36 a 0,5). O controle desses fatores pode, em teoria, conduzir a estratégias de prevenção primária.

Contudo, para realmente se adquirir um conhecimento aprofundado sobre os mecanismos primários e secundários que resultam nas DII, são necessários estudos que analisem indivíduos ou amostras obtidas antes do diagnóstico. Destacamos, a seguir, alguns estudos relevantes voltados para a fase pré-clínica da doença.

Estudos retrospectivos efetuados na população geral

Na população geral, seria impraticável realizar estudos prospectivos com tempo de *follow up* e número suficiente de participantes, portanto a maioria dos estudos foram feitos com amostras em repositórios de soro, identificando retrospectivamente indivíduos com DII e recuperando as suas amostras obtidas antes do diagnóstico. Alguns estudos foram realizados neste contexto e com recurso a essa metodologia. Israeli et al. Verificaram, numa coorte militar israelita, uma positividade de 31% do anticorpo anti-*Saccharomyces cerevisiae* (ASCA) entre os pacientes com DC na fase pré-clínica, e que seus títulos eram maiores quanto mais próximo da manifestação clínica da doença (média de 3,2 anos); já na RCU, 25% testaram positivo para o anticorpo anticitoplasma de neutrófilos (pANCA) – anticorpo detectado com uma média de 3,1 anos para a fase clínica da RCU, sem positividade no grupo controle.[5] Anos mais tarde, Schaik et al. expandiram esses resultados com recursos a amostras do estudo EPIC, testando outros biomarcadores como anti-OmpC e anti-CBir1 (todos considerados anticorpos antimicrobianos). Em combinação, marcadores como o ASCA IgG, ASCA IgA, pANCA, anti-OmpC e anti-CBir1 conseguiram detectar 39% da DC e 35% da RCU em sua fase pré-clínica.[6] O estudo *Nurses' Health Study* (NHS) reportou, entre 83 pacientes com DC e 90 com RCU, que o soro estocado na fase pré-clínica da doença apresentava níveis elevados de proteína C-reativa (PCR) ultrassensível e IL-6 comparados com controles, com tempo médio entre a positividade do exame até o diagnóstico, variando entre 6 e 7 anos.[7] Por fim, um dos estudos mais importantes no campo, em virtude do acesso a múltiplas amostras por indivíduo, coletadas de forma longitudinal, é o PREDICTS (*Proteomic Evaluation and Discovery in an IBD Cohort of Tri-service Subjects Study*). Nesse estudo de caso-controle, por meio de soro estocado em biorepositório da U.S. Department of Defense Serum Repository (DoDSR), Torres et al. verificaram 51 biomarcadores que podem prever DC com 76% de precisão até 5 anos antes do diagnóstico e 87% de precisão em 1 ano antes do diagnóstico. Em contraste com a DC, na RCU a predição dos marcadores foi de 56% em 5 anos e 61% em 1 ano, sem nenhum marcador isolado ou em combinação sendo capaz de predizer a doença com boa confiabilidade, levando a crer que provavelmente a RCU seja uma doença com fase pré-clínica mais curta e de apresentação clínica mais abrupta. Os marcadores proteômicos mais consistentes com diagnóstico na fase pré-clínica na DC foram marcadores de inflamação (PCR, proteína amiloide, tripsina 2), marcadores envolvidos na sinalização de citocinas, imunidade inata e resposta a bactérias/autofagia (fatores de complemento, subunidades do receptor de TNF, proteína de ligação a lipopolissacarídeos, proteinase-3, entre outras interleucinas), além dos anticorpos antimicrobianos, que podem estar presentes 6 anos antes da fase clínica da DII, sendo eles ASCA IgG, ASCA IgA, anti-OmpC, anti-Fla2, anti-FlaX e anti-CBir1. Pacientes com alto títulos de anticorpos antimicrobianos apresentaram maior risco de desenvolver DII com fenótipo mais agressivo (estenose, fístula/abscesso, necessidade de cirurgia).[8]

Estudos em população de alto risco

Estudos relacionados a pacientes de risco como filhos de pais com DII, ou de comunidades onde há maior incidência documentada como na população étnica dos judeus asquenazes (risco 3 a 4 vezes maior de desenvolver DII), demonstram que os familiares em 1º grau frequentemente apresentam alterações de permeabilidade intestinal, calprotectina fecal alterada, anticorpos antimicrobianos positivos, alterações nos marcadores de imunidade inata e adquirida, alteração no *pool* de bactérias que compõem a microbiota intestinal,[9] e que o *genome-wide polygenic risk score* (PRS) foi capaz de predizer os pacientes de alto risco para DII, em concordância com níveis aumentados de calprotectina fecal.[10] A maior parte desses estudos foi, contudo, realizada de forma transversal. Um dos estudos mais importantes na área pré-clínica é o GEM (*Genetic, Environment and Microbiome Project*). Esse estudo prospectivo multicêntrico recrutou mais de 5 mil familiares de doentes com DC. No recrutamento, esses indivíduos forneceram amostras biológicas e foram depois seguidos ao longo de 10 anos. Cerca de cem indivíduos desenvolveram DII durante o *follow up*. Os autores demonstraram que a presença de permeabilidade intestinal aumentada (medida pelo LacMan *ratio*, LMR > 0,03) se associava a um risco 3 vezes mais elevado de desenvolver DC durante o *follow up* (HR: 3,03; IC: 95%, 1,64 a 5,63; p = 0,0003).[11] Além disso, o mesmo consórcio demonstrou que a presença de dois ou mais anticorpos antimicrobianos (anticorpos antiflagelina, anti-OmpC e ASCA IgA/IgG) se associava ao desenvolvimento futuro de DC (OR: 6,5; IC: 95%, 3,4 a 12,7; p < 0,001), independentemente de marcadores da barreira intestinal, inflamação subclínica ou risco genético.[12]

O estudo *Meconium* (*Exploring Mechanisms of Disease Transmission in Utero through the Microbiome*) procura explorar de que forma a DII impacta no desenvolvimento do microbioma e do sistema imunitário durante o início de vida. Para avaliar esse efeito, gestantes com e sem DII e seus bebês são seguidos prospectivamente, com coletas seriadas de calprotectina e análise da microbiota fecal (16S *ribosomal* RNA *gene sequencing*). Os primeiros resultados desse estudo[13] mostraram que os bebês nascidos de mães com DII apresentavam composição e diversidade bacterianas distintas durante os 3 primeiros meses de vida, com aumento das Gammaproteobacteria e diminuição das bifidobactérias. Além disso, o transplante fecal proveniente de fezes desses bebês em camundongos *germ-free* resultou em alterações no desenvolvimento do seu sistema imunitário, sugerindo que alterações no microbioma podem contribuir para o risco de DII e que a transmissão bacteriana de mães para filhos pode contribuir para aumentar esse risco. Em linha com esses achados, um estudo subsequente desse grupo reportou níveis mais elevados de calprotectina fecal durante os 2 primeiros anos de vida em bebês nascidos de mães com DII, sugerindo inflamação subclínica.[14]

Com base nos estudos disponíveis até o momento, um painel de expertos reunido no *workshop* sobre *precision medicine*, promovido pela European Crohn and Colitis Organisation, sugeriu que a fase pré-clínica progride ao longo de 4 fases:[15]

- **Fase 1 – pacientes de alto risco:** gatilhos ambientais ocasionarão a disbiose, a alteração da permeabilidade e a imunodesregulação em indivíduos geneticamente predispostos; a mutação do gene NOD-2 foi a primeira a ser descrit, entretanto, atualmente, mais de 200 *loci* de susceptibilidade foram identificados. Várias mutações estão sendo catalogadas como aquelas relacionadas com sensores microbianos (NOD2, CARD9, RIPK2), defeitos de barreira (C1orf106, HNF4A), sinalização de resposta imune inata e adaptativa (NLRP7, IL18RAP, CD28, IFNG, PTPN22, STAT4, IL6ST, IL23R, RORC, IL17RA), indutores de fibrose (OSMR, SMAD3) e genes relacionados à homeostase celular (ATG16L1, RNF186, ERGIC1).[16] Considerando-se a natureza poligênica das DII, escores de estratificação de risco estão sendo validados[17-20] para identificar de forma precoce aqueles indivíduos de alto risco, assim a prevenção primária pode ser exercida de forma mais eficaz.

- **Fase 2 – início da doença:** presença de biomarcadores de integridade de barreira pode ser positiva já com algum grau de ativação da resposta imune inata e/ou adaptativa e inflamação crônica da mucosa. Alguns desses biomarcadores vêm sendo estudados na prática como a dosagem da proteína ligadora de lipopolissacarídeo (LBP), zonulina, proteína ligadora de ácidos graxos intestinais (FAB-1) e o LacMan *ratio* (LMR), que avalia a taxa de excreção urinária após ingesta de 5 g de lactulose e 2 g de manitol, com um corte de ≥ 0,3 como possível alteração da permeabilidade intestinal,[21,22] embora mais estudos em humanos sejam necessários.[23] A utilização da microscopia confocal (com avaliação do extravasamento da fluoresceína) em exames endoscópicos também vem sendo explorada para avaliação da permeabilidade; entretanto, do ponto de vista de triagem populacional, há pouca aplicabilidade na prática.[24]

- **Fase 3 – expansão da doença:** os sintomas podem ainda não estar presentes, mas, durante esta fase, os processos imunológicos que estão desregulados sofrem expansão, em paralelo com a elevação de biomarcadores fecais, como a calprotectina fecal; lembrar que o dano tecidual é progressivo, inicia-se com inflamação microscópica e evolui para a presença de ulcerações macroscópicas.

- **Fase 4 – doença clinicamente perceptível:** importante ressaltar que esta evolução varia de indivíduo para indivíduo e que ainda não há evidência científica suficiente que suporte essa hipótese, tampouco se sabe qual das fases a doença é reversível ou não.

Possíveis estratégias de prevenção na DII

Com base no conhecimento atual dos mecanismos patogênicos associados com as DII e nos dados obtidos sobre a fase pré-clínica da doença, é possível propor diferentes estratégias de prevenção. É, contudo, importante destacar que até o momento nenhum estudo prospectivo de prevenção nas DII foi concluído e que essas estratégias são hipotéticas, se bem que plausíveis à luz do conhecimento atual.

Promover microbioma saudável

O desenvolvimento da microbiota inicia-se logo que o indivíduo nasce e a diversidade da flora intestinal varia com inúmeros fatores ambientais e sua relação principalmente com: a) células da parede intestinal (enterócitos); b) células do sistema nervoso entérico (*neuropod cells*); c) células do sistema endócrino intestinal (enterocromafins); d) células do sistema imune inato e adaptativo como neutrófilos, macrófagos, linfócitos, entre outras; e) citocinas inflamatórias e reguladoras; f) metabólitos produzidos pela microbiota como os ácidos graxos de cadeia curta e g) antígenos alimentares. Esse conjunto é denominado "microbioma", tendo funções importantes como favorecer a digestão dos alimentos, induzir a produção de vitaminas e proteger o indivíduo contra microrganismos patogênicos. Como exemplo de bactérias benéficas/probióticas, há as bifidobactérias e os lactobacilos (gêneros Bacteroides, Bifidobacterium e Lactobacillus); e, entre as patogênicas, podem ser citados a família Enterobacteriaceae e o gênero Clostridium.[25]

O desenvolvimento dessa microbiota é concluído em torno dos 2 anos de idade e tende a manter sua composição estável, resistindo a intervenções transitórias.[25] Os microrganismos ingeridos através do consumo de suplementos probióticos ou alimentos contaminados têm ações temporárias e pontuais de forma positiva ou negativa, respectivamente. Já em pacientes com DII, há evidência de uma redução da biodiversidade com uma diminuição considerável do *pool* de bactérias *Faecalibacterium prausnitzii* e aumento de Proteobacteria.[26]

Essa evolução da fase pré-clínica, num estado de eubiose até a fase clínica em que há perda da diversidade, alteração da permeabilidade, redução da camada de muco e produção de citocinas inflamatórias, fica mais bem ilustrada na Figura 59.2.[3] Medidas preventivas que envolvam a modulação da microbiota ainda são inconsistentes; entretanto, é possível que, num futuro próximo, a medicina personalizada evolua para estratégias como o uso de pré/probióticos específicos, transplante fecal, uso pontual de antibióticos, controle da permeabilidade intestinal, enfim, ações que levem a um maior controle da epigenética na sinalização da transcrição gênica. No estudo *Meconium*,[14] foi verificado que bebês provenientes de mães com DII apresentavam composição e diversidade bacteriana distintas, sugerindo que medidas para promover colonização bacteriana "saudável" podem ser benéficas, o que, por sua vez, sugere que, nesses subgrupos de pacientes, a modulação do microbioma no início da vida possa ter algum efeito no risco de desenvolvimento de DII mais à frente, entretanto mais estudos são necessários.

Papel da dieta – Desde a amamentação, introdução alimentar até a vida adulta

A microbiota do bebê começa sua composição desde o período intraútero, portanto a qualidade da microbiota materna e os fatores alimentares que a determinam influenciarão a qualidade da microbiota do bebê. Também é sabido que a carga microbiana que o recém-nascido recebe na via de parto pode ser um fator fundamental na constituição primária, com estudos evidenciando que há mais lactobacilos e Prevotella em crianças nascidas de parto normal, enquanto há mais estafilococos e Propionebacterium em bebês nascidos de parto cesárea. Entretanto, metanálise publicada por Torres et al. demonstrou que bebês que nascem de parto cesariano não apresentaram risco aumentado de DII (OR: 1,01; IC: 95%, 0,81 a 1,27), DC (OR: 1,15; IC: 95%, 0,94 a 1,42), ou RCU (OR: 0,94; IC: 95%, 0,61 a 1,45).[27] Já em outra metanálise publicada em 2014, contendo estudos caso-controle, os autores sugerem que há um risco levemente aumentado de DC (principalmente DC pediátrica) em bebês que vieram ao mundo por parto cesáreo (OR: 1,2; 1,06 a 1,35).[28]

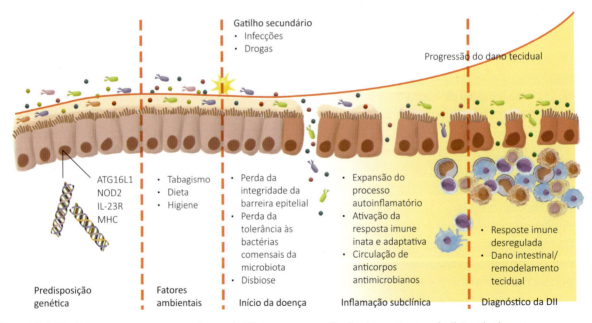

Figura 59.2 Modelo proposto para patogênese da DII e sua progressão desde o estagio pré-clínico da doença.
Fonte: Adaptada de Torres J, Burisch J, Riddle M et al., 2016.

Há anos, diversas instituições de reconhecimento internacional como Organização Mundial da Saúde (OMS), Fundo das Nações Unidas para a Infância (Unicef), World Alliance for Breastfeeding Action (WABA – Aliança Mundial de Ação Pró-amamentação), Sociedade Brasileira de Pediatria (SBP) entre outras, por meio de muitos estudos científicos, recomendam o aleitamento materno exclusivo até o 6º mês, complementado por uma dieta equilibrada até 2 anos ou mais, entretanto isso é uma realidade em apenas 39% das mães de acordo com relatório da OMS. O leite humano é um alimento completo com adequada combinação de carboidratos, proteínas, lipídios, vitaminas, minerais, hormônios, fatores de crescimento, anticorpos e microrganismos com benefícios nutricionais, imunológicos, psicológicos e econômicos.[29] Os oligossacarídeos do leite humano (*human milk oligosaccharides* e abreviados como HMO) promovem a função imunológica saudável alimentando os germes protetores como lactobacilos e bifidobactérias, contribuindo para a adequada colonização do intestino, amadurecimento das funções digestivas e imunológicas da criança. Estudos observacionais/metanálises sugerem que a amamentação pode ser considerada um fator protetor para o desenvolvimento de DII, tanto na DC (OR: 0,71; IC: 95%, 0,59 a 0,85) e na RCU (OR: 0,78; IC: 95%, 0,67 a 0,91).[30]

Com relação à introdução alimentar, é recomendada que se faça a partir dos 6 meses de vida, tanto para lactentes em aleitamento materno como para aqueles alimentados com fórmulas infantis, com especial atenção à variedade de alimentos. Os pais devem dar o exemplo de hábitos alimentares saudáveis e proporcionar um ambiente tranquilo. O ideal é evitar a oferta de açúcares refinados, refrigerantes e ultraprocessados nos primeiros 2 anos de vida para que a criança não selecione o paladar e continue com o interesse na ingesta de frutas, legumes e verduras.[31] Importante notar que o trato digestivo é rico em células imunes (linfócitos, macrófagos, neutrófilos, etc.) e estas encontram-se continuamente estimuladas pela microbiota intestinal. O desajuste da colonização bacteriana – disbiose – pode afetar a suscetibilidade para doenças crônicas até a vida adulta, com uma maior chance de desenvolver obesidade, diabetes, doença cardiovascular, asma, doença inflamatória intestinal, alergia, psoríase e doenças neuropsiquiátricas.

Já com relação à alimentação no adulto, está cada vez mais claro na literatura que dietas ocidentalizadas com alto teor de gordura, principalmente com gordura *trans* (parcial ou totalmente hidrogenada), conservantes e açúcares podem conduzir a uma microbiota mais patogênica. Os aditivos alimentares são os corantes, conservantes, aromatizantes, espessantes e emulsificantes utilizados para que esses alimentos durem mais tempo, inibindo o crescimento de microrganismos benéficos, assim como podem dar mais aroma, sabor e textura aos alimentos de forma artificial. Dos vilões, os que vêm chamando mais atenção na literatura como potencialmente patogênicos são os emulsificantes, como carragenina, maltodextrina e polissorbato 80. No estudo de Lo et al.,[32] os escores de padrão inflamatório dietético empírico (EDIP) – grupos alimentares que induzem ou reduzem diretamente níveis de PCR, IL-6, TNF-αR2 e adiponectina[33] – foram utilizados a fim de avaliar, entre 4.949.938 pessoas-anos de acompanhamento, quantas evoluíam com DII a partir dos hábitos de vida alimentares. Os autores identificaram 328 casos de DC e 428 casos de RCU. Aqueles no quartil do EDIP de alto potencial inflamatório tiveram 51% de risco de desenvolver CD (HR: 1,51; IC: 95%, 1,1 a 2,07; p = 0,01), sem interferência no risco de RCU.

Com relação ao potencial efeito protetor das dietas no desenvolvimento de DII, a IBD-AID *diet* vem demonstrando impacto na remissão clínica de pacientes com DII, com redução do uso de fármacos.[34] Desenvolvida pelo grupo da Universidade de Massachusetts Amherst, essa dieta parte do conceito do benefício da diversidade, ou seja, bactérias que vivem no nosso intestino se alimentam do que ingerimos para produzirem nutrientes como ácidos graxos de cadeia curta (entre eles, o mais importante, butirato), vitamina B12 e hormônios. Dessa forma, incentivar o consumo de alimentos ricos em prebióticos (p. ex.: aveia) e probióticos (que contêm bactérias vivas, como iogurte natural, *kefir*, *kimchi*, *missô*, *tempeh* e vegetais fermentados como chucrute), ajuda a aumentar a produção de ácidos graxos de cadeia curta, que modularão diretamente a produção de citocinas pró-inflamatórias (TNF-α, IL-2, IL-6 e IL-10), eicosanoides e quimiocinas (p. ex., MCP-1 e CINC-2) atuando em macrófagos e células endoteliais, o que auxilia na manutenção da homeostase.[35] Isso, aliado à restrição do consumo de alimentos potencialmente patogênicos como gordura saturada, lactose, trigo, açúcar refinado (sucralose) e milho. A IBD-AID *diet* apresenta três fases de aderência, a depender da atividade ou remissão clínica da doença, utilizando estratégias que favoreçam maior tolerabilidade do alimento a exemplo da priorização da consciência alimentar como alteração comportamental, da mudança de estilo de vida, da alteração de sabores e consistências com texturização de fibras para facilitar a digestão, utilizando enzimas digestivas para os pacientes sintomáticos como lipase, alfagalactosidases e xiloseisomerase; tudo para que não haja tanta restrição alimentar, e sim ampliação da diversidade. Há liberação gradual de novas classes de alimentos a partir da melhora clínica do paciente.

Ainda falando em prevenção secundária, partindo do conceito de que bebês nascidos de mães com DII demonstram redução da diversidade bacteriana intestinal, com maior abundância de proteobactérias pró-inflamatórias e depleção de bifidobactérias benéficas em comparação com bebês nascidos de mães sem DII[13] e que a colonização da microbiota no início da vida advém principalmente da dieta materna no 3º trimestre de gravidez[36], o estudo MELODY *Trial*[37] está em desenvolvimento. Nesse estudo, gestantes com DC no 3º trimestre são submetidas à IBD-AID *diet* com avaliação sequencial da biodiversidade da microbiota intestinal dos seus bebês; em breve, teremos resultados.

Outra dieta em evidência na prevenção de DII é a mediterrânea (caracterizada por alta ingesta de frutas, legumes e vegetais, grãos integrais, gordura poli-insaturada e proteínas de peixes e *nuts* como nozes), com proteção demonstrada particularmente em relação à DC. Khalili et al. verificaram que, numa coorte prospectiva de 83 mil participantes saudáveis, 164 desenvolveram DC e 395, RCU, e que, naqueles que seguiram a dieta mediterrânea, houve menor risco de desenvolver CD (HR: 0,42; IC: 95%, 0,22 a 0,8), mas não em relação à RCU (HR: 1,08; IC: 95%, 0,74 a 1,58).[38]

Para pacientes de alto risco de DII, como os familiares de 1º grau, o aconselhamento de preparações alimentares envolvidas na IBD-AID *diet* e na dieta mediterrânea orienta "descascar mais do que desembalar" e consumir cada vez mais "comida de verdade", ler atentamente rótulos alimentares para evitar o consumo de ultraprocessados é fundamental. Um aplicativo desenvolvido pelo Grupo de Nutrição da Universidade de São Paulo, o Desrotulando, ajuda nessa conscientização alimentar ao dar uma nota de 0 a 100 para cada produto industrializado, levando em consideração a concentração de gorduras *trans*, açúcar e de sódio e se o produto é considerado ou não *clean label* a partir de aditivos alimentares. Essas orientações aliadas ao adequado acompanhamento com nutricionista especialista em DII podem ser consideradas estratégias de prevenção primária. Ainda que a literatura careça de evidência em relação à eficácia dessas medidas na prevenção da DII, todos os benefícios que advêm dessas dietas e a plausibilidade biológica envolvida as tornam importantes medidas de promoção à saúde de indivíduos em risco para DII.

Evitar o uso indiscriminado de antibióticos na primeira infância

Os primeiros "1.000 dias de vida", propostos em 2014 como diretriz de cuidado à saúde do bebê,[39] indicam que distúrbios, nesse período, tanto relacionados à alimentação como ao uso de medicamentos, em especial o uso indiscriminado de antibióticos, podem alterar a composição da microbiota intestinal comensal a curto e a longo prazo e essas alterações podem ser acompanhadas por supercrescimento de microrganismos potencialmente patogênicos, que podem desencadear processos inflamatórios crônicos no intestino; entre estes, as DII em indivíduos suscetíveis.[40,41]

Expor a criança ao contato com animais e ambientes rurais

Fatores ambientais como vida rural (OR: 0,46; IC: 95%, 0,2 a 0,72), cama compartilhada (OR: 0,49; IC: 95%, 0,25 a 0,75), ter animais de estimação (OR: 0,77; IC: 95%, 0,59 a 0,94) e ter dois ou mais irmãos (OR: 0,93; IC: 95%, 0,88 a 0,98) tiveram papel protetor na DC.[4] Portanto, as exposições que ocorrem no início da vida têm maior probabilidade de causar um impacto duradouro na composição da microbiota intestinal. No entanto, esse processo pode ocorrer em pessoas que tenham predisposição genética, considerando também os demais fatores de risco associados abordados neste capítulo.

Evitar o tabagismo

O cigarro contém muitas substâncias químicas como nicotina, monóxido de carbono, radicais livres que podem prejudicar a saúde; a maioria delas, cancerígena. Fumar aumenta o risco de bronquite crônica, doenças cardíacas, câncer de pulmão, bexiga, boca, esôfago, estômago, pâncreas e mama[42] e reduz a expectativa de vida em 10 a 12 anos. Ao longo de anos, diversos estudos demonstraram que fumar, além de aumentar o risco de desenvolver DC, pode piorar o quadro de quem já tem o diagnóstico, aumentando o risco de complicações como abscessos, fístulas e necessidade de cirurgia.[4] O tabagismo ainda pode ocasionar alterações vasculares crônicas com predisposição à microtrombos, que podem mimetizar quadros de atividade da doença. Na RCU, não há uma relação de piora da doença, porém os riscos de fumar superam quaisquer benefícios e todos os pacientes devem ser desaconselhados a fumar, independentemente do tipo de DII. A maioria dos estudos de associação é retrospectiva, devendo ser interpretada com cautela a recomendação de cessar tabagismo como prevenção primária na DII.

Enfatizar a importância da atividade física

Atividade física e estilo de vida saudável fazem parte das recomendações globais da OMS, pois podem diminuir a mortalidade por intermédio da redução de doenças cardiovasculares, e diminuir o risco de câncer, independentemente do índice de massa corpórea (IMC). O exercício físico traz diversos benefícios como redução do estresse, fortalecimento dos ossos e do sistema imunológico, melhora da massa muscular, do bem-estar psicológico e da qualidade de vida, interferindo de forma positiva no eixo cérebro-intestinal. Um estudo prospectivo da coorte *Nurses' Health Study* (NHS) I e II demonstrou um efeito protetor da atividade física, com uma redução de 44% no risco de desenvolver DC em comparação com mulheres inativas, mas sem relação com RCU.[43]

Reduzir o uso de agrotóxicos e da poluição ambiental

A urbanização acelerada, a poluição ambiental e o uso de agrotóxicos vêm sendo apontados como fatores causais das DII.[4] Há certa tendência na recomendação de maior consumo de alimentos orgânicos (sem agrotóxicos), menos poluição do ar e de maior contato com a natureza e com sua biodiversidade. Estudos evidenciam que o maior contato com espaços verdes durante a primeira infância é fator protetor contra DII de maneira dose-dependente.[44]

Considerações finais

A evolução do conhecimento sobre as fases pré-clínicas pode revelar eventos patogênicos importantes e propiciar o desenvolvimento de novos alvos terapêuticos em busca da cura das DII. Maior compreensão da fase inicial da doença pode oferecer uma chance de desenvolver intervenções bem-sucedidas, criando algoritmos preditivos que podem ser usados para definir populações de risco nas quais medidas preventivas tenham mais acurácia. Os estudos retrospectivos realizados até o momento foram prejudicados pela falta de informações clínicas no momento da amostragem, e a maioria dos estudos familiares foi transversal e, portanto, seus achados não são capazes de predizer verdadeiramente a associação entre fator de risco e doença. Espera-se que as coorte GEM (*Genetic, Environment and Microbiome*), *Meconium*, *Predicts*, entre outras, atualmente em andamento, tragam maiores elucidações ao tema.

Como estratégias de prevenção secundária, aplicadas àqueles indivíduos que não apresentam sintomas ou nenhuma evidência de DII, mas com biomarcadores preditivos de desenvolvimento de DII positivos, são medidas importantes o incentivo ao aleitamento materno por pelo menos 6 a 12 meses; atividade física moderada; sono regular; controle do estresse e do peso; aumento do consumo de fibras (vegetais, frutas), peixes e de gorduras poli-insaturadas; evitar tabagismo; prevenir deficiência de vitamina D; minimizar o uso de AINE e de antibióticos na primeira infância ou durante a gravidez; e reduzir o consumo de alimentos que contenham emulsificantes ou demais aditivos alimentares. Dados preliminares sugerem que medidas para reforçar a barreira intestinal, para prevenir a migração de linfócitos T ativados para o tubo digestivo, além de medidas farmacológicas que promovessem a homeostasia (p. ex.: Tregs), poderiam ser utilizadas. Contudo, estas são apenas hipóteses que carecem de dados.

Perante os dados ainda conflitantes quanto à prevenção primária e secundária da ocorrência de DII, resta-nos continuar a fazer esforços para prevenir o seu curso debilitante, promovendo estratégias de prevenção terciária que diminuam o atraso diagnóstico, fazendo a estratificação do doente no momento do diagnóstico, intervindo precocemente com terapêutica eficaz em doentes com fatores de risco para progressão e mantendo uma estratégia de *tight control* e *treat to target*, de forma a proporcionar a melhor qualidade de vida possível a longo prazo.

Com relação às medidas de prevenção quaternária, destacam-se as medidas de educação continuada proporcionadas pelo GEDIIB, que promovem maior segurança dos profissionais de saúde no manejo dos pacientes com DII, evitando hiperprescrições ou indicações inadequadas de medicamentos/suplementos, assim como propiciam maior assertividade em relação ao manejo cirúrgico desses pacientes.

Referências bibliográficas

1. Kaplan GG, Ng SC. Understanding and preventing the global increase of inflammatory bowel disease. Gastroenterology. 2017 Jan;152(2):313-21.e2.
2. Fróes RSB, Carvalho ATP, Carneiro AJV et al. The socio-economic impact of work disability due to inflammatory bowel disease in Brazil. Eur J Health Econ. 2018 Apr;19(3):463-70.
3. Torres J, Burisch J, Riddle M et al. Preclinical disease and preventive strategies in IBD: perspectives, challenges and opportunities. Gut. 2016 Jul;65(7):1061-9.
4. Piovani D, Danese S, Peyrin-Biroulet L et al. Environmental risk factors for inflammatory bowel diseases: an umbrella review of meta-analyses. Gastroenterology. 2019 Sep;157(3):647-59.e4.
5. Israeli E, Grotto I, Gilburd B et al. Anti-Saccharomyces cerevisiae and antineutrophil cytoplasmic antibodies as predictors of inflammatory bowel disease. Gut. 2005 Sep;54(9):1232-6.
6. Schaik FDM, Oldenburg B, Hart AR et al. Serological markers predict inflammatory bowel disease years before the diagnosis. Gut. 2013 May;62(5):683-8.
7. Lochhead P, Khalili H, Ananthakrishnan AN et al. Association between circulating levels of C-reactive protein and interleukin-6 and risk of inflammatory bowel disease. Clin Gastroenterol Hepatol. 2016 Jun;14(6):818-24.e6.
8. Torres J, Petralia F, Sato T et al. Serum biomarkers identify patients who will develop inflammatory bowel diseases up to 5 years before diagnosis. Gastroenterology. 2020 Jul;159(1):96-104.
9. Spencer EA, Helmus D, Telesco S et al.; Road to Prevention Study Group. Inflammatory bowel disease clusters within affected sibships in Ashkenazi Jewish multiplex families. Gastroenterology. 2020 Jul;159(1):381-2.
10. Lee SH, Shestopaloff K, Espin-Garcia O et al. Mo1107 The GEM project: Crohn's disease polygenic risk score is associated with preclinical inflammation in asymptomatic first-degree relatives of Crohn's disease patients. Gastroenterology. 2020 May 1;158(Suppl):790.
11. Turpin W, Lee SH, Raygoza-Garay JA et al. Increased intestinal permeability is associated with later development of Crohn's disease. Gastroenterology. 2020 Dec;159(6):2092-100.e5.
12. Lee SH, Turpin W, Espin-Garcia O et al. Anti-microbial antibody response is associated with future onset of Crohn's disease independent of biomarkers of altered gut barrier function, subclinical inflammation and genetic risk. Gastroenterology. 2021 Nov;161(5):1540-51.
13. Torres J, Hu J, Seki A et al. Infants born to mothers with IBD present with altered gut microbiome that transfers abnormalities of the adaptive immune system to germ-free mice. Gut. 2020 Jan;69(1):42-51.
14. Kim ES, Tarassishin L, Eisele C et al. Longitudinal changes in fecal calprotectin levels among pregnant women with and without inflammatory bowel disease and their babies. Gastroenterology. 2021 Mar;160(4):1118-30.e3.
15. Torres J, Halfvarson J, Rodríguez-Lago I et al. Results of the 7th Scientific Workshop of ECCO: precision medicine in IBD: prediction and prevention of inflammatory bowel disease. J Crohn's Colitis. 2021 Sep 25;15(9):1443-54.
16. Graham DB, Xavier RJ. Pathway paradigms revealed from the genetics of inflammatory bowel disease. Nature. 2020 Feb;578(7796):527-39.
17. Ananthakrishnan AN, Huang H, Nguyen DD et al. Differential effect of genetic burden on disease phenotypes in Crohn's disease and ulcerative colitis: analysis of a North American cohort. Am J Gastroenterol. 2014 Mar;109(3):395-400.
18. Borren NZ, Conway G, Garber JJ et al. Differences in clinical course, genetics and the microbiome between familial and sporadic inflammatory bowel diseases. J Crohn's Colitis. 2018 Apr 27;12(5):525-31.
19. Cleynen I, Halfvarsson J. How to approach understanding complex trait genetics-inflammatory bowel disease as a model complex trait. United European Gastroenterol J. 2019 Dec;7(10):1426-30.
20. Duncan L, Shen H, Gelaye B et al. Analysis of polygenic risk score usage and performance in diverse human populations. Nat Commun. 2019 Jul 25;10(1):3328.
21. Seethaler B, Basrai M, Neyrinck AM et al. Biomarkers for assessment of intestinal permeability in clinical practice. Am J Physiol Gastrointest Liver Physiol. 2021 Jul 1;321(1):G11-7.
22. Vanuytsel T, Tack J, Farre R. The role of intestinal permeability in gastrointestinal disorders and current methods of evaluation. Frontiers in Nutrition [Online]. 2021;8 [citado em 17 mar. 2022]. Disponível em: https://www.frontiersin.org/article/10.3389/fnut.2021.717925.
23. Camilleri M. Leaky gut: mechanisms, measurement and clinical implications in humans. Gut. 2019 Aug;68(8):1516-26.
24. Quénéhervé L, David G, Bourreille A et al. Quantitative assessment of mucosal architecture using computer-based analysis of confocal laser endomicroscopy in inflammatory bowel diseases. Gastrointest Endosc. 2019 Mar;89(3):626-36.
25. Wu HJ, Wu E. The role of gut microbiota in immune homeostasis and autoimmunity. Gut Microbes. 2012 Feb;3(1):4-14.
26. Pittayanon R, Lau JT, Leontiadis GI et al. Differences in gut microbiota in patients with vs. without inflammatory bowel diseases: a systematic review. Gastroenterology. 2020 Mar;158(4):930-46.e1.
27. Gomes CF, Narula N, Morão B et al. Mode of delivery does not affect the risk of inflammatory bowel disease. Dig Dis Sci. 2021 Feb;66(2):398-407.
28. Li Y, Tian Y, Zhu W et al. Cesarean delivery and risk of inflammatory bowel disease: a systematic review and meta-analysis. Scandinavian Journal of Gastroenterology. 2014;49(7):834-44.
29. Laws R, Adam M, Esdaile E et al. What works to improve nutrition and food sustainability across the first 2000 days of life: a rapid review. Nutrients. 2022 Feb 9;14(4):731.
30. Xu L, Lochhead P, Ko Y et al. Systematic review with meta-analysis: breastfeeding and the risk of Crohn's disease and ulcerative colitis. Aliment Pharmacol Ther. 2017 Nov;46(9):780-9.

31. Caffarelli C, Di Mauro D, Mastrorilli C et al. Solid food introduction and the development of food allergies. Nutrients. 2018 Nov 17;10(11).
32. Lo CH, Lochhead P, Khalili H et al. Dietary inflammatory potential and risk of Crohn's disease and ulcerative colitis. Gastroenterology. 2020 Sep;159(3):873-83.e1.
33. Tabung FK, Smith-Warner SA, Chavarro JE et al. An empirical dietary inflammatory pattern score enhances prediction of circulating inflammatory biomarkers in adults. J Nutr. 2017 Aug;147(8):1567-77.
34. Olendzki BC, Silverstein TD, Persuitte GM et al. An anti-inflammatory diet as treatment for inflammatory bowel disease: a case series report. Nutr J. 2014 Jan 16;13:5.
35. Hou JK, Lee D, Lewis J. Diet and inflammatory bowel disease: review of patient-targeted recommendations. Clin Gastroenterol Hepatol. 2014 Oct;12(10):1592-600.
36. Chu DM, Antony KM, Ma J et al. The early infant gut microbiome varies in association with a maternal high-fat diet. Genome Med. 2016 Aug 9;8(1):77.
37. Peter I, Maldonado-Contreras A, Eisele C. A dietary intervention to improve the microbiome composition of pregnant women with Crohn's disease and their offspring: the MELODY (modulating early life microbiome through dietary intervention in pregnancy) trial design. Contemp Clin Trials Commun. 2020 May 4;18:100573. Doi: 10.1016/j.conctc.2020.100573. Disponível em: https://pubmed.ncbi.nlm.nih.gov/32617430.
38. Khalili H, Hakansson N, Chan SS et al. Adherence to a Mediterranean diet is associated with a lower risk of later-onset Crohn's disease: results from two large prospective cohort studies. Gut. 2020 Sep;69(9):1637-44.
39. Wopereis H, Oozeer R, Knipping K et al. The 1st thousand days -intestinal microbiology of early life: establishing a symbiosis. Pediatr Allergy Immunol. 2014 Aug;25(5):428-38.
40. Frolkis A, Dieleman LA, Barkema HW et al. Environment and the inflammatory bowel diseases. Can J Gastroenterol. 2013 Mar;27(3):e18-24.
41. Kronman MP, Zaoutis TE, Haynes K et al. Antibiotic exposure and IBD development among children: a population-based cohort study. Pediatrics. 2012 Oct;130(4):e794-803.
42. Sasco AJ, Secretan MB, Straif K. Tobacco smoking and cancer: a brief review of recent epidemiological evidence. Lung Cancer. 2004 Aug;45(Suppl 2):S3-9.
43. Khalili H, Ananthakrishnan AN, Konijeti GG et al. Physical activity and risk of inflammatory bowel disease: prospective study from the Nurses' Health Study cohorts. BMJ. 2013 Nov 14;347:f6633.
44. Elten M, Benchimol EI, Fell DB et al. Residential greenspace in childhood reduces risk of pediatric inflammatory bowel disease: a population-based cohort study. Am J Gastroenterol. 2021 Feb 1;116(2):347-53.

Índice Remissivo

A

Abrilumabe, 533, 535
Abscesso(s), 80
   hepático, 323
   intra-abdominais, 244, 278
   perianais, 279
Acesso
   privado ao medicamento, 517
   público ao medicamento, 515
Ácidos graxos
   insaturados, 479
   poli-insaturados, 479
   saturados, 479
Acometimento pulmonar, 327
Aconselhamento pré-terapia com biológicos, 122
Adalimumabe, 137, 181, 182, 389
Adenocarcinoma de intestino delgado, 465
Adesão ao tratamento, 486
Afastamento do trabalho
   em números, 522
   por doença inflamatória intestinal, 521
Agentes
   anti-interleucinas 12 e 23, 154
   anti-TNF, 430
Agrotóxicos e poluição ambiental, 573
AJM300, 533
Albumina sérica, 480
Aleitamento, 161
Amiloidose hepática, 323
Aminossalicilatos, 129, 429
Amiselimode, 535
Anemia
   de doença crônica, 334, 335
   ferropriva, 335
Ansiedade, 485
Anti-integrina, 144, 187
   doença perianal, 192
   eficácia, 188
   estudos
      comparativos de vedolizumabe e terapia anti-TNF, 190
      de vida real e remissão endoscópica, 189
   gestação e lactação, 191
   manejo perioperatório, 192
   manifestações extraintestinais, 191
   mecanismo de ação, 188
   monitorização terapêutica, 192
   situações especiais, 191
   terapia biológica combinada, 192
Anti-interleucina, 149, 193

Anti-TNF, 135, 180, 388
   descalonamento da terapia anti-TNF, 185
   eficácia dos, 136, 137
   farmacocinética e monitoramento da terapia, 183
   mecanismo de ação, 181
   na colite aguda grave, 139
   na retocolite ulcerativa moderada a grave, 136
      terapia precoce na, 138
   preditores de resposta ao, 143
   segurança da terapia, 143, 185
Anti-TNF-α, 324
Antibióticos, 272
Anticoagulantes, 234
Apêndice em um abdome inflamado, 289
Apendicectomia, 239
Apendicite aguda, 286
Aspectos éticos e legais, 561
Atenção multidisciplinar, 472
Atenção psicológica, 495
Atividade
   física, 573
   inflamatória aguda, 78
Atuação da equipe multidisciplinar, 471
Autocuidado, 489
Autoimagem, 489
Avaliação
   do consumo alimentar, 477
   e atualização do calendário vacinal, 433
   e monitoramento da saúde mental, 498
   nutricional subjetiva global (ANSG), 480
Azatioprina, 324

B

Biológicos, 233, 324
Biomarcadores, 72, 399
Biossimilares, 207, 212
   eficácia e segurança de, 208
Bloqueio específico da interleucina-23, 153
Bolsa
   ileal, 198, 418
   ileoanal, 237
Bolsite(s), 415
   aguda, 417
   crônica
      dependente de antibióticos, 417
      refratária, 198
         aos antibióticos, 418
   diagnóstico e classificação, 416
   manifestações clínicas, 416

patogênese, 416
recorrente, 417
tratamento, 417
Brazikumabe, 154, 533
Budesonida, 171
Busca pela causa da doença de Crohn, 28

C

Calprotectina fecal, 399
Câncer, 155
colorretal, 409, 464
extraintestinal, 411
relacionado a imunossupressão, 412
Cápsula(s) endoscópica(s), 92
em doenças inflamatórias, 90
em relação aos outros tipos de imagens, 90
sistema de, 91
Características da transição, 402
Carcinoma anal, 466
Células-tronco, 281
Centro de referência, 514
Certolizumabe, 183
Cicatrização transmural e histológica, 399
Ciclosporina, 134, 272
Cirurgia de urgência, 232
Citomegalovírus, 460
Clostridium difficile, 459
Cobitolimode, 532
Cobloqueio de interleucina-12 e interleucina-23, 152
Colangiocarcinoma, 466
Colangite
biliar primária, 322
esclerosante primária, 301, 321
Colectomia total com
anastomose ileorretal, 235
ileostomia, 236
Colelitíase, 324
Colite
aguda, 271
imunorrelacionada, 412
não classificada, 375
diagnósticos clínicos e diferenciais da, 373
pediátricas, epidemiologia da, 363
ulcerativa, 375
leve a moderada, tratamento da, 131
Comitê de especialistas, 514
Contato com animais e ambientes rurais, 572
Controle de atividade de doença, 422
Corticosteroides, 169, 233, 246, 272, 429
intravenoso, 389
oral, 389
sistêmicos, contraindicações, 170
Covid-19, 451
Cross-switch, 210
Cuffite, 418

D

Densidade mineral óssea, 350
Deposição de gordura na camada submucosa, 80
Depressão, 485
Derisomaltose, 338

Derivados
do ácido 5-aminossalicílico, 324, 389
salicílicos, 128, 171
Dermatite, 491
Descolamento mucocutâneo, 491
Desnutrição, 233, 476
Deucravacitinibe, 532, 534
Diagnóstico
endoscópico, 85
laboratorial, 69
nutricional, 481
por imagem, 75
Dieta, 570
de baixo resíduo, 477
e nutrição, 486
pobre em fibras, 477
pobre em volume, 478
rica em gordura, 478
Dilatação
endoscópica
das estenoses, 219
por balão, 224
intestinal, 288
Disbiose intestinal, 49
Disfunção sexual, 238
Displasia, 103, 409
Doença(s)
colorretal, 252
de Crohn, 25, 60, 85, 92, 101, 112, 373, 385
abordagem no pós-operatório, 261, 263
aumento da, 28
budesonida e, 171
busca pela causa da, 28
curso natural no pós-operatório, 261
diagnóstico de, 78
diagnósticos clínicos e diferenciais da, 373
ensaios clínicos na, 533
fatores de risco para a recidiva pós-operatória da, 262
histórico, 26
indução da remissão clínica na, 169
inibidores da interleucina, 200
luminal
tratamento cirúrgico da, 243
ustequinumabe no tratamento da, 194
manutenção da remissão na, 171
na bolsa ileal, 198, 418
na bolsite crônica refratária, 198
no Brasil, 27
opções cirúrgicas em, 284
pediátrica, 383, 387
avaliação de risco prognóstico na, 383
classificação da, 367
epidemiologia da, 363
monitorização do tratamento da, 397
tratamento
cirúrgico da, 393
clínico da, 387
penetrante, achados de, 79
perianal, 177
tratamento cirúrgico da, 253
ustequinumabe no tratamento da, 197

pós-cirúrgica, estratificação de risco de pacientes com, 263
sistema de graduação endoscópica para recidiva na, 262
transplante autólogo de células-tronco hematopoiéticas
    na, 553, 554
    no Brasil, 555
tratamento
    cirúrgico da, 243
    clínico da, 169
ultrassonografia intestinal e, 77
urgências clínicas e cirúrgicas na, 277
ustequinumabe no tratamento da, 195
do sistema nervoso
    central, 343
    periférico, 345
estenosante, achados de, 80
gastroduodenal, 250
hepática gordurosa não alcoólica, 324
ileocecal, 284
ileocólica, 251
inflamatória intestinal, 349, 463
    aspectos éticos e legais, 561
    atenção
        multidisciplinar em, 472
        psicológica, 495
    atuação da equipe multidisciplinar nas, 471
    biossimilares e, 207, 212
    características gerais das, 98
    classificações, 59
    crônica, achados de, 80
    de início muito precoce, 390
    desfecho da covid-19 nas, 451
    dilatação endoscópica das estenoses nas, 219
    e câncer extraintestinal, 411
    efeito(s)
        endócrinos da, 354
        no esqueleto ósseo, 350
        nocebo em, 211
    eficácia e segurança de biossimilares em, 208
    endoscopia e cirurgia relacionada às, 90
    entidades de apoio à, 27
    epidemiologia, 35, 521
    equipe multidisciplinar em, 471
    estratégia de imunização em contatos íntimos de
        pacientes imunossuprimidos com, 438
    estratégias de prevenção na, 566, 569
    estudos epidemiológicos
        no Brasil, 39
        nos demais países da América Latina, 41
    etiopatogenia, 45
        das manifestações neurológicas na, 343
    fase pré-clínica da, 567
    fatores psicossociais, 496
    fisiopatologia, 97
    histopatologia, 97
    história da, 21
    impacto, 565
        das terapias na covid-19, 452
        do afastamento do trabalho por, 521
    infecções oportunistas e emergentes e, 459
    inflamação relacionada à, 411
    inibidores da JAK na, 119

    manejo durante a pandemia, 453
    manifestações clínicas da covid-19, 453
    manifestações extraintestinais das, 297
    modalidades endoscópicas nas, 86
    não classificada, 391
    prevalência de doenças neurológicas na, 341
    psicologia e, 501
    quadro clínico, 59
    risco de
        infecção pelo Sars-Cov-2, 451
        transmissão genética da, 424
        tuberculose e imunossupressão, 440
    telessaúde e, 472
    terapias antiadesão e, 146
    transição do cuidado médico pediátrico para o adulto
        na, 401
    tratamento
        de câncer e, 412
        do idoso com, 429
    ultrassonografia intestinal nas, 76
inflamatória
    cápsula endoscópica em, 90
    intestinal
jejunoileal, 250
neurológicas específicas na doenças inflamatórias
    intestinais, 343
óssea metabólica, 299
perianal, 192
pulmonar relacionada à medicação, 330
Drogas imunossupressoras, 411

E

Edema, 491
    intramural, 78
    perientérico, 79
Efeito(s)
    endócrinos, 354
    no esqueleto ósseo, 350
    nocebo, 211
Endocitoscopia, 89
Endomicroscopia confocal a *laser*, 88
Endoscopia
    digestiva alta, 86
    e cirurgia relacionada às doenças inflamatórias intestinais, 90
    terapêutica, 217
Enfermagem, 485
Ensaios clínicos
    na doença de Crohn, 533
    na retocolite ulcerativa, 531
Enterografia por tomografia computadorizada e ressonância
    magnética, 78
Enteroscopia, 88
Entidades de apoio a doenças inflamatórias intestinais, 27
Episclerite, 318
Equipe multidisciplinar, 471
Eritema nodoso, 312
Esclerite, 318
Escleromalácia perfurante, 318
Espessamento parietal, 78
Estágio
    de aceleração da incidência, 36

de composição da prevalência, 37
de contemplação, 501
de estabilização da prevalência, 38
de manutenção, 501
de pré-contemplação, 501
de preparação, 501
emergente, 35
Estenoplastia endoscópica, 224
Estenose, 244, 284, 492
de intestino delgado, 245, 284
de intestino grosso, 245
na bolsa ileal, 223
ulcerada, 94
Estenostomia endoscópica, 224, 225
Estomas, 490
Estomatite aftosa, 313
Estratégia(s)
de imunização em contatos íntimos de pacientes imunossuprimidos, 438
de otimização terapêutica, 111
de prevenção, 566, 569
de tratamento, 109
para monitoramento da doença, 113
terapêutica, 422
Estudos
em população de alto risco, 568
retrospectivos efetuados na população geral, 567
Etrasimod, 532
Etrolizumabe, 533, 535
Eventos tromboembólicos, 285
Exame(s)
de fezes, 70
de sangue, 69
laboratorial, 69
Expossoma em transformação, 51

F

Fadiga, 488
Fases da pesquisa clínica, 529
Fatores psicossociais, 496
Fenômenos tromboembólicos, 161
Ferripolimaltose com tetraciclina ou hidróxido de alumínio, 337
Ferro intravenoso, 336
Ferropenia, 335
Fertilidade, 487
feminina, 421
masculina, 422
Filgotinibe, 160, 531, 534
Fístulas, 79, 245, 489
intra-abdominais, 278
perianais, 79, 279
Fistulectomia com uso de sedenho (setons) não cortantes, 281
Formação de anticorpos antidroga, 140

G

Gerenciamento de caso, 488
Gestação, 155, 161, 421, 487
Global Leadership Initiative on Malnutrition (GLIM), 480
Golimumabe, 137
Grávidas, 180
Gsk2982772, 532
Guselkumabe, 154, 532, 534

H

Hemorragias, 277
Hepatite
autoimune, 322
B, 123
C, 123
granulomatosa, 323
Hepcidina, 334
Hérnia paraestomal, 492
Herpes-zóster, 461
Hipoxantina guanina fosforibosiltransferase, 132, 174
História do GEDIIB e momento atual, 3

I

Idoso, 427
Ileíte, 288
Ileocolonoscopia, 87
Ileostomia manejo da, 237
Impacto
na qualidade de vida, 524
socioeconômico, 524
Imunização, 433
Imunobiológicos, 272
Imunogenicidade, 156
ao anti-TNF, 140
Imunomoduladores, 233, 246, 429, 430
Imunossupressores, 132, 173, 389
Imunoterapia para câncer, 412
Incontinência fecal, 490
Incorporação de medicamentos na ANS, 517
Indução
com anti-TNF +
AZA, 176
MTX, 177
da remissão
clínica na doença de Crohn, 169
na retocolite ulcerativa, 132
Infecção(ões), 155, 160
emergentes *versus* infecções oportunistas, 459
latente pelo *Mycobacterium tuberculosis*, 441
oportunistas, 179, 286, 459
parasitárias e fúngicas, 461
pelo VHB, 325
Infertilidade, 238
Inflamação relacionada a doenças inflamatórias intestinais, 411
Infliximabe, 136, 139, 140, 181, 389
Ingurgitamento da *vasa recta*, 79
Inibidores
da interleucina, 200
da JAK
na retocolite ulcerativa, 157
nas doenças inflamatórias intestinais, 119
segurança dos, 160
Interleucina-12, 151
Interleucina-23, 151
Intervenção nutricional, 481
Investigação
endoscópica, 378
histológica, 378

laboratorial, 377
   radiológica, 380
Irritação da pele periestomal, 237
Isquemia, 491
   intestinal, 288

J
Jornada do paciente, 509

L
Lactação, 421, 424, 487
Lesão(ões)
   displásicas e ressecção endoscópica mucosa, 218
   hepática induzida por medicações, 324
   orais, 312
   polipoide e não polipoide, 410
Linfoma intestinal, 465

M
Manifestações
   dermatológicas, 299, 309
   extraintestinais, 297, 375, 487
   hematológicas, 333
   hepáticas, 301
   hepatobiliares
      autoimunes, 321
      e pancreáticas, 321
      não autoimunes, 323
   neurológicas, 341, 343
   oculares, 317
   oftalmológicas, 300
   ósseas, 349
   osteoarticulares, 298
   pancreáticas, 325
   pulmonares, 327
   reumatológicas, 303
Manutenção da remissão, 131, 133, 171
Marcadores
   fecais de atividade inflamatória, 71
   genéticos, 72
   séricos de atividade inflamatória, 70
Massa inflamatória, 80
Medicamentos anti-interleucinas, 151
Metotrexato, 133, 174, 177, 324, 388, 430
   na indução, 175
Microbiota e microrganismos patogênicos, 353
Micronutrientes, 479
Mimetizadores de doença ativa, 120
Mirikizumabe, 153, 532, 534
Modificações epigenéticas, 45
Moduladores S1P, 161
Monitoramento
   endoscópico da atividade de doença, 89
   nutricional, 482
   terapêutico de droga, 141
Monoterapia ou terapia combinada com
   imunossupressor, 147
Motilidade reduzida nas sequências dinâmicas, 80
Mudanças de estilo de vida, 421

N
Natalizumabe, 193
Necrose, 491
Neoplasia(s), 245, 463
   de colo de útero, 466
   de pele, 466
   de trato urinário, 467
   hematológicas, 466
   relacionadas à
      imunossupressão, 466
      inflamação, 464
Novas drogas, 529
Nutrição, 475
   e deficiência de vitaminas, 354
   enteral, 388
      exclusiva, 478

O
Obstrução do intestino delgado, 284, 288
   e perfuração, 282
Ontamalimabe, 533, 535
Otimização do anti-TNF, 141
Oxigenoterapia hiperbárica, 256
Ozanimode, 161, 531, 535

P
Pancreatite
   aguda, 325
   crônica, 325
Pequenas moléculas, 156, 157, 233
Perfuração ileocecal, 285
Pesquisa clínica, 529, 530
Pioderma grangrenoso, 311
Políticas de acesso, 513
Pouchitis, 104
Predisposição genética, 45
Preparo
   do paciente para imunossupressão, 117
   intestinal, 92, 246
Prevenção, 565
Processo de transição, 402
Proctocolectomia total
   com bolsa ileoanal, 234
   com ileostomia definitiva, 236
Prolapso, 492
Proliferação fibroadiposa mesenterial, 80
Proteína C-reativa, 399
Próteses em estenoses, 223
Protocolos clínicos e diretrizes terapêuticas, 513, 514
Psicologia, 501
Psoríase
   paradoxal, 314
   pustulosa, 314

Q
Qualidade de vida, 485

R
Radiografia contrastada (trânsito intestinal), 380
Radiologia convencional/contrastada, 76

Rastreio do câncer colorretal, 489
Reações de infusão e no sítio de injeção do UST, 155
Realce parietal homogêneo, 80
Recorrência pós-operatória de doenças inflamatórias, 93
Resposta imunitária inadequada, 47
Ressecção endoscópica de lesões neoplásicas, 217
Ressonância
   magnética, 380
   nuclear magnética, 305
Retocolite ulcerativa, 22, 64, 86, 100, 111, 156, 385
   apendicectomia na, 239
   bloqueio específico da interleucina-23 na, 153
   diagnósticos clínicos e diferenciais da, 373
   ensaios clínicos na, 531
   imunogenicidade ao anti-TNF na, 140
   indução de remissão na, 132
   inibição da JAK na, 157
   interleucinas na, 149
   medicamentos anti-interleucinas, 151
   pediátrica, 384, 389
      avaliação de risco prognóstico na, 383
      classificação da, 367
      epidemiologia da, 363
      monitorização do tratamento da, 397
      tratamento
         cirúrgico da, 393
         clínico da, 387
   previsores de resposta ao vedolizumabe na, 147
   terapia precoce com anti-TNF na, 138
   tratamento
      cirúrgico da, 231
      clínico da, 127
   ultrassonografia intestinal e, 78
   urgências clínicas e cirúrgicas na, 271
   vedolizumabe na, 146, 148
Retossigmoidoscopia, 87
Retração, 491
Risankizumabe, 154, 532, 534
Riscos de tuberculose nas doenças inflamatórias intestinais e imunossupressão, 440
Ritlecitinibe, 532

S

Saculações, 80
Sangramento, 491
Saúde mental, 495
Screening de infecções latentes, 122
Seguimento do paciente em terapia imunossupressora e biológica, 124
Segurança
   da dilatação endoscópica por balão, 224
   dos anti-TNF, 143
   dos inibidores JAK, 160
Seleção do sítio do estoma, 246
Sexualidade, 487
Sinal do pente, 79
Sinalização imune intestino-osso, 353
Síndrome
   de Budd-Chiari, 323
   de sobreposição, 323
   de Sweet, 311
Single switch, 209

Sistema
   de escore de Geboes, 105
   de escore de Nancy, 105
   de escore de Robarts, 105
   de escore IBD-DCA, 104
   de graduação endoscópica para recidiva na doença de Crohn, 262
Stent endoscópico, 224
Sulfassalazina, 131
Suplemento nutricional oral, 479
Suporte nutricional, 245
Switch reverso, 210

T

Tabagismo, 572
Técnicas adjuvantes endoscópicas, 223
Telessaúde, 472, 488
Terapia(s)
   antiadesão, 146
   biológica, 121, 486
   com células-tronco mesenquimais, 256
   com glicocorticoides, 355
   imunobiológica, 119, 246
   imunossupressora com tiopurinas ou metotrexato, 118
   nutricional, 478
Tiopurinas, 132, 174, 176, 324, 388, 389, 452
Tipo de parto, 424
Tofacitinibe, 159, 324, 430, 535
Tomografia computadorizada de abdome, 380
Tráfego de leucócitos para o trato gastrointestinal, 144
Transição, conceito de, 402
Transplante
   autólogo de células-tronco hematopoiéticas na doença de Crohn, 553, 554
      no Brasil, 555
   de células-tronco hematopoiéticas, 549
      no tratamento da doença de Crohn, 551
   de microbiota fecal, 539
      aspectos
         éticos, 539
         históricos, 539
      efeitos adversos, 544
      resultados, 543
      segurança, 540
      técnicas, 541
      vigilância e alerta sobre novos eventos adversos, 545
Trato sinusal, 79
Triagem e avaliação nutricional, 476, 480
Tromboembolismo venoso, profilaxia do, 246
Trombose do sistema porta, 323
Tuberculose, 122, 439
   epidemiologia, etiologia e transmissão da, 440
   tratamento da, 449

U

Udesonida-MMX, 429
Úlcera(s)
   aftoide em jejuno, 93
   em íleo, 93
   ileal, 93

Ulcerações, 79
Ultrassonografia
  abdominal, 380
  intestinal
    e doença de Crohn, 77
    e retocolite ulcerativa, 78
    nas doenças inflamatórias intestinais, 76
Upadacitinibe, 160, 531, 534
Urgências clínicas e cirúrgicas
  na doença de Crohn, 277
  na retocolite ulcerativa, 271
Uso indiscriminado de antibióticos na primeira infância, 572
Ustequinumabe, 152, 325, 388, 430
  monitorização dos níveis séricos de, 196
  no tratamento da doença de Crohn, 195
    luminal, 194
    perianal, 197
  segurança com o uso de, 198
Utilização dos métodos de imagem, 75
Uveíte, 319

V

Vacinação, 486
  contra a covid-19, 456
Vacinas, 180
  inativadas, 434
  vivas ou atenuadas, 434
Vedolizumabe, 325, 388, 389, 430
  como primeira opção e após falha dos anti-TNF, 191
  e complicações pós-operatórias, 148
  na retocolite ulcerativa, 146, 148
  previsores de resposta na retocolite ulcerativa, 147
  uso na bolsite ileal, 148
Via
  de acesso, 247
  JAK-STAT, 157
Vigilância dermatológica, 487
Vírus da imunodeficiência humana, 124

X

Xantina-oxidase, 132, 174

Este livro foi impresso nas oficinas gráficas da Editora Vozes Ltda.,
Rua Frei Luís, 100 – Petrópolis, RJ.